Schattauer

Ulrich Lamparter | Hans Ulrich Schmidt (Hrsg.)

Wirklich psychisch bedingt?

Somatische Differenzialdiagnosen in der Psychosomatischen Medizin und Psychotherapie

2., vollständig überarbeitete und erweiterte Auflage

Schattauer

Schattauer
www.schattauer.de
J.G. Cotta'sche Buchhandlung Nachfolger GmbH
Rotebühlstr. 77, 70178 Stuttgart
Fragen zur Produktsicherheit: produktsicherheit@klett-cotta.de

Gestaltungskonzept: Farnschläder & Mahlstedt, Hamburg
Cover: Bettina Herrmann, Stuttgart
unter Verwendung einer Abbildung von © iStock/Natali_Mis
Gesetzt von Eberl & Koesel Studio, Kempten
Gedruckt und gebunden von CPI – Clausen & Bosse, Leck
Lektorat: Martina Kunze
Projektmanagement: Ulrike Albrecht
ISBN 978-3-608-40184-4
E-Book ISBN 978-3-608-12284-8
PDF-E-Book ISBN 978-3-608-20715-6

2., vollständig überarbeitete und erweiterte Auflage

Bibliografische Information der Deutschen Nationalbibliothek
Die Deutsche Nationalbibliothek verzeichnet diese Publikation in der Deutschen Nationalbibliografie; detaillierte bibliografische Daten sind im Internet über http://dnb.d-nb.de abrufbar.

Geleitwort

Nach über 30 Jahren klinischer Neurologie bin ich zweifelsohne »somatisch« geprägt. Gleichwohl steht gerade in der Neurologie völlig außer Frage, dass zum Verständnis der Patientinnen und Patienten, und damit auch zur effektiven Diagnosestellung, die Dimension »Psyche« gehört. Ob funktionelle Bewegungsstörungen oder »Brain Fog«, ob chronische Schmerzsyndrome oder kognitive Defizite: Den bestmöglichen therapeutischen Weg zu finden, bedarf immer einer mehrdimensionalen Betrachtung. Das gilt auch für die meisten anderen Fachrichtungen in der Medizin. Mit der Erkenntnis, dass psychosomatische Diagnosen positiv zu stellen sind, also nicht wie früher dem Konzept einer reinen Ausschlussdiagnose folgen, hat sich auch in der Interaktion zwischen somatischen Fächern und Psychosomatik einiges geändert – zum Besseren. Es ist Teil unserer Aufgabe, überbordende und möglicherweise belastende Diagnostik zu vermeiden und rechtzeitig an psychische Ursachen zu denken. Mit zunehmender klinischer Erfahrung gelingt dies besser als am Anfang der ärztlichen Tätigkeit. Aber auch mit viel Erfahrung ist man nicht davor gefeit, subtile oder auch weniger subtile somatische Ursachen von Symptomen zu übersehen. Im Falle einer beginnenden Tumorerkrankung oder sich abzeichnenden immunologischen Erkrankung kann das Übersehen von Frühzeichen schlimme Konsequenzen haben. Es ist also auch Teil unserer Aufgabe, nicht vorschnell zu schließen, dass ein Symptom psychisch bedingt ist. Im vorliegenden Buch sind zu diesem Thema instruktive Fallbeispiele zu einem umfangreichen Nachschlagewerk zusammengefasst. Oft geht es ja darum, in einem bestimmten Fall oder einer klinischen Situation »neu zu denken«. Hier gibt das Buch wichtige Anregungen, welche somatischen Krankheiten nicht übersehen werden dürfen. Das Buch soll im ärztlichen und psychotherapeutischen Alltag helfen, bei schwierigen Differenzialdiagnosen Fehler zu vermeiden. Es ist ein Ausdruck interdisziplinärer und sektorenübergreifender Zusammenarbeit im UKE, bringt viele Dekaden an klinischer Erfahrung zusammen, und ich freue mich, dass es nun bereits in der zweiten Auflage erscheint.

Viel Freude beim Lesen.

Prof. Dr. Christian Gerloff
Ärztlicher Direktor und Vorstandsvorsitzender des Universitätsklinikums Hamburg-Eppendorf (UKE)

ULRICH LAMPARTER, HANS ULRICH SCHMIDT

Einführung

Warum dieses Buch?

Das nun nach gutem »Echo« in der – um wichtige Bereiche ergänzten – zweiten Auflage erscheinende Buch mag den einen oder die andere weiterhin die erstaunte Frage stellen lassen, ob Psychosomatik und Psychotherapie sich nun etwa selbst infrage stellen wollen? War denn nicht jahrzehntelang das fundamentale Anliegen in vielen psychotherapeutischen Fort- und Weiterbildungen, den psychotherapeutischen Blick – ob aus Perspektive der Ärzte oder Psychologen – für die Bedeutung des Psychischen zu öffnen? Wird denn nicht immer noch anhaltend an der Verfeinerung diagnostischer Instrumente gearbeitet, um psychische Störungen möglichst schnell zu erkennen und auf diese Weise lange Patientenkarrieren zu vermeiden? Gibt es denn nicht immer noch viele Patienten, die von Arzt zu Arzt geschickt werden, ohne dass erkannt wird, dass das eigentliche Problem – zumindest anteilig – im Seelischen zu suchen ist? Geht es denn nicht gerade darum, diese Patienten zügig einer Psychotherapie zuzuführen, und sie nicht »durch die Mühle der körperlichen Diagnostik zu drehen«? Kommt es denn nicht gerade dann zu iatrogenen Fixierungen auf das Somatische?

Verzeichnen wir nicht eine erfreuliche Zunahme der Zielgenauigkeit und Geschwindigkeit, mit der psychosomatisch oder psychisch Erkrankte in eine psychotherapeutische Behandlung weiterverwiesen werden und beobachten eine über viele Jahre gewachsene höhere Akzeptanz der Psychotherapie in der Gesellschaft, bei den betroffenen Patienten und nicht zuletzt bei den primär somatisch orientierten Medizinern?

Versuchen nicht seit vielen Jahren höchst erfolgreich für das Psychische offene Ärzte in Balint-Gruppen oder anderen Supervisions- und Intervisionsformaten der Geschichte hinter den Beschwerden ihrer Patienten auf die Spur zu kommen und/oder solche Fähigkeiten in Kursen zur psychosomatischen Grundversorgung zu verbessern?

Dieses Buch will diese – durchaus erfreulichen – Entwicklungen in keiner Weise infrage stellen, sondern sie vielmehr um eine Blickrichtung auf die Psychotherapie ergänzen, die gerade auch den »somatischen Blick« betont und so den interdisziplinären Stellenwert der Psychosomatik und Psychotherapie weiter vertiefen kann. Insofern freuen wir uns sehr, dass wir die zweite Auflage um Behandlungsfelder ergänzen konnten, die die Wichtigkeit dieses »somatischen Blicks« betonen und illustrieren. Bei aller Offenheit für die Welt des Psychischen und die Zusammenhänge von Lebensgeschichte, Lebenssituation und Krankheit gilt es eben auch, den Fehler zu vermeiden, körperliche Krankheiten fälschlich als »psychisch bedingt« zu diagnostizieren, sei es zu Beginn einer psychotherapeutischen Behandlung, aber auch in deren Verlauf, sei es, weil jemand vielleicht nur »etwas auffällig« ist.

Störungen, die in den Lebensumständen der Patienten ihre Wurzeln haben, werden in ihrer seelischen Dimension oft nicht ausreichend erkannt. Nicht selten sind ihre Wege, wenn sie psychotherapeutische Hilfe suchen, lang. Dies gilt besonders für Menschen aus den weniger gebildeten Schichten, für sog. Problempatienten oder solche, die in Regionen leben, die immer noch medizinisch oder gar psychotherapeutisch weniger gut versorgt sind. Als langjährig gemeinsam Tür an Tür tätige Diagnostiker in der psychosomatischen Ambulanz, im Konsultations- und Liaisondienst einer Universitätsklinik und in unseren eigenen Praxen haben wir jedoch auch andere Erfahrungen gemacht: Gerade bei seltenen und wenig bekannten primär somatischen Krankheitsbildern oder Problemen werden die Symptome eines Patienten fälschlicherweise als psychisch bedingt aufgefasst. Dadurch kommen diese Patienten auf die »falsche Schiene«, und es wird wertvolle Zeit verloren. An Stelle einer medikamentösen Behandlung oder sogar einer notwendigen Operation wird der Patient in eine psychosomatische Klinik oder ambulante Psychotherapie geschickt. Nicht allzu häufig, aber doch gelegentlich hört man von derartigen »Horrorgeschichten«. Gerade weil die Medizin glücklicherweise nicht mehr auf dem »seelischen Auge« blind ist und vermehrt psychosoziale Aspekte berücksichtigt, gilt umso mehr die grundsätzliche Empfehlung von Weiss & English (1943), die zu den Gründungsvätern der psychosomatischen Medizin zählen, dem Körper nicht weniger, sondern der Psyche mehr Beachtung zu schenken. Nota bene: dem Körper nicht weniger.

Das Problem des »psychogenen Fehlers«

Die Fehldiagnose »psychogen statt somatogen« ist *sicherlich seltener* als die umgekehrte schnelle Nostrifizierung von Symptomen durch die Körpermedizin.

Umso *gravierender* kann jedoch das Versäumnis sein, im Zuge einer vorschnell auf ein psychogenes Konzept fokussierten Diagnose wichtige körperliche Behandlungsmöglichkeiten zu versäumen. Als ein klassisches Beispiel mag hier die Fehldeutung einer Hyperthyreose als Angststörung stehen. Nicht selten wird dann im weiteren Krankheits- und Behandlungsprozess, gerade auch in einer psychotherapeutischen Behandlung, dem Patienten das (scheinbare) Festhalten an Körpersymptomen als Widerstand gegen die Psychotherapie ausgedeutet. Gravierender noch ist es, wenn eine fehlende, eigentlich angezeigte weiterführende somatische Diagnostik eine möglicherweise kurative oder zumindest die Beschwerden lindernde medikamentöse, evtl. auch stärker invasive Behandlung verhindert. Im Extremfall führt dann z.B. eine zu früh eingeleitete, möglicherweise jahrelange Psychotherapie nicht zu einer Rückbildung der Symptomatik, um deren Willen die Psychotherapie ja eigentlich begonnen wurde. Manche unserer Fallgeschichten können diesen Aspekt gut illustrieren.

Der »psychogene Fehler« ist nicht leicht zu erkennen

Unbestritten: Manchmal sind unsere Patienten an einer vorschnellen Psychogenie-Zuschreibung nicht unbeteiligt. So, wenn sie uns hochmotiviert für eine Psychotherapie begegnen und wir unsererseits erfreut, mitunter auch hocherfreut darüber sind, endlich mal wieder einen Patienten nicht in mühsamen Vorgesprächen von möglichen psychischen Zuflüssen zu etwaigen Körpersymptomen oder gar einem primär psychogenen Hintergrund überzeugen zu müssen. Doch dies darf nicht dazu führen, die Wachsamkeit gegenüber dem Seltenen zu verlieren.

Besonders schwierig ist die oft schleichende Entwicklung primär somatogener Erkrankungen zu erkennen, wenn sich der Patient bereits in der Psychotherapie befindet. In einer *psychotherapeutischen Behandlung* kommt es zu einer Konzentration auf das psychische Geschehen, und es wird »vom Körper weg« gedacht. So wird ein geschildertes Körpersymptom (z. B. Kribbeln) eher als Angstäquivalent eingeschätzt werden, als dass der Gedanke an den Beginn einer Multiple-Sklerose-Erkrankung oder einer Polyneuropathie aufkommt. Zu fern liegt dann der Gedanke, es könnte sich bei den Beschwerden des Patienten um eine körperliche Störung handeln, besteht die Aufgabe der psychotherapeutischen Behandlung doch gerade darin, den Patienten »vom Körper wegzubringen«.

Werden Gedanken an eine somatische Differenzialdiagnose in *Fallbesprechungen bereits laufender Psychotherapien* geäußert, wird dies in der Regel nicht goutiert bzw. das Problem »nach außen verlagert«. Der Psychologische Psychotherapeut kann dazu ins Feld führen, dass der Patient ja vor Aufnahme der Psychotherapie bereits ärztlich untersucht worden sei. Der Allgemeinarzt, der in der Richtlinienpsychotherapie die Indikation konsiliarisch bestätigen muss, ist in der schwierigen Lage, dass ihm oft, mangels feinerer diagnostischer Möglichkeiten, alternative somatogene Erklärungen nicht ohne Weiteres zur Verfügung stehen oder er bereits von vorherein »psychogen« orientiert und gebahnt ist.

In vielfältigen Settings wird versucht, den Risiken vorschneller Ausdeutung des Krankheitsgeschehens als »psychisch bedingt« Rechnung zu tragen. So »sondieren« etwa die fachgerechte *Indikationskonferenz* in einer psychosomatischen Poliklinik oder eine Schmerzkonferenz in beide Richtungen. *Psychotherapeutische Weiterbildungsinstitute* integrieren in das Setting der Behandlungsindikation/-planung sog. Zweitsichten, insbesondere immer dann, wenn die Behandler Psychologen und nicht Ärzte sind. Potenzielle Psychotherapiepatienten werden hier vor einer psychotherapeutischen Behandlungsaufnahme somatisch erfahrenen Ärztinnen und Ärzten vorgestellt, um das Risiko einer psychogenen Fehldiagnose zumindest einzuschränken, ggf. ein fachärztliches Konsil oder Laborbefunde einzufordern bzw. vorzuschlagen. In der *ambulanten Versorgung* ist bei der Stellung des Kassenantrags durch Psychologische Psychotherapeuten vor Aufnahme einer Psychotherapie eine Beifügung einer *ärztlichen Konsultation und Stellungnahme* zu der geplanten Psychotherapie vorgeschrieben. Solch eine gute rechtzeitige Sichtung, bevor mit dem Patienten eine psychotherapeutische Behandlung aufgenommen wird, ist von immenser Wichtigkeit – und zwar für Patient wie Behandler. Je sicherer und fachgerechter vorab in Richtung etwaiger somatischer Faktoren sondiert wird, desto freier werden Therapeut und Patient, sich dem psychotherapeutischen Beziehungsgeschehen widmen können. Das gilt insbesondere dann, wenn Körpersymptome im voranschreitenden psychotherapeutischen Prozess eine Widerstandsfunktion erhalten (etwa bei Patienten mit somatoformer oder histrionischer Symptomatik) oder einen Beziehungswunsch ausdrücken können (etwa bei Psychosomatosen). Es gilt aber auch für jedweden Fall, in dem die behandelnden Psychotherapeuten noch unerfahren sind und sich gerade auf diesem Hintergrund darauf verlassen müssen, dass etwaige körperliche Ursachen der geklagten Symptomatik ausgeschlossen wurden.

Abhilfe und Hilfestellungen

Für diesen *Problemkreis des »psychogenen Fehlers«* will das Buch Abhilfe schaffen und Hilfestellungen geben. Es stellt Wissen zusammen und vermittelt notwendige diagnostische Kenntnisse und Assoziationen. Diese im entscheidenden Moment in der klinischen Situation zur Verfügung zu haben, erscheint uns als *zentrales Moment der Fehlervermeidung* essenziell. Mit diesem Ansatz entsteht eine ungewöhnliche Perspektive. Es geht bei diesem Buch nicht um Vollständigkeit der Wissensvermittlung, denn dafür gibt es hervorragende Lehrbücher. Vielmehr geht es in erster Linie um die Vermittlung klinischer Erfahrung unter dem Aspekt der Vermeidung eines bestimmten kategorialen Fehlers. Bereits Sigmund Freud hat bei der Analyse des Initialtraumes der Psychoanalyse, dem Traum von »Irmas Injektion«, das Problem klar beschrieben: *»Ich erschrecke im Gedanken, daß ich doch eine organische Affektion übersehen habe.* Wie man mir gerne glauben wird, eine nie erlöschende Angst beim Spezialisten, der fast ausschließlich Neurotiker sieht und der so viele Erscheinungen auf Hysterie zu schieben gewohnt ist, welche andere Ärzte organisch behandeln ...« (Freud 1900 GW II/III, S. 114).

Freud war, wie unser Lehrer Adolf-Ernst Meyer schrieb, einer der naturwissenschaftlich bestausgebildeten Ärzte seiner Zeit. Er konnte auch neurologische Diagnosen stellen (wenngleich er sich auch gelegentlich geirrt hat). So litt »Emmy v. N. aus Livland«, dargestellt in den »Studien über Hysterie«, wahrscheinlich an einem Gilles-de-la-Tourette-Syndrom, wie eine kritische Nachbetrachtung (Pappenheim 1989) zeigt.

Seit Freud haben sich die Kenntnisse in der Medizin fundamental erweitert, und damit auch ihre diagnostischen und therapeutischen Möglichkeiten. Besonders die mittlerweile breit zur Verfügung stehenden bildgebenden Verfahren und Laboruntersuchungen in der klinischen Diagnostik geben oftmals zügig tiefen Einblick in das körperliche Geschehen. Doch nicht wenige körperliche Krankheiten entziehen sich dem leichten diagnostischen Zugriff und fordern den Kliniker heraus, der in eine schwierige Lage kommt und letztlich auf seine klinische Erfahrung angewiesen ist. Gibt es nach umfassender körperlicher Abklärung keinen richtungsweisenden Befund, ist es

»o. B.« oder wurde »alles gemacht«, *wie schnell liegt dann die Einschätzung bereit, die Beschwerden des Patienten seien »psychisch bedingt«*, ohne dass diese Einschätzung im Gespräch mit dem Patienten weiter substanziiert wird! Nicht wenige Indikationen für eine Psychotherapie beruhen auf diesem Ausschluss-Paradigma.

Während so auf der einen Seite das Wissen permanent und exponenziell wächst und man heute Krankheiten leicht feststellen kann, für deren Diagnose man früher viel Zeit gebraucht hätte, falls sie überhaupt möglich gewesen wäre, so geht damit zwangsläufig eine Spezialisierung einher: Kaum jemand kann das medizinisch-diagnostische Spektrum ganz überblicken, und fast jeder Arzt hat zwangsläufig Lücken des Wissens, der Erfahrung und Handlungskompetenz.

Umso dringender wird der Spezialist gesucht, doch er muss gefunden werden – und hier wird es schwierig: Gerade bei der Zuweisung zu einem bestimmten Spezialisten wird die grundsätzliche Einordnung eines Krankheitsbildes wichtig. Denn oft ist sein Arbeitsbereich so hochspezialisiert, dass gerade auch er diese Einordnung nicht mehr vollziehen kann, weil ihm der Gesamtüberblick fehlt. So kann der Patient in der ausdifferenzierten modernen Medizin, die zur Verfügung steht, zum *»Irrläufer«* werden, der zwischen den Fachgebieten hin- und hergeschickt wird. Er entwickelt eine komplizierte Krankengeschichte, bis sich jemand endlich gründlich der Sache annimmt, ganz neu nachdenkt. Ein Zufallsbefund kann dann zur Aufklärung führen, oder ein ungünstiger Verlauf endlich unvermutet die wahre Ursache einer Erkrankung zum Vorschein bringen. Solche Prozesse gibt es auch in großen Kliniken, wenn durch die Beteiligung zu vieler Spezialisten und bei mehrfachen Verlegungen der Überblick über die klinische Gesamtsituation verloren geht. Ein weiteres Problem tritt hinzu: Immer mehr *ältere und multimorbide Menschen* nehmen heutzutage psychotherapeutische Hilfe in Anspruch. Auch in diesen Behandlungen ergibt sich das Problem einer richtigen Kausalattribuierung von Körperbeschwerden, denn auch hier ist nicht alles psychogen, was vielleicht psychogen erscheinen mag: So mag ein ängstlicher Patient mit besonders nachts auftretender Angst vor Stürzen als »psychogen« angesehen werden, doch man übersieht, dass eine laufende Medikation mit β-Rezeptoren-Blockern wegen »Herzrhythmusstörungen« seinen Blutdruck in der Nacht viel zu weit abgesenkt hat oder eine beginnende Polyneuropathie sich in der Dunkelheit durch den Wegfall der visuellen Kontrolle besonders auf das Gleichgewicht auswirkt.

Gewiss: Das Häufige ist häufig und das Seltene ist selten, diese Grundregel der klinischen Diagnostik gilt auch im 21. Jahrhundert – doch was geschieht mit dem Seltenen, dem Unerwarteten, dem sich nicht an die typischen Regeln haltenden körperlichen Geschehen? Hier kommt es auf »verbreitertes Wissen« an, fächer- und disziplinübergreifend. Vor diesem Hintergrund muss man *gerade das Seltene bedenken und wertschätzen*, um im entscheidenden Moment nicht unvorbereitet zu sein.

Das *erforderliche Wissen für die somatische Differenzialdiagnose* psychischer und psychosomatischer Störungen soll in diesem Buch zusammengestellt werden. Wir haben überlegt, wen wir fragen würden, wenn wir in diesem oder jenem Fachgebiet »ein Problem mit einem Patienten« hätten, und diese Kolleginnen und Kollegen um einen Beitrag für das Buch gebeten. Dabei waren Herausgebern wie Autoren Anschaulichkeit und Kliniknähe ein besonderes Anliegen und Prinzip der Darstellung. Ausdrücklich wurden die Autoren – alle in ihrem Fachgebiet hocherfahrene in der Patientenversorgung und oftmals in der Forschung tätige Ärzte, überwiegend aus dem Universitätsklinikum Eppendorf in Hamburg und dessen Umfeld – ermutigt, ihre persönlichen Erfahrungen einzubringen, denn die *»Fehldiagnose: psychogen« vollzieht sich in der Regel am Einzelfall* und bleibt vor allem als singuläres Ereignis und als besondere Krankengeschichte im Gedächtnis des Arztes haften.

Das Buch versucht nicht nur, prägnant im Sinne eines Kompendiums wichtige Fakten zusammenzutragen. Es behält durchgängig die Perspektive der Fehlervermeidung bei und soll dabei durch die Darstellung komplexer realer Fälle aus langjähriger klinischer Praxis die Gefahr des »psychogenen Fehlurteils« (genauer: der falschen Attribution als »psychogen« oder »psychisch bedingt«) anschaulich machen.

Zum Aufbau des Buches

Zunächst werden in einem **»Allgemeinen Teil«** grundsätzliche Aspekte der somatopsychischen Differenzialdiagnostik und ihrer möglichen Fehler abgehandelt.

Im **»Speziellen Teil«** wird zusammengestellt, was man im Feld der Psychotherapie über die Differenzialdiagnose von somatischen Beschwerden und Erkrankungen wissen sollte.

Der **erste Abschnitt**, *»Symptome und Syndrome«*, geht dabei von der *primären Leitklage* eines Patienten aus, die systematisch unter dem Aspekt einer möglichen somatischen Ursache und der Vermeidung diagnostischer Fehler betrachtet wird.

Der **zweite Abschnitt** stellt *»von Kopf bis Fuß«* systematisch und kurz *Krankheitsbilder* dar, deren Kenntnis uns wichtig erscheint und die man diagnostisch im assoziativen Repertoire haben sollte. Die Darstellungen werden meist durch anschauliche Fallbeispiele illustriert. Diese Schilderungen aus der Praxis machen oft erst deutlich, wie wichtig die Vermeidung der Fehldiagnose »psychogen« sein kann.

Wie kann man das Buch gebrauchen?

Das Buch lässt sich als *Lesebuch* verwenden, um altes und oft verschüttetes Wissen zu aktualisieren. Dies gilt bei Ärzten besonders für das Spezialwissen in fachfremden Gebieten und für Psychotherapeuten, die einen vertieften Einblick in die somatische Medizin gewinnen können. Das Buch will weiter helfen, *ausgehend von der Leitbeschwerde des Patienten* oder von der *Lokalisation der geklagten Störung (vom Kopf bis Fuß)*, zu neuen Überlegungen bezüglich einer möglichen somatischen Ursache zu kommen, wenn sich etwa die Diagnostik festgefahren hat oder mangelnde Besserung ein neues Nachdenken erzwingt.

Zu guter Letzt darf folgender wichtiger Hinweis nicht fehlen: Es würde den Charakter unseres Buches sprengen, alle möglichen somatischen Differenzialdiagnosen aufzuführen und zu erörtern. Im Einzelfall wird also der Diagnostiker nur Anregungen erfahren und bleibt auf eigenes Nachdenken und eigenes Studium angewiesen. Die Herausgeber freuen sich im Übrigen sehr, wenn ihnen Nutzer des Buches einschlägige Fallgeschichten mitteilen oder Hinweise für Ergänzungen oder Korrekturen geben.

Hinweise zur zweiten Auflage

Die **zweite Auflage** geht im einleitenden allgemeinen Teil in einem neuen Kapitel möglichen Quellen des »psychogenen Fehlers« in der ambulanten und stationären Psychotherapie, aber auch in der somatischen Medizin nach.

Der Teil »Symptome und Syndrome« ist um das wichtige Thema »Brustschmerz« ergänzt. Der Teil »Krankheiten von Kopf bis Fuß« wurde um die Kapitel »Seltene Erkrankungen« sowohl bei »Kindern und Jugendlichen« als auch bei »Erwachsenen« ergänzt. Wesentlich erweitert wurde auch der Bereich »Medikamentenwirkungen«. Die meisten Kapitel beider Teile wurden überarbeitet und aktualisiert.

Danksagung

Unser über Jahre gewachsenes Anliegen wurde von allen Autorinnen und Autoren und nicht zuletzt initial vom Leiter des Schattauer Verlags, Herrn Dr. med. Dipl.-Psych. Wulf Bertram, und der damaligen Projektleitung, namentlich Frau Dr. med. Gisela Heim und Frau Dr. phil. Nadja Urbani, für die erste Auflage, konstruktiv und stets ermutigend aufgegriffen. Frau Dipl.-Biol. Martina Kunze hat sowohl für die erste als auch für die zweite Auflage mit großer Sorgfalt und höchst kenntnisreich die Beiträge lektoriert. Die Diskussionen mit ihr waren auch für uns lehrreich! Unsere zweite Auflage wurde initial erneut von Frau Dr. phil. Nadja Urbani, später von der aktuellen Projektleiterin, Frau Ulrike Albrecht, begleitet und immer hochengangiert unterstützt. Der Übergang gestaltete sich unkompliziert und nochmals förderlich. Wir danken sowohl dem Verlag als auch allen unseren alten und neuen Autorinnen und Autoren, die sich schnell auf das Anliegen des Buches, seine Perspektive und die Überarbeitungen/Ergänzungen eingestellt und trotz ihres meist dicht gedrängten Berufsalltags Zeit genommen haben, ihren Beitrag zu erarbeiten. Dankbar sind wir nicht zuletzt unseren Kolleginnen und Kollegen aus der langjährig von Adolf-Ernst Meyer geleiteten Psychosomatischen

Abteilung des Universitätsklinikums Hamburg-Eppendorf für die vielen Falldiskussionen, die wir in unserer gemeinsamen Zeit mit ihnen führen konnten, besonders Friedrich-Wilhelm Deneke, Antje Haag, Andreas Sadjiroen und Ulrich Stuhr. Mit ihnen standen wir über viele Jahre täglich immer wieder neu vor dem Problem, im Spannungsfeld von »Psyche« und »Soma« richtige Diagnosen zu stellen und therapeutische Wege zu finden. Herrn Prof. Bernd Löwe danken wir für die Ermutigung, das schon lange angedachte Buchprojekt in den letzten Jahren wieder aufzugreifen, in eine zweite Auflage zu gehen und damit unsere klinischen Erfahrungen erneut an die nächste Generation der Ärzte und Psychotherapeuten weiterzugeben. Zuletzt danken wir Prof. Christian Gerloff, dem Ärztlichen Direktor und Vorstandsvorsitzenden des Universitätsklinikums Hamburg-Eppendorf (UKE), für sein Geleitwort. Ohne die vielen beteiligten UKElerinnen und UKEler wäre dieses Buch nicht in dieser Form zustande gekommen.

Literatur

Freud S. Die Traumdeutung. Gesammelte Werke aus dem Jahr 1900. Bd. II/III. Frankfurt a. M.: S. Fischer 1942.

Pappenheim E. Freud und Gilles de la Tourette. Psyche 1989; 43: 921–951.

Weiss E, English OS. Psychosomatic Medicine. The clinical application of psychopathology to general problems. Philadelphia und London: Saunders 1943.

Inhalt

Allgemeiner Teil

SPEZIELLER TEIL

Allgemeiner Teil

ULRICH LAMPARTER, HANS ULRICH SCHMIDT

1 Der Begriff »psychogen« als diagnostischer Fehler

1.1 Welche Art von Fehler ist gemeint?

Dieses Buch beschäftigt sich *nicht* mit allen denkbaren und vermutlich auch real vorkommenden Fehlermöglichkeiten im Grenzbereich zwischen Medizin und Psychotherapie. Es geht vielmehr und vor allem *einer bestimmten* Fehlermöglichkeit nach, der *Verkennung einer körperlich bedingten Erkrankung als »psychogen« oder als »psychisch bedingt«*. An den Notwendigkeiten und Möglichkeiten zur Vermeidung dieser »psychogenen Fehldiagnose« orientiert es sich inhaltlich: Dazu notwendiges Wissen soll praxisnah zusammengestellt werden, um die Sicherheit des Diagnostikers – vor allem dann, wenn er vorwiegend »sprechend« tätig ist – zu verbessern und ihm praktische Hilfe zu bieten. Doch keineswegs soll diese prononcierte Denk- und Fragerichtung die substanziellen Erkenntnisse der psychosomatischen Medizin relativieren oder gar grundsätzlich infrage stellen.

Eine kleine Auswahl von Beispielen mag vor Augen führen, dass die psychosomatische Medizin zu Recht ihren Platz in der Medizin einnimmt. Die Begriffe »Somatisierungsstörung« und »Somatoforme Störung« sind in den modernen diagnostischen Klassifikationssystemen verankert. Die psychosomatische Medizin hat für viele Erkrankungen Ursprünge oder Zuflüsse aus einer psychosozialen Belastung aufgezeigt und charakteristische Lebensbelastungen und Affektkonstellationen herausgearbeitet, die mit einem erhöhten Risiko für körperliche Krankheiten einhergehen. Selbst bei klar definierten körperlichen Krankheiten, wie z. B. dem Herzinfarkt, sind in der psychosomatischen Forschung viele psychische und soziale Faktoren beschrieben worden, die im Hintergrund der Erkrankung stehen, diese mitbedingen und sogar akut auslösen können, was sich mit allen sich daraus ergebenden Konsequenzen in der ICD-10 durch die Zusatzklassifikation F54 kennzeichnen lässt. Viele niedergelassene Ärzte nehmen die »psychosomatische Grundversorgung« ernst, und in vielen Bereichen der »Körpermedizin« arbeiten Ärzte mit Psychologen und Sozialarbeitern eng zusammen.

1.2 Rahmenbedingungen

Und doch ist die praktische Gestaltung einer »integrierten Medizin«, die gleichberechtigt körperliche, psychische und soziale Aspekte berücksichtigt, noch immer eher ein Fern-, möglicherweise Idealziel fortschrittlicher, langjähriger und weiter anhaltender Bemühungen, deren Realisierung noch lange nicht erreicht ist.

Seit längerer Zeit scheint sich nach unseren Beobachtungen die institutionelle, professionelle und gedankliche Kluft zwischen einer technologischen, am unmittelbar Körperlichen orientierten Medizin einerseits und einer sprechenden, für das Seelische zuständigen Psychotherapie andererseits eher wieder zu verbreitern. Neue hoffnungsvolle praktische Reformansätze in Richtung auf eine psychosomatische Medizin, die körperliche und seelische Aspekte gleichwertig erfasst und gleichrangig integrierend behandelt, sind derzeit nach unseren Eindrücken eher »Fehlanzeige«. Sie wurden unter der fortlaufenden Ökonomisierung des Gesundheitswesens nicht weiter verfolgt und drohen jetzt wieder in Vergessenheit zu geraten. Weder die Fallpauschalen der Krankenhäuser noch die Vergütungssysteme im ambulanten Sektor bieten gesundheitsökonomisch hinreichende Anreize, im einzelnen Behandlungsfall »tiefer zu graben«, wirklich »psychosomatisch« zu denken und zu behandeln und dabei die erforderliche Ressource »Zeit für Gespräche und zuwendende Interaktion« nach Maßgabe der unmittelbaren Notwendigkeit einzusetzen. Ebenfalls werden gerade für den Bereich der Psychosomatik weder ein interdisziplinäres noch ein den ambulanten und stationären Sektor verbindendes Denken und Handeln durch gesundheitsökonomische Anreize gefördert. Um Missverständnissen vorzubeugen: Wir meinen hier nicht die Welt der psychosomatischen Kliniken, sondern diejenigen Kliniken, in denen körperlich Kranke behandelt werden und die sich durch ein »Fehlen der Seele« auszeichnen. Hier ist die Forderung von Adolf-Ernst Meyer, dass es an jeder großen Klinik eine psychosomatische Abteilung geben sollte, die in ihrer Größe mindestens der jeweiligen Anästhesie entspricht, noch lange nicht umgesetzt.

1.3 Holismus und Dualismus als Quellen diagnostischer Denkfehler in der Psychosomatik

Mit dem Begriff »psychogen« wird ein äußerst *schwieriges philosophiegeschichtliches Terrain* betreten, welches durch das *Leib-Seele-Problem* bestimmt ist. Hier prägen neben existenziellen Grundannahmen und religiösen Lehren zwei wichtige abendländische Denktraditionen bis heute unsere heutigen Denkgewohnheiten.

Die *dualistische Konzeption* des Leib-Seele-Problems geht auf **Descartes** (1596–1650) zurück. Res extensa (dazu gehört der Körper) und Res cogitans (dazu gehört die Seele) gehören verschiedenen Substanzwelten an, die lediglich an einem umschriebenen Ort miteinander (nach Descartes in der Zirbeldrüse) interagieren. Die Begriffe »psychogen« versus »somatogen« verweisen auf diesen Dualismus und einen fundamentalen Unterschied zwischen somatischem und psychischem Geschehen.

In einer *holistischen Auffassung* des Leib-Seele-Zusammenhangs, die sich auf **Spinoza** (1632–1677) bezieht, ist dagegen fast jede Erkrankung psychosomatisch begründet oder hat somatopsychische Folgen. Körper und Seele sind im beseelten Leib voneinander durchdrungen (Identitätstheorie des Leib-Seele-Problems), und es hängt eher vom Beobachter ab, was er wahrnimmt. Sowohl Dualismus als auch Holismus, als Denktraditionen im Diagnostiker unweigerlich lebendig, können in die Irre führen, wie folgende Beispiele veranschaulichen:

FALLBEISPIELE

Fall 1

Die »dualistische« Betrachtung eines schwer behandelbaren rezidivierenden Harnwegsinfekts einer Ende 40-jährigen, souverän wirkenden Geschäftsfrau sucht »auf der somatischen Schiene« nach immer neuen, schwer nachweisbaren Erregern oder setzt neue Antibiotika ein. Sie verfehlt jedoch in einer »Einengung auf das Somatische« die Erkenntnis, dass die Patientin angstvoll ahnt, dass sie von ihrem Ehemann und Geschäftspartner finanziell ausgenutzt wird und dieser »seinen Absprung vorbereitet«. Als die Patientin dann einmal etwas von Ängsten berichtet, wird eine »komorbide Angststörung« diagnostiziert, doch der Zusammenhang zwischen der Angst und dem Harnwegsinfekt wird nicht gesehen. Gefangen im »dualistischen Denkkorridor« könnte der behandelnde Arzt dann auch noch der Auffassung sein, es sei kein Wunder, wenn die Patientin angesichts des schwer behandelbaren und lästigen Harnwegsinfektes Angst entwickle. Ein spezifischer ätiopathogenetischer Zusammenhang wird aber nicht in Betracht gezogen oder für möglich gehalten, da Harnwegsinfektionen in der Regel erregerbedingt oder in anderen körperlichen Ursachen zu suchen sind. Die Patientin gesundet aber erst, als ihr der Zusammenhang mit ihrer Lebenssituation klar wird, sie den Harnwegsinfekt als »Ausdruck« ihrer latenten Verzweiflung an ihrer ehelichen Situation erkennt und zur Klärung ihrer Situation zielführende Schritte einleitet.

Fall 2

Die »holistische« psychosomatische Betrachtungsweise eines schweren Asthma-Anfalls, der beim gemeinsamen Kaffeetrinken im größeren Familienkreis auftrat, sucht zu sehr und eingeengt nach untergründigen seelischen Spannungen und Abgrenzungsproblemen des Patienten und versäumt dabei die konsequente Suche nach einem Allergen, das sich in der Nusstorte befand. Die Entdeckung dieses Allergens ist für die Patientin jedoch vital notwendig.

1.4 Wie kann man den Leib-Seele-Zusammenhang heute klinisch relevant konzeptualisieren?

Angesichts der philosophiegeschichtlichen, sprachkulturellen und medizingeschichtlichen Zusammenhänge um den Begriff »psychogen« scheint es zwar einerseits vermessen, aber andererseits doch notwendig, an dieser Stelle eine kurze moderne Konzeption[1] des Leib-Seele-Zusammenhangs zu versuchen. Zum einen soll damit für das vorliegende Buch eine *Arbeitsgrundlage* hergestellt werden, zum anderen erscheinen eine Orientierung und eine Verständigung über diese Grundlagen für den Austausch der verschiedenen ärztlichen und psychologischen Fachdisziplinen wichtig und vielleicht sogar unerlässlich.

Heute gilt das *Gehirn* als der »gestaltende« Ort der psychomentalen Abläufe: Was wir als psychische Aktivität erleben, ist an das Gehirn gebunden und von diesem »organischen Substrat« nicht unabhängig. Die Konzeption einer unabhängigen und getrennt vom Körper existierenden Seele entspricht nicht dem heutigen naturwissenschaftlichen und medizinischen Weltbild. Eine substanzielle Unterscheidung zwischen einer somatischen und einer psychischen Sphäre ist ebenso wenig haltbar. Alle psychischen Abläufe (z. B. Gedanken und Gefühle, subjektive Willensakte) sind vielmehr hirnorganisch gebunden, repräsentieren sich auch im unmittelbaren Körpergeschehen (Muskeltonus, Hormone, vegetatives Nervensystem) und sind daher nicht »rein psychisch«.

Die psychische Welt eines Menschen, seine *»Seele«,* existiert nicht präexistent vor dem Körper, sondern baut sich vielmehr im Rahmen seines individuellen biologischen Lebens auf. Durch sie wird der Mensch zum einzigartigen Subjekt. Was und wie der einzelne Mensch denkt und fühlt, stellt keine Eigenfunktion des Gehirns dar, sondern ist erfahrungsabhängig und geschieht immer mehr unter dem übergeordneten Einfluss eines sich Selbst bewussten Subjekts, eines Ich-Selbsts, das sich als übergeordnete Regulationsstruktur ausbildet. Seine lebensgeschichtliche Ausprägung ist psychologischen Gesetzmäßigkeiten der *Erfahrungsrepräsentation* und der *psychischen Strukturbildung* unterworfen. Dabei werden im Sinne eines lernenden Systems aus Erlebnissen und Erfahrungen wiederum erlebens- und erfahrungsverarbeitende Strukturen angelegt und verändert (Ausbildungen von neuronalen Netzwerken innerhalb des Gehirns, Genregulation). Letztlich wird im Zuge der Entwicklung der allgemeinen psychomentalen Abläufe die besondere Individualität des einzelnen Subjekts erzeugt, da jeder Mensch etwas anderes erlebt, andere Strukturen der Erfahrungsrepräsentation bildet und nicht zuletzt aus der Welt des Geistigen weitere Regulationselemente heranzieht: Religion, Kultur, präformierte Einstellungen, die über die Medien transportiert werden oder als kulturabhängige Sozialisationsmuster (z. B. generationstypische Leiterfahrungen) in die Individualität des Subjekts Eingang finden.

---

1 Dieser Abschnitt nimmt Gedanken von Friedrich-Wilhelm Deneke auf, dem wir viele Einsichten und klinische Orientierungen verdanken.

Diese »innere Welt eines Menschen« (= die Psyche) organisiert sich dabei unter verschiedenen Prinzipien, die freilich zueinander widersprüchlich sind (Sicherheit versus Lust, Reizzufuhr gegen Reizschutz, Erhaltung der Art gegen Erhaltung des Einzelnen usw.), sodass sich ein permanentes inneres Konflikt- und Regulationsgeschehen ausbildet: Die Repräsentationen dieses komplexen, ständig sich in Bewegung befindlichen Ausgleichs- und Konfliktgeschehens der inneren Organisationsbildung, die sich vor dem Hintergrund unserer täglichen Erfahrung vollzieht, nehmen wir selbst als unser Seelenleben wahr. Durch die *organisierende Macht der Sprache* können wir es selbst in einem *Reflexionsmodus bearbeiten* und in einzelne Gedanken zerlegen. Dabei wird das selbstbeobachtende und übergeordnet regulierende *Ich-Selbst* zu einer *Instanz eigener Bedürftigkeit,* die als »Narzissmus« massiv ihre Interessen in das allgemeine innerseelische Regulationsgeschehen einbringt und – mehr und mehr die Befriedigung der vitalen Bedürfnisse überformend – zu einem für die Gestaltung des Lebens zentralen Regulationsziel wird.

Unter den Bedingungen der modernen Zivilisation ist dabei die *Regulation von Affekten,* insbesondere Angst und Wut, sowie von aggressiven Strebungen fundamental.

Das Gehirn nimmt im Rahmen des »zerebralen Regulationsgeschehens« auch die *Funktion eines Speichers* wahr. In verschiedenen Strukturen »merken« sich das Gehirn bzw. das Nervensystem insgesamt stattgehabte starke Reize oder bestimmte Erlebnisse. Krankheit kann daher auch als Resultat eines Lernvorgangs oder als »Wiederholung des Vergangenen« auftreten. Kompliziert wird das Ganze durch den psychodynamischen Vorgang der *Abwehr:* Um seine Regulationsaufgaben erfüllen zu können, ist das Gehirn – oft dysfunktional – darauf »angewiesen«, sich bestimmter Inhalte oder Prozesse zu »entledigen«, seien sie nicht zu ertragen, nicht gedacht, nicht denkbar oder nicht sprachfähig. So wird gerade das sehr frühe Erleben *nur im Körpergedächtnis* erinnert und »eingeschrieben« (Embodiment), oder durch sich im Körper »niederschlagende« oder dort aufzufindende Erfahrungen versuchsweise »ausgedrückt«, es bleibt aber dem eigenen introspektiv-aufsuchenden Nachspüren des Ich-Selbst-Systems entzogen. Krankheitskonzepte der psychosomatischen Medizin von der »Organneurose«, der Alexithymie, der zweiphasigen Abwehr, der Somatisierung, Pensée opératoire bis hin zum »psychosomatischen Phänomen«, zur »mangelnden Mentalisierung« usw. verweisen auf einen konstitutiven Zusammenhang zwischen dem Nichtfühlen und Nichtsprechen (können) und der entsprechenden Entwicklung (psycho-)somatischer Krankheitsbilder.

Alle diese psychischen Prozesse finden im Gehirn statt und sind an *neuronale Netzwerke* gebunden, die einer natürlichen *Alterung* ausgesetzt sind. Das Gehirn als Organ ist als biologisches System vielen körperlichen Prozessen ausgesetzt und an ihr Funktionieren gebunden (Durchblutung, Stoffwechsel, Funktion der Nervenzellen, Synapsen usw.). Hier ist der Mensch wieder »ganz Körper«.

1.5 »Somatogen« und »psychogen« in der klinischen Situation

Die *Ausbildung einer körperlichen Krankheit* markiert einen kritischen Punkt innerhalb eines ansonsten kaum merklichen immunologischen und reparativen Prozessgeschehens, mit dem unser Körper seine Gesundheit erhält. Eine neue Situation ist eingetreten. Zu der Behebung von Krankheit und der Wiederherstellung der körperlichen Gesundheit sind oft gezielte Maßnahmen »von außen« erforderlich, da die körpereigenen »Hilfssysteme« (Inaktivität, Immunsystem, Fieber) nicht ausreichen oder sich sogar kontraproduktiv auswirken. *Dabei spielt der Faktor Zeit eine große Rolle:* Je früher die Diagnose der Erkrankung gestellt wird und je früher die Behandlung beginnt, desto besser sind in der Regel die Heilungsaussichten. Seelische Hintergrundfaktoren, wie z. B. eine berufliche Überlastung oder aktuelle Begleitumstände, wie z. B. Angst, müssen erst einmal auf die Seite gedrängt werden, bis die Diagnose gesichert ist, denn von ihr hängt alles Weitere ab. Dies führt in der üblichen medizinischen Praxis zu einem primären Zuschnitt auf das körperliche Geschehen. Seine Natur muss erkannt werden, damit Gegenmaßnahmen gegen die Krankheit nicht versäumt werden. Diese Fokussierung auf das Körperliche bringt mit sich, dass zunächst von einer somatogenen Ätiologie ausgegangen wird. *Somatogen* heißt in diesem Zusammenhang und vom Wortsinn her, dass die Krankheit des Patienten aus dem Körper entstanden ist (griech.: Soma = Körper; Genese = Entstehung). Hier liegende Ursachen (Blutungen, Entzündungen mit bestimmten Erregern, Strukturdefekte, Tumoren) müssen erkannt und behandelt werden.

Dies macht in der *klinischen Situation* die kategoriale Zuordnung *»psychogen«* (griech.: Psyche = Seele) zunächst zu einer Ausschlussdiagnose. Ein psychogenes Problem (z. B. die Herzangst bei der sog. Herzneurose) ist nicht so gefährlich wie ein Herzinfarkt. Cum grano salis: An einem psychogenen Problem kann man – abgesehen vom Suizid – nicht schnell sterben.

Ordnet man jedoch den entscheidenden und klinisch relevanten Grund einer körperbezogenen Störung der psychischen Welt des Patienten zu, d. h. der Welt seiner Gedanken, seiner Gefühle, seiner Antriebe oder seine Zwecke, ist dies schwerwiegend und auf vielen Ebenen (Patientenrolle, Art der Diagnostik und der Behandlung) richtungsentscheidend: Mit der Zuordnung »psychogen« ist ein **fundamentaler Wechsel** verbunden. Der Patient wird »zurückgeworfen« auf sein eigenes seelisches Funktionieren und auf seine persönliche Subjektivität. Der somatisch tätige Arzt sieht sich in der Regel an der Grenze seiner Rollenkompetenz. In der Behandlung psychogener Störungen sieht er oft nicht mehr seine genuin (fach-)ärztliche Aufgabe und sucht sich dessen – dabei ja oft durchaus im Sinne des Patienten denkend und handelnd (!) – durch Überweisung an die »Psychofachgebiete« zu entledigen. Denn in der Tat: Seelische Vorgänge lassen sich durch klassische ärztliche Maßnahmen nur in engen Grenzen beeinflussen, hier braucht es die Methoden der Psychotherapie und damit eine andere Herangehensweise an das Problem. Auf der Seite des Patienten stößt die Zuordnung »psychogen« nicht immer auf Akzeptanz. Wenn er nicht schon selbst, vielleicht für sich im Geheimen, entsprechendes vermutet hat, muss er oft sein erlerntes, traditionell körperorientiertes Krankheitskonzept umstellen.

1.6 »Psychogen« bedeutet nicht »psychisch« und bedeutet auch nicht »psychosomatisch«

1. **»Somatogen« und »psychogen« sind nicht gleichbedeutend mit »somatisch« und »psychisch«.**
   Während die Begriffe »somatogen« und »psychogen« den *Ursachenbereich* einer Symptomatik, einer Störung oder einer Erkrankung bezeichnen, wird durch das Adjektiv »somatisch« oder »psychisch« der *Ort* der Erkrankung erfasst. Es wird näher bezeichnet, wo die Krankheit sich ausgebildet hat und damit eine Zugehörigkeit erfasst.
   Zur Illustration der Unterschiede seien folgende **Beispiele** genannt: So führen manche *hirnorganisch bedingten Erkrankungen* zur Veränderung des Erlebens oder der Affekte (z.B. zur typischen Affektlabilität). Hier handelt es sich dann um psychische Symptome. Sie werden im Bereich der Psyche manifest, verändern die psychomentalen Abläufe und greifen auch in die subjektive Welt der Erfahrungsrepräsentation über, aber sie sind eben nicht psychogen, sondern somatogen. Bei der durch hirnorganische Abbauprozesse bedingten Affektlabilität handelt es sich demgemäß um ein somatogenes psychisches Symptom.
   Eine *Depression* wäre dagegen eine psychische, aber nicht unbedingt eine psychogene Erkrankung, da die Natur der Erkrankung und ihre Ätiologie im diagnostischen Prozess erst bestimmt werden müssen.
   Es gibt auch somatogene Depressionen, z.B. nach der Einnahme von bestimmten Medikamenten oder bei endokrinen Störungen. Bei manchen Depressionsarten ist die Ätiologie strittig und unbekannt, so bei der ehemals sog. endogenen Depression. Psychogen wäre z.B. die narzisstische Depression eines an seinen Lebenszielen gescheiterten Menschen.
2. **»Psychogen« ist auch nicht mit »psychosomatisch« gleichzusetzen.**
   Indes hat das Wort »psychosomatisch« mehrfache voneinander abgrenzbare Bedeutungen:
   »Psychosomatisch« dient zunächst der *Bezeichnung einer ganzheitlichen Perspektive* auf eine Erkrankung, ihre Ursachen und ihren Verlauf. So kann man etwa sagen: »Aus einer psychosomatischen Perspektive erscheint die chronische Lungenentzündung von Herrn E. als die Folge einer schweren Kränkung«. Die psychosomatische Perspektive verbindet grundsätzlich eine bestimmte Erkrankung und die Person des Kranken.
   Als Adjektiv kennzeichnet »psychosomatisch« bei einer Krankheit oder einer körperlichen Funktionsstörung, dass hier *seelische und körperliche Aspekte* eng mit-

einander *verbunden* sind oder in einem kaum trennbaren engen *Wechselverhältnis* stehen. So kann man etwa sagen, dass es sich bei funktionellen körperlichen Beschwerden, die als Affektäquivalent (z.B. von Angst, Ärger oder Wut) auftreten, um psychosomatische Störungen handelt.

»Psychosomatisch« oder »somatopsychisch« finden darüber hinaus Verwendung als *Bezeichnung für Ursachen-Folge-Beziehungen*, welche sich von der Seele auf den Körper oder von dem Körper auf die Seele auswirken. So kann man z.B. bei der Colitis ulcerosa von einem psychosomatisch-somatopsychischen Zirkel sprechen. Nach dieser Vorstellung liegt der Anfang der Störung in der Psyche (z.B. eine Überforderung in einer Trennungssituation bei unzureichender Objektkonstanz), die mangels angemessenen Affektausdrucks via Somatisierung zu einem Körpergeschehen im Dickdarm (Entzündung) führt; die damit verbundenen Schmerzen, Einschränkungen und körperlichen Folgen bedingen eine hochgradige Irritierbarkeit im sozialen Kontakt, eine zunehmende Fokussierung auf das eigene Körpergeschehen und sozialen Rückzug.

3. Die **diagnostischen Kategorien in der ICD-10** vermeiden ohnehin sowohl den Begriff »psychogen« wie auch den Begriff »psychosomatisch«.
   Für die funktionellen Störungen (psychosomatische Störungen ohne Gewebsschädigung) werden die Klassifikationen »Somatoforme Störungen« bzw. »Somatisierungsstörungen« verwendet. Körperliche Erkrankungen, die früher als »Psychosomatosen« bezeichnet wurden (psychosomatische Erkrankungen mit die Struktur der Körpergewebe betreffenden Störungen), werden zusätzlich zur Klassifikation der körperlichen Erkrankung in der ICD-10 mit der Kategorie F54 bezeichnet: Damit wird angezeigt, dass »psychische Faktoren und Verhaltenseinflüsse« in der Ätiologie der Erkrankung eine größere Rolle spielen, als dies bei körperlichen Erkrankungen üblich ist, und die psychischen Symptome vergleichsweise gering ausgeprägt sind.

1.7 Zur Definition und Entstehung psychogener Störungsbilder

Was sind dann psychogene Störungsbilder und wie entstehen sie? Wann ist der Gebrauch des Begriffes gerechtfertigt und richtig?

Wenn wir die alten griechischen Vorstellungen zur »Psyche« (mit dem Begriff »Psyche« war Atem und Bewegung verbunden) hintanstellen und Psyche mit dem deutschen Wort »Seele« gleichsetzen, bedeutet eine Störung oder Krankheit als »psychogen« zu bezeichnen, genau genommen zweierlei: Die Beschwerden eines Patienten haben ihren wesentlichen Ursprung in der Psyche. Gleichzeitig bedeutet es aber auch, dass sie in ihrer Erscheinungsform letztlich in der Sphäre des »Psychischen« verbleiben, auch wenn dafür die »Bühne« des Körpers benutzt wird. Mit »Psyche« ist, wie oben beschrieben, im Wesentlichen die subjektive Welt der Erlebensrepräsentation eines Menschen gemeint. Dazu gehören seine Affekte und Emotionen, Erinnerungen und Gedanken, Wünsche und Ziele und die dort vorherrschenden Eigengesetzlichkeiten des Verhaltens und Erlebens. Indem es in diesem zwar hirngebundenen, aber im Wesentlichen durch die eigene Lebensgeschichte und Repräsentationen funktionell strukturierten Hirnbereich zu Störungen durch Unverträglichkeiten, Überlastungen, Konflikten kommt, die über *Innervationen im somatischen (nicht vegetativen) Nervensystem* auf den Körper als »Folgeorgan« oder »Ausdrucksorgan« zugreifen, kommt es zur Entwicklung »psychogener Störungen«. Es handelt sich also um eine relativ kleine, spezielle Gruppe von Krankheitsbildern.

Klassische Beispiele sind die Entwicklung psychogener Taubheit, psychogener Blindheit, psychogener Lähmungen und psychogener Anfälle. Gern wird zu ihrer Erklärung das Konzept der Dissoziation herangezogen. Meistens handelt es sich um ein unmittelbares Ausdrucksgeschehen oder auch die Hemmung von Impulsen. In dieser sehr engen Definition einer psychogenen Störung entspricht diese der früheren Auffassung der »Konversionsneurose«.

FALLBEISPIEL

Eine ältere, fein und gepflegt wirkende Dame wird mit einer akuten Lähmung der rechten Hand in die Notfallaufnahme gebracht. Sie zeigt eine schlaffe Lähmung des ganzen Arms, die Finger sind allerdings ansatzweise zur Faust geballt. Es handelt sich um eine psychogene Lähmung. Sie hatte den fast unbezwingbaren Impuls, ihrer Schwester, über die sie sich sehr geärgert hatte, einen Faustschlag zu versetzen. Sie konnte dies nur vermeiden, indem fast die gesamte Motorik des Arms »stillgelegt« wurde.

Die Diagnose einer so verstandenen psychogenen Störung wird – neben einer somatischen Ausschlussdiagnostik – durch Nachweis bzw. Rekonstruktion des psychischen Entstehungszusammenhangs gestellt. Klassischerweise bildet sich eine solche Symptomatik unter einer Hypnose zurück.

Diese psychogenen, auf dem Wege einer Konversion oder Dissoziation entstandenen Störungen sind vergleichsweise selten. Darüber hinaus findet man auch einen weiteren und weniger scharf abgegrenzten Begriff von »psychogen«, bei dem auf das Merkmal »die Störung verbleibt im Bereich der psychischen Welt« verzichtet wird.

»Psychogen« soll dann besagen, dass das psychische *Ursachenbündel überwiegt,* der Körper dabei eher nur das Erfolgsorgan psychischer Abläufe darstellt. Dann sind in den Bereich des »Psychogenen« auch funktionelle Störungen einbezogen, die über das vegetative Nervensystem vermittelt werden, z. B. funktionelle Bauchschmerzen als Angstäquivalent.

Gerade in der Klinik und im Konsilwesen wird »psychogen« dann in diesem weiteren Sinne gebraucht, in dem sich der Unterschied zum Begriff »psychosomatisch« wieder verwischt. »Psychogen« heißt dann: »überwiegend psychisch bedingt«. Manchmal wird auch etwas unscharf von »psychogenen Anteilen« gesprochen. Richtiger wäre es, im Sinne der hier entwickelten Argumentation von einer »psychischen Mitbeteiligung« zu sprechen.

1.8 Der Fehler »psychogen« in der Differenzialdiagnostik – eine Übersicht

Vor dem Hintergrund dieser Betrachtungen soll nun eine **Systematik der Fehlermöglichkeiten** um den »psychogenen Fehler« versucht werden. Allgemein wird bekanntlich bei einer medizinischen Untersuchung so vorgegangen, dass ein Symptom zunächst als körperlich bedingt angenommen wird. Das grundsätzliche Vorgehen kann folgendermaßen skizziert werden: Aus dem Bild der Symptome (1), der berichteten Anamnese (2) und der erhobenen Untersuchungsbefunde (3) wird eine klinische Diagnose (4) als erstes Arbeitsmodell gestellt. Es werden weitere Untersuchungen (5) durchgeführt, welche die Diagnose bestätigen, präzisieren oder verwerfen (6). Die Stellung der zutreffenden Diagnose (idealerweise die Zuordnung zu einem bekannten, möglichst umschriebenen und in seiner Ätiopathogenese bekannten Krankheitsbild) ermöglicht die Einleitung einer Therapie (7).

Auf jeder Stufe dieses Prozesses können wir hypothetisch psychogenetische Aspekte/Zuflüsse annehmen – die zutreffen können –, die uns aber auch in eine falsche Richtung führen können. Die Gründe für die Annahme einer psychischen Mitbeteiligung an einer zur Diskussion stehenden Erkrankung soll nun im Folgenden für jede Etappe des diagnostischen Prozesses im Einzelnen näher betrachtet werden. Dazu sollen aus unserer Erfahrung typische *Fehlermöglichkeiten* beschrieben werden.

1. **Die Ebene der Symptombilder und der Symptompräsentation**
   - *Gründe für die Annahme einer »Psychogenie«:* Die Symptome wirken als solche nicht körperlich, sondern psychisch bedingt. Dies kann z. B. der Fall sein, wenn der Patient dies selbst meint, bei ihm eine psychische Störung bekannt ist oder das Symptom dem Arzt »merkwürdig« vorkommt, schwer einzuordnen ist oder der Patient insgesamt »komisch« wirkt.
   - *Fehlermöglichkeiten:*
     - Viele »merkwürdige« Symptome sind wegen ihrer relativen Seltenheit dem Arzt in ihrer besonderen Charakteristik nicht bekannt oder nicht unmittelbar geläufig: z. B. ein intermittierendes Zusammenkneifen der Augen (Blepharospasmus), ein Zittern in jungen Jahren (essenzieller Tremor), ein Zucken kleiner Muskelgruppen (Faszikulationen) bei Nervendegeneration, Schilderungen von epileptischen oder narkoleptischen Anfallsereignissen.
     - Dazu gehört die Verkennung eines Krankheitsbildes als psychogen, weil man die Symptome nicht einordnen kann, diese einem gewöhnlichen Muster widersprechen (z. B. »Ziehen des Kopfes« bei beginnendem Torticollis spasmodicus) oder eine situative Gegebenheit des Auftretens der Symptomatik eine psychogene

Interpretation nahelegt (z. B. Kopfschmerzen beim Geschlechtsverkehr, die jedoch Hinweis auf eine drohende Subarachnoidalblutung bei intrakranieller Druckerhöhung sein können).

- Dazu gehören auch falsche Schlüsse, die aus der Variabilität des Symptoms unter seelischen Einflüssen gezogen werden (Beispiel: Am Wochenende geht es besser, nach der Trennung wurde es schlimmer, Stress provoziert), die scheinbar auf eine psychische Ätiologie verweisen, die Symptomatik jedoch nur unspezifisch moduliert haben. So kann eine Ursache ganz anderer Art (z. B. ein rein hochgradiger Vitamin-B_{12}-Mangel) übersehen werden. Viele körperlich bedingte extrapyramidale Bewegungsstörungen verstärken sich unter emotionaler Anspannung, ohne dass dies den Rückschluss auf eine »Psychogenie« rechtfertigt.
- Nicht zuletzt wird oft aus Eigenheiten und Ungewöhnlichkeiten der Symptompräsentation (»Auffälligkeiten«, »komisches Verhalten«, »forderndes Verhalten«) auf eine psychogene Ätiologie geschlossen. Doch mag ein Patient in einer ganz bestimmten, fast bizarr anmutenden Haltung verharren, weil nur diese den Druck auf die Nervenwurzel durch die Bandscheibe vermindert. Zu auffälligen Symptompräsentationen kann es auch kommen, wenn der Patient (zu Recht) der Auffassung ist, da »müsse doch etwas sein«, doch immer wieder damit »abgelehnt« wurde, und der Patient sich scheinbar auf die Beschwerde versteift und fixiert. Nicht zuletzt kann der Patient aber auch in seiner Persönlichkeit »einfach so sein, wie er eben ist«, ohne dass seine besondere persönlichkeitsbedingte Art, mit sich, seinem Körper oder der Welt umzugehen, in einem kausalen oder funktionellen Zusammenhang zu seinen Beschwerden steht.

FALLBEISPIEL

Ein 40-jähriger Patient wird wegen lokaler Rückenschmerzen in einer neurologischen Ambulanz vorstellig. Er schildert einen starken Schmerz, der nur mit Opiaten aushaltbar sei. Die den Patienten begleitende Schwester des Patienten nimmt hinter dessen Rücken mit dem Arzt Kontakt auf und weist auf seinen hohen Schmerzmittelgebrauch hin. Es entsteht der Verdacht auf eine Substanzabhängigkeit, umso mehr, als die erhobenen neurologischen Befunde unauffällig sind. Erst später stellt sich eine Entzündung der Bandscheibe (Diszitis) heraus.

- Im weiteren Sinne gehört zum »psychogenen Fehler« auf der Symptomebene auch die Fehlinterpretation von Auswirkungen körperlicher Einschränkungen und Symptome auf das psychische Erleben und Verhalten, indem hier auffallende »Merkwürdigkeiten« dann (fälschlicherweise) als Beleg für eine psychogene Ätiologie herangezogen werden. So müssen Patienten mit einer Colitis ulcerosa immer die nächste Toilette im Blick haben, sind so auf ihren Stuhlgang »fixiert« und daher auch »eingeschränkt« in den sozialen Kontakten. Migränepatienten machen die Erfahrung, dass die strenge Einhaltung regelmäßigen und gleichmäßigen Lebens die Anfallsfrequenz senkt und wirken daher »überkontrolliert«, »wenig spontan«. Der Rückzug ins dunkle Zimmer dient dem Ziel des Reizschutzes bei einer anfallsbegleitenden Überempfindlichkeit gegenüber Licht und Geräuschen und stellt keine »depressive Reaktionsform« dar, die sich als Hinweise auf eine psychogene Ätiologie werten ließe. Beim Störungsbild der Fibromyalgie kann die Berührung des Körpers sehr schmerzhaft sein, was zärtliche Umarmungen erschweren und Eheprobleme nach sich ziehen kann.

2. **Die anamnestischen Angaben und die Betrachtung der Vorgeschichte**

- *Gründe für die Annahme einer »Psychogenie«:* Die Anamnese wirkt »insgesamt psychisch«. Dies ist besonders der Fall bei einer belasteten Vorgeschichte oder krisenhaften Lebenssituation: Es wird über belastete Kindheiten mit Stress, Trauma, Depressionen oder Ängsten berichtet, oder gegenwärtig besteht vielleicht eine instabile Lebenssituation mit vielen Belastungen. All dies kann ja wirklich auf eine psychische oder psychosomatische Erkrankung hinweisen. Die Wirkzusammenhänge sollten im Einzelnen aufgedeckt und mit dem Erleben und der Selbsteinschätzung des Patienten abgeglichen werden.
- *Fehlermöglichkeiten:*
  - Es kommt zu einem zu schnellen Bezug oder einer Fehlattribuierung der Körperbeschwerde zu den anamnestischen Vorgaben. Es wird zunächst nicht unabhängig, interpretationsfrei gedacht. Es wird dann im Einzelnen nicht mehr kritisch nachrekonstruiert, wie sich die jetzt vorgetragenen Körperbeschwerden entwickelt haben, indem diese unbesehen in das bereits bekannte »psychische Bild«, z. B. einer Depression, eingeordnet werden.

FALLBEISPIEL

Ein Mitte 60-jähriger Patient kommt zum psychotherapeutischen Arzt auf Veranlassung seiner ärztlichen Golffreunde, denen aufgefallen ist, dass er nicht mehr so gut spielt wie früher. Die Freunde haben den Eindruck, dass der Patient depressiv sei. Er selbst füllt die beiden ersten Interviewstunden mit Schilderungen einer anhaltend schwierigen Ehesituation, aus der er sich nicht mehr befreien könne. Es liegt nahe, angesichts dieser Belastung dem Eindruck der Golffreunde zu folgen und einen »depressiven Einbruch« zu vermuten. Die parallel durchgeführte organmedizinische Diagnostik ergibt jedoch eine Amyloidose mit raschem Verlauf. In der Rückschau musste der psychotherapeutische Arzt (UL) sich eingestehen, dass ihm zwar das »alles noch nicht richtig eingeleuchtet« hatte, dass er aber von sich aus den Charakter einer anlaufenden schweren organischen Erkrankung mit Hirnbeteiligung in der Erstbegegnung mit dem Patienten nicht erkannt hatte und womöglich auch im weiteren Verlauf zunächst nicht erkannt hätte.

  - Mit dem Unerwarteten, Unbekannten und Neuen wird nicht gerechnet.
  - An dieser Stelle sei auf den zuweilen fast inflationären Umgang mit dem Begriff des »Traumas« hingewiesen, auf das nicht selten rekurriert wird, ohne überhaupt die tatsächliche Bedeutung etwaiger entsprechender Vorgänge mit dem Patienten einigermaßen adäquat zu erfassen.

FALLBEISPIEL

In der psychosomatischen Ambulanz wird aus der Rehabilitationsabteilung einer großen Klinik ein Ende 40-jähriger Patient vorgestellt. Er war Opfer eines schweren Raubüberfalls in seiner Wohnung, er wurde dabei gefesselt und halb bewusstlos geschlagen und hatte Todesangst.

In der Reha fällt ein »Ringen nach Luft« auf. Dies führt zu der Überlegung, der Patient habe vielleicht den Überfall seelisch nicht überwunden und deswegen Asthmabeschwerden entwickelt. Das Zimmer des Untersuchers liegt im zweiten Stock und ist nicht über einen Fahrstuhl zu erreichen. Der Patient keucht beim Treppensteigen und zeigt eindeutig die Zeichen einer belastungsabhängigen Dyspnoe. Es wird eine neuerliche pulmologische Diagnostik veranlasst. Die Bronchoskopie findet einen kleinen Hühnerknochen im Bronchialsystem, der für die Reizzustände des Patienten verantwortlich war. Der Patient hatte eine entsprechende Mahlzeit zu sich genommen, als er überfallen wurde, und sich offenbar dabei verschluckt.

3. **Die Ebene der körperlichen Untersuchungsbefunde**

- *Gründe für die Annahme einer »Psychogenie«:* Der Schluss auf eine psychische Ätiologie geschieht aus dem Fehlen positiver, die körperliche Störung erklärender Untersuchungsbefunde. Dieser Schluss entspricht z. B. dem üblichen und typischen – pragmatisch geprägten – Vorgehen bei der konsiliarischen Zuweisung psychosomatischer Patienten in der Klinik.
  Hier kann man unterscheiden:
  - Es lassen sich keine pathologischen körperlichen Untersuchungsbefunde erheben.
  - Die erhobenen körperlichen Untersuchungsbefunde erklären die berichteten Beschwerden nicht oder nicht ausreichend.
  - Etwaige doch gefundene körperliche Untersuchungsbefunde werden als psychogen interpretiert.
  - Die bei der körperlichen Untersuchung erhobenen Befunde sprechen sogar für eine psychogene Ätiologie. Meist geht es dabei um Diskrepanzen zwischen den subjektiven Angaben des Patienten einerseits und den in der Untersuchungssituation erhobenen Befunden. So können Patienten etwa sagen, sie würden ab der Höhe des Bauchnabels abwärts nichts mehr spüren, aber diese Grenze entspricht nicht der Grenze der Dermatome, auf die es dabei ankommt. Entsprechendes gilt für die Lokalisation von Beschwerden nach der »Kleiderordnung«. Offenkundig diskrepant ist ein Mangel an Zeichen einer Muskelatrophie bei länger bestehender Parese. Auch ein »tadelloses EKG« mag Zweifel an der organischen Dignität einer geklagten Rhythmusstörung wecken.

  Diese Grundkonstellationen liegen als »Evidenzgründe« bei vielen Überweisungen in das psychosomatische oder psychotherapeutische Fachgebiet vor. Streng genommen handelt es sich freilich bei der Abwesenheit von körperlichen Untersuchungsbefunden um eine notwendige, nicht jedoch um eine hinreichende Bedingung für eine psychogene Erkrankung.

- *Fehlermöglichkeiten:*
  - Das Fehlen körperlicher Untersuchungsbefunde erklärt sich nicht aus einer psychogenen Ätiologie, sondern daraus, dass die körperliche Krankheit keine leicht wahrnehmbaren Befunde erzeugt (z. B. eine langsam beginnende Autoimmunerkrankung, die sich irgendwo im Körper entwickelt).
  - Die körperlichen Untersuchungsbefunde werden fälschlicherweise als Folgen von »psychischer Unruhe« interpretiert (z. B. Entzündungen des Nagelbetts, die vom »nervösen Kratzen« kämen, es liegt jedoch eine Psoriasis vor).
  - Auch wenn die Befunde scheinbar überzeugend auf eine psychogene Ätiologie hinweisen, kann es sich um eine psychische Überlagerung eigentlich somatisch bedingter Symptome handeln, gerade bei klinischen Sensibilitätsuntersuchungen (selbstunsichere oder am eigenen Körper schlecht orientierte Menschen).

4. **Die Diagnose wird im psychischen Raum verortet.**

- *Gründe für die Annahme einer »Psychogenie«:* Aus einer Gesamtschau aller Beobachtungen und Befunde wird eine somatische Ursache der Beschwerden für (extrem) unwahrscheinlich gehalten.
- *Fehlermöglichkeiten:*
  - Dies kann vorschnell und ohne Nachdenken oder von vornherein geschehen, ohne dass wirklich die Zusammenhänge kritisch geprüft werden. Es wird dann eine psychische Diagnose gestellt, die »irgendwie passt«. Oft wird eine häufiger vorkommende psychische Erkrankung gewählt. Dabei werden jedoch die diagnostischen Grenzen gelegentlich überdehnt (z. B. bei der Depression). Bestimmte Störungen werden gerne gewählt, und schon in mancher diagnostischen Frage an den Patienten verpackt: »Könnte es sein, Herr X., dass Sie in der letzten Zeit – auch ohne fassbaren Grund – ein wenig niedergedrückt sind?« – und schon ist der diagnostische Weg zur »Depression« offen. Gerade die Diagnosen »Depression« und »Angststörung« bieten sich hier in besonderer Weise an, da sie nicht zuletzt pharmakologische Therapieoptionen haben und man so »etwas tun« kann.
  - Zum Spektrum möglicher Fehler auf dieser Ebene gehören das *vorzeitige Beenden der körperlichen Diagnostik* und ein *zu frühes Zusammendenken der Befunde* bei Depressionsverdacht, beim Verdacht auf eine »Angststörung« oder beim Vorliegen offenkundiger psychosozialer Belastungen. Dies soll kein Plädoyer dafür sein, alles zu untersuchen, was »geht«, und erst dann die Fragen einer psychischen Mitbeteiligung zu stellen. Eine extensive, nicht unbedingt hypothesengesteuerte Diagnostik kann auch zu einer Fixierung eines Patienten auf eine rein körperliche Ursache führen und einen psychotherapeutischen Zugang erschweren oder gar verunmöglichen. Doch sollte man weiter an das Seltene denken, die Fragen offen halten und evtl. noch anstehende körperliche Untersuchungen als Ausschlussuntersuchungen zur Verbesserung der diagnostischen Sicherheit dem Patienten und sich selbst gegenüber verstehen und grundsätzlich befürworten.
  - Zu dem hier abgehandelten »Verortungsfehler« gehört im weiteren Sinne das Nichternstnehmen der *körperlichen Folgen einer Suchterkrankung*, die nicht ausreichend diagnostiziert werden.

- Weiter mag man als in der Psychotherapie Tätiger das Faktum zu wenig berücksichtigen, dass der Mensch *grundsätzlich ein biologisches Wesen* ist und viele exogene Faktoren auf sein Befinden einwirken (Bewegung, Licht, Wetter, Ernährung), und eben nicht nur das psychomentale Geschehen.
- Schließlich wäre hier ein Fehler zu nennen, der sich durch den *Gebrauch der modernen Klassifikationssysteme* vermittelt, die zu Unrecht auch eine weitgehende »Definitionsmacht« über nosologische Fragen erlangt haben. Dieser »Fehler« ist bereits tief im ärztlichen Denken verwurzelt, und ihm soll daher etwas ausführlicher nachgegangen werden:
  - Auch wenn die Entwicklung der international gültigen diagnostischen Systeme der Krankheiten einerseits als großer Fortschritt gelten kann, gilt es aber andererseits gerade im Bereich der psychischen Störungen festzuhalten, dass es sich dabei keineswegs um eine Nosologie (Krankheitslehre mit voneinander abgegrenzten Krankheitsbildern mit je eigener Ätiologie und Pathogenese) handelt. Es handelt sich vielmehr um eine vor allem symptomorientierte Klassifikation. Die sich daraus ergebenden impliziten Fehlermöglichkeiten sollen am Beispiel der derzeit international gebräuchlichen »International Classification of Diseases« in der 10. Auflage (ICD-10) gezeigt werden, die von der Weltgesundheitsorganisation entwickelt wurde. Die Klassifikationen im Kapitel F (Psychische und Verhaltensstörungen) zielen im Grundsatz vor allem auf die operationale Zuordnung von Symptomen zu diagnostischen Klassifikationen, nicht zu bestimmten Erkrankungen. So finden wir unter F32.0 die Diagnose »leichte depressive Episode«, ohne dass eine solche »Episode« einer bestimmten Krankheitsentität, wie z. B. einer neurotischen Depression oder einer endogenen Depression, zugeordnet werden kann. Damit ist die Erkenntnisbildung in Richtung auf die wahren ätiologischen und pathogenetischen Zusammenhänge hintangestellt bzw. verunmöglicht und nicht mehr in erster Linie diagnostisch relevant. Wenn nun die diagnostischen Klassen der ICD als Krankheiten im Sinne umschriebener Krankheitsbilder verkannt werden, indem die diagnostischen Klassen als nosologische Entitäten behandelt werden und die bestehenden fundamentalen Unterschiede innerhalb der diagnostischen Klassen in der Alltagspraxis eingeebnet werden, bilden sich letztlich *»epistemologisch falsche Diagnosen«* heraus. Sie haben zur Folge, dass Arzt, Patient und Medizinsystem gar nicht mehr anders können, als sich fehlerhaft zu verhalten. Die ICD-10-gestützte Begutachtungspraxis der Medizinischen Dienste der Krankenkassen (MDK) ist dafür ein anschauliches Beispiel.
  - Ein Klassifikationskriterium in der ICD-10 ist zudem in einer psychiatrischen Perspektive das *»auffällige Verhalten«*. So ist definitionsgemäß für die Diagnose einer »Somatoformen Störung« erforderlich, dass der Patient an einer organischen Verursachung seiner Beschwerden festhält und sinngemäß dadurch »auffällig« wird. Einem Patienten, der von sich aus sagt, seine Magenbeschwerden hingen wahrscheinlich damit zusammen, dass er es »im Betrieb und in der Familie nicht mehr auf die Reihe bekommt«, wird jedoch in der klinischen

Alltagspraxis ebenfalls die Diagnose einer »Somatoformen Störung« zugeordnet, ohne dass das Kriterium der Fortdauer der Klage als somatisches Symptom erfüllt ist. Solche konzeptionellen *Ungenauigkeiten* machen das begriffliche diagnostische Instrumentarium unscharf und bringen *falsche Zuschreibungen* mit sich.

- Gerade mit der psychiatrisch geprägten Orientierung am »auffälligen Verhalten« ist mit den klassifikatorischen Diagnosen der ICD-10 eine *psychosomatische Denkschule*, wie z. B. die integrierte psychosomatische Medizin im Sinne Th. v. Uexkülls, *ins Abseits* gestellt worden, die letztlich einer holistischen Perspektive verpflichtet ist.
- Für den damit verbundenen klinischen Wissensverlust mag das *Beispiel der sog. Somatisierungsstörung* herangezogen werden. Diese Diagnose beinhaltet heute (nur noch) das anhaltende Klagen von vielfältigen körperlichen Beschwerden und leichten Funktionsstörungen beim Fehlen erklärender Befunde nach bestimmten Zeit- und Ausprägungskriterien.
- Damit ist jedoch das *grundlegende und ursprüngliche Konzept*, das sich mit der Somatisierung, d. h. der »Verkörperlichung« von Affekten, verbindet, dem diagnostischen Denken entzogen, und der klinische Begriff der Somatisierung ist innerlich ausgehöhlt. Nun stellt aber der Abwehr- bzw. Bewältigungscharakter der »Somatisierung« nach vielfältiger klinischer Erfahrung nicht selten den Versuch des betroffenen Patienten dar, sich einer unerträglichen Spannung zu entledigen, die andernfalls dazu geführt hätte, dass der Mensch es in seiner Situation nicht mehr ausgehalten hätte. Somatisierung ist damit eines der vielfältigsten und klinisch relevantesten Bewältigungs- und Abwehrphänomene. Ihr Gewinn besteht gerade darin, dass es gelingt, wenngleich um den Preis einer körperlichen Beschwerde, eben gerade nicht psychisch auffällig zu werden. Diese feinen, aber klinisch hochrelevanten Zusammenhänge werden durch die diagnostische Begrifflichkeit der Somatisierungsstörung in der ICD-10 verwischt bzw. nicht abgebildet. So bleibt im Ergebnis der Begriff der Somatisierungsstörung eher auffälligen und nicht »einsichtigen« Patienten vorbehalten, während sich bei vielen der eigentliche dynamische Vorgang in der Entwicklung von funktionellen Körperbeschwerden der begrifflichen diagnostischen Erfassung entzieht. So wird die *»Somatisierungsstörung« nach ICD-10* letztlich zum *Einfallstor für falsche diagnostische Beurteilungen* im Grenzbereich zwischen Psyche und Soma. Falsche Begriffe können falsche Praxis nach sich ziehen.

5. **Die Ebene der zusätzlichen Untersuchungen und der »Ausschlussdiagnostik«**

- *Gründe für die Annahme einer »Psychogenie«:* Die eingeleitete »Ausschlussdiagnostik« ergibt keine wegweisenden Befunde, welche die Annahme einer körperlichen Erkrankung rechtfertigen.
- *Fehlermöglichkeiten:*
  - Angesichts der offenkundigen Evidenz einer vorrangig psychisch bedingten Störung wird überhaupt keine weitere Ausschlussdiagnostik eingeleitet. Diese kann weiter zu diffus sein oder zu wenig mit dem Ehrgeiz betrieben werden, auch das

Seltene aufzuspüren. Eine gute Diagnostik sollte zielgerichtet sein, ohne den Blick für mögliche Raritäten zu verlieren. Es findet meist nur der, der weiß, wonach er sucht.

- Aber auch die Grenzen von z. B. Laborbefunden oder einzelner bildgebender Verfahren müssen reflektiert werden. Natürlich ist die heutige Aussagekraft der Laborchemie und der Bildgebung eindrucksvoll, aber sie hat eben Grenzen. Es ist ein offenkundiger gedanklicher Fehler, wenn die Feststellung »es ist alles gemacht« als zwingendes und nicht bloß hinweisendes Argument für »Psychogenie« verwendet wird. Gerade wenn auch die Organdiagnostik an ihre Grenzen stößt oder vielleicht auch den entscheidenden Befund nicht darstellen konnte, so muss dies nicht »Psychogenie« bedeuten.

FALLBEISPIEL

In diesem Fallbeispiel geht es zwar nicht um »Psychogenie« im engeren Sinne, es mag aber doch veranschaulichen, wie es im Umfeld des Begriffes »Psychosyndrom« zu diagnostischen Einengungen und Fehlern kommen kann. Auf die gerontopsychiatrische Station eines großen psychiatrischen Krankenhauses wird ein knapp 70-jähriger Patient mit einem »unklaren Psychosyndrom« verlegt. Man habe in der Aufnahmestation »alles gemacht«. Die Liste der vorgenommenen diagnostischen Maßnahmen ist in der Tat eindrucksvoll. Allerdings sind sie in der Krankenakte nur mit »o.B«. bezeichnet. Nun müsse der Patient erst einmal weiter beobachtet werden. Auf der peripheren Station sind die diagnostischen Möglichkeiten und Erfahrungen begrenzt. Es wird noch eine Lumbalpunktion vorgenommen und an eine seltene Enzephalitis gedacht. Niemand sieht die Notwendigkeit, den Patienten in eine Hochleistungsklinik zu verlegen. Erst als er dann immer mehr verfällt und schließlich unter der Entwicklung massiver Temperaturen akut dekompensiert, wird deutlich, dass er an einem unerkannten subphrenischen Abszess leidet, der sich der Bildgebung im Computertomogramm und dem Oberbauchsonogramm entzogen hat. Das nicht mehr zu steuernde septische Geschehen führt zum Tod des Patienten.

- Schwerwiegende Fehler können aus einer zu laxen alltagspraktischen Einstellung entstehen, sich mehr oder weniger blind darauf zu verlassen, dass alles Organische schon ausgeschlossen sei, etwa in dem Gedanken: »Der Patient war ja schon da und da«, und »die werden es schon gemacht haben«. Damit wird die Verantwortung für die konkrete klinische Situation des Patienten nicht mehr voll übernommen, was zu schweren Fehlern führen kann. Das Nachdenken über die Ursachen von Störungen kann nicht fachspezifisch bezogen bleiben. Natürlich hat jeder Grenzen seines Wissens und seines fachspezifischen Zugangs, die auch beachtet werden müssen. Dennoch bleibt jeder heilkundlich Tätige dem gesamten Gesundheitszustand des Patienten verpflichtet und kann sich hier nicht auf dem Wege einer Rollenexklusion (z. B. »Es ist nicht meine Aufgabe als Psychotherapeut, mich um körperliche Fragen zu kümmern, das ist die Aufgabe der Ärzte.«) frei machen.

- Manches Mal wird bewusst auf weitere diagnostische Maßnahmen verzichtet, um die »somatische Schiene« nicht einzuschleifen, um dem »Krankheitsbedürfnis« des Patienten nicht weiter nachzukommen, weil sowieso »alles klar« ist, weil »die meisten Beschwerden in der Allgemeinpraxis psychisch bedingt« sind oder aus »Kostengründen«. Als einzige diagnostische Maßnahme wird eine Überweisung zum psychiatrischen oder psychotherapeutischen Spezialisten ausgestellt, die gleichzeitig mit einer Überweisung zur Therapie oder sogar der Bitte darum verbunden ist: Wenn der psychotherapeutische Diagnostiker der Auffassung ist, die Krankheit behandeln zu können, dann soll er es auch tun. Damit ist aus der diagnostischen Maßnahme bereits die Einleitung einer Therapie geworden, bevor noch die Beurteilungen des psychotherapeutischen Diagnostikers und späteren Behandlers einer kritischen Reflexion durch den überweisenden Arzt unterworfen wurden. Dagegen wäre nichts zu sagen, wenn darin nicht eine Fehlermöglichkeit stecken würde. Sie resultiert daraus, dass die kritische Beurteilung der Einschätzung des psychotherapeutischen Spezialisten vor dem Hintergrund der ursprünglichen Beobachtungen und Befunde des Zuweisers unterbleibt. Der zuweisende Somatiker kommt dadurch zu schnell »aus dem Spiel«. Oft bekommt er keine Rückmeldung und verliert den Fall aus dem Blick. Er fühlt sich nicht mehr zuständig. Seinerseits fordert er die Kommunikation mit dem psychotherapeutischen Spezialisten aber auch nicht ein. Dadurch geht das Korrektiv der »allgemeinen ärztlichen Erfahrung« oder des »ärztlichen Blicks« verloren, das den psychotherapeutischen Diagnostiker und Behandler vor der Enge des eigenen Horizontes und den damit verbundenen Indikations- und Behandlungsfehlern bewahren kann.

6. **Ebene der Zusammenschau der Befunde**

- *Gründe für die Annahme einer »Psychogenie«:* Alle Beobachtungen und Befunde sprechen dafür, dass keine körperliche Erkrankung vorliegt.
  Die eingehende Beschäftigung mit der Erkrankung und der Person des Patienten verweisen auf eine psychisch bedingte oder psychogene Erkrankung.
- *Fehlermöglichkeiten:*
  - Es findet keine zusammenschauende Hypothesenüberprüfung der beteiligten Diagnostiker statt. Die Diagnose »psychisch mitbedingt« oder »psychogen« wird in der Regel nicht mehr im interkollegialen Austausch überprüft.
  - Ist der Patient erst einmal beim psychotherapeutischen Spezialisten gelandet, wird er in der Regel dort auch bleiben (wollen). Die Zeiträume der psychotherapeutischen Behandlung sind in der Regel lang. Man rechnet von vornherein mit längeren Zeiträumen, bis positive Veränderungen so umfassend sichtbar werden, dass sich die Diagnose auch »ex iuvantibus« bestätigt.
  - Umgekehrt stellt sich auch die Erfolglosigkeit einer psychotherapeutischen Behandlung erst im Lauf der Zeit heraus. So wird oft zu spät deutlich, wenn eine psychotherapeutische Behandlung auf der Grundlage einer Fehldiagnose erfolgte.

7. Ebene der Therapie

- Die Einleitung einer Psychotherapie ist bei »psychogenen Störungen« grundsätzlich indiziert und folgt den fachimmanenten Regeln der Indikationsstellung (z. B. Motivation des Patienten, verfahrensbezogene Eignung, zu erwartender Erfolg).
- *Fehlermöglichkeiten:*
  - Sie bestehen zunächst im Versäumen anderer sinnvoller, weniger aufwendiger Therapiestrategien: Abwarten, Entlastung, Eingriff in den Alltag, z. B. bei belastenden Pflegesituationen, Beratung. Ungenaue Indikation von Entspannungstrainings, Akupunktur oder anderen Hilfsangeboten.
  - Unmittelbar auf den Körper bezogene Hilfemöglichkeiten können versäumt werden: teils, weil sie vielleicht zu trivial erscheinen (z. B. Empfehlung von mehr Bewegung als Antidepressivum); teils, weil sie als unangemessen und übertrieben empfunden werden (z. B. Botulinum-Injektionen bei Hyperhidrose).
  - Manches Mal wird auch zu schnell und nicht reflektiert eine Psychotherapie empfohlen ohne genaue Vorstellung, ob eine Therapie wirklich sinnvoll sein kann: »Da müssen Sie zum Psychotherapeuten, da müssen Sie einmal gründlich etwas machen.«
  - Besonders wichtig und häufig zu Fehlern führend ist die Tatsache, dass es – selbst wenn bei einer psychosomatischen oder psychischen Erkrankung korrekt eine Psychotherapie eingeleitet und durchgeführt wurde – unter der Therapie zum Auftreten einer körperlichen Erkrankung kommen kann. Wenn auch eine laufende Psychotherapie durchaus einen auch körperlich gesundheitsstabilisierenden Effekt hat, so schützt sie keinesfalls vor dem Auftreten einer neuen körperlichen Erkrankung. Die Einbeziehung der Möglichkeit einer somatischen Erkrankung auch in den therapeutischen Dialog kann jedoch notwendig und hilfreich sein.
  - Ist ein Patient erst einmal in einer psychotherapeutischen Behandlung angelangt, gerät typischerweise die Frage seines seelischen Ergehens immer mehr in den Interpretationsrahmen der therapeutischen Beziehung. Dies kann zu Verwicklungen führen und zu einer »Blindheit« des Therapeuten gegenüber einer sogar offenkundigen somatischen Erkrankung. Gerade bei der häufigen Begegnung wie bei hochfrequenten Analysen können schleichende und langsame Prozesse der Beobachtung entgehen. Bei der Behandlung im Liegen ist zudem der persönliche Blickkontakt eingeschränkt und meist auf den relativ kurzen Augenkontakt zu Beginn und am Ende der Stunde begrenzt.
  - Auch sonst besteht in der Psychotherapie eindeutig eine Fokussierung auf psychische Prozesse. Dies gilt auch für die Selbstanalyse von Gegenübertragungsreaktionen. Der Gedanke an die Möglichkeit einer somatischen Erkrankung liegt allenfalls nur am Rande des Assoziationsspektrums des Psychotherapeuten. All dies macht anfällig für den »psychogenen Fehler«, wie die folgenden Fälle veranschaulichen.

FALLBEISPIELE

Fall 1

Dem in Familie und Beruf viel belasteten jungen Arzt geht es seit 2 Wochen nachhaltig schlecht. Er fühlt sich depressiv, schwunglos, hat zu nichts Lust und beklagt Konzentrationsmängel. Woran es liegen könnte, wird in der Psychotherapie nicht so recht klar. Deutungen laufen ins Leere, bis das Auftreten von typischen Hauterscheinungen im Sinne von Röteln evident macht, dass der Patient selbst als Kind keine Röteln gehabt hat und sich nun bei seinem kleinen Sohn angesteckt hat. Die psychische Symptomatik entpuppt sich so als »pseudoneurasthenisches Vorstadium« einer viralen Infektionserkrankung.

Fall 2

Der 37-jährige Schauspieler kommt mit den Zeichen einer depressiven Verstimmung zur psychotherapeutischen Behandlung. Er ist ratlos-traurig, depressiv und gereizt, weil er von der neuen Intendanz nicht mehr seinen Fähigkeiten entsprechend besetzt wird. Er, ehemals ein kommender Star, befürchtet einen unwiderruflichen Karriereknick. Im Verlauf der Therapie, die unter der Vorstellung einer narzisstischen Krise begonnen wird, zeigen sich heftige Stimmungseinbrüche mit fast maniformen Phasen. Das Körpergewicht nimmt zu, offenkundig isst der Patient viel zu viel. Sonst entwickelt er sich gut, wird realistischer und beziehungsfähiger. Doch es kommt zu erneuten Verschlechterungen, als sich die berufliche Situation nicht bessert. Der Patient verliert häufiger die Kontrolle, schreit in den Sitzungen und ist nur schwer zu halten. Sein Gangbild wird etwas schlurfend, und er vernachlässigt sich. Er berichtet einzunässen. Erst (zu) spät wird eine fachärztliche neurologische Diagnostik eingeleitet. MRT und Liquor zeigen die Zeichen einer Multiplen Sklerose.

Fall 3

Nach mehreren Zusammenbrüchen unter dem Bild einer Erschöpfungsdepression wird eine knapp 50-jährige selbstständige, beruflich erfolgreiche Fotografin über mehrere Jahre mit einer Psychoanalytischen Psychotherapie mit drei Wochenstunden behandelt (UL). Es kommt zunächst zu einer Stabilisierung, aber dann zu einem relativen Stillstand in der Therapie. Die Patientin baut die Analyse in ihren Tag ein, schützt sich dadurch vor Überlastungen und »hält sich über Wasser«, ohne dass es auf der Beziehungsebene zu einer wirklich befriedigenden Veränderung kommt. Der Therapeut schwankt zwischen Geduld und Resignation, die er nach Kräften zu kontrollieren versucht. Eines Tages sagt die Patientin von der Couch her: Ob sie Parkinson habe, sie habe so ein komisches Zittern. Da das Zittern nur leicht ist und unrhythmisch, kann ich diese Frage verneinen. Ich versäume jedoch, von mir aus auf eine somatische Diagnostik zu drängen, ich denke einfach nicht daran. Das »Zittern« wird dann längere Zeit zwar gelegentlich erwähnt, wird aber auch nicht richtig zum Thema. In der letzten Stunde vor der Weihnachtspause teilt mir die Patientin mit, sie habe ihre Allgemeinärztin aufgesucht, die eine Hyperthyreose diagnostiziert habe (Hashimoto), die Werte seien aber »nicht ganz sicher«. Nun solle sie die Weihnachtstage abwarten und in 14 Tagen wieder in die Praxis kommen. Das Zittern sei auch wieder ganz schlimm. Sie sei auch erschöpft und völlig fertig. Ich erschrecke und bitte, dass sie mir ihre Schilddrüsenwerte nennt: Sie sagt, sie wisse es nicht so genau, es sei aber das Doppelte oder Dreifache der Norm. Sie hebt die Hände hoch und zeigt einen massiven Tremor. Gemeinsam bestimmen wir die Pulsfrequenz, die in Ruhe 120 Schläge pro Minute beträgt. Am Ende der Stunde wird deutlich, dass es so nicht über die Weihnachtstage bleiben kann. Es gelingt über die Aktivierung kollegialer Kontakte, einen endokrinologischen Spezialisten einzubinden, der die Patientin kurzfristig erfolgreich thyreostatisch behandelt.

Fall 4

Der o. g. Kollege (→ Fall 1), der mittlerweile selbst als Psychotherapeut arbeitet, hat seine »Röteln-Erfahrung« auf der Couch nicht vergessen. Als ein Patient ihm über ähnliche Symptome klagt und dies mit einer zu befürchtenden Depression in Verbindung bringt, bietet er an, es könne sich auch um einen Infekt handeln, das gäbe es. In der Woche darauf kommt der Patient mit den sichtbaren Zeichen eines – harmlosen – Infektes der oberen Luftwege zur Therapiestunde, und die Depression ist verflogen. Der Vertrauensgewinn für den Therapeuten ist groß.

1.9 Konsequenzen für die praktische Diagnostik

Um den »psychogenen Fehler« (d. h. den aus der irrtümlichen Annahme einer »Psychogenie« entstehenden Fehler) zu vermeiden, erscheint folgende Grundorientierung hilfreich: **Grundsätzlich gilt es, die psychosomatische »holistische Betrachtungsweise« ständig präsent zu halten und im konkreten Einzelfall den klinischen Ertrag dieser Perspektive zu prüfen, gleichzeitig gilt es, den Dualismus praktisch zu denken und der Entscheidung »psychogen« versus »somatogen« nicht auszuweichen.**

Die folgende Übersicht veranschaulicht diese Grundorientierung und ermöglicht eine Systematik der Beurteilungsfehler. Die schematische Abbildung (→ Abb. 1-1) zeigt in einer holistischen Perspektive einen eher somatischen und einen eher psychischen Pol, je nach dem Vorherrschen der vorliegenden Bedingungsfaktoren, und gleichzeitig in einer dualistischen Perspektive die Pole der somatogen versus psychogenen Ätiologie. Damit eröffnet sich ein Zuordnungsfeld, in dem jede Krankheit verortet werden kann.

Dabei ist das Feld der rein »psychogenen Störungen« klar abgegrenzt. Viele andere Krankheiten (Beispiele sind der → Abb. 1-1 zu entnehmen) sind in einer holistischen Perspektive zumindest in einem psychosomatischen bzw. somatopsychischen Übergangsfeld verortet. Beispiele für eine reine somatogene Körpererkrankung wären anlagebedingte Erkrankungen, wie z. B. eine erbliche Muskelerkrankung, ein konnataler Herzfehler oder eine Wanderniere.

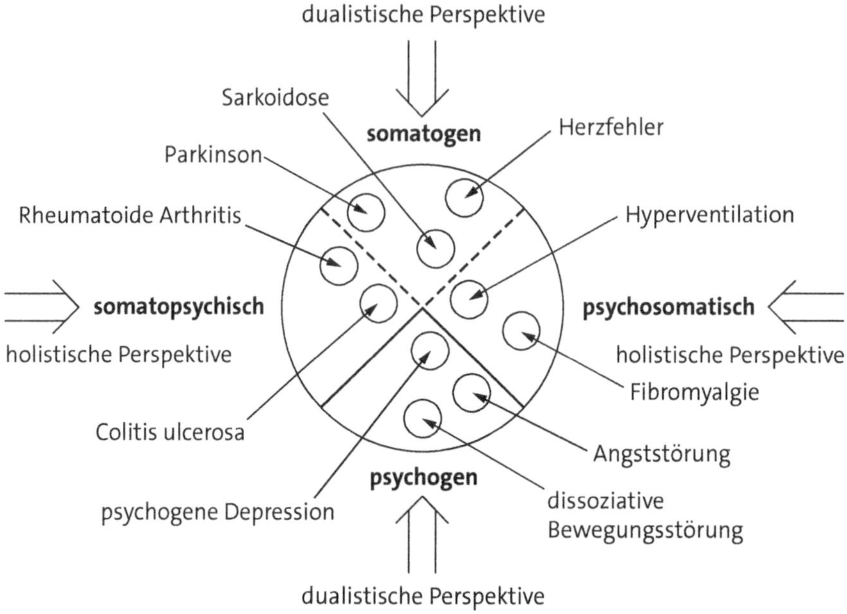

Abb. 1-1: Dualistische und holistische Perspektive auf Beispielerkrankungen in einer Zusammenschau

Auf der Grundlage dieses Schemas lässt sich zwanglos eine *Fehlersystematik* erarbeiten.

Das **»psychogene Fehlurteil« (Fehlurteil einer Psychogenie)** besteht in der falschen Zuordnung eines somatischen Zustandes in dem unteren »psychogenen« Quadranten (Beispiel: Hartnäckige Kopfschmerzklagen, die als seelische Spannungsäquivalente bzw. als psychogener Schmerz eingeschätzt werden, gehen auf leichte Gehirnblutungen bei einer Dysplasie der Gefäße zurück).

Im weiteren Sinne gehört dazu: Offenkundige somatische ätiologische Faktoren werden nicht adäquat klinisch eingeordnet und angemessen berücksichtigt, indem fälschlicherweise ein rein psychischer Ursachen- und Funktionskreis geschlossen wird (z. B. die Nichtberücksichtigung von genetischen Zusammenhängen, körperlichen Faktoren bei psychischen Erkrankungen wie der Depression oder der Schizophrenie). Diese Krankheiten werden dann fälschlicherweise dem unteren »psychogenen« Quadranten zugeordnet, sind aber ihrer Natur gemäß eher dem linken Quadranten »somatopsychisch« zugehörig.

Auch *andere Beurteilungsfelder* werden in der Übersicht differenzierbar: Das **»somatogene Fehlurteil«** wäre dann in der Umkehrung die Verkennung eines psychogenen Zustandes als somatisch bedingt. Beispiele: Eine psychogene Körperschmerzklage, die reinen Ausdruckscharakter hat, wird als körperlich bedingt eingeschätzt; psychogene Krampfanfälle werden als hirnorganisch bedingtes Anfallsleiden eingeschätzt; eine psychogene Querschnittslähmung wird als Rückenmarkserkrankung aufgefasst.

Dazu gehört im weiteren Sinne ein klinischer Beurteilungsfehler, der auf die mangelnde Berücksichtigung psychosomatischer Aspekte in der holistischen Perspektive zurückgeht: Hier wird fälschlicherweise ein in sich geschlossener Ursachen- und Funktionskreis ausschließlich somatischer pathophysiologischer Faktoren gedacht und damit die »wahre Natur« einer Erkrankung verfehlt. Störungen und Krankheiten, die eigentlich in den mittleren Quadranten »psychosomatisch« bzw. »somatopsychisch« liegen, werden dabei fälschlicherweise dem oberen Pol »somatogen« zugeordnet. Dieser Beurteilungsfehler dürfte in der praktischen Medizin immer noch sehr häufig, wenn nicht der häufigste in diesem Zusammenhang sein.

Dazu gehören folgende Beispiele:

- Verkennung eines psychosomatischen Krankheitsbildes mit hohen funktionellen Anteilen als primär somatisch bedingt. *Beispiel:* somatoforme und Somatisierungsstörungen, z. B. »Reizblase«.
- Nichtbeachtung eines psychosomatischen Zusammenhangs bei körperlichen Krankheiten. *Beispiel:* Herzrhythmusstörungen (Vorhofflimmern) können in biografischer Krisensituation unter starken Affekten ausgelöst oder verstärkt werden.
- Verkennen einer Somatisierung oder einer psychosomatischen Reaktion. *Beispiel:* Ein Hörsturz wird als »Durchblutungsstörung« eingeordnet, dabei wird außer Acht gelassen, dass die Erkrankung in einer spezifischen Situation (»unter Stress«) aufgetreten ist.
- Ganz allgemein lässt sich sogar die Nichtberücksichtigung des allgemeinen ärztlichen und psychosomatischen Wissens (Krankheit tritt in Lebenskrisen auf) diesem Fehler zuordnen.

1.10 Überlegungen zur Fehlervermeidung

Was steht im Hintergrund des »psychogenen Fehlers«?

Aufgrund des beruflichen Rahmens in der jeweiligen ärztlichen und psychotherapeutischen Spezialisierung und einer sich immer stärker einstellenden Routine ist das in Betracht gezogene Ursachenspektrum zu eng, und die diagnostische Attribuierung erfolgt mehr und mehr nur im Denk- und Assoziationsbereich des eigenen Tätigkeitsschwerpunkts. Ein sich über die Berufsjahre entwickelndes »stabiles Nichtwissen« über die Welt der anderen Disziplinen mag latent zu der Haltung führen: »Was ich kenne, berücksichtige ich, was ich nicht kenne, kann es nicht sein«. Differenzen der Profession können zu einem Gefühl der Überlegenheit führen, das sich aus einer beidseitig latent empfundenen Unterlegenheit speist: Der Körpermediziner mag eine heimliche, oft abgewehrte Hochachtung vor dem sprachlich gewandteren und »tiefer blickenden« Psychotherapeuten haben. Umgekehrt spürt der Psychotherapeut eine Unterlegenheit gegenüber dem schnell zugreifenden und effektiv handelnden Arzt. Fast immer gilt: Im Gedächtnis des Fachs und im Kreis der Fachkollegen wird in der Regel das abgespeichert, was den eigenen Zugang und die Relevanz der eigenen Disziplin bestätigt. Fehler werden gern vergessen, wenn sie den eigenen Zugang zum Problem oder die eigene Weltsicht infrage stellen. Offene und rückhaltlose Fehlerdiskussionen sind zudem wegen gefürchteter juristischer Folgen schwierig.

Besonders wollen wir warnen vor der Zuschreibung »psychisch bedingt« als Verortung für das Unbekannte und Nichterklärbare, das mit Krankheit und Tod auch in unserer modernen Zeit immer noch verbunden ist (z. B. Theorien über die psychogene Natur der Krebsentstehung, für die es bislang keinen ausreichenden Beleg gibt). Auch die mit jeder schweren Krankheit einhergehende »Sinnsuche« sollte nicht mit der Vorstellung einer psychogenen Ätiologie vermengt werden.

Literatur

Deneke FW. Psychodynamik und Neurobiologie. Dynamische Persönlichkeitstheorie und psychische Krankheit. Stuttgart: Schattauer 2013.

HORST KÄCHELE, MICHAEL HÖLZER

2 Fehldiagnosen in der Psychotherapie – eine Fallgeschichte

2.1 Die Fehlerproblematik in der Psychotherapie

Alle ethische Prinzipien wie Respekt vor der Autonomie des Patienten, Schadensvermeidung, Handeln zum Wohle des Patienten und das Prinzip der Gerechtigkeit und Fairness können durch Fehlentwicklungen betroffen sein (Caspar & Kächele 2017). Die Gründe für das Scheitern von Therapien können unterteilt werden, z. B. nach:

- psychotherapeutischer Technik
- persönlichen Merkmalen des Psychotherapeuten
- Störung und anderen Merkmalen des Patienten
- Beziehungen und anderen Aspekten der Umgebung

Es ist allerdings selten, dass nur eine Ursache im Vordergrund steht; oft geht es um eine Konstellation von Aspekten, z. B. ein Nicht-Passen der psychotherapeutischen Technik zur Störung oder zu interpersonalen Merkmalen des Patienten. Wenn Albani et al. (2010) in einer repräsentativen Untersuchung fanden, dass 10 % der nach einer Therapie befragten Patienten sagten, sie hätten die Therapie wegen Zweifeln an der Kompetenz des Therapeuten abgebrochen, ist das zunächst eine ernst zu nehmende Zahl. Sie weist darauf hin, wie wichtig es ist, die Sicht von Patienten direkt zu erkunden. In einem zweiten Schritt muss man sich aber klar machen, dass diese Zahl sowohl aus anderen Gründen überkritische Patienten einschließen kann als auch möglicherweise Patienten *nicht* einschließt, die Grund zu einem Abbruch wegen mangelnder Therapeutenkompetenz gehabt hätten, aber den Fehler z. B. eher bei sich selber suchen.

In den einschlägigen Veröffentlichungen zur Fehlerproblematik in der Psychotherapie fehlt indes durchgängig eine Kategorie: Fehldiagnose.

Ein besonders trauriges Beispiel möchten wir im Folgenden darstellen.

2.2 Erstbericht an den Gutachter

Angaben über den Patienten:
- erwachsener 40-jähriger Patient
- erlernter Beruf: Industriekaufmann
- ausgeübte Tätigkeit, Stellung: Verkaufsleiter
- Kinder: keine

Bericht zu folgenden Punkten:
- **Beschwerden:**
  Der Patient war bereits im Frühjahr 1993 wegen somatisch abgeklärter chronischer Kopfschmerzen von einem Neurologen hierher zur Psychotherapie überwiesen worden, konnte damals aber das Psychotherapieangebot nicht aufgreifen und brach die eingeleitete Psychotherapie nach neun Sitzungen ab. Jetzt erneute Überweisung zur Psychotherapie, diesmal von einem Internisten, der die somatische Ausschlussdiagnostik vorgenommen hat.
  Seit ca. 15 Jahren leidet der Patient unter Kopfschmerzen sowie zeitweise auch unter Schwindel. Seit ca. 5 Jahren wird von ihm »Mattigkeit« und Abgeschlagenheit wahrgenommen, die ihn insbesondere an der Ausübung seines anstrengenden Berufes hindern. Der Kopfschmerz wird als ein andauernder Spannungskopfschmerz beschrieben: »Wie eine Art Helm«. Andererseits: »Manchmal habe ich das Gefühl, mein Kopf fängt an zu platzen«. Gelegentlich hat er auch das Gefühl, dass »jemand von außen mit einem Messer durch meinen Kopf fährt«. Darüber hinaus beschreibt der Patient rezidivierende Schmerzen am Bewegungsapparat, ohne dass er diese genauer lokalisieren könnte. Vor allem die chronische Kopfschmerzsymptomatik, die der Patient auch medikamentös nicht in den Griff bekommen konnte, zermürbt ihn zunehmend. Immer häufiger fühlt er sich niedergeschlagen, depressiv und gereizt, was auch seine Partnerbeziehung gefährdet.
  Deutlich wird, dass der Patient unverändert körperliche Veränderungen (wegen derer er sich ganz offenbar bei zahlreichen Ärzten in Behandlung befand/befindet) phobisch verarbeitet. Besonders ängstlich und besorgt betrachtet er seinen Haarausfall, durch den er seine sehr gepflegte äußere Erscheinung, die er hinsichtlich seines beruflichen Erfolgs für unabdingbar hält, bedroht sieht.
  - keine Arbeits- oder Berufsunfähigkeit, kein Antrag auf Berentung
  - **Psychischer Befund:**
    Freundlich und sympathisch wirkender Patient, spricht spontan und offen über seine Beschwerden. Gute Intelligenz, sehr leistungsorientierte Einstellung. Aus Reaktionsbildung resultierende Freundlichkeit beherrscht zunächst das nach außen gekehrte Bild. Ausgesprochene Aggressionshemmung auch im therapeutischen Kontakt. Als Abwehrmechanismen neben Reaktionsbildung und Isolierung vor allem Verdrängung und Verleugnung. Überängstliche Einstellung Körperveränderungen gegenüber, gelegentlich hypochondrisch anmutende Selbstbeobachtung: Insbesondere Körperveränderungen, unter denen seine äußere

Attraktivität leidet, beobachtet der Patient ängstlich-kontrollierend. Insgesamt deutlich hysterische Persönlichkeitsstruktur. Gute Ich-Funktionen. Stimmungslage depressiv, was der Patient jedoch nach außen durch betonte Lockerheit zu überspielen sucht. Inhaltliche oder formale Denkstörungen liegen nicht vor.

- **Körperbefund bzw. Attest:**
  Ein Attest vom überweisenden Internisten wird vom Patienten der Versicherung zugesandt.
- **Frühere psychische oder körperliche Beschwerden oder Erkrankungen:**
  1986 wurde bei dem Patienten eine Borreliose festgestellt, nachdem er längere Zeit unter einer sich auf den gesamten Bewegungsapparat beziehenden Schmerzsymptomatik gelitten hatte. Diese Borreliose wurde zweimal mit Penicillin behandelt. Jetzt ist nach Aussagen des Patienten bzw. der ihn behandelnden Ärzte kein Borreliose-Titer mehr feststellbar; derzeit bestehende Schmerzen können mit der Vorerkrankung nicht mehr eindeutig in Verbindung gebracht werden.
  Auch wegen »büschelweisen Haarausfalls« war der Patient wiederholt in dermatologischer Behandlung. Auch hier konnte keine organische Ursache festgestellt werden.
  Anamnestisch sonst keine körperlichen oder psychischen Erkrankungen bekannt.
- **Früher oder jetzt regelmäßige Einnahme von Drogen oder Medikamenten:**
  Der Patient gibt an, wegen seiner Kopfschmerzsymptomatik verschiedene Medikamente ausprobiert zu haben. »Jetzt nehme ich überhaupt keine Medikamente mehr, da sie samt und sonders nicht wirken.«
- **Frühere ambulante psychotherapeutische Behandlungen:**
  Nach Trennung von seiner langjährigen Freundin war er wegen »reaktiver Depression« von einem Verhaltenstherapeuten ca. 20 Stunden mit »Entspannungsübungen« behandelt worden. Damals war es ihm »sehr mies« gegangen und die Behandlung hatte zur Stabilisierung seines Zustandes beigetragen. Im Frühjahr 1993 wurde ihm eine ambulante Psychotherapie bei Dr. Hölzer angeboten; diese brach er nach neun Sitzungen ab, weil er keinen Zusammenhang zwischen seinen Schmerzen und seelischen Situationen sehen konnte.
- Stationäre Behandlung: keine

- **Allgemeine Vorgeschichte:**

Der Patient stammt aus äußerst angespannten Familienverhältnissen, seine Eltern ließen sich scheiden, als er (ein Einzelkind) 4 Jahre alt war. Damals hätte er die Wahl gehabt, bei welchem Elternteil er bleiben wollte. Er hätte sich für den Vater entschieden, den er jedoch als einen autoritären, eigenwilligen und völlig auf sich selbst bezogenen Menschen beschreibt. Häufig wurde er geschlagen und verprügelt. Im Verhältnis zu seinem Vater habe er sich nur anpassen und unterwerfen können, um Schwierigkeiten mit ihm aus dem Weg zu gehen. Erst in der Pubertät habe er sich ansatzweise gewehrt, schließlich auf Schläge seines Vaters mit Gegendrohungen reagiert. Als der Vater ihn nicht mehr durch aggressive Drohungen einschüchtern konnte, habe er begonnen, sich stattdessen vorwurfsvoll zurückzuziehen. Monatelang habe der Vater nicht mehr mit ihm geredet.

Aus der zweiten Ehe des Vaters ist wenig bekannt. Insbesondere die Stiefmutter wird nicht erwähnt. Nach der zweiten Scheidung des Vaters habe er noch einige Zeit mit ihm alleine gewohnt, habe aber »schon immer versucht, auf eigenen Füßen zu stehen, schon in meiner Lehrzeit war ich ziemlich selbstständig«. Die Ablösung vom Vater hat der Patient ganz offenbar mit Macht betrieben; vor allem seine ökonomische Unabhängigkeit vom Vater war ihm wichtig.
Zur Mutter habe er nur gelegentliche Kontakte gehabt. In der Schilderung erscheint die Mutter dem Kind gegenüber ambivalent und eigene Schuldgefühle projektiv abwehrend. Deutlich wird, dass der Patient in seiner Kindheit und Jugend erhebliche Loyalitätskonflikte hatte: Beide Elternteile hatten offenbar versucht, den jeweils anderen zu entwerten und den Patienten auf jeweils ihre Seite zu ziehen. Der Patient betont, dass er in seiner Familie nie einen Halt gesehen hat. Im Gegenteil, schon früh hatte er versucht, sich nach außen zu orientieren. Halt, Sicherheit und Anerkennung habe er vielmehr in der Peergroup gesucht als zu Hause.
Schwellensituationen wurden ansonsten ohne größere Schwierigkeiten gemeistert. Außer adoleszenztypischen Verhaltensweisen werden aus Schule und beruflicher Ausbildung keine Besonderheiten berichtet. Im Beruf überzeugte er seine Vorgesetzten durch eine leistungsorientierte Einstellung, setzte sich sehr für die Interessen der jeweiligen Firma ein. Zu eruieren sind in seinen Arbeitsverhältnissen allerdings Probleme mit Autoritätspersonen. Von Vorgesetzten fühlt er sich immer wieder schikaniert. In daraus resultierenden Konflikten hat er sich nur mangelhaft offen aggressiv abgrenzen können. Die Lösungsmöglichkeiten bestanden entweder in Unterwerfung und resignativer Aufgabe oder in Rückzug durch Kündigung des jeweiligen Arbeitsverhältnisses.

- **Jetzige persönliche und berufliche Situation:**
  Der Patient lebt derzeit in einer festen Paarbeziehung mit einer Frau, von der er sich tendenziell dominiert fühlt. Eine engere Bindung (Heirat, evtl. Kinder etc.) wird vom ihm ängstlich vermieden bzw. latent entwertet. Er hat ganz offensichtlich Schwierigkeiten, sich auf eine verbindliche und dauerhafte Bindung einzulassen. Seine berufliche Situation ist dadurch gekennzeichnet, dass er in einer Firma im Außenhandel tätig ist; die Aufgabe ist mit einigem Stress (vor allem Hektik durch Reisen) verbunden. In der ihm eigenen, zu Überarbeitung und Überanspannung neigenden Art fällt es ihm schwer, für Pausen zu sorgen. Freizeitaktivitäten (vor allem exzessive sportliche Betätigung) dienen auch nicht der Entspannung, sondern dem ständigen Beweisen von Leistungsfähigkeit und Männlichkeit.
- **Psychodynamik oder Bedingungsgefüge der Erkrankung im Zusammenhang mit Vorgeschichte und aktueller Situation:**
  - **Ansicht des Patienten, ggf. der Beziehungspersonen:**
    Mit dem Patienten konnte in den probatorischen Sitzungen die oben beschriebene Dynamik in ersten Ansätzen erarbeitet werden. Insbesondere der Zusammenhang zwischen latentem Ärger und der Kopfschmerzsymptomatik erscheint einen brauchbaren Zugang zu seinem Erleben darzustellen. Er zeigt sich interessiert und motiviert, an diesem Fokus weiterzuarbeiten.

- **Interpretation des Therapeuten:**
  Sein Wunsch, die ihn sehr belastende Kopfschmerzsymptomatik jetzt psychotherapeutisch zu behandeln, ist im Zusammenhang mit den erheblichen Belastungen und der angespannten beruflichen Zukunft zu sehen. Seine berufliche und private Orientierung an Leistung dient der Kompensation einer tiefer liegenden Selbstunsicherheit, insbesondere eines instabilen männlichen Identitätsgefühls. Sein Vater stellt für ihn ein hoch ambivalent erlebtes Identifikationsobjekt dar. Die praktisch alle Objektbeziehungen prägende Aggressionshemmung dürfte in diesem Zusammenhang auf eine eher negative Identifikation mit seinem Vater im Bereich aggressiver Auseinandersetzungen zu interpretieren sein: Aggressiv-Werden heißt, sich dem verhassten Vaterbild, der negativen Identität, anzunähern. Dem entspricht die Überzeugung des Patienten, am Arbeitsplatz nicht den »Chef« spielen zu wollen, bzw. seine immer wiederkehrenden Auseinandersetzungen mit Autoritätspersonen. Seine aus der Aktionshemmung resultierenden mangelnden Möglichkeiten der aggressiven Abgrenzung führen im Berufs- wie im Privatleben zu Anpassung und oberflächlicher Unterwerfung. Verdrängte Aggressionen auf sein jeweiliges Gegenüber werden durch Reaktionsbildungen in Schach gehalten. Verschobene Aggressionen führen zur Belastung auch anderer Beziehungen, z. B. auch der zur Partnerin. Dieser steht er auch aufgrund einer tief empfundenen Abhängigkeit und seiner bislang noch fehlenden Möglichkeiten, sich wirklich autonom zu verhalten, ambivalent gegenüber. Wie im Berufsleben reguliert er Spannungen hier mit dem Versuch der Distanzierung, nicht aber durch konstruktive Auseinandersetzungen. In seinem Männlichkeitsgefühl verunsichert, versucht er dieses durch Leistung kompensatorisch zu stabilisieren. Sein Äußeres betreffende Veränderungen (Haarausfall) bzw. seine durch chronische Überlastung bedingte Müdigkeit werden als narzisstische Kränkungen erlebt, auf die der Patient zunehmend depressiv reagiert.

- **Diagnose:**
  Chronische Kopfschmerzsymptomatik bei Autonomiekonflikt und selbstunsicherer Persönlichkeit
- **Behandlungsplan:**
  - Analytische Therapie (2 Std. im Liegen), die insbesondere auf ein auf ein vertieftes Verständnis für seinen an Autoritätspersonen abgehandelten Autonomiekonflikt führt. Dabei wird insbesondere seine Verleugnung eigener aggressiver Bestrebungen bzw. seine harmonisierende, durch Reaktionsbildung gekennzeichnete Freundlichkeit bearbeitet werden müssen.
  - Die vom Patienten überkompensatorisch eingesetzte Leistungsorientiertheit und Daueranspannung beruflicher wie privater Art soll insbesondere in seinen Gefühlen der Verunsicherung und Minderwertigkeit kompensierenden Funktionen bearbeitet und verstanden werden. Dadurch ist zu erwarten, dass er alltägliche Anforderungen insgesamt als weniger belastend erleben wird.

Die von Selbstunsicherheit gefärbte Persönlichkeitsstruktur des Patienten sollte zunächst in einer Selbstobjekt-Übertragung in die Behandlung einbezogen werden.

- **Prognostische Einschätzung:**
  Da in den probatorischen Sitzungen im Ansatz mit dem Patienten besprochen werden konnte, weshalb der frühere Therapieversuch scheiterte, zeigt sich der Patient diesmal an der Weiterarbeit motiviert; nach den ersten Sitzungen (Liegungen) scheint eine ausreichend positive Prognose bezüglich einer Reduktion der Kopfschmerzsymptomatik und einer Veränderung der strukturellen Möglichkeiten gerechtfertigt. Dies wird unterstützt durch das ausreichend gute Arbeitsbündnis. Eine hohe Flexibilität der Behandlungsgestaltung im Anfang ist notwendig, um der beruflichen Situation und damit verbundenen besonderen Belastungen Rechnung zu tragen.

2.3 Katamnese

Nach 22 Sitzungen ist der Patient nach den Sommerferien 1997 nicht mehr erschienen; mehrere Anschreiben haben keinen Erfolg gehabt.

Die Ursache des erneuten Abbruches dürfte in dem mangelnden Ansprechen der Behandlung zu sehen sein. Der Patient verspürte eine steigende Schmerzintensität, ohne dass es möglich war, ihm eine Schmerztagebuchführung erfolgreich nahezulegen.

Für mich als Therapeut war aufschlussreich, dass diese Intensitätssteigerung so dramatisch ausgeführt wurde, dass der Patient sein eigenes Referenzsystem innerhalb von Wochen änderte.

Vielfältige Hinweise auf seine berufliche Situation, ein zunehmendes Verstehen seiner Lebensentwicklung haben keine Auswirkung auf die Zufriedenheit des Patienten mit der Behandlung gehabt. So bin ich nicht zu überrascht, dass es mir auch nicht gelungen ist, den Patienten zu halten und ihm eine schmerzlindernde Perspektive zu geben.

Diagnose F45.4 bei selbstunsicherer Persönlichkeit. Abschlussbögen haben wir am 5.2.98 zurückerhalten!

Da wohl jedem engagierten Therapeuten das Wohl und Wehe eines Patienten auch nach einem Abbruch der Behandlung durch den Patienten am Herzen liegen dürfte, haben wir uns 1 Jahr später nach dem Befinden des Patienten erkundigt.

Betr. Nachfrage *Ulm, den 19.1.99*

Sehr geehrter Herr D.,

auch wenn unser Versuch Ihnen zu helfen, nicht geglückt ist, möchte ich doch nachfragen, wie es Ihnen in der Zwischenzeit ergangen ist.
Haben Sie einen Weg gefunden, der Ihnen Linderung gebracht hat?

Mit freundlichem Gruß
Horst Kächele

Darauf erfolgte zunächst keine Reaktion. Doch 2 Jahre später erhielt ich ein ausführliches Schreiben des Patienten:

Brief des Patienten, am 15. 1. 2001

Sehr geehrter Herr Prof. Kächele,

vielleicht können Sie sich an mich erinnern. War der Patient mit den einschießenden Schmerzen am Körper und den starken Kopfschmerzen. Sie sagten mir damals, die einschießenden Schmerzen am Körper wären Aufschreie der Seele. Mittlerweise sind die Ärzte durch die Auffälligkeiten, pathologische Liquorwerte, pathologisches PET und SPECT darauf gekommen, dass es sich mit höchster Wahrscheinlichkeit um eine Neuro-Lues handelt. Es fehlt zwar die Beweisführung des Erregernachweises im Blut, aber die Aussage dreier Professoren (darunter Prof. M. aus Z.) sagen aus, dass auch bei fehlendem Erregernachweis eine Neuro-Lues persistieren kann. Dies hängt vom Immunstatus des Patienten ab. Alle auch hinzugekommenen Beschwerden, massiver Gedächtnisabbau, Orientierungsprobleme (kenne mich in Ulm nicht mehr richtig aus, weiß Geschehen vom Vortag nicht mehr etc.) sind stärker geworden. Einschießende Schmerzen am Körper und auch sonstige Schmerzen am Körper u. in Organen, sogenannte tabische Schmerzen, Impotenz, Blasenfunktionsstörungen etc. unterstreichen das Bild einer Neuro-Lues.
Vorstellung bei Prof. T. (Psychiatrische Klinik des Ulmer Universitätsklinikum) mit neuropsychologischen Tests in Abständen zeigten eine zunehmende kognitive Leistungsverminderung.
Prof. T. diagnostizierte ein hirnorganisches Psychosyndrom unbekannter Ätiologie. Eine psychische Ursache schloss er mit 100%iger Sicherheit aus. Mittlerweise bin ich berentet und zumeist bettlägerig krank. Überlege ständig, ob ein Leben so noch Sinn macht, da man von Leben nicht mehr sprechen kann, es ist ein Vegetieren.
Sportliche Tätigkeiten sind seit 1 ½ Jahren nicht mehr möglich, vorher bin ich Halbmarathons in guten Zeiten gelaufen. Auch Radfahren oder Skifahren, selbst kleinere Wanderungen sind nicht mehr möglich, da der körperliche Verfall zunehmends zugenommen hat. Bin zufällig im Freitodforum auf Sie gestoßen und dachte dabei, einfach, mich mal Ihnen mitzuteilen.
Sie waren ja der felsenfesten Meinung, dass ich psychisch krank war, eine Depression hatte und die einschießenden Schmerzen Aufschreie der Seele waren. In Ihrer absoluten Überzeugung haben Sie mir für lange Zeit den Stempel psychisch krank aufgebrannt und viele Ärzte übernahmen Ihre Aussage einfach.
Ein Aufenthalt in der Schmerzklinik in L. bei Prof. H. übertrumpfte Ihre Meinung sogar noch, indem er mit der Diagnose Schizophrenie aufgrund der bizarren Schmerzschilderung Ihre Diagnose noch toppte.
Es ist einfach so, dass man, wenn man irgendwann mal in die Psycho-Ecke geschoben wurde, da nur sehr schwer rauskommt und sehr viele Ärzte gar keine Notwendigkeit mehr sahen, den sich verschlechterten Symptomen weiter nachzugehen.

Nun ja, letztendlich war an den Tatsachen wie Liquorveränderungen, auffälligem PET und SPECT (Befunde waren durch mehrmalige Aufnahmen reproduzierbar bei Verschlechterung) nicht mehr vorbeizukommen.
Auch Prof. R. der Dermatologischen Klinik am BWK Ulm schloss sich der Diagnose Neuro-Lues an und behandelte mich mit der adäquaten Penicillin-Therapie. Es ist wahrscheinlich, dass die Erkrankung damit gestoppt wurde; ein Weiterschreiten ist jedoch nicht ausgeschlossen, da die Therapie zu einem sehr späten Zeitpunkt (Mitte dieses Jahres) durchgeführt wurde. Auf jeden Fall sind die aufgetretenen Beeinträchtigungen nicht mehr rückgängig zu machen. Es ist also bestenfalls ein Leben so wie es jetzt ist (sofern man dies noch Leben nennen kann) zu führen. Und dies ist meistens mit Bettlägerigkeit, Einnahme von Opiaten gegen die Schmerzen und mit fehlender Lebensqualität verbunden. Keine Urlaube mehr, kein Snowboarden, kein Mountainbiken, kein Joggen und vor allem keine Arbeiten mehr. Und ich liebte meinen Job und führte ihn mit Passion aus. Gar nicht zu reden von dem finanziellen Absturz. Erwerbsunfähigkeitsrente gegen eine Stellung als nationaler Verkaufsleiter mit einem Jahreseinkommen von 170 000 DM.
Prof. R. sagte mir, dass bei einer Behandlung vor 3–4 Jahren die Krankheit auf diesem Niveau gestoppt hätte werden können, ich also nicht berufs- bzw. erwerbsunfähig geworden wäre. Ich konnte noch bis Mitte 99 arbeiten; dann zwang mich die Erkrankung völlig in die Knie.
Aber bis Anfang 2001 war ich nur in der Psychoschiene. Hieran waren Sie maßgeblich beteiligt, da mich niemand mehr richtig ernst nahm. Ich wollte Sie das wissen lassen, vielleicht sind Sie in Zukunft nicht mehr so in Ihrer Selbstüberzeugung und Verherrlichung. Vielleicht könnte es ja einem anderen Patienten mal ähnlich gehen. Vielleicht sind Sie etwas überlegter in Ihren Aussagen und sei es nur so, dass die Diagnose »Verdacht auf …« heißt, um den Patienten nicht von vorneherein abzustempeln. Ich weiß mittlerweile von einigen Fällen, die zunächst auf psychisch krank behandelt wurden. Ein Fall im Bekanntenkreis wurde ein Jahr lang auf Tennisarm und psychischer Überlastung behandelt, bis dann ein Non-Hodgkin-Krebs rauskam. Ein anderer Bekannter, der das Geschäft der Eltern übernehmen sollte, wurde in die Psycho-Ecke gedrängt mit der Diagnose, dass er sich dieser Anforderung unbewusst nicht gewachsen fühlte und sich ein Schmerzsyndrom (Rücken- und Knochenschmerzen) somatisierte. Eineinhalb Jahre später Diagnose Knochenkrebs. Es ist sicherlich sehr einfach für einen Psychiater eine Diagnose zu stellen, da er ja keiner Beweispflicht unterliegt bzw. diese gar nicht durch irgendwelche Parameter belegen kann. Ich wollte dies hiermit an Sie loswerden. Es würde mich freuen, hierzu von Ihnen zu hören.

mfg F. D.

21.11.01

Sehr geehrter Herr D.,

selbstverständlich kann ich mich an Sie noch erinnern.
Es ist für Sie sehr bedauerlich, dass die wahre Natur Ihrer Erkrankung nicht schon 1993, als Sie das erste Mal bei Dr. Hölzer waren, nicht durch Ihren Hausarzt, bzw. durch den Neurologen erkannt wurde. Es ist in der Tat ein großes Problem der Psychotherapie, dass wir weitgehend auf eine Ausschluss-Diagnostik angewiesen sind, weshalb das Vorliegen organischer Kontrolluntersuchungen vorgeschrieben ist.
Sie haben mein volles Mitgefühl – ich finde dies eine traurige Entwicklung für Sie und für Ihre Frau und kann nur hoffen, dass Sie in der Lage sind, sich damit zurecht zu finden.
Eine Kollegin an der Abteilung hat zu Ihrer Schilderung folgendes geschrieben:
»Im Alltag behandeln wir das Thema dauernd: Wenn die Patienten in die Psychotherapeutische Ambulanz kommen und eine somatische Erkrankung nicht ausgeschlossen werden kann (Herz- Neuro- [MS etc.] usw.), werden die Patienten darauf aufmerksam gemacht, dass sie sich gescheit körperlich untersuchen lassen«.
Die Geschichte, die Sie schildern, ist sehr traurig, und die Ursachen sind aus meiner Sicht sehr komplex. Ich habe für mich gedacht, dass ein Bäcker kein Schnitzel braten kann – kein Psychotherapeut kann sich mit der somatischen Diagnostik so gut auskennen, weil er einfach einen anderen Fokus hat. Eigene Grenzen kennen ist das, was an der Stelle wesentlich ist.
Das andere ist, dass die Patienten manchmal auch »gerne« an psychologische Attribuierung glauben, weil sie dann das Gefühl haben, dass man die Ursachen mit Willen bewältigen kann.
Das dritte, was auch sehr wichtig ist, ist, dass die Mediziner selber dieses dichotomische Denken haben (Entweder-oder, und das »Psycho« als letzte Rettung, oder mal übereilt als erstes, wenn was unklares ist), und man nicht parallel somatisch-psychisch denkt.
Mitzubedenken ist, dass der umgekehrte Fall auch sehr oft passiert, dass eine Depression oder Somatisierungsstörung verkannt und über Jahre als eine körperliche Erkrankung behandelt wird.
Ich glaube, dass dabei nur das Erkennen von eigenen Grenzen und die Kommunikation zwischen »Psychos« und »Somatikern« helfen kann.
Für Sie war es wahrscheinlich zu spät, und das ist sehr sehr schade, aber wir können daraus lernen, aufmerksamer zu sein, auch wenn das eine bittere Lektion ist.

Mit freundlichem Gruß
Prof. Dr. Horst Kächele

Im Dezember 2008 erhalte ich von dem Patienten einen simplen Weihnachtsgruß, den ich prompt beantworte:

10. 1. 09

Lieber Herr D.
jetzt schließe ich mich mal den Weihnachts-Wünschen an, schön konventionell, obwohl das bei Ihrem Zustand keine große Überzeugungskraft haben wird.
In der Tat, ich habe beabsichtigt, Sie anzurufen, und werde dies mal wieder tun; doch heute schreibe ich Ihnen.
In der Tat, in Ihrem Fall war es mit meiner Kompetenz nicht so weit her; nur dass Sie zu mir schon als nicht-organisch vordiagnostiziert kamen. Ich werde mich mit Prof. T. zusammensetzen, und ich möchte nochmals den Ablauf durchgehen.
Dass es Fehler gibt, Fehldiagnosen, nicht rechtzeitige Diagnosen, gehört zu den unerfreulichen Dingen, die auch für den Arzt keine angenehme, sondern eine bittere Erfahrung darstellen. Für den Betroffenen wie Sie, ist es natürlich mehr als bitter.
Und in jungen Jahren bettlägerig zu sein, ist mehr als bitter, weil jüngere Menschen im Frieden noch an das Vorrecht glauben, fast unverwundbar zu sein.
Nun wissen Sie es besser – keiner ist gefeit vor Krankheit – nur wissen die Menschen nicht, wann diese ihnen blüht.
Da hilft dann nur Gottvertrauen, oder Lyrik, oder was auch immer Ihnen innere Kraft zu geben vermag.

Mit freundlichem Gruß an Sie und Ihre Frau
Horst Kächele

Nachtrag 6. 12. 2016

Die Ehefrau des Patienten, die ich als Kunde in ihrem Geschäft über Jahre kenne, berichtet mir, dass ihr Ehemann vor 6 Jahren an seiner Erkrankung verstorben sei. Sie stimme einer Veröffentlichung zu.

Literatur

Albani C, Blaser G, Geyer M et al. Ambulante Psychotherapie in Deutschland aus Sicht der Patienten. Teil 1: Versorgungssituation. Psychotherapeut 2010; 55: 503–514.

Caspar F, Kächele H. Fehlentwicklungen in der Psychotherapie. In: Herpertz S, Caspar F, Lieb R (Hrsg.). Psychotherapie. Funktions- und störungsorientiertes Vorgehen. München: Urban & Fischer bei Elsevier 2017; 631–644.

MATTHIAS JANNECK, INGO KRENZ

3 Mustererkennung und diagnostische Fehler

3.1 Fehler im diagnostischen Prozess

Wird über ärztliche Behandlungsfehler gesprochen, dann erweckt dies meist Assoziationen mit verwechselten Infusionen, vergessenen Bauchtüchern, Wund- oder Protheseninfektionen. Zudem hat der Behandlungsfehler den Status des Einzelfalles, des Schuldhaften und erregt häufig ein großes mediales Interesse. Im ärztlichen Alltag sind die o. g. Fehler durch konsequente Qualitätssicherungsmaßnahmen selten geworden. Im Gegensatz zur allgemeinen Wahrnehmung treten relevante und vital bedrohliche Fehler am häufigsten im Prozess der Diagnosestellung auf. Ursache ist meist ein fehlerhaftes ärztliches Denken. Im klinischen Alltag ist je nach Fachgebiet von einer Fehldiagnoserate von mindestens 10 % auszugehen (Croskerry 2013). Die Dunkelziffer ist groß, da es hierzu z. B. keine Untersuchungen im ambulanten Bereich gibt. Statistisch betrachtet wird jeder Mensch im Laufe seines Lebens mindestens einmal Opfer einer Fehldiagnose (National Academy of Sciences 2015).

Obwohl die Diagnosestellung die zentrale ärztliche Aufgabe ist, sind die Denkprozesse und möglichen Denkfehler, die hierbei ablaufen, in der Regel unbewusst und bleiben meist unerkannt. Häufig wird angenommen, Diagnosefehler seien durch Erfahrung, Leitlinien, Fachwissen oder eigene Genialität zu vermeiden.

Fehler im diagnostischen Prozess haben folgende Eigenschaften:

1. Sie werden repetitiv und systematisch gemacht.
2. Mangelndes Wissen ist in der Regel nicht die Ursache.
3. Meist wird die richtige Diagnose zu keinem Zeitpunkt in Erwägung gezogen.
4. Es besteht zum Zeitpunkt des fehlerhaften Handelns ein Gefühl der Sicherheit.

Insofern ist die Frage durchaus berechtigt: »Am I right when I am sure?« (Calvacanti & Sibbald 2014).

Im Folgenden wird versucht, die kognitive Leistung des diagnostischen Prozesses mit seinen typischen Charakteristika und damit verbundenen »Stolpersteinen« darzustellen:

3.2 Mustererkennung

Im Studium und mit wachsender klinischer Erfahrung werden Krankheiten mit ihren dazugehörigen typischen und lehrbuchhaften Manifestationen als Krankheitsskripte (*illness scripts*) in einer virtuellen Bibliothek im Gedächtnis abgespeichert. Ziel einer guten Ausbildung muss es sein, möglichst viele Krankheitsskripte zu hinterlegen, auf die die Mustererkennung später zurückgreifen kann.

Sobald wir Kontakt mit einem Patienten haben, beginnen wir, den aktuellen Fall mit der Sammlung der hinterlegten Krankheitsskripte abzugleichen. So ist zu erklären, dass erfahrene Ärzte einem Patienten schon nach wenigen Sätzen der Anamnese eine Verdachtsdiagnose zuweisen, die tatsächlich häufig richtig ist. Besonders triggernde Formulierungen wie »krampfartige, rechtsseitige Oberbauchschmerzen nach fettigem Essen« (Gallenkolik) oder »Schwellung eines Unterschenkels nach langer Flugreise« (Thrombose) bedienen unmittelbar unsere hinterlegten Muster. Dieser Prozess ist sehr effektiv und ermöglicht ein extrem schnelles Arbeiten (→Abb. 3-1).

Unterstützend helfen uns Intuition und Bauchgefühl, z. B. bei der Frage, welcher Patient kritisch krank ist und wer nicht. Das Bauchgefühl (Gigerenzer 2007) ist in diesem Zusammenhang nichts irrational-esoterisches, sondern der unbewusste Abgleich des aktuellen Falles mit anderen, ähnlichen Fällen aus der Erinnerung. Insofern sollte man das Gefühl, dass »etwas nicht stimmt« oder »etwas nicht passt« unbedingt sehr ernst nehmen.

Alternativ zu Mustererkennung und Intuition führt der langsamere, analytische **Weg** zur Diagnose (*analytischer Ansatz*, →Abb. 3-1). Dieser Weg ist der eigentlich »wissenschaftliche«: Aus einer langen Liste von möglichen Differenzialdiagnosen (z. B. zum klinischen Problem »Anämie«) werden verschiedene Arbeitshypothesen generiert, die mithilfe von Tests und Testwahrscheinlichkeiten verifiziert oder falsifiziert werden können.

Dieser Weg ist zeitaufwendig und umständlich, liefert jedoch Differenzialdiagnosen, die vorher nicht bedacht wurden oder gänzlich unbekannt waren. Dieser Weg hilft

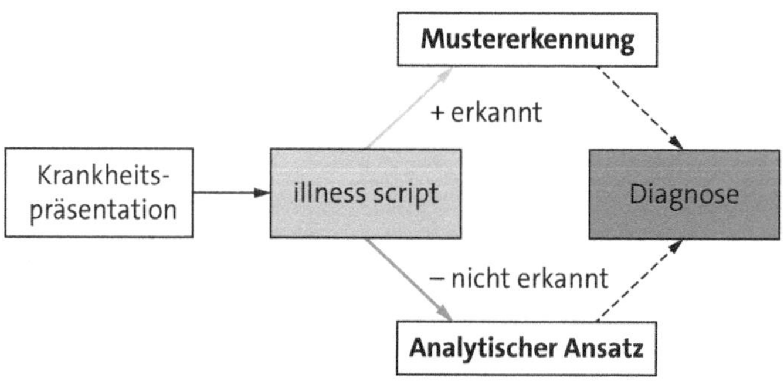

Abb. 3-1: Der Weg zur Diagnose: Schlüsselinformationen aus der Krankheitspräsentation werden mit hinterlegten Krankheitsmustern (*illness scripts*) abgeglichen. Wird das Muster erkannt, erfolgt die Diagnosestellung schnell und effektiv; wird das Muster nicht erkannt, ist ein langsamerer, analytischer Ansatz notwendig (nach Kahneman 2012).

bei der Lösung der Frage: »Wie stelle ich die Diagnose einer Erkrankung, deren Namen ich nicht kenne?«, eine nicht so seltene Herausforderung.

3.3 Krankheitspräsentation

Nachdem wir die Anamnese des Patienten erhoben, eine körperliche Untersuchung durchgeführt und erste oder mitgebrachte Befunde gewürdigt haben, ergeben sich vier grundsätzliche Kategorien einer Krankheitspräsentation in Abhängigkeit von Krankheitshäufigkeit und typischer oder atypischer Manifestation (→Abb. 3-2).

1 *Typische* Manifestation einer **häufigen** Erkrankung	2 *Typische* Manifestation einer **seltenen** Erkrankung
3 *Atypische* Manifestation einer häufigen Erkrankung	4 *Atypische* Manifestation einer seltenen Erkrankung

Abb. 3-2: Die vier Kategorien einer Krankheitspräsentation

Hierbei ist zu beachten, dass sich die Einschätzungen von »häufig/selten« und »typisch/atypisch« nicht auf absolute Zahlen und Fakten, sondern auf den individuellen Erfahrungshorizont des jeweiligen Arztes beziehen. Dies bedeutet, dass Ärzte je nach Fachgebiet und Erfahrung verschiedene Krankheitspräsentationen gänzlich unterschiedlich kategorisieren würden.

Wie oben ausgeführt, ist das ärztliche Gedächtnis mit Krankheitsskripten gefüllt. Viele entstammen der Literatur oder Lehrveranstaltungen, zusätzlich finden sich dort selbst erlebte Fälle. Krankheiten werden mit ihren typischen oder individuell erlebten Manifestationen abgelegt, z.B. der Herzinfarkt: akute, linksthorakale Schmerzen, die in den linken Arm ausstrahlen bei einem 60-jährigen Raucher (typische Manifestation einer häufigen Erkrankung, Kategorie 1). Ebenso werden seltene Erkrankungen (sofern noch erinnert oder selbst erlebt) als prototypische Muster abgespeichert. Es darf nicht davon ausgegangen werden, dass sich eine Krankheit immer typisch präsentiert. Gerade akut bedrohliche Krankheitsbilder wie die Aortendissektion oder die Lungenembolie äußern sich häufig mit einer Vielzahl von »atypischen« Symptomen, die das Prinzip der Mustererkennung zur Diagnosefindung erschweren (Kategorie 3, 4).

Verdachtsdiagnosen werden häufig innerhalb von Zehntelsekunden gestellt. Dies führt vor allem bei der atypischen Manifestation einer seltenen Erkrankung (z.B. isolierte Depression als Ausdruck einer Porphyrie, Kategorie 4) fast zwangsläufig zur Fehldiagnose.

Ein typischer Mechanismus der Fehldiagnose bei nicht erfolgreicher Mustererkennung ist, dass das Muster einer von den Symptomen her ähnlichen, aber besser bekannten Erkrankung bemüht wird. Relevante Faktoren, die gegen die »Ersatzdiagnose« sprechen, werden ignoriert (*confirmation bias*, → Kap. 3.7).

3.4 Widerstände gegen analytisches Denken

Im klinischen Alltag begegnet uns analytisches Denken selten. Wir verlassen uns sehr stark auf die Effektivität der Mustererkennung. Dies lässt sich einerseits mit dem allgegenwärtigen Zeitmangel erklären, zum anderen meidet das Gehirn analytisches Denken. Auch bei Fällen, die schon auf den ersten Blick ungewöhnlich sind, wird zunächst die Mustererkennung bemüht. Analytisches Denken wird erst dann eingesetzt, wenn Komplikationen durch eine Fehldiagnose eingetreten sind oder die Behandlung nicht erwartungsgemäß verlaufen ist. Grundsätzlich sollten alle Patienten mit atypischen Krankheitsmanifestationen (Kategorie 3, 4) schon zu Beginn ihrer Behandlung einen analytischen Ansatz zur Etablierung von konkurrierenden Arbeitsdiagnosen durchlaufen. Dem Umschalten auf analytisches Denken setzt unser Gehirn unbewusst enorme Widerstände entgegen – eine Fehldiagnose ist die logische Folge.

3.5 Vereinfachte Lösungswege (Heuristiken) ermöglichen uns, aus einem komplexen Problem ein einfaches zu machen

Ein medizinischer Fall ist fast immer ein komplexes Problem. »Magenschmerzen« nach längerer Einnahme des Schmerzmittels Diclofenac sind meist auf eine Gastritis oder ein Ulkus zurückzuführen, aber auch andere Ursachen müssen bedacht werden (Tumor, Bauchspeicheldrüsenentzündung, Aortenaneurysma, psychosomatische Ursachen etc.). Da der diagnostische Prozess unter Einbezug aller Differenzialdiagnosen sehr ineffektiv wäre, nutzen wir vereinfachte Lösungswege (sog. *Heuristiken*). So gelingt es, aus einem komplexen Problem ein einfaches zu machen. Die bekannteste Heuristik lautet: *»Häufiges ist häufig«*, d. h., dass wir das Problem dahingehend vereinfachen, dass wir alle selteneren Ursachen zunächst ausklammern. Dies ist ein statistisch sinnvolles Vorgehen, da die häufigeren Differenzialdiagnosen tatsächlich häufiger sind (sie besitzen eine hohe *Prätestwahrscheinlichkeit*). Aber auch seltene Erkrankungen existieren (Kategorie 2, 4) und die Qualität des Diagnostikers bemisst sich u. a. daran, wie frühzeitig er die (möglicherweise zunächst verdeckte) Komplexität eines Falles erkennt und auf analytisches Denken umschaltet.

3.6 Wir überschätzen systematisch unsere Kompetenz

Spezialisten neigen dazu, ihre eigene Kompetenz zu überschätzen. Dies gilt für Börsenexperten und Meteorologen genauso wie für Ärzte. Bei Ärzten kommen sicher der soziale Status und die damit verbundenen hohen Erwartungen der Patienten hinzu. In einer Studie waren 94% einer Gruppe von Hochschulprofessoren der Meinung, zur besseren Hälfte ihres Vergleichskollektivs zu gehören (Gilovich 1991); statistisch ist dagegen eine Gaußsche Normalverteilung der individuellen Leistung anzunehmen. Diese Studie legt nahe, dass auch oder gerade Ärzte unter einer mangelhaften Selbsteinschätzung ihrer diagnostischen Leistungsfähigkeit leiden. Die Mehrheit der Ärzte würde auf die Frage: »Haben Sie im letzten Monat einen relevanten Diagnosefehler begangen?« den Kopf schütteln, obwohl dies statistisch sehr wahrscheinlich ist.

Die Selbstüberschätzung verleitet dazu, auf schwierige Fragen nicht ehrlich unser Nichtwissen einzugestehen, sondern diese Lücke mit einer souveränen, aber möglicherweise frei erfundenen Antwort zu füllen. Der Patient fragt z. B.: »Habe ich die starken Rückenschmerzen von meiner Allergie?«. Die korrekte Antwort wäre hier: »Das weiß ich nicht.« / »Ein Zusammenhang ist mir nicht bekannt.« / »Das muss ich erst nachlesen.« Ärzte neigen stattdessen dazu, dem Patienten Sicherheit und Kompetenz zu vermitteln – nicht zuletzt, um eine Kränkung der eigenen Eitelkeit zu vermeiden.

3.7 Eine Fehldiagnose ist häufig eine Folge von systematischen Denkfehlern

Denkfehler sind in der kognitiven Psychologie gut beschriebene, fehlerhafte Denkweisen oder auch Verzerrungen (*bias*) unseres Urteilsvermögens. Sie führen systematisch zu Fehlentscheidungen oder Fehlurteilen. Acht im Alltag wichtige Denkfehler sind:

- **Premature closure (vorzeitiger Abbruch des diagnostischen Prozesses)**
  Der häufigste diagnostische Denkfehler: Die zu frühzeitige Festlegung auf eine Diagnose, obwohl nicht alle Fakten, die für oder gegen die Verdachtsdiagnose sprechen, ausreichend gewürdigt sind. Die zu frühe Festlegung auf eine einzige Verdachtsdiagnose engt unser Denken ein. Es fällt extrem schwer, sich von dieser Diagnose zu lösen. Dieses Phänomen wird als *anchoring* bezeichnet. Eine wichtige Methode, sich von einer »geliebten«, aber falschen Verdachtsdiagnose zu trennen, ist *»murder your darlings«*: das ganz bewusste Streichen einer Diagnose, wenn diese im Zuge des diagnostischen Prozesses zunehmend unwahrscheinlich wird.
- **Availability bias (Verfügbarkeitsfehler)**
  Der *availability bias* besagt, dass wir die Wahrscheinlichkeit einer Diagnose gleichsetzen mit der Leichtigkeit, mit der sie uns einfällt. Es folgt zwangsläufig, dass unsere Differenzialdiagnostik ganz massiv von unserem fachlichen Hintergrund und von kürzlich erlebten, prägnanten Fällen beeinflusst wird. Ein Infektiologe

denkt bei unklarem Fieber an Brucellose, der Kardiologe an Endokarditis und der Rheumatologe an das Still-Syndrom.

Eine weitere Facette des *availability bias* ist, dass außergewöhnliche Erlebnisse eines Arztes Einfluss auf zukünftiges Handeln haben.

So wird ein Hausarzt, der während der winterlichen Grippewelle eine Meningitis übersehen hat, in Zukunft viel mehr Patienten mit Kopfschmerzen stationär einweisen. Statistisch leidet weiterhin die Mehrheit an einem grippalen Kopfschmerz.

- **Confirmation bias (Bestätigungsfehler)**
  Dieser wichtige Denkfehler bzw. Bias besagt, dass wir dazu neigen, uns unsere vorgefasste Überzeugung immer wieder zu bestätigen. Wir bewerten systematisch Fakten, die unsere These untermauern, stärker als Fakten, die diese widerlegen. So werden selbst Informationen, die unsere Verdachtsdiagnose ausschließen (z. B. normaler Sonografiebefund bei Verdacht auf akute Cholezystitis), negiert und eher die Qualifikation des Untersuchers angezweifelt, als dass die Verdachtsdiagnose revidiert wird.
  Die Tatsache, dass Fakten, die gegen eine Verdachtsdiagnose sprechen, viel schwerer wiegen als bestätigende Fakten, wird weithin missachtet.
- **Search satisfaction bias (Finderglückfehler)**
  Auffällige Befunde, insbesondere spektakuläre Befunde, oder Befunde, die ein typisches Krankheitsmuster bedienen, binden unsere Aufmerksamkeit. Die wesentliche Frage, ob der Befund wirklich das Problem des Patienten erklärt, wird nicht gestellt. Wir stoppen vorzeitig den diagnostischen Prozess. So kann der Zufallsbefund einer röntgendichten Raumforderung von 1 cm in der Thorax-Röntgenaufnahme (z. B. ein verkalktes Granulom) die Aufmerksamkeit des Klinikers so absorbieren, dass er die Suche nach einer Ursache der geschilderten Luftnot (richtige Diagnose: Lungenembolie) abbricht. Er fokussiert sich ausschließlich auf die Raumforderung, obwohl diese natürlich nicht verantwortlich für die geschilderte Luftnot sein kann.
- **Framing effect (Darstellungsfehler)**
  Der *framing effect* illustriert, dass unser Denken überproportional von der Art der Informationsdarstellung beeinflusst wird. Patienten willigen eher in eine Tumor-OP ein, bei der 50 % Heilung in Aussicht gestellt wird, als dass sie in eine OP mit 50 % Mortalität einwilligen, obwohl kein Unterschied im Outcome besteht. Der »Rahmen« einer Information kann auch weiter ausgelegt werden: Leidet ein Patient unter Gewichtsverlust, Durchfall und Schwitzen als Ausdruck einer Schilddrüsenüberfunktion, so schwinden seine Chancen auf eine korrekte Diagnose massiv, wenn er die Beschwerden im zeitlichen Zusammenhang mit der Rückkehr aus den Tropen schildert. Der *framing effect* schränkt das Denken des Arztes ein. So naheliegende Maßnahmen – wie eine Kontrolle des TSH – werden unter diesen Rahmenbedingungen möglicherweise unterlassen werden. Eine weiterführende Frage in einem Fall mit sehr starkem Rahmen ist: Welche Diagnose würde ich stellen, wenn die Patientin nicht in den Tropen gewesen wäre?

- **Attribution bias (Schuld-haben-immer-die-anderen-Haltung)**
Lebenserfahrung und Vorurteile sind im klinischen Alltag von großer Hilfe. Wir nutzen dieses Wissen, um die Prävalenz bestimmter Erkrankungen in verschiedenen Bevölkerungsgruppen (z. B. Leberzirrhose bei Alkoholikern, Hepatitis C bei i.v.-Drogenabhängigen) zugunsten einer effektiven Differenzialdiagnose. Dieses – meist zielführende – Vorgehen hat jedoch eine Kehrseite: Wir übersehen in bestimmten Kollektiven systematisch Erkrankungen, die nicht in unsere Vorstellungswelt passen. Ein Morbus Wilson (Kupferspeicherkrankheit) als Ursache einer Leberzirrhose bei einem Obdachlosen mit Alkoholproblematik fällt uns nicht ein oder eine HIV-Erkrankung bei einem Privatpatienten im Anzug und Krawatte. Auch neigen wir dazu, unsere eigene diagnostische Unsicherheit (Luftnot bei einem Raucher) dem Patienten anzulasten. Alle Symptome erklären wir durch den Nikotinabusus, ehe wir an unseren eigenen differenzialdiagnostischen Fähigkeiten zweifeln. Auch das gehört zum Spektrum des *attribution bias*.
- **Base rate neglect (Vernachlässigung der statischen Wahrscheinlichkeit)**
Das Wissen um die Prävalenz bestimmter Erkrankungen in der jeweiligen Altersgruppe und die jeweilige Verteilung zwischen den Geschlechtern ist von entscheidender Bedeutung für unsere diagnostischen Überlegungen. Die Prävalenz entspricht der Prätest-Wahrscheinlichkeit einer Erkrankung. Diese Prätest-Wahrscheinlichkeit wird durch Testergebnisse erhöht oder erniedrigt. Die atypische Präsentation einer häufigen Erkrankung (Kategorie 3) ist immer wahrscheinlicher als die typische Präsentation einer seltenen Erkrankung (Kategorie 2). Häufig suchen wir mit aufwendiger Diagnostik nach besonders einprägsamen Erkrankungen (Phäochromozytom, Morbus Whipple, Goodpasture-Syndrom), obwohl diese allein durch ihre extreme Seltenheit eine äußerst niedrige Prätest-Wahrscheinlichkeit haben. Wir vernachlässigen darüber die eher »banalen« und häufigen Diagnosen.
- **Action bias (Handeln fällt leichter als Nichthandeln)**
Der *action bias* ist eine in allen Lebensbereichen häufig anzutreffende Haltung. Wir sind davon überzeugt, den Ausgang vieler Situationen durch unser Handeln beeinflussen zu können. Schwer fällt uns, die Ungewissheit des Ausganges einer Situation auszuhalten. Wir ziehen es vor, uns in eine aktive Handlung zu flüchten, als taten- und machtlos den natürlichen, nicht beeinflussbaren Lauf der Dinge zu verfolgen. Ein *Beispiel:* Während der EHEC-Krise im Mai 2011 in Norddeutschland (Epidemie mit gefährlichen Darmkeimen, die zu einem hämolytisch-urämischen Syndrom führten, vermutlich durch verunreinigte Salatsprossen) wurden hunderte Patienten einem invasiven Plasmaaustausch unterzogen. Es war eigentlich im Vorfeld klar, dass diese extrem aufwendige und risikoreiche Therapie den Heilungsverlauf nicht beschleunigen würde. Trotzdem wurde eine Vielzahl der Patienten so behandelt – ohne Effekt. Der *action bias* kommt in allen Dimensionen vor: schnell noch eine Blutentnahme zur Verlaufskontrolle eines Laborwertes oder die heroische Krebsoperation trotz ausgedehnter Metastasierung.

3.8 Methoden zur Fehlerminimierung

Das menschliche Denken und Entscheiden ist fehleranfällig. Dies betrifft insbesondere die im klinischen Alltag häufige Situation der Entscheidungsfindung unter Ungewissheit. Selten ist der Arzt in der komfortablen Situation, seine Entscheidungen auf gesichertes Wissen stützen zu können. Darüber hinaus gibt es in Deutschland bislang nur punktuell Lehrveranstaltungen, die Studierenden oder jungen Ärzten medizinisches Denken mit den zugrunde liegenden Theorien vermitteln.

Die schwierige Aufgabe für jeden Arzt lautet: »Wie kann ich mein eigenes Denken und Entscheiden überprüfen?«. Hierzu braucht es eine aktive Anstrengung, denn wir sind primär von der Richtigkeit unseres Denkens überzeugt. Hilfreich ist die Offenlegung des Denkprozesses. Das »laute Denken« ist eine gute Übung, Unplausibilitäten des diagnostischen Prozesses aufzudecken.

Die Überprüfung einer Diagnose mithilfe einer **Checkliste** kann jeder Arzt vornehmen:

1. Habe ich mich zu früh auf eine Verdachtsdiagnose festgelegt und gibt es alternative Diagnosen, die die Symptome des Patienten genauso gut oder besser erklären können? *(premature closure)*
2. Haben mich die Umstände der Patientenpräsentation oder Teile der Anamnese überproportional beeinflusst? *(framing effect)*
3. Erklärt die Diagnose alle Symptome des Patienten? Habe ich Befunde, die für meine Verdachtsdiagnose sprechen, genauso gewürdigt wie die Befunde, die dagegensprechen? *(confirmation bias)*
4. Haben mich mein Fachgebiet oder eigene Patientenfälle überproportional in meiner Differenzialdiagnose beeinflusst? *(availability bias)*
5. Falls pathologische Befunde erhoben wurden, erklären diese überzeugend die Symptome des Patienten? *(search satisfaction bias)*
6. Haben mich das Erscheinungsbild und der sozioökonomische Status oder Sympathie in meiner Differenzialdiagnose beeinflusst? *(attribution bias)*
7. Habe ich die Prävalenz der Erkrankung bezüglich Altersgruppe und Geschlecht des Patienten ausreichend berücksichtigt? *(base rate neglect)*

Literatur

Cavalcanti RB, Sibbald M. Am I Right When I Am Sure? Data Consistency Influences the Relationship Between Diagnostic Accuracy and Certainty. Academic Medicine 2014; 89: 107–113.

Croskerry P. From Mindless to Mindful Practice – Cognitive Bias and Clinical Decision Making. N Engl J Med 2013; 368: 2445–244.

Gigerenzer G. Bauchentscheidungen: Die Intelligenz des Unbewussten und die Macht der Intuition. Gütersloh: Bertelsmann 2007.

Gilovich T. How We Know What Isn't So: The Fallibility of Human Reason in Everyday Life. Free Press 1991.

Kahneman D. Thinking, Fast and Slow. London: Penguin 2012.

The National Academies of Sciences; Committee on Diagnostic Error in Health Care; Board on Health Care Services; Institute of Medicine; Engineering, and Medicine. Improving Diagnosis in Health Care. Washington (DC): National Academies Press (US) 2015.

4 Der »psychogene Fehler«

SIGRID HARENDZA UND ANDREAS KLINGE

4.1 Der »psychogene Fehler« in der somatischen Medizin

Das irrtümliche Mutmaßen einer psychischen Ursache für Beschwerden von Patientinnen und Patienten (»psychogener Fehler«), obwohl eine somatische Ursache vorliegt, kommt auch in der somatischen Medizin vor. Ein Beispiel hierfür findet sich im Hamburger Ärzteblatt in den Berichten aus der Schlichtungsstelle für Arzthaftpflichtfragen der norddeutschen Ärztekammern (Kols et al. 2016).

FALLBEISPIEL

Ein bis dahin gesunder 42-jähriger Mann entwickelte im Verlauf von mehreren Monaten abdominelle Beschwerden und allgemeine Gliederschmerzen. Mehrere ärztliche Konsultationen ergaben keine wegweisenden Befunde. Bei zunehmenden Beschwerden erfolgte eine umfassende gastroenterologische Diagnostik, die keine auffälligen Befunde erbrachte. Es kamen Unruhe, Appetitlosigkeit und Schlafstörungen hinzu, später auch Unruhe in den Beinen und Muskelschmerz. Die behandelnden Ärzte dachten an ein Restless-Legs-Syndrom und leiteten eine Behandlung mit Levodopa/Benserazid ein. Kurz danach stellte sich der Patient in einer Klinik vor, wo er unter dem Verdacht auf eine schwere depressive Episode und eine Somatisierungsstörung stationär aufgenommen wurde. Sechs Tage nach der Aufnahme kam es zu einer Vigilanzminderung und dann zu einem Herz-Kreislauf-Stillstand mit nachfolgender Reanimation. Die Laborergebnisse vom selben Tage, wenige Stunden vor dem dramatischen Ereignis, zeigten eine Hyponatriämie, Hypoglykämie sowie eine Hyperkaliämie. Diese Konstellation und ein deutlich erniedrigter Kortisolspiegel ließen dann eine Addison-Krise als Ursache vermuten.

In diesem Fallbericht hat der »psychogene Fehler« dramatische Folgen. Dies ist zum Glück nur selten der Fall. Dennoch ist es wichtig, sich auch als somatisch tätiger Arzt mit der Möglichkeit des »psychogenen Fehlers« zu beschäftigen um sich vor Augen zu führen, welche Auswirkungen es haben kann, wenn eine zu schnelle psychogene Verdachtsdiagnose gestellt wird und daher keine weitere somatische Diagnostik betrieben wird. Für die Frage nach dem Auftreten und der möglichen Verhinderung von »psychogenen Fehlern« in der somatischen Medizin spielen sowohl ihre allgemeinen Rahmen- wie auch ihre konkreten Arbeitsbedingungen eine wichtige Rolle. Dabei müssen wir die beiden großen, in sich sehr unterschiedlichen Arbeitsbereiche der somatischen Medizin, nämlich den ambulanten und den stationären Sektor, getrennt betrachten.

4.1.1 Rahmenbedingungen ärztlichen Arbeitens in der ambulanten und stationären Medizin

Im deutschen Gesundheitswesen wird gemäß SGB V die Verschlüsselung von Diagnosen mit der »Internationalen Klassifikation der Krankheiten« (ICD) durchgeführt. Zur allgemeinen fachlichen Verständigung ist diese Klassifikation hilfreich und notwendig. Eine Schwierigkeit der ICD ist jedoch, dass die darin enthaltenen Ordnungsprinzipien sich z.T. widersprechen. Sie ermöglichen nämlich die Zuordnung von Erkrankungen, je nach Betrachtungsweise, an verschiedenen systematischen Orten. Die Klassifizierung kann nach der anatomischen Lokalisation der Organe, nach Syndromen, nach Problemen und Symptomen oder auch nach auffälligen Laborwerten und nach externen Schädigungen erfolgen. Ist eine Klassifizierung einmal erfolgt, z.B. unter Kapitel V (Psychische und Verhaltensstörungen), kann dies dazu verleiten, nicht weiter an somatische Ursachen für die Beschwerden zu denken und dem »psychogenen Fehler« zu erliegen. Insbesondere im Krankenhaus gestellte Diagnosen kommen nicht selten mit einer gewissen Autorität daher. Nachfolgende Behandler verlassen sich dann häufig zu sehr auf diese.

Die ambulante Medizin ist der Teil der medizinischen Versorgung, mit dem wohl fast jeder Mensch im Laufe seines Lebens in Kontakt tritt. Hier kann sich ein Patient, in einem gewissen Rahmen, selbst seinen Behandler aussuchen. Ein großer Teil der Bevölkerung sucht sich irgendwann einen Hausarzt. In jüngerem Alter, in dem nur selten chronische Krankheiten auftreten, sind die Kontakte zu einem Hausarzt wie allgemein zu ambulant tätigen Ärzten selten, meist spontan und anlassbezogen. Im späteren Leben und beim Vorliegen von chronischen Erkrankungen haben die Kontakte eine höhere Frequenz und enthalten häufig geplante Kontrollen (z.B. bei Diabetes mellitus, arterieller Hypertonie, Niereninsuffizienz oder COPD). Wenn keine häufigen Arztwechsel erfolgen, kommt es zu einer vergleichsweise stabilen Arzt-Patienten-Beziehung. Diese Stabilität beeinflusst ebenfalls das Risiko, ob es zum Auftreten eines »psychogenen Fehlers« kommt.

In die stationäre Diagnostik und Behandlung im Krankenhaus gelangen in der Regel Personen, von denen in der ambulanten Medizin tätige Ärztinnen und Ärzte vermuten, dass sie an einer somatischen Krankheit leiden. Der Auftrag von Krankenhäusern besteht somit vorwiegend darin, herauszufinden, welche Krankheit vorliegt und diese zu behandeln, und sich nicht mehr mit der Frage zu beschäftigen, »ob« eine somatische Erkrankung vorliegt. Entsprechend ist das Abrechnungssystem in Krankenhäusern nach diagnosebezogenen Fallgruppen (DRG) an (somatischen) Hauptdiagnosen, im Krankenhaus durchgeführten aufwendigen Untersuchungen oder Behandlungen sowie an Nebendiagnosen und Komplikationen orientiert. Vor diesem Hintergrund wird an psychische oder psychosomatische Erkrankungen häufig erst gedacht, wenn sich keine somatische Ursache für beschriebene Beschwerden finden lässt (Donner-Banzhoff 2022). Trotzdem kommt der »psychogene Fehler«, also die irrtümliche Mutmaßung einer psychischen Ursache als Erklärung für Beschwerden, vor, insbesondere im Arbeitsfeld von medizinischen Notaufnahmen, in denen großer Zeitdruck herrscht.

FALLBEISPIEL

Eine 32-jährige Friseurin wurde von ihrer Schwester in die Notaufnahme gebracht. Am Nachmittag während eines Telefonates war der Schwester aufgefallen, dass die Patientin wirr und zusammenhanglos gesprochen hatte. Da die Patientin in der Vergangenheit heroinabhängig gewesen war und vor 3 Jahren einen Entzug gemacht hatte, nach dem sie wieder arbeitsfähig war, war die Schwester nun sehr besorgt, dass die Patientin einen Rückfall erlitten haben könnte. In der Notaufnahme erfolgte eine toxikologische Untersuchung, die keinen auffälligen Befund erbrachte. Bei der psychiatrischen Exploration berichtete die Patientin, dass sie Stimmen höre, deren Anweisungen aber nicht genau zu verstehen wären. Sie wirkte dabei ängstlich und desorientiert. Es erfolgte die Aufnahme auf eine psychiatrische Station. Dort wurde, nachdem sich durch Medikation mit Haloperidol die Symptome nicht wesentlich veränderten, eine Laboruntersuchung veranlasst, in deren Verlauf sich ein leicht erhöhter Kreatininwert fand. In der weiteren Abklärung in Zusammenarbeit mit einem internistischen Konsiliar, der ein Urinsediment und eine Immundiagnostik veranlasste, wurde ein systemischer Lupus erythematodes diagnostiziert. Nach Beginn einer immunsuppressiven Therapie besserten sich die psychotischen Symptome der Patientin.

Die Schwelle für die Inanspruchnahme der ambulanten Medizin ist niedriger als die Schwelle für die Inanspruchnahme der stationären Medizin. Es gilt aber zu beachten, dass die individuelle Schwelle unterschiedlicher Patienten zur Inanspruchnahme von Gesundheitsleistungen ganz allgemein sehr verschieden ist, was das Risiko für das Auftreten des »psychogenen Fehlers« beeinflussen kann.

FALLBEISPIEL

Heute ist wieder die 74-jährige Frau M. mit Brustschmerzen in der Sprechstunde. Das ist nie etwas Ernstes bei ihr. Sie hatte diese Beschwerden immer mal wieder im Verlauf der letzten Jahre und hat daher schon drei Koronarangiografien bekommen, die alle unauffällig waren. Wahrscheinlich hatte sie wieder Streit mit dem Enkel, der bei ihr wohnt.

In einer Situation wie in diesem Fallbeispiel ist das Risiko für den »psychogenen Fehler« dadurch erhöht, dass die Patientin das Gesundheitssystem häufig und mit denselben Beschwerdeschilderungen in Anspruch nimmt. Sollten sich irgendwann einmal wirklich kardial bedingte Thoraxschmerzen entwickeln, besteht das Risiko, dass die Behandler den neuen und jetzt somatisch hoch relevanten Aspekt nicht oder nur mit zeitlichem Verzug bemerken.

4.1.2 Andere Fehlerarten in der Medizin und der »psychogene Fehler«

Der »psychogene Fehler« muss im Kontext weiterer Fehlerarten in der Medizin betrachtet werden. Die beiden wichtigsten sind dabei Checklistenfehler und kognitive Denkfehler.

Checklistenfehler

Diese Fehlerart, bei der das Auftreten des Fehlers durch das Führen einer Checkliste behoben werden kann, ist typisch für prozedurale Abläufe (Gawande 2009). Ein Beispiel sind die Zählungen der Tücher und Tupfer im Rahmen von Operationen, damit kein OP-Material im Patienten verbleibt. Lange vor der Einführung von Checklisten in die Medizin waren diese z.B. beim Führen eines Flugzeugs bereits etabliert. Checklistenfehler haben keinen relevanten Bezug zum »psychogenen Fehler«.

Kognitive Denkfehler

Das →Kapitel 3 dieses Buches beschäftigt sich mit kognitiven Denkfehlern. Diese Fehlerart ist häufig und nicht spezifisch für die Medizin. Vielmehr ist sie typisch menschlich. Kognitive Denkfehler passieren jedem von uns im Alltag (Dobelli 2011). In der Medizin haben sie aber besondere Folgen. Kognitive Denkfehler können das Auftreten des »psychogenen Fehlers« stark begünstigen. Dies gilt speziell für *premature closure, availability bias, framing effect* und *attribution bias*. Bei der Frage, welche Konstellationen und Patiententypen zu Fehlern und speziell zum »psychogenen Fehler« verleiten, werden wir erneut auf die kognitiven Denkfehler treffen.

Es ist allgemein sehr schwierig, Daten zur Häufigkeit von Fehlern in der Medizin zu finden. Dies gilt für den »psychogenen Fehler« umso mehr. Zwar gibt es in vielen Bereichen mittlerweile eine Erfassung von Fehlern, aber keine zentrale Datenerhebung oder Meldung. Dabei befassen sich die bisherigen Fehlermanagement-Systeme auch überwiegend mit Checklistenfehlern und bei den publizierten Fehlern sind solche mit schweren Folgen überrepräsentiert. In einer Auswertung von 84 Fällen der Schlichtungsstelle für Arzthaftpflichtfragen konnten 34 Fälle identifiziert werden, bei denen kognitive Denkfehler eine Rolle gespielt haben. Das einleitende Fallbeispiel ist dieser Erhebung entnommen (Klinge et al. 2019). Es ist davon auszugehen, dass neben den kognitiven Denkfehlern auch der »psychogene Fehler« regelmäßig vorkommt.

4.1.3 Moderne Entwicklungen einer Fehlerkultur in der Medizin und der »psychogene Fehler«

In der ambulanten Medizin sind die Erfassung und Meldung von Fehlern schwieriger als in der stationären Medizin. Das liegt daran, dass im Vergleich zu einem Krankenhaus in einer einzelnen Praxis sehr viel weniger Patienten pro Jahr behandelt werden und sich ein umfängliches System für die Fehlermeldung daher nicht lohnt. Dennoch gibt es in vielen Praxen eine gute Kultur des Umgangs mit Fehlern oder Beinahe-Fehlern, indem z. B. Meldungen über solche Ereignisse von jedem Mitarbeiter anonym in eine Datei geschrieben werden. Diese Liste wird dann im Rahmen des Qualitätsmanagements ausgewertet und im Praxisteam besprochen. Hier werden aber fast ausschließlich Handlungsfehler (falsches Medikament verordnet, Dosierung falsch mitgeteilt) erfasst. Kognitive Denkfehler oder der »psychogene Fehler« lassen sich in diesem System kaum erfassen.

In Krankenhäusern gibt es verschiedene Systeme, die es Mitarbeitenden niederschwellig ermöglichen, Fehler zu melden. Dies kann auch anonym erfolgen, um die Meldequote zu erhöhen. Ein Beispiel für ein solches System der anonymen Berichterstattung ist das Critical Incident Reporting System (CIRS), mit dem kritische Ereignisse oder auch Beinahe-Fehler (meist digital) gemeldet werden können. Eine Qualitätsmanagement-Gruppe analysiert dann die Meldungen, entwickelt Lösungen und Verbesserungen bzw. wählt Ereignisse für sog. Morbiditäts- und Mortalitätskonferenzen (M&M) aus. In diesen M&M-Konferenzen werden dann auf Ebene der beteiligten Krankenhausabteilungen rückblickend Komplikationen, ungewöhnliche Behandlungsverläufe oder überraschende Todesfälle aufgearbeitet. Lässt sich eine Regel erstellen, deren Beachtung das schädliche Ereignis verhindert hätte, ist ein Fehler wahrscheinlich (Donner-Banzhoff 2022). Die Abbildung eines »psychogenen Fehlers« im stationären Qualitätsmanagement ist extrem unwahrscheinlich, da die Menschen, die Krankenhäuser aufsuchen oder in diese eingewiesen werden, eine ausgewählte Klientel darstellt, die mit hoher Wahrscheinlichkeit eine somatische Erkrankung aufweist.

4.1.4 Konstellationen mit Fehlerpotenzial

Unser Denken ist grundsätzlich fehleranfällig, aber bestimmte Konstellationen erhöhten das Risiko für kognitive Denkfehler und auch für den »psychogenen Fehler«. Zu unterscheiden sind Konstellationen, die durch das Arbeitsumfeld oder bestimmte Patiententypen bedingt sind.

Arbeitsumfeld – Zeitdruck

Ein relevanter Aspekt, der im Arbeitsumfeld zu Fehlern führen kann, ist Zeitdruck. Unter Zeitdruck reduzieren sich unser Vermögen und unsere Bereitschaft zum komplexen Denken. Es steigt die Bereitschaft, vermeintlich schnelle und einfache Lösungen zu akzeptieren.

FALLBEISPIEL

Ein Arzt ist erkrankt und seine Patienten müssen in der Sprechstunde des Kollegen mitversorgt werden. In dieser Situation stellt sich der langjährig in der Praxis bekannte Patient Herr F. vor. Er ist durch die Pflege und Betreuung seiner demenzkranken Ehefrau sehr belastet. Er stellt sich immer wieder mit typischen psychosomatischen Beschwerden vor, häufig sind dies Bauchschmerzen. So ist es auch heute. Er beklagt Bauchbeschwerden und ist sehr besorgt.

Für ein ausführliches Anamnese-Gespräch ist heute kaum Zeit und die Präsentation der Beschwerden scheint »so wie immer« zu sein. In dieser Situation fällt es schwer, die Informationen wirklich aufzunehmen, dass der Patient Fieber von fast 39 °C hat und die starken Bauchschmerzen heute sehr lokalisiert im linken Unterbauch sind.

Das Problem ist hier nicht vorrangig, dass der Kollege keine Zeit für den Patienten hat, sondern vielmehr, dass durch den Zeitdruck allein der Weg der Mustererkennung (vgl. →Kap. 3) verwendet wird, weil das analytische Denken unter Zeitdruck besonders schwerfällt. Erschwerend tritt hier noch der *availability bias* auf (vgl. →Kap. 3). Herr F. kommt »immer« mit »harmlosen« Bauchschmerzen. Also wird es heute wieder so sein.

Arbeitsumfeld – der letzte Patient bei der Visite oder in der Sprechstunde

Nicht nur Zeitdruck kann kognitive Denkfehler und den »psychogenen Fehler« begünstigen, sondern auch der Zeitpunkt, zu dem wir einen Patienten sehen. Die Autoren dieses Kapitels und des →Kapitels 3 haben gemeinsam im Rahmen eines Kurses für Studierende im PJ (Harendza et al. 2017) ihr eigenes Risiko für das Auftreten von kognitiven Denkfehlern reflektiert und analysiert. Dabei fiel auf, dass die Bereitschaft, komplexe Probleme zu lösen, zum Ende der Visite im Krankenhaus oder in der Sprechstunde in einer Praxis deutlich sinkt.

Arbeitsumfeld – Hierarchie

Das ärztliche Arbeiten im stationären Bereich ist von einer hierarchischen Struktur geprägt, die mit der letztendlichen inhaltlichen Verantwortungsübernahme für diagnostische und therapeutische Entscheidungen durch die Personen zu tun hat, die sich auf der jeweils hierarchisch höheren Stufe befinden. Die Hierarchie gliedert sich pyramidenhaft von Ärzten in Weiterbildung über Fachärzte, Oberärzte bis zum Chefarzt. Je nachdem, wie diese Hierarchie gelebt wird, ist sie auch mit Entscheidungsmacht verbunden. Es kommt vor, dass Ärzte einer untergeordneten Hierarchiestufe das Gefühl vermittelt bekommen, dass ihre medizinischen Argumente mehrfach nicht gehört oder nicht mit einer medizinischen Argumentation widerlegt werden, sondern dass alleinig das Konzept des hierarchisch höheren Arztes umgesetzt wird. Dies kann dazu führen, dass Ärzte der untergeordneten Hierarchiestufe ihre medizinischen Überlegungen nicht mehr in Falldiskussionen einbringen. Bei solchen Erfahrungen wird unter Ärzten in Krankenhäusern vom »Ober-sticht-Unter«-Prinzip gesprochen. Dies kann zum »psychogenen Fehler« bei den hierarchisch höheren Ärzten führen, wenn medizinische Argumente von hierarchisch untergeordneten Ärzten nicht gehört oder ernst genommen werden.

FALLBEISPIEL

Frau E.-F. ist 28 Jahre alt. Bei ihr wurde 3 Wochen nach der Entbindung einer gesunden Tochter ein B-Zell-Lymphom mit mediastinalem Bulk diagnostiziert. Seit mehreren Monaten ist sie immer wieder auf derselben Station und hat schon mehrere Zyklen Chemotherapie und eine mediastinale Bestrahlung hinter sich gebracht. Seit dem ersten Behandlungszyklus beklagt sie sich jedes Mal darüber, dass die Matratzen im Krankhaus so hart seien und ihrem Rücken nicht guttäten. Mehrere Monate nach Behandlungsbeginn berichtet Frau E.-F. über zunehmende Rückenschmerzen, für die sie inzwischen Schmerzmittel benötigt. Zeitweilig meldet sie sich auch beim Pflegepersonal in der Nacht wegen starker Rückenschmerzen und erhält zusätzliche Schmerzmedikation. Einem Arzt in Weiterbildung ist aufgefallen, dass seit einiger Zeit ein leicht erhöhter Entzündungswert besteht (CRP immer um 20 mg/l). Für diesen hatte sich kein Fokus gefunden und auch eine antibiotische Therapie hatte keine Veränderung gebracht. Daher schlug dieser Arzt in Weiterbildung bei einer Visitenbesprechung vor, ein PET-CT zur weiteren Fokussuche durchzuführen. Der Oberarzt fand diese sehr teure Untersuchung völlig unangemessen und die Patientin erhielt stattdessen zum besseren Umgang mit ihren Schmerzen eine psychosomatische Mitbehandlung. Nachdem nach mehreren Wochen weiterhin keine Besserung der Schmerzen eintrat, wurde das PET-CT durchgeführt, in dem sich eine entzündliche Auffälligkeit in einem Wirbelkörper fand. Die bei der operativen Versorgung erfolgte mikrobiologische Untersuchung erbrachte den Befund von *Mycobacterium tuberculosis*.

Patiententypen

Unser Denken und Verhalten als Behandler hängt auch stark von unserem Gegenüber ab. Es gibt Patienten, die so starke Übertragungen in uns auslösen, dass sich unsere Möglichkeiten, klar zu denken und klug zu entscheiden, verschlechtern.

FALLBEISPIEL

Immer wenn Herr Z. das Sprechzimmer betritt, bekomme ich schlechte Laune. Dies geschieht eigentlich jedes Mal und auch dann, wenn ich vorher sehr gut gestimmt und entspannt bin. Dabei kann ich gar nicht benennen, was Herr Z. eigentlich »macht«, das meine schlechte Laune auslöst. Aber mein Impuls ist jedes Mal derselbe: Ich möchte ihn schnell wieder loswerden.

Patienten wie Herr Z. wirken durch Übertragungsphänomene auf uns ein. Dieser Patient löst zum Beispiel starke Ablehnung aus. In dieser oder ähnlichen Situationen ist die Gefahr groß, dass der »psychogene Fehler« auftritt, weil man sich mit dem Patienten ungern weiter beschäftigen möchte. Hier können dann relevante somatische Ursachen seiner Beschwerden übersehen werden.

4.1.5 Vermeiden des »psychogenen Fehlers«

Der erste und entscheidende Schritt, die Häufigkeit und die Auswirkungen kognitiver Denkfehler und des »psychogenen Fehlers« zu reduzieren, ist, ihre Existenz anzuerkennen und sie als normalen Teil unseres Denkens zu akzeptieren. Genauso wenig, wie es fehlerfreies Handeln gibt, gibt es fehlerfreies Denken. Hierzu passt das Zitat: »Wer arbeitet, macht Fehler. Wer viel arbeitet, macht mehr Fehler. Nur wer die Hände in den Schoß legt, macht gar keine Fehler.« welches dem Industriellen Alfred Krupp (1812–1887) zugeschrieben wird. Das Wissen darum, dass wir wahrscheinlich jeden Tag, aber zumindest mehrfach pro Woche (Denk-)Fehler begehen, fühlt sich ausgesprochen unangenehm an. Auch abseits von Fehlern mit so ausgeprägten Folgen wie im Fallbeispiel ganz zu Beginn des Kapitels sind Fehler häufig schambesetzt. Wir sprechen nur ungern darüber. So entsteht gerade für Studierende oder jüngere Kollegen das Trugbild einer (fast) fehlerfreien Medizin. Dieses Trugbild verstärkt noch den Eindruck, dass Fehler nur einem selbst und eigentlich nie anderen passieren. Hierdurch nimmt die Scham noch zu.

Der Weg aus dieser Situation besteht in Reflexion und Kommunikation. Die Reflexion des eigenen Denkens sollte unter der Prämisse erfolgen, dass kognitive Denkfehler und der »psychogene Fehler« unvermeidlich sind. Wenn man anfängt, sie im eigenen Denken zu suchen, wird man rasch fündig. Die Entdeckung bei einem selbst führt dazu, dass die Gefahr, dass ein kognitiver Denkfehler oder der »psychogene Fehler« gefährliche Auswirkungen haben, sinkt.

Hilfreich ist auch die Reflexion des eigenen Arbeitsumfeldes. Wenn man für sich festgestellt hat, dass z. B. die Bereitschaft zur Lösung komplexer Probleme zum Ende der Visite abnimmt, kann man das Zimmer, bei dem die Visite startet, täglich ändern. Ähnliches gilt in der ambulanten Medizin, wo man einen Patienten mit bekannten komplexen Problemen lieber nicht als letzten Patienten an einem langen Arbeitstag einbestellt.

Der nächste Schritt ist dann die Kommunikation über Fehler mit Kollegen. Die Autoren dieses Kapitels und des →Kapitels 3 sprechen immer wieder in Fortbildungen oder im studentischen Unterricht über Denkfehler und trauen sich, von ihren eigenen Fehlern zu berichten. Die Reaktion der teilnehmenden Kolleginnen und Kollegen ist eigentlich immer dieselbe: »Das ist mir auch schon passiert«. Die Erleichterung ist dann im Raum spürbar, besonders auch bei Studierenden. Wenn es uns als Ärzten gelingt, im kleinen wie im größeren Rahmen über Fehler offen zu sprechen, werden nicht nur Angst und Scham weniger werden. Auch die Häufigkeit und vor allem die patientengefährdenden Effekte von kognitiven Denkfehlern und des »psychogenen Fehlers« werden sich abschwächen.

Literatur

Dobelli R. Die Kunst des klaren Denkens. München: Piper 2011.

Donner-Banzhoff N. Die ärztliche Diagnose. Bern: Hogrefe 2022.

Gawande A. The checklist manifesto. New York: Picador 2009.

Harendza S, Krenz I, Klinge A et al. Implementation of a Clinical Reasoning Course in the Internal Medicine Trimester of the final year of undergraduate medical training and its effect on students' case presentation and differential diagnostic skills. GMS J Med Educ 2017; 34(5): Doc66.

Klinge A, Müller J, Harendza S. Wie Denkfehler die ärztliche Diagnose beeinflussen. Hamburger Ärzteblatt 2019; 73: 30–32.

Kols K, Koller M, Otte M. Schlichtungsstelle – Akute Krise war abzuwenden. Hamburger Ärzteblatt 2016; 70: 35–36.

HANS ULRICH SCHMIDT, ULRICH LAMPARTER

4.2 Der »psychogene Fehler« in der ambulanten Psychotherapie

Diesem Kapitel liegen folgende Leitfragen zugrunde:

- Was sind die Rahmenbedingungen in der ambulanten Psychotherapie?
- Wo droht der »psychogene Fehler«?
- Gibt es spezifische Ursachen von Fehlern (z. B. ökonomisch)?
- Wie wird mit Fehlern umgegangen (wird der »psychogene Fehler« oft verschwiegen, und wie steht es generell mit der Fehlerkultur?)?

4.2.1 Zu Beginn: eine fiktive Fallgeschichte

Die 53-jährige Frau M. hat endlich mit ihrer lang erwarteten psychotherapeutischen Behandlung begonnen. Sie leidet seit 2 Jahren unter Magenschmerzen, die sich in psychischen Belastungssituationen im Beruf und bei Konflikten in der Ehe verstärken. Sie sieht sich selbst ohnehin als »nervösen Typen«, der schnell körperlich reagiert. Eine Sprechstunde bei einem Facharzt für Psychosomatische Medizin und Psychotherapie hatte sie in ihrem Entschluss bestärkt, ebenso habe die ärztliche Konsiliaruntersuchung bei einem Allgemeinmediziner (die sie sehr »zügig« erlebte, was ja ein gutes Zeichen sei) keine körperlich abklärungsbedürftigen Befunde ergeben. Frau M. ist hoch motiviert, endlich ihren Schmerzen auf die Spur zu kommen und hat sogar eigene grundsätzliche Hypothesen zu körperlicher Symptomentstehung auf psychosomatischem Wege. Sie war darüber schon in der psychotherapeutischen Sprechstunde ins Gespräch gekommen.

Die Psychotherapie ist angelaufen. Es ist relativ zügig eine gute und konstruktive Arbeitsbeziehung entstanden. Sie fühlt sich von Herrn W., ihrem Psychologischen Psychotherapeuten, verstanden. Zu jeder Sitzung bringt Frau M. von sich aus neue Überlegungen mit. Die Psychotherapie nimmt bald einen großen Raum in ihrem Leben ein. Frau M. kann gut über sich und ihre Innenwelt nachdenken, wovon auch Herr W. angetan ist. Es entwickelt sich eine positive Übertragung zu dem deutlich jüngeren Therapeuten. Er könnte ihr Sohn sein.

Den bisherigen positiven Verlauf der Therapie konterkarierend spricht die Patientin nach einiger Zeit von Schmerzen in anderen Bauchregionen, insbesondere im Bereich des rechten Unterbauches. Herr W. geht innerlich verschiedene Szenarien durch: Am wahrscheinlichsten erscheint ihm, dass dem raschen Voranschreiten der Psychotherapie nun eine somatisierende Abwehr unbewusster Aggressionen als Gegenbewegung entgegentritt, und damit die Symptome also vorwiegend psychosomatischer Natur sind. Er denkt weiter, dass der therapeutische Prozess bei der leistungsbetonten Patientin auch eine unbewusste Angst vor Regression und Abhängigkeit hervorgerufen haben könnte, die nun zu Verspannungen der Darmmuskulatur geführt habe, das wäre nicht untypisch. Auch die Patientin geht zunächst von einem seelisch bedingten Geschehen aus. Sie bringt ins Gespräch, dass mehrfache körperliche Voruntersuchungen vor der Therapie von somatischer Seite unauffällig gewesen waren und vor 2 Jahren eine Magenspiegelung durchgeführt worden sei, die unauffällig geblieben war. Herr W. entscheidet sich, in Anbetracht der guten therapeutischen Beziehung und unter Berücksichtigung der Voruntersuchungen das Risiko einzugehen, auf einen möglichen Symptomcharakter dieser neuartigen Schmerzen ohne Umschweife deutend zu reagieren: Da sitze vielleicht etwas, was wir nicht wissen, die Schmerzen könnten möglicherweise Gefühle repräsentieren, vor denen Frau M. noch Angst habe. Als die Beschwerden an einem Wochenende besonders intensiv aufgetreten waren, bringt er die Symptomatik in einen Zusammenhang mit einer schmerzlichen Trennungserfahrung der Patientin: Sie war – plötzlich und unvermutet – als einziges von den Geschwistern im Alter von 9 Jahren nach den Sommerferien vom Vater ins Internat gesteckt worden, weil ihre Mutter der Versorgung ihrer fünf Kinder nicht gewachsen war und einen schweren Erschöpfungszustand entwickelt hatte. Schließlich deutet er auch vorsichtig an, die Patientin trage schwer an der Trennung von ihm am Wochenende und habe unbewusst Angst, er sei plötzlich nicht mehr für sie da.

Für Herrn W. überraschend lässt sich Frau M. nun auf dieses Verständnisangebot nicht ein, sondern betont vielmehr den »neuartigen« Charakter der Beschwerden: Da müsse etwas Körperliches sein«. Sie verneint, dass sie sich in irgendeiner Abhängigkeit von Herrn W. befinde und es hier irgendwelche Parallelen geben würde. Auch habe ihr das Internat nicht geschadet, das sei für sie vielmehr ein »Glücksfall« gewesen, und die Trennung von der Familie sei ihr doch gut bekommen. So verstehe sie nicht, was hier eine etwaige »Abwehr« sein solle. Herr W. versucht, ihr nun den für ihn wirklich plausiblen Zusammenhang eines somatisierten Trennungsschmerzes zu erläutern, dies vor dem Hintergrund, dass es auch in der frühen Säuglingszeit mehrere Trennungen von der Mutter gegeben hatte und die jüngste Schwester der Patientin 1 Jahr nach ihr geboren worden war. Frau M. möchte nun weiter ihre Beschwerden detailliert schildern, um ihn zu überzeugen, dass sie recht hat. Herr W. fasst dies schon fast als »hartnäckigen Widerstand« auf und besteht auf der Erörterung der psychischen Zusammenhänge auf folgender Deutungslinie: »So wie Sie damals nicht an sich herangelassen habe, wie schlimm die Trennung von ihrer Familie war, so sehr kämpfen Sie jetzt darum, das positive Bild Ihres Vaters zu erhalten und damit den Traum, dass er Sie am meisten von allen geliebt hat, um jeden Preis zu erhalten.« Hintergründig genervt von der »Fixierung der Patientin auf das Somatische« verweist er zur Abklärung der Beschwerden auf den Hausarzt, das möge sie dort klären. Er sei dafür nicht zuständig. Der Wind in der Therapie hat sich offenkundig gedreht, und es droht ein zunehmendes wechselseitiges Nichtverstehen. Wir lassen das weitere Geschehen bewusst offen, der weitere Verlauf kann fraglos verschiedene Richtungen einschlagen.

Die skizzierte Dynamik ist vielleicht nicht untypisch, wie aus dem strukturellen Vorgehen in der ambulanten Psychotherapie Missverständnisse um den Zusammenhang von körperlichen und seelischen Prozessen und vielleicht sogar »Fehler« entstehen können. Es mag auch – zumindest graduelle – Unterschiede im Umgang mit solchen oder ähnlichen Situationen geben, etwa in Abhängigkeit davon, ob es sich beim Behandler um einen ärztlichen oder psychologischen Psychotherapeuten handelt, ob er von als psychogen verkannten Fällen körperlicher Erkrankungen gehört oder gar solche bereits selbst einmal erlebt hat. Eine Rolle könnte spielen, inwieweit der Psychotherapeut konsequent »psychologisieren« und damit desomatisieren möchte und so alles, was diesen Prozess »irritieren« könnte (also etwa zu langes Sich-Beschäftigen mit neuen, unerklärten körperlichen Symptomen, verbunden mit der Sorge, damit eine somatisierende Abwehr der Patientin eher noch zu verstärken), nach aller Möglichkeit aus der psychotherapeutischen Behandlung herausverlagert. Da die seelische Bedingtheit körperlicher Beschwerden und Symptome seine tägliche Erfahrung ist, könnte ein Psychotherapeut auch mehr und mehr bei sich denken, alles sei nun letztlich seelisch-psychisch bedingt, und es sei in diesem Prozess nicht wirklich mit eigengesetzlich entstehenden und verlaufenden körperlichen Erkrankungen zu rechnen.

In jedem anderen medizinischen Fach würde ein Arzt, der einen Patienten lege artis bei grundsätzlich guter Prognose behandelt, davon ausgehen, dass dieser sich auf der Symptomebene sukzessive verbessert – und sich im Falle einer Symptomverschlechterung oder neu hinzutretender Symptome fragen, ob seine Behandlung »greift«, er alles richtig macht, etwas übersehen worden ist, oder vielleicht eine Zweiterkrankung im Spiel ist. Möglicherweise würde er sogar seine Ursprungsdiagnose korrigieren. Nicht so in der Psychotherapie. Hier kann es erstaunlich lange »gelingen«, neu auftretende Körpersymptome

- im Sinne einer patientenseitigen Abwehr zu interpretieren,
- gerade in psychodynamischen Settings über längere Zeit eine psychische Ursache zu postulieren,
- auf eine »Lösung« durch das immer stärkere »Greifen« der Beziehung zu »setzen« und
- immer wieder darauf zu vertrauen, dass der Patient ja somatischerseits »durchgewunken« wurde und hier alles »gesichert« ist.

Hat der Therapeut unseres fiktiven Fallbeispiels etwas falsch gemacht, obschon seine Deutungen plausibel und vielleicht sogar zutreffend waren? Wir meinen: ja. Er war nicht rechtzeitig für die Möglichkeit offen, dass eine bislang nicht entdeckte oder unterdessen neu erstandene Erkrankung vorliegen könnte. Auch wenn ihre Wahrscheinlichkeit nicht groß ist, sollte diese Möglichkeit immer mit lebendigem und sorgsamem Interesse erwogen werden. Ein Kapitel dieses Buches zeigt ein Beispiel, wie etwa endokrinologische Erkrankungen selbst in universitären Großkliniken, also in spezialisierten stationären Zusammenhängen mit prinzipiell zusätzlicher interdisziplinärer diagnostischer Abklärungsmöglichkeit, übersehen werden können (→ Kap. 4.4). Bei über 10 000 »seltenen Erkrankungen« (vgl. → Kap. 6.13 und → Kap. 6.14) kann natürlich nicht verlangt werden, dass auch nur ein Bruchteil von ihnen bekannt ist. Aber schon das Wissen um ihre Existenz kann hilfreich sein und gegenüber dem Unbekannten und Nichtgewussten demütig machen, dies um so mehr, als manche der seltenen Erkrankungen psychisch verursachte Erkrankungen imitieren können oder mit psychischen Symptomen einhergehen.

4.2.2 Institutionelle Rahmenbedingungen in der ambulanten Psychotherapie

Ambulante kurz- oder langfristige Psychotherapien werden in Deutschland in der kassenärztlichen bzw. kassenpsychotherapeutischen Versorgung im Rahmen des Regelwerks der Psychotherapievereinbarungen erbracht. Die dabei tätigen Leistungserbringer sind weit überwiegend in ihrer beruflichen Tätigkeit auf die Psychotherapie spezialisiert, und hier insbesondere auf das jeweils angewendete Verfahren: Tiefenpsychologisch fundierte Psychotherapie, Analytische Psychotherapie, Verhaltenstherapie oder Systemische Therapie. Eine körperliche Untersuchung eines Patienten gilt hier als hochproblematisch, wenn nicht als Kunstfehler oder sogar als ethisch nicht akzeptabel. Der Zugang zur Psychotherapie ist frei. Vor Bewilligung eines Antrags auf Psychotherapie durch die Krankenkasse ist bei nichtärztlichen Psychotherapeuten eine ärztliche Konsiliaruntersuchung notwendig, deren Ergebnis vom Therapeuten den Antragsunterlagen beigelegt werden muss. Diese bietet die formale Gewähr dafür, dass für die geklagten psychischen Symptome keine körperliche Erkrankung verantwortlich ist, Patient und Therapeut haben damit »den Rücken frei«.

Die ärztliche Konsiliaruntersuchung ist auch deshalb kritisch zu sehen, wenn man – nicht zuletzt aus eigener Erfahrung – bedenkt, dass solche Konsiliaruntersuchungen nicht selten »mal eben dazwischengeschoben« und »rasch erledigt« werden. Die mögliche Hyperthyreose mag noch bedacht werden. Aber schon andere hormonelle- oder Autoimmunerkrankungen dürften häufig weniger erwogen werden. Sie sind ja deutlich seltener. Man kann ohnehin nur diagnostizieren, was man »auf dem Schirm« hat. Oft kennt der Arzt den Patienten nicht aus einem langjährigen Kontakt, sondern sieht ihn zum ersten Mal, was die Bewertung der geklagten Symptome schwieriger macht. Hausärzte, die einen Patienten über lange Jahre persönlich »kennen« und begleiten, sind nicht mehr die Regel.

Mit Beginn der Psychotherapie »schließt sich die Tür«. Es soll und darf nichts mehr nach außen dringen. Riefe etwa ein Therapeut ohne vorherige Rücksprache mit dem Patienten dessen somatischen Behandler, etwa den Hausarzt, an, um die Lage zu besprechen oder Informationen zu körperlichen Befunden einzuholen, wäre dies ein Bruch der Schweigepflicht. Abstinenzregeln und Konzepte zur technischen Neutralität des Therapeuten verhindern weiter ein aktives Vorgehen. Ohnehin ist ein wichtiges explizites – oder implizites – Ziel in der Psychotherapie, dem Patienten auch in Fragen seiner Gesundheit zu mehr Autonomie zu verhelfen und auch zuzumuten. Aus Sicht nicht weniger Psychotherapeuten würde das oben skizzierte aktive Vorgehen auch diesem Ziel massiv schaden.

Der Therapeut kann also nicht »mal eben« den Kollegen anrufen, was er von diesem oder jenem halte, das müsste vorher – ausführlich – mit dem Patienten besprochen werden (und würde gerade dadurch möglicherweise ein großes, für den psychotherapeutischen Prozess ggf. kontraproduktives Gewicht erhalten) – kurz: Die Gefahren störender Einflüsse und ungünstiger Konsequenzen durch eine »übertriebene Sorge um den Körper« auf den psychotherapeutischen Prozess sind groß. Doch kann die damit verbundene »Abstinenz« – einschließlich der aus vielen Gründen gerechtfertigten strengen Schweigepflicht – dem Patienten letztlich zum Nachteil gereichen, dann nämlich, wenn er eben doch körperlich krank ist oder eine körperliche Krankheit im Verlauf des therapeutischen Prozesses entwickelt.

Im ambulanten Bereich liegt die somatische Diagnostik und Behandlung weitestgehend in den Händen von niedergelassenen Haus- oder Fachärzten. Üblicherweise wird von psychotherapeutischer Seite eher implizit davon ausgegangen, dass der Patient bei den »richtigen Ärzten« in Behandlung ist oder auch regelmäßige Vorsorgetermine wahrnimmt – und dies wird der Selbstverantwortung des Patienten zugeschrieben. Würde man ohne Anlass in der Vorbesprechung zur Psychotherapie eine Patientin fragen, ob sie schon beim Mamma-Screening oder bei der Koloskopie war oder wann der Blutdruck zuletzt suffizient gemessen wurde? Es kommt praktisch nur im Falle der psychotherapeutischen Behandlung von essgestörten Patientinnen vor, dass konkrete Vereinbarungen getroffen werden, wann – z. B. für den Fall einer zu starken Gewichtsreduktion im Zuge von nicht seltenem Agieren mit dem Körpergewicht – Somatiker »zugeschaltet« werden oder die regelmäßige Konsultation eines somatischen Behandlers in den Behandlungsvertrag aufgenommen wird.

Überwiegend psychotherapeutisch tätige Ärzte sind in ihrer Wahrnehmungseinstellung und Behandlungsausrichtung (Desomatisierung, Psychologisierung) mit guten Gründen auf das Psychische fokussiert. Doch der Körper droht dabei leicht ins Hintertreffen zu geraten. Nach unseren Beobachtungen besteht auch bei ärztlichen Psychotherapeuten nicht mehr so oft ein »klinisches Gefühl« für die körperlichen Komponenten der »Psychosomatik«, da viele jüngere Kolleginnen und Kollegen über weniger allgemeine klinisch-somatische Erfahrung als früher verfügen, auch durch früh einsetzende »Psycho«-Spezialisierung und andere fachärztliche Bildungsverläufe. Bei diesen Ärzten kommt es in der psychotherapeutischen Berufsbiografie ohnehin zu einer fast vollständigen Verschiebung der Interessen von der Somatik auf die Psychotherapie. Über die Jahre liegt bei vielen, insbesondere ambulant Tätigen, nur noch ein »somatisches Restwissen« vor.

Und last but not least: Immer stärker liegt die ambulante Psychotherapie in den Händen Psychologischer Psychotherapeuten, die per se kein ausführliches Studium der Körperkrankheiten durchlaufen haben. Solange diese in Kliniken tätig sind, gibt es in der Regel begleitende somatische Expertise und Zuständigkeiten – dazu Indikationskonferenzen, Patientenvorstellungen und/oder kollegiale Intervision. Doch in der ambulanten Praxis ändert sich diese Situation grundlegend. Der Körper bzw. die Körperkrankheit wird nun zu einem Gegenstand, der nicht mehr in den Erwägungs-, Verantwortungs- und Nachdenkensbereich des Psychotherapeuten fällt. Dieser hat dann seine »Pflicht« getan, wenn er den Patienten darauf hinweist, dass er diese oder jene Beschwerden medizinisch abklären lassen solle. Er fühlt sich aber oft nicht mehr für die Frage zuständig, ob z. B. die körperliche Ursache etwa für die Kopfschmerzen eines Patienten ein unerkanntes Hypertonusleiden sein könnte.

4.2.3 Wo drohen Fehler bzw. wo kommen Fehler vor?

Eine wichtige mögliche Fehlerquelle ist der Umgang mit somatischen Aspekten im Rahmen der psychotherapeutischen »Eingangsuntersuchung«, eine andere der Umgang mit solchen Aspekten im Rahmen des Behandlungsverlaufes.

Zur Validität der Eingangsdiagnostik: Für die Validität der Ausschlussdiagnostik somatischer Krankheiten *vor der Aufnahme einer psychotherapeutischen Behandlung* spielen verschiedene Einflussgrößen eine Rolle, wo überall Fehler gebahnt werden können:

- klinisch-somatische Expertise des psychotherapeutischen Behandlers (z.B. »berufliche Sozialisation« ärztlicher versus psychologischer Psychotherapeut)
- Haltung/Einstellung des psychotherapeutischen Behandlers (Sich-Verlassen auf Procedere der vorherigen somatischen Abklärung vs. offen-kritischer Umgang mit solcher, Interesse und Expertise bezüglich der Interpretation von Körpersymptomen)
- Zuweisungsweg zur ambulanten Psychotherapie (Hausarzt? Facharzt? Klinik?)
- Güte des ärztlichen Konsiliarbefundes (fachliche Expertise des Konsiliars, Zeitfaktor, dessen Einstellung zu Psychotherapie)
- Einstellung des Patienten selbst zum Umgang mit etwaigen Körpersymptomen (Spektrum von starker Ängstlichkeit bis zu ausgeprägteren psychogenen Interpretationstendenzen)
- fachliche Qualifikation des psychotherapeutischen Behandlers (Schulung auch in somatischen Bereichen, Behandlungserfahrung [... da »stimmt etwas nicht«])

Bei der *Diagnostik körperlicher Erkrankungen im Verlauf einer psychotherapeutischen Behandlung treten folgende mögliche »Krisenpunkte« und »Weichenstellungen«* noch hinzu:

- Intensität des psychodynamischen Prozesses: z.B. je intensiver, desto größer die Gefahr (mehr noch im psychodynamischen Setting), dass Körpersymptome im Sinne einer Abwehr interpretiert werden? Und desto größer der (nicht zuletzt manchmal narzisstisch geprägte) Wunsch des Behandlers, diesen Prozess nicht – etwa durch »Unterbrechung« im Zuge somatischer Abklärung mit eventueller »Tangierung« der psychotherapeutischen Behandlung – zu »gefährden«?
- Länge des psychodynamischen Prozesses mit immer stärkerer »Ausblendung« somatischer Aspekte auf dem Hintergrund einer sich mehr und mehr intensivierenden Übertragungsbeziehung, die nicht »gestört« werden soll (s. auch weiter unten: → »Gegenübertragungsfalle«)

4.2.4 Klinische Veranschaulichungen

Zu schnell auf die psychische Ebene geschoben: fehlendes interdisziplinäres Denken bzw. Handeln

FALLBEISPIEL

Ein 50-jähriger Schuldirektor hat sich in seine Stellvertreterin verliebt und für diese seine Familie verlassen. Doch die neue Beziehung ist herausfordernd und spannungsreich. Es stellen sich sexuelle Schwierigkeiten ein, und der Patient entwickelt eine Impotenz. Da er »psychophil« ist, nimmt er eine intensive psychotherapeutische Behandlung auf, die ihm für seine Beziehungsprobleme nützt und in seinem Selbsterleben in der Rückschau zumindest »nicht geschadet« hat. Sie bleibt jedoch ohne Auswirkung auf das Symptom. Auf Umwegen wird er bei einem Urologen vorstellig, der einen Tumor in der Hypophyse (Prolaktinom) diagnostiziert, der die Impotenz erklärt.

Die Art der Beschwerdepräsentation ist (noch) keine Krankheit

FALLBEISPIEL

Nur mit äußerster Mühe quält sich eine türkischstämmige 40-jährige Patientin die steile Treppe zur Praxis herauf. Es geht um ein Gutachten wegen Erwerbsunfähigkeit. Sie leidet an so starken Rückenschmerzen, dass sie zuhause überwiegend bettlägerig ist. Als Kind und Jugendliche hatte sie wegen einer Gesichtsmissbildung viele Operationen über sich ergehen lassen müssen. Bereits im Vorfeld hatte sie fordernd angemerkt, dass sie die Treppe nicht schaffen werde. Ihr fordernd-aggressives Auftreten wirkt gleichzeitig kindlich und anrührend. Alle körperlichen Befunde, auch so weit sie in der Akte notiert sind, sind unauffällig. Das sich im Kopf des Gutachters formierende Gutachten läuft auf die Einschätzung eines psychogen ausgestalteten histrionisch anmutenden Reenactments am eigenen Körper zu. Dabei käme es unter Aktivierung früher nicht bewusster Mangel- und Schmerzerfahrungen und der entsprechenden Ängste im Zusammenhang mit den stattgehabten Operationen zu einer generellen regressiven Entwicklung. Da kommt die Nachricht, dass der Rheumafaktor positiv sei und aus rheumatologischer Sicht nun doch eine Immunerkrankung vorliegt, die entsprechend behandelt werden muss.

Die somatische Kompetenz des Therapeuten spielt bei der Zuweisung zur Psychotherapie keine Rolle

Es ist in aller Regel zunächst einem Patienten überlassen, an welche Ärzte/Therapeuten er sich primär zur Abklärung seiner Beschwerden wendet. Häufig wird das der Hausarzt sein oder auch direkt ein Psychotherapeut »aus der Liste«, dem Telefonbuch oder aufgrund von Empfehlungen. Diese Therapeutenwahlen durch den Patienten oder auch die Zuweisungen zur Psychotherapie durch einen somatischen Behandler haben in der Regel mit dessen persönlicher Expertise und Wissen über Psychotherapie, den ihm bekannten Kollegen und einem pragmatischen Umgang mit freien Psychotherapieplätzen zu tun. Es gibt für die ambulante Psychotherapie keine gezielte Zuweisungskultur, die sich differenziert an der somatischen Kompetenz und Erfahrung des Psychotherapeuten orientiert.

(Zu) geringe Kenntnis körperlicher Erkrankungen auf Seiten psychotherapeutischer Behandler

Bedenkt man allein den großen »Topf« endokrinologischer Erkrankungen oder die Vielzahl möglicher sog. Seltener Erkrankungen (→Kap. 6.13, →Kap. 6.14), wird deutlich, wie sehr man auf der Hut sein muss und wie wichtig gerade hier interdisziplinäre Kommunikation/Kooperation ist. Besonders hormonelle Erkrankungen entwickeln sich z.B. schleichend, ihre Symptome können leicht psychogen missinterpretiert werden. Körperliche Erkrankungen können zudem »heimtückisch« sein (z.B. Hirntumore, andere Krebsentwicklungen, immunologische Erkrankungen, entzündliche Erkrankungen, beginnender Parkinson, Dystonien, Demenz) und zunächst ein psychogenes Geschehen nahelegen oder sogar »imitieren« – und oft liegen solche Erkrankungen außerhalb des gängigen diagnostischen Assoziationsspektrums.

Auch eine »Gegenübertragungsfalle«: die Angst um den Patienten

Im Zuge einer psychotherapeutischen Behandlung lernt man den Patienten immer mehr kennen, »mag« ihn, er wird einem wichtig, wie »jemand aus der Familie«. Man »will« nicht, dass er körperlich krank ist oder wird. Vielmehr möchte man ihn im Zuge einer guten Beziehung (wichtiger allgemeiner Wirkfaktor in der Psychotherapie) heilen. So werden gerade kleine körperliche Veränderungen nicht selten zunächst übersehen oder bagatellisiert. Überspitzt ausgedrückt: Zu viel Sorge um das Körperliche könnte diese gute Beziehung »stören« ...

Die »großen Töpfe« »Depression« und »Somatisierung« »schlucken« alles

FALLBEISPIEL

Dem 85-jährigen Patienten geht es schlecht. Er hat sein Leben in vielerlei Hinsicht gut bewältigen können, doch war er auch zweimal an einer Depression erkrankt. Im Zuge einer anstehenden Lebensveränderung (Aufgabe seines Geschäfts) hatte er in der Vergangenheit ein massives Ulcus duodeni entwickelt, das sich erst nach einer Eradikationstherapie gebessert hatte. Nun steht er vor neuen Sorgen: Eine Operation an den Augen steht an, und er muss einsehen, dass er dem Drängen seiner Frau, endlich aus dem Haus im Grünen in eine Wohnung in der Stadt umzuziehen, nachgeben muss. Doch er sieht sich nicht mehr in der Lage, dies alles in Angriff zu nehmen. Er entwickelt relativ schnell depressive Symptome, ist müde, rasch erschöpfbar, mag nicht aufstehen, ist verzagt. Seine Frau macht sich große Sorgen und drängt auf die Einnahme eines Antidepressivums. Gemeinsam suchen sie den Hausarzt auf, der findet, dass die »Blutwerte in Ordnung« sind und verschreibt ein pflanzliches Antidepressivum. Es liege offenbar wieder eine Depression vor. Die in vielem überängstliche Frau des Patienten fragt, ob nicht vielleicht ein EKG nötig sei. Dies wird zunächst verneint und erst durchgeführt, als der Patient erneut vorstellig wird und jetzt ein stärkeres Antidepressivum erwogen wird. Das EKG dient nun zum Ausschluss einer kardiologischen Kontraindikation bzw. kardialen Vorschädigung im Zusammenhang mit der stärkeren antidepressiven Medikation. Es zeigt sich eine Bradykardie um 50 Schläge pro Minute mit einem Schenkelblock und niedrigem Blutdruck (systolisch zwischen 130 und 100 mmHg). Nun wird mit Hochdruck eine kardiologische Diagnostik eingeleitet. Auch wenn das nun durchgeführte Langzeit-EGK keine gravierenden Rhythmusstörungen zeigt, muss doch die Erschöpfung des

Patienten, der »nicht mehr mag«, zumindest anteilig auf die Bradykardie zurückgeführt werden.

»Es ist alles gemacht« – verhindert den kritischen Blick zurück

Diskutiert man den Verlauf einer Psychotherapie kritisch mit Fachkollegen, ob es sich nicht vielleicht um eine körperliche Krankheit handeln könnte, wird oft die somatische Disziplin genannt, von der der Patient schon gesehen wurde: Er war schon beim Neurologen, Orthopäden usw. Streng genommen reicht das aber nicht aus. Entscheidend sind z. B. die Verlaufsdynamik der Erkrankung und ihre Beeinflussbarkeit in der psychotherapeutischen Behandlung, die sich oft erst in der Rückschau ergibt.

FALLBEISPIEL

In einer Falldiskussion einer tiefenpsychologisch fundierten Psychotherapie eines 60-jährigen Mannes, der im Anschluss an eine eigene Nahtoderfahrung und den Tod seiner Tochter eine massive teilweise opiatpflichtige Schmerzerkrankung entwickelt hat, wirft eine klinisch sehr erfahrene Analytikerin die Frage auf, ob es sich nicht doch um eine somatische Erkrankung handle. Es zeigt sich, dass die Tochter zeitlebens an einer schweren Autoimmunerkrankung gelitten hatte, an der sie letztlich verstorben war. Mangels Information konnte aber nicht weiterdiskutiert werden, ob auch bei dem Patienten eine solche Autoimmunerkrankung vorliegen könnte bzw. die entsprechenden klinischen Parameter bestimmt wurden. Deshalb geht die Diskussion an dieser Stelle nicht weiter und wendet sich wieder Fragen der therapeutischen Beziehung zu. Zurück bleibt ein etwas unbehagliches Gefühl.

Medikamenteneffekte

Viele Medikamente können Nebenwirkungen verursachen, gerade auch neu eingenommene, über die ein behandelnder Psychotherapeut nicht unbedingt aktuell informiert ist. Auch bei einer Dauermedikation wird nicht mehr an mögliche Medikamenteneffekte gedacht, man kennt ja den Patienten, wie er ist (Mehrere Kapitel befassen sich mit diesem Thema: → Kap. 5.16, → Kap. 6.12.1, → Kap. 6.12.2).

Das Problem der »realen Somatisierung«

Körperliche Erkrankungen (z. B. Divertikulititis, Neuronitis vestibularis) können sich unter psychischem Konfliktdruck verschlechtern, ggf. sogar auch unter solchem entstehen, sie sind aber doch somatisch »real« mit der entsprechenden somatisch fundierten und geprägten Symptomcharakteristik (kolikartige Bauchschmerzen, Drehschwindel). Da er gedanklich aber auf die Konflikte und die Verarbeitungsmechanismen des Patienten fokussiert ist, wird der Psychotherapeut ggf. erst einmal dazu neigen, entsprechende Beschwerden (»Schmerzen im Unterbauch«, »Angst«) als funktionell oder gar »psychisch« zu bewerten.

Erfährt man alles (auch körperlich) Wichtige vom Patienten?

Man geht wohl meist davon aus, dass der Patient aufrichtig ist und er schon »bringen« wird, was ihn ängstigt und beschäftigt. Das ist aber nicht immer der Fall, da der Patient z. B. zunächst oft gar nicht merkt, ggf. es auch nicht wahrhaben will, dass es ihm körperlich schlecht(er) geht. Aktives Nachfragen konfligiert aber nicht selten mit der psychotherapeutischen Haltung, der »Vorantreiber« einer psychologischen Selbstreflexion und einer damit verbundenen Desomatisierung zu sein, und der Sorge, durch Nachfragen nach dem körperlichen Ergehen den therapeutischen Prozess in eine falsche Richtung zu lenken.

Weitere patientenseitige Anteile an der »Ausblendung« körperlicher Symptome

Jeder Topf findet seinen Deckel. Somatophile Patienten gehen eher zu einem somatischen Arzt, psychophile zu einem Psychotherapeuten. Das ist auch gut so, verhindert aber ggf. auch patientenseitig, dass etwa beim Auftreten neuer somatischer Symptome frühzeitig »nachgesetzt« wird. »Psychophile Patienten« scheuen nicht selten den Gang zum »Körperarzt« und verbleiben lieber »im Schutz der Psychotherapie«.

Schwierigkeiten, die mit der Charakteristik bestimmter Störungen verbunden sind

Viele körperliche Erkrankungen entwickeln sich langsam und entgehen der bewussten Wahrnehmung. Manche sind auch für den Patienten nicht wirklich spürbar, z. B. die Entwicklung eines Diabetes mellitus oder eines Hypertonie-Leidens. Auch bislang fehl- oder nicht diagnostizierte körperliche Erkrankungen können veranlassen, den Patienten auf eine »psychogene Schiene« zu schieben.

FALLBEISPIEL

Eine 35-jährige Geigerin entwickelt Schmerzen und Dysfunktionen im rechten Arm, ihrem »Bogenarm«. In einer umfassenden Diagnostik, die vor allem auf Einengungen der Nervenwurzel oder Engpass-Syndrome im Verlauf der Armnerven zielt, kann über 3 Jahre keine Ursache gefunden werden. Es passt alles nicht. Eine spezielle musikmedizinische Diagnostik untersucht das Bewegungsmuster und die Haltung der Geigerin auf Dysfunktionen und damit verbundene Schmerzursachen. Physiotherapie und körpertherapeutische Maßnahmen bringen immer wieder Erleichterungen und funktionelle Verbesserungen, ändern aber nichts am fundamentalen Verlauf. Es stellt sich die Frage einer atypischen Somatisierung und eines unbewussten »Widerwillens« gegen den Beruf. Erst als ähnliche Symptome auch im linken Arm auftreten, öffnet sich das diagnostische Fenster und es wird eine immunologische Erkrankung (multifokale motorische Neuropathie) diagnostiziert, die mit Infusionen von Immunglobulinen erfolgreich behandelt werden kann.

4.2.5 Spezifische Ursachen von Fehlern

Ökonomische Rahmenbedingungen

Ein Problem stellt der klassifikatorische Ansatz dar: Damit etwas von der Krankenkasse bezahlt wird, muss eine Krankheit genügend schwer sein (das gilt allerdings vor allem für den stationären Bereich); es besteht insgesamt eine zunehmende Tendenz »schwerer zu diagnostizieren« (etwa depressive Episode statt Anpassungsstörung), obwohl jemand anhaltend »nur« mit einer bestimmten schwierigen Lebenssituation nicht zurechtkommt. Die vorgegebene Klassifikation erzwingt dies ohnehin, denn eine Anpassungsstörung soll »definitionsgemäß« in der Regel nach 6 Monaten vorbei sein und bleibt der Klassifikation einer psychischen Störung nach einem definierten, umschriebenen *Ereignis* vorbehalten, *nicht* aufgrund einer Lebenssituation. Die »depressive Episode« differenziert wiederum nicht die Ursache der Störung. Auf der anderen Seite wird eher ungern die Diagnose einer Persönlichkeitsstörung vergeben, um den Patienten nicht vor der Krankenkasse und vor sich selbst zu »stigmatisieren« oder möglicherweise Übernahmen zu Folgebehandlungen nicht zu erschweren. Oder: Das elektronische Dokumentationssystem »Smarty« in der Psychotherapeuten-Version erlaubt z. B. nicht die Angabe von somatischen Diagnosen. Nur scheinbar genaue, aber eigentlich klinisch unpräzise Diagnosepraktiken können so ungünstige Rückwirkungen auf das klinische Denken und Handeln haben.

Man sollte nie vergessen, dass es sich bei den diagnostischen Klassifikationssystemen gerade im Bereich der psychischen Erkrankungen um eine Kategorisierungsmöglichkeit von Störungen handelt, die unter dem Leitgedanken der Operationalisierbarkeit und Reliabilität verfasst wurden, nicht um »wirkliche Erkrankungen« zu kategorisieren. So droht die klinische Differenzialdiagnose von nach Ätiologie und Pathogenese definierten Krankheitsbildern (z. B. welche Art von Depression liegt vor, wo ist der Ursprung?) »unter den Tisch zu fallen« bzw. überformt zu werden. Wenn zudem noch Arten des Umgangs mit der Störung in die Klassifikation einfließen, kommt ein zweites Kriterium dazu, das sich nicht mehr mit der Frage beschäftigt, welche Erkrankung vorliegt. Dieses Denken ist dann »mit sich selbst im Reinen« und doch möglicherweise fehlerhaft.

Uninformiertes »Nebeneinander« von Behandlungsgewerken

Auch subtilere »psychogene Fehler« drohen und kommen vor. Im folgenden Beispiel können sich die Perspektiven verschiedener Behandler auf den Patienten nicht berühren, weil sie zu unterschiedlich und kommunikativ getrennt sind. Dadurch kommt es zu unsicheren Situationen und möglichen Fehleinschätzungen auch über die Wirkmächtigkeit des eigenen therapeutischen Handelns und seine Gültigkeit in einer bestimmten klinischen Situation:

FALLBEISPIEL

Die psychotherapeutische Perspektive auf eine MS-Erkrankung: »Stress macht MS-Schub« und »die negativen Affekte müssen desomatisiert werden« unterbewertet die Fragestellung, ob die Erkrankung durch welche Medikamente (bzw. Medikamentenumstellung) gebessert werden kann, da ja das »Heil in der Psychotherapie« gesucht wird. Diese Frage wird dem Neurologen »überlassen«, der diese dann aus seiner Perspektive beantwortet. Der Neurologe kennt freilich die »Innenwelt« des Patienten nicht so detailliert wie der Psychotherapeut. Er hat seine eigene neurologische Perspektive, etwa die Anzahl der zerebralen Entzündungsherde im aktuellen MRT. Beide Perspektiven sind nicht miteinander in Kontakt, allenfalls über das, was der Patient dem jeweiligen Arzt und Psychotherapeuten berichtet. So wird der Patient selbst zum Entscheider. Er kann nun in seiner Entscheidung vom Therapeuten bestärkt werden (selbst auf sich hören, Prüfung der Frage: Kann er Vertrauen zum Neurologen haben?). Doch bleibt dabei letztlich die Frage offen, ob die nun getroffene Entscheidung (z. B. Medikamentenumstellung) medizinisch richtig ist, denn diese könnte erst wissenschaftlich fundiert und optimal begründet getroffen werden, wenn sich beide Ärzte austauschten und dabei die Perspektive des anderen verstehen und berücksichtigen würden.

Umgang in Ausbildungsambulanzen mit dem »psychogenen Fehler«

Das Problem des »psychogenen Fehlers« stellt sich auch in Ausbildungsambulanzen. Dort arbeiten viele Behandler mit noch wenig klinischer Erfahrung, nicht zuletzt eine große Anzahl Psychologischer Psychotherapeuten. Deshalb ist in vielen psychotherapeutischen Ausbildungsinstituten zusätzlich zur externen üblichen Konsiliaruntersuchung vor Aufnehmen einer Psychotherapie eine Zweitsicht des Patienten durch einen Arzt vorgesehen (auch wegen ggf. psychiatrischer Probleme und/oder evtl. Fragen zur Medikation). Passiert der Patient diese beiden Hürden, ist er »unrettbar« auf der »Psycho-Schiene«. Der Supervisor der Behandlung – Arzt oder Psychologe, im eigenen beruflichen Zusammenhang vorwiegend »sprechend« tätig – hat selbst den Patienten in aller Regel nicht gesehen und ist im Rahmen des Supervisionsprozesses auf die psychischen Probleme des Patienten und die Kompetenzerweiterung des Ausbildungskandidaten fokussiert. Er ist hier darauf angewiesen, was ihm dieser von der Behandlung berichtet. Die zur Verfügung stehende Zeit reicht ohnehin nicht für alles. Der Supervisor verlässt sich so auf die vorhergehende Diagnostik. In den kasuistischen Seminaren am Institut sind somatische Symptome meist »kein Thema«, entsprechende Überlegungen wie: »Vielleicht hat der Patient eine körperliche Krankheit?« würden als Ablenkung vom Eigentlichen (nämlich des psychodynamischen Geschehens und seine Entwicklung) empfunden. Das gilt sicherlich insbesondere für psychodynamische Psychotherapien.

FALLBEISPIEL

Wie komplex sich diese Fäden fast unauflösbar ineinander verwringen können, zeigt der folgende Fall:

Die 61-jährige Patienten hat sich wegen »Ängsten und einer depressiven Verstimmung« nach einem psychosomatischen Reha-Aufenthalt an die Ambulanz eines psychotherapeutischen Ausbildungsinstituts gewandt und wird dort von einer Ärztin in der Facharztweiterbildung gesehen. Diese berichtet der Supervisorin, einer erfahrenen Psychologischen Psychotherapeutin und Psychoanalytikerin, von der Patientin. Die junge Kollegin stellt die Indikation zu einer Weiterbildungstherapie, unter der regelmäßigen Supervision der Erfahrenen. Eine institutsinterne Zweitsicht und eine ambulante Konsiliaruntersuchung werden von der Patientin »problemlos« durchlaufen und die therapeutische Arbeit beginnt. Diese ist freilich schwierig, und die Patientin rutscht immer weiter in eine Depression hinein, da sie sich offenbar schwer damit tut, die in der Therapie gewonnenen Erkenntnisse wirklich gut zu integrieren und für sich zu nutzen. Die Akten der offenbar langwierigen Erkrankung landen unterdessen bei einem ärztlichen Gutachter der Rentenkasse, der allein aufgrund des Studiums der Akten den Verdacht auf ein komplex fokales Anfallsleiden äußert, was durch eine neurologische Untersuchung bestätigt wird. Ohnehin ist die Therapie schwierig, da die Therapeutin im Verlauf selbst mehrfach über einige Wochen erkrankt. Von der Supervisorin war sie zunächst dazu angehalten worden, vor allem mit ihren Gefühlen, ihrer »Gegenübertragung« zu arbeiten. Dies ändert sich, als die neue Diagnose des Anfallsleidens kommt. Nun wird von der Supervisorin die Strategie der Behandlung auf bloße Krankheitsbewältigung umgestellt, und damit wird die Frage nach einem möglichen psychosomatischen Hintergrund des Anfallsleidens eskamotiert. Die Therapeutin vollzieht diese Bewegung ohne eigene kritische Reflexion nach und verlässt sich dabei auf die Erfahrung der Supervisorin. Sie weiß freilich nicht, dass die Supervisorin selbst um diese Zeit mehrfach an einer transienten globalen Amnesie erkrankt war und darum vielleicht besonders geneigt, psychosomatische Zusammenhänge bei zerebralen Erkrankungen eher zu negieren.

4.2.6 Wie wird mit Fehlern umgegangen (z. B. oft »Verschweigen« des »psychogenen Fehlers«? Institutionelle Fehlerkultur)?

Die Psychotherapie ist im ambulanten Rahmen eine Black Box, ein Raum, aus dem per se nichts nach außen dringt. Der »psychogene Fehler« bleibt meist episodisch, der Bericht anekdotenhaft. Der »psychogene Fehler« wird in der Regel nur über den Verlauf »aufgedeckt« und korrigiert. Über kurz oder lang wird er sich also zwar herausstellen, aber es wird kein »bitterer Vorwurf« gegen den Psychotherapeuten erhoben, der es ja auch nicht hat wissen oder merken können. Schwierig wird es dann, wenn der Psychotherapeut nachdrücklich für eine wahrscheinliche psychische Ursache somatischer

Symptome plädiert hat und den Patienten zudem abhalten wollte, sein »Heil« in der somatischen Medizin zu suchen.

Gegebenenfalls wird sich der Psychotherapeut vielleicht Selbstvorwürfe machen, in der Regel wird er sich aber sagen, dass er sich bemüht habe, es jedoch wirklich nicht besser wissen konnte und der Patient es ihm ja nicht übelnimmt (ein eindrucksvolles Beispiel ist hier der Briefwechsel zwischen Horst Kächele und einem mehrjährigen Psychotherapiepatienten, bei dem eine somatische Erkrankung, die seine Beschwerden erklärte, übersehen wurde, →Kap. 2.3). In der Regel hat ja die Psychotherapie trotzdem für das Leben auch genützt bzw. zumindest nicht geschadet. Dieses »Entschuldigungsmodell« trifft man gelegentlich auch bei Psychotherapeuten. Es seien ja zumindest wichtige Einsichten gewonnen worden. Hier nimmt die Psychotherapie, sich damit zur »weichen Medizin« rechnend, eine vermeintliche Besonderheit in Anspruch, die zumindest diskussionswürdig ist: »Psychotherapie ist immer gut, kann nicht schaden«, im Gegensatz etwa zu einer fehlerhaften medikamentösen Behandlung. Dabei ist die Aussage über eine grundsätzlich hilfreiche Psychotherapie auch nicht ganz fehlerfrei: Denn immerhin verschlechtert sich der Zustand des Patienten andererseits laut Statistik zu etwa 15 % durch Psychotherapie.

Wahrscheinlich wird die Häufigkeit des »psychogenen Fehlers« eher unterschätzt. In der Pragmatik (im Handling und bei der Konzeptualisierung von Psychotherapie) spielt er vermutlich eine viel größere Rolle, als sich in den Fehlerstatistiken wiederfindet.

Er hat zu tun

- mit Informationskultur,
- mit Scham,
- sicherlich mit oben näher erläuterten vielfach anzutreffenden Einschätzungen einer Psychotherapie als »weicher Medizin, die nicht schaden kann«,
- mit Interpretationskultur (etwa langjährige fortbestehende Somatisierung als »hartnäckige Abwehr«),
- mit seinem Verlauf, durch den der »psychogene Fehler« meist aufgedeckt und korrigiert wird, bevor es zu spät ist. Es wird in der Regel – glücklicherweise – nur Zeit verloren dank der heutigen diagnostischen Möglichkeiten,
- schlicht mit fehlender fachlicher Expertise (etwa der fehlenden Möglichkeit zu fachlich-interdisziplinärem Austausch, vor allem im Niedergelassenenbereich bzw. dem Nichtwahrnehmen solcher Möglichkeiten).

4.2.7 Fazit?

Augen aufhalten! Und auch einmal »gegen den Strich denken«. Jeder – insbesondere ambulant tätige – Psychotherapeut sollte einen somatischen Arzt in der »Hinterhand« haben, den er auf kurzem Weg fragen und an den er schnell und gezielt überweisen kann. Wichtig ist, kollegiale Zusammenarbeit zu suchen. Ideal wären für den ambulanten Bereich nicht nur psychotherapeutisch »interne« Super- oder Intervisionen, sondern etwa interdisziplinäre Fallkonferenzen auch mit somatischen Fachärzten. Unseres Wissens existieren letztere praktisch nicht. Über die Gründe wäre nachzudenken.

CARSTEN SPITZER

4.3 Stationäre psychosomatische Diagnostik

Die psychosomatisch-psychotherapeutische Versorgung in Deutschland ist aufgrund ihrer gestuften, differenzierten und vielfältigen Behandlungsstrukturen im internationalen Vergleich einmalig (Schulz et al. 2008) und stellt eine eigenständige Form der Psychotherapie dar (Spitzer et al. 2016). Insbesondere die hohe Anzahl voll- und teilstationärer Behandlungsplätze stellt ein viel diskutiertes Qualitätsmerkmal des deutschen Gesundheitssystems dar: Im Jahre 2020 gab es nach dem Statistischen Bundesamt 278 Fachabteilungen für Psychosomatik und Psychotherapie, die zusammen 12773 Betten vorhielten (Statistisches Bundesamt 2022). Im gleichen Jahre wurden 77481 Patienten in die vollstationäre Behandlung aufgenommen und 3403002 Belegungstage errechnet (Statistisches Bundesamt 2022). Alleine diese Größendimensionen machen deutlich, dass diagnostische und therapeutische Fehler geradezu vorprogrammiert sind.

Daher ist es auch nicht verwunderlich, dass »Qualität« gerade im Bereich der Psychosomatik und Psychotherapie in den letzten Jahrzehnten ein wichtiges Schlagwort geworden ist – angefangen vom Qualitätsmanagement über Qualitätssicherungsmaßnahmen bis zur Qualitätsverbesserung, wobei sowohl die Struktur- als auch die Prozess- und Ergebnisqualität auf der individuellen und gesellschaftlichen Systemebene in den Blick genommen werden (Pollmächer 2014). Allerdings dürfen die Breite und Intensität, mit der »Qualität« verfolgt wird, keineswegs darüber hinwegtäuschen, dass die überwiegende Mehrheit der Maßnahmen ausschließlich auf die Behandlung fokussiert. Beispielhaft seien hier die Bemühungen um die Entwicklung und Implementierung von Qualitätsindikatoren in der ambulanten Psychotherapie erwähnt: Von sechs Qualitätsindikatoren beschäftigt sich lediglich einer mit diagnostischen Fragen (IQTIG – Institut für Qualitätssicherung und Transparenz im Gesundheitswesen 2021). Anscheinend gehen also die Akteure des Gesundheitssystems davon aus, dass genügend verlässliche somatische Diagnostik-Instanzen vorgeschaltet sind, sodass die diagnostische Qualität als deutlich unkritischer angesehen wird als die Behandlungsqualität. Zusätzlich ist zu bedenken, dass ambulante – und in immer stärkerem Maße auch stationäre – Psychotherapie mittlerweile zu großen Anteilen durch Psychologische Psychotherapeuten durchgeführt wird, was problematisch bezüglich der somatisch-diagnostischen Kompetenz sein kann.

An dieser Stelle zeigt sich sehr deutlich eine Tendenz, die sich auch im klinischen Alltag einer Station oder Tagesklinik widerspiegelt: Psychotherapeutische Aspekte stehen auch hier von Anfang an, häufig schon vor der eigentlichen Aufnahme eines Patienten viel mehr im Zentrum der Aufmerksamkeit als diagnostische. Dies sei an folgendem Beispiel illustriert:

BEISPIEL

Das für die Aufnahmen und Entlassungen verantwortliche Teammitglied kommt sichtlich »genervt« in den Aufenthaltsraum und berichtet von einem Telefonat mit einem Patienten, der in naher Zukunft in die Klinik vollstationär aufgenommen werden soll. Dieser habe von seinen Beschwerden und seiner diagnostisch und therapeutisch frustrierenden Odyssee durch das Medizinsystem so lange gejammert, bis ihr »die Ohren geklingelt« hätten und sie das Telefonat nur durch für ihre Verhältnisse grobe Unhöflichkeiten hätte beenden können. Danach beginnt das Behandlungsteam, ausführlich über zu erwartende Schwierigkeiten im Umgang mit diesem Patienten zu spekulieren und sich in assoziativen Fantasien zu verlieren ...

Dabei scheint das Team völlig zu vergessen, dass angesichts der gesundheitlichen Situation des Patienten eine sorgfältige Auseinandersetzung mit bisherigen diagnostischen Maßnahmen und deren Ergebnissen vorrangig wäre. Es gibt also durchaus gute Gründe für die Annahme, dass in der Psychosomatik und Psychotherapie der Behandlung deutlich mehr Gewicht beigemessen wird als der Diagnostik. Diese auf gesundheitspolitischer wie institutioneller Ebene feststellbare implizite Norm kann sicherlich dazu beitragen, körperliche Ursachen der Beschwerden zu übersehen bzw. zu verkennen und diese vorschnell als psychogen einzuschätzen.

Hingegen ist die Ökonomisierung der Medizin eine explizite (gesundheits)politische Maxime, die seit der 1. Hälfte der 1990er Jahre umgesetzt wird (Manzei & Schmiede 2014). Dazu gehört auch ein leistungsorientiertes Vergütungssystem, in dem der Operationen- und Prozedurenschlüssel (OPS) als offizielle Klassifikation von operationellen Prozeduren für die Leistungssteuerung, den Leistungsnachweis und als Grundlage für die Leistungsabrechnung der deutschen Krankenhäuser maßgeblich ist. Auch wenn der OPS im zurzeit gültigen Entgeltkatalog für die »Psych-Fächer« praktisch keine Rolle spielt, lässt sich an ihm ebenfalls aufzeigen, dass die psychosomatisch-psychotherapeutischen Behandlung gewichtiger ist als die Diagnostik: Während vier Codes für verschiedene Behandlungskonstellationen zur Verfügung stehen, gibt es keinen einzigen Code für einen rein diagnostischen Aufenthalt in der Psychosomatik. Man könnte den Eindruck gewinnen, dass implizit angenommen, gar vorausgesetzt wird, dass Patienten bei Einweisung bzw. Aufnahme in eine psychosomatisch-psychotherapeutische Klinik adäquat und ausreichend (körpermedizinisch) diagnostiziert sind. Das dem keineswegs so ist, wissen alle Praktiker:

BEISPIEL

Auch in der Literatur wird vielfach auf die somatische Unter-, Über- und Fehldiagnostik hingewiesen (Bernardy et al. 2006). Daher wird auch zu Recht gefordert, dass bei unvollständiger somatischer Diagnostik diese unbedingt erweitert werden muss (Bernardy et al. 2006). Allerdings wird ein diagnostischer Mehraufwand unter stationären Bedingungen nicht vergütet – eindeutig ein Fehlanreiz für eine sorgfältige Organdiagnostik, die sowohl auf System- wie individueller Ebene als potenzielle Fehlerquelle zu benennen ist. In der Praxis wird auf dieses Dilemma unterschiedlich reagiert, aber in den meisten Fällen sehr ausgewogen und mit der gebührenden ärztlichen Verantwortung, d. h. unabdingbare und für die Behandlungsplanung unverzichtbare diagnostische Maßnahmen werden durchgeführt, optionale und zeitlich weniger drängende Prozeduren hingegen in die ambulante Versorgung verlagert.

Der mit der Ökonomisierung des Gesundheitswesens einhergehende wirtschaftliche Druck geht auch und gerade an psychosomatisch-psychotherapeutischen Kliniken keineswegs spurlos vorbei (Keller 2016; Schmeling-Kludas 2008; Streeck 2019). Im Gegenteil: Das Primat der Ökonomie führt dazu, dass Prinzipien aus der Industrie auf die Medizin im Allgemeinen, aber auch auf die Psychosomatik und Psychotherapie im Besonderen übertragen werden (Schmeling-Kludas 2008). So bedeutet etwa die technisch-prozessuale Industrialisierung die Aufteilung von Arbeitsvorgängen in immer kleinere Teileinheiten, die dann standardisiert und arbeitsteilig abgearbeitet werden. Übertragen auf diagnostische Prozesse ließe sich argumentieren, dass diese Standardisierung hinsichtlich der Qualität vorteilhaft sei; hingegen scheint die (immer kleinteiliger werdende) Arbeitsteilung insofern problematisch, als dass es keine Instanz mehr gibt, welche die vielfältigen Einzelbefunde in einer Gesamtschau bewertet, gewichtet und ordnet. Im Einzelfall kann daher die Fülle an Befunden kaum noch überblickt werden und somit zu einer Überforderung und ggf. Fehleinschätzung führen, der man mit dem Hinweis auf eine Psychogenese entgehen kann.

Eine weitere Konsequenz aus der technisch-prozessualen Industrialisierung der Diagnostik ist deren Veränderung in Richtung eines »Produktes«, dessen Fertigung klar definierbar ist. Mit anderen Worten: Diagnostische Prozesse werden analog der Herstellung eines Produktes verstanden, sodass sich Kosten, Zeitaufwand und Ertrag berechnen, festlegen und normieren lassen (Schmeling-Kludas 2008). Völlig übersehen wird dabei, dass die Ergebnisse der diagnostischen Prozesse, also konkret die Befunde, selbst interpretationsbedürftig sind und dass ihre Bewertung und Einordnung eben nicht standardisiert werden können. Gleichwohl führt die Industrialisierung der Diagnostik eben dazu, dass pro Zeiteinheit eine definierte Menge zu bewältigen ist und gerade bei komplizierten und komplexen Fragestellungen die Zeit fehlen kann, um sich profunde mit ihnen zu beschäftigen. Der ökonomische und der Zeitdruck bedingen sich somit wechselseitig und die zunehmende Bürokratisierung (in) der Medizin verschärft diese Problematik zusätzlich. Eine sorgfältig abwägende Diagnostik – auch zur Vermeidung »psychogener Fehler« – ist damit inkompatibel.

Eine zusätzliche Dimension im Zuge der Ökonomisierung betrifft die Art und Weise, wie diagnostische Maßnahmen einschließlich von Konsilen durch andere Fachdisziplinen »verrechnet« werden. Teure Zusatzdiagnostik wird daher »unbeliebt«, weil sie den erwirtschafteten Gewinn der eigenen Klinik reduziert. Sie wird daher unter Umständen in den ambulanten Bereich vor oder nach der stationären Behandlung »delegiert«. Bei psychosomatisch-psychotherapeutischen Fachkliniken, die weder organisatorisch noch faktisch-räumlich in ein Klinikum eingebettet sind, kommt erschwerend hinzu, dass die Diagnostik extern »eingekauft« werden muss. Das wiederum geht mit einem erhöhten Organisationsaufwand und ggf. langen Wartezeiten einher, was möglicherweise abschreckend wirkt und somit zu Fehldiagnosen beitragen kann.

Neben diesen eher systemischen Aspekten resultieren Fehldiagnosen in der stationären Psychosomatik auch aus sozialpsychologischen Faktoren, die zwar nicht spezifisch für die Psychosomatik, aber für das Setting Krankenhaus im Allgemeinen sind. Für eine stationäre Einweisung muss ein niedergelassener Kollege eine Krankenhausbehandlung verordnen und auf dem entsprechenden Formular eine oder mehrere (Verdachts-)Diagnosen vermerken. Diese Einweisungsdiagnose kann jedoch einen Rahmungseffekt (*framing bias*) bei dem aufnehmenden Kollegen in der Klinik bewirken: Diese im diagnostischen Prozess früh vorliegende Information wird inadäquat über- oder unterbewertet und beeinflusst die weiteren diagnostischen Überlegungen und Maßnahmen (Schaller-Paule et al. 2021). Zusätzlich wird der einweisende Kollege – bei einer gewissen eigenen Unsicherheit – nicht selten der Auffassung sein, dass in einer (großen) Klinik mit ggf. vielen Spezialabteilungen eine vorläufige Diagnose verlässlich(er) verifiziert bzw. falsifiziert werden kann.

Eine weitere relevante Verzerrungsquelle stellt die Tendenz dar, Autoritäten zu glauben, also der sog. Autoritätsbias (engl. *authority bias* oder *blind obedience bias*, in anderen Kontexten auch als HiPPO-Effekt [= highest paid person's opinion] diskutiert). Gerade in dem hierarchisch organisierten System eines Krankenhauses wird diese sozialpsychologisch fundierte kognitive Verzerrung wirksam. Auch wenn die Annahme berechtigt erscheint, dass in psychosomatischen Kliniken und dort innerhalb der einzelnen Teams vergleichsweise flache Hierarchien herrschen, so schützt das keineswegs vor dem Autoritätsbias: Der Berufsanfänger wird vermutlich der diagnostischen Einschätzung des Assistenzarztes im 3. Weiterbildungsjahr mehr Gewicht beimessen als der eigenen, davon abweichenden Beurteilung, und dieser wird wiederum dem Oberarzt mehr Glauben schenken als dem jüngeren Kollegen und der Oberarzt seinerseits wird bei eigener Unsicherheit eher dem Chefarzt vertrauen als auf den dienstjüngsten Kollegen hören, auch wenn dieser gut begründete Argumente auf seiner Seite hat (Schaller-Paule et al. 2021). Aber nicht nur Personen stellen in diesem Kontext »Autoritäten« dar, sondern auch vermeintlich 100% objektive Untersuchungsmethoden, wie beispielsweise laborchemische Parameter oder das EKG. Dies sei an folgender Vignette illustriert:

FALLBEISPIEL

Ein Anfang 60-jähriger, übergewichtiger und seit 20 Jahren rauchender Patient, der wegen einer depressiven Symptomatik in Kombination mit einer chronischen Schmerzstörung stationär in der Psychosomatik behandelt wird, klagt nach einer emotional aufwühlenden Gruppentherapie plötzlich über Luftnot, Kaltschweißigkeit und ausstrahlende Schmerzen in den linken Arm. Unter dem Verdacht auf einen Myokardinfarkt erfolgt sofort die entsprechende Diagnostik inkl. Labor und EKG, die jedoch keine Auffälligkeiten zeigen.

Daraus »mit blindem Gehorsam« zu schlussfolgern, dass kein Myokardinfarkt vorliegen kann, sondern eindeutig eine Panikattacke, ist deshalb falsch, weil nicht jeder Infarkt mit laborchemischen und/oder EKG-Veränderungen einhergeht und auch Labor und EKG falsch negative Befunde liefern können. Hier könnte also eine weiterführende oder Verlaufsdiagnostik veranlasst werden, um einen Infarkt zu bestätigen bzw. mit größerer Sicherheit auszuschließen. Dabei ist jedoch unbedingt die psychologische Dimension organdiagnostischer Maßnahmen zu berücksichtigen, die sich im Einzelfall mit der individuellen Pathologie des Patienten nachteilig »verhaken« und damit den psychotherapeutischen Prozess erheblich behindern, gar verunmöglichen kann. Wenn etwa ein Angstpatient durch die »Produktion« somatischer Beschwerden schnell somatischer Diagnostik zugeführt wird und so der Auseinandersetzung mit konflikthaften Themen aus dem Weg gehen kann, fungiert dieser Ablauf als negativer Verstärker und trägt somit qua operanter Konditionierung zur Aufrechterhaltung bzw. Ausweitung seines Vermeidungsverhaltens bei. Bei einem Patienten mit einer somatoformen Störung trägt ein Übermaß an Organdiagnostik zur Festigung eines somatischen Krankheitsverständnis bei. Kurzum: Es gehört zur ärztlichen Kunst, auch die diagnostischen Maßnahmen angemessen zu dosieren!

Schließlich darf nicht vergessen werden, dass eine psychosomatische Klinik notwendigerweise hierarchisch organisiert ist und der Leiter eine – auch juristisch – größere Verantwortung trägt als andere Mitarbeiter. Daher kommt seiner Haltung zu dem hier diskutierten Problem eine ebenso große Bedeutung zu wie der Art und Weise seiner Fehlerkultur. Die (gerade in Norddeutschland) griffige Formel, dass der Fisch vom Kopf her stinke, bringt dies auf den Punkt: Der Chefarzt ist Modell und Identifikationsfigur hinsichtlich der Bedeutung der Organdiagnostik.

Zusammenfassend lässt sich festhalten, dass neben generell wirksamen Mechanismen wie vielfältigen kognitiven Verzerrungen (Schaller-Paule et al. 2021) gerade die stationäre Psychosomatik durch systembezogene und sozialpsychologische Faktoren anfällig für Fehldiagnosen ist. Dies betrifft vermutlich stärker den »psychogenen Fehler«, als dass umgekehrt Symptome fälschlicherweise als körperlich verursacht diagnostiziert werden. Auch wenn viele psychosomatische Kliniken unter Berufung auf Weiss und English (1949) betonen, dass sie »... nicht dem Körper weniger, sondern der Seele mehr Beachtung« schenken, wird dieser Anspruch kaum eingelöst, denn die konsequente diagnostische und therapeutische Ausrichtung auf psychische Faktoren lässt die Körperdiagnostik zur lästigen Pflicht verkümmern statt sie als Herausforderung zu begreifen. Pointiert formuliert: Der »psychogene Fehler« wird institutionell begünstigt.

Literatur

Bernardy K, Köllner V, Joraschky P. Integration psychischer, sozialer und somatischer Aspekte in der Diagnostik. In: Janssen PL, Joraschky P, Tress W (Hrsg.). Leitfaden Psychosomatische Medizin und Psychotherapie. Köln: Deutscher Ärzte-Verlag 2006: 144–146.

IQTIG – Institut für Qualitätssicherung und Transparenz im Gesundheitswesen. Qualitätssicherungsverfahren zur ambulanten psychotherapeutischen Versorgung gesetzlich Krankenversicherter. Berlin: IQTIG 2021.

Keller W. Stationäre Psychosomatische Behandlung im Spannungsfeld ökonomischer Zwänge. In: Bruder-Bezzel A, Bruder KJ, Münch K (Hrsg.). Neoliberale Identitäten. Der Einfluss der Ökonomisierung auf die Psyche. Gießen: Psychosozial-Verlag 2016: 103–120.

Manzei A, Schmiede R (Hrsg.). 20 Jahre Wettbewerb im Gesundheitswesen. Wiesbaden: Springer VS 2014.

Pollmächer T. Qualitätssicherung in der psychiatrischen und psychotherapeutischen Versorgung. In: Becker A (Hrsg.). Reader Qualitätsmanagement im Krankenhaus. Kulmbach: Mediengruppe Oberfranken 2014: 94–102.

Schaller-Paule MA, Steinmetz H, Vollmer FS et al. Lessons in clinical reasoning – pitfalls, myths, and pearls: the contribution of faulty data gathering and synthesis to diagnostic error. Diagnosis 2021; 8: 515–524.

Schmeling-Kludas C. Ökonomisierung und Psychotherapie. Psychotherapeut 2008; 53: 349–359.

Schulz H, Barghaan D, Harfst T et al. Psychotherapeutische Versorgung. Gesundheitsberichterstattung des Bundes, Heft 41. Berlin: Robert-Koch-Institut 2008.

Spitzer C, Rullkötter N, Dally A. Stationäre Psychotherapie. Nervenarzt 2016; 87: 99–108.

Statistisches Bundesamt. Grunddaten der Krankenhäuser. Destatis 2022.

Streeck U. Das Primat der Ökonomie. Dtsch Ärztebl 2019; 116: 1647.

Weiss E, English OS. Psychosomatic Medicine. The clinical application of psychopathology to general medical problems. 2. Aufl. Philadelphia: Saunders 1949.

UTA FENDEL, MATTHIAS ROSE

4.4 »Auch Großkliniken können irren«

4.4.1 Einleitung

In der oft diffusen Art somatoformer Beschwerden liegt eine der Quellen, einen weniger offensichtlichen, durch unspezifische Symptome überlagerten, aber dennoch vorhandenen Organbezug mit einer umschriebenen körperlichen Erkrankungsursache zu übersehen. Eine zusätzliche Fehlerquelle, die besonders in hochspezialisierten Häusern der Maximalversorgung hinzukommt, resultiert aus der oftmals eng fokussierten fachgebietsspezialisierten Sicht, verbunden mit der entsprechenden Ausbildungssituation, die zwar Detailfragen des eigenen Fachgebiets mit hoher Präzision und Sicherheit beantworten lässt, der aber zuweilen die Breite fehlt, um Erkrankungen aus anderen Fachgebieten zu identifizieren. Das folgende **Fallbeispiel** soll diese Probleme, die in der hier dargestellten diagnostischen Abklärung zu Irrtümern beigetragen haben, verdeutlichen. Die Versorgung des Patienten erfolgte ausschließlich in Abteilungen in einem Krankenhaus der Maximalversorgung. An dem Fall lassen sich drei Wendungen demonstrieren, die jeweils mit der Veränderung des Blickwinkels einhergehen.

4.4.2 Internistische Erkrankung?

Hausarzt

Der 68-jährige Patient stellte sich bei seinem Hausarzt mit zunehmendem Erschöpfungsgefühl, Schwindel, leichtem Kopfdruck, Leistungsknick, Appetitlosigkeit mit begleitendem Gewichtsverlust von ca. 5 kg in 5 Monaten, sowie intermittierenden, mit Schweißausbrüchen einhergehenden Oberbauch- und linksthorakalen Schmerzen vor. Die Beschwerden hätten langsam über einen Zeitraum von ca. 6 Monaten zugenommen. Vorerkrankungen bestanden nicht, der Patient nahm zu dem Zeitpunkt keine Medikamente ein (→Tab. 4.1).

Leitsymptom
Erschöpfungsgefühl
Schwindel
Kopfschmerz
Leistungsknick
Appetitverlust
Gewichtsverlust – 5 kg in 5 Monaten
Oberbauchschmerz
Linksthorakaler Schmerz

Tab. 4-1: Leitsymptome des Patienten (Quelle: eigene Darstellung)

Station 1: Kardiologie

Der Hausarzt priorisierte die Beschwerden anhand der potenziellen vitalen Bedrohung (Schwindel, linkthorakaler Schmerz) und entschied sich unter dem Verdacht einer Angina-pectoris-Symptomatik für eine stationäre Einweisung in die Kardiologie. Im **Labor** erfolgten u. a. Messungen des Troponins und der Kreatinkinase, die mehrfach im Referenzbereich lagen. Das **Ruhe-EKG** blieb ebenfalls ohne pathologische Auffälligkeiten. Im **Langzeit-EKG**, das aufgrund der intermittierenden Schwindelzustände veranlasst worden war, zeigte sich eine relativ enge Frequenz mit 50–83 bpm, die als *»unzureichender HF-Anstieg«* bei ansonsten unauffälligem Befund gewertet wurde. Das **Herz-Echo** wurde bei bestehender Mitralklappen-Insuffizienz Grad 1 als normal befun-

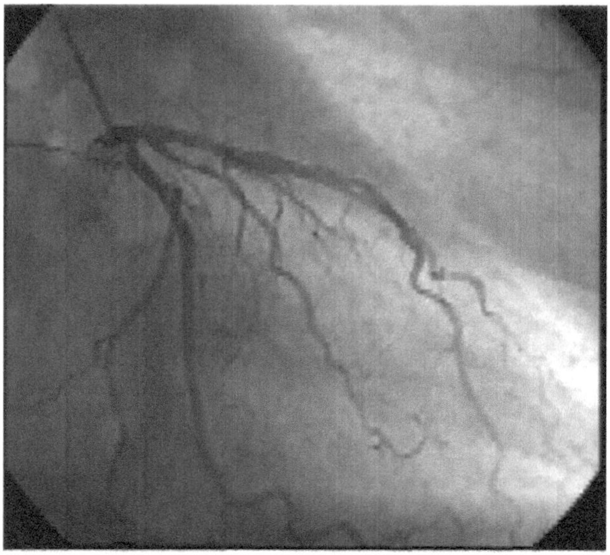

Abb. 4-1: Koronarangiografie (Quelle: Radiologie der Charité – Universitätsmedizin Berlin)

det. Eine **Ergometrie** brach der Patient nach 2 min bei einer maximalen Leistung von 100 Watt wegen Erschöpfung ab. Aufgrund unter Belastung aufgetretener ischämiesuspekter Endstreckenveränderungen wurde die Indikation für eine **Koronarangiografie** gestellt, durch die eine Koronarsklerose ausgeschlossen werden konnte (→Abb. 4.1). Der Arztbrief listet die durchgeführte Diagnostik auf, gibt in dem Diagnosefeld folgerichtig den Eintrag *»keine KHK«* an und empfiehlt die weitere Behandlung durch den Hausarzt.

Station 2: Hämatologie

Da die oben beschriebenen Symptome persistierten, wandte sich der Patient erneut an seinen Hausarzt, den jetzt die Symptome des *Erschöpfungsgefühls und nochmals des Schwindels* zu einer erneuten Abklärung veranlassten. Da im Routine-Labor der Kardiologie zudem eine **normochrome, normozytäre Anämie** aufgefallen war (**Hb 9,8 g/dl**), erfolgte zunächst die Abklärung potenzieller Ursachen dieser Anämie-Form (z. B. Infekt, Hämolyse, Blutverlust, aplastische Anämie). →Tabelle 4.2 gibt einige Laborwerte wieder. Alle Entzündungswerte waren zu dem Zeitpunkt unauffällig, ebenso der Hämoccult-Test.

Da bei niedrigem Hb-Wert ein reaktiver Anstieg der Retikulozyten zu erwarten wäre, wurde der gemessene *normale Retikulozytenwert* von 1,3 % als Hinweis auf eine unzureichende Blutbildung gewertet, sodass man zum Ausschluss einer Blutbildungsstörung eine **Knochenmarkspunktion** durchführte, die ohne pathologischen Befund blieb. Der Arztbrief gibt als Entlassungsdiagnose *»unklare normochrome, normozytäre Anämie bei erhöhtem Ferritin«* an.

Parameter	**Wert**
– Hämoglobin (Hb)	**9,8 g/dl**
– Erythrozyten	**3,54 /pl**
– Hämatokrit	0,29 l/l
MCH	28 pg
MCV	87 fl
MCHC	34,2 g/dl
TSH	0,49 µU/l
– Osmolarität	**252 mosmol/l**
Glukose	85 mg/dl
– Na	**122 mmol/l**
K	2,5 mmol/l
– Ca	**2,14 mmol/l**
– Cl	**94 mmol/l**
P	1,1 mmol/l
Kreatinin	0,9 mg/dl
Harnstoff	26 mg/dl
Retikulozyten	1,3 %
LDH	122 U/l
tBili	0,4 mg/dl
Hapto	73 mg/dl
+ fHb	**6 mg/dl**
Fragmentozyten	keine
PIG-Ankerdefekt	neg.
Thrombozyten	326 /nl
Leukozyten	5,83 /nl
Fe	11,1 µmol/l
– Transferrin	**192 mg/dl**
+ Ferritin	**371 µg/l**
Vitamin B_{12}/Folsäure	normal

Tab. 4-2: Laborwerte des Patienten zur Anämie-Diagnostik (Quelle: eigene Darstellung)

IRRTUM NUMMER EINS

Der ebenfalls erhobene Befund einer ausgeprägten Hyponatriämie in Kombination mit einer verminderten Serum-Osmolarität als Leitsymptom der kortikotropen Hypophyseninsuffizienz wurde zu diesem, im diagnostischen Prozess noch relativ frühen Zeitpunkt nicht beachtet.

Station 3: Onkologie

Die bislang erfolglose Diagnostik führte zu einer Neugewichtung der Symptome, sodass aufgrund der Leitsymptome **Erschöpfung, Leistungsknick, Gewichtsverlust, Oberbauchbeschwerden, Anämie** und **erhöhtes Ferritin** eine stationäre Tumorsuche erfolgte. In der Laboruntersuchung waren im Verlauf keine wesentlichen Änderungen im Vergleich zu den oben dargestellten Laborwerten zu erkennen. Der **PSA-Wert** war mehrfach im Referenzbereich, der Hämoccult-Test weiterhin wiederholt negativ. Der **Röntgen-Thorax** war unauffällig, in der **Oberbauch-Sonografie** zeigten sich Leberzysten ohne weitere Auffälligkeiten. Die **CT-Abdomen** (→Abb. 4.2) wurde bei wandverdicktem Magen mit durch das orale Kontrastmittel irregulär belegter Schleimhaut als suspekt gewertet, weshalb aufgrund des bildmorphologischen Verdachtes auf eine Magen-Neoplasie die Verlegung in die Gastroenterologie erfolgte.

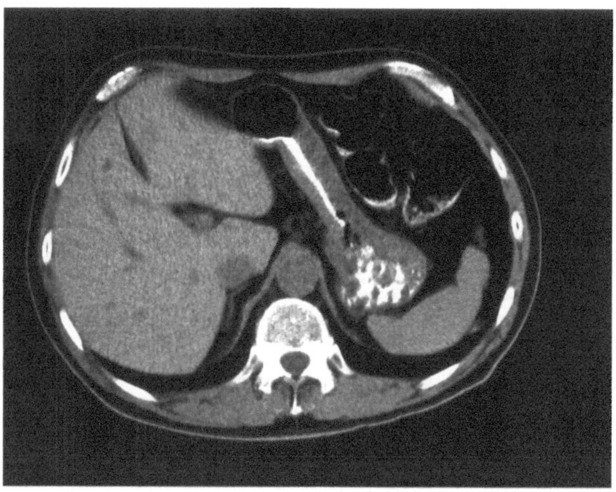

Abb. 4-2: CT-Abdomen mit Kontrastmittel im wandverdickten Magen (Quelle: Radiologie der Charité – Universitätsmedizin Berlin)

Station 4: Gastroenterologie

Aufgrund fortbestehender Symptome im Bereich des Oberbauches und fraglichem CT-Befund erfolgte eine **Gastroduodenoskopie**, die ein *»Ulcus duodeni Forrest III«* zeigte, *Helicobacter* positiv, aber den Verdacht auf ein Neoplasma ausräumte. Eine Eradikationstherapie wurde eingeleitet und zur weiteren Tumorsuche bzw. dem Ausschluss etwaiger anderer Blutungsquellen eine **Koloskopie** veranlasst, in der sich lediglich unauffällige *»Sigma-Divertikel«* fanden, aber ebenfalls keine Tumorerkrankung.

Die **niedrigen Natrium-Werte** wurden als möglicher Ausdruck einer eigenanamnestisch berichteten natriumreduzierten Diät **fehlgewertet und nicht als richtungsweisender Befund gewürdigt**, sodass der Entlassungsbrief in dem Diagnosefeld folgende Diagnosen listet: »salzreduzierte Diät«, »unklare Anämie«, »unklare Hyponatriämie«, »unklare Herzbeschwerden«, »Ulcus duodeni/Divertikel«.

4.4.3 Somatoforme Störung?

Station 5: Psychosomatik

Bei anhaltender facettenreicher Symptomatik seit über einem Jahr und nach jetzt umfangreicher Diagnostik über einen Zeitraum von ca. 6 Monaten, die im Wesentlichen keine strukturellen, die Befunde erklärenden Schädigungen gezeigt hatte, sah sich der Hausarzt mit dem Verdacht auf eine **somatoforme Funktionsstörung** zu einer **Einweisung in die Psychosomatik** veranlasst. Tatsächlich fanden sich in der Biografie des Patienten einige Auffälligkeiten, die eine Vulnerabilität für eine chronische Erkrankung erklären könnten, ebenso wie eine potenziell auslösende Situation.

Der Patient war zu Kriegsbeginn im Kindesalter, sei dann in verschiedenen Kinderlagern, zudem 1 Jahr in einer »Ersatzfamilie« gewesen, bis nach Kriegsende seine Primärfamilie wiedergefunden worden sei. Zum Ende seiner 20er habe der Patient geheiratet und mit seiner Ehefrau ein Kind bekommen. Nachdem das Kind den elterlichen Haushalt verlassen habe, sei der Patient mit Ende 40 eine neue Beziehung eingegangen. Beruflich sei er Industriekaufmann und zuletzt als Niederlassungsleiter einer angesehenen Kfz-Firma tätig gewesen, eine Aufgabe, mit der er sich sehr identifiziert habe. Wenige Monate vor dem Beginn der Symptomatik sei die Berentung des Patienten erfolgt. Der berufliche Bedeutungsverlust sei für den Patienten zu diesem Zeitpunkt noch schwer zu verarbeiten gewesen.

Die **Untersuchung in der psychosomatischen Hochschulambulanz** bestätigte vor diesem Hintergrund die Verdachtsdiagnose des Hausarztes als Anpassungsstörung mit depressiver Reaktion in Kombination mit einer somatoformen autonomen Funktionsstörung des kardiovaskulären Systems und des oberen Gastrointestinaltraktes, die aufgrund der ausgeprägten Einschränkung des Patienten mit der Empfehlung einer stationären Behandlung verknüpft war. Als ursächlich wurde in dem Arztbrief eine abgewehrte depressive Entwicklung nach dem Verlust des Arbeitsplatzes angenommen, begünstigt durch ggf. reaktiviertes Erleben vermuteter kindlicher Vernachlässigungen und ggf. Traumatisierungen mit Störungen der Beziehungsentwicklung.

Bei **stationärer Aufnahme** berichtete der Patient über im Vordergrund stehende Schwindelgefühle, Müdigkeit und Blutdruckschwankungen. Was er *»auf der Psychosomatik«* solle, wisse er nicht. Im Kontakt wirkte der Patient ernst, eingeschränkt schwingungsfähig und teilweise affektlabil. In seinen Schilderungen wurde eine leicht zwanghaft-besorgte Selbstbeobachtung deutlich. Nach dem Ausscheiden aus dem Erwerbsleben war es zu sozialem Rückzug, Verlust an Aktivitäten und Interessen und damit einhergehend sukzessiver Verschlechterung der Stimmungslage gekommen. Vorherrschend war das Empfinden, *»auf dem Abstellgleis«* zu stehen. In der körperlichen Aufnahme-Untersuchung fiel ein blasses Kolorit der Haut und Schleimhäute bei ansonsten unauffälligem Status auf. Die gemessenen Blutdruckwerte waren leicht hypoton (RR 95/60 mmHg) bei grenzwertig niedrig-normaler Herzfrequenz (60/min).

Nach der stationären Aufnahme wurde eine Reihe von testpsychologischen Untersuchungen durchgeführt. Hier zeigte sich zum einen die ausgeprägte Müdigkeit des Patienten, aber *keine* selbstberichtete Depressivität, und zum anderen eine nahezu uneingeschränkte vom Patienten angegebene Lebensqualität (»Anamestic Comparative Self Assessment« [ACSA]-Wert: 9,8 von 10). Besonders auffällig war die Deckung des Selbst- und Idealbildes in einem psychodynamisch orientierten Persönlichkeitstest (Gießen-Test) (→Abb. 4.3). Die soziale Potenz gibt der Patient hier zwei Standardabweichungen oberhalb des Mittelwertes der Normalbevölkerung an, ebenso seine emotionale Durchlässigkeit, ein Befund, der von den Auswertenden der Station als Ausdruck einer Abwehrhaltung des Patienten gegenüber einer psychosomatischen Sichtweise und Behandlung gewertet wurde. Insgesamt wurden diese Befunde als stimmig zur primären Einschätzung einer abgewehrten Depression eingeordnet und der Patient in das übliche Therapieprogramm aufgenommen.

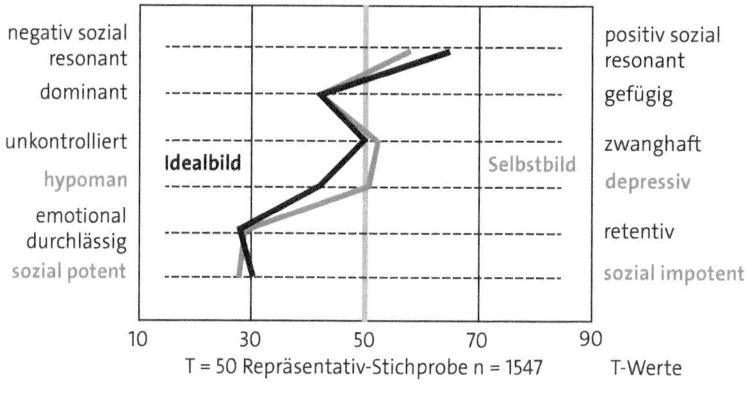

Abb. 4-3: Gießen-Test: Aufnahmeuntersuchung Psychosomatik
(Quelle: eigene Darstellung aus der PsomDok)
50/10 Metrik, Werte der repräsentativen Normalbevölkerung 50 mit einer Standardabweichung von 10. Das **Selbstbild** des Patienten ist in Grau dargestellt, das **Idealbild** in Schwarz.

IRRTUM NUMMER ZWEI

Die Weiterbehandlung erfolgte mit der Darstellung, dass bislang keine erklärenden somatischen Befunde erhoben wurden. Der Umstand, dass bereits der Hausarzt und vier angesehene internistische Abteilungen zu dem Zeitpunkt eine körperliche Untersuchung und umfassende apparative Diagnostik durchgeführt hatten, verleitete zunächst, die biografischen Informationen als Erklärung für die unspezifischen Symptome heranzuziehen und die eigene psychotherapeutische Diagnostik nicht kritisch genug zu hinterfragen.

Zum Routine-Aufnahmelabor der medizinischen Klinik gehört bei Erkrankungen des depressiven Formenkreises die Messung der Schilddrüsenhormone. In dieser Untersuchung fand sich ein erniedrigter fT_3- und fT_4-Wert mit inadäquat niedrigem TSH im Sinne einer **thyreotropen Hypophyseninsuffizienz**. Dieser Befund gab nun Anlass, eine umfassende endokrinologische Untersuchung durchzuführen.

→Tabelle 4-3 zeigt, dass nicht nur die peripheren Schilddrüsenhormone reduziert waren, sondern auch Testosteron bei gleichzeitig niedrigen Gonadotropinen, im Sinne einer **gonadotropen Hypophyseninsuffizienz** (hypogonadotroper Hypogonadismus). ACTH zeigte sich bei einem Kortisol-Wert von 173 ng/ml ebenfalls niedrig, das niedrige DHEAS spricht ebenso für eine fehlende stimulatorische ACTH-Wirkung. Es liegt also eine **kortikotrope Partialinsuffizienz** vor. IGF-1 zeigte sich niedrig und im GHRH-Arginin-Test fand sich kein Anstieg von GH im Sinne einer **somatotropen Hypophyseninsuf-**

Parameter	Wert	Einheit
– fT_3	**1,7**	**ng/l**
– fT_4	**0,6**	**ng/dl**
TSH	0,49	µU/l
TSH nach Stimulation	4,18	µU/l
– – Testosteron/freies Testosteron	**< 0,2/0,5**	**mU/ml**
– – DHEAS	**< 50**	**ng/ml**
– – FSH	**2,4**	**mU/ml**
– – LH	**< 1,0**	**mU/ml**
+ Prolaktin	**28,1**	**µg/l**
– ACTH	**5,0**	**pg/ml**
– Kortisol basal	**173**	**ng/ml**
GHRH-Arginin-Test	IGF-1 niedrig/kein GH-Anstieg	

Tab. 4-3: Laborwerte zur Abklärung der Hypophysenfunktion (Quelle: eigene Darstellung)

fizienz. Das leicht erhöhte Prolaktin lässt sich mit einer **Entzügelungs-Hyperprolaktinämie** bei hypophysärer Raumforderung erklären. Dopamin, das eine hemmende Wirkung auf die Prolaktin-Freisetzung hat, gelangt physiologischerweise vom Hypothalamus über das hypophysäre portalvenöse System zur Adenohypophyse. Bei einer suprasellären Raumforderung der Hypophyse wird diese portalvenöse Inhibition gestört und es resultiert eine erhöhte Prolaktin-Freisetzung.

Damit waren alle bisherigen diagnostischen Überlegungen im Sinne einer überwiegend psychisch bedingten Genese der Symptome obsolet. →Abbildung 4-4 stellt das zerebrale MRT dar, das ein infra- und suprasellär wachsendes Hypophysenadenom mit Anhebung des Chiasma opticum, Invasion des Sinus cavernosus mit teilweiser Ummauerung der Arteria carotis interna und Tumoreinbruch in den Sinus sphenoidalis zeigt.

Kennzeichnend für die Abläufe in hochspezialisierten Kliniken erscheint, dass erst zum Zeitpunkt dieser praktisch alle Symptome erklärenden Diagnosestellung des hormoninaktiven Makroadenoms mit partieller Hypophysenvorderlappen-Insuffizienz wahrgenommen wurde, dass der Patient **keine Achsel- und Schambehaarung** hatte und unter sexuellen Funktionsstörungen litt. Eine frühere Gewichtung dieser klinisch einfach zu erhebenden Befunde hätte vermutlich einen Großteil der Diagnostik überflüssig machen und frühzeitiger auf die richtige *»somatische Spur«* führen können.

Mit der korrigierten Diagnose lassen sich pathophysiologisch relativ problemlos die Mehrzahl der Symptome des Patienten erklären. →Abbildung 4.5 zeigt die ursächliche Vorstellung der Hormonveränderungen. Das führende Symptom des Erschöpfungsgefühls und Leistungsknicks ist mit der **kortikotropen Partialinsuffizienz** (Kortisol, ACTH) und der **thyreotropen Hypophyseninsuffizienz** (TSH, fT_3, fT_4) zu erklären. Durch Wegfall der negativen Rückkopplung von Kortisol auf den Hypothalamus und auf die Hypophyse kommt es reaktiv zu einer erhöhten Ausschüttung von CRH aus dem Hypothalamus und von ADH aus der Neurohypophyse. Die gesteigerte ADH-Freisetzung führt über Volumenretention zur **Hyponatriämie als Leitsymptom der kortikotropen Insuffizienz**, welche neben Adynamie auch Appetitlosigkeit, abdominelle Schmerzen und Übelkeit mit konsekutivem Gewichtsverlust verursacht.

Die depressive Entwicklung ist gut mit der hypophysären Insuffizienz zu erklären. Der Kopfschmerz ist zudem offensichtlich durch die raumfordernde Wirkung des Hypophysenmakroadenoms, die Anämie am ehesten im Zusammenhang mit den erniedrigten Testosteronspiegeln erklärbar.

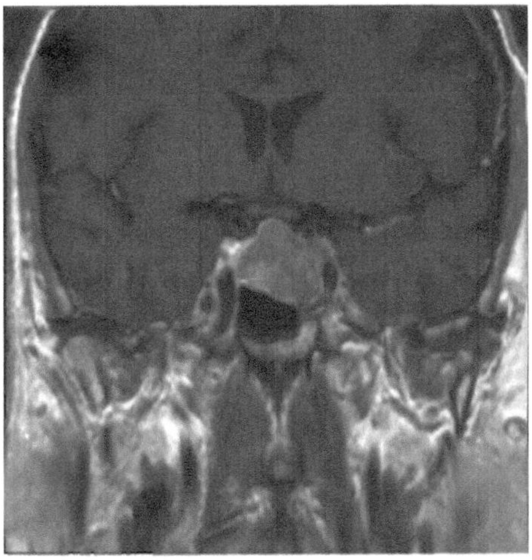

a

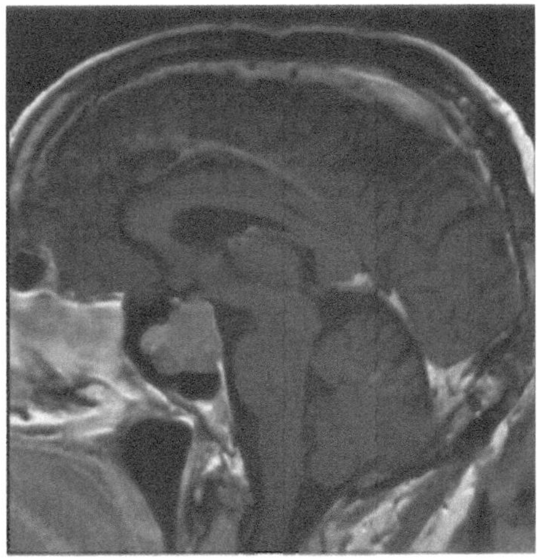

b

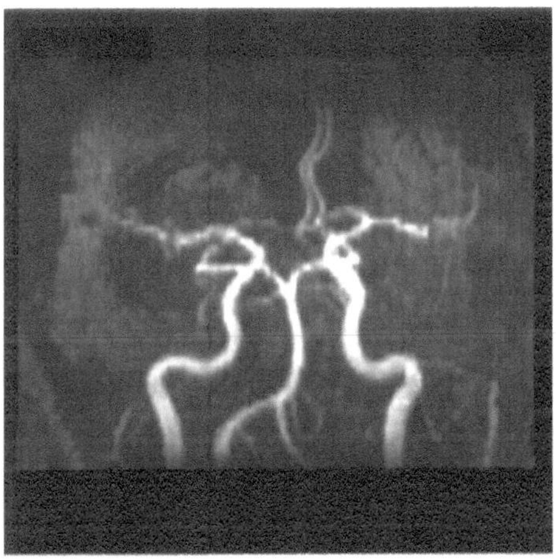

c

Abb. 4-4: MRT Kopf inkl. Gefäßdarstellung. (Quelle: Radiologie der Charité – Universitätsmedizin Berlin)
a Koronare Schnittebene: genau mittig im Bild das Hypophysenadenom mit Anhebung des Chiasma opticums und Invasion des Sinus cavernosus mit teilweiser Ummauerung der linken Arteria carotis interna und Tumoreinbruch in den Sinus sphenoidalis
b Sagittale Schnittebene: infra- und supraselläar wachsendes Hypophysenadenom mit Tumoreinbruch in den Sinus sphenoidalis
c Koronare Schnittebene einer Time-of-Flight-MR-Angiografie (TOF-MRA): Trotz der Tumor-Ummauerung ist die linke Arteria carotis interna pars cavernosa frei durchgängig.

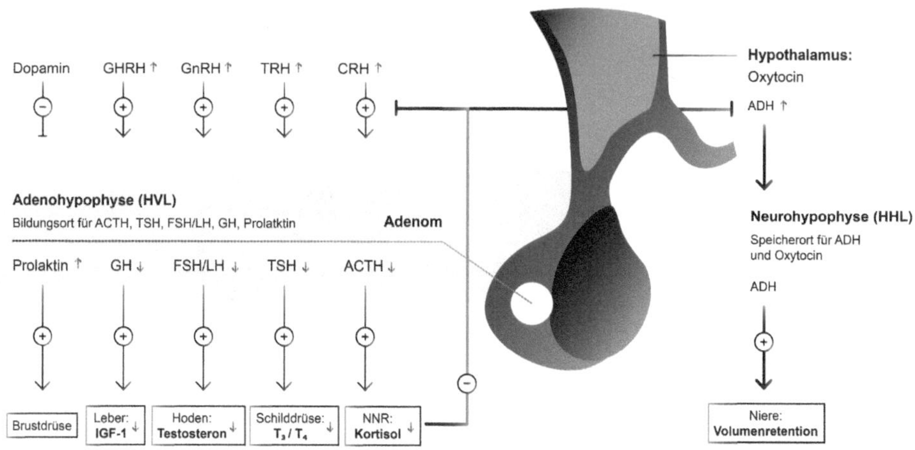

Abb. 4-5: Pathophysiologische Zusammenhänge bei endokrin inaktivem Hypophysenmakroadenom (Quelle: eigene Darstellung, Bearbeitung Mia Grote, Charité – Universitätsmedizin Berlin)

4.4.4 Psychosomatische Störung?

Unmittelbar nach Diagnosestellung und präoperativ wurde mit der Substitution von Hydrokortison begonnen. Die konsiliarisch hinzugezogenen Kollegen und Kolleginnen der Neurochirurgie stellten die dringliche Indikation für eine transsphenoidale Adenomexstirpation, sodass die **kurzfristige Verlegung auf die Neurochirurgie** erfolgte. Nach Einleitung der hormonellen Substitutionstherapie gefolgt von der komplikationslosen Operation normalisierten sich die Laborwerte relativ zügig (→ Abb. 4.6).

Trotz der unter Substitutionstherapie normalisierten Laborparameter, verschlechterte sich entgegen der Erwartung im Verlauf des Aufenthaltes auf der Neurochirurgie mit anschließender Neuro-Rehabilitation die Stimmungslage deutlich. Der Patient war schlechter Stimmung, ängstlich, mit suizidalen Gedanken, beklagte Ein- und Durchschlafstörungen, die Merkfähigkeit war eingeschränkt, der Gedankengang locker assoziiert und die Sprache mit Floskeln durchsetzt. Auch zeigte er takt- und distanzloses Verhalten. Ein Anhalt für wahnhafte Verarbeitung bestand nicht.

Zwei Wochen nach der OP erfolgte daher die **Rückverlegung auf die Psychosomatik** unter der Vorstellung einer prolongierten, neurokognitiven und affektiven Beeinträchtigung infolge der Adenomentfernung. Der Patient zeigte sich für eine psychotherapeutische Behandlung zu diesem Zeitpunkt deutlich offener als initial.

Zwei Wochen nach der Rückverlegung räumte er eine seit Jahren bestehende **Benzodiazepin-Einnahme mit Entwicklung eines Abhängigkeitssyndroms** ein, die er bislang verheimlicht hatte. Während der Behandlung bis zur OP hatte er ohne Kenntnis der Behandelnden eigenständig Benzodiazepine eingenommen.

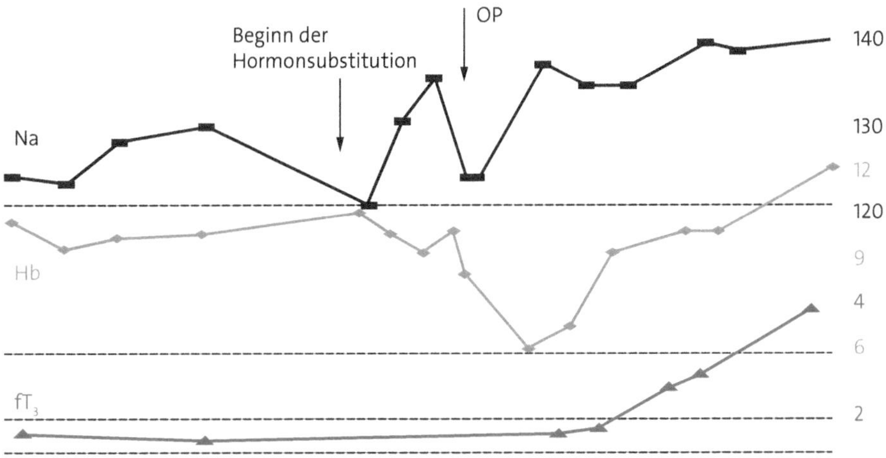

GH	0,6 ng/ml		
IGF-1	187 ng/ml	LH	0,9 IU/l
Renin-Aktivität	0,7 ng/ml/h	FSH	2,8 IU/l
Kortisol-Profil	749–549 nmol/l	–Prolaktin	1,2 µg/l

Abb. 4-6: Verlauf der Laborwerte nach Hormonsubstitution und Adenomentfernung (Quelle: eigene Darstellung)

IRRTUM NUMMER DREI

Die Wendungen des Falles ließen sowohl die Behandelnden der Neurochirurgie als auch die der Psychosomatik davon ausgehen, dass nun mit Diagnose der hypophysären Insuffizienz eine eindeutige *monokausale* Erklärung für die Beschwerden gefunden wurde. Erst in dieser Episode stellte sich heraus, dass auch in diesem Fall nur das Zusammenspiel von somatischen Faktoren, psychischem Erleben und Verhalten das Gesamtbild erklären konnte.

Die Behandlung fokussierte folglich neben der Hormonersatztherapie auf den Benzodiazepin-Entzug, unterstützt durch die klare Struktur des Stationsalltags und das multimodale Therapieangebot, das der Patient nach und nach für seine Themen nutzen konnte. In den bezugstherapeutischen Einzelgesprächen berichtete der Patient zunächst vorrangig über seine lange Krankengeschichte – möglicherweise hatte auch die lange Verkennung der somatischen Erkrankung und das hierdurch hervorgerufene Gefühl, nicht verstanden zu werden, zur depressiven und Abhängigkeitsentwicklung beigetragen. Im Verlauf reflektierte der Patient zunehmend über interpersonelle Schwierigkeiten und Themen wie Altern, Gebrechlichkeit, Partnerschaft, Körperlichkeit, Sexualität, Krankheit und Tod sowie allgemeine Fragen der »Lebenskunst«. Unterstützt wurde der Prozess durch eine antidepressive Therapie mittels eines SSRIs (Sertralin) und initial, im Rahmen der Entzugsbehandlung und aufgrund der Schlafstörungen, mit Mirtazapin zur Nacht.

Hierunter stabilisierte sich der Patient auch hinsichtlich der subjektiven Symptomatik und zeigte sich motiviert, den angestoßenen Prozess im Rahmen einer ambu-

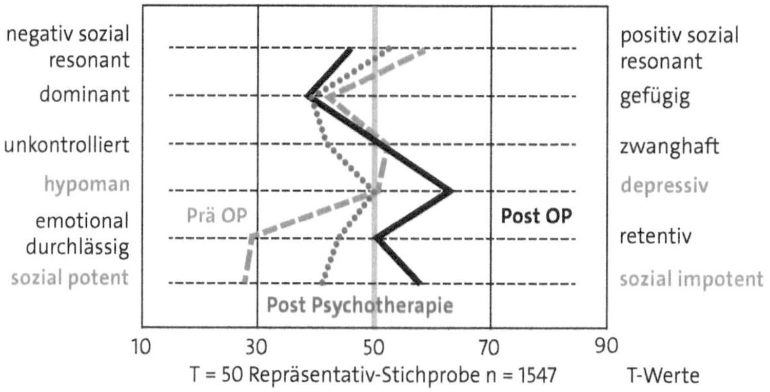

Abb. 4-7: Selbstbild des Patienten im Gießen-Test im Verlauf des Behandlungszeitraumes (Quelle: eigene Darstellung aus der PsomDok)
50/10 Metrik, Werte der repräsentativen Normalbevölkerung 50 mit einer Standardabweichung von 10.
Grau – gestrichelt: Selbstbild des Patienten präoperativ; **Schwarz – durchgezogene Linie:** Selbstbild des Patienten postoperativ; **Grau – gepunktet:** Selbstbild des Patienten nach psychotherapeutischer Behandlung.

lanten Psychotherapie fortzusetzen. Darüber hinaus wurden eine ambulante fachärztlich-psychosomatische und endokrinologische Anbindung gebahnt (→ Abb. 4.7).

4.4.5 Zusammenfassung

Die Fallbeschreibung zeigt an einem in dem Ausmaß sicher ungewöhnlichen, aber dennoch charakteristischen Beispiel die »Fallstricke« der Patientenbehandlung in einem segmentierten Versorgungssystem. Die Selektion von Leitsymptomen für bestimmte Organsysteme, die nicht ausreichend aufmerksame klinische körperliche Untersuchung und die wiederholte und unreflektiert weiter übernommene Fehlinterpretation der ausgeprägten Hyponatriämie führten zunächst zu einer Vielzahl isolierter diagnostischer Prozesse, die die Zusammenschau der Symptome aber eher behinderte. Die Gefahren einer zu fokussierten, »tunnelartigen« Sicht, einer nicht ausreichend aufmerksam-vertrauensvollen Anamneseerhebung und klinischen Untersuchung und einer unreflektierten Annahme von vorausgegangenen Befundinterpretationen bestehen prinzipiell auch bei psychosomatischer Diagnostik und Einordnung.

In unserem Fachgebiet besteht jedoch zusätzlich das Risiko, dass in der Regel jede Biografie Ereignisse bietet, die für eine einfühlsame Diagnostik Anhaltspunkte liefern könnten, eine Vulnerabilität für eine bestimmte psychogene Ausformung und Beschwerdedarstellung zu erkennen. Eine vollständig »unauffällige« Biografie oder Konfliktkonstellation wäre in der Psychosomatik nahezu suspekt. Eine »Ausschlussdiagnostik«, wie in anderen Fächern üblich, findet sich in der Psychosomatik kaum. Wenn Beschwerden auftauchen, für die bislang keine hinreichende Erklärung gefunden wurde, besteht das Risiko, vorschnell Assoziationen zu psychosozialen Faktoren anzunehmen, die anders als in den somatischen Fächern nicht durch Labor- oder Bilddaten verifiziert oder falsifiziert werden können. Weiterhin können auch Kombinationen somatischer und psychogener Erkrankungsbilder vorliegen, die sich wechselseitig beeinflussen, akzentuieren, überlagern oder möglicherweise begünstigen.

Damit geht eine besondere Notwendigkeit für eine sorgfältige Abwägung möglicher, bislang unerkannter somatischer Ursachen einher, auch wenn die Verlegung aus Abteilungen der »Großkliniken« erfolgt. Das Beispiel verdeutlicht die Gefahr, die in dieser Hinsicht insbesondere von Kliniken der Maximalversorgung ausgeht. In den spezialisierten Abteilungen arbeiten in der Routineversorgung meist jüngere Menschen, die in der Regel eine sehr spezifische Ausbildung erfahren haben oder sich noch am Anfang ihrer Weiterbildung befinden. Bei der aktuellen Leistungsverdichtung ist z. B. nicht in allen Fällen eine konsiliarische Mitversorgung aufgrund kurzer Behandlungszeiten umsetzbar. Man sollte somit nicht davon ausgehen, dass die Behandlung in einer Abteilung einer renommierten Klinik automatisch eine umfassende Umfelddiagnostik bedeutet, auch wenn das Haus dies insgesamt bieten könnte. Darüber hinaus erfordern viele Erkrankungsbilder wachsame Verlaufsbeurteilungen, die nicht innerhalb der stationären Behandlungszeiten abgeschlossen werden können und für die es wesentlich ist, die Patienten über einen längeren Zeitraum zu belgeiten, möglichst gut kennenzulernen und mit ihnen im vertrauensvollen Kontakt zu sein.

Spezieller Teil

5 Symptome und Syndrome

5.1 Schmerz

ULRICH LAMPARTER, HANS STRENGE

5.1.1 Der Schmerz und seine klinische Analyse

Wozu »klinische Schmerzanalyse«?

Immer wieder werden der psychosomatisch orientierte Arzt oder der Psychotherapeut mit Klagen über schwer einzuordnende oder in ihrer Persistenz befremdliche Schmerzen konfrontiert, oder sie werden von Ärzten anderer Fachrichtungen zu der Therapie solcher Schmerzen mit aufgefordert. Um hier Fehldiagnosen und Fehlindikationen zu vermeiden, ist eine genaue klinische Schmerzanalyse erforderlich. Freilich kann hier nicht die Problematik einer Psychosomatik des Schmerzes umfänglich dargestellt oder gar eine Übersicht vermittelt werden. Es geht vielmehr darum, Grundwissen zusammenzustellen, das bei der Einordnung und der Differenzialdiagnose von Schmerzzuständen in bestimmten klinischen Situationen notwendig und hilfreich ist und für mögliche diagnostische Fehler sensibilisiert. Spezielle Aspekte der Schmerzanalyse bei bestimmten Körperregionen werden in den folgenden Beiträgen dieses Buches genauer dargestellt.

Erste Orientierung

Ganz allgemein handelt es sich beim Schmerz um ein Grundphänomen menschlicher Existenz. Üblicherweise interpretieren wir Schmerz als durch äußere Verletzungen oder durch krankhafte Körpervorgänge und Dysfunktionen entstanden und gleichzeitig als Hinweis auf den Ort des Geschehens, wenn nicht sogar auf seine Ursache. Wir machen darüber hinaus die Beobachtung, dass es offenbar »Schmerzkrankheiten« gibt. Hier, wie z. B. bei der Migräne oder der Fibromyalgie, ist der Schmerz nicht vorrangig nur ein – durchaus wichtiges – Leitsymptom einer Erkrankung, das zu einem umschriebenen pathogenetischen Ort der Störung führt. Ganz offensichtlich handelt es sich vielmehr um Erkrankungen jeweils eigener Art, die gezielte, auf die Erkrankung zugeschnittene Therapien erfordern. Dies gilt auch für viele chronische Körperkrankheiten, bei denen der Schmerz seinen bloßen Symptomcharakter verliert und selbst zur zusätzlichen und beschwerenden Krankheit wird. Darüber hinaus zeigt die allgemeine Erfahrung: Es gibt einen »seelischen Aspekt« des Schmerzes, wenn nicht sogar einen »Seelenschmerz«: Schmerz kann als affektiv getönte Empfindung als Reaktion auf einen Verlust oder eine schwere Kränkung entstehen.

Die Schmerzempfindung und ihre Elemente

Schmerzrezeptoren (Nozizeptoren) bestehen aus nichtkorpuskulären sensorischen Endigungen und zwei Typen von Axonen, den langsam leitenden unmyelinisierten C-Fasern und den schnelleren A-delta-Fasern. Der körperlich bedingte Schmerz besteht aus mehreren Komponenten: Der somatische *Oberflächenschmerz* durch noxische Reizung der Haut wird zumeist als hell und gut lokalisierbar empfunden, der somatische und viszerale *Tiefenschmerz* in Muskeln, Knochen, Gelenken und Eingeweiden eher als dumpf und weniger abgrenzbar beschrieben.

Darüber hinaus hat der Schmerz eine *affektive Komponente*, die sich in den Begriffen »Leid und Pein« abbildet. Auf der Ebene des Verhaltens und der Kommunikation ist Schmerz etwas Besonderes: Er erzwingt eine hohe Aufmerksamkeitsbesetzung und Fokussierung auf das Geschehen und treibt den Patienten zum Arzt. Der Schmerz erzeugt in der Regel die Sorge oder Angst, körperlich erkrankt zu sein, sein Verschwinden wird nicht selten als Anzeichen einer Heilung gedeutet.

Kompliziert wird das Verhältnis zwischen somatischen und psychischen Phänomenen, wenn sich verschiedene pathogenetische Faktoren durchmischen, etwa beim Kreuzschmerz, der primär durch einen Bandscheibenschaden bedingt sein kann, im weiteren Verlauf aber immer mehr zum Depressionsäquivalent wird oder als Signum einer schweren seelischen Kränkung dient.

Für die klinische Schmerzanalyse lässt sich von psychischen Faktoren, die zur *Entstehung, Intensivierung und Chronifizierung* von Schmerzen beitragen, die *Schmerzverarbeitung* unterscheiden, die keinen genuinen pathogenetischen Einfluss auf die weitere Entwicklung einer Schmerzkrankheit ausübt. Sie gibt lediglich den *»Modus der Schmerzgestaltung«* vor. In dieser Begrifflichkeit bildet sich die Beobachtung ab, dass jeder Mensch auf seine eigene Art mit Schmerzen umgeht, diese »reguliert« und »organisiert«. Auch hier gibt es hilfreiche klinische Differenzierungen und Typisierungen: So prägen die Grundcharakteristika der psychischen Verfasstheit die Art des Umgangs mit Schmerzen, und es lassen sich narzisstische, zwanghafte, depressive oder histrionische Verarbeitungsformen unterscheiden, oder ein Patient kann der kleinianischen Terminologie entsprechend sich in der paranoid-schizoiden oder depressiven Position befinden.

Arten der Beschwerdeschilderung

Klagen über Schmerzen werden in unterschiedlichsten Erscheinungsformen vorgebracht. Wichtig ist, sich klar zu machen, dass der Ort der Empfindung des Schmerzes und der Ort seiner Entstehung nicht identisch sein müssen. Man unterscheidet den *lokalen Schmerz*, der z. B. entsteht, wenn das Gewebe verletzt wird, von einem *projizierten Schmerz*. Hierbei handelt es sich um einen Schmerz, der in das Innervationsgebiet eines peripheren Nervs oder einer Spinalnervenwurzel ausstrahlt. Dieser entsteht durch die Irritation oder Verletzung der entsprechenden nervalen Struktur und wird nicht an der Stelle der eigentlichen Affektion wahrgenommen, sondern in ihrem Projektionsgebiet. Ein klassisches Beispiel sind radikuläre Fuß- und Beinschmerzen bei Irritation einer lumbalen oder sakralen Spinalnervenwurzel während ihres Verlaufs im Wirbelkanal oder ihres Austritts aus dem Zwischenwirbelloch durch eine Einengung infolge einer Bandscheibenvorwölbung. Diese Schmerzen halten sich streng an das periphere Versorgungsgebiet der Nervenwurzel und geben dadurch Hinweise auf ihren eigentlichen Entstehungsort.

Vom lokalen und projizierten Schmerz zu unterscheiden ist der *übertragene Schmerz*, der bei viszeralen Erkrankungen auftreten kann. Er kommt zustande, weil bestimmte Subsysteme von nozizeptiven Rückenmarkzellen nach einem festen »Konvergenzmuster« sowohl durch schmerzleitende Neurone aus dem Tiefengewebe als auch aus der Haut aktiviert werden. Dadurch wird der Schmerz nicht am Ort der Entstehung empfunden, sondern in dasjenige somatische Areal »übertragen«, dessen Afferenzen in denselben Segmenten enden wie die viszeralen. Eine Ischämie des Herzens kann so zu Schmerzen oder Überempfindlichkeit der Haut am linken Arm führen, eine Zwerchfellaffektion zu Beschwerden in der Schulterregion (sog. Head-Zonen). Auch Übertragungen des Schmerzes auf die Muskulatur, die Faszien oder andere tiefer liegende Strukturen werden beobachtet (sog. MacKenzie-Zonen). Die spinale Konvergenzschaltung der nozizeptiven Neurone ist klinisch von großer Bedeutung, da Schmerzen auch bei einem eng umschriebenen Krankheitsgeschehen als diffus und ausgedehnt empfunden werden können und so den Unkundigen lokalisatorisch in die Irre führen.

Die Erscheinungsformen klinischer Schmerzen sind unterschiedlich. Bei gesundem Nervensystem führen Erkrankungen von Organen, z.B. Entzündungen, zu *pathophysiologischen Nozizeptorschmerzen*, die sich durch eine stärkere Schmerzempfindung als im Normalzustand (Senkung der Schmerzschwelle, Hyperalgesie) und durch Ruheschmerzen (spontane Schmerzen ohne mechanische oder thermische Reizung) auszeichnen. Beispiele für eine oberflächliche Hyperalgesie der Haut sind der Sonnenbrand, für eine Hyperalgesie in der Tiefe der Bewegungsschmerz bei Gelenkentzündung. Hier übt der Schmerz eine Wächterfunktion über die Integrität des Organismus aus.

Davon zu unterscheiden ist eine zweite Erscheinungsform von Schmerzen, die als *neuropathische Schmerzen* definiert sind. Hier ist das Schmerzwarnsystem selbst erkrankt. Diese Schmerzen machen sich häufig als brennende Spontanschmerzen oder Schmerzattacken bemerkbar. Typisch für diesen Typus ist auch das Auftreten von Schmerzen durch normalerweise nicht schmerzhafte Reize bei mechanischen und/oder thermischen Stimuli (»Allodynie«). Neuropathische Schmerzen werden durch Erkrankungen oder Verletzungen des peripheren und/oder zentralen somatosensorischen Nervensystems verursacht. Periphere neuropathische Schmerzen entstehen z.B. bei Polyneuropathien (z.B. diabetogen, alkoholtoxisch oder durch eine Chemotherapie induziert) und postzosterischer Neuralgie, bei Affektionen der Spinalnervenwurzeln, des Arm- oder Beinplexus oder der peripheren Nerven im Rahmen von Engpass-Syndromen. Zentrale neuropathische Schmerzen lassen sich häufiger nach Schlaganfall (z. B. Thalamusschmerz), Rückenmarksschädigung oder bei Multipler Sklerose beobachten. Beide Formen von Schmerzkomponenten können auch gemischt auftreten (*»mixed pain«*) und finden sich u. a. bei Patienten mit bestimmten Ausprägungen von chronischen Rückenschmerzen oder mit komplexem regionalen Schmerzsyndrom (»CRPS«, Morbus Sudeck).

Durch sorgfältige Anamnese, klinisch-neurologische Untersuchung und gezielten Einsatz von elektrophysiologischen (Neurografie, evozierte Potenziale) und bildgebenden Verfahren (CT, MRT) können neuropathische Schmerzen diagnostiziert werden. Der zugrunde liegende Mechanismus ist komplex und betrifft funktionelle Veränderungen des geschädigten nozizeptiven Neurons mit der Folge von ektopischen Entladungen, Einsprossungen aktivierender sympathischer Nervenfasern und re- und degenerativen Prozessen in den Axonen. Auch eine zentrale Sensibilisierung mit Übererregbarkeit von Rückenmarksneuronen und Freisetzung von Glutamat und Neuropeptiden kann Grund für eine zunehmende Verstärkung der Schmerzempfindlichkeit sein.

Nach Amputation oder Verlust eines Körperteils kann auf kortikaler Ebene eine pathologische Aktivierung des nozizeptiven Systems mit neuroplastischen Veränderungen der Somatotopie auftreten und eine neuropathische Schmerzkrankheit in Form von Phantomschmerzen im fehlenden Körperteil verursachen.

Die Chronifizierung von Schmerzen wird durch kortikale Lernprozesse (klassische und operante Konditionierung) unterstützt. Dabei kommt es häufig zu einer Dissoziation von Schmerzschwelle und subjektivem Schmerzempfinden. Im Zentralnervensystem ist die individuelle Schmerzerfahrung in einem dynamischen Netzwerk von kortikalen Arealen repräsentiert, die wechselnde Interaktionen zeigen: Ein einzelnes ausschließlich schmerzspezifisches Gehirnareal scheint nicht zu existieren.

Schmerzen erzwingen nicht nur eine hohe Aufmerksamkeitszuwendung, sondern das Schmerzverhalten kann auch Hinweise auf die Natur der Störung geben: z. B. der Rückzug von allen Reizen bei der Migräne, im Gegensatz zur normalen körperlichen Belastbarkeit beim Spannungskopfschmerz oder der Bewegungsunruhe beim Clusterkopfschmerz.

FALLBEISPIEL

In einer fast bizarr anmutenden Körperhaltung liegt ein Patient in der Notaufnahme auf dem Boden. Er habe »unheimliche Rückenschmerzen«. Es wird zunächst eine hysterische oder psychotische Dekompensation vermutet, bis sich klärt, dass ein massiver Bandscheibenvorfall vorliegt und dies die Position ist, in der die Schmerzen am erträglichsten sind bzw. die Nervenwurzel am wenigsten gereizt ist.

Hinweise auf organische Genese

In der Differenzialdiagnose gilt grundsätzlich: Schmerzen, die den Schlaf stören, sind verdächtig auf eine organische Genese, besonders wenn der Patient angibt, aufgrund der Schmerzen zu erwachen. Auch Änderungen der Schmerzcharakteristik im Verlauf sollten zu diagnostischen Anstrengungen und Neuüberlegungen hinsichtlich möglicher körperlich ursächlicher Faktoren führen.

Der leichte organische Schmerz wird eher selbstdistanzierend, gleichsam selbsterforschend geschildert. Das »Ich« des Patienten versucht seine Wahrnehmungen einzuordnen und ist eher vorsichtig in der Bewertung. Es erlebt den Schmerz als Warnsignal, ist um Orientierung bemüht und versucht herauszufinden, woher der Schmerz kommt. Die Ängste, eine schlimme Erkrankung zu haben, bleiben eher im Hintergrund. Der schmerzhafte Körperbereich wird eher geschont.

Zu einer diese vorsichtige Einstellung beiseitelassenden Identifikation mit dem Schmerzerleben kann es aber kommen, wenn der Patient den Eindruck hat, man glaube ihm nicht oder die Umwelt nehme nicht ausreichend Notiz oder bagatellisiere die mögliche drohende Gefahr. Der Schmerz kann dann »übertrieben in den Vordergrund gestellt« werden, ohne dass daraus eine »Psychogenie« abgeleitet werden kann.

Es gibt aber auch ein überwältigendes körperliches Schmerzerleben, wo der Patient »ganz Schmerz und Angst« ist, wie dies bei dem existenziellen Vernichtungsschmerz beim Herzinfarkt, den unerträglichen Kopfschmerzen bei einer Subarachnoidalblutung oder den Schmerzen bei einem geplatzten Aneurysma der großen Gefäße vorkommt.

Vielleicht mag der organisch bedingte Schmerz eher die Sorge des Arztes auslösen und einen Wunsch zu helfen, doch die Orientierung am subjektiven Empfinden des Arztes ist grundsätzlich zweifelhaft. Auch Zeichen von psychischer Auffälligkeit und inadäquatem Umgang mit der Situation können nicht sicher negativ im Sinne einer fehlenden körperlichen Ursache gewertet werden, denn auch psychisch instabile Menschen (z. B. Borderline-Patienten) können körperlich erkranken und körperlich bedingte Schmerzen entwickeln. Umgekehrt ist auch daran zu denken, dass Schmerz verleugnet oder verschwiegen werden kann. So kann die rechtzeitige Entdeckung einer ernsten körperlichen Erkrankung unterbleiben, weil der Körperschmerz nicht geklagt wird und der Patient über seine Schmerzen schweigt.

Hinweise auf psychosomatische Genese oder Psychogenie

Sie ergeben sich besonders, wenn man die Situation analysiert, in welcher der Schmerz zum ersten Mal aufgetreten ist. Dies bezieht sich sowohl auf die allgemeine Lebenssituation zu diesem Zeitpunkt als auch auf die besonderen Umstände des primären Schmerzerlebens. Von diesem Zeitpunkt an lässt sich die Entwicklung der Funktionalität und der subjektiven Bedeutung des Schmerzes rekonstruieren. So mag z. B. eine harte Kindheit ohne zärtliche Zuwendung die Neigung erhöht haben, mit Schmerzen zu reagieren bzw. eine Schmerzkrankheit zu entwickeln. Der Schmerz ist dann oft der

»einzige zugelassene« Affekt. Ein Drang nach invasiven Operationen oder Aussagen wie »wenn ich nur tot wäre, damit ich diesen Schmerz nicht haben muss«, verweisen eher auf ein psychosomatisches Gesamtgeschehen mit einer Vorherrschaft heftiger Affekte (z. B. Suizidalität) als auf die Dringlichkeit einer somatischen Intervention. Ausnahmen bilden unerträglich heftige, organisch bedingte halbseitige Kopfschmerzen wie der akute Glaukomanfall oder der Clusterkopfschmerz, bei dem eine depressive Krankheitsverarbeitung häufig ist (»suicide headache«), solange keine gezielte medikamentöse Behandlung eingeleitet ist.

Bei dem rein psychogenen, auf dem Wege einer Konversion (bedeutungsgetragene Übertragung vom Erleben zu einer Körpersymptomatik) entstandenen Schmerz handelt es sich um einen vergleichsweise seltenen Sonderfall: »Das war mir wie ein Schlag ins Gesicht«, sagt die Patientin Cäcilie M. in Freuds Studien über Hysterie bei der Rekonstruktion der schmerzauslösenden Szene. Der Schmerz wird hier zu einem »Erinnerungssymbol« an ein Erleben, mit dem das Subjekt noch innerlich beschäftigt ist, das es noch nicht »verwunden« hat, hier eine als schwere Kränkung erlebte Bemerkung ihres Ehemanns. Rein psychogene Schmerzen werden vom Patienten nach Maßgabe der »subjektiven Anatomie« geschildert, oft mit gerader Begrenzung in der Körpermitte angegeben oder mit hyperexakter Lokalisierbarkeit (»punktförmiger Schmerz«) bezeichnet. Ein solcher Schmerz, der rätselhaft bleibt und auf den der Patient sich »fixiert«, kann auch der Abwehr einer psychotischen Dekompensation dienen, indem der Patient das bedrohte Selbstgefühl auf den schmerzenden Punkt einengt.

Bei chronischen Schmerzzuständen spielen grundsätzlich Faktoren wie der sekundäre Krankheitsgewinn eine große Rolle und müssen systematisch bedacht werden (z. B. welche Funktion haben die Schmerzen im Alltag, wie steht es mit Krankschreibung und Rentensituation?), damit es nicht zu unüberwindbaren und unerkannten Therapiehindernissen kommt. Der Patient kann manchmal vor schweren Zielkonflikten stehen zwischen Besserung und Verarmung, wenn z. B. sozialrechtliche Auseinandersetzungen andauern. Die Funktionalität der Schmerzen kann sehr weitgehend sein, so kann der Schmerz zu einem inneren Objekt werden (»mein Schmerz«), das geliebt, gehasst oder gefürchtet werden kann, oder innerhalb der Dynamik einer Familie Zuwendung oder Machtansprüche sichern. Es handelt sich dabei um Faktoren, welche den Schmerz modifizieren und chronifizieren, jedoch in den allermeisten Fällen nicht um die primäre Schmerzursache. Die Frage nach den eigentlichen Ursachen des Schmerzes muss auch unter dem Eindruck der »Chronifizierung« und »Fixierung« weiter gestellt und der gedankliche Zugang zu neuen Aspekten muss offengehalten werden.

Die modernen diagnostischen Klassifikationssysteme und die klinische Schmerzanalyse

Die internationalen Klassifikationssysteme haben im Gesundheitswesen eine zentral steuernde Funktion erlangt. Insofern ist es notwendig, sich einerseits mit den modernen Entwicklungen in diesem Feld vertraut zu machen, diese aber gleichzeitig in Bezug auf das eigene diagnostische Denken selbstkritisch zu reflektieren. Die komplexen psychosomatischen Wechselbeziehungen und vielfältigen möglichen Entwicklungen beim chronischen Schmerz in klare und valide voneinander abgrenzbare diagnostische Klassifikationssysteme zu fassen, ist nicht einfach bzw. vielleicht sogar unmöglich. Generell gibt es über die Jahrzehnte eine Entwicklung vom seelisch bedingten Schmerz bis zu einer eigenständigen Kategorisierung des chronischen Schmerzes, der damit den Status einer eigenen Krankheit erhält. ICD-8 bot z.B. noch die Diagnose eines »Psychogenen Schmerzes« an. Die heute immer noch gültige ICD-10 definiert »die anhaltende somatoforme Schmerzstörung« (F45.4) im Kapitel F »Psychische und Verhaltensstörungen« mit folgenden Kriterien: Die eingreifend und gravierend erlebten Schmerzen müssen über 6 Monate an den meisten Tagen vorliegen und können *nicht ausreichend* durch körperliche Faktoren erklärt werden. In der ICD-10 handelt es sich also weiterhin eher um den psychogenen Schmerz, der in dieser Diagnose klassifiziert wird.

Der zentrale Gesichtspunkt der Klassifikation bleibt die fehlende oder nicht ausreichend nachgewiesene körperliche Ursache und *nicht* die Art der *Verarbeitung* eines Schmerzes oder das mit dem Schmerz verbundene *Leiden*. Deshalb rechtfertigt z.B. eine histrionische Verarbeitung von körperlich erklärbaren Schmerzen die Diagnose einer somatoformen Schmerzstörung (F45.4) in der ICD-10 nicht.

An dieser Stelle wurde freilich in der in Deutschland gültigen Version der ICD-10 (2009) eine wichtige Erweiterung vorgenommen. Es wird nun zwischen F45.40 im obigen Sinne und einer neuen Unterkategorie F45.41 (»Chronische Schmerzstörung mit somatischen und psychischen Faktoren«) unterschieden. Dort werden definitionsgemäß auch körperliche Ursachen »zugelassen«, allerdings weiterhin nicht gleichrangig mit psychischen Faktoren behandelt. Die Klassifikation F45.41 wird herangezogen, wenn ein mindestens 6 Monate bestehender Schmerz seinen Ausgangspunkt in einem körperlichen oder physiologischen Prozess hatte, im weiteren Verlauf jedoch psychischen Faktoren ein erheblicher Einfluss auf *Schweregrad, Aufrechterhaltung und Ausprägung* zugemessen werden muss, diese aber *nicht* die *primäre Ursache* beim Beginn der Erkrankung sind. Mit dieser Kategorie wird einerseits erfasst, was man in der Klinik etwas salopp und ungenau die »psychische Überlagerung« des Schmerzes nennt. Zum anderen bildet sich darin die klinische Erfahrung ab, dass Schmerzen die Regie einer Erkrankung übernehmen können, chronische Schmerzen den Patienten psychisch verändern, ihn »mürbe machen«, vielleicht auf den Schmerz »fixieren«, ein Vorgang, den man in der Klinik ungenau als »algogenes Psychosyndrom« bezeichnet. Hier ist en passant kritisch anzumerken, dass das Wort »Psychosyndrom« in der psychiatrischen Nomenklatur eigentlich Störungen des Bewusstseins erfasst und der Begriff zum anderen nicht differenziert, welche psychischen Symptome im Einzelnen als Folge von Schmerzen aufgefasst werden, z.B. Hilflosigkeit, Verzweiflung, Rückzug, gedankliche Einengung, Anhedonie oder Körperfixierung.

Grundsätzlich *nicht* wird die Diagnose einer »somatoformen Schmerzstörung« freilich bei Schmerzen gestellt, die im Rahmen *anderer psychischer Störungen* auftreten (bei anderen somatoformen Störungen, bei Depressionen, Psychosen). Nach der inneren Logik der ICD werden diese Schmerzen im Rahmen der Klassifikation ausschließlich den genannten Grunderkrankungen als Symptom zugeordnet.

Auch für die Kategorie der anhaltenden somatoformen Schmerzstörung gilt wie für viele diagnostische Kategorien im Kapitel F der ICD-10, dass es sich dabei um operationale Klassifikationen handelt, *nicht um nosologische* Entitäten. Sicherlich ist es im Alltag praktisch und in vielerlei Hinsicht ein großer Fortschritt, solche stabil und einsichtig definierten Kategorien zur Verfügung zu haben. Man sollte sich aber immer auch der Grenzen dieser Diagnosen bewusst sein, denn die eigentlichen Schmerzursachen sind mit der Vergabe einer Ziffer nicht identifiziert und eine anhaltende weiter offene Suche nach organischen Schmerzursachen wird durch die Diagnose nicht hinfällig.

Das neueste Diagnose- und Klassifikationssystem DSM-V der Amerikanischen Psychiatrischen Gesellschaft geht einen ganz neuen Weg und verzichtet völlig auf die diagnostische Kategorie einer somatoformen Schmerzstörung. Nun wird die Kategorie einer *Somatic Symptom Disorder* (300.82) angeboten, in der Schmerz als vorherrschendes Symptom spezifiziert werden kann. Bei der Diagnose einer solchen Störung ist es unerheblich, ob eine körperliche Ursache für den Schmerz vorliegt oder nicht bzw. noch nicht gefunden werden konnte. Vielmehr wird auf den *Umgang* mit der Körperbeschwerde »Schmerz« fokussiert: eine damit verbundene »übertriebene Besorgnis« und die unangemessene Inanspruchnahme des medizinischen Systems. Es handelt sich gleichsam um eine »psychiatrische Zuspitzung« des Problems des psychischen versus organisch bedingten Schmerzes, das jetzt in Richtung auf die Angemessenheit im Umgang mit dem Problem verändert wird. Für die Diagnose ist jetzt nicht mehr entscheidend, wie die Erkrankung begründet ist, vielmehr kommt es nur noch zu einer diagnostischen Einschätzung des Umgangs damit. Die Vorgängerversion (DSM-IV) wird sogar dafür kritisiert, dass sie seinerzeit bei der Konzeptualisierung der somatoformen Störungen als zentral in den Vordergrund gestellt habe, dass die Symptome medizinisch nicht erklärbar sein sollten.

Mit diesen aktuellen Entwicklungen gerät die Frage nach der »organischen Verursachung der Schmerzen« immer weiter in den diagnostischen Hintergrund und wird zu einer Frage unter vielen, eine unter dem Aspekt der diagnostischen Präzision von »tatsächlichen Störungen mit definierter Pathologie« zumindest bedenkliche Entwicklung.

Auch die in den kommenden Jahren die Praxistätigkeit und Mittelflüsse im Gesundheitssystem steuernde ICD-11 erscheint in diesem Sinne problematisch. In der ICD-11 hat der chronische Schmerz seinen Platz im Kapitel 6 »Psychische und Verhaltensstörungen« verlassen und ist in das Kapitel 21 »Symptome und klinische Befunde, andernorts nicht klassifiziert« gewandert, wo er viel mehr Raum erhalten hat. Nun wird unterschieden zwischen chronischen *primären* Schmerzen und chronischen *sekundären* Schmerzen und es werden fünf bzw. sechs Unterklassifikationen angeboten. Bei den *primären* Schmerzen handelt es sich um chronische Schmerzen, für die *keine Grunderkrankung* fassbar ist. Die *sekundären* Schmerzen sollen dagegen auf eine klar definierte *körperliche Grunderkrankung* zurückzuführen sein. Durch Zusatzcodierungen können Schmerzintensität, emotionale Belastung und funktionelle Beeinträchtigung codiert werden. Dass der Schmerz ein eigenes ICD-Kapitel erlangt hat, ist mit optimistischen Erwartungen verbunden. Diese gehen dahin, dass sich dadurch Vorteile für eine multimodale Schmerztherapie und die Versorgung chronischer Schmerzpatienten ergeben, durch die der biopsychosoziale Ansatz eine umfassendere Berücksichtigung finden kann und der chronische Schmerz entstigmatisiert wird (Barke et al. 2023). Andere Stimmen (van der Linden et al. 2022) betonen, dass den Schmerz zu einer Krankheit anderer Art zu erklären, eher aus pragmatischen Erwägungen geschehen sei und weniger aufgrund neuer wissenschaftlicher Erkenntnisse. Die neuen Diagnosen würden zu Recht das Selbst-Bild der Schmerzpatienten »als wirklich kranke Menschen« bestätigen und damit ihre Versorgungslage verbessern. Gleichzeitig bestehe die Gefahr eines pathogenetischen Zirkelschlusses, wenn als letzte Ursache einer Schmerzkrankheit allein der Schmerz genannt werde. Die Frage: »Was hat der Patient eigentlich?« könnte durch all diese Entwicklungen in der klassifikatorischen Diagnosenwelt weiter in den Hintergrund geraten.

Das folgende Fallbeispiel mag die Notwendigkeit einer genauen Diagnose mit einer angemessenen Berücksichtigung des »somatischen Faktors« zeigen:

FALLBEISPIEL

Die Mitte 50-jährige Patientin wird in der psychosomatischen Sprechstunde vorgestellt. Sie leidet an einem Schmerz im Vorfuß rechts, für den sich keine Erklärung gefunden habe. Vom Hausarzt wird sie als depressiv eingeschätzt. Sie soll noch einmal in der psychosomatischen Sprechstunde angesehen werden, um dann in einer psychosomatischen Klinik weiterbehandelt zu werden. Die Patientin selbst ist resigniert, ratlos, die Stimmungslage ist auch in der Tat depressiv. Sie sieht keine Zukunft; durch die lange Krankschreibung sind ihr auch »sozial die Felle weggeschwommen«. Man wird ihr wahrscheinlich bei ihrem Arbeitsplatz kündigen.

Trotz allem wirkt die Patientin in ihrer Schmerzschilderung eher »organisch krank.« Die ausführliche Anamnese der »Schmerzgeschichte« deckt ein Bagatelltrauma bei der Schmerzentstehung auf. Sie hat sich den Fuß an einem Einkaufswagen gestoßen. Danach haben sich die Schmerzen entwickelt, welche die klinischen Charakteristika eines Engpass-Syndroms am Fuß (Tarsaltunnel-Syndrom) tragen. An diese Diagnose ist zwar schon einmal gedacht worden, wie Recherchen zur Krankheitsvorgeschichte zeigen, sie wurde aber wieder verworfen, weil keine distale Latenz der Nervenleitgeschwindigkeit (NLG) gemessen werden konnte. Dennoch ist die klinische Symptomatik eines Tarsaltunnel-Syndroms mehr oder weniger eindeutig. Die Differenzialdiagnose bleibt schwierig, ist aber für die Indikationsstellung der weiteren Behandlung essenziell. Ohne eine exakte und zutreffende Diagnose des »organischen Kerns« der Erkrankung wird sich die Patientin immer »fehldiagnostiziert« und in einer psychosomatischen Klinik »am falschen Platz« fühlen.

Mögliche diagnostische Fehler

Ein kardinaler diagnostischer Fehler besteht darin, dass spezifische Schmerzursachen (zunächst) nicht erkannt werden, weil sie sich den üblichen diagnostischen Routinen entziehen oder ungewöhnlich und selten sind. Individuelle Eigenarten der Schmerzpräsentation oder »komorbide« psychische Störungen können hier zusätzlich in die Irre führen. »Keine Ursache gefunden« kann dann fälschlicherweise als Beweis für eine psychogene Störung herangezogen oder der »sekundäre Krankheitsgewinn« oder die »Funktionalität des Schmerzes« werden irrtümlicherweise als entscheidendes Momentum der pathogenetischen Entwicklung angesehen.

Einige klinische Beispiele für solche nur schwer erkennbare Schmerzursachen seien zur Anschaulichkeit angeführt:

- Umschriebene Engpass-Syndrome des Arms oder des Fußes entziehen sich immer wieder der lokalen Diagnostik. Es kann aber auch der Fall vorkommen, dass eine eingeengte diagnostische Fixierung auf ein Engpass-Syndrom eine allgemeine Nervenerkrankung (z.B. Polyneuropathie), Durchblutungsstörungen oder Kompartmentsyndrome übersehen lässt.
- Bei offenkundig lumbalen Wurzelschmerzen ist ein verursachender Bandscheibenprolaps nicht nachweisbar. Es handelt sich dann möglicherweise um eine lokale Entzündung der Wurzel noch in ihrem intraspinalen Verlauf.
- Als Ursache eines unklaren Brustschmerzes (Verdacht auf Herzerkrankung oder somatoforme herzbezogene Ängste) entpuppt sich ein Neurom (reaktive Hyperplasie, d.h. gutartige Knotenbildung) eines geschädigten Interkostalnervs nach einem schon vergessenen Rippenbruch.

Auch bei der korrekten Zuordnung psychischer oder psychosomatischer Schmerzen kann es zu diagnostischen Fehlern kommen: Ein intermittierend auftretender Schmerz kann Ausdruck eines Flashbacks aus einer vergangenen traumatischen Situation mit damals erlebten organisch bedingten Schmerzen sein (z.B. Prellung beim Autounfall). Wird dieser Zusammenhang erkannt, möglicherweise erst nach gezielter Befragung, so wird das Symptom wegweisend für eine traumafokussierte Behandlung einer blande erscheinenden Depression, die bislang nicht als Traumafolgestörung identifiziert wurde. Die posttraumatische Belastungsstörung (PTBS) ist oft mit chronischen Schmerzen verbunden, die als Erinnerungsinsel an das Trauma persistieren und gleichzeitig den psychischen Schmerz über die seelische Situation im Körpererleben ausdrücken. Dass eine schmerzhafte PTBS auch ohne persönliche Bedrohung durch Tod, Verletzung oder Gewalt auftreten kann, zeigt das folgende Beispiel einer Konfrontation mit einem »gewaltsamen Ereignis in der nahen Familie« (nach DSM-5, vgl. Maercker & Augsburger 2019).

FALLBEISPIEL

Neben Panikattacken und hypochondrischen Ängsten leidet der 70-jährige Postinspektor an chronischen Schmerzen. Er sei schon fünfzehnmal operiert worden, »davon fünfmal misslungen«, was er als sehr belastend erlebe. Sein Trauma und sein Lebensthema zugleich ist die Ermordung seiner psychosekranken Mutter, die er im Alter von 9 Jahren verloren hat. Erst im Erwachsenenalter habe er von seinem Vater, der ihm dies lange verschwiegen hatte, unvermutet erfahren, dass die Mutter damals nicht, wie in einem verlogenen Trostbrief dargestellt, an einer tödlichen Sepsis verstorben, sondern im Rahmen der sog. Euthanasie in der »Landes-Pflegeanstalt Brandenburg« mit Kohlenmonoxid vergiftet worden ist. Der Patient reagierte im Gespräch sehr betroffen: »Meine Mutter hat nach meiner Geburt eine Schwangerschaftspsychose gekriegt, ohne die wäre sie nicht umgebracht worden. Ich will wissen, was passiert ist.« Es gelingt ihm, den nach dem Krieg wieder praktizierenden Arzt zu ermitteln, doch dieser ist 1967 bereits freigesprochen worden, da er »nicht schuldhaft« gehandelt habe. Offenkundig verbindet sich ein seelisches traumatisches Geschehen mit einer anhaltenden Empörung und Ohnmacht, die nicht aufgelöst werden können. Sie bedingen sowohl die Entstehung der Schmerzen als auch ihre Verarbeitung und nicht zuletzt das Erleben der medizinischen Maßnahmen.

Posttraumatische Schmerzen werden nicht immer mit dem Trauma in Verbindung gebracht oder oft aus Scham oder Angst nicht geschildert. Doch auch hier können umschriebene körperliche Schmerzursachen vorliegen, wie die Falldarstellung von Vieth (→Kap. 5.14.4) in diesem Buch beschreibt. Hier zeigte sich als Ursache chronischer und im Umfeld als psychisch bedingt vermuteter Unterbauchschmerzen bei einem aus Afrika stammenden 14-jährigen Mädchen aufgestautes Menstruationsblut bei einem narbigen Verschluss der Scheide nach früher ritueller Beschneidung.

Zu der Reihe möglicher Fehler gehört auch die Nichterkennung von körperlichen Schmerzen in psychotherapeutischen Erstgesprächen. Wenn nicht ausdrücklich nach Schmerzen gefragt wird und derartige Beschwerden gar nicht erst in den Fokus geraten, kann eine diagnostische Lücke entstehen und eine gezielte Suche nach gravierenden körperlichen Ursachen unterbleiben. Patienten mit negativen Vorerfahrungen mit Ärzten oder mit Ängsten vor notwendigen diagnostischen bzw. therapeutischen Maßnahmen (Biopsie, Operation, Narkose) neigen dazu, den ihnen bereits bekannten somatischen Kern ihrer Beschwerden zu verleugnen oder zu verschweigen. Bei Borderline-Patienten findet sich häufiger eine reduzierte Schmerzwahrnehmung, und sie messen dann deren somatisch wegweisenden Aspekten weniger Bedeutung zu.

Bei langjähriger Schmerzgeschichte kann die Frage nach der Schmerzursache verloren gehen, sodass nicht mehr auf die eigentliche Entstehung (wie war die Situation damals, als es angefangen hat) geschaut wird. Es werden so Zugangswege zum psychischen Erleben eines Patienten mit seiner inneren Verarbeitungsgeschichte und der damit einhergehenden Strukturbildung nicht wahrgenommen. Die globale Zuschreibung einer »Depression« führt dann meist dazu, dass das Suchen nach einer körperlichen Ursache der Schmerzen eingestellt wird und die psychische Erkrankung damit den Körperschmerz »vereinnahmt«. So kann es im Laufe der Zeit zu einer »Entdifferenzierung der klinischen Beurteilung« kommen. Der Patient wird auf eine »psychische Schiene« geschoben, wo es ihm doch primär um die Anerkennung eines somatisch bedingten erlebten Sachverhaltes geht.

Besonders ältere Patienten können von mehreren körperlichen Erkrankungen geplagt sein, z. B. eine Spondylolisthesis (Wirbelgleiten) *und* eine arterielle Verschlusskrankheit haben, welche beide bewegungsabhängige Schmerzen auslösen. Die vom Patienten manchmal selbst veranlasste Aufsplitterung der Diagnostik bei verschiedenen Spezialisten ohne eine wertende Integration der Befunde durch einen Hausarzt, der den Patienten kennt, kann dazu führen, dass wichtige Schmerzursachen übersehen werden. Mangelnde Besserung wird dann einer »Begleitdepression« zugeordnet. Erst eine genaue Analyse der verschiedenen Schmerzphänomene und ihres Auftretens (z. B. von welcher Art der Bewegung wann abhängig) ermöglicht es, verschiedene therapeutische Angebote differenziert und leidensgerecht einzusetzen. Fachkundige Berichte aus Pflege- und Altersheimen weisen darauf hin, dass in Einzelfällen die Frage nach »Schmerzen« gar nicht ausreichend verstanden wird, wohl aber die gezielte Nachfrage: »Wo tut es weh?«

Nicht zuletzt kann Schmerz auch unter dem Einfluss der dauerhaften Anwendung von Schmerzmedikamenten (»Übergebrauch«) verstärkt werden, ein Aspekt, der gerade bei chronischen Schmerzen (besonders bei Kopfschmerzen) immer bedacht werden sollte.

Als somatische Schmerzquelle ist auch eine seltenere, aber wichtige iatrogene Verursachung in Betracht zu ziehen: neuropathische Schmerzen als Nebenwirkung einer zytostatischen Tumortherapie mit einem neurotoxischen Chemotherapeutikum. Neben gezielten medikamentösen Maßnahmen kann in dieser Situation auch die psychologische Unterstützung der Krankheitsverarbeitung notwendig werden. Wird jedoch die eigentliche Natur der Schmerzen als Ausdruck der Verzweiflung über den Krebs verkannt, kann diese Unterstützung leicht ins Leere laufen.

Es kann auch zu einem »interaktionellen Fehler« bei der Diagnostik kommen. Ein Patient nimmt in der Regel genau wahr, ob sich ein Arzt oder Psychotherapeut für »seine Schmerzen« interessiert und seine Beschwerden »annimmt«. Bisweilen erlebt er schon im Erstgespräch eine neutrale Distanz oder bekommt gar den Eindruck, es werde von ihm eine duldsame Schmerzverarbeitung verlangt. Hier kann es zu »psychologischen Unfällen« in der Arzt-Patient-Interaktion kommen. Der Patient zieht sich mit seinem Schmerz immer mehr zurück, sucht keine Hilfe mehr, da er »die Ärzte« in ihrer mangelnden Zuwendung und Sprachlosigkeit als »desinteressiert« oder »hilflos« erlebt.

Wie kann man diagnostische Fehler vermeiden?

Grundsätzlich ist die Art der Schmerzpräsentation und des Modus der Schmerzverarbeitung gedanklich zu trennen von der Frage nach der Ursache und Genese des Schmerzes. So ist z. B. eine »narzisstische Schmerzverarbeitung« oder die Diagnose einer »narzisstischen Persönlichkeit« kein wirklicher und ausreichender Beweis für eine psychosomatische Ursache.

Dies gilt auch für die Bewertung von Schmerzen nach Unfällen oder anderen Verletzungen. Wie leicht ist man geneigt, langfristige Schmerzen eher undifferenziert »der Psyche« zuzuschieben, als vielleicht eher anzunehmen, dass es subtile Veränderungen im Gewebe gibt, die sich einem diagnostischen Zugriff entziehen, aber vielleicht doch als »Ursache der Schmerzen« anzusehen sind.

Auch wenn man einen Schmerz als »psychosomatisch« eingeordnet und sogar erfolgreich medikamentös behandelt hat, sollte doch immer die Möglichkeit bedacht werden, umschriebene Schmerzursachen aufzudecken oder bei Änderung der Schmerzcharakteristik im zeitlichen Verlauf ggf. auf neue Ursachensuche zu gehen. Manchmal mag es dann gelingen, die Patienten von »ihren Schmerzen« zu befreien.

Von neurologischer Seite wird die gezielte Diagnostik chronischer neuropathischer Schmerzen propagiert, da sich mit individuell angepasster, mechanismenorientierter Pharmakotherapie (z. B. Antidepressiva, Antikonvulsiva, Capsaicin) gute Behandlungserfolge abzeichnen. Zum unverzichtbaren Bestandteil des schematisierten Therapiekonzepts gehört aber auch die individuelle Aufklärung und Abstimmung über realistische Therapieziele, die zu große Erwartungen dämpfen sollen. Angestrebt werden Schmerzreduktion um 30–50 % und Verbesserungen von Schlaf- und Lebensqualität, sozialer Aktivität und Arbeitsfähigkeit.

Literatur

Barke A, Korwisi B, Nilges P et al. Alles anders? Chronische Schmerzen sind in der ICD-11 keine psychische Störung mehr! Psychotherapeutenjournal 1/2023; 22: 4–11.

Binder A, Baron R. Pharmakotherapie chronischer neuropathischer Schmerzen. Dtsch Ärztebl 2016; 113: 616–626.

Janzen R (Hrsg.). Schmerzanalyse als Wegweiser zur Diagnose. 3. überarb. Aufl. Stuttgart: Thieme 1973.

Maercker A, Augsburger M. Die posttraumatische Belastungsstörung. In: Maercker A (Hrsg.). Traumafolgestörungen. 5. Aufl. Heidelberg: Springer 2019: 13–45.

Schaible HG. Nozizeption und Schmerz. In: Schmidt RF, Lang F, Heckmann M (Hrsg.). Physiologie des Menschen mit Pathophysiologie. 31. Aufl. Heidelberg: Springer 2010: 298–314.

van der Linden R, Bolt T, Veen, M. ›If it can't be coded, it doesn't exist‹. A historical-philosophical analysis of the new ICD-11 classification of chronic pain. Stud Hist Philos Sci 2022; 94: 121–132.

ULRICH LAMPARTER, ALEXANDRA BUSSOPULOS-ORPIN, HANS STRENGE,
HANS ULRICH SCHMIDT

5.1.2 Kopfschmerzen

Definition und klinische Differenzierung

Definition

Kopfschmerzen sind Schmerzsyndrome, die im Bereich des behaarten Kopfes oder der Stirn auftreten. Sie sind von Schmerzen, die ausschließlich das Gesicht oder den Nacken betreffen, zu unterscheiden.

Klinische Differenzierung

Für die genauere klinische Differenzierung sind folgende Kriterien maßgeblich:

- *Lokalisation:* frontal, temporal, okzipital; scharf umschrieben, halbseitig, mit und ohne Seitenwechsel, beidseitig, den ganzen Kopf betreffend (holozephal), Druckschmerz an Muskelansätzen oder der Temporalarterie
- *Qualität:* hell-stechend, dumpf-drückend, ringartig; pulsierend, explosionsartig, vernichtend etc.
- *zeitliche Aspekte:* Alter bei Erstmanifestation, Beginn, Verlauf der Intensität (crescendo oder decrescendo, fluktuierend, anfallsartig); Frequenz, Dauer, Synchronisation (mit z. B. Tages- oder Jahreszeit, Menstruationszyklus), Veränderung bei körperlicher Aktivität
- *Auslöser:* Genuss- oder Nahrungsmittel (z. B. Alkohol, glutamat- oder histaminhaltige Speisen, kalte Speisen, Drogen, Medikamente etc.)
- familiäre Belastungen

Intensität, Qualität, Lokalisation und zeitlicher Ablauf sind kennzeichnende Merkmale für einen bestimmten Typus der Schmerzen (»Kopfschmerzcharakter«).

Aktuelle Diagnose- und Klassifikationsrichtlinien unterscheiden:

- primäre Kopfschmerzerkrankungen (Migräne, Kopfschmerz vom Spannungstyp, Clusterkopfschmerz und trigemino-autonome Kopfschmerzen)
- sekundäre Kopfschmerzsyndrome (symptomatische Kopfschmerzen), die auf eine bestimmte Erkrankung zurückgehen (z. B. Arteriitis temporalis, idiopathische intrakranielle Hyper- oder Hypotension, Sinusvenenthrombose, Hirntumoren, Gefäßdissektionen)
- schmerzhafte kraniale (den Kopf betreffende) Neuropathien (z. B. Trigeminusneuralgie, zentrale Neuropathie bei Multipler Sklerose oder Schlaganfall, zentral bedingte Gesichtsschmerzen)

Die Anamnese ist zur diagnostischen Zuordnung maßgeblich. Ein wichtiger Leitgesichtspunkt sollte dabei die Frage sein: »Leiden Sie immer unter dem gleichen Kopfschmerz oder kennen Sie verschiedene Arten des Kopfschmerzes?«. Zunächst sollte der Anspruch sein, zwischen primären und sekundären Kopfschmerzformen zu unterscheiden. Der sekundäre Kopfschmerz geht auf eine definierbare körperliche Ursache zurück. Die klinisch-neurologische Untersuchung sucht insbesondere nach (diskreten) Halbseitenzeichen, Augenbewegungsstörungen, Meningismus, Stauungspapillen und gestörten Funktionen der Halswirbelsäule, des atlantookzipitalen Übergangs und des Kiefergelenks. Aber auch nach systemischen Ursachen ist zu fahnden. An apparativen Untersuchungen stehen das EEG, die Untersuchung des Liquors und bildgebende Verfahren (Röntgenuntersuchung des Schädels, der HWS, kraniale Computertomografie [CCT], kraniale Magnetresonanztomografie [cMRT]) zur Verfügung. Bei speziellen Fragestellungen können Duplexsonografie (Arteriitis temporalis), Nasennebenhöhlen-CT (chronische Sinusitis) oder CT-Angiografie (Sinusvenenthrombose) entscheidende Hinweise geben.

Arten der Beschwerdeschilderung

Der Schmerz kann vom Nacken, der Stirn oder dem Kiefer ausgehend empfunden werden und ein »Punctum maximum« besitzen. Er kann »ganz anders als der bisherige Kopfschmerz« oder als grundsätzlich unbekannt (»ich kenne sonst keine Kopfschmerzen«) empfunden werden. Nicht jeder Klage über Kopfschmerz entspricht ein Schmerz im medizinischen Sinne (z. B. Differenzierung zwischen »Kopfschmerz« und »Kopfdruck«). Ebenso ist der Kopfschmerz vom Gesichtsschmerz (Augen, Wangen, Lippen) zu differenzieren.

Die Beschwerdeschilderung ist vielgestaltig. Oft zeigen Patienten mit der Hand, wo sie den Schmerz empfinden. Sie benutzen Adjektive, die differenzialdiagnostisch hilfreich sind, z. B. schlagartig, plötzlich, stechend wie mit tausend Nadeln, kreisförmig.

Besonders wichtig sind Angaben zum Schmerzcharakter. So können Kopfschmerzen als pochend, pulsierend, stechend, dumpf oder auch emotional getönt wie unerträglich, bohrend, vernichtend, quälend geschildert werden. Organisch Kopfschmerzkranke wirken in ihrer Gestik und Körpersprache eher als leidend.

Diagnostisch wichtig sind zusätzliche Kriterien wie die subjektive Beeinträchtigung, die Ablenkbarkeit und Beeinflussbarkeit des Schmerzes. Erhoben werden auch Angaben zu Lageabhängigkeit, physikalischen und psychischen Auslösemechanismen (Triggerung) (z. B. Verbindung mit Husten, sexueller Aktivität, körperlicher Anstrengung, Schlafmangel, bestimmten Speisen, Albträumen, »Depressionen«, »aus dem Nichts heraus«).

Hinweise auf organische Genese

Für die jeweilige Kopfschmerzform *untypisches Alter* bei Erstmanifestation und abgrenzbare *körperliche Begleitsymptome* (z. B. Erbrechen, Gesichtsfeldausfälle, sensible und motorische Phänomene, Sprach- oder Sprechstörungen) weisen auf eine somatische Genese hin, ebenso *Schmerzattacken* (z. B. bei Migräne, bei akuter intrakranieller Druckerhöhung) oder eine rasche Zunahme der Symptomatik, ebenso ein *Erwachen »vor Schmerzen«*. Typische Schmerzmedikamente sind in der Regel hilfreich. Organischer Schmerz führt zu einer *schmerzbedingten Schonhaltung*. Der Patient versucht, den Schmerz zu vermeiden, um dessen Auswirkungen auf den Alltag zu limitieren. Abhängigkeit von physikalischen Einflüssen (z. B. Kälte) spricht für eine organische Genese, Abhängigkeit von psychischen Einflüssen aber nicht grundsätzlich dagegen.

Bestimmte Schmerzklagen sind typischerweise mit bestimmten Störungsbildern verbunden (z. B. lokaler Stirnschmerz mit Klopfempfindlichkeit und Verstärkung beim Vornüberbeugen bei Sinusitis der Stirnhöhle). Das angstvolle Warten des Patienten mit einer Trigeminusneuralgie auf die nächste Schmerzattacke ist als klinisches Bild unverkennbar.

Hinweise auf psychosomatische Genese oder Psychogenie

Ablenkbarkeit, starke Variabilität, aber auch *totale Konstanz* der Symptomatik (manchmal über Jahre stark fluktuierendes oder völlig unverändertes Beschwerdeprofil) sind Anhaltspunkte für eine psychische Genese, ebenso eine punktgenaue Lokalisierbarkeit. Eine spontan nicht plausibel erscheinende Verbindung von Kopfschmerzen mit anderen Körpersymptomen bedeutet nicht automatisch »Somatisierung«, weil auch relevante organische Ursachen dieses Bild verursachen können. So ist z. B. bei einer Kombination von Tinnitus und Kopfschmerz an ein intrakranielles Neurinom oder an eine Liquordruckerhöhung zu denken. Hoher Problemdruck (manifest erlebt und unbewusst), allgemeine Depressivität und hohes Angstniveau sprechen eher für eine Psychogenie, ebenso eine Intensivierung der Symptomatik im psychotherapeutischen Gespräch. Was der Patient »im Kopf nicht aushält«, ist oft nicht leicht zugänglich und schambesetzt.

FALLBEISPIEL

Eine 46-jährige Frau mit langjährigen häufigeren Kopfschmerzen vom Spannungstyp wurde der Psychotherapeutin vom Hausarzt vorgestellt. Die Frau fühle sich seit mehreren Monaten durch chronifizierte, tägliche Kopfschmerzen geplagt und habe im vertraulichen Gespräch erkennen lassen, dass sie einen zeitlichen Zusammenhang mit der Berentung des zuvor im Außendienst tätigen Ehemannes sehe. Bereits beim Erstgespräch mit der Psychotherapeutin konnte die Partnerbeziehung thematisiert werden. Dabei litt sie sichtbar unter zunehmenden Schmerzen, die sie auf gezielte Nachfrage als akuten dumpf-drückenden, helmförmigen Kopfschmerz beschrieb. Die Patientin fühlte sich in ihrer Not erkannt und war in der Lage, auf dieses Schmerzphänomen als mögliche Somatisierung von stark belastenden, abgewehrten Gefühlen angesprochen, unter Tränen und mit großer Scham von einer früheren, als traumatisch erlebten Vergewaltigung durch den Ehemann zu berichten, die sie bislang sämtlichen Freunden und dem Hausarzt verschwiegen hatte.

Allgemein kann nach einem Trauma eine Wiederbelebung im Sinne eines Flashbacks mit dem zugehörigen Schmerzerleben sehr heftig und akut auftreten.

FALLBEISPIEL
Autounfall mit ausgeheilter Kopfverletzung, aber dissoziierter »Schmerzerinnerung an den Aufprall«.

Bei chronischem Kopfschmerz als Spannungsäquivalent, als Somatisierung oder als Ausdruck chronischen Missbehagens kommt es eher zu einer Entwicklung in Richtung allgemeiner psychopathologischer Unauffälligkeit mit einer Fokussierung auf das Schmerzerleben.

Mögliche diagnostische Fehler

Klinische Fehleinschätzungen können ihren Ausgang in einer *unscharfen phänomenologischen Erfassung* der Beschwerden bis hin zur Verwechslung von Kopf- und Gesichtsschmerz nehmen. Durch den *Gebrauch von ungenauen Begriffen* wie »neuralgische Kopfschmerzen«, »migräneartige Kopfschmerzen« wird das klinische Bild weiter verwischt. Bei längeren Verläufen mag man sich daran *gewöhnen*, dass der Patient eben Kopfschmerzen hat oder ein »Kopfschmerzpatient« ist, ohne dass das klinische Bild noch in seiner genauen Erscheinung Gegenstand des diagnostischen Interesses ist. Die Beschreibung von außergewöhnlichen Kopfschmerzen mit bizarr anmutenden Lokalitäten, Qualitäten oder Auslösern (z. B. seltene Neuralgien) legt eine primäre psychische Ursache nahe, ohne dass dieses wirklich der Fall ist. Da man »so etwas noch nie gesehen« hat, geraten bestimmte sehr seltene Kopfschmerzformen (z. B. primärer Donnerschlag-Kopfschmerz) oder spezielle Störungen (Kopfschmerzen bei Arteriitis temporalis oder bei Liquorunterdruck) aus dem diagnostischen Blick. Die *schleichende Entwicklung der Symptomatik* bei langsam wachsenden Tumoren (z. B. Meningeom) bedingt ihre verzögerte Wahrnehmung durch Gewöhnungseffekte. Diagnostische Fehleinschätzungen können auch vorkommen, wenn man physikalische Einflüsse als psychogene Kausalität verkennt. So kann es zu Kopfschmerzen bei einer intrakraniellen Druckerhöhung kommen, etwa beim Pressen oder Heben oder auch beim Geschlechtsverkehr, in dem sich dann eben gerade keine Ablehnung des Partners ausdrückt. Darüber hinaus gibt es sowohl einen Präorgasmus- als auch einen Orgasmuskopfschmerz, die zu den primären Kopfschmerzformen gerechnet werden, und schließlich kann ein solcher Schmerz auf eine Blutung aus einer Malformation (Aneurysma, Angiom) der zerebralen Blutgefäße hinweisen. Nur wenn man diese Palette der pathogenetischen Möglichkeiten mitbedenkt, kann auch fundiert über psychogene Momente der Schmerzentstehung (Überforderung, bewusste oder unbewusste Aversion gegen den Partner) nachgedacht werden.

Nicht zuletzt können sowohl primäre als auch sekundäre Kopfschmerzen vorliegen: Auch eine langjährige Migränepatientin kann einen Hirntumor entwickeln.

Das Verkennen körperlicher Ursachen geschieht, indem ein sekundärer Kopfschmerz nicht als solcher erkannt wird. So kann z. B. in der Anamnese untergehen, dass ein Patient einen Unfall erlitten hat (z. B. Auffahrunfall, Fahrradunfall), den er längst vergessen hat oder für nicht erwähnenswert hält. Eine neurologische Begleitsymptomatik (z. B. Sensibilitätsstörungen) kann übersehen werden, wenn der Patient diese nicht von sich aus schildert. Blutungen aus Aneurysmen oder anderen Gefäßfehlbildungen können von selbst wieder aufhören und rufen dann nur eine relativ kurz dauernde Symptomatik hervor. Dies kann die rechtzeitige Einleitung einer bildgebenden Diagnostik verzögern.

Diagnostische Fehleinschätzungen kommen vor, wenn allgemeine Krankheiten, wie z. B. Bluthochdruck, oder die aktuelle Medikation und ihre möglichen Nebenwirkungen nicht in die diagnostischen Überlegungen einbezogen werden. Wird nicht an das Auge als ursächlichen Ort der Schmerzen gedacht, kann ein Glaukomanfall fehlgedeutet werden. Auch andere relevante Fachgebiete können »übersehen« werden, z. B. die Zahnheilkunde (Kopfschmerzen bei Fehlstellungen der Zähne, Zähneknirschen) oder auch die Orthopädie (vertebragener Kopfschmerz bei Störungen der HWS).

Wie kann man diagnostische Fehler vermeiden?

Man sollte eine *genaue klinische Schmerzanalyse* durchführen und dabei die Beschwerdeschilderung des Patienten berücksichtigen und genau dokumentieren (»es brennt wie Feuer«, »wie eine Faust im Gehirn«), nicht zuletzt, um die Schmerzcharakteristik stabil zu erfassen. Außerdem ist es wichtig, die typischen Schmerzklagen wie bei der Trigeminusneuralgie (einschießender Blitz, Tic doloureux) zu kennen.

Zudem sollte die apparative Diagnostik auf Vollständigkeit (z. B. CT mit Kontrastmittel durchgeführt? Sind die »kritischen« Lokalisationen ausreichend dargestellt?) geprüft und die Aussagemöglichkeiten der apparativen Diagnostik insgesamt kritisch reflektiert werden. Hier sollte man sich nicht fälschlicherweise beruhigen lassen durch eine negative bildgebende Diagnostik (die z. B. bei Enzephalitiden oder erhöhtem Hirndruck unauffällig sein kann).

Krankheiten, die leicht übersehen werden können

Besonders leicht bleibt die Entwicklung eines *hohen Blutdrucks* unbemerkt, da man oft davon ausgeht, dass diese Ursache schon ausgeschlossen ist, aber niemand wirklich den Blutdruck suffizient gemessen hat. Unter den häufiger vorkommenden Erkrankungen werden besonders Störungen übersehen, die nicht von vornherein im diagnostischen Assoziationsfeld des jeweiligen Untersuchers liegen, z. B. eine *chronische Entzündung der Nasennebenhöhlen*.

Myofasciale Schmerzsyndrome, die auf eine funktionelle Störung im Kiefergelenk zurückgehen und oft mit Bruxismus einhergehen, entziehen sich dem diagnostischen Zugriff, wenn niemand daran denkt. Auch Störungen im *Bereich der Halswirbelsäule und des atlantookzipitalen Übergangs* können als »Kopfschmerzen« geklagt werden. Nicht aus dem Blickfeld dürfen mögliche *Erkrankungen des Rückenmarks* im Halsbereich geraten (z. B. Myelitiden, Tumoren).

Weitere klassische somatische Differenzialdiagnosen:

- Riesenzellarteriitis (Arteriitis temporalis)
- Subarachnoidalblutung
- Gefäßfehlbildung
- Gefäßdissektion (Aufspaltung der Wandschichten einer Arterie)
- hirneigener Tumor und Metastasen (typisch mit morgendlicher Betonung, Zunahme bei Husten oder Vorbeugung, häufig aber auch lediglich dumpf wie bei Spannungskopfschmerz)
- chronisches Subduralhämatom (typischerweise nach Bagatelltrauma)
- Übergebrauch von Kopfschmerzmedikamenten (z. B. Triptane)
- spontanes Liquorunterdrucksyndrom
- idiopathische intrakranielle Hypertension
- Infekt mit meningealer Beteiligung (viral, bakteriell)
- Sinusvenenthrombose (chronische Kopfschmerzen in der Schwangerschaft)
- Nebenwirkung von Medikamenten: Amiodaron, Phosphodiesterasehemmer, Nitrate, Calciumkanalblocker
- Nebenwirkung von Alkohol, Cannabinoiden, Koffein, Codein
- Fehlbildung im atlantookzipitalen Übergang (Hustenkopfschmerz bei Arnold-Chiari-Syndrom)

Es existiert eine ganze Reihe von **speziellen Kopfschmerzformen**, die *sehr selten* auftreten, die man aber grundsätzlich kennen sollte:

- So sind in der Literatur Kopfschmerzen beschrieben, die nach dem Genuss bestimmter Speisen (Eiscreme, Käse) oder bei Intoxikationen (typischer Katerkopfschmerz nach Alkoholgenuss) auftreten oder durch bestimmte Bedingungen hervorgerufen werden, z. B. Kälte (Kältekopfschmerz), Schlaf (primärer schlafgebundener Kopfschmerz) oder Anstrengung (primärer Anstrengungskopfschmerz). Hier handelt es sich um einen beidseitigen pochenden Kopfschmerz, der fakultativ von vegetativen Symptomen begleitet ist (Übelkeit, Erbrechen), der bis zu 24 Stunden andauern kann.
- Auch andere, sehr spezielle Formen lassen sich unterscheiden (primärer Donnerschlag-Kopfschmerz, idiopathischer stechender Kopfschmerz). Beim Präorgasmus-/Orgasmuskopfschmerz handelt es sich um einen dumpfen, pulsierenden, beidseitigen, meist okzipital lokalisierten Kopfschmerz während oder nach dem Geschlechtsverkehr, der für Minuten bis Tage bestehen kann. Wichtigste Differenzialdiagnose, die unbedingt ausgeschlossen werden muss (durch klinische Untersuchung und bildgebende Verfahren), ist die Subarachnoidalblutung.
- Der benigne Hustenkopfschmerz dauert weniger als 60 Sekunden. Er ist meist beidseitig vorhanden mit Schwerpunkt am Hinterkopf.

CAVE Hier wird es gefährlich

Grundsätzlich ergibt sich bei allen Dauerschmerzen, die an Intensität eher zunehmen und auch nachts vorhanden sind, der Verdacht auf eine ernste zerebrale Erkrankung. Bei Krebs (z. B. Brustkrebs) in der Anamnese ist immer an die Möglichkeit einer Entwicklung von Hirnmetastasen zu denken, plötzliche intensive Kopfschmerzattacken können auf Malformationen im Hirngefäßsystem (Aneurysmen) hinweisen, die einer genauen Abklärung bedürfen, ein embolisches Geschehen darf nicht übersehen bzw. verharmlost werden. Störungen der Liquorzirkulation müssen gerade bei älteren Menschen in Betracht gezogen werden. Hirndruckzeichen (Kopfschmerzen mit Erbrechen, Übelkeit, Störungen von Vigilanz und Bewusstsein) dürfen nicht mit primär gastrointestinalen Symptomen verwechselt werden.

Folgende Symptome sind verdächtig auf einen symptomatischen Kopfschmerz und erfordern eine gezielte diagnostische Abklärung:

- neu aufgetretener Kopfschmerz
- vorbestehender Kopfschmerz mit dramatischer Veränderung
- Kopfschmerz mit Erstauftreten in höherem Lebensalter
- Zunahme des Kopfschmerzes bei Belastung und Valsalva-Pressdruck-Versuch
- Kopfschmerz mit Lageabhängigkeit
- Kopfschmerz mit gleichzeitigen Ohrgeräuschen oder Tinnitus
- Kopfschmerz mit Persönlichkeitsveränderung oder kognitiver Insuffizienz
- Kopfschmerz mit neurologischen Ausfällen
- Kopfschmerz mit Fieber, epileptischen Anfällen oder meningealer Reizung

Literatur

Evers S, Freese A, Marziniak M. Differenzialdiagnose von Kopfschmerzen. Dtsch Ärztebl 2006; 103: A 3040–A 3047.

Kommission »Leitlinien« der Deutschen Gesellschaft für Neurologie (DGN). Diagnostik und apparative Zusatzuntersuchungen bei Kopfschmerzen. In: Diener HC, Weimar C (Hrsg.). Leitlinien für Diagnostik und Therapie in der Neurologie. 5. Aufl. Kommission »Leitlinien« der Deutschen Gesellschaft für Neurologie 2012; 668–673.

May A, Jürgens TP. Diagnose und Therapie chronischer Kopfschmerzen. Nervenarzt 2010; 81: 1007–1018.

ANDREAS DE WEERTH

5.1.3 Bauchschmerzen

Arten der Beschwerdeschilderung

Bauchschmerzen können Zeichen für unterschiedlichste Erkrankungen des Magen-Darm-Traktes, der Harnwege oder anderer Organe sein. Sie gehören zu den häufigsten Beschwerden, wegen denen sich Patienten in ärztliche Behandlung begeben. Bei jedem zweiten Patienten liegen ursächlich keine organischen Erkrankungen vor. Das Symptom Bauchschmerz weist dann in vielen solcher Fälle auf psychische und/oder soziale Ursachen, z. B. persönliche Überlastung oder Überforderung, hin.

Akute somatisch bedingte Oberbauchschmerzen sind meist von einer peritonealen Reizung sowie Störungen der Kreislaufregulation und der Motilität des Magen-Darm-Traktes begleitet. Es können zwei verschiedene Schmerzqualitäten (viszeraler und parietaler Schmerz) unterschieden werden. Eine sorgfältige Erhebung der Anamnese weist oft den diagnostisch richtigen Weg. Der **viszerale Schmerz** ist durch Krämpfe und Koliken gekennzeichnet. Dieser Schmerz ist meist schlecht lokalisierbar. Klinisch finden sich weiche Bauchdecken, eine Abwehrspannung fehlt oft. Eine Schmerzlinderung gelingt bisweilen durch Lageänderung, der »Patient wälzt sich vor Schmerzen«. Die kolikartige Natur der Schmerzen weist meist auf den Ursprung in einem Hohlorgan hin (z. B. Gallenwege, Nierenwege oder auch Darm). Der **somatische, parietale Schmerz** ist meist langanhaltend, dabei in der klinischen Untersuchung gut lokalisierbar. Typischerweise findet sich eine Abwehr bei Beklopfen der Bauchdecke. Loslassschmerz und eine bewegungslose Schonhaltung sind für diese Patienten typisch.

Die Eingrenzung der Lokalisation auf den rechten, mittleren oder linken Ober- oder Unterbauch ergibt oft entscheidende differenzialdiagnostische Hinweise auf die betroffenen Organe. Typisch für den rechten Oberbauch sind Erkrankungen der Leber, der Gallenblase und in Gallenwegen oder auch im Colon transversum. Schmerzen im mittleren Oberbauch können auf Erkrankungen des Magenausgangs, des Duodenums, des Pankreas, der extrahepatischen Gallenwege und ebenfalls des Colon transversum hindeuten. Für Schmerzen im linken Oberbauch sind meist Erkrankungen des Magens, der Milz, der linken Kolonflexur sowie des Pankreasschwanzes verantwortlich. Gelegentlich werden Nierenschmerzen in den rechten oder linken Oberbauch projiziert. Im Unterbauch muss an den Dick- und Enddarm (häufig ist die Divertikulitis), an Erkrankungen der ableitenden Harnwege und der männlichen und weiblichen Geschlechtsorgane gedacht werden.

CAVE
Häufiges ist häufig!

Klinisch sind die häufigsten Ursachen für akute Bauchschmerzen in etwa 15 % eine Appendizitis sowie in etwa 15 % ein Gallenleiden – in 25 % der untersuchten Fälle bleibt die eindeutige Diagnose unklar. Für den Oberbauch gilt: Gallenblasen- und Affektionen der Gallenwege sind am häufigsten, gefolgt von Ulkusleiden und Pankreatitis. Im Alter verschiebt sich das Erkrankungsspektrum in Richtung Ileus und Malignome.

Eine **sorgfältige Anamnese** und die genaue **körperliche Untersuchung** sind von entscheidender Bedeutung, um den diagnostischen Weg zu bahnen. Sie werden ergänzt durch Laboruntersuchungen sowie bildgebende Verfahren, wie z. B. die Sonografie oder die Computertomografie.

Von akuten Bauchschmerzen sind rezidivierende abdominale Schmerzen abzugrenzen, die zu den wichtigsten Befindlichkeitsstörungen unserer Patienten gehören. Als **Dyspepsie** wird ein Beschwerdekomplex bezeichnet, der meist subjektiv dem Magen zugeordnet wird und durch epigastrische oder periumbilikale Schmerzen und Druckgefühl gekennzeichnet ist. Diese Symptome sind oft mit Völlegefühl, Aufstoßen, Übelkeit oder Sodbrennen assoziiert.

Hinweise auf organische Genese

Meistens sind die Auslöser für abdominale Schmerzen harmlos: eine üppige Mahlzeit, unmäßiger Alkoholgenuss, die Menstruation. Manchmal kommt auch eine Lebensmittelvergiftung in Betracht. Ähnliche Symptome im näheren Umfeld sind immer ein Verdachtsmoment für einen Magen-Darm-Infekt als lebensmittelbedingte Erkrankung.

Hinweise auf psychosomatische Genese oder Psychogenie

Emotionen und Schmerzen im Bauch sind eng miteinander verknüpft. Der Magen-Darm-Trakt ist das am stärksten psychosomatisch reagierende Organ: Viele Menschen reagieren auf Aufregung, Trauer, Stress oder Traumata mit Appetitlosigkeit, Änderungen des Essverhaltens, Krämpfen, Blähungen oder Verstopfung. Schon der Volksmund berichtet von Problemen, die »auf den Magen schlagen«, positive Gefühle können »Schmetterlinge im Bauch«, manchmal sogar »Flugzeuge im Bauch«, verursachen. Daher sind gerade Bauchschmerzen klassische Symptome einer psychosomatischen Reaktion. Begründet ist dies durch die Existenz eines großen, an das ZNS gekoppelten intestinalen Nervensystems, welches auch als »Bauchhirn« bezeichnet wird. Dieses reguliert zwar autonom die Verdauungsvorgänge und die Motilität, wird aber sowohl nerval als auch hormonell mit durch das ZNS beeinflusst.

Neben akuten Missempfindungen bei starken emotionalen Reizen verursachen besonders chronische psychische Probleme unangenehme Empfindungen im Bauchraum. Symptome, die innerhalb von 3 Monaten in unterschiedlicher Stärke auftreten und nicht lokalisiert werden können, sind als **chronisch-rezidivierende Bauchschmerzen** definiert. Sie können auch durch funktionelle Störungen ohne organischen Ursprung wie Reizmagen oder Reizdarm hervorgerufen werden. Typisch für derartige psychosomatische Beschwerden sind das Auftreten in zeitlichem Zusammenhang mit psychosozialen Belastungen wie »Stress« in Beruf, Familie, Studium oder Schule und/oder ein gleichzeitiges Auftreten anderer möglicher psychosomatischer Beschwerden, wie z. B. Rückenschmerzen, Kopfschmerzen oder allgemeine Abgeschlagenheit.

Mögliche diagnostische Fehler

Da Bauchschmerzen vielfältige Ursachen haben können, ist insbesondere bei Beschwerden, die länger als 3–4 Wochen andauern und/oder solchen, die besonders stark sind, eine ausführliche körperliche Untersuchung notwendig, damit die zugrunde liegende Erkrankung festgestellt werden kann.

In vielen Fällen sind Bauchschmerzen harmlos und klingen von selbst wieder ab. Dies ist z.B. der typische Fall bei falscher Ernährung oder leichten Magen-Darm-Infektionen. Dennoch können immer auch ernsthafte oder sogar lebensbedrohliche Erkrankungen zugrunde liegen. Bei Anzeichen eines sog. akuten Abdomens mit plötzlich auftretenden starken Bauchschmerzen, begleitet von bretthartem Bauch und Schocksymptomen (akuter Bauch), typisch z.B. bei Verdacht auf Blinddarm- oder Magendurchbruch, Darmverschluss oder Herzinfarkt, muss sofort ein Krankenhaus aufgesucht werden. Beim Mesenterialinfarkt ist ein »stilles Intervall« nach der akuten und starken Schmerzsymptomatik typisch. Dies berechtigt nicht zu der Annahme, das Schlimmste sei jetzt vorbei. Diese typische Symptomatik wird auch als »fauler Frieden« bezeichnet.

Das zeitweilige Abklingen einer akuten Bauchsymptomatik kann auch daraus resultieren, dass insbesondere entzündliche Läsionen im Magen-Darm-Trakt, die zunächst durch eine lokale Entzündung gekennzeichnet sind, zunächst starke lokale Schmerzen verursachen. Im Intervall, welches durch eine deutlich mildere Symptomatik gekennzeichnet (»fauler Friede«) ist, ist das initial stark entzündete Hohlorgan perforiert, das nächste Schmerzintervall ist nun ein Zeichen einer lebensgefährlichen Bauchfellentzündung. Eine chronische Pankreatitis kann durch rezidivierende schwere Schmerzattacken gekennzeichnet sein. Eine »Gallenkolik« kann sich unter Einnahme von Spasmolytika bessern, doch die Problematik des Gallensteins besteht weiter. Heftige Schmerzen mit vegetativen Begleiterscheinungen kann auch ein Reflux von saurem Magensaft in die Speiseröhre erzeugen. Sowohl die meist harmlose Refluxerkrankung ohne entzündliche Veränderungen der Speiseröhre, aber auch die schwere Refluxösophagitis können schwere Oberbauchschmerzen verursachen. Gerade weil innerliche Anspannung oder auch Stresssituationen die Refluxsymptomatik deutlich verschlechtern können, werden die umschriebenen Schmerzursachen bisweilen als »allgemein psychosomatisch« verkannt und nicht adäquat therapiert. Eine suffiziente medikamentöse Therapie mit Säureblockern kann zu einer exzellenten Symptomlinderung führen.

Der rechtzeitigen Diagnostik unter der Annahme »Reizdarmsyndrom« können ebenfalls sich im Darm (z.B. Karzinoid) oder sonst im Bauchraum gelegene (z.B. Phäochromozytom) neuroendokrine Tumoren entziehen und die durch sie verursachten Bauchschmerzen können dann als funktionell fehlgedeutet werden.

Einige – wenn auch seltene – Erkrankungen gehen mit starken Bauchschmerzen ohne umschriebene Läsionen im Bauch einher, z.B. die akute Porphyrie und die Bleivergiftung.

Krankheiten, bei denen man nicht unbedingt mit einer akuten Bauchsymptomatik rechnet (HIV-Infektionen, Lymphome), können zu lokalen Krankheitsmanifestationen im Darm führen. Die Symptome vieler nicht im Bauchraum angesiedelter Erkrankungen können als »Bauchschmerzen« geklagt und empfunden werden: Herzinfarkt, Nierenerkrankungen (Pyelonephritis), Urolithiasis, Harnverhalt, Erkrankungen im Bereich der Wirbelsäule (z. B. Spontanfraktur), Erkrankungen im kleinen Becken (z. B. Adnexitis, stielgedrehte Ovarialzyste) oder sogar des Hodens (Entzündung, Torsion).

WICHTIG

Bauchschmerzen können gleichzeitig somatisch und psychosomatisch begründet sein. Es kommt nicht selten vor, dass Symptome einer Appendizitis zunächst durch die Patienten selbst als »stressbedingte Symptome« eingeschätzt werden. Dadurch kann eine notwendige Operation unnötig hinausgezögert werden.

CAVE **Red flags**

Beachtet werden muss eine Alarmsymptomatik, die ernstere somatische Erkrankungen nahelegt:

- Erbrechen
- Erbrechen von Blut oder Hämatin (»Kaffeesatz«) oder gar von Stuhl
- blutiger Durchfall
- Blut im Stuhl
- schwarzer (»Teer-«)Stuhl
- Stuhl- oder Urinunregelmäßigkeiten
- stark aufgetriebener Bauch
- plötzliche Blutung aus der Scheide oder Harnröhre
- heftige Brustschmerzen oder Rückenschmerzen
- Bauchschmerzen und Atemnot
- hohes Fieber und Schüttelfrost
- Kreislaufschwäche, Kaltschweißigkeit
- Lähmungen oder Bewusstseinsstörungen
- unklare Gewichtsabnahme

CHRISTIAN ARNING

5.1.4 Rückenschmerzen

Klinische Differenzierung

Rückenschmerzen gehören zu den häufigsten Beratungsanlässen in der Arztpraxis. Dabei ist ein breites Spektrum möglicher Ursachen zu bedenken: Es können funktionelle Überlastungsbeschwerden vorliegen, die sich unter konservativer Behandlung oder sogar allein unter Schonung rasch bessern. Rückenschmerzen können aber auch durch gravierende strukturelle Veränderungen der Wirbelsäule oder benachbarter Organe verursacht sein, die sofortige Behandlung erfordern wie Spondylitis, Wirbelfraktur oder Bauchaortenaneurysma. Die klinische Analyse erlaubt nach Anamneseerhebung und körperlicher Untersuchung eine weitgehende Differenzierung, technische Untersuchungen sollen nur ergänzend und gezielt eingesetzt werden.

Eine Vorgeschichte mit rezidivierenden gleichartigen oder ähnlichen Symptomen spricht für eine degenerative (z.B. Bandscheiben-)Erkrankung oder für funktionelle Überlastungsbeschwerden. Bei erstmaligem Rückenschmerz im höheren Lebensalter muss immer an andere Ursachen wie Osteolyse oder Wirbelfraktur gedacht werden. Eine Auslösung der Schmerzen durch Hebe- oder Bewegungstrauma spricht ebenso wie Verstärkung durch Husten, Niesen oder Pressen für eine bandscheibenbedingte Erkrankung. Ein lumbales Syndrom mit Lendensteife und Muskelhartspann macht eine vertebragene Ursache wahrscheinlich; das Fehlen dieser Symptome muss immer auch an andere Ursachen denken lassen (z.B. retroperitoneale Raumforderung oder Aortenaneurysma). Die körperliche Untersuchung berücksichtigt auch Haut (Herpes zoster?) und periphere Pulse (Leriche-Syndrom?).

Arten der Beschwerdeschilderung und gezielte Exploration

Betroffene Patienten sollten zunächst Gelegenheit haben, ihre Beschwerden spontan zu beschreiben, wobei psychische Aspekte mit Relevanz für die Schmerzwahrnehmung wie Grundstimmung, Besorgnis und Angst nicht übersehen werden sollten.

Die gezielte Exploration soll die genaue Lokalisation und den zeitlichen Verlauf der Schmerzen klären (z.B. akut oder chronisch-rezidivierend). Wichtig sind außerdem die Frage nach Einflüssen äußerer Faktoren, etwa von Wärme und Kälte, von Körperhaltung und Bewegung auf Auslösung und Verlauf der Beschwerden, sowie die Frage nach früheren Episoden gleichartiger Schmerzen. Manchmal kann der Schmerzcharakter zur Klärung beitragen. So ist etwa ein bohrender, bewegungsunabhängiger, progredienter Rückenschmerz ganz untypisch für einen Bandscheibenvorfall und muss eher an ein prävertebrales Malignom denken lassen. Wichtig ist die Frage nach Medikamenten in der jüngeren Vorgeschichte: Eine systemische Steroidtherapie erhöht das Risiko für osteoporotische Frakturen, eine immunsuppressive Behandlung das Risiko für eine Entzündung. Eine kurz zurückliegende Infiltrationsbehandlung an der Wirbelsäule muss auch an eine Infektion denken lassen. Die Schmerzintensität sollte erfasst werden, auch im zeitlichen Verlauf, etwa durch Verwendung einer Analogskala, auf der Patienten die Intensität der empfundenen Schmerzen quantifizieren, z.B. mit der 11-teiligen numerische Ratingskala von 0 (kein Schmerz) bis 10 (maximal vorstellbarer Schmerz). Obligatorisch ist die Frage nach sensiblen Reiz- oder Ausfallssymptomen und nach Blasen- oder Mastdarmstörungen. Wesentlich sind außerdem Informationen über die funktionelle Beeinträchtigung durch die Schmerzen sowie bisherige erfolgreiche oder erfolglose Behandlungen. Sofern nach der spontanen Beschwerdeschilderung noch unklar, sollte gezielt nach schmerzrelevanten Komorbiditäten wie

Angst, Depression und Schlafstörungen gefragt werden. Schließlich liefert die komplette neurologische Untersuchung wichtige ergänzende Befunde, insbesondere zur Frage motorischer Ausfälle.

Organische und psychosomatische Genese

Psychologische Faktoren sind Bestandteil jeder Schmerzerfahrung, unabhängig von der körperlichen Ursache. Das betrifft schon den Akutschmerz: Patienten empfinden die Schmerzintensität durch einen gleichartigen Nadelstich (etwa bei Blutentnahme oder Injektion) individuell unterschiedlich. Bei chronischen Schmerzen sind psychogene Einflüsse aber besonders ausgeprägt. Chronifizierung von Schmerzen wird durch klassische Konditionierung wesentlich unterhalten und verstärkt. Deshalb ist chronischer Rückenschmerz nicht gleichzusetzen mit persistierendem Akutschmerz, und die Therapie von akuten und chronischen Rückenschmerzen unterscheidet sich: Bewährte Behandlungskonzepte für akute Rückenschmerzen wie nichtsteroidale Antirheumatika, Wärmeanwendungen und Schonung versagen bei chronischen Rückenschmerzen oft, umgekehrt ist Verhaltenstherapie bei akuten Schmerzen unwirksam, bei chronischen Rückenschmerzen dagegen hilfreich.

Hinweise auf organische Genese

Wie oben ausgeführt, ist der akute Rückenschmerz organisch bedingt. Die Warnfunktion des Akutschmerzes soll den Organismus vor (weiterer) Gewebeschädigung schützen. Körperliche Untersuchungsbefunde wie Lendensteife und Muskelhartspann unterstützen die Annahme der organischen Genese. Auch wenn kein lumbales Syndrom mit Lendensteife vorliegt, ist bei akutem Rückenschmerz zuallererst von einer organischen Erkrankung auszugehen. Auch die bewegungs- oder körperhaltungsabhängige Auslösung von Schmerzattacken spricht für eine organische Genese. Wenn die organische Schmerzursache fortbesteht, halten Rückenschmerzen weiter an; sie werden dann aber auch durch psychogene Einflüsse verstärkt. Keinesfalls kann eine bildgebende Diagnostik durch Nachweis degenerativer Wirbelsäulenveränderungen die organische Genese von Rückenschmerzen beweisen.

Hinweise auf psychosomatische Genese oder Psychogenie

Jeder chronische Schmerz wird durch psychogene Einflüsse unterhalten und verstärkt, wie oben beschrieben. Da bei chronischen Schmerzen aber auch die organische Schmerzursache persistiert, ist der chronische Schmerz multifaktoriell verursacht, wobei körperliche und psychische Faktoren in jedem Einzelfall ein sehr unterschiedliches Gewicht haben. Das Vorliegen von Angst und Besorgnis sprechen für eine große Bedeutung psychogener Faktoren. Dies wird meist schon in der spontanen Beschwerdeschilderung erkennbar, muss evtl. aber noch gezielt erfragt werden. Eine depressive Grundstimmung verstärkt jedenfalls den psychogenen Anteil der Schmerzen. Wenn neben Rückenschmerzen viele andere körperliche Symptome und Missempfindungen vorgetragen werden, vielleicht noch in stark wechselnder Lokalisation, ist ein erheblicher psychogener Anteil an der Schmerzursache anzunehmen. Bekanntermaßen haben auch katastrophisierende ärztliche Aussagen, etwa über einen Röntgenbefund mit »schwersten degenerativen Wirbelsäulenveränderungen«, erhebliche Auswirkungen auf das Schmerzerleben, die psychogene Unterhaltung und die Prognose von Rückenschmerzen.

Mögliche diagnostische Fehler

Hauptproblem ist die Überbewertung bildgebender Diagnostik, die ja bei der Mehrzahl untersuchter Patienten (ebenso wie bei gesunden Normalpersonen ab dem mittleren Lebensalter) degenerative Veränderungen zeigt. Pathologische Bildbefunde müssen jedenfalls sorgfältig mit dem klinischen Befund korreliert werden, damit nicht etwa ein asymptomatischer Bandscheibenvorfall operiert oder bei Nachweis degenerativer Wirbelsäulenveränderungen die tatsächliche Ursache der Rückenschmerzen übersehen wird.

Eine sehr demonstrative Beschwerdeschilderung kann dazu führen, dass Rückenschmerzen als psychogen klassifiziert werden, obwohl (auch) eine gravierende organische Ursache vorliegt.

Wenn Rückenschmerzen durch eine sorgfältige körperliche Untersuchung nicht zu erklären sind, wird oft schnell eine Psychogenie angenommen. Bei Fehlen von ängstlicher Besorgtheit sollte eine psychogene Ursache aber nicht voreilig vermutet und die organische Diagnostik eher noch erweitert werden (z. B. um eine Liquordiagnostik).

Wie kann man diagnostische Fehler vermeiden?

Wie im Kapitel Kopfschmerzen (→Kap. 5.1.2) beschrieben, kann die genaue Schmerzanalyse zusammen mit einer sorgfältigen klinischen Untersuchung sowie bei Vorhandensein bildgebender Diagnostik die Korrelation aller Befunde dazu beitragen, diagnostische Fehler zu vermeiden.

Krankheiten, die leicht übersehen werden können

Herpes zoster als Ursache akuter Rückenschmerzen oder radikulärer Schmerzen kann übersehen werden, da die Hauteffloreszenzen nicht sofort mit Beginn der Schmerzen, sondern erst etwas später auftreten.

Auch die Neuroborreliose mit Rückenschmerz und schmerzhaften Paresen wird oft zu spät diagnostiziert. In unklaren Fällen hilft die Lumbalpunktion weiter: Der Liquor ist immer entzündlich verändert.

Osteolysen durch Knochenmetastasen verursachen langsam progrediente Rückenschmerzen; sie werden oft erst bei Auftreten neurologischer Ausfälle diagnostiziert.

CAVE Red flags: Wann muss man etwas tun?

- Ein Cauda-Syndrom muss notfallmäßig behandelt werden, deshalb ist bei Patienten mit akuten Rückenschmerzen immer zu prüfen, ob Beinparesen oder Blasen-Mastdarm-Störungen vorliegen.
- Bei anhaltenden oder progredienten Rückenschmerzen nach einer Bandscheibenoperation oder einer Infiltrationsbehandlung an der Wirbelsäule kann eine Spondylodiszitis vorliegen. Wenn postoperativ zunehmende Entzündungszeichen vorliegen, muss notfallmäßig eine Bildgebung mit MRT erfolgen.
- Auch eine Wirbelfraktur, die bei älteren Menschen spontan oder nach einem Bagatelltrauma auftreten kann, darf nicht übersehen werden (wobei keineswegs immer eine operative Behandlung notwendig ist, sondern eine Immobilisierung oft ausreicht). Typisch sind körperhaltungsabhängige Rückenschmerzen im Sitzen und Stehen.

THOMAS MARTE

5.1.5 Thoraxschmerz

Thorax- bzw. Brustschmerz ist ein häufiges Symptom, welches in der biopsychosozialen Einordnung oft eine klinische Herausforderung darstellt (Bösner et al. 2010). Es gilt dabei, eine Vielzahl von Differenzialdiagnosen im Blick zu haben und vor allem jene akuten Erkrankungsbilder bzw. Notfälle zu identifizieren, die einer sofortigen weiterführenden Diagnostik und Behandlung bedürfen (Leik et al. 2011). Grundsätzlich wird Thoraxschmerz als akut bezeichnet, wenn dieser neu auftritt oder sich im Vergleich zu vorherigen Episoden in Muster, Intensität und Dauer verändert. Chronischer Thoraxschmerz beschreibt in erster Linie eine reproduzierbare Symptomatik (Gulati et al. 2021).

Bewährt hat sich eine Unterteilung von Thoraxschmerz nach kardialer und nichtkardialer Genese (Herold 2024). Hintergrund ist die unterschiedliche Mortalität in den beiden Gruppen. Kardiale Erkrankungen sind prognostisch ungünstiger. Nichtkardial bedingter Thoraxschmerz ist hingegen häufiger und erfordert meist eine interdisziplinäre Herangehensweise in der Diagnosesicherung.

Einteilung und Arten der Beschwerdeschilderung

Notfälle

Vorangestellt seien zunächst jene mit Thoraxschmerz verbundenen Notfälle, die mit einer hohen Mortalität einhergehen. Hierzu gehören insbesondere das **akute Koronarsyndrom** (instabile Angina pectoris, Nicht-ST-Streckenhebungsinfarkt und ST-Streckenhebungsinfarkt), die **Lungenarterienembolie**, das **akute thorakale Aortensyndrom**

(Aortendissektion, intramurales Aortenwandhämatom, penetrierendes Aortenulkus), der **Spannungspneumothorax** sowie das **Boerhaave-Syndrom** (Ösophagusruptur durch starkes Erbrechen). Dies sind potenziell akut lebensbedrohliche Krankheitsbilder, die eines unmittelbaren Notfallmanagements bedürfen. Akuter Thoraxschmerz, Dyspnoe und ggf. Zeichen der hämodynamischen Instabilität prägen häufig das klinische Bild. Neben der klinischen Einschätzung unter Einbezug von Anamnese, körperlicher Untersuchung, Vitalparametern und 12-Kanal-EKG liefert hier eine gezielte Labordiagnostik einen wesentlichen Beitrag in der Differenzialdiagnostik. Durch die (repetitive) Bestimmung kardialer Troponine mittels hochsensitiver Troponin-Assays können Myokardinfarkte sicher diagnostiziert werden. D-Dimere sind bei Verdacht auf Lungenarterienembolie und akutes thorakales Aortensyndrom richtungsweisend; zusätzlich sind bei diesen beiden Krankheitsbildern auch Scoring-Systeme zur klinischen Wahrscheinlichkeitsabschätzung verfügbar. Echokardiografie, thorakale/abdominelle Sonografie und konventionelles Röntgen sind in der Differenzialdiagnostik meist unverzichtbar, ggf. besteht eine Indikation zur Koronarangiografie bzw. radiologischen Schnittbildgebung.

An dieser Stelle sei auch die Takotsubo-Kardiomyopathie genannt, die sich klinisch, laborchemisch, echo- und elektrokardiografisch als akutes Koronarsyndrom präsentieren kann, ohne Nachweis jedoch einer obstruktiven Koronarsklerose epikardialer Gefäße. Diesem Krankheitsbild – auch als Stress-Kardiomyopathie oder »broken heart syndrome« bezeichnet – liegt meist eine akute, durch physischen oder emotionalen Stress hervorgerufene reversible linksventrikuläre Dysfunktion zugrunde. In der Echo- bzw. Lävokardiografie präsentiert sich ein charakteristisches Bild mit einer ballonartigen Aufweitung des linken Ventrikels ähnlich einer japanischen Tintenfischfalle, nach der das Krankheitsbild benannt ist. Betroffen sind vor allem Frauen nach der Menopause (Templin et al. 2015).

FALLBEISPIEL

Eine 55-jährige Patientin wird via Notarzt hämodynamisch stabil mit der Klinik und dem EKG eines ST-Streckenhebungsinfarkts über der Vorderwand direkt ins Herzkatheterlabor gebracht. In der Koronarangiografie kann jedoch eine obstruktive Koronarsklerose ausgeschlossen werden. Lävokardiografisch zeigt sich ein »apical ballooning« mit einer hochgradig eingeschränkten linksventrikulären Ejektionsfraktion und damit das typische Bild einer Takotsubo-Kardiomyopathie. Die Patientin befand sich zum Zeitpunkt des akuten Thoraxschmerz-Ereignisses auf der Beerdigung ihres Sohnes.

MERKE

Das akute Koronarsyndrom, die Lungenarterienembolie, das akute thorakale Aortensyndrom, der Spannungspneumothorax und das Boerhaave-Syndrom müssen bei Thoraxschmerz immer in Betracht gezogen und sicher ausgeschlossen werden.

Kardialer Thoraxschmerz

Herz-Kreislauf-Erkrankungen gehören in den Industrieländern zu den häufigsten Todesursachen im Erwachsenenalter, wobei die koronare Herzkrankheit (KHK) eine zentrale Rolle einnimmt.

Leitsymptom der symptomatischen KHK ist die Angina pectoris, also Thoraxschmerz, der klassischerweise verstanden wird als klinische Manifestation einer flusslimitierenden Atherosklerose der epikardialen Koronararterien und dadurch bedingter Myokardischämie. Aktuelle pathophysiologische Konzepte beziehen jedoch strukturelle und funktionelle Veränderungen sowohl auf der makro- als auch der mikrovaskulären Ebene mit ein (Vrints et al. 2024).

Klinisch unterschieden wird die stabile Angina pectoris mit reproduzierbarem Thoraxschmerz unter Belastung beim chronischen Koronarsyndrom von der instabilen Angina pectoris, also jeder Erst- und Ruhe-Angina, einer Angina mit zunehmendem Charakter (Crescendo-Angina) sowie einer Postinfarkt-Angina; die instabile Angina pectoris wird zusammen mit dem Nicht-ST-Streckenhebungsinfarkt und ST-Streckenhebungsinfarkt dem akuten Koronarsyndrom (→Notfälle, s. S. 144 f.) zugeordnet.

Angina-pectoris-Beschwerden sind typischerweise im Bereich des Sternums lokalisiert, können aber auch im Kiefer, Hals, der Schultergegend, den Armen und dem Epigastrium auftreten. Neben Schmerzen sind auch Druckgefühl, Schwere, Enge oder Brennen eine mögliche Form der Präsentation. Dyspnoe kann ebenso auftreten, manchmal als einziges Symptom. Die Dauer der Beschwerden beträgt in den meisten Fällen nur wenige Minuten. Nur sekundenlange Brustschmerzen sind dagegen – ähnlich wie auch lage- und atemabhängige Beschwerden – eher nicht auf eine KHK zurückzuführen. Das zentrale Charakteristikum der Angina pectoris ist ihre Abhängigkeit von körperlicher wie auch psychischer Belastung. Sie bessert sich typischerweise unter Ruhebedingungen oder nach Gabe von Nitroglyzerin. Manchmal können auch Kälte und Nahrungsaufnahme Angina pectoris auslösen (Knuuti et al. 2020). Bei Frauen und Älteren, bei Diabetes mellitus, chronischer Nierenerkrankung und Demenz sowie Herzoperation in der Vorgeschichte kann die Symptomatik uncharakteristischer sein, was es zu beachten gilt.

Liegen alle drei genannten Kriterien (typische Lokalisation, Belastungsabhängigkeit und Besserung durch Ruhe und/oder Nitrate) vor, sprechen wir traditionell von einer typischen Angina pectoris, bei zwei der drei Kriterien von einer atypischen Angina pectoris und bei lediglich einem oder keinem der drei Kriterien von einem nichtanginösen Thoraxschmerz.

Eine initiale kardiale Abklärung beinhaltet neben einer eingehenden Anamnese zur aktuellen Symptomatik und Vorgeschichte immer auch eine körperliche Untersuchung, eine Erhebung der Vitalparameter, ein 12-Kanal-EKG sowie eine laborchemische Standarduntersuchung (Blutbild, Elektrolyte, Nieren-, Leber- und Schilddrüsenfunktion, Entzündungswerte, Gerinnungsstatus, Nüchtern-Plasma-Glukose/HbA_{1c} und Lipid-Profil), bei Abklärung auf ein akutes Koronarsyndrom inkl. kardialer Troponine. Im nächsten Schritt erfolgt eine Echokardiografie, durch welche sich ggf. Hinweise auch auf andere bzw. weitere Thoraxschmerz-Ursachen kardialer Genese als die

KHK ergeben können, wie höhergradige Klappenvitien (Aortenklappenstenose, Mitralklappeninsuffizienz), Kardiomyopathien, Myo-/Perimyokarditis (typischerweise atem- und lageabhängiger Thoraxschmerz), einen Perikarderguss oder eine pulmonale Hypertonie. Eine Thorax-Röntgen-Untersuchung ist beispielsweise bei atypischer Klinik, Verdacht auf Herzinsuffizienz oder Lungenerkrankung indiziert.

Im Zuge einer weiterführenden Abklärung in Richtung KHK wurde hinsichtlich der Abschätzung der KHK-Prätestwahrscheinlichkeit, die maßgeblich ist für die Wahl des diagnostischen Verfahrens, lange Zeit auf das klassische Diamond-Forrester-Modell zurückgegriffen, welches bezogen auf Alter, Geschlecht und klinische Präsentation (also typische, atypische und nichtanginöse Angina pectoris) die entsprechenden Prätestwahrscheinlichkeiten tabellarisch wiedergibt (Diamond & Forrester 1979). Dieses Modell muss jedoch mit gewissen Einschränkungen gesehen werden. Zum einen bezieht es sich ausschließlich auf Prätestwahrscheinlichkeiten einer obstruktiven KHK epikardialer Herzkranzgefäße. Eine Angina pectoris bzw. Ischämie kann jedoch auch durch eine koronare mikrovaskuläre Dysfunktion bedingt sein. Diese Erkrankungsentität auf der Ebene der koronaren Mikrozirkulation mit einem ganzen Spektrum an strukturellen und funktionellen Veränderungen hat in den letzten Jahren zunehmend an Bedeutung gewonnen und kann trotz eines koronarangiografischen Normalbefunds oder einer nachweislich nichtobstruktiven KHK eine bestehende Angina pectoris bzw. Ischämie erklären (Del Buono et al. 2021). Diesem Paradigmenwechsel weg von der reinen Betrachtung epikardialer Herzkranzgefäße tragen auch die sich zunehmend durchsetzenden Begriffe ANOCA/INOCA und MINOCA (angina/ischemia bzw. myocardial infarction with non-obstructive coronary artery disease) Rechnung. Zum anderen neigen solche basalen Prätestwahrscheinlichkeitsmodelle dazu, die obstruktive KHK-Prävalenz eher zu überschätzen. Somit gehen die aktuellen ESC-Leitlinien-Empfehlungen dahingehend, neben Alter, Geschlecht und Angina-Symptomatik auch die Anzahl bestehender kardiovaskulärer Risikofaktoren (positive Familienanamnese bezüglich KHK, Rauchen, Dyslipidämie, arterielle Hypertonie und Diabetes) bei der Abschätzung der klinischen KHK-Prätestwahrscheinlichkeit miteinzubeziehen. Auf der Basis eines solchen risikofaktorgewichteten klinischen Prätestwahrscheinlichkeitsmodells für eine obstruktive KHK und unter Einbezug ggf. weiterer zusätzlicher Risikokonstellationen (Ruhe-EKG-Veränderungen, auffälliges Belastungs-EKG, linksventrikuläre Dysfunktion, ventrikuläre Arrhythmien, periphere arterielle Verschlusskrankheit, Koronarkalk im CT) erfolgt dann die Indikationsstellung zur weiterführenden spezifischen KHK-Diagnostik: Bei sehr niedrigen Prätestwahrscheinlichkeiten ist eine weitere Ischämiediagnostik in der Regel nicht notwendig bzw. kann aufgeschoben und zunächst eine Abklärung auf nichtkardiale Ursachen des Thoraxschmerzes eingeleitet werden. Bei niedrigen bis moderaten Prätestwahrscheinlichkeiten ist vor allem die nichtinvasive anatomische Bildgebung mittels koronarer CT-Angiografie sehr aussagekräftig. Eine nichtinvasive funktionelle Bildgebung (beispielsweise mittels Stress-Echokardiografie, Myokard-Perfusions-SPECT, PET-CT oder Stress-MRT) ist bei hoher Prätestwahrscheinlichkeit klar indiziert. Bei sehr hoher klinischer Wahrscheinlichkeit hingegen, schwerwiegender bzw. refraktärer Symptomatik sowie anderen Hochrisikokonstellationen erfolgt in aller Regel ein unmittelbar invasives Vorgehen mittels Koronarangiografie (Vrints et al. 2024).

FALLBEISPIEL

Ein 59-jähriger Patient, der sich 2 Jahre zuvor aufgrund einer somatoformen autonomen Funktionsstörung des Herz- und Kreislaufsystems in tagesklinischer Behandlung befunden hatte, wird von seinem Internisten zu einer neuerlichen psychosomatischen Behandlung in die psychosomatische Ambulanz zugewiesen. Der Patient berichtet, er spiele seit kurzem wieder Tennis. An den zuletzt sehr heißen Sommertagen auf dem Platz sei es wiederholt im letzten Satz, z. T. auch erst nach dem Matchball, zu Übelkeit und einer leichten Enge im Brustbereich gekommen. Die Beschwerden hielten unter Ruhebedingungen noch jeweils knapp 5 Minuten an. Seitdem fühle er sich wieder wie vor der tagesklinischen Behandlung sehr unruhig, habe Herzrasen und höhere Blutdruckwerte trotz Medikation. Sein Internist habe ihn gut untersucht. Labor, EKG, Echokardiografie und Belastungs-EKG seien unauffällig verlaufen. Vielleicht hingen seine Symptome wieder mit seinem zu großen Ehrgeiz und seiner Schwierigkeit zusammen, älter zu werden. Dies waren bereits Themen im Zuge der vorausgegangenen tagesklinischen Behandlung.

Der Patient beschreibt zusammengefasst eine typische Angina-pectoris-Symptomatik: belastungsabhängige Beschwerden mit typischer Lokalisation und vegetativer Begleitreaktion sowie Besserung unter Ruhebedingungen. Bei einem 59-jährigen Patienten mit einer typischen Angina pectoris und einem bestehenden kardiovaskulären Risikoprofil aus arterieller Hypertonie und Hypercholesterinämie beträgt die risikofaktorgewichtete klinische Prätestwahrscheinlichkeit für das Vorliegen einer obstruktiven KHK 27 %. In dieser klinischen Situation bedarf es einer diagnostischen Maßnahme mit deutlich höherer Sensitivität als jener des stattgehabten Belastung-EKGs, wie beispielsweise einer koronaren CT-Angiografie. In letzterer boten sich zwei mittelgradige Stenosierungen des Ramus interventricularis anterior. Da der Patient eine Koronarangiografie zur Beurteilung der hämodynamischen Relevanz der beschriebenen Stenosen ablehnte, erfolgte eine weiterführende nichtinvasive funktionelle Testung mittels Myokard-Perfusions-SPECT. Hierbei ergab sich keine signifikante belastungsinduzierte reversible Myokardischämie. Unter einer optimalen medikamentösen Medikation (Acetylsalicylsäure, Sartan, β-Blocker, Statin) trat im Weiteren keine Angina pectoris mehr auf. Die Thematik rund um das Älterwerden fand parallel eine vertiefte Bearbeitung.

Neben der genannten Makroangiopathie können auch Koronarspasmen epikardialer Gefäße eine Angina pectoris auslösen (vasospastische Angina, Prinzmetal-Angina). Solche Prozesse sind auch auf mikrovaskulärer Ebene möglich. Seltener finden sich strukturelle Veränderungen wie Koronaranomalien, Koronaraneurysmen, arteriovenöse Koronarfisteln oder angeborene Myokardbrücken. Auch hypertone Krisen und hämodynamisch relevante Arrhythmien können mit Thoraxbeschwerden einhergehen. Bei Thoraxschmerzen nach einem kürzlich erlittenen Myokardinfarkt kommt differenzialdiagnostisch ein Postmyokardinfarkt-Syndrom (Dressler-Syndrom) in Betracht. Hierbei handelt es sich um eine schmerzhafte Spätperikarditis/-pleuritis in den Wochen nach einem Myokardinfarkt. Auch Vaskulitiden sind eine mögliche Differenzialdiagnose bei Thoraxschmerz. Gedacht werden muss auch an extrakardiale Faktoren für eine Angina-pectoris-Symptomatik wie ausgeprägte Anämie, Lungenerkrankungen, Infektionen/Fieber, Schlafapnoe-Syndrom, Hyperthyreose oder Erkrankungen, die mit einer erhöhten Blutviskosität einhergehen (z. B. Multiples Myelom). Im Weiteren kann Thoraxschmerz auch drogeninduziert auftreten. Hier sei beispielhaft Methamphetamin genannt, das Akutereignisse wie Blutdruckkrisen, Arrhythmien, Aortendissektion und Myokardinfarkt auslösen, aber auch zu chronischer Herzinsuffizienz führen kann.

Nichtkardialer Thoraxschmerz

Die weitaus größte Gruppe an Ursachen für Thoraxschmerz stellen Erkrankungen des Bewegungsapparates (sog. Brustwandsyndrome) dar. Hierbei handelt es sich in erster Linie um muskuloskelettale bzw. vertebragene Thoraxschmerzen, die klassischerweise auf lokalisierte Muskelverspannungen, osteochondrotische oder entzündliche Prozesse (z. B. bei Psoriasis, M. Bechterew, Polymyalgia rheumatica) zurückzuführen sind, aber auch durch schmerzhafte Schwellungen der Knorpel-Knochen-Grenze der Rippen (Tietze-Syndrom) oder durch Traumata/Frakturen bzw. postoperativ (z. B. nach Sternotomie) bedingt sein können. Der Thoraxschmerz hier zeichnet sich typischerweise durch seine Bewegungsabhängigkeit aus, z. T. ist der Schmerz auch auf Druck auslösbar. Sicher auszuschließen sind in diesem Kontext Wirbelkörperfrakturen bei Osteoporose/-malazie und neoplastische Prozesse (z. B. Knochentumoren, Metastasen). In dieser Gruppe ist eine Bildgebung meist unverzichtbar. Differenzialdiagnostisch muss auch an einen Hyperparathyreoidismus gedacht werden.

Thoraxschmerz pleuraler/pulmonaler Genese äußert sich klinisch typischerweise als atemabhängiger Schmerz von eher stechendem Charakter und tritt im Rahmen von Infektionen (Pleuritis, Pleurodynie, Tracheobronchitis, Pneumonie, Lungenabszess) häufig auf, kommt aber auch bei der Lungenarterienembolie (→ Notfälle, s. S. 144 f.) vor. Ein Pleuraerguss bei einer Vielzahl von Grunderkrankungen kann ebenso eine Schmerzsymptomatik verursachen. Maligne Erkrankungen der Lunge, thorakale Metastasierung und Erkrankungen des Mediastinums (Mediastinitis, Mediastinaltumor) stellen weitere Differenzialdiagnosen für Thoraxschmerz dar. Der (Spannungs-) Pneumothorax sowie auch das akute thorakale Aortensyndrom seien an dieser Stelle ebenfalls nochmals aufgeführt (→ Notfälle, s. S. 144 f.). Der Stellenwert einer bildgebenden Diagnostik ist in dieser Gruppe hoch. Eine Rarität stellt die thorakale Schmerzkrise bei Sichelzellkrankheit dar, die potenziell zu einem akuten Thoraxsyndrom führen kann. Dabei handelt es sich um eine akute pulmonale Symptomatik bedingt durch kleine Fettemboli aus infarziertem Knochenmark. Endemiegebiete für die Sichelzellkrankheit sind u. a. der östliche Mittelmeerraum, der mittlere Osten, Indien und Afrika. Die Familienanamnese gibt somit entscheidende diagnostische Anhaltspunkte.

Erkrankungen des oberen Gastrointestinaltraktes können sich (wie kardialer Thoraxschmerz auch) durch retrosternales Brennen (Sodbrennen) oder retrosternalen Druck präsentieren, wobei hierbei eine typische Angina pectoris fehlt; eine postprandiale Angina pectoris als Ausdruck einer Koronarinsuffizienz ist selten. Schmerzabhängigkeit von der Nahrungsaufnahme, Dysphagie, Regurgitation sowie begleitende Übelkeit bzw. Erbrechen und auch Husten sind Leitsymptome für Ösophaguserkrankungen. Zu diesen Erkrankungen des oberen Gastrointestinaltraktes gehören die gastroösophageale Refluxkrankheit, die ösophagealen Motilitätsstörungen (Spasmen, Hyperkontraktilität, Achalasie) und das Mallory-Weiss-Syndrom (Schleimhauteinriss mit Hämatemesis). Das Boerhaave-Syndrom, also die Ösophagusruptur durch starkes Erbrechen, ist eine Notfallsituation (→Notfälle, s. S. 144 f.) mit hoher Mortalität. Auch Ösophagitiden unterschiedlichster Genese, medikamentös bedingte Ulzera und Ösophaguskarzinome kommen als Schmerzursache infrage. Zu symptomatischen Ösophagusobstruktionen können ein Schatzki-Ring (ringförmige Membran am Übergang zwischen Ösophagus- und Magenschleimhaut) oder ösophageale Webs (Membranen im oberen Drittel des Ösophagus) führen. Seltener liegt ein sog. hypersensitiver Ösophagus Thoraxbeschwerden zugrunde. Thoraxschmerz ist auch bei der Hiatushernie beschrieben. In dieser Gruppe kommt in der Diagnostik vor allem die Ösophagogastroduodenoskopie inkl. Biopsien bzw. eine entsprechende radiologische Bildgebung zum Einsatz.

Abdominelle Erkrankungen mit thorakaler Schmerzausstrahlung sind Gastritiden und Magen-Duodenal-Ulzera, Malignome des Verdauungstraktes, die akute Pankreatitis, die Chole(zysto)lithiasis (Gallenkolik) mit all ihren entzündlichen Komplikationen sowie das durch Blähungen bedingte Roemheld-Syndrom. Darüber hinaus kann die glutensensitive Enteropathie (Zöliakie) neben den typischen intestinalen Symptomen auch mannigfaltige extraintestinale Symptome bieten, so auch Thoraxschmerz. In der Differenzialdiagnostik bietet auch in dieser Gruppe in erster Linie die Endoskopie inkl. Biopsien wegweisende Befunde bzw. die abdominelle Sonografie in Verbindung mit entsprechenden Laborparametern (Lipase, Transaminasen, alkalische Phosphatase, Bilirubin, Laktatdehydrogenase, Blutbild, C-reaktives Protein, ggf. Zöliakie-spezifische Autoantikörper).

FALLBEISPIEL

Eine 82-jährige Patientin wird von ihrer Internistin mit einem schweren depressiven Syndrom zur stationär-psychosomatischen Behandlung zugewiesen. Die Patientin berichtet, dass sie im vergangenen halben Jahr ca. 10 kg an Gewicht verloren habe, da sie kaum noch Appetit verspüre. Ihr werde oft schwer ums Herz, vor allem dann, wenn sie zu Hause alleine essen müsse. Zeitlich ließe sich ein Zusammenhang herstellen zwischen dem Beginn ihrer Symptomatik und dem Umzug ihres schwer an M. Parkinson erkrankten Ehemanns in ein Pflegeheim. Seitdem lebe sie allein, habe keine Freude am Leben mehr.

Die berichtete Schwere ums Herz ließ sich im Zuge einer vertieften Anamnese als ein epigastrisch lokalisierter Schmerz von drückendem Charakter unmittelbar nach dem Essen einordnen. Im Rahmen der eingeleiteten Tumorsuche erfolgte auch eine Ösophagogastroduodenoskopie. In dieser boten sich ein ausgedehntes präpylorisches Ulcus ventriculi sowie eine schwere erosive Gastritis und Bulbitis bei *Helicobacter-pylori*-Infektion. Nach einer Eradikationstherapie traten keine epigastrischen Schmerzen mehr auf. Die obligate Kontrollgastroskopie nach 4 Wochen bot eine deutliche Befundbesserung ohne Hinweis auf das Vorliegen eines Magenkarzinoms. Nach 8 Wochen war das Ulkus vollständig abgeheilt und auch die depressive Stimmung unter der multimodalen Komplexbehandlung gebessert.

Thoraxschmerz kann auch durch eine Reaktivierung von Varicella-Zoster-Viren ausgelöst werden. Die typischerweise starken Schmerzen im Bereich der betroffenen Innervationsgebiete spinaler Nerven können bereits vor, während und auch nach der Bläschenbildung auftreten und betreffen meist den Thorakolumbalbereich einer Seite (Gürtelrose). Im Verlauf kann sich eine postzosterische Neuralgie entwickeln. Als weitere Differenzialdiagnosen kommen die Interkostalneuralgie, die Nervenwurzelkompression sowie das Thoracic-outlet-Syndrom in Betracht.

Benigne und maligne Erkrankungen der Brust können ebenfalls mit Thoraxschmerz verbunden sein. Selten können auch Lymphome oder Sarkoidose Thoraxschmerz induzieren. Beschrieben ist auch ein medikamenteninduzierter Thoraxschmerz (z. B. durch Triptane).

Hinweise auf organische Genese

Aufgrund der Vielzahl auch an schwerwiegenden Erkrankungsbildern, die mit Thoraxschmerz einhergehen, ist eine sorgfältige Abklärung bei Thoraxschmerz zwingend erforderlich. Das akute Koronarsyndrom, die Lungenarterienembolie, das akute thorakale Aortensyndrom, der Spannungspneumothorax und das Boerhaave-Syndrom müssen differenzialdiagnostisch immer in Betracht gezogen und ggf. notfallmedizinisch abgeklärt und behandelt werden. Bewusstseinsstörung, respiratorische Insuffizienz, schwere hypo- bzw. hypertone Blutdruckdysregulation, Brady- oder Tachykardien, therapierefraktäre Schmerzen sowie Schock (Zentralisation) sind dabei Alarmzeichen für eine vitale Bedrohung (Leick et al. 2011). Dies gilt auch für eine begleitende Synkope.

Prinzipiell muss eine Angina pectoris bzw. eine belastungsabhängige Symptomatik immer an eine kardiale Grunderkrankung denken lassen. In dieser Situation und/oder bei erhöhtem kardiovaskulärem Risikoprofil aufgrund von Alter, Geschlecht, arterieller Hypertonie, Lipidstoffwechselstörungen, diabetogener Stoffwechsellage, chronischer Nierenerkrankung, Rauchen, Adipositas, körperlicher Inaktivität, einer positiven Familienanamnese für kardiovaskuläre Erkrankungen sowie bei bereits vorbestehenden atherosklerotischen Erkrankungen ist eine weiterführende kardiologische Abklärung zwingend erforderlich. Wichtige Differenzialdiagnosen sind hierbei das akute und das chronische Koronarsyndrom, strukturelle Herzerkrankungen sowie Kardiomyopathien.

Bei atemabhängigen Schmerzen kommen in erster Linie pulmologische bzw. pleurale Ursachen infrage, typischerweise bei klinischen Infektzeichen (z.B. trockenem Husten, Heiserkeit, Fieber, Auswurf) und entsprechendem auskultatorischen Befund. Aber auch die Lungenarterienembolie ist hier eine wichtige Differenzialdiagnose. Bei letzterer besteht neben Thoraxschmerz häufig eine Dys- bzw. Tachypnoe. Auch Tachykardien und Synkopen sind beschrieben, insbesondere bei schubförmigen Verläufen. Schwangerschaft, Einnahme von Kontrazeptiva, Hormontherapie und eine erhöhte Thrombophilie-Neigung (z.B. bei einer Faktor-V-Leiden-Mutation) sowie Adipositas stellen Risikofaktoren für embolische Geschehen dar. Klinische Zeichen einer tiefen Beinvenenthrombose, eine Vorgeschichte thromboembolischer Erkrankungen, Tachykardie, Hämoptysen, zurückliegende Operationen/Immobilisation (z.B. nach Frakturen), eine Tumorerkrankung sowie der klinische Eindruck, dass alternative Diagnosen weniger wahrscheinlich sind als die Lungenarterienembolie, erhärten die Verdachtsdiagnose einer Lungenarterienembolie. Der sich aus diesen vorgenannten Kriterien errechenbare Wells-Score und die Bestimmung der D-Dimere ermöglichen eine klinische Wahrscheinlichkeitsabschätzung für das Vorliegen einer Lungenarterienembolie und sind hilfreich für die Indikationsstellung zur CT-Angiografie oder Ventilations-/Perfusionsszintigrafie zur Diagnosesicherung. Ein Spontanpneumothorax kann sekundär auf dem Boden einer Lungenerkrankung, aber auch primär bei Lungengesunden auftreten. Der letztere Fall betrifft bevorzugt jüngere, asthenische Männer. Rauchen ist ein wichtiger Risikofaktor. Ein Pneumothorax kann jedoch auch traumatisch oder iatrogen bedingt sein. Atemabhängiger Thoraxschmerz und Dyspnoe sind hier die führenden Symptome. Die Ausbildung eines Spannungspneumothoraxes ist akut lebensbedrohlich.

Perakute starke Thorax-, Rücken- oder Abdomenschmerzen, häufig von reißendem Charakter, Zeichen eines Perfusionsdefizites, ein neu aufgetretenes Herzgeräusch über der Aortenklappe, refraktäre Hypertension, schwere Hypotension bis hin zum Schock bzw. Synkope müssen an eine Aortendissektion denken lassen. Risikofaktoren sind arterielle Hypertonie und Rauchen, Bindegewebserkrankungen wie das Marfan-Syndrom, Kollagenosen, Aorten- und Aortenklappenerkrankungen, vorausgegangene Eingriffe im Bereich der Aorta/Aortenklappe inkl. Koronarangiografie, ein vorbekanntes thorakales Aortenaneurysma sowie eine positive Familienanamnese bezüglich Aortenaneurysmen. Auch ein Drogenabusus (z.B. Kokain) erhöht das Risiko.

Neben den typischen Leitsymptomen für Ösophaguserkrankungen wie Sodbrennen/retrosternaler Schmerz, Schmerz in Verbindung mit Nahrungsaufnahme/Schlucken, Regurgitation und Übelkeit/Erbrechen sind Dysphagie, unklarer Gewichtsverlust und gastrointestinale Blutungen/unklare Anämie grundsätzlich Alarmzeichen für ösophageale bzw. gastrointestinale Erkrankungen. Ein im Vorfeld von Thoraxschmerz ungewöhnlich starker Würgereiz bzw. massives Erbrechen kann zu einer Ösophagusruptur (Boerhaave-Syndrom) mit subkutanem Emphysem und konsekutiver Mediastinitis führen. Eine Mediastinitis als Ursache für Thoraxschmerz kann auch als Komplikation nach thoraxchirurgischem Eingriff, endoskopischer Untersuchung oder vorausgegangenem Infekt im Zahn- bzw. Hals-Nasen-Ohren-Bereich auftreten. Die Letalität ist hierbei hoch.

Bewegungsabhängige bzw. auf Druck auslösbare lokalisierte Schmerzen von eher stechendem Charakter lassen in erster Linie an eine muskuloskelettale Genese denken. Pathologische Frakturen sowie rheumatologische bzw. autoimmunbedingte Grunderkrankungen bedürfen einer entsprechenden Ausschlussdiagnostik.

Hinweise auf psychosomatische Genese

Der Brustbereich ist aus einem psychosomatischen Blickwinkel heraus auch Empfindungsort für Emotionen, insbesondere von Angst. Das Herz hat in diesem Zusammenhang durch seine psychovegetativen Einflüsse seit jeher eine besondere Bedeutung. Diese Umstände können zu einer Vielzahl unterschiedlicher Beschwerdepräsentationen in diesem Bereich führen.

Anhaltende unspezifische thorakale Beschwerden, die im Vorfeld meist zu wiederholten ärztlichen Konsultationen und weitreichenden (kostenintensiven) Abklärungen geführt haben, dabei jedoch ohne klare diagnostische Einordnung blieben, sind wegweisend für funktionelle Störungen (Roenneberg et al. 2019).

Eine typische Angina pectoris bzw. eine für das chronische Koronarsyndrom charakteristische belastungsabhängige Symptomatik liegt in aller Regel nicht vor. Die Schmerzpräsentation ist atypisch für eine distinkte somatische Erkrankung und häufig bestehen mehrere zusätzliche Symptome, die meist psychovegetativer Natur sind (sog. Symptomcluster). Hierzu gehört typischerweise Herzklopfen bzw. Herzrasen ohne nachgewiesene Tachykardien, Schwitzen und Zittern. Funktionelle Thoraxschmerzen sind zudem mit kardial bezogenen Ängsten und Sorgen, insbesondere vor einem Herzinfarkt, verbunden. Der Ausschluss von kardialen Grunderkrankungen führt in aller Regel zu keiner Beruhigung.

Komorbide können neben einer funktionellen Störung nicht selten eine Angststörung, ein depressives Syndrom oder auch eine Traumafolgestörung vorliegen. Eine hypochondrische Störung in diesem Kontext stellt ein besonders herausforderndes Krankheitsgeschehen dar. Selbstgefährdungsaspekte bis hin zu Gefährdung durch nicht indizierte Behandlungen gilt es dabei stets im Blick zu behalten.

Zusammengefasst präsentiert sich häufig ein chronifiziertes Beschwerdebild mit beträchtlichen Einschränkungen in Lebensqualität und Leistungsfähigkeit. Die neue Entität der somatischen Belastungsstörung in der ICD-11 soll dem in diesem Kontext oft komplexen biobsychosozialen Wechselspiel Rechnung tragen.

Mögliche diagnostische Fehler

Da Thoraxschmerz Ausdruck einer Vielzahl von Krankheitsentitäten sein kann, gilt es in einem strukturierten Vorgehen zunächst jene Erkrankungsbilder in Betracht zu ziehen, die einer unmittelbaren Notfalldiagnostik und -behandlung bedürfen. Dabei handelt es sich vor allem um das akute Koronarsyndrom, die Lungenarterienembolie, die Aortendissektion, den Spannungspneumothorax sowie das Boerhaave-Syndrom. Aber beispielsweise auch eine Perimyokarditis kann fulminat verlaufen ebenso wie ein akutes Thoraxsyndrom bei Sichelzellkrankheit und eine Mediastinitis.

Was im klinischen Alltag manchmal zu kurz kommt, jedoch von zentraler Bedeutung ist, ist eine sorgfältige Anamnese mit dem genauen Erfragen von Lokalisation des Schmerzes, dessen Charakter, Dauer, Zusammenhang mit Anstrengung und anderer Faktoren, die den Schmerz auslösen, verschlimmern oder lindern, die Erhebung möglicher Vor- bzw. Begleiterkrankungen inkl. Vormedikation sowie der kardiovaskulären Risikofaktoren. Im Zuge der körperlichen Untersuchung soll immer eine Prüfung der Vitalparameter erfolgen. Das 12-Kanal-EKG und eine laborchemische Untersuchung sind bei der Abklärung von Thoraxschmerz in der Regel obligat.

Wie kann man diagnostische Fehler vermeiden?

Wenngleich Thoraxschmerz nichtkardialer Genese insgesamt häufiger ist als jener kardialer Genese, sind es vor allem die kardialen bzw. kardiovaskulären Erkrankungen, die mit einer hohen Mortalität einhergehen. Nach Ausschluss eines akuten Koronarsyndroms und Verdacht auf ein chronisches Koronarsyndrom ist eine gewissenhafte Abklärung abgestimmt auf das zugrunde liegende kardiovaskuläre Risikoprofil von großer Bedeutung. Hierbei gilt es zu beachten, dass die Prätestwahrscheinlichkeiten für das Vorliegen einer stenosierenden KHK insbesondere bei Jüngeren und/oder atypischer Klinik niedrig sind. In dieser Kategorie liefert insbesondere die koronare CT-Angiografie hohe diagnostische Sicherheit. Die nichtinvasive Bildgebung unter Belastung ist bei höheren klinischen Prätestwahrscheinlichkeiten für eine obstruktive KHK sehr aussagekräftig. Das klassische Belastungs-EKG ist der anatomischen und funktionellen Bildgebung grundsätzlich unterlegen. Erkrankungen der koronaren Mikrozirkulation müssen im diagnostischen Prozess stets mitbedacht werden.

Die Erfahrung zeigt, dass nach Ausschluss eines akuten Koronarsyndroms und anderer Notfälle via Notaufnahme häufig keine weiterführende ambulante Abklärung und damit keine letztendliche Einordnung der initialen thorakalen Schmerzsymptomatik erfolgt. Das ist insofern problematisch, da somit mögliche relevante kardiale wie auch nichtkardiale Erkrankungsbilder jenseits der Notfallkonstellationen undiagnostiziert und damit unbehandelt bleiben (Settelmeier et al. 2024).

Erst der sichere Ausschluss somatischer Erkrankungsbilder im engeren Sinne unter Zusammenarbeit der verschiedenen Fachdisziplinen lässt ein psychosomatisches Krankheitsbild bei entsprechenden psychosozialen Belastungen als wahrscheinlich erscheinen. Idealerweise erfolgt die somatische, psychische und soziale Evaluation parallel im diagnostischen Prozess. Eine iatrogene Symptomfixierung mit einer sekundär-ängstlichen Entwicklung durch wiederholte, nicht indizierte Abklärungen gilt es dabei zu vermeiden.

Literatur

Bösner S, Haasenritter J, Becker A et al. Ruling out coronary artery disease in primary care: development and validation of a simple prediction rule. CMAJ 2010; 182: 1295–1300.
Del Buono MG, Montone RA, Camilli M et al. Coronary Microvascular Dysfunction Across the Spectrum of Cardiovascular Diseases: JACC State-of-the-Art Review. J Am Coll Cardiol 2021; 78: 1352–1371.
Diamond GA, Forrester JS. Analysis of probability as an aid in the clinical diagnosis of coronary-artery disease. N Engl J Med 1979; 300: 1350–1358.
Gulati M, Levy PD, Mukherjee D et al. 2021 AHA/ACC/ASE/CHEST/SAEM/SCCT/SCMR Guideline for the Evaluation and Diagnosis of Chest Pain: A Report of the American College of Cardiology/American Heart Association Joint Committee on Clinical Practice Guidelines. Circulation 2021; 144: e368–e454.
Herold G. Innere Medizin 2025. Eine vorlesungsorientierte Darstellung. Köln: Dr. med. Gerd Herold 2024.
Knuuti J, Wijns W, Saraste A et al. 2019 ESC Guidelines for the diagnosis and management of chronic coronary syndromes. Eur Heart J 2020; 41: 407–477.
Leick DJ, Vollert J, Möckel M et al. »Standard operating procedures« zur Umsetzung der Leitlinien bei Patienten mit Brustschmerz. Kardiologie 2011; 5: 443–457.
Roenneberg C, Sattel H, Schaefert R et al. Clinical Practice Guideline: Functional Somatic Symptoms. Dtsch Arztebl Int 2019; 116: 553–560.
Settelmeier S, Ahrens I, Giannitsis E et al. Diagnostische Strategien in der frühhospitalen Abklärung des akuten Thoraxschmerzes: Arbeitsgruppenpapier der AG 44 Akuter Thoraxschmerz. Kardiologie 2024; 18: 322–330.
Templin C, Ghadri JR, Diekmann J et al. Clinical Features and Outcomes of Takotsubo (Stress) Cardiomyopathy. N Engl J Med 2015; 373: 929–938.
Vrints C, Andreotti F, Koskinas KC et al. 2024 ESC Guidelines for the management of chronic coronary syndromes. Eur Heart J 2024; 45: 3415–3537.

CHRISTIAN ARNING

5.1.6 Sonstige Schmerzen

Klinische Differenzierung

Schmerz ist ein Symptom und keine Diagnose. Grundlage für eine effiziente Schmerzbehandlung ist die Schmerzdiagnose mit Aufklärung der zugrunde liegenden Ätiologie und Pathogenese. Der Weg dorthin führt über eine präzise Erfassung der Schmerzcharakteristika durch detaillierte Schmerzbeschreibung und ergänzende körperliche Untersuchung. Zu unterscheiden sind drei Gruppen von Schmerzen, die ganz unterschiedlich behandelt werden: somatische (nozizeptive), viszerale und neuropathische Schmerzen. **Somatische Schmerzen** sind typischerweise gut lokalisierbar, sie sind von körperlichen Symptomen des zugrunde liegenden Krankheitsprozesses begleitet wie Entzündung, Verletzung oder Hautveränderung und sind beeinflussbar durch Bewegung, Druck oder andere körperliche Manipulation. **Viszerale Schmerzen** sind dagegen weniger gut lokalisierbar, sie können von Übelkeit und Erbrechen begleitet sein, typisch ist ein dumpfer, bohrender, kolik- oder krampfartiger Schmerzcharakter. **Neuropathische Schmerzen**, die als direkte Folge einer Schädigung oder Erkrankung somatosensorischer Nervenstrukturen im peripheren oder zentralen Nervensystem entstehen, sind erkennbar an begleitenden sensiblen Reiz- oder Ausfallssymptomen wie Parästhesie oder Hypästhesie, motorischen Defiziten oder vegetativen Störungen der Haut. Wegweisend für einen neuropathischen Schmerz sind außerdem ein brennender Schmerzcharakter oder eine mechanische Allodynie, die Empfindung von Schmerz bei leichter Berührung.

Arten der Beschwerdeschilderung und gezielte Exploration

Betroffene Patienten sollen zunächst Gelegenheit haben, ihre Beschwerden spontan zu beschreiben, wobei schmerzrelevante psychische Komorbiditäten wie Depression, Schlafstörung oder Angst nicht übersehen werden sollten.

Die gezielte Exploration soll die Intensität, den zeitlichen Verlauf (Attacken- oder Dauerschmerz) und die genaue Lokalisation der Schmerzen feststellen sowie Schmerzcharakteristika erfassen und Faktoren erkennen, die eine Veränderung der Schmerzen bewirken. Die Schmerzintensität wird am besten durch Verwendung einer Analogskala erfasst, auf der Patienten die Intensität der empfundenen Schmerzen quantifizieren können, auch im zeitlichen Verlauf, etwa mit der 11-teiligen numerische Rating-Skala (mit der Aussage »kein Schmerz« beim Wert 0 und der Aussage »maximal vorstellbarer Schmerz« beim Wert 10). Um neuropathische Schmerzen zu erkennen, müssen deren Charakteristika wie brennende oder elektrisierende Schmerzqualität sowie sensible Reizsymptome (Parästhesien) erfragt werden. Bei chronischen Schmerzen sollen psychische Einflüsse erfasst werden, zum einen durch Erhebung der Vegetativanamnese, zum anderen durch gezielte Fragen nach Grundstimmung, Besorgnis und Angst. Die ergänzende neurologische Untersuchung fahndet gezielt nach sensiblen Ausfällen oder Hyperalgesien und nach motorischen Ausfällen.

Hinweise auf organische Genese

Nozizeptive Schmerzen

Akute nozizeptive Schmerzen sind meist gut erkennbar an weiteren körperlichen Symptomen des zugrunde liegenden Krankheitsprozesses, etwa bei Wundschmerz oder Entzündungsschmerz. Ischämieschmerzen bei akutem Verschluss von Extremitätenarterien verursachen einen Ruheschmerz der Extremität bei Pulslosigkeit und Kälte der Haut. Chronische bzw. chronisch-rezidivierende Ischämieschmerzen manifestieren sich belastungsabhängig, z. B. bei peripherer arterieller Verschlusskrankheit als Wadenschmerz beim Gehen (Claudicatio intermittens) oder bei Polymyalgia rheumatica als Schultergürtelschmerz bei Armbewegungen. Da bewegungs- und belastungsabhängige Schmerzen auch arthrogen oder vertebragen verursacht sein können, erfordert die sichere Schmerzdiagnose oft eine differenzierte neuro-orthopädische und evtl. auch angiologische Diagnostik unter Einschluss von bildgebender Diagnostik und

Gefäß-Ultraschall. Technische Untersuchungen sind aber immer nur Ergänzung der klinischen Schmerzanalyse und begründen allein nicht die Diagnose von Gelenkschmerzen und schon gar nicht die Indikation zu einer Gelenkoperation. Bei chronifiziertem nozizeptivem Schmerz treten auch psychogene Einflüsse hinzu, sodass eine allein somatische Schmerztherapie dann möglicherweise nicht mehr ausreichend wirksam ist.

Neuropathische Schmerzen

Nichtsteroidale Antirheumatika und andere Analgetika, die bei nozizeptiven Schmerzen eingesetzt werden, sind bei neuropathischen Schmerzen häufig unwirksam, deshalb hat die Differenzierung dieser zwei Gruppen somatischer Schmerzen erhebliche therapeutische Relevanz. Während nozizeptive Schmerzen durch Erregung intakter nozizeptiver Endigungen funktionsfähiger neuraler Strukturen als Warnsymptom des Organismus vor weiterer Gewebeschädigung entstehen, entwickeln sich neuropathische Schmerzen als direkte Folge einer Läsion im somatosensorischen System. Es wird zwischen peripheren und zentralen neuropathischen Schmerzen unterschieden, wobei neuropathische Schmerzen viel häufiger im peripheren Nervensystem entstehen, etwa durch Entzündung (z. B. Herpes zoster) oder mechanische Schädigung (z. B. Trigeminusneuralgie oder Engpass-Syndrom). Neurologische Defizite wie sensible oder motorische Ausfälle sprechen ebenso für einen organisch verursachten neuropathischen Schmerz wie ein positives Hoffmann-Tinel-Zeichen an einer mechanischen Nervenläsion (Nachweis von Parästhesien im Versorgungsgebiet des Nervs bei nur leichtem Beklopfen am Läsionsort, etwa bei Karpaltunnelsyndrom: Provokation elektrisierender Missempfindungen bei leichtem Klopfen mit einem Finger am Karpaltunnel).

Einige Schmerzsyndrome sind durch ein Nebeneinander von nozizeptiven und neuropathischen Schmerzkomponenten gekennzeichnet *(»mixed pain«)*. Dies kommt z. B. bei Tumorschmerz vor, bei dem einerseits intakte Nozizeptoren durch Substanzen aus dem Tumor erregt werden und andererseits der Tumor selbst durch direkte Infiltration Nervengewebe schädigen kann. Auch bei Rückenschmerz ist ein Nebeneinander von nozizeptiven Schmerzkomponenten aus Wirbelgelenken, Bändern und Muskeln sowie neuropathischen Komponenten durch Schädigung von Nervenwurzeln möglich und nicht ungewöhnlich.

Hinweise auf psychosomatische Genese oder Psychogenie

Bei chronischen Schmerzen ist immer auch an psychogene Einflüsse zu denken, die den Schmerz unterhalten und verstärken. Insbesondere das Vorliegen von Angst und Besorgnis sprechen für eine große Bedeutung psychogener Faktoren. Auch verstärkt eine depressive Grundstimmung den psychogenen Anteil der Schmerzen. Angst vor dem Schmerz führt bei Patienten mit chronischen Schmerzen zu einem Vermeidungsverhalten, das sich verselbstständigen kann und sie dazu bringt, viele Aktivitäten zu unterlassen, um antizipiertem Schmerz zu entgehen. Die daraus resultierende Beeinträchtigung körperlicher Funktionen kann auch dann fortbestehen, wenn die eigentliche Schmerzursache vielleicht gar nicht mehr vorhanden oder von Bedeutung ist.

Mögliche diagnostische Fehler

Wie bei Rückenschmerzen kann die Überbewertung bildgebender Diagnostik dazu führen, dass die wahre Ursache von Schmerzen nicht erkannt wird. So werden Schmerzen im Schultergürtel durch eine Polymyalgia rheumatica initial oft verkannt, da das Röntgenbild regelmäßig auch degenerative Veränderungen an Gelenken und Wirbelsäule zeigt, denn es handelt sich ja um eine Erkrankung älterer Menschen.

Wie kann man diagnostische Fehler vermeiden?

Die genaue Schmerzanalyse zusammen mit einer sorgfältigen klinischen Untersuchung ist der Schlüssel für die richtige Diagnose. Allerdings gibt es zahlreiche seltene Schmerzsyndrome, die der Untersucher vielleicht nicht kennt und deshalb übersieht.

Krankheiten, die leicht übersehen werden können

Ein akutes Koronarsyndrom kann übersehen werden, wenn Schmerzen den Brustkorb aussparen und nur den Arm oder sogar beide Arme betreffen oder allein im Rücken lokalisiert sind.

Bei akuter thorakaler Aortendissektion, die Patienten mit initialem Thoraxschmerz und Herzinfarktverdacht ins Krankenhaus bringt, kann sich der Schmerz mit Ausbildung einer zweiten Gefäßwandruptur (Reentry) rasch zurückbilden. Nach Herzinfarkt-Ausschluss wird die Diagnostik dann evtl. abgeschlossen und die Aortendissektion übersehen.

Eine schmerzhafte Polyneuropathie mit Manifestation an kleinen C- und A-Delta-Fasern (Small-Fiber-Neuropathie), z. B. bei Morbus Fabry, kann übersehen werden, da die Neurografie, die ja die maximale Nervenleitgeschwindigkeit an schnell leitenden Nervenfasern erfasst, einen unauffälligen Befund zeigt. Im klinischen Befund ist bei dieser Neuropathie das Vibrationsempfinden ungestört, aber das Kälte- und Wärmeempfinden vermindert.

Die Meralgia paraesthetica, ein Engpass-Syndrom des N. cutaneus femoris lateralis am Leistenband, wird oft als lumbales Schmerzsyndrom verkannt. Betroffene Patienten klagen über brennende Schmerzen am anterolateralen Oberschenkel, der durch Streckung des Hüftgelenks provoziert wird (z. B. im Stehen), sich bei gebeugtem Hüftgelenk (im Sitzen) jedoch rasch bessert. Patienten profitieren sehr von der richtigen Diagnose, denn eine Behandlung durch lokale Infiltration beseitigt die Schmerzen sofort.

THOMAS KAHLERT, ULRICH LAMPARTER

5.2 Erschöpfung und Müdigkeit

5.2.1 Arten der Beschwerdeschilderung

Klagen über Schwäche, Müdigkeit, vermehrte Ermüdbarkeit, Kraftlosigkeit, allgemeine Lustlosigkeit und Schlappheit, Mangel an Energie oder Burn-out drücken subjektive Empfindungen aus, die für den Patienten selbst und im diagnostischen Prozess schwer zu fassen oder gar zu quantifizieren sind.

Man könnte sie als wertlos für die Diagnostik einschätzen und ihnen lediglich Ausdruckscharakter für ein allgemeines Unwohlsein oder eine Minderung der körperlichen und seelischen Kräfte zubilligen. Und doch können diese Klagen, die allein quantitativ in der Allgemeinpraxis große Bedeutung haben, uncharakteristische Vorstadien von körperlichen Erkrankungen repräsentieren oder in all ihrer Unbestimmtheit Erst- und Leitsymptom nicht nur psychischer, sondern auch körperlicher Erkrankungen sein.

Schwäche und Ermüdbarkeit können als dauerhafte, als progrediente oder auch als episodische Leistungsminderung beschrieben werden (»Ich kann nicht mehr wie früher ...«). Manche Patienten beschreiben ein Unvermögen, körperliche oder geistige Arbeiten überhaupt aufzunehmen, bisweilen mit dem Bild der »gedehnten Zeit«, die unproduktiv bleibe, andere drücken ihre Wahrnehmungen in Vergleichen aus. Oft werden zeitliche Zusammenhänge und eigene ätiologische Hypothesen mit der Beschwerdeschilderung verknüpft (Umstellungen bei der Arbeit, seit einer Reise etc.).

5.2.2 Schwäche und Ermüdbarkeit bei körperlichen Erkrankungen

Neben psychischen und psychosomatischen Störungen können sich eine Reihe von körperlichen Krankheiten und Störungsbildern in den entsprechenden Klagen manifestieren. Nachfolgend sind wichtige Krankheitsgruppen aufgeführt und nach der Häufigkeit ihres Vorkommens in der primärztlichen Versorgung geordnet, wie es der Erfahrung der Autoren entspricht.

Körperliche Krankheiten mit dem Erst- oder Leitsymptom »Müdigkeit, Erschöpfung« nach der Häufigkeit des Vorkommens in der primärärztlichen Versorgung:

1. Schilddrüsenfunktionsstörungen
2. Medikamentennebenwirkungen
3. Eisenmangelanämie und andere Anämien
4. Elektrolytstörungen

5. Infektionskrankheiten
6. chronische Herz- und Lungenerkrankungen
7. neurologische Erkrankungen
8. Stoffwechselerkrankungen
9. Erkrankungen der Muskulatur
10. seltene endokrine Störungen

Schilddrüsenfunktionsstörungen

Die Symptomatik »Schwäche, Müdigkeit, Erschöpfung« und der mangelnde Antrieb sind für die Schilddrüsenunterfunktion (Hypothyreose) charakteristisch. Doch kann auch die Überfunktion (Hyperthyreose) bei älteren und/oder herzleistungsschwachen Menschen (Herzinsuffizienz) eine ganz ähnliche Symptomatik hervorrufen, sogar bevor objektive Zeichen der dekompensierten Herzinsuffizienz auftreten.

Unübersichtlich wird die Situation dazu noch durch die Möglichkeit des Wechsels von der Überfunktion zur Unterfunktion, wobei erst in der Phase der Unterfunktion überhaupt medizinische Hilfe konsultiert wird. Bei der wohl häufigsten Form der Schilddrüsenerkrankung (von der funktionell meist normalen Vergrößerung oder Kropf oder Struma abgesehen), bei der Autoimmunerkrankung Hashimoto-Thyreoditis, folgt der Phase der aktiven Entzündung der Schilddrüse mit der möglichen Symptomatik der Überfunktion eine lang dauernde Endphase der Unterfunktion. Werden bei einem Patienten nur einmalig in der Vorfelddiagnostik die peripheren Schilddrüsenhormonwerte bestimmt, können diese eine normale Schilddrüsenfunktion anzeigen, wenn die Bestimmung zufällig in der Übergangsphase veranlasst wird.

Schwierig kann die Diagnostik der Hashimoto-Thyreoditis nach einer Schwangerschaft sein. Wegen der durch die Schwangerschaft und Entbindung stark beeinflussten Funktion des Immunsystems tritt diese Autoimmun-Schilddrüsenerkrankung besonders bei jungen Müttern auf. Mündet die Erkrankung einige Monate nach der Entbindung in die hypothyreote Phase, werden von der jungen Mutter die Symptome »Müdigkeit, Erschöpfung, mangelnder Antrieb« verständlicherweise im Zusammenhang mit den neuen physischen und psychischen Anforderungen gedeutet und es kann in der Vorstellung einer »Depression« eine psychotherapeutische Behandlung angestrebt werden.

Medikamentennebenwirkungen

Fast jedes Medikament kann müde machen, wobei die Empfindsamkeit für diesen Effekt sehr verschieden ist. Die Fokussierung des Psychotherapeuten auf das psychische Erleben des Patienten kann diesen Zusammenhang übersehen lassen, umgekehrt kann die Attribuierung auf das Medikament auch (zu) rasch erfolgen, auch vom Patienten selbst, oft auf der Basis der Informationen im sog. Beipackzettel.

Bisweilen aber wird von dem Patienten die eigene Medikation so eng indikationsbezogen wahrgenommen (»meine Herztabletten«), dass ein Zusammenhang zwischen

Medikation und Müdigkeit gerade nicht gesehen wird, sodass der spontane Hinweis auf die gewohnheitsmäßige Medikamenteneinnahme im ärztlichen oder psychotherapeutischen Gespräch unterbleibt. Das betrifft beispielsweise die Einnahme von sog. β-Rezeptorenblockern und andere Medikamente (z. B. die häufig eingesetzten ACE-Hemmer) bei der Behandlung der arteriellen Hypertonie oder koronaren Herzerkrankung. Regelmäßige Einnahme von Diuretika (harntreibende Medikamente) zur Behandlung von Hypertonus und Herzinsuffizienz kann zu individuell unterschiedlich starken Verlusten des Organismus an Kalium oder Natrium führen. Andere zur Müdigkeit führende Medikamente sind Antihistaminika (gegen Heuschnupfen Cetirizin, Loratadin), Antiepileptika (z. B. Carbamazepin), Schmerzmittel, Migränemittel (z. B. Triptane).

Es gibt viele Gründe für den Psychotherapeuten im Rahmen der Vorgespräche eine Medikamentenanamnese zu erheben, besonders bei älteren Patienten. Müdigkeit, mangelnder Antrieb und allgemeines Unbehagen tritt zudem oft als Nebenwirkung einer Psychopharmakotherapie auf.

Anämien

Ein Mangel an Serumeisen (nahrungsbedingt oder blutungsbedingt) mit oder ohne Anämie (Blutarmut) ist der klassische Fall einer stoffwechselbedingten Müdigkeit. Eisenmangelanämien mit langfristiger Entwicklung über Monate können durch eine Anpassung an die Mangelsituation jedoch lange kaum Symptome verursachen, sodass eine gezielte Diagnostik (Bestimmung des Hämoglobins und des Eisentransportproteins Ferritin) unterbleibt. Demgegenüber zeigt eine sich rasch entwickelnde Anämie (z. B. bei Blutungen) meist deutlichere Symptome. Eine diagnostische Abklärung zum Ausschluss von unentdeckten Blutungsquellen durch ein Tumorleiden oder einer malignen Erkrankung der Blutbildung (Leukämie) ist erforderlich.

Von den nicht durch Eisenmangel bedingten Anämien muss wegen ihrer Häufigkeit die Anämie durch Vitamin-B_{12}-Mangel genannt werden, da sie oft spät erkannt wird und der Vitamin-B_{12}-Mangel lange vor Ausbildung einer Anämie bereits deutliche Symptome zeigen kann: Müdigkeit, Konzentrationsstörungen, Schwäche, aber auch Störungen der Sensibilität, besonders in den Unterschenkeln und Füßen, und komplexe zentralnervöse Störungen. Vitamin-B_{12}-Mangel-Zustände entstehen durch Aufnahmestörung des Vitamins infolge einer chronischen Entzündung in Teilbereichen des Magens. Dort wird der zur Aufnahme des Vitamins im Darm notwendige Intrinsic Factor (ein Glykoprotein) nicht gebildet. Einen ernährungsbedingten Vitamin-B_{12}-Mangel (zu wenig Zufuhr) findet man auch bei einseitiger Ernährung (Fast Food, Veganer, Anorexia nervosa). Die Symptome entwickeln sich meist sehr langsam, der Patient passt sich an, und so übersehen Patient und sein Arzt nicht selten die Störung. Auch ein Folsäuremangel kann zu Konzentrationsstörungen, Müdigkeit und Erschöpfung führen.

Elektrolytstörungen

Störungen des Kaliumstoffwechsels (Hypokaliämie) und des Natriumstoffwechsels (Hyponaträmie) können zunächst allein durch eine subjektive Symptomatik von Schwäche, Müdigkeit und Leistungsminderung auffallen. Häufigste Ursache sind hierbei medikamentös induzierte Elektrolytstörungen, etwa durch Diuretika in der Hochdrucktherapie (Medikamentennebenwirkungen), diätetisch bedingte Elektrolytstörungen treten dagegen kaum auf.

Selten, aber in der Anfangsphase oft allein durch vage subjektive Symptomatik geprägt, sind Störungen des Calciumstoffwechsels (Hyperparathyreodismus, Vitamin-D-Mangel). Siehe hierzu auch → Kap. 6.10.

Infektionskrankheiten

Besonders virale Infektionen haben vor ihrem Ausbruch ein »pseudoneurasthenisches Vorstadium«, mit uncharakteristischen Beschwerden wie Müdigkeit, Erschöpfbarkeit, Gliederschmerzen, Appetitlosigkeit, auch Stimmungsabfällen. Dies kann z. B. auch während einer psychotherapeutischen Behandlung auftreten und zu »psychogenen Fehldeutungen« führen. Auch im Anschluss an die akute Erkrankung können bei zahlreichen viralen Infektionskrankheiten anhaltende Phasen gesteigerter Erschöpfbarkeit und Müdigkeit auftreten. Dies beim Patienten diagnostisch zu erkennen, wird nach einer akuten Erkrankung kaum Schwierigkeiten bereiten. Bei subakutem Verlauf jedoch, wie er bei der Mononukleose (Pfeiffersches Drüsenfieber, verursacht durch das Epstein-Barr-Virus) beobachtet wird, kann eine langanhaltende postinfektiöse Erschöpfungsphase einer mitunter unerkannt gebliebenen Akuterkrankung folgen und zu »rätselhaften Müdigkeitszuständen« führen.

Schwierig kann auch die Erkennung der bakteriell bedingten Borreliose sein. Für die beim Zeckenbiss übertragbare bakterielle systemische Borreliose werden in Spätstadien vielfältige Symptome beschrieben (»Post-Lyme-Borreliose-Syndrom«), u. a. Müdigkeit, Leistungsminderungen und diffuse neurologische Minimalbefunde. Die diagnostische Zuordnung sollte im Einzelfall einem mit der Problematik dieser Folgestadien erfahrenen Arzt überlassen bleiben.

Zu den mit Müdigkeit und Erschöpfung einhergehenden postinfektiösen Zuständen gehört auch Long-COVID (vgl. → Kap. 6.7.2).

Nicht zu den postinfektiösen Erkrankungen im engeren Sinne gehört die Myalgische Enzephalomyelitis/Chronisches Müdigkeitssyndrom (abgekürzt ME/CFS). Hier handelt es sich um ein komplexes Krankheitsbild, das folgende Symptome zeigen kann: pathologische Erschöpfung, die sich nach Anstrengungen verschlechtert, kognitive Einschränkungen und immunologische Dysfunktionen, (z. B. häufige Fieberschübe oder Erkältungen), fehlende Erholung nach Schlaf, diffuse Muskelschmerzen über den ganzen Körper, autonome Fehlfunktionen. In der Fachliteratur wird ME/CFS als häufige Erkrankung bezeichnet: Das Institute of Medicine (IOM) schätzt die Zahl der erkrankten Amerikaner auf etwa 1,5 Mio. Die Betroffenen erleben sich in der Regel körperlich krank. Die genaue Ursache bleibt unbekannt, die Forschungen zur Ursache haben in den letzten Jahren ein weites Spektrum von pathologischen Bedingungen im Fokus: Infektionen, immunologische Störungen, Schlafanomalien, aber auch metabolische und biochemische Abnormalitäten. Die Abgrenzung zu depressiven Störungen bleibt aber weiterhin unscharf.

Kreislauf-, Herz- und Lungenerkrankungen

Interessanterweise taucht der »niedrige Blutdruck« als Erklärung für Müdigkeit in den letzten Jahren nach unseren Erfahrungen kaum mehr auf. In einem älter werdenden Klientel gewinnen dagegen chronische Herz- und Lungenkrankheiten auch für den Psychotherapeuten an Bedeutung.

Rasche Erschöpfung und Schwäche können in jeder Phase chronischer Herz- und Lungenkrankheiten neben anderen Symptomen vorrangig vom Patienten geklagt werden. Demgegenüber können spezifische Symptome der Herz-, Kreislauf- und Ateminsuffizienz (Kurzluftigkeit, Angina pectoris, Asthmabeschwerden) eher in den Hintergrund treten. Wegen der Fülle möglicher Diagnosen kann hier nur auf die speziellen Kapitel verwiesen werden. Ausdrücklich hingewiesen werden soll jedoch auf Kardiomyopathien und auf die fibrosierenden Lungenkrankheiten.

Auch *generalisierte Gefäßerkrankungen* können atypische Symptombilder aufweisen, wie folgendes Beispiel zeigt:

FALLBEISPIEL

Ein 55-jähriger Familienvater und Heizungsmonteur wird von seiner Ehefrau bei deren Hausarzt wegen zunehmendem Interessenverlust in den letzten 12 Monaten vorgestellt. Er nehme sich nichts mehr vor, klage immer über Müdigkeit und Schwäche. Die Beschwerden hätten sich entwickelt, als für sie immer deutlicher wurde, dass trotz aller Bemühungen des Mannes und auch des Jobcenters ein Ende der Arbeitslosigkeit nicht abzusehen sei und nun der Gang zum Sozialamt anstehe. Der Patient sitzt dabei mit gesenktem Kopf da und bestätigt nur kurz die Angaben der Ehefrau. Die Aufnahme eines kontinuierlichen Gesprächs mit ihm ist nicht möglich. Unter der Arbeitsdiagnose »Schwere reaktive Depression« wird telefonisch ein Termin beim Nervenarzt in 48 Stunden ermöglicht. Am Folgetag aber treten Sprachstörungen und eine Apraxie auf. Im Krankenhaus zeigte die MRT multiple bihemisphärielle Hirninfarkte bei proximalen Verschlüssen beider Karotiden.

Neurologische Erkrankungen

Die Zuordnung einer Symptomatik oder auch Erkrankung zum neurologischen Fachgebiet ist für die meisten Patienten weniger selbstverständlich als bei anderen Fachgebieten. Dem Nervensystem eine Diagnose oder Beschwerde somatotop zuzuordnen, wie es das Fachgebiet der Neurologie wissenschaftlich begründet vornimmt, gelingt darüber hinaus den wenigsten Patienten: Zu diffus, zu unbekannt bleibt das zentrale und periphere Nervensystem. Die üblichen Vorstellungen vom Nervensystem sind eher unbestimmt und blass und gehen kaum über das subjektive Konzept »Schlaganfall« oder »eingeklemmter Nerv« hinaus.

So werden Lähmungen, besonders wenn sie sich langsam entwickeln, oft lediglich als »Schwäche« oder »gesteigerte Ermüdbarkeit« geklagt: Zum Beispiel können Frühphasen der Parkinsonerkrankung, sich langsam entwickelnde Paresen unterschiedlicher Genese, aber sogar so offensichtliche motorische Leistungsminderungen wie eine progrediente Stand- und Gangataxie als »Schwäche« oder »Depression« vom Patienten berichtet werden.

FALLBEISPIEL

Die 56-jährige Lehrerin berichtet in ihrer Psychotherapie über eine zunehmende körperliche Schwäche ihres etwa gleichaltrigen Ehemannes. Neben seiner Arbeit als Techniker habe er an Haus, Garten und Auto in der Vergangenheit gern körperlich gearbeitet. Nun schiebe er alles auf, sitze nur noch rum und vermeide Anstrengungen und Wege. Er habe offenbar eine Depression, was auch mir (T. K.) als behandelndem Psychotherapeuten und Allgemeinarzt in der Sitzung einleuchtet. Zufällig holt der Ehemann nach der nächsten Sitzung seine Frau in der Praxis ab. Als er mir auf dem langen Flur der Praxis entgegenkommt, ist eine schwere Ataxie nicht zu übersehen. Eine fachärztliche Diagnostik wird empfohlen, bei der sich eine sog. hereditäre Ataxie ergibt.

Stoffwechselstörungen

Der Morbus (Gilbert-)Meulengracht oder auch Icterus intermittens juvenilis ist eine erblich bedingte Stoffwechselstörung. Der Abbau des roten Blutfarbstoffes ist gestört. Es besteht ein relativer Enzymmangel in der Leber, sodass es zu einer signifikanten Erhöhung des indirekten Bilirubins im Blut kommt (Hyperbilirubinämie), die sich klinisch als Gelbfärbung der Augenbindehäute zeigen kann. Diese verstärkt sich beim Fasten. Klagen über Müdigkeit und Erschöpfung und ein »komisches Grundgefühl« gehören zum Beschwerdeprofil der an sich harmlosen Erkrankung.

Schlaf-Apnoe-Syndrom und andere Schlafstörungen

Klage über Müdigkeit mit ausgeprägter Tagesmüdigkeit (»Ich bin ständig wie zerschlagen«) mit Episoden plötzlichen Einschlafens am Tag ist ein Symptom des nicht seltenen Schlaf-Apnoe-Syndroms. Der nächtliche Schlaf wird durch bis zu 60 Sekunden dauernden Atemstillständen, gefolgt von lauten Einatemzügen gestört. Herzrhythmusstörungen und Anstiege der Blutdruckwerte auch tagsüber sind weiter gefährdende Symptome. Besonders bei Alleinlebenden können die nächtlichen Ereignisse unbeobachtet bleiben, und nur Müdigkeit, Kopfschmerzen und Blutdruckstörung werden geklagt. Betroffen sind überwiegend Männer, zu ca. Zweidrittel mit deutlichem Übergewicht, meist beginnend jenseits des 50. Lebensjahres. Die Diagnose wird durch

Untersuchungen des Schlafes im Schlaflabor gestellt, die Therapie besteht in der Anwendung kontinuierlicher nächtlicher Überdruckbeatmung.

Zustand nach Cannabis-Abusus

Müdigkeit, mangelnder Antrieb, Verlust von Interessen als Langzeitfolgen langfristigen Cannabiskonsums werden kontrovers diskutiert, ganz aktuell angeregt durch die politische Forderung einer Legalisierung. Die in den 80er Jahren formulierte Entität des »amotivational syndrome«, die auch unter F 12.72 Eingang in den ICD-10 fand, wird gegenwärtig in Zweifel gezogen; andere Stimmen warnen weiter nachhaltig vor den Spätfolgen des Cannabiskonsums.

Organische Krankheiten des Gehirns/Pseudoneurasthenie

Bei dem alten Begriff der Neurasthenie tritt zur Müdigkeit und Erschöpfung das Moment der Reizbarkeit (»reizbare Schwäche«) hinzu. Dahinter stand das Krankheitskonzept der »nervlichen Überreizung«. Heute werden zur Charakterisierung entsprechender Zustände eher Begriffe wie »Burn-out« oder »Überlastungsdepression« verwendet, und damit eine eher psychogene Krankheitstheorie zugrunde gelegt. Jedoch treten bei Störungen des Gehirns (z. B. bei zerebralen Prozessen) typisch neurasthenische Symptome auf, die in der entsprechenden Nomenklatur als »Pseudoneurasthenie« bezeichnet werden. Es handelt sich dann nicht um ein psychogenes Bild, sondern um den funktionellen Ausdruck einer organischen Störung. Später treten Affektlabilität, Affektinkontinenz oder Logorrhoe als typische hirnorganisch bedingte Symptome dazu, oft begleitet von weiteren kognitiven und affektiven Störungen. Müdigkeit geht dann oft mit einer Hypervigilanz oder auch einer allgemeinen Verlangsamung der psychomotorischen Abläufe einher.

Fatigue bei anderen organischen Erkrankungen

Bei Krebserkrankungen treten als Folge nach eingreifenden Behandlungen (Strahlentherapie, Chemotherapie) chronische Symptome der Müdigkeit oder Erschöpfung auf. Für diesen Störungsbereich hat sich der Begriff Fatigue eingebürgert.

Hinweise auf organische Genese

In der über das ihm bekannte Maß hinaus bestehenden körperlich bedingten Erschöpfung und Müdigkeit ist sich der Patient eher fremd: »Ich verstehe mich nicht, dass ich immer so müde bin«. Er schläft länger und häufiger, legt sich gerne hin, das Ruhebedürfnis nimmt zu. Die Leistungsfähigkeit nimmt objektiv ab und ihre Abnahme ist nicht nur motivational bedingt, wie dies bei der Depression der Fall ist, wo etwa geklagt wird: »Ich kann mich zu nichts mehr aufraffen.« Die Klagen sind eher konkret: »Ich kann mich kaum auf den Beinen halten, die Augen fallen mir immer zu.« Müdigkeitssyndrom und Fatigue fallen durch die starke Betonung der umschriebenen Symptomkreise Müdigkeit und Erschöpfung auf, die beim Arzt den Eindruck erwecken kann, der Patient übertreibe. Fixierte und immer wieder neu konstant vorgebrachte Klagen weisen eher in die organische Richtung. Doch auch die Inkonstanz, besonders wenn sie organpathologisch für den Mediziner unverständlich und nicht plausibel bleibt und dann oft als Indikator für eine psychosomatische Störung gewertet wird, kann der Entwicklung einer körperlichen Krankheit eigen sein. Letztlich können alle Ausdrucksformen des Patienten nur mit Vorsicht für die diagnostische Zuordnung gewertet werden.

Hinweise auf psychosomatische Genese

Hier kommt es zu einer eher diffusen, unkonkreten und wechselnden Beschwerdeschilderung.

Bei Überlastungen können beim Schildern der Belastungssituation oder der Erschöpfung die Tränen kommen. Müdigkeit kann die Folge von psychisch bedingter Schlaflosigkeit sein wegen Sorgen oder Beziehungsproblemen oder in Trauerphasen, Erschöpfung die Folge von Überlastungen in Beruf und Familie und von psychischer Abwehr von Aggressionen und mangelndem Selbstschutz. Diese oft nachvollziehbaren psychischen Vorgänge lösen beim Arzt eher nachdenkliche Sorge als Befremden und Ratlosigkeit aus. Erschöpfung durch Überlastung bessert sich durch Schonung, anders als bei eigentlichen Depressionen. Diese sind ganz anders als die reinen Überlastungsreaktionen auch nicht für Trost und Zuspruch empfänglich.

5.2.3 Mögliche diagnostische Fehler

Eigene Erklärungen zur Ursache von Müdigkeit und Erschöpfung werden vom Patienten oft schon in der primären Konsultation im eigenen psychosozialen Umfeld gesucht. Fehler können daraus entstehen, dass der Arzt diese zu schnell aufnimmt und so die körperliche Untersuchung unvollständig bleibt. Aus diesem Grunde sollte eine Selbstattribuierung des Patienten (z. B. »Stress bei der Arbeit«) zunächst eher kritisch aufgenommen werden.

Gerade die Häufigkeit der Beschwerden Erschöpfung und Müdigkeit und ihre oft offenkundige Bedingtheit in psychosozialen Problemen (»Stress«) kann beim Arzt den Blick für eher seltene Ursachen verstellen, sodass die zielführende Diagnostik unterbleibt.

5.2.4 Wie kann man Fehler vermeiden?

In diesem Zusammenhang muss auf die Problematik der sog. organischen Ausschlussdiagnostik eingegangen werden. Bei den uncharakteristischen Symptomen wie Müdigkeit und Erschöpfung ist Art und Umfang einer organisch-somatischen Diagnostik

»zum Ausschluss organischer Ursachen« kaum einzugrenzen. Seltene Erkrankungen, beispielsweise aus dem Bereich der hormonellen Störungen, erfordern eine umfangreiche spezielle apparative und laborchemische Diagnostik, deren Umfang und Bedeutung oft nur von hochspezialisierten Fachärzten bestimmt werden kann.

Da die Krankheiten sich nicht komplett ausschließen lassen, muss man sie immer wieder kritisch mitbedenken – auch im Verlauf einer Behandlung. Besonders darf man nicht außer Acht lassen, dass die Krankheiten sich auch während einer psychotherapeutischen Behandlung (z. B. Hyperthyreose, Vitamin-B_{12}-Mangel, hirnorganisch bedingte Störungen, chronische Infektionen) entwickeln können.

Literatur

Deutsche Gesellschaft für Allgemeinmedizin und Familienmedizin (DEGAM) (Hrsg.). S3-Leitlinie »Müdigkeit«. AWMF-Register-Nr. 053-002, DEGAM-Leitlinie Nr. 2 (Stand: 23. 12. 2022). Im Internet: https://register.awmf.org/de/leitlinien/detail/053-002 (zuletzt abgerufen am 13. 09. 2024).

ALEXANDRA BUSSOPULOS-ORPIN

5.3 Depression

5.3.1 Arten der Beschwerdeschilderung

Die Beschwerden können unspezifisch und vielgestaltig sein. Sie können sowohl Klagen über psychische Veränderungen oder Beeinträchtigungen wie auch körperliche Beschwerden umfassen. Die Schilderungen sind sehr individuell geprägt und priorisieren Symptome nach subjektivem Ermessen. Beschreibungen zur Befindlichkeit werden nicht selten mit Aspekten von Zeit, Farbe und Vitalität getroffen. »Es ist alles dunkel«, »wie ein unendliches Grau«, »wie unlebendig«, »träge«, »energielos«, »unendlich schlapp«, »alles ist schwer«.

Beschrieben werden Veränderungen der Stimmung mit Tagesschwankungen (Morgentief, Verbesserung im Laufe des Tages), anhaltend grundloser Traurigkeit und häufigem Weinen. Andere Beschwerden sind Einschränkung oder Unmöglichkeit, Freude zu empfinden, erhöhte Reizbarkeit, erhöhtes Ruhe- und Schlafbedürfnis sowie Ein- und Durchschlafstörungen mit morgendlichem Früherwachen und sinnlosem Grübeln, antizipiert von Selbstunsicherheit, Selbstzweifeln, inadäquaten Schuldgefühlen und dem Verlust an Interessen für Tätigkeiten und Dinge, die immer Freude bereitet haben. Das Kleinste wird zur Anstrengung und muss gegen einen inneren Widerstand ausgeführt werden. Der Appetit ist häufig reduziert, selten gesteigert.

Verbunden mit dem Gefühl, »nur noch Löcher in die Luft zu starren«, kann es zunehmend zu einem sozialen und inneren Rückzug kommen. Der Antrieb fehlt, die reduzierte Psychomotorik kann bis zu Mutismus oder Starre führen.

Ein Grübeln, das sich kaum willentlich unterbrechen lässt, wird quälerisch empfunden und Ängste werden diffus und existenziell erlebt. Lebensmüde Gedanken und Selbsttötungsideen treten auf.

Körperliche Beschwerden können Energielosigkeit, bleierne Schwere der Extremitäten, Schwindel, Kopfschmerzen, Übelkeit, Magenschmerzen und Schmerzen in verschiedenen Bereichen des Skelettsystems sein.

5.3.2 Hinweise auf organische Genese

Depressionen können bei einer großen Zahl somatischer Erkrankungen auftreten:

- **Infektionen** (z. B. bei Virusinfektionen wie Epstein-Barr-Virus-Infektion, HI-Virus, Influenza oder bakteriellen Infektionen: z. B. Borreliose, Lues, TBC etc.)
- **Endokrinopathien** (z. B. Hypo-, Hyperthyreose; Hypo-, Hyperparathyreoidismus; Morbus Addison; Akromegalie)
- **metabolische Störungen** (z. B. Porphyrie, Urämie, Leberinsuffizienz)
- **Herz-Kreislauf-/pulmonale Erkrankungen** (z. B. Herzinsuffizienz, Myokardinfarkt, COPD, Schlafapnoe-Syndrom)
- **gastrointestinale Erkrankungen** (z. B. Pankreatitis, entzündliche Darmerkrankungen, Morbus Whipple), nephrologische Erkrankungen (z. B. chronische Nephritis), **Autoimmunerkrankungen** (z. B. Lupus erythematodes, Panarteriitis nodosa, Polymyalgia rheumatica)
- zahlreiche **neurologische Erkrankungen** (z. B. Morbus Parkinson, Multiple Sklerose, Epilepsie, Schlaganfall etc.)

Auch gibt es depressive Syndrome als pharmakologische Nebenwirkungen von Medikamenten unterschiedlichster Substanzklassen oder bei Drogen- bzw. Alkoholkonsumstörungen.

Bei Erstmanifestation einer Depression sollten neben einer ausführlichen Anamnese eine internistische und neurologische Untersuchung sowie Labor, EKG und zerebrale Bildgebung durchgeführt werden.

Nach Beginn einer Depressionsbehandlung kann sich bei fehlender oder nur schwacher Verbesserung der Symptomatik unter Psychotherapie und dem Einsatz verschiedener Antidepressiva erneut die Frage nach einer organischen Ursache stellen.

Im psychotherapeutischen Alltag ist wichtig, dass es in der Prodromalphase von Virusinfektionen zu depressiven Stimmungseinbrüchen kommen kann, die dann nicht psychogen sind!

Klinische Hinweise auf eine organische Genese sind z. B.: mangelnde psychische Ableitbarkeit, »Depression wie aus dem Nichts«, schleichender oder unvermutet plötzlicher Beginn, Vorliegen einer organischen Grunderkrankung, keine familiäre Belastung, Entzündungszeichen (Labor, Blutbild).

5.3.3 Hinweise auf psychosomatische Genese oder Psychogenie

Phänomenologisch – also in ihrer Erscheinungsform – können verschieden bedingte Depressionen unabhängig von ihrer Genese sehr ähnlich auftreten. Die Herausforderung an den Kliniker ist es, sich in der Differenzialdiagnostik depressiver Syndrome breit und offen zu halten, und dabei Begleitphänomene, Krankheitsverlauf (z. B. episodische Stimmungstiefs im Wechsel mit Manien) und die Lebensumstände zu einem Bild zu fügen und aus diesen Gesichtspunkten und dem psychopathologischen Befund eine Hypothese zur Genese der Depression zu entwickeln.

Depressive Erkrankungen werden in den modernen – nicht mehr nosologisch ausgerichteten – Klassifikationssystemen (DSM, ICD) an verschiedenen Stellen klassifiziert, ohne dass dabei die Störungsbilder ätiopathogenetisch unterschieden werden. Für die klinische Differenzialdiagnose bleibt dennoch die kategoriale Unterscheidung zwischen psychogener Depression (z. B. in Lebenskrisen) oder organisch bedingter Störung zentral.

Weiter differenzierende diagnostische Untergruppen sind die Depression im Zuge der manisch-depressiven Erkrankung (bipolare Störung) und die Zyklothymie. Diese Störungen haben vermutlich eine in weiten Teilen noch nicht entdeckte neurobiologische Mitursache, was man früher mit dem Begriff »endogen« kenntlich machte.

Am psychogenen Pol der Depression beschreibt der Begriff der neurotischen Depression depressive Zustände, welche psychodynamisch verursacht, z. B. nach einem Objektverlust oder nach massiven narzisstischen Kränkungen, entstehen. Hier wäre auch die depressive Persönlichkeit anzusiedeln, ein Mensch, der »grundsätzlich depressiv« ist.

Darüber hinaus scheint eine Persönlichkeitsstruktur im Sinne des **Typus melancholicus** (nach Tellenbach) prädisponierend, Depressionen zu entwickeln. Eigenschaften wie Fleiß, besondere Pflichterfüllung, Ordentlichkeit, Verlässlichkeit und der Wunsch, es anderen immer recht zu machen, sind kennzeichnend für diesen Persönlichkeitstypus, der offenbar auch die Tendenz zeigt, Misserfolge durch eigenes Verschulden zu deuten und diese durch vermehrte Anstrengungen auszugleichen. Nicht selten beklagen diese Patienten in einer depressiven Stimmungslage zunächst keine oder wenig psychische Veränderungen. Vielmehr suchen sie aufgrund vielfältiger und unterschiedlicher körperlicher Symptome, wie z. B. Rückenschmerzen, Magen-Darm-Beschwerden etc., Ärzte unterschiedlicher Disziplinen auf.

Dieser depressiv-ängstliche Patiententyp zieht gern subjektive Erklärungsmodelle heran und sucht so nach Gründen für sein persönlichkeitsgebundenes depressives Missbehagen (z. B. Stress, Nahrungsmittelunverträglichkeiten oder Allergien).

5.3.4 Mögliche diagnostische Fehler

Im medizinischen Alltag ist sicherlich ein häufiger Fehler, bei einer sich vorrangig körperlich manifestierenden Depression (»somatisierte Depression«) ausschließlich nach körperlichen Ursachen zu suchen und die eigentliche depressive Erkrankung zu übersehen oder zu spät zu würdigen.

Umgekehrt können gerade in dem Bemühen, diesen Fehler zu vermeiden, körperliche Ursachen einer depressiven Störung leicht verkannt werden. Legen Biografie und Anamnese eine scheinbar plausible psychodynamische Erklärung für eine depressive Entwicklung nahe, wird der diagnostische Zugriff noch schwieriger, ebenso wenn ein Patient schon lange auf der »depressiven Schiene« eingeordnet wurde. Mischbilder aus depressiv-reaktiver Störung und chronischer körperlicher Erkrankung oder Funktionsstörung (z. B. Kreuz- und Unterbauchschmerzen) bieten besondere Schwierigkeiten und Fehlermöglichkeiten der Zuordnung und des Übersehens spezifischer körperlicher Erkrankungen. Nicht zuletzt können Depressive körperlich krank sein oder werden und unter dem Deckmantel des psychopathologischen Bildes z. B. eine koronare Herzkrankheit oder ein Tumorleiden entwickeln. Gerade bei chronisch depressiv Erkrankten läuft der Arzt Gefahr, somatische Beschwerden ohne genaue Untersuchung von vornherein als Symptome der Depression zu deuten.

5.3.5 Wie kann man diagnostische Fehler vermeiden?

Nicht jeder Patient, dem es psychisch schlecht geht, hat eine Depression. Eine präzise psychopathologische Einordnung der Beschwerden ist hilfreich. Antrieb und Stimmung als zentrale Symptome der Depression sollten stets getrennt betrachtet werden. Atypien in der Beschwerdeschilderung (z. B. Tagesmüdigkeit statt grüblerisches Früherwachen) sollten ernst genommen werden. Charakteristisch für eine Depression ist das Vorhandensein inadäquater Schuldgefühle, fehlen diese, ist Achtsamkeit geboten. Auch das Nichtansprechen auf Antidepressiva sollte noch einmal differenzialdiagnostische Überlegungen anstoßen. Auch die Möglichkeit der »substanzbedingten« (Medikamente, Drogen, Alkohol) depressiven Störung sollte immer im Blick behalten werden.

Mit der stetigen Wachsamkeit für die Möglichkeit organisch bedingter psychischer Störungen können Fehler vermieden werden.

ALEXANDRA BUSSOPULOS-ORPIN, ULRICH LAMPARTER, HANS ULRICH SCHMIDT

5.4 Angst

5.4.1 Arten der Beschwerdeschilderung

Angst äußert sich als Bedrohung, Beklemmung, Beunruhigung, Bedrängnis, Furcht, die häufig unmittelbar als Körpergeschehen erlebt werden. Nicht selten spielt das Herz eine zentrale Rolle. Auch Luft- und Atemnot können Ausdruck von Angst sein und ebenfalls sehr bedrohlich erlebt werden. Angst äußert sich auch in starker innerer Unruhe, Schwindelgefühlen, Kopfdruck und dem Gefühl, »umzukippen« oder bewusstlos zu werden, die Kontrolle zu verlieren.

Als Grundgefühl hatte Angst in der Evolution eine wichtige Funktion: Als Schutzmechanismus rief Angst adäquates Verhalten gegenüber Gefahren hervor und trug so zur Selbst-, Existenz-, Lebens- und Arterhaltung bei. Adäquate Reaktionen sind allerdings nur möglich, wenn ein Übermaß der Angst nicht lähmend oder blockierend wirkt. Angst kann auch zu gering ausgeprägt sein, indem Risiken oder Gefahren bagatellisiert werden. Diffuse Angst wird in der Regel als unangenehmer und quälender erlebt als die umschriebene Angst vor etwas bestimmtem oder als Panikattacken, die ja wieder vorbeigehen. Eine große Rolle in psychogenetischen pathologischen Entwicklungen spielt die »Angst vor der Angst«.

Intensität, Häufigkeit des Auftretens und Auslösesituation sind Kriterien, mit denen sich pathologische Angstphänomene entweder als Symptom einer psychischen oder körperlichen Erkrankung oder als Krankheit sui generis differenzieren lassen.

Angst als Symptom bei anderen psychischen Erkrankungen: Viele psychische Störungen gehen mit Angst einher: Depressionen können von allgemeiner vermehrter Ängstlichkeit und typischen depressiven Ängsten (Verlustangst, Verarmungsangst, Existenzangst) begleitet sein. Schizophrenien sind insbesondere in akuten Stadien nicht selten von massiver Angst geprägt, z. B. im Verfolgungserleben, durch Gefühl der Vernichtung oder durch »Ich«-Auflösung. Nach seelischen Traumata kann es zum Auftreten reizassoziierter Ängste kommen. Inhalt der Ängste kann bei verschiedenen Störungen (Hypochondrie, Wahn) die Vorstellung sein, an einer bestimmten Krankheit zu leiden oder allgemein körperlich krank zu sein.

Angst durch körperliche Erkrankungen: Angst ist nicht nur ein »psychisches« Phänomen, sondern ein gesamtes Körpergeschehen.

Bestimmte Krankheiten (z. B. die Hyperthyreose) »stimulieren« die angsterregenden Systeme und rufen so die Wahrnehmung von Angst hervor. Auch andere endokrine Störungen (Hyper- oder Hypokortisolismus, Phäochromocytom durch überschüssige Katecholamine) können Ängste induzieren. Neben vielen anderen Symptomen kann auch eine Borreliose vermehrte Angst bedingen und sollte im Einzelfall kritisch in die diagnostischen Überlegungen einbezogen werden.

Angst im Dunkeln bei alten Menschen kann durch eine allgemeine körperliche bedingte Unsicherheit entstehen (schlechtes Sehen, diskrete Polyneuropathie, leichter

Parkinson macht Angst vor dem Stolpern). Auch Medikamente können vermehrte Angst hervorrufen, ebenso Entzug von Suchtstoffen. Mit starken Ängsten kann auch das Erleben eines situativen Kontrollverlustes über die eigene Lage im Raum verbunden sein (z. B. bei körperlich bedingten Schwindelformen).

Angst bei körperlichen Erkrankungen: Viele körperliche Erkrankungen (z. B. Herzrhythmusstörungen, Herzinfarkt) verursachen Angst als subjektive oder objektiv begründete Angst vor dem drohenden Tod und sind so untrennbar mit Angst verbunden. Auch akute oder langsam entstehende Prozesse im Gehirn (Durchblutungsstörungen, hirneigene Tumoren oder Hirnmetastasen, Meningitiden oder Enzephalitiden, infektiös oder auch rheumatisch verursacht) können von Angstsymptomen begleitet werden, indem die Veränderung – manchmal nur unterschwellig – registriert wird und scheinbar unerklärliche Angst auslöst.

Angst als eigenständige Erkrankung: Ungeachtet einer genaueren Klassifikation der Angststörungen lassen sich grundsätzlich Angstanfälle (»Panikattacken«), phobische Zustände (eine umschriebene Vorstellung oder ein bestimmtes Objekt löst Angst aus) und eher generalisierte Ängste unterscheiden.

5.4.2 Hinweise auf organische Genese

Die Angst lässt sich schwer aus dem allgemeinen Erleben des Patienten heraus verstehen. Es fehlen umschriebene Auslösesituationen, die psychologisch »Sinn machen«. Die Verbindung mit anderen Symptomen wie Neurasthenie (Schwäche, Ermüdbarkeit, Indifferenz) und/oder vermehrter Reizoffenheit spricht eher gegen eine eigenständige Angsterkrankung. Es entwickelt sich eher eine allgemeine vermehrte Ängstlichkeit und eine allgemeine Neigung, mit Angst zu reagieren, als dass massive plötzliche Ängste vorkommen. Eine im Auftreten und Verlauf atypische »Panikattacke« (länger als 30 Minuten, erstes Auftreten im höheren Lebensalter über 60 Jahre), eine Verbindung der Angst mit neurologischen (auch Kopfschmerzen, konstanter Tremor), kognitiven (z. B. Wortfindungsstörungen) oder allgemeinen körperlichen Symptomen sollten ein Nachdenken über körperliche Ursachen veranlassen, ebenso, wenn die Angst offenkundig nicht auf Beruhigung anspricht.

5.4.3 Hinweise auf psychosomatische Genese oder Psychogenie

Angst ist grundsätzlich ein psychosomatisches Geschehen. Beinahe jedes körperliche Symptom kann Ausdruck von Angst sein. Viele und unterschiedlichste Körperbeschwerden können Angst repräsentieren, oft ohne dass »Angst« auf der psychischen Ebene erlebt wird. So kann Angst als Gefühl beim Arzt auch nicht benannt werden.

Angst kann ihrerseits Körperfunktionen beeinträchtigen oder zusätzliche Körpersymptome verursachen bzw. deren Entwicklung fördern (z.B. Pollakisurie bei »nervöser Blase«). Allgemein werden diese funktionellen Störungsbilder heute unter den somatoformen oder Somatisierungsstörungen subsummiert und z.B. als somatoforme autonome Funktionsstörungen klassifiziert. Häufig handelt es sich dabei klinisch um Angstäquivalente. Ein besonders einprägsames Beispiel ist die Hyperventilationstetanie.

5.4.4 Mögliche diagnostische Fehler

In der ärztlichen Diagnostik besteht vermutlich der häufigste Fehler immer noch darin, Angst als kausales Prinzip von geklagten Beschwerden zu übersehen und Patienten mit angstbedingen Beschwerden einer rein somatischen Diagnostik zu unterziehen, die letztlich fruchtlos bleibt.

Diagnostische Fehler im Sinne einer falschen Zuschreibung von »Psychogenie« können entstehen, wenn man Angst allein als psychisches Phänomen oder adäquate Reaktion deutet und mögliche somatische Ursachen (wie z. B. die Hyperthyreose) nicht in Erwägung zieht. Eine ausführliche Anamnese und abklärende somatische Diagnostik sollten erfolgen, insbesondere bei älteren, psychisch bislang gesunden Patienten, die Ängste als für sich »ungewöhnlich« oder »untypisch« beschreiben.

Daneben gibt es eine Reihe von körperlichen Erkrankungen, die sich unter Angst verschlechtern (z. B. sog. extrapyramidale Bewegungsstörungen, Asthma bronchiale), woraus fälschlicherweise auf eine psychogene Verursachung der Erkrankung geschlossen wird.

Überdies kann ein »Angstpatient« auch »tatsächlich etwas haben«, z. B. eine seltene degenerative Erkrankung, deren Symptome nur allzu leicht auf die Angststörung zurückgeführt werden. Insbesondere Patienten, bei denen eine psychiatrische Vorgeschichte bekannt ist, lassen zunächst nicht an eine somatische Genese von Angst denken.

5.4.5 Wie kann man diagnostische Fehler vermeiden?

Nicht zuletzt vor dem Hintergrund der Erfahrung, »man kann auch Läuse und Flöhe haben«, sollte auch bei offensichtlichen »Angststörungen« eine ausführliche Anamnese und körperliche Untersuchung ggf. mit Laboranalysen erfolgen.

TOMAS MÜLLER-THOMSEN

5.5 Bewusstseinsstörungen

Als Bewusstseinsstörung im medizinischen Sinne wird eine *Störung des normalen Alltagsbewusstseins* bezeichnet.

Dabei wird psychopathologisch zwischen *quantitativen* und *qualitativen* Bewusstseinsstörungen unterschieden. Quantitative Bewusstseinsstörungen sind *Störungen der Wachheit (Vigilanz)* und als solche immer verdächtig auf das Vorliegen einer körperlichen Erkrankung. Bei qualitativen Bewusstseinsstörungen liegen krankhafte *Veränderungen bestimmter Aspekte* des Bewusstseins vor, während andere Bewusstseinsfunktionen (z. B. Vigilanz, Orientierung, Ich-Bewusstsein) ungestört erhalten sind.

5.5.1 Quantitative Bewusstseinsstörungen

Diese gehen auf eine allgemeine Störung der Hirnfunktion zurück und sind in der Regel organischen oder toxischen Ursprungs. Sie werden nach ihrem Schweregrad eingeteilt in:

- Benommenheit
- Schläfrigkeit, Erwecken noch gut möglich
- Sopor (auch Präkoma); starke Schläfrigkeit, nur noch schwer erweckbar
- Koma: keine Erweckbarkeit, keine Reaktion auf Schmerzreize

Arten der Beschwerdeschilderung

Der Patient bemerkt leichte Störungen nur »diffus« und »im Hintergrund«. Schwere Störungen werden naturgemäß nur retrospektiv geschildert, da keine Erinnerung besteht. Ihre Schilderung kann dem persönlichen Ausdrucksverhalten des Patienten entsprechend dramatisierend ausführlich bis bagatellisierend oder negierend sein. Oft mag der Patient sich latent schämen oder will es »nicht wahrhaben«, dass ihm »das passiert« ist.

Hinweise auf organische Genese

Eher bagatellisierende Schilderung, oft mit wenig emotionaler Beteiligung oder Bericht ausschließlich durch Dritte. Sopor (schlafähnlicher Zustand) und Koma sprechen für eine organische Ursache.

Hinweise auf psychosomatische Genese oder Psychogenie

Symptom wird als sehr belastend, oft dramatisierend ausführlich geschildert. Anhaltende psychogene Ohnmachten sind selten. Hyperventilationstetanie, Panikattacken, psychogene und psychomotorische Anfälle müssen abgegrenzt werden, ebenso eine Narkolepsie.

Mögliche diagnostische Fehler

Abzugrenzen von einer quantitativen Bewusstseinsstörung ist der Stupor. Bei diesem kommt es zu einem Erstarren der körperlichen Bewegung bei erhaltenem Bewusstsein, wobei dies nicht immer ohne Weiteres für den Beobachter oder Untersucher feststellbar ist. Er kann bei schweren psychiatrischen Erkrankungen wie Schizophrenie, schweren Depressionen und als dissoziatives Symptom bei einer posttraumatischen Belastungsstörung (PTBS) oder im Rahmen eines schweren neurotischen/psychogenen Konflikts auftreten.

Bei Intoxikationen (z.B. Alkohol) kann zusätzlich oder vorhergehend ein Sturz mit zerebraler Blutung erfolgt sein. Liegt keine Fremdbeobachtung vor, kann ein epileptisches Ereignis übersehen werden. In (para-)suizidaler Absicht eingenommene Medikamente werden verschwiegen.

Aufgrund der charakteristischen Erinnerungslücke wird ein Trauma nicht geschildert.

Bewusstseinsstörungen können sich auch langsam entwickeln, in Frühstadien fallen sie evtl. nicht auf. Seltene anhaltende Bewusstseinsstörungen (im Rahmen eines »Petit-Mal-Status bei Epilepsien«) werden übersehen.

Wie kann man diagnostische Fehler vermeiden?

Fehler können durch Fremdanamnese mit Dokumentation der Schilderungen (Wie wurde der Patient vorgefunden?), Sicherung der Umgebung (Nahrungsmittelreste [Pilze?], Medikamente, Drogen), toxikologische Untersuchungen oder durch die zerebrale Bildgebung (CCT, cMRT) vermieden werden.

5.5.2 Qualitative Bewusstseinsstörungen

Dazu gehören auch allgemeine Veränderungen des Bewusstseins wie Bewusstseinserweiterungen, -trübungen und -einengungen.

Umschriebene Störungen treten in den folgenden Bereichen auf:

- Orientierung
- Auffassung und Merkfähigkeit
- Gedächtnisleistung

Eine Störung der Orientierung kann sich auf die *Zeit*, den *Ort*, die *Situation* und die **Person** beziehen. Bei organisch bedingten neurokognitiven Störungen verblasst die Orientierung häufig in der oben angegebenen Abfolge und ist in der Regel anhaltend. Bei Schizophrenie und schweren Depressionen kann Desorientiertheit auch vereinzelt und passager auftreten. Eine Störung der Orientierung wird selten aktiv vom Patienten berichtet. Patienten mit einer schizophrenen oder depressiven Erkrankung können aber nach Rückgang der Symptomatik z. B. über ihr verändertes Zeiterleben berichten, Menschen mit einer demenziellen Erkrankung können dies in der Regel nicht.

Störung der zeitlichen Orientierung

Arten der Beschwerdeschilderung

Insgesamt eher selten, im Zusammenhang mit erlebter Vergesslichkeit.

Hinweise auf organische Genese

Bericht durch Dritte, Bagatellisieren vonseiten des Betroffenen. Kontinuierlich vorhanden (z. B. bei Demenz) oder als singuläres Ereignis (z. B. bei Delir oder transitorischer globaler Amnesie).

Hinweise auf psychosomatische Genese oder Psychogenie

Schilderung von Situation in der Vergangenheit mit zeitlicher Desorientiertheit ohne Störung der Orientierung in anderen Bereichen.

Mögliche diagnostische Fehler

Übersehen des zeitlichen Verlaufs, Fehldeuten der zeitlichen Desorientiertheit im Rahmen dissoziativen Erlebens als psychotisches Geschehen und/oder einer hirnorganischen Störung und umgekehrt.

Wie kann man diagnostische Fehler vermeiden?

Überprüfung der aktuellen zeitlichen Orientierung, Fremdanamnese, ggf. Screening der kognitiven Fähigkeiten.

Störung der räumlichen Orientierung

Arten der Beschwerdeschilderung

Selten spontan, dann eher zögerlich, schambesetzt.

Hinweise auf organische Genese

Durchgängig vorhanden, auch zeitliche Desorientiertheit.

Hinweise auf psychosomatische Genese oder Psychogenie

Schilderung einer Situation in der Vergangenheit ohne aktuelle Störung der räumlichen Orientierung.

Mögliche diagnostische Fehler

Übersehen einer psychotischen Symptomatik, Fehldeuten der räumlichen Desorientiertheit im Rahmen dissoziativen Erlebens als psychotisches und/oder einer hirnorganischen Störung und umgekehrt.

Wie kann man diagnostische Fehler vermeiden?

Überprüfung der aktuellen räumlichen Orientierung in der Untersuchung, ggf. Screening der kognitiven Fähigkeiten.

Störung der situativen Orientierung und der Orientierung zur Person

Arten der Beschwerdeschilderung

Die Störung fällt während der Untersuchung auf. Vereinzelt in der Vergangenheit liegende Ereignisse werden selten spontan berichtet, wenn, dann eher im Rahmen einer allgemeinen dramatisierenden Beschwerdeschilderung. Als psychopathologische Symptome sind Derealisation und Depersonalisation abzugrenzen. Diese sind »Als-ob-Ereignisse«. Die Kontinuität des Ich-Bewusstseins ist erhalten: Der Patient weiß, dass ihm alles »fremd oder verändert vorkommt«, er sich »von der Welt abgeschieden« fühlt oder sich seiner nicht mehr sicher ist.

Hinweise auf organische Genese

Aktuell und in der Regel durchgängig vorliegend, singulär oder rezidivierend im Zusammenhang mit somatischen Ereignissen (z. B. postiktal bei Epilepsie). In *»dreamy states«* bei psychomotorischen Anfällen (temporaler Epilepsie) ist wie im Albtraum das Gefühl verloren, dass das alles »nur ein Traum« ist. Die Desorientierung ist vollständig.

Hinweise auf psychosomatische Genese oder Psychogenie

Angabe von zurückliegenden Ereignissen situativer Desorientiertheit, ohne dass dies mit einem körperlichen Ereignis (z. B. Synkope, epileptischer Anfall) in Zusammenhang steht. Keine Störung der zeitlichen und räumlichen Orientierung. Das basale Ich-Bewusstsein (Ich bin ich, auch wenn ich nicht weiß, wer ich bin oder jemand anderes bin) ist erhalten.

Mögliche diagnostische Fehler

Übersehen einer psychotischen Symptomatik, Fehldeuten der Desorientiertheit im Rahmen eines dissoziativen Erlebens als psychotisches Symptom und/oder einer hirnorganischen Störung und umgekehrt. Das Ausmaß des Symptoms wird nicht erkannt, weil der Patient dies mit Konfabulationen verdeckt.

Wie kann man diagnostische Fehler vermeiden?

Überprüfung in der Untersuchung, Abklärung somatischer Ursachen.

Störungen der Auffassung

Arten der Beschwerdeschilderung

Gar nichts mehr mitbekommen; nicht mehr begreifen, was andere sagen oder von einem wollen; wird häufig sehr zögerlich, schambesetzt berichtet.

Hinweise auf organische Genese

Eine offensichtliche Störung der Auffassung wird eher negiert oder bagatellisiert, »daneben« antworten.

Hinweise auf psychosomatische Genese oder Psychogenie

Aggravation, Betonen der Belastung des Symptoms.

Mögliche diagnostische Fehler

Übersehen von sensorischen Einschränkungen (insbesondere Hypakusis) oder von Sprachverständnisstörungen (sensorische Aphasien). Der Patient traut sich nicht, nachzufragen.

Wie kann man diagnostische Fehler vermeiden?

Überprüfen der Sensorik, insbesondere der Augen und der Ohren, Überprüfen der geklagten Symptomatik in der gezielten Untersuchung.

Störungen der Merkfähigkeit und der Gedächtnisleistung

Sie können grundsätzlich bei allen schweren körperlichen und psychischen Erkrankungen auftreten, werden im klinischen Alltag jedoch häufig – besonders bei älteren Patienten manchmal auch vorschnell – mit neurokognitiven Störungen, insbesondere mit Demenz und Delir assoziiert. Bei der transienten globalen Amnesie kommt es zu einem plötzlichen, den Patienten verstörenden Verlust der Gedächtnisfunktion, vor allem der Merkfähigkeit und der Orientierung. Das prozedurale Gedächtnis (Autofahren, Klavierspielen) ist erhalten. Der Zustand dauert zwischen 1 und 24 Stunden an und ist voll reversibel.

Arten der Beschwerdeschilderung

Von unsicherem, vorsichtigem Hervorbringen bis zur dramatisierenden, ausführlichen Schilderung dessen, was vergessen wurde.

Hinweise auf organische Genese

Unsicher, schambesetzt bei beginnenden Demenzen (insbesondere Alzheimer-Demenz), sonst eher bagatellisierend und überspielend. Inhaltliche Wiederholungen im Verlauf des Gesprächs, Konfabulationen (insbesondere beim Korsakow-Syndrom).

Hinweise auf psychosomatische Genese oder Psychogenie
Betonen der Gedächtnisprobleme; ausgestanzte, d.h. sich auf einen umschriebenen Zeitraum beziehende Erinnerungslücken; Erinnern, was vergessen wurde. Emotional aufwühlende Ereignisse können abgespalten oder verdrängt werden, traumatische Episoden »vergessen werden«. Umgekehrt können auch bestimmter Fantasieinhalte subjektiv als Erinnerungen imponieren *(»false memories«)*.

Mögliche diagnostische Fehler
Das Ausmaß der Störung wird nicht erkannt, da es geschickt vom Patienten »überspielt wird«.

Übersehen einer zugrunde liegenden oder mit der Störung des Gedächtnisses einhergehenden Auffassungsstörung. Die Störung des Gedächtnisses wird auf das »normale Altern« geschoben. Traumatische Erinnerungsinhalte werden unkritisch als »wahr« angesehen, »wahre Erinnerungen« werden als Fantasieleistung verkannt.

Wie kann man diagnostische Fehler vermeiden?
Überprüfung der Merkfähigkeit im Gespräch, z.B. durch Bezugnahme und Nachfrage auf zuvor Besprochenes, ggf. Testung der Gedächtnisfunktion.

TOMAS MÜLLER-THOMSEN

5.6 Sinnesstörungen

In allen fünf Sinnesqualitäten sind auf der Achse *periphere Wahrnehmung – neuronale Weiterleitung – zentrale Verarbeitung* Störungen möglich. Geklagt werden Minderwahrnehmung, verstärkte Wahrnehmung und Missempfindungen. Zudem kann es zu Wahnwahrnehmungen und Halluzinationen in einzelnen oder auch mehreren Sinnesmodalitäten kommen.

5.6.1 Riechen (olfaktorisch)

Arten der Beschwerdeschilderung

»Ich rieche nichts mehr, alles riecht anders/so komisch«, »Bei diesem Geruch wird mir so komisch, ich weiß gar nicht warum«, »Dieser Geruch erinnert mich an etwas lang vergessen Geglaubtes«. »Das Essen schmeckt mit nicht richtig und ich merke nicht, ob ich Wasser oder Wein trinke« – Riechstörungen werden auch als Geschmacksstörungen geklagt.

Hinweise auf organische Genese

Riechstörungen werden oft nicht bemerkt oder angegeben. Anosmie tritt oft als Unfallfolge nach Schädel-Hirn-Trauma wegen einer Abscherung der Sinneshärchen des Bulbus olfactorius auf. Hyposmie mit der Angabe weniger zu riechen, kann ein Hinweis auf eine beginnende neurodegenerative Erkrankung sein (Morbus Parkinson, Lewy-Körper-Demenz, Alzheimer-Demenz); Hyperosmie kommt im Rahmen von Auren (Migräne, Epilepsie) vor. Eine übertriebene Geruchsempfindlichkeit kann ebenso unter hormonellem Einfluss, z. B. in der Schwangerschaft, auftreten. Intermittierend plötzlich auftretende Kakosmien (Wahrnehmung schlechter Gerüche) weisen auf eine Reizung des Bulbus olfactorius, des Corpus amygdaloideum, des Uncus oder auf einen Prozess in der vorderen und basalen Schläfenlappenregion hin. Ein »objektiver schlechter Geruch« kann durch eine Tonsillitis oder bei Magen-Darm-Erkrankungen entstehen.

Hinweise auf psychosomatische Genese oder Psychogenie

Bestimmte Gerüche rufen spezifische Gefühlregungen oder gar dissoziative Zustände hervor. Als **Phantosmien** werden halluzinatorische Geruchswahrnehmungen benannt.

Von Riechstörungen muss das Gefühl selbst schlecht/komisch zu riechen unterschieden werden.

Mögliche diagnostische Fehler

Vorschnelle Einordnung als psychogen, Übersehen einer psychotischen Störung.

Wie kann man diagnostische Fehler vermeiden?

Genaue Anamnese, Riechtest, ggf. kranielle Bildgebung.

5.6.2 Schmecken (gustatorisch)

Arten der Beschwerdeschilderung

»Das Essen schmeckt nicht mehr so wie früher, alles schmeckt anders«, »Ich habe so einen komischen Geschmack auf der Zunge«.

Hinweise auf organische Genese

Metallischer Geschmack, z. B. bei bestimmten Medikamenten. Säure bei Reflux aus dem Magen kann als metallisch wahrgenommen werden. Parainfektiöses oder paraneoplastisches Symptom im Rahmen schwerer somatischer Erkrankungen, Blutungen im Nasen-Rachen-Raum, hormonelle Veränderung.

Hinweise auf psychosomatische Genese oder Psychogenie

Beschwerden sind situations- und belastungsabhängig, intermittierend und fluktuierend.

Mögliche diagnostische Fehler

Vorschnelle Einordnung als psychogen, Übersehen einer organischen oder psychotischen Störung.

Wie kann man diagnostische Fehler vermeiden?

Genaue Anamnese, neben Geschmackstest auch Überprüfung des Riechens, da ein Großteil des Schmeckens auch über die Riechzellen vermittelt wird.

5.6.3 Sehen (optisch)

Arten der Beschwerdeschilderung

Lichtblitze, plötzliches Verschwommen-Sehen, Schwebeteilchen und Linien in den Augen, Doppelbilder, flackernde Bilder, Flimmern. Veränderung von Gesichtern und Gegenständen, Sehen von Dingen und Personen, die nicht da sind. Minderung der Sehfunktion: Nichts mehr sehen können auf einem oder beiden Augen, Gesichtsfeldeinschränkungen.

Hinweise auf organische Genese

Plötzliches Erblinden meist eines Auges mit rascher, spontaner Rückbildung (Amaurosis fugax bei kurzfristigem Verschluss der A. centralis retinae), feststehende Ausfälle im Blickfeld bei Störungen der Sehbahn (z. B. durch Schlaganfälle oder Tumoren), Flimmern und Lichtblitze als Auren im Zusammenhang mit epileptischen oder Migräneanfällen; konstant vorhandene Doppelbilder (z. B. bei Augenmuskellähmungen); Halluzinationen (das Gesehene wird als real vorhanden erlebt) von flüchtigen, schemenhaften, bis hin zu komplexen, anhaltenden und szenischen Wahrnehmungen (z. B. beim Entzugsdelir). Häufig ist eine sich rasch entwickelnde massive Sehstörung auf einem Auge im jüngeren Alter Erst- und Frühsymptom einer Multiplen Sklerose durch eine Entzündung des N. opticus (»Retrobulbärneuritis«).

Hinweise auf psychosomatische Genese oder Psychogenie

Angabe von schon lange bestehenden Symptomen ohne wesentliche Veränderung: z. B. Flimmern und/oder »Mückenschwarm« (Mouche volantes), insbesondere bei Betrachtung eines hellen Hintergrundes; Leidensdruck ohne organisches Korrelat; Erklärung des Augenarztes, dass es sich um ganz normale Trübungen im Glaskörper handelt, wird z. B. als Diagnose einer Glaskörpertrübung missverstanden. Pseudohalluzinationen, d. h. der Betroffene ist sich bewusst, dass das Wahrgenommene nicht real ist (Ausnahme: Lewy-Körper-Demenz, Morbus Parkinson: Trotz einer organischen Genese wissen die Betroffenen, dass das Wahrgenommene nicht real sein kann). Bei Wahnwahrnehmungen werden die Sinneseindrücke im Sinne des Wahnes interpretiert und ihnen eine Eigenbedeutung zugeschrieben. Zu veränderter Wahrnehmung der Umgebung kommt es insbesondere bei dissoziativen Zuständen.

Mögliche diagnostische Fehler

Vorschnelle Einordnung als psychogen, Übersehen einer psychotischen Störung.

Wie kann man diagnostische Fehler vermeiden?

Genaue Anamnese, insbesondere auch der Medikation und möglicher Drogen, augenärztliche Abklärung, ggf. kranielle Bildgebung mit Darstellung der A. centralis retinae, Fluoreszenzangiografie der netzhautversorgenden Gefäße.

5.6.4 Hören (akustisch)

Arten der Beschwerdeschilderung

Schlechter hören, Geräusche verstärkt wahrnehmen, Geräusche und Stimmen verändert hören, Ohrgeräusche (Fiepen, Brummen, Klacken), Hören des eigenen Herzschlages. Akustische Halluzinationen von Akoasmen (Wahrnehmen amorpher, ungestalteter Geräusche) bis komplex ausgestaltetem Stimmenhören.

Hinweise auf organische Genese

Eher geringe emotionale Beteiligung; werden oft, wenn überhaupt nur bei direkter Nachfrage berichtet. Sensorische Deprivation (schlechtes Hören, Einsamkeit) triggert psychotisches Erleben.

Hinweise auf psychosomatische Genese oder Psychogenie

Emotionale Belastung eher spürbar, detailreiche Schilderung, begleitende Aufmerksamkeitsstörung.

Mögliche diagnostische Fehler

Unterscheidung zwischen Akoasmen und Tinnitusgeräuschen oft nicht einfach, Überlagerung möglich. Objektiver Tinnitus wird nicht erkannt, man kann auch den eigenen Herzschlag hören. »Stimmen hören« als Einzelsymptom ist nicht beweisend für eine psychotische Erkrankung.

Wie kann man diagnostische Fehler vermeiden?

Genaue Anamnese, Hinweise auf psychotische Denkstörung suchen, HNO-Konsil, ggf. kranielle Bildgebung.

5.6.5 Tasten/Fühlen (sensorisch)

Arten der Beschwerdeschilderung

»Nichts-Fühlen«, Taubheit, Kribbeln, Nadelstiche, Jucken, »Ameisenlaufen«, Überempfindlichkeit, Schmerzen (z. B. dumpf, brennend, dauerhaft oder einschießend).

Hinweise auf organische Genese

Das Symptom und dessen Lokalisation sind konstant vorhanden. Es folgt den anatomisch definierten Innervationsarealen (Versorgungsgebiet des peripheren Nervs, des Dermatoms bzw. der zentralen Repräsentation). Oft schwer zu entdecken sind sensible Störungen, die im Rückenmark (sensible Bahnen) begründet sind. Eine Minderung des Vibrationsempfindens ist oft ein erster nachweisbarer Befund bei einer sich langsam entwickelnden Polyneuropathie.

Verkannt werden manchmal auch eine sich entwickelnde Gürtelrose und eine Interkostalneuralgie. Manchmal werden auch sich entwickelnde motorische Störungen als »Ziehen« angegeben.

Hinweise auf psychosomatische Genese oder Psychogenie

Wechsel der Symptomatik und Lokalisation. Bei Hauterscheinungen Orientierung der sensiblen Grenzen an der »Kleiderordnung« oder am Nabel. Eine komplette halbseitige sensible Störung, die auch das Gesicht einbezieht, gibt es anatomisch begründet nicht, da das Gesicht ipsilateral über den N. trigeminus zentral repräsentiert ist, während die übrigen Körperwahrnehmungen kontralateral im Gyrus postcentralis entstehen. Fluktuierende sensible Missempfindungen können Angstäquivalente darstellen. Angst fördert die hypochondrische Selbstbeobachtung, sodass oft »kleine Wahrnehmungen« eine »große Bedeutung« erlangen können. Auf den eigenen Körper bezogene »Gefühle«, wie etwa der Ring um die Brust, das »Gürtelgefühl«, der »Stein im Herzen«, stellen keine sensiblen Störungen im engeren Sinne dar. Psychopathologisch werden diese auch als Dysästhesien eingeordnet. Dazu gehören auch Gefühle wie ein »Kreisen im Unterleib« oder das Empfinden des »Schrumpfens des eigenen Körpers«. Zu differenzieren sind hier auf den eigenen Körper bezogene Halluzinationen (Coenästhesien oder kleine Tierchen, die im Rahmen eines Delirs unter der Haut laufen). Diese Veränderungen können auch als »von außen gemacht« erlebt werden.

Mögliche diagnostische Fehler

Die Angabe sensibler Störungen in der Untersuchung ist sehr von der Interaktion mit dem Untersucher abhängig. Coenästhesien können als »sensible Störung« verkannt werden.

Wie kann man diagnostische Fehler vermeiden?

Genaue Anamnese, weitere Hinweise auf psychotische Denkstörung beachten, gezielte neurologische Untersuchung. Kenntnis definierter sensibler Störungen (Reithosenanästhesie bei Cauda-equina-Syndrom; Versorgungsgebiete peripherer Nerven; Klinik des Engpass-Syndroms). Charakteristisch für eine Störung im Bereich der Hinterstränge des Rückenmarks ist das »Lhermitte-Zeichen«: Bei forciertem Vorbeugen des Kopfes treten Parästhesien »wie ein Stromschlag« im Rücken oder in den Extremitäten für die Dauer von Sekunden auf. Exakte psychopathologische Differenzierung subjektiver Phänomene.

TOMAS MÜLLER-THOMSEN

5.7 Schlafstörungen

Schlafstörungen sind das am häufigsten geklagte Symptom bei depressiven Erkrankungen. Dennoch sollte nicht umgekehrt bei Schlafstörungen vorschnell auf eine depressive Störung geschlossen werden. Sie treten auch häufig auf bei:

- allgemein körperlichen Erkrankungen, insbesondere Schmerzen
- endokrinologischen Erkrankungen (z. B. Schilddrüsenfunktionsstörung)
- fehlerhafter Ernährung (zu viel, zu spät)
- Alkohol- oder Drogenkonsum
- Schlafmittel- bzw. Benzodiazepingebrauch und -abhängigkeit

- Mangel an körperlicher Aktivität
- Bildschirmexposition (insbesondere durch deren kurzwelligen Blaulichtanteil)

Die individuelle Schlafdauer ist sehr unterschiedlich, sie liegt im Durchschnitt zwischen 7 und 8 Stunden, wobei es in den westlich orientierten Zivilisationen in den letzten 50 Jahren zu einem Rückgang dieses Mittelwertes um fast 1 Stunde gekommen ist.

Man unterscheidet:

- Einschlafstörung
- Durchschlafstörungen
- Verkürzung der Schlafdauer
- Verlängerung der Schlafdauer
- Früherwachen

5.7.1 Arten der Beschwerdeschilderung

Werden fast immer spontan berichtet, je nach Belastungsgrad und Primärpersönlichkeit mit sehr unterschiedlicher emotionaler Beteiligung.

5.7.2 Hinweise auf organische Genese

Verlängerung der Schlafdauer (kann aber auch Hinweis auf ausgeprägte regressive Anteile im Zuge einer depressiven Erkrankung sein). Besonders durch anhaltende Schlafmedikation oder allgemein »dämpfende« Medikation kann es zu einer pharmakologisch bedingten, unerwünschten Änderung der Schlaffunktionen kommen, z. B. kann sich eine latente Entzugssymptomatik einstellen, bei dem Versuch, eine jahrelange Medikation mit Lorazepam zu reduzieren.

Spezifische Ursachen von Schlafstörungen sind das Schlaf-Apnoe-Syndrom und die Narkolepsie. Bei der **Narkolepsie** kommt es zu plötzlich einsetzenden »Schlafanfällen«, zu hypnagogen (Hypnagogie = Zwischenzustand zwischen Schlaf und Wachen) Halluzinationen und zu anhaltender Tagesmüdigkeit sowie zur Kataplexie. Diese besteht in einem plötzlichen Tonusverlust der Muskulatur auf emotionale Stimuli (z. B. Kränkungen, Ärger, Freude, wenn sich die Blicke aller auf einen richten) (»Lachschlag«) bei erhaltenem Bewusstsein.

5.7.3 Hinweise auf psychosomatische Genese oder Psychogenie

»Letzte Nacht habe wieder überhaupt nicht geschlafen«: Je mehr über Ein- oder Durchschlafstörungen geklagt wird und je weniger sich diese objektivieren lassen, z. B. durch Angaben des Partners und/oder Schlafaufzeichnung, desto eher kann dies einen Hinweis auf eine psychische Ursache geben. Schlafstörungen können auch »verständlich« sein und sind nicht von vornherein das Symptom einer Erkrankung. Grundsätzlich kann man wegen eines schlechten Gewissens nicht einschlafen und Ängste und Sorgen lassen einen »nicht mehr schlafen«. Ungenügende Traumtätigkeit oder regelmäßige Albträume gefährden die Schlafqualität. Auch Patienten im manischen Zustand schlafen nicht oder wenig.

5.7.4 Mögliche diagnostische Fehler

Vorschnelles Einordnen der Insomnie als Reaktion auf psychisches Erleben. Es kann auch umgekehrt sein: Die Störung des Schlafs führt zu sekundären psychischen Problemen (z. B. Klagen über »Zerschlagenheit«). Unterlassen der Eruierung der Schlafumstände und der Traumaktivität.

5.7.5 Wie kann man diagnostische Fehler vermeiden?

Erfragen der individuellen durchschnittlichen Schlafdauer vor der Erkrankung. Ausschluss körperlicher Erkrankungen, möglicher Substanzabhängigkeit oder prädisponierender psychosozialer Faktoren (s. oben).

HANS STRENGE

5.8 Motorische Schwäche und Lähmungen

5.8.1 Arten der Beschwerdeschilderung

Die Verständigung über Störungen der Kraftentfaltung (»Schwäche«, »Lähmung« oder »Kraftlosigkeit«) ist zumeist unkompliziert. Gezielte Fragen nach häufigem Stolpern oder Schwierigkeiten beim Aufstehen aus tiefen Sesseln, aus der Hocke oder beim Treppensteigen erlauben für die Beine eine erste Unterscheidung zwischen distal betonter (Unterschenkel, Fuß) und proximaler (Oberschenkel) Schwäche.

Der Begriff »Lähmung« wird von Patienten bisweilen auch für Zustände benutzt, die sich wegen ihrer Bewegungseinschränkungen oder Spasmen »lähmend« auswirken, ohne eigentlichen Kraftverlust, z. B. bei Hyperventilationstetanie oder bei Bewegungsvermeidung aus Schmerzgründen. Manchmal schildern Patienten auch ohne Parese, »keine Kraft« mehr zu haben (z. B. in den Händen: »Ich kann keine Flasche mehr öffnen«), um einen Zustand allgemeiner Erschöpfung oder depressive Zustände zu beschreiben.

Die gegenteilige Situation mit Unterlassung einer »Lähmungsbeschreibung« gibt es bisweilen bei vollem Bewusstsein und Kenntnis der Symptome eines Schlaganfalls aus Verleugnungsgründen, die die notfallmäßige (Selbst-)Einweisung in eine Stroke-Unit verzögern oder verhindern. Lähmungen werden überspielt, kompensiert oder als vorübergehende Beschwerde abgetan. Läsionen in der nicht sprachdominanten rechten Hirnhälfte können bei Patienten eine Halbseitenlähmung mit »motorischem Neglect« hervorrufen, bei dem sie sich so verhalten, als sei die Lähmung gar nicht vorhanden (Anosognosie = »Nichterkennen eines krankhaften Zustandes«). Bei gezieltem Ansprechen der Störung reagieren sie mit Konfabulationen, Entschuldigungen oder Rationalisierungen.

FALLBEISPIEL

Ein bettlägeriger Patient mit linksseitiger Halbseitenlähmung reagierte während einer Visite im Krankenhaus auf die Tatsache, dass sein vom Arzt angehobener linker Arm beim Loslassen schwer auf die Bettdecke zurückfiel, mit der ernsthaft vorgetragenen Erklärung: »Ich habe keine Lähmung. Dies ist der Arm meines Bruders.« (sog. Somatoparaphrenie).

Bei halbseitiger motorischer Vernachlässigung infolge eines Schlaganfalls im Parietallappen werden Arm und Bein der linken Körperhälfte nur auf gezielte Anforderung voll bewegt. Bei spontanen Verrichtungen werden sie ignoriert und gar nicht benutzt, sodass der falsche Eindruck einer Hemiplegie entsteht. Physiotherapie und spezielles Aufmerksamkeitstraining sind indiziert.

5.8.2 Hinweise auf organische Genese

Die periphere oder schlaffe Lähmung beruht auf einer Läsion im peripheren motorischen Nerv oder im Muskel. Das Motoneuron hat seine Nervenzelle im Vorderhorn des Rückenmarks, und sein Neurit verläuft über Vorderwurzel, Spinalnerv, Plexus und peripheren Nerv zum zugehörigen Muskel, den er über die motorische Endplatte innerviert.

Jede Unterbrechung in dieser Kette führt zu Parese (Kraftminderung) oder Paralyse (totaler Kraftverlust), zu Atrophie und reduziertem Muskeltonus. Eigenreflexe sind abgeschwächt oder erloschen, pathologische Reflexe treten nicht auf. Störungen der Feinmotorik korrelieren mit dem Schweregrad der Lähmung.

Läsionen des Spinalnervs, des Arm- und Beinplexus und des peripheren Nervs betreffen häufig gemischte Faserbündel mit sensiblen und motorischen Symptomen entsprechend der segmentalen Innervationszone der Haut (Dermatom), der vom Spinalnerv versorgten Muskulatur (Myotom) oder der Verteilung des betroffenen peripheren Nervs.

Systemische Erkrankungen der peripheren Nerven (Polyneuropathien, PNP) sind häufig und in Mitteleuropa zu etwa zwei Drittel auf Diabetes mellitus und Alkoholmissbrauch zurückzuführen. Anamnese und klinischer Befund leisten den wichtigsten Beitrag zur Einordnung. Etwa 20 % der PNP bleiben ätiologisch zunächst unklar, bei einer Nachuntersuchung 1 Jahr später wird ein weiteres Drittel aufgeklärt, zumeist durch Vaskulitis, Vitamin-B_{12}-Mangel oder Paraproteinämie hervorgerufen. Bei der PNP sind motorische, sensible und vegetative Funktionsstörungen häufig kombiniert. Das motorische Bild zeigt schlaffe Lähmungen, zu Beginn häufig stärker an den Beinen, vor allem bei Fuß- und Zehenhebung und -spreizung. Abschwächung oder Ausfall von Muskeleigenreflexen, zumeist beim Achillessehnenreflex, sind zu beobachten. Ein häufiges sensibles Frühsymptom ist die Herabsetzung des Vibrationsempfindens an den Füßen. Klinisch werden drei Muster unterschieden: distal symmetrische PNP, Polyradikuloneuropathie mit proximalem und distalem Befall einschließlich Hirnnervenbeteiligung und Mononeuropathia multiplex mit asymmetrischer Verteilung der Lähmungen.

Einige PNP-Formen dominieren klinisch mit rein motorischem Ausfall, z. B. adulte Variante der hereditären motorischen und sensiblen Neuropathie (HMSN Typ I, II), Critical-Illness-Polyneuropathie (CIP), multifokal-motorische Neuropathie mit persistierenden Leitungsblocks oder Blei-Polyneuropathie. Eine differenzialdiagnostische Abgrenzung gegenüber schlaffen Lähmungen bei spinaler Muskelatrophie und Amyotropher Lateralsklerose (ALS) ist erforderlich.

Eine klinisch rein motorische Symptomatik ist auch bei bestimmten Druckläsionen an anatomischen Engpässen oder in knöchern-bindegewebigen Kanälen (Nervenkompressionssyndrome) möglich: Lähmungen der Fingerstrecker (Supinatortunnelsyndrom), der Handstrecker (»Fallhand« bei Radialisläsion am proximalen Vorderarm), der Fußheber (»Steppergang« bei Peroneusläsion) oder der Daumen- und Zeigefingerendgliedbeuger (Nervus-interosseus-anterior-Syndrom). Eine neurologische Notfallsituation mit akuter schlaffer Para- oder Tetraparese kann eintreten bei Myasthenia gravis und akutem Guillain-Barré-Syndrom (immunologisch bedingte Polyneuroradikulitis, sog. aufsteigende »Landry-Paralyse«). Auch periphere Nerven können Angriffsort autoaggressiver immunologischer Reaktionen mit Funktionseinbußen sein.

Symptome zentraler Lähmungen sind Störungen der Feinmotorik, Massenbewegungen, spastische Tonuserhöhung, Reflexsteigerung, Kloni und pathologische Reflexe. Atrophien treten primär nicht auf. Unterschiedliche Typen der zentralen Lähmung weisen auf die Lokalisation der Läsion hin: kortikale Monoparese, kapsuläre Hemiparese, Tetraparese und gekreuzte Hirnnervensyndrome bei Hirnstammläsion, Tetraparese bei hoher Halsmarkläsion und Paraparese bei Brustmarkläsion.

5.8.3 Hinweise auf psychosomatische Genese oder Psychogenie

Psychogene (dissoziative oder hysterische) Lähmungen ähneln weniger den detaillierten peripheren Paresen als mehr den zentralen Massenlähmungen. Sie verhalten sich »unanatomisch« und häufig »exzessiv«: Der Körper wird von der unbewussten Vorstellung im populären Sinne benutzt, das Bein bis zum Ansatz an der Hüfte, der Arm bis zur Schulter. Die körpernahen Abschnitte sind häufig stärker betroffen, die Schulter mehr als die Hand, die Hüfte mehr als der Fuß. Die hysterische Lähmung ist häufig total, die organische Lähmung tritt mit vielen, organneurologisch bedingten Abstufungen in Erscheinung. Anders als die organische Parese bleibt die hysterische Lähmung auch bei Zunahme der Intensität zumeist auf den betroffenen Körperteil beschränkt und zeigt keine Ausbreitung entsprechend der zerebralen somatotopen Gliederung.

Bestimmte Lähmungsmuster widersprechen der neurologischen Erfahrung und lenken den Verdacht auf eine psychosomatische Genese: akute schwere Parese ohne sonstige Krankheitszeichen (kein Schmerz oder Unwohlsein, keine kardiopulmonalen Beschwerden), hochgradige Paresen eines wachen, äußerlich Gesunden mit unauffälligem Untersuchungsbefund des Kopfes und normalen bis gesteigerten Muskeleigenreflexen ohne Atem- und Schluckstörungen. Dies gilt auch für das Fehlen jeglicher Muskelatrophien bei langanhaltenden Lähmungen der Beine (z. B. Sitzen im Rollstuhl).

Hinweise für eine psychogene Verursachung bei der klinisch-neurologischen Untersuchung sind eine scharfe Begrenzung der Extremitätenlähmung am Gelenk, eine sehr rasche Fluktuation mit Abhängigkeit von Zuwendung, Anzeichen gewaltiger Anstrengung bei Aufforderung zur Kraftentfaltung mit gleichzeitiger Anspannung der antagonistischen Muskeln sowie rasche Bewegungen bei geringem Bewegungsumfang. Gegen eine neurologische Verursachung sprechen auch ungewöhnliche Dynamiken bei der Entwicklung wie akuter Beginn bei typischerweise schleichendem Verlauf der organneurologischen Störung, abrupte Spontanremission sowie Verschwinden der Lähmung außerhalb des Therapeutenkontakts. Auch die situative Entstehung in akuten affektiven Ausnahmezuständen kann auf eine psychogene Entstehung einer Lähmung hindeuten.

FALLBEISPIEL

Eine 46-jährige Patientin stellt sich mit akutem Verdacht auf einen Schlaganfall notfallmäßig vor. Sie kann die Faust nicht mehr ballen. Vorangegangen ist eine Auseinandersetzung um die Pflege der Mutter mit der Schwester der Patientin, wo diese sich übervorteilt fühlte, sich aber verbal nicht wehren konnte.

5.8.4 Mögliche diagnostische Fehler

Die Beobachtung einer unbekannten motorischen Symptomkonstellation kann dazu verleiten, eine Störung als psychogen zu deuten. Myasthene Beschwerden werden bisweilen als Hypochondrie, Depression oder Konversion fehlgedeutet, vor allem bei generalisierter Ausprägung ohne okuläre oder bulbäre Frühsymptome. Auch die gegenteilige Konstellation ist bekannt: Konversionen mit Myasthenie-ähnlichen Beschwerden (»pseudomyasthenes« Syndrom), die erst durch die gezielte Anamnese mit andersartigen Konversionsreaktionen wie Ohnmachten, Harnretention oder Kopfschmerzen als psychogen erkannt werden.

Die situative Variabilität des Befundes ist kein Beweis für Psychogenie. Psychogen ausgestaltete Krankheitssymptome können den Blick auf eine organische Grundstörung verstellen, z. B. eine totale, peripher-neurologische Gesetzmäßigkeiten überschreitende Armlähmung bei gleichzeitigem Vorliegen einer Multiplen Sklerose mit depressiver Krankheitsverarbeitung. Bei sekundärer Neurotisierung durch unbewusste psychische Prozesse erhält die Symptomatik eine neue Gestalt. Eine Zunahme bei Aufmerksamkeitszuwendung ist bei psychogenen Störungen häufig, aber auch bei organischen Erkrankungen nicht unbekannt (extrapyramidalmotorische Symptome). Die Abnahme bei Ablenkung wird bei psychogenen Störungen beobachtet, aber auch beim organisch bedingten Tic. Für psychische Überlagerung eines somatischen Kernsymptoms bieten sich organisch bedingte Lähmungen besonders häufig an (»somatisches Entgegenkommen«). So wird z. B. auf dem Boden einer bestehenden PNP ein schwer gestörtes »bizzares« Gangbild »produziert«.

5.8.5 Wie kann man diagnostische Fehler vermeiden?

Eine sorgfältige Verhaltensbeobachtung und klinisch-neurologische Untersuchung können im Rahmen der Psychotherapie äußerst wichtig werden. Bisweilen besteht auch eine Indikation zur gezielten neuropsychologischen Diagnostik.

Grundsätzlich sind Kenntnisse der peripheren und zentralen Neurologie sowie der relevanten Krankheitsbilder von Nutzen. Dazu gehören seltene, psychogen anmutende organische »Sonderformen« von schlaffen Lähmungen bei erblichen Muskelerkrankungen: Schwäche mit gestörter Muskelerschlaffung bei myotoner Dystrophie, provoziert durch Kälte bei Paramyotonia congenita und innerhalb von Minuten oder Stunden einsetzende Lähmungsattacken bei dyskaliämischer periodischer Lähmung. Auch die neuralgische Schulteramyotrophie (Armplexusneuritis) kann nach Abklingen von heftigen Schmerzen als reine schlaffe Lähmung im Oberarm imponieren. Schlaffe Lähmungen mit erhaltenen Reflexen ohne Gefühlsstörungen sind auch bei Muskelentzündungen zu erwarten.

Hinweise für psychogene Lähmungen bei klinischer Prüfung: stufenförmiges Nachlassen der Kraft, besonders bei bilateraler synchroner Prüfung und bei plötzlichen

Störwirkungen sowie wechselnde Kraftentfaltung bei wiederholter Prüfung. Psychogene Lähmungen betreffen häufig nur bestimmte Leistungen oder Verrichtungen. Die Tatsache, dass jede Bewegung und Haltung für verschiedene Muskeln einen unterschiedlichen, automatisch integrierten Kraftaufwand bedeuten, kann bei weniger kontrollierten Bewegungsabläufen das wahre Ausmaß von Lähmungen zeigen. So führt etwa eine organische Lähmung beim Vorhalteversuch der Extremitäten nicht nur zum Absinken, sondern unwillkürlich auch noch zu paresebedingten Einwärtsdrehungen: Pronation des Arms, Innenrotation des Beins. Fehlen diese Zusatzbewegungen, besteht Psychogenie-Verdacht. Dies gilt auch beim Anspannen der Hüftbeuger beim Aufrichten trotz kompletter Lähmung derselben Muskeln bei Testung in Rückenlage.

Unbewusste Aktivierungen bei psychogener Lähmung führen bei klinischer Testung mit überraschendem Loslassen einer Extremität zu kurzem Innehalten in der Luft vor dem Herabfallen auf die Unterlage. Nichtorganische Lähmungen entsprechen schlaffen Lähmungen, weisen aber nicht selten einen erhaltenen Muskeltonus auf. Pathologische Reflexe fehlen bei isolierten nichtorganischen Lähmungen.

Besondere Bewegungscharakteristika sind ataktischer Gang, Gehen wie auf Glatteis, Einknicken der Knie, Verschwinden von Standunsicherheit bei Ablenkung durch Zweitaufgaben (Zählen, Hautschrift erkennen) und drohendes Fallen beim Stehversuch bei gut erhaltenen Ausfallschritten und Gegenbewegungen. Die Prüfung unter erschwerten Bedingungen (Seiltänzergang, Einbeinhüpfen) kann Hinweise auf leichtere Paresen, Gleichgewichtsstörungen oder psychogene Verursachung geben.

HANS STRENGE

5.9 Gefühlsstörungen

5.9.1 Arten der Beschwerdeschilderung

Die Verbalisierung von Gefühlsstörungen ist nicht selbstverständlich und nicht immer eindeutig. Nicht jeder Mensch macht einen Unterschied zwischen Empfinden und Bewegen. In der Praxis wird bei Sensibilitätsstörungen bisweilen über eine Verminderung der Kraft geklagt, bei Lähmungen wird die betroffene Extremität als taub und ohne Gefühl beschrieben. Ein »komisches Gefühl im Gesicht« kann die erste und einzige Beschwerde sein, mit der Patienten zum Arzt kommen, bevor sie auf ihre periphere Fazialisparese hingewiesen werden. Angaben zu Gefühlsstörungen sind zudem von situativen Einflüssen, Aufmerksamkeit, Stimmung und Einstellung abhängig.

Bei organisch bedingten sensiblen Reizerscheinungen, Abschwächungen oder Ausfällen werden vielfältige Beschreibungen verwendet, z. B. Kribbeln (»wie Ameisenlaufen«), Stechen, Brennen, eingeschlafenes Gefühl (»wie nach einer Spritze beim Zahnarzt«), Elektrisieren, Schwellungsgefühl, Gefühl von Pelzigkeit, von Taubheit, Eingeschnürtsein oder von unangenehmem Druck.

5.9.2 Hinweise auf organische Genese

Die neurologische Nomenklatur von Sensibilitätsstörungen ist komplex. Bezogen auf die Wahrnehmung bedeutet »Anästhesie« einen kompletten Ausfall aller sensiblen Qualitäten, »Hypästhesie« eine Abschwächung, »dissoziierte Sensibilitätsstörung« eine Beeinträchtigung bestimmter Qualitäten (z. B. Schmerz und Temperatur) bei übrigen Normalbefunden (z. B. Vibration, Berührung). Qualitativ veränderte Wahrnehmung wird als »Parästhesie« bezeichnet und bedeutet subjektiv eine unangenehme, störende Empfindung, die spontan oder nach leichten Berührungsreizen (z. B. als Kribbelparästhesien) auftritt und sehr quälend sein kann, wenn Schmerzfasern betroffen sind (Neuralgie, Kausalgie). Organische Ursachen sind z. B. geschädigte Markscheiden mit Überspringen der Erregung zwischen benachbarten Axonen oder eine Mikroangiopathie der peripheren Nerven (»burning feet« bei diabetischer Polyneuropathie). Weitere sensible Positivsymptome sind spontan auftretende unangenehme Missempfindungen (»Dysästhesien«) oder brennend-stechende Schmerzphänomene (»Hyperalgesie«) nach leichten, normalerweise nicht schmerzhaften Berührungsreizen (z. B. Sonnenbrand) oder Kälte- und Hitzereizen (»Allodynie«).

Polyneuropathien (PNP) mit Läsion dicker Fasern (»Large-Fiber-Neuropathie«) zeigen häufig Störungen der Berührungs- und Schmerzwahrnehmung in socken-, strumpf- und handschuhförmiger Ausbreitung, »Small-Fiber-Neuropathien« mit typischerweise Störungen der Schmerz- und Temperaturwahrnehmung. Fehlen der Vibrationsempfindung an umschriebenen Stellen spricht für eine Funktionsstörung in peripheren Nerven oder Hintersträngen des Rückenmarks.

Vorwiegend symmetrische sensible Störungen zeigen alkoholische, nephrogene und diabetische PNP sowie Neuropathien bei Thiamin- und Vitamin-B_{12}-Mangel.

Small-Fiber-Neuropathien mit distal betonten Sensibilitätsstörungen und Schmerzen ohne weitere Symptome finden sich bei Diabetes mellitus oder pathologischer Glukosetoleranz, Alkoholmissbrauch, Sjögren-Syndrom und Sarkoidose. Bei einer Amyloid-PNP treten initial häufig dissoziierte Sensibilitätsstörungen mit reduzierter Schmerzempfindung auf, bei Morbus Fabry (lysosomale multisystemische Speicherkrankheit) brennend-stechende Schmerzen und Akroparästhesien an den Extremitäten. Eine schmerzhafte sensomotorische PNP kann auch als Nebenwirkung bestimmter Medikamente (z. B. Bortezomib, Linezolid) auftreten.

5.9.3 Hinweise auf psychosomatische Genese oder Psychogenie

Völliges Fehlen von Schmerzen selbst bei stärksten Reizen mit intaktem Temperaturempfinden und ungestörter Trophik spricht für eine psychogene Analgesie. Diese zeigt häufig eine typische Verteilung entsprechend der subjektiven »Kleiderordnung« (ärmel- oder hosenförmig), Begrenzungen auf Höhe des Bauchnabels oder genau in der

Mittellinie des Rumpfes, d.h. nicht paramedian auf die Gegenseite überlappend wie nach anatomischer Begrenzung bei einer organisch bedingten Läsion.

5.9.4 Mögliche diagnostische Fehler

Sensibilitätsprüfungen sind subjektive Methoden mit zahlreichen Fehlerquellen. Einige Menschen verstehen die Aufgaben erst nach mehreren Wiederholungen. Bei alternativen Prüfungen ergibt reines Raten eine Trefferquote von 50 %.

Bei Testung durch verschiedene Untersucher beobachtet man nicht selten eine deutliche Veränderung der angegebenen Begrenzungen, dies aber sowohl bei organischen als auch psychogenen Störungen. Inhomogene intensive Sensibilitätsminderung innerhalb eines größeren gestörten Körperabschnitts wird leicht als nichtorganisch interpretiert, ist aber auch bei zentralnervösen Erkrankungen mit Markscheidenläsionen (z. B. Multiple Sklerose) anzutreffen.

Eine außergewöhnliche Schmerzunempfindlichkeit im Bereich der Arme und Hände (»nicht besonders wehleidige Patienten«, denen schmerzlose Verletzungen drohen) kann organische Ursachen haben: Bei Syringomyelie (zentrale Höhlenbildung im Rückenmark) können dissoziierte Sensibilitätsstörung und schlaffe Lähmungen auftreten, bei beginnender Amyloid-PNP auch eine isolierte Schmerzunempfindlichkeit.

Umschriebene sensible Störungen können durch einzelne Nervenschäden an den Extremitäten entstehen. Schnitt- oder Schlagverletzungen am distalen Vorderarm, Druck durch ein Uhrenband oder Handschellen (»Arrestantenlähmung«) mit Läsion des sensiblen Ramus superficialis des Nervus radialis verursachen sensible Ausfälle an der radialen Partie des Handrückens, chronischer Druck durch Arbeitsinstrumente (z. B. Schere) bedingen Sensibilitätsstörungen an der radialen Daumenseite, evtl. mit Dysästhesie (»Cheiralgia paraesthetica«). Im Bereich der unteren Extremität führt eine Läsion des N. cutaneus femoris lateralis (»Leistenbandsyndrom«) zu Parästhesien oder Sensibilitätsausfällen an der Vorder- und Außenseite des Oberschenkels (»Meralgia paraesthetica«).

5.9.5 Wie kann man diagnostische Fehler vermeiden?

Eine initiale Klärung der Verständigungsgrundlage mit Patienten (Unterscheidung zwischen Lähmung, Fehlempfindung und Gefühlsminderung), Kenntnisse der sensiblen Ausbreitungsgebiete peripherer Nerven im Gesicht (Trigeminus) und an den Extremitäten und der neurologischen Krankheitsbilder erlauben eine bessere Einordnung der Störungsbilder. Eine neurologische Routineuntersuchung umfasst die Testung auf Berührungs-, Vibrations-, Schmerz- und Temperaturempfindung, des Lokalisationsvermögens und der Unterscheidung von »spitz« und »stumpf«, Prüfung auf Erkennen geführter Bewegungen (z. B. Gelenkstellung an Fingern, Zehen) und Tasterkennen. Das Lesen von auf die Haut geschriebenen Zahlen ist eine abgestufte Leistung, die für die Zahlen 4, 8 und 1 noch relativ einfach ist, für Unterscheidungen zwischen 6 und 0, 1 und 7 sowie 2 und 3 und Identifikation von 5 und 9 an Schwierigkeit zunimmt.

Diskrepanzen bei der Beschwerdeschilderung und neurologischen Testung können Hinweise auf psychogene Ursachen geben, z. B. unterschiedliche Angaben zu Funktionen, die gleiche anatomische Strukturen benutzen, wie völlig ungestörtes Temperaturempfinden bei vollständiger Schmerzunempfindlichkeit (Analgesie). Organisch nicht erklärbar ist eine konstante Fehlangabe bei runden versus eckigen Ziffern bei Testung der Hautschrift-Erkennung. Bei Sensibilitätsstörungen im Bereich der Hand ist das ungeschickte Ertasten eines Gegenstandes nicht als psychogen zu interpretieren, wenn auch die Feinmotorik durch die organisch bedingte afferente Störung beeinträchtigt ist.

HELMUT SCHAAF

5.10 Schwindel

5.10.1 Arten der Beschwerdeschilderung

Als »Schwindel« werden vielfältige körperlich erlebte und emotional bewertete Symptome erlebt von Schwank-Gefühlen bis zur realen Ohnmacht, vom Schwarzwerden vor den Augen bis zu Übelkeit und Erbrechen. Die Patienten schildern oft: Man sei taumelig, nicht standfest, wackelig, aneckend, wirr im Kopf, man hätte ein dröhnendes Gefühl mit subjektiver Fallneigung. Von diesem ungerichteten Schwindel oder dem Schwankschwindel ist der vestibuläre (durch das Gleichgewichtsorgan bedingte) Schwindel zu differenzieren, der sich *in seiner reinen Form* als Drehempfindungen äußert. Diese Drehempfindung kann mit Übelkeit und Erbrechen sowie starken psychovegetativen Reaktionen einhergehen. Besonders bei Erkrankungen des peripheren Gleichgewichtsystems tritt Nystagmus (Augenbewegungen, »Augenzittern«) auf. Ein rein psychogener Schwindel geht in aller Regel nicht mit Nystagmus einher.

In der Regel stehen die beim organisch bedingten Schwindel erlebten vegetativen Begleitreaktionen und oft heftige – auf den Schwindel projizierte – Angstgefühle sowie eine depressive Verarbeitung im Vordergrund.

Medizinisch versteht man unter »Schwindel« eine gestörte Wahrnehmung der Bewegung des eigenen Körpers (»innerer Schwindel«) bzw. seiner Umgebung (»äußerer Schwindel«) und die Störung der räumlichen Orientierung sowie das Gefühl der Stand- und Gangunsicherheit. Schwindel setzt sich – mindestens – aus zwei Anteilen zusammen:

- dem immer individuell empfundenen subjektiven Schwindelgefühl
- den dabei erlebten und manchmal auch »messbaren« körperlichen Vorgängen

So kommen im Schwindel immer körperliche und seelische Anteile zusammen, in einer mehr oder weniger vorherrschenden Ausprägung, und eine integrative psychosomatische Betrachtungsweise ist grundsätzlich erforderlich. Dies enthebt jedoch nicht von der Notwendigkeit, einzelne somatisch begründete Schwindelformen (z. B. den Lagerungsschwindel) zu kennen, um nicht durch naive Bedeutungszuschreibungen oder symbolistische A-priori-Interpretationen das organische und gezielt beeinflussbare körperliche Geschehen zu überblenden und gerade dadurch weiterem »Schwindel« (d. h. Missverhältnis zur Realität) nun auch im diagnostischen Prozess Vorschub zu leisten.

Pathophysiologie: Das erlebte Gleichgewicht ist eine Leistung des Gehirns, das dazu verschiedene afferente Sinne nutzt, vor allem das vestibuläre, das somatosensorische und das visuelle System. Dazu bedarf es suffizienter vestibulookulärer Reflexe (VOR) und suffizienter Augenfolgebewegungen, aber auch des Gefühls von Haltung und Raum sowie der – in der Regel unhinterfragten – Zuversicht, sich in der Welt sicher verankert zu fühlen.

Schwindel kann ausgelöst werden, wenn eine der an der Aufrechterhaltung des Gleichgewichts beteiligten Komponenten erkrankt oder gestört ist (z. B. ein Lagerungsschwindel, Gleichgewichtsausfall, Migräne-Schwindel, Morbus Menière) oder wenn es »Missverständnisse« (»Kollisionen«) der verschiedenen Komponenten untereinander gibt (psychogener Schwindel, psychosomatischer Schwindel, reaktiv psychogener Schwindel, Höhenschwindel, Seekrankheit, neue Brille).

»Physiologisch« tritt »Schwindel« bei objektiven Überforderungen der Reizintegration (z. B. Seekrankheit) auf. Menschen mit einem Ausfall beider Gleichgewichtsorgane empfinden keinen Schwindel, dafür ist ihre Koordination im Raum deutlich eingeschränkt (wie bei einer schlechten Kameraführung). Eigen- und Fremdbewegungen können schlechter differenziert werden.

Ungeachtet des komplexen Ursachengefüges bei der Entstehung von Schwindel bietet sich als klinische Unterscheidung eine Differenzierung nach dem führenden pathogenetischen Moment an: nämlich organisch bedingter Schwindel, psychogener Schwindel und psychosomatischer Schwindel (Lamparter 2002).

5.10.2 Hinweise auf organische Genese

Über 300 Erkrankungen sollen Schwindelbeschwerden auslösen können. Glücklicherweise sind die meisten organisch bedingten Schwindelformen gutartig und lassen sich suffizient behandeln. Dies können relativ häufig harmlose Blutdruckschwankungen sein; es können aber auch – deutlich seltener – dauerhafte neurologische Erkrankungen sein.

Die häufigste Ursache für eine einzelne Schwindelattacke ist der einseitige Gleichgewichtsausfall.

Die häufigsten Ursachen für einen wiederholten Schwindel sind die vestibuläre

Migräne und – mit zunehmendem Alter – der gutartige, behandelbare (!) Lagerungsschwindel.

Eine permanente Gangunsicherheit kann von einem beidseitigen Gleichgewichtsverlust stammen oder von neurologischen Erkrankungen wie Erkrankungen des Kleinhirns (Morbus Parkinson), Myelopathien, Neuropathien (Polyneuropathie, z. B. bei Vitamin-B_{12}-Mangel, oft nicht erkannt). Der sog. Altersschwindel ist kein natürliches Phänomen. Hier häufen sich einzelne Schwächen (Gangunsicherheit, zentrale Abbauprozesse) und verbinden sich mit abnehmenden »Fähigkeiten« und Ausgleichsmöglichkeiten und schon vorbestehenden Funktionseinbußen.

Eine Übelkeit, die nicht einem umschriebenen Anlass oder Grund zugeordnet werden kann, oder ein Dauerschwindel werden oft durch Nebenwirkungen von Medikamenten (wie bei Blutdrucksenkern, Psychopharmaka, aber auch »Schwindel-Mittel« wie Dimenhydrinat [»Reisetabletten«]), chronische Intoxikationen oder psychogene Faktoren hervorgerufen.

5.10.3 Hinweise auf psychosomatische Genese oder Psychogenie

Psychogene Schwindelformen oder eine psychogene Mitbeteiligung sind bei 30–50 % aller Gleichgewichtsstörungen häufig. Darüber hinaus tritt unspezifischer Schwindel vor allem bei Angsterkrankungen auf (als Ausdruck ängstlicher Unsicherheit oder als emotionales Äquivalent im Angstanfall), bei depressiven Verarbeitungsformen und Somatisierungsstörungen (als Hinweis, dass etwas nicht in Ordnung ist) auf, nur sehr selten als Drehschwindel. Bestand jedoch eine »Vorerkrankung«, etwa nach einem Gleichgewichtsausfall, so kann ein psychogenes Geschehen eine Symptomatik »wie bei einem Gleichgewichtsausfall« – auch mit Drehschwindelgefühlen – auslösen. So orientiert sich die Qualität des Schwindels am vorher erlebten – oder beobachteten – Modell. Bei diesem reaktiven Schwindel sind in etwa einem Drittel der Fälle organische Schwindelerkrankungen wie Vestibulopathien, Kopfverletzungen und andere, mit Instabilität einhergehende Erkrankungen in der Vorgeschichte nachweisbar (Eckhardt-Henn et al. 2009). Entwickelt sich daraus reaktiv ein (überwiegend) psychogener Schwindel, findet sich zwar ein organisch »fassbarer« Befund, dieser erklärt aber das Ausmaß und die Ausprägung der empfundenen Schwindelzustände zumindest nicht allein. In der Regel sind es die beim organisch bedingten Schwindel erlebten vegetativen Begleitreaktionen wie Schweißausbrüche, Mundtrockenheit, Herzrasen, Engegefühl, Atemnot und Leeregefühl im Kopf und oft heftige Angstgefühle, die als Modell der nachfolgenden Symptombildung dienen (Eckhardt-Henn et al. 2009).

Gefährdet sind vor allem Patienten mit Erkrankungen, die mit wiederholtem Schwindel einhergehen, wie etwa der Morbus Menière, die vestibuläre Migräne oder der nicht therapierte benigne paroxysmale Lagerungsschwindel (BPLS) sowie Patienten mit einer psychischen Vorerkrankung.

Psychosomatischer Schwindel: Unter einem psychosomatischen Schwindel kann man Phänomene zusammenfassen, bei denen das Symptom Schwindel in seiner unmittelbaren pathophysiologischen Fundierung zwar organisch bedingt ist, bei denen aber psychische Faktoren bei der Entstehung, Verschlimmerung oder Aufrechterhaltung des zugrunde liegenden Krankheitsbildes in erheblicher Weise wirksam werden.

So spielen bei vielen organischen Erkrankungen, die zu »Schwindel« führen, psychische Faktoren eine wichtige Rolle bei der Aufrechterhaltung oder Verschlimmerung der Schwindel-Erkrankung. So können vor dem Ausbruch eines Morbus Menière oder einer Vestibulopathie belastende Lebenssituationen mit Spannungen, Irritationen, »Stress« und manchmal sogar »psychosozialem Schwindel« bestehen. Dennoch handelt es sich bei der vestibulären Kernsymptomatik um ein organisches Geschehen, dem im weiteren Verlauf ein psychogen reaktiver Schwindel, wie oben dargestellt, folgen kann.

5.10.4 Mögliche diagnostische Fehler

Es gibt mannigfaltige Gründe, relevante organische Schwindelanteile und -erkrankungen zu »übersehen«, auch wenn sich die diagnostischen Möglichkeiten deutlich verbessert haben, wobei diese allerdings kaum in einer Kassenarztpraxis zur Verfügung stehen. Die Vielfältigkeit der möglichen Ursachen (über 300), die unterschiedlichen Zuständigkeiten der Fachgebiete und nicht selten das Ausbleiben einer integrierenden Gesamtschau erschweren die Diagnose. Dabei können auch die »organisch« ausgerichteten Kollegen von einer schwindelerregenden Gegenübertragung erfasst werden.

Hinzu kommt, dass im Akutfall eines massiven vestibulären Schwindels auch ein Apoplex (ggf. »FAST«-Regel: F = Face [Faxen machen lassen, Grimassieren], A = Arme anheben lassen, S = Speech [Nachsprechen lassen], T = Telefon, wenn eines der drei nicht möglich ist) oder ein Herzinfarkt ausgeschlossen werden müssen, was schon bestehende Ängste noch deutlich verstärken kann. Diese werden meist »wegsediert«, sodass die Betroffenen oft lange nicht bewusst wahrnehmen können, was eigentlich – auch im guten Verlauf – mit ihnen vor sich geht.

Bei reaktiv psychogenen Schwindelformen wird die Veränderung des Schwindelcharakters etwa vom Drehschwindel zum Schwankschwindel oder diffusen Benommenheitsschwindel oft erst mit starker Verzögerung erkannt, weil lange Zeit von »Restzuständen« nach einer organischen Läsion ausgegangen wird.

Immer mehr kann sich ein Übergang zu der Regulation des »psychischen Gleichgewichts« entwickeln. Das erlebte Körperselbst muss mit dem bisherigen Selbst in Einklang gebracht werden und die Orientierung im psychosozialen Raum wieder hergestellt bzw. neu aufgebaut werden. Die Schwindelsensation wird dabei zum Bedeutungsträger, dass »etwas Grundlegendes nicht stimmt«.

Solche symbolischen Deutungen des Schwindels fasste Modestin (1983) zusammen.

Er fand Schwindel als Zeichen,

- dass etwas aus den Fugen geraten ist,
- der Untragbarkeit einer Situation,
- der Sehnsucht nach Stütze und Halt,
- des Übergangsphänomens von einem Zustand in den anderen, bei dem ein Gleichgewicht verloren wurde und ein neues wiederhergestellt werden muss.

Man darf jedoch nicht übersehen, dass es sich hier um Interpretationen handelt. Sie können nützlich sein, für ein psychosomatisches Gesamtgeschehen einen verstehenden Zugang zu erarbeiten, aber es handelt sich nicht um valide diagnostische Einschätzungen. Vielmehr kann gerade diese Art des Zugangs das Erkennen des organischen Faktors verhindern.

Auch der psychogene Schwindel kann leicht übersehen werden. Der psychogenste Schwindel kann sich nur scheinbar somatisch darstellen – und das manchmal so expressiv, dass man sich selbst als Experte oft fragt, ob nicht doch etwas – behandlungsbedürftiges – Organisches dahintersteckt. Keineswegs sind zusätzliche psychische Symptome zu fordern, um den psychogenen Schwindel diagnostizieren zu können.

Wenn man sich dann aber – je nach Gegenübertragung – an den psychogenen Anteil des Schwindelgeschehens gewöhnt hat oder Veränderungen in der Schwindelcharakteristik nicht mehr wahrnehmen kann, entgeht dem Behandler möglicherweise:

- der vielleicht zufällig hingekommene gutartige Lagerungsschwindel
- Gleichgewichtsausfälle, die jahreszeitlich abhängig häufiger im Frühjahr und Herbst auftreten
- die vestibuläre Migräne
- die Entwicklung eines Morbus Menière
- eine sich initial in Schwindelbeschwerden äußernde neurologische Bewegungskrankheit wie der Morbus Parkinson

FALLBEISPIELE

Verkennung als reaktiv psychogen – tatsächlich aber ein psychisch erlebtes organisches Restdefizit

Wegen organisch nicht mehr erklärbarer Schwindelzustände wurde dem ansonsten gut strukturierten Herrn M. eine Psychotherapie empfohlen. Dabei ergaben sich ausreichende Hinweise für eine Anpassungsstörung bei einem durchaus introspektionsfähigen und motivierten Patienten. Trotz zunehmender Fortschritte und einer antidepressiven »unterstützenden« Medikation beklagte Herr M. weiter Schwindelerlebnisse und Rauminkonsistenzen bei schnelleren Bewegungen, was lange auf seine zwanghafte Verarbeitung zurückgeführt wurde. In einer dann – eigentlich nur zur beidseitigen Beruhigung – eingeholten Zweitmeinung zeigten sich in einer, auch die Otolithenfunktionen einschließenden Untersuchung deutliche organische Resteinschränkungen, die bei der bisherigen Befunderhebung nicht hatten erkannt werden können. Erklärbar wurde dadurch der prolongierte Habituationsverlauf und das

Phänomen, dass bestimmte, sehr schnelle Bewegungen zur erkrankten Seite noch »Blicksprünge« nach sich zogen.
Thematisiert werden konnten nun einerseits die genaue Beobachtungsgabe des Patienten und andererseits die Frage, inwieweit diese Bewegungen für seine überwiegend sitzende Tätigkeit und seine zwar ausbaufähigen, aber dennoch milden sportlichen Bemühungen wirklich notwendig waren. Die realistische Entängstigung führte dann über die Gewöhnung zur Kompensation und schließlich zum Verschwinden des Phänomens.

Reaktiv (sekundär) psychogene Entwicklungen
Zwei Krankheiten, bei denen sowohl organisch bedingte wie psychogene Schwindelformen häufig auftreten, sind die vestibuläre Migräne (häufig) und der Morbus Menière (selten). Herr B. kam nach einer Serie als sicher eingeschätzter Menière-Attacken völlig verzweifelt in die Psychotherapie, vorwiegend, weil er sich von der Medizin keine weitere Hilfe erhoffte. Deutlich kam zu der Ohrproblematik eine depressive Krise mit Schwindelattacken hinzu, die – zusätzlich zu den glaubhaften Menière-Attacken – in Menschenansammlungen und engen Räumen auftraten, was auf eine zusätzliche Panikattacke hinwies.
Würde man sich als Psychotherapeut »nur« auf die ebenso eindringliche wie behandlungsbedürftige psychogene Komponente verlassen, würde man sowohl den zunehmenden Funktionsverlust des betroffenen Organs und damit auch die Minderung der organischen Schwindelkomponente außer Acht lassen. Dann würde man die Therapie vielleicht zu früh als erfolgreich empfinden und/oder eine zwar seltene, aber typische Komplikation eines Tumarkinschen Drops (bei 5 % der Menière-Patienten tritt eine sog. Otholitenkrise auf, die zu plötzlichem Hinstürzen ohne Bewusstseinsverlust führt) wiederum als Panikäquivalent werten.

Psychosomatisch
Eine sympathische allgemeinärztliche Kollegin kam wegen massiver Schwindelerlebnisse mit Hörverlust stationär in unsere neurootologische und psychosomatische Spezialklinik.
Der erste ihr erinnerliche Schwindelanfall mit 18 Jahren blieb ohne einen anhaltenden Hörschaden und war wohl am ehesten der ihr bekannten Migräne geschuldet. Seit gut 5 Jahren gingen aber die heftigen Schwindelanfälle einseitig mit zunehmenden Höreinbußen einher, was zu der Diagnose der Innenohrerkrankung Morbus Menière führte.
Gleichzeitig kommen im Erstgespräch ein schuldhaft erlebter Beziehungskonflikt zu dem Vater ihrer Kinder, die Sehnsucht nach erfüllter Liebe und ein schon getriebener Wunsch nach materieller Sicherheit in den Fokus. Immer wieder reagiere sie – trotz des Wissens um den irrationalen Charakter ihrer Sorge – mit »Verarmungswahn« und Panik.
Der Vater, ein wohl für seine Klienten engagierter, aber finanziell erfolgloser Anwalt, hatte sich durch Erhängen in seiner Kanzlei suizidiert, als er in finanzielle Schwierig-

keiten gekommen war. Fast gleichzeitig trennte sich damals ihr langjähriger, immer noch idealisierter Lebenspartner von der damals 30-Jährigen, gerade als ihr Kinderwunsch immer drängender wurde. Beides hat die Patientin traumatisch erlebt. Relativ früh nach dem doppelten Verlassenwerden lernte sie den späteren Vater ihrer beiden Kinder kennen. Der »Arme« habe sie schon immer mehr geliebt als sie ihn und hatte gegen den damaligen Wunschpartner wohl nie eine wirkliche Chance.

Mich erfasste ein großes Mitgefühl mit dem Kindsvater, sodass ich mir alle Mühe gab, mit der Patientin – oder für sie? – am Erhalt dieser Beziehung zu arbeiten, statt diese – mit Blick von außen – auf den Prüfstand zu stellen.

In einer dynamischen Beziehungsgestaltung mit teilweise unklaren Bezugsverhältnissen – auch in der Rollendiffusion zwischen Ärztin und Patientin wurde das hochgradige zerrissene Bild der Patientin deutlich. Ich war mir dabei trotz aller organischen Expertise nicht sicher, ob die nach wie vor als Morbus Menière imponierende Komponente das Hauptelement in dem Schwindelgemisch war. Erst bei der Vorstellung in einer Balint-Gruppe konnte ich das Beziehungsangebot der Patientin durchdringen und war in der Lage, die emotionalen Verwicklungen zwischen uns produktiv in die Behandlung einbringen (ausführliche Falldarstellung bei Schaaf 2016).

5.10.5 Wie kann man diagnostische Fehler vermeiden?

Der Bericht des Patienten führt schon in 90 % der Fälle zur Diagnose. Auch ohne apparativen Aufwand können klinische Untersuchungen des vestibulookulären Reflexes mithilfe des Kopf-Impuls-Testes, eine Überprüfung der Augenfolgebewegungen und des »verschärften« Romberg-Tandem-Stehversuches (Spitze-Hacke-Stand mit geschlossenen Augen) zielführend sein. Der gutartige Lagerungsschwindel, welcher den häufigsten organischen Schwindel darstellt und sich den apparativen Untersuchungen entzieht, kann durch ein Lagerungsmanöver (→ Kap. 6.1.25, → Abb. 6-2) abgeklärt werden.

Der Hinweis auf psychogene Anteile wird deutlicher, je vielfältiger die Beschwerden erlebt und geschildert werden.

CAVE

Für die Annahme eines psychogenen Schwindels reicht allein eine nicht erkannte oder nicht gefundene organische Grundlage nicht aus, sondern es ist zwingend eine psychologische Diagnose notwendig, die das Schwindelgeschehen nachvollziehbar tiefenpsychologisch fundiert oder aus der Kenntnis der Lerngeschichte stimmig erklären kann.

Literatur

Eckhardt-Henn A, Tschan R, Best C et al. Somatoforme Schwindelsyndrome. Nervenarzt 2009; 80: 909–917.
Lamparter U. Schwindel. In: Ahrens S, Schneider W (Hrsg.). Lehrbuch der Psychotherapie und psychosomatischen Medizin. 2. Aufl. Stuttgart: Schattauer 2002; 354–361.
Modestin J. Schwindel als psychosomatisches Phänomen. Psychother Psychosom Med Psychol 1983; 33: 77–86.
Schaaf H. Schwindel Fazetten – »Der arme Heinrich«. Balint 2016; 17: 122–124.
Schaaf H, Hesse G, Hansen Ch. Schwindel. Essentials für Ärzte mit Handouts für Patienten. Stuttgart: Elsevier 2019; 180.

CHRISTOPHER WIRTZ, HANS ULRICH SCHMIDT

5.11 Herzbezogene Beschwerden

5.11.1 Angina pectoris

Definition

Als »Angina pectoris« wird ein typisches Engegefühl über der linken Brust bezeichnet. Es weist auf das Vorliegen einer koronaren Herzkrankheit hin. Treten lediglich diese Beschwerden auf, wird diese Form der koronaren Herzkrankheit ebenfalls als »Angina pectoris« bezeichnet. Bei den meisten Patienten besteht eine Sklerose der Herzkranzgefäße. Eine Sklerose – oder in seltenen Fällen Spasmen – der Herzkranzgefäße führt zu einer Unterversorgung der Herzmuskulatur mit Sauerstoff. Bei einer akuten Durchblutungsstörung kommt es zum Untergang des Gewebes (Herzinfarkt).

Arten der Beschwerdeschilderung

Die Beschwerden treten anfallsartig auf, können länger bestehen und durch Belastung provoziert werden. Die Lokalisation von »echten« kardial bedingten Beschwerden ist typischerweise linksseitig. Sie strahlen oft in den linken Arm und die linke Schulter oder in den Hals- und Kieferbereich aus. Die Schmerzlokalisation kann variieren oder ausschließlich einen Ort betreffen.

Die Schmerzen können aber auch rechtsseitig, in der Magengegend oder im Rücken wahrgenommen werden, z. B. bei einem Infarkt in der Hinterwand des Herzens.

Die Schmerzen werden sowohl bei einer Angina pectoris als auch beim Herzinfarkt als retrosternales Brennen oder Reißen, aber auch als Enge oder Druckgefühl im Brustbereich beschrieben. Begleitend ist häufig eine ausgeprägte vegetative Symptomatik mit Angst, Schweißausbrüchen sowie Luftnot zu beobachten.

Hinweise auf eine organische Genese

Neben der Beschwerdesymptomatik und der aktuellen Anamnese (z.B. plötzliches Auftreten der Beschwerden mit begleitender vegetativer Symptomatik) gibt es – neben dem Patientenalter – die folgenden Hinweise auf bestehende kardiovaskuläre Risikofaktoren: Nikotinabusus, bekannte koronare Herzkrankheit bzw. systemische Gefäßsklerose, arterieller Hypertonus, Diabetes mellitus, familiäre Belastung, Adipositas, Hypercholesterinämie. Gemeinsam weisen diese Aspekte auf eine koronare Herzkrankheit hin.

Im EKG geben bestimmte elektrokardiografische Veränderungen, z.B. im Sinne einer ST-Strecken-Hebung, Hinweise auf eine Ischämie.

Ergänzend ist anhand von Laborparametern (Troponin, CK/CK-MB, GOT, GPT und LDH) ein Ischämienachweis möglich.

Hinweise auf psychosomatische Genese oder Psychogenie

Pectanginöse Beschwerden können durch körperliche oder seelische Belastungen ausgelöst werden. Je nach Art und Weise der Darstellung der Beschwerden können im Vordergrund Ängste hinsichtlich eines Herzinfarktes genannt und beim Untersucher spürbar werden, ohne dass spontan die typischen Angaben gemacht werden, die auf ein primär körperlich begründetes Geschehen verweisen. Für psychogene Beschwerden spricht z.B., dass sie eher punktförmig wahrgenommen werden, also der Patient manchmal auf einen Punkt zeigt, an dem er die Lokalisation des Herzens ausmacht. In der Gesprächsführung ist dann wichtig, ein Gefühl dafür zu entwickeln, ob der Patient aufgrund körperlicher Beschwerden oder z.B. eines Angstgefühls mit diffusem Beschwerdebild auf dem Hintergrund eines psychosomatischen Geschehens vorstellig wird: Bei Letzterem wird der Schmerz oft dramatisch und atypisch geschildert, die Angst wird stärker als der Schmerz erlebt.

Es kann auch hilfreich sein, den Patienten im hektischen Betrieb einer Notfallambulanz nach früheren somatischen Abklärungen der Beschwerden zu fragen. Falls sich dort keine manifesten Hinweise auf ein primär körperlich begründetes Geschehen gefunden haben, kann dieses ein Hinweis darauf sein, dass die Beschwerden womöglich psychosomatischer Natur sind.

Auch bei bekannter koronarer Herzerkrankung bzw. Zustand nach Myokardinfarkt können sich Ängste im Sinne einer Herzphobie (früher Herztodhypochondrie, »Herzneurose«) entwickeln.

Mögliche diagnostische Fehler

Bei Verdacht auf ein akutes kardiales Geschehen sollte immer ein Ausschluss einer akuten Ischämie mittels internistischer Vorstellung, EKG und Laborbestimmungen erfolgen. Es kommt vor, dass akute kardiale Durchblutungsstörungen kein EKG-Korrelat haben. Je nach Dauer der Beschwerden ist des Weiteren eine Kontrolle im Intervall notwendig, da sowohl EKG- als auch Laborveränderungen manchmal erst mit zeitlicher Verzögerung auftreten.

Wenn aus internistischer Sicht eine weitere Abklärung anhand der ggf. notwendigen Folgediagnostik (Belastungs-EKG, Echokardiografie, Stressechokardiografie, Koronarangiografie) nicht notwendig erscheint, ist bei Beschwerdepersistenz und entsprechenden anamnestischen Hinweisen eine weitere psychosomatische Abklärung zu erwägen.

Wie kann man diagnostische Fehler vermeiden?

Je nach Beschwerdebeschreibung und Anamnese des Patienten sind unbedingt alle Beschwerden, die auf eine Angina pectoris oder sogar einen Herzinfarkt hindeuten, ernst zu nehmen und entsprechend abzuklären.

Gerade bei Patienten mit bekannter koronarer Herzerkrankung und bereits erfolgten koronaren Interventionen kann es zu erneuten akuten oder chronischen Beschwerden auf dem Boden einer Myokardischämie kommen.

Auch andere Krankheitsbilder, wie z.B. eine Lungenarterienembolie oder eine Refluxösophagitis, können ähnliche Beschwerden verursachen.

Erst bei fehlenden Hinweisen auf weitere mögliche somatische Ursachen sollten psychosomatische Ursachen, selbst wenn noch nicht augenscheinlich, mit in die Differenzialdiagnostik einbezogen werden.

Gelegentlich kann eine Bagatellisierung der Beschwerden bei Patienten mit bekannter Herzneurose dazu führen, dass eines Tages ein tatsächlich körperlich begründetes Akutereignis übersehen bzw. abgetan wird. Hierfür ist es wichtig, die Beschwerdeschilderung gerade hinsichtlich neuer Aspekte aufmerksam zu würdigen.

5.11.2 Herzrhythmusstörungen

Arten der Beschwerdeschilderung

Die Beschwerden können in unterschiedlichen Formen auftreten: Neben Herzrasen und Herzklopfen kann der Patient unregelmäßige Herzaktionen (Herzstolpern) verspüren.

Aufgrund einer entweder zu schnellen oder zu langsamen Herzaktion kann die Förderleistung des Herzens beeinträchtigt werden und Schwindel, Benommenheit oder auch Synkopen auslösen. Zusätzlich können Beschwerden wie Konzentrationsstörungen, Unwohlsein oder Luftnot auftreten.

Hinweise für eine organische Genese

Eine Synkope (vollständiger Bewusstseinsverlust) spricht bis zum Beweis des Gegenteils für eine organische Ursache, z. B. eine Rhythmusstörung. Zudem sind palpable bradykarde oder tachykarde Herzfrequenzen – bzw. deren Nachweis im EKG – objektivierbar.

Hinweise auf psychosomatische Genese oder Psychogenie

Wenn der Patient über »Herzrasen« oder »Rhythmusstörungen« spricht, obwohl keine entsprechend pathologischen Herzaktionen objektivierbar sind, ist eine psychosomatische Genese wahrscheinlich. Dazu kann ausgeprägte Angst kommen, verbunden mit der Vorstellung einer konkreten Lokalisierbarkeit des Herzens (s. oben).

Mögliche diagnostische Fehler

Fehlerquellen können sein:

- alleinige Pulsmessung durch eine einmalige Vitalwertkontrolle
- fehlende Kenntnis über vorbestehende Herzrhythmusstörungen
- Übersehen einer internistischen Grunderkrankung, wie z. B. einer Hyperthyreose oder einer Elektrolytentgleisung
- unvollständige bzw. fehlende Medikamentenanamnese, um z. B. eine medikamentös induzierte Bradykardie oder eine Hyperthyreosis factitia (fehlerhafte Überdosierung von Schilddrüsenhormonen) mit in die differenzialdiagnostischen Überlegungen einzubeziehen

Wie kann man diagnostische Fehler vermeiden?

- Erfassen einer vollständigen Anamnese unter Berücksichtigung somatischer Vorerkrankungen und Medikamenteneinnahme
- körperliche Untersuchung mit Bestimmung der Serum-Elektrolyte und der Schilddrüsenwerte
- Neben Erfassung der Vitalwerte sollten bei Verdacht auf Herzrhythmusstörungen ein 12-Kanal-EKG und ein LZ-EKG-Untersuchung erfolgen. Insbesondere bei einer Tachykardie kann dadurch ein peripheres Pulsdefizit (nicht jede elektromechanische Herzaktion führt zu einer messbaren peripheren Pulswelle) bei normalen peripheren Pulsen nachgewiesen werden.
- Bei bekannter Angst- oder Panikstörung müssen dauerhaft nachweisbare Herzfrequenzen über 130 s/min unter dem Gesichtspunkt einer möglichen internistischen Genese (im Sinne einer somatisch komorbiden Erkrankung) in die differenzialdiagnostischen Überlegungen einbezogen werden.

CHRISTOPHER WIRTZ, HANS ULRICH SCHMIDT

5.12 Verdauungsstörungen

5.12.1 Obstipation (Verstopfung)

Arten der Beschwerdeschilderung

Die Patienten geben Beschwerden im Sinne eines ausbleibenden bzw. eines erschwerten oder seltenen Stuhlganges an. Definitionsgemäß liegt eine chronische Obstipation vor, wenn unbefriedigende Stuhlentleerungen seit mindestens 3 Monaten bestehen. Körperliche Symptome dabei sind Schmerzen, Übelkeit, Völlegefühl und Pressen mit oder ohne Gefühl einer vollständigen Stuhlentleerung bis hin zum Erbrechen.

Hinweise auf eine organische Genese

Schmerzen, peranaler Blutabgang (frisches Blut im Stuhl), auffällige abdominale Untersuchungsbefunde oder eine Anamnese mit abdominalchirurgischen Eingriffen.

Auch die Erfragung anderer Erkrankungen (Neurologie: Morbus Parkinson, Multiple Sklerose; Endokrinologie: Hypothyreose, Hyperparathyreoidismus, Morbus Addison) ist wichtig. Des Weiteren sollte eine Medikamentenanamnese erfolgen (insbesondere Wirkstoffgruppe der Opioide).

Hinweise auf psychosomatische Genese oder Psychogenie

Wenn die Beschwerden in Belastungssituationen auftreten, ist nach erfolgter somatischer Diagnostik die Abklärung einer funktionellen Ursache mit prädominanter Obstipationssymptomatik sinnvoll.

Aus den sog. Rom-Kriterien haben sich die Diagnosekriterien der DGVS-Leitlinie (Deutsche Gesellschaft für Gastroenterologie, Verdauungs- und Stoffwechselkrankheiten) für ein Reizdarmsyndrom entwickelt. Dieses liegt vor, wenn folgende 3 Punkte erfüllt sind:

1. Es bestehen chronische, d.h. länger als 3 Monate anhaltende Beschwerden (z.B. Bauchschmerzen, Blähungen), die von Patient und Arzt auf den Darm bezogen werden und in der Regel mit Stuhlgangsveränderungen einhergehen.
2. Die Beschwerden sollen begründen, dass der Patient deswegen Hilfe sucht und/oder sich sorgt, und so stark sein, dass die Lebensqualität hierdurch relevant beeinträchtigt wird.
3. Voraussetzung ist, dass keine für andere Krankheitsbilder charakteristischen Veränderungen vorliegen, welche wahrscheinlich für diese Symptome verantwortlich sind.

Wichtig ist dabei, dass in der gastroenterologischen Diagnostik kein Nachweis einer organischen Erkrankung vorhanden ist, welche die Beschwerden hinreichend erklären kann.

Eine typische Erkrankung mit psychogenen Zuflüssen wäre hier eine somatoforme autonome Funktionsstörung des oberen und/oder unteren Gastrointestinaltraktes, die auch unter dem Begriff »colon irritabile« oder »Reizdarmsyndrom« gefasst wird.

Mögliche diagnostische Fehler

Mögliche Fehlerquellen können sein:

- fehlende Objektivierung durch gezieltes Erfragen der Stuhlfrequenz
- fehlende genaue Befunderhebung der vom Patienten subjektiv gefühlten bzw. empfundenen Verstopfung
- fehlende körperliche Untersuchung und vollständige Erfassung der Vorerkrankungen bzw. der evtl. bereits erfolgten Diagnostik
- fehlende Bestimmung der Serum-Elektrolyte und des TSH-Wertes
- fehlende Medikamentenanamnese

Wie kann man diagnostische Fehler vermeiden?

In der Anamneseerhebung sollten gezielte Nachfragen nach möglichen Auslösern erfolgen, um z. B. Medikamente oder Grunderkrankungen als Ursache der Obstipation nicht zu übersehen. Eine evtl. ausstehende gastroenterologische Diagnostik sollte komplementiert werden. Zudem sollte der Stuhlgang protokolliert werden, ggf. durch Führen eines Tagebuches.

5.12.2 Diarrhoen

Arten der Beschwerdeschilderung

Diarrhoen sind zu häufige Stuhlgänge (> 3/die), die mit verminderter bzw. flüssiger Stuhlkonsistenz (Wassergehalt > 75 %) einhergehen oder eine vermehrte Stuhlmenge (> 250 g/d) aufweisen. Dabei gibt es auch eine Anzahl von Patienten, auf die diese Definitionsvorgaben nicht zutreffen, bei denen aber trotzdem keine behandlungsnotwendige Veränderung des Stuhlganges besteht.

Auch hier gilt, dass das subjektive Empfinden und die Bewertung seitens des Patienten sehr unterschiedlich ausfallen können.

Hinweise auf eine organische Genese

Ein Auftreten der Diarrhoen auch nachts, begleitendes Erbrechen, Fieber, ein pathologischer abdominaler Untersuchungsbefund und blutige Beimengungen weisen auf eine somatische Genese hin, ebenso eine positive Anamnese im sozialen Umfeld hinsichtlich anderer akuter Diarrhoen (Lebensmittel, gemeinsame Reise). Die Anamnese mit Erfragung anderer vorliegender Erkrankungen und aktueller oder auch etwas länger zurückliegender Medikation (Antibiotika-assoziierte Diarrhoen in über 30 %, Ascorbinsäure, Laxanzien, Eisenpräparate) kann ebenfalls auf eine organische Genese hinweisen sowie das Vorliegen prädisponierender Grunderkrankungen (chronisch-entzündliche Darmerkrankungen, Nahrungsmittelunverträglichkeiten, Hyperthyreose).

Hinweise auf psychosomatische Genese oder Psychogenie

Die zeitliche Assoziation der Beschwerden mit Stress- und Belastungssituationen, vorliegende Angststörung oder Depression, fehlende nächtliche Durchfälle und eine unauffällige gastroenterologische Ausschlussdiagnostik sind Anhaltspunkte für eine psychische Genese. Auch hier gelten die Kriterien der DGVS-Leitlinie Reizdarm, die im Kapitel Obstipation (→ Kap. 5.12.1) angeführt sind.

Mögliche diagnostische Fehler

Mögliche Fehlerquellen können eine fehlende Abnahme von Stuhlkulturen, eine unvollständige Anamnese (insbesondere Medikamentenanamnese) sowie eine unvollständige internistische Ausschlussdiagnostik einschließlich Endoskopie und H_2-Atemtests sein.

Auch bereits eingetretene körperliche Folgen, wie z. B. Gewichtsabnahme oder Anämie, sollten nicht übersehen werden.

Wie kann man diagnostische Fehler vermeiden?

Fehler können durch eine gründliche Anamnese und körperliche Untersuchung vermieden werden. Eine Objektivierung des Stuhlganges durch eine Stuhlvisite ist ebenfalls anzuraten.

5.12.3 Übelkeit und Erbrechen

Arten der Beschwerdeschilderung

Erbrechen (Emesis, Vomitus) ist eine schwallartige Entleerung des Magen- oder Speiseröhreninhaltes. Es kann mechanisch über die Magenhinterwand, durch die Geruchs- und Geschmacksorgane (Ekel!) oder über das Gleichgewichtsorgan ausgelöst werden.

Auch Husten kann Erbrechen auslösen. Die Beschwerden können teils nach oder auch ohne vorhergehende Nahrungsmittelaufnahme auftreten. Auch dann kann es zu Übelkeit mit Würgen bis hin zum Erbrechen kommen.

Hinweise auf eine organische Genese

Hinweis auf eine organische Ursache können ein zeitgleiches Auftreten mit Diarrhoen, Hämatemesis (Erbrechen von Blut) sowie ein schwallartiges Erbrechen sein. Ein pathologisch abdominaler Untersuchungsbefund, starke Schmerzen, Medikamentenanamnese (insbesondere Zytostatika), Stoffwechselentgleisungen (Blutzuckerveränderungen, Urämie, Leberversagen), falsches Essen, Drehschwindel und Nystagmus können ebenfalls auf eine somatische Genese hinweisen.

Hinweise auf psychosomatische Genese oder Psychogenie

Stehen Übelkeit und Erbrechen in zeitlichem Zusammenhang mit aversiven Belastungs- und Stresssituationen, weist dies auf eine psychische Genese hin. Bekannte Essstörungen (**Cave:** Willentlich herbeigeführtes Erbrechen), das Vorliegen anderer Symptome, die als Angstäquivalente interpretiert werden können, und Alkoholkonsum sind weitere Anhaltspunkte für eine psychische Ursache.

Mögliche diagnostische Fehler

Es sollte auch an Schwangerschaftserbrechen (Hyperemesis gravidarum) gedacht werden. Ein fehlender Schwangerschaftstest gehört deshalb zu möglichen diagnostischen Fehlern. Auch eine fehlende Medikamentenanamnese (Opiate, NSAR, Zytostatika) und fehlende körperliche Untersuchung sind Fehlerquellen.

Wie kann man diagnostische Fehler vermeiden?

Internistische Vorstellung zwecks weiterer differenzialdiagnostischer Untersuchungen.

FRITZ REINECKE

5.13 Sexuelle Funktionsstörungen

5.13.1 Arten der Beschwerdeschilderung

Frauen beklagen in erster Linie Erregungsstörungen oder eine sexuelle Lustlosigkeit verbunden mit mangelnder Lubrikation und/oder Schmerzen beim Geschlechtsverkehr.

Männer empfinden Erektionsstörungen in Form einer unvollkommenen Erektion oder eines vorzeitigen Erektionsverlustes beim Geschlechtsverkehr als massive Kränkung bezüglich ihrer Vorstellungen von einer jederzeit perfekt funktionierenden Männlichkeit. Auch ein vorzeitiger Samenerguss oder ein Libidomangel wird in diesem Zusammenhang als äußerst störend empfunden.

Dabei wird nicht beachtet, dass sexuelle Körperfunktionen vegetative, nicht dem Willen unterliegende Reaktionen auf emotionale Reize sind. Bei fehlenden Gefühlen von sexueller Stimulation, z. B. wenn Gefühle von Angst, den Ansprüchen nicht zu entsprechen, im Vordergrund stehen, bleiben die gewünschten Reaktionen aus.

Daher muss Sexualität als Resultat unterschiedlichster Erfahrungen gelernt werden.

Sexualität ist, wie Sigmund Freud 1910 formulierte (vgl. Nunberg & Federn 1977), eine der »gefährlichsten Betätigungen des Individuums«. Ureigene intime Wünsche und Bedürfnisse werden offenbart und das macht verletzlich. Sexualität ist nichts für Feiglinge, denn sie benötigt Mut und den haben nicht alle. Von Geburt an sind Bedürfnisse nach Nähe und Geborgenheit auch später auf sexueller Ebene zu meistern. In Beziehungen müssen wir lernen, mit Abhängigkeiten umzugehen, ohne unsere Autonomie zu verlieren. Nicht immer gelingt es, ein sicheres Gefühl für Weiblichkeit bzw. Männlichkeit zu entwickeln.

Zwischenmenschliche Erfahrungen, Vorlieben, Abneigungen, Praktiken und Erlebnisweisen ergeben ein individuelles sexuelles Profil. In der Phase des Verliebtseins verdecken gegenseitige Idealisierungen den Unterschied zwischen sexuellen Individuen. Aus Angst vor Trennung wird dieser nicht kommuniziert. Gut ist, was beide wollen. Im Kontinuitätsritual wird Gemeinsamkeit betont und der Unterschied bagatellisiert. Dabei wird die sexuelle Selbstverwirklichung geopfert (Clement 2004).

Wenn es nicht gelingt, sich in der Beziehung sexuell zu verwirklichen, könnte dieses Bedürfnis in Außenbeziehungen befriedigt werden. Wird die sexuelle Selbstverwirklichung der Beziehung zuliebe geopfert, kann es in der Folge zu sexuellen Störungen kommen. Sexuelle Bedürfnisse sind Teil unserer Identität und werden bei sexuellen Funktionsstörungen als das Selbstwertgefühl abwertende Störungen der Identitätsbildung und -wahrung empfunden.

Auf der Suche nach einer auslösenden Ursache kommen **zwei unterschiedliche Blickwinkel** zum Tragen:

- Der erste ist ein objektivierender Blick, der den Patienten als von uns getrennten Organismus betrachtet und Störungen als Defekte versteht, die repariert werden müssen. Gesucht wird nach Hormon-, Durchblutungs- und Innervationsstörungen.
- Der andere Weg ist ein mitfühlender, verstehender Blick der Empathie, mit dem wir uns in den Betroffenen hineinversetzen und sein Fühlen und Handeln als sinnvoll verstehen. Die Störung könnte in dieser Perspektive auch als ein »gesunder« Hinweis auf eine Beziehungsstörung verstanden werden.

Welchen Blick wir einnehmen, ist von den Motiven der Betroffenen und den Therapeuten abhängig, beide Perspektiven sind möglich. Zweifelsfrei gibt es jedoch in dem komplexen Funktionszusammenhang der menschlichen sexuellen Reaktionen körperliche Faktoren, die beeinträchtigend wirken können.

5.13.2 Spezielle Störungsbilder

Spezielle Störungsbilder bei Frauen

Sexuelle Lustlosigkeit

Werden weibliche Bedürfnisse in der partnerschaftlichen Sexualität nicht berücksichtigt, äußert sich die Unzufriedenheit in Form einer sexuellen Lustlosigkeit als Hinweis auf eine Kommunikationsstörung in der Paarbeziehung.

Sexuelle Erregungs- und Orgasmusstörung

Ähnlich wie bei Luststörungen sind Erregungsstörungen partner-, situations- und praktikabhängig. Oft führen falsche Erwartungen, anstatt liebevolles Aufeinanderzugehen, zu Enttäuschungen, die nicht kommuniziert werden und sich in fehlenden vegetativen Reaktionen äußern.

Dyspareunie

Bei Schmerzen während oder nach Geschlechtsverkehr müssen Entzündungen (Lichen, Psoriasis, Neurodermitis) und altersbedingte Veränderungen ausgeschlossen werden. Häufige Ursache ist die fehlende Lubrifikation bei sexueller Erregungsstörung. Gleitcreme würde die Voraussetzungen für eine zufriedenstellende Sexualität verbessern.

Vaginismus

Bei vaginistischen Reaktionen, die immer psychisch bedingt sind, kommt es zu Spasmen der Beckenbodenmuskulatur. Die unterschiedliche Ausprägung kann primär, von Anfang an oder sekundär sein.

Spezielle Störungsbilder bei Männern

Libidostörungen

»Wer hat Lust auf etwas, was er nicht gut kann?« – Männer sind oft mit ihrem sexuellen Leistungsvermögen unzufrieden. Häufig signalisiert die Partnerin Enttäuschung, vermutet wird ein Hormonmangel. Eine Substitution von Testosteron ist wenig sinnvoll, da es sich nicht um ein Hormonmangelsyndrom handelt. Die unterschiedlichen Erwartungen sollten als Ursache für eine Beziehungsstörung benannt und korrigiert werden.

Erektile Dysfunktion

Die Angst, den Erwartungen nicht zu genügen, aktiviert im vegetativen System den Sympathikus. Unbewusst kommt es zum ungewollten Erektionsverlust, da die Erektion parasympathisch innerviert wird.

Entscheidend ist das männliche Selbstwertgefühl. Kultur, Umwelt und Erziehung sind hier prägend. Männer müssen lernen, mit ihrer Männlichkeit umzugehen. Die männliche Potenz im Allgemeinen ist besonders dann gefragt, wenn die Erektion nicht zur Verfügung steht (Clement 2004).

Schon die mütterliche Reaktion auf die Erektion des Säuglings beeinflusst das spätere Sexualverhalten. Knaben masturbieren schon vor der Pubertät und lernen so ihre genitalen Funktionen kennen. Beim ersten Geschlechtsverkehr ist sicheres Funktionieren Voraussetzung. Die im Verlauf des weiteren Lebens erlangte Sicherheit bleibt immer relativ und hängt vom jeweiligen Gegenüber ab.

Eine vorübergehende Erektionsschwäche bekommt bei unsicherem Selbstwertgefühl eine besondere Bedeutung. Eine Männerwelt droht zusammenzubrechen. Bei jedem erneuten Versuch wird die Angst, wieder zu versagen, immer größer.

Nächtliche Spontanerektionen und eine Ejakulation mit Orgasmus bei der Masturbation schließen eine somatische Störung aus. Wichtig ist die Feststellung, dass damit ein hormoneller, durchblutungsbedingter oder neurogener Defekt, mit an Sicherheit grenzender Wahrscheinlichkeit nicht die Ursache für die Störung sein kann.

Die gefäßerweiternde pharmakologische Wirkung von PDE-5-Hemmern vermittelt bei einer sexuellen Stimulation aufgrund einer schnelleren Einstromgeschwindigkeit des Blutes in den Penis ein Gefühl von mehr Sicherheit. Derartige Maßnahmen schaffen, wie die Gleitcreme bei Frauen, lediglich bessere Voraussetzungen, die, wenn sie in gegenseitigem Einvernehmen angewendet werden, therapeutisch effektiv sind und überflüssig werden, wenn die vertraute Sicherheit wieder zurückgekehrt ist.

Vorzeitiger Samenerguss

Bei unterschiedlich verlaufenden sexuellen Erregungskurven erreichen Männer den Erregungsgipfel früher als Frauen. Viele Paare haben gelernt, den Unterschied als Herausforderung zu sehen und Lösungen gefunden, damit umzugehen. Bei denen, die darunter leiden, ist zu vermuten, dass es sich um eine Disharmonie in der Beziehung handelt, die so zum Ausdruck gebracht wird. Obwohl beide gleichermaßen beteiligt sind, besteht Einigkeit darüber, wer gestört ist. Der andere definiert, wie es sein müsste. Wenn Frauen beklagen, beim Geschlechtsverkehr nicht zum Orgasmus zu kommen, muss nach anderen Wegen gesucht werden. Beide haben das Recht auf sexuelle Befriedigung, die auf vielen Wegen und nicht nur über den perfekten Geschlechtsverkehr erreicht werden kann. Die Fantasie der Beteiligten ist gefragt.

Auch an eine Orgasmusstörung der Frau muss gedacht werden, die zuvor nicht thematisiert wurde.

Medikamente, die lokal als anästhesierende Salbe oder zentral unter Zuhilfenahme eines Antidepressivums die Erregung drosseln, treffen nicht die Ursache des Problems. Es geht um den Unterschied zwischen Mann und Frau, der nicht medikamentös gelöst werden kann. Jeder darf so sein, wie er ist, d.h. Authentizität ist gefragt. Wenn das akzeptiert wird, sollte es gelingen, auf kommunikativer Eben einen Kompromiss zu finden, mit dem beide zufrieden sind. Wie bei allen zwischenmenschlichen Aktionen ist das gemeinsame Training bei unterschiedlichen Fähigkeiten am effektivsten.

5.13.3 Hinweise auf organische Genese

Medikamentennebenwirkungen

Abhängig von der Dosis und der Einnahmedauer beeinträchtigen blutdrucksenkende Medikamente die sexuellen Funktionen. Das gilt auch für die am häufigsten verwendeten β-Rezeptoren-Blocker. Alle gebräuchlichen Psychopharmaka (Antidepressiva, Tranquilizer, Neuroleptika, Lithium, Parkinson-Mittel) haben Nebenwirkungen, die zu sexuellen Störungen führen können. Dies gilt auch für modernen SSRI-Hemmer, bei denen schon nach kurzer Zeit eine sexuelle Funktionsstörung induziert werden kann, die in seltenen Fällen auch nach dem Absetzen des Medikaments anhält. Besonders störanfällig durch Medikamente sind die Ejakulation und die sexuelle Appetenz. Auch Rauchen und Drogen wirken sich negativ auf die sexuelle Funktionsfähigkeit aus.

Stoffwechselstörungen

Am häufigsten leiden männliche Diabetiker an stoffwechselbedingten Erektionsstörungen. Vermutet wird eine gefäßbedingte Einschränkung (diabetische Angiopathie), aber auch eine diabetische Neuropathie des autonomen Nervensystems.

Hormonelle Störungen

Falsch ist die Vorstellung von einer positiven Korrelation zwischen Androgenspiegel und »Triebstärke«. Individuelle hormonelle Schwankungen bei beiden Geschlechtern haben keinen Einfluss auf die sexuellen Funktionen.

Eine stressbedingte dauerhafte Aktivierung des Vegetativums bei anhaltend hohem Kortisonspiegel wirkt krankmachend auf alle Organsysteme. Kortisol hat die gleichen Vorläufersubstanzen wie das Testosteron. Ist Stress, als Ausdruck den Anforderungen nicht zu genügen, vorherrschend, wird die Testosteronproduktion zugunsten der Kortisolbildung reduziert. Es kommt zu einem messbaren Hormonabfall auch beim weiblichen Geschlecht.

Anomalien der Geschlechtsorgane

Angeborene oder erworbene Anomalien der Geschlechtsorgane bedeuten, dass Betroffene lernen müssen, damit umzugehen. Sexualität ist das Bedürfnis, Nähe herzustellen, auch dann, wenn der perfekte Geschlechtsverkehr nicht möglich ist. Zu bedenken ist, dass in seltenen Fällen die unterschiedlichen Größenverhältnisse der Geschlechtsorgane kein passendes Verhältnis zueinander haben.

Vegetative Neuropathie

Neuropathien haben nicht nur einen erheblichen Einfluss auf das allgemeine Wohlbefinden, sondern dadurch bedingt auch einen erheblichen Einfluss auf das Sexualverhalten.

5.13.4 Hinweise auf psychosomatische Genese oder Psychogenie

Sexuelle Störungen treten in Beziehungen auf. Beide sind gleichermaßen an der Störung beteiligt, aber nur einer, oft der psychisch schwächere Partner weist mit seiner Symptomatik auf die Störung hin. Betroffene haben Vorstellungen, wie es war oder wie es sein müsste. Falsche Erwartungen, die nicht kommuniziert werden, führen zu Enttäuschungen, die hintergründig blockieren.

Die damit verbundene Stressbelastung kann nicht nur zu sexuellen, sondern auch zu anderen vegetativen Störungen führen. Im Vordergrund stehen psychische Störungen mit depressiver Symptomatik bis hin zu psychosomatischen Erkrankungen.

Eine Frau, die sexuelle Lustlosigkeit beklagt, ist nicht in ihrer sexuellen Erregbarkeit gestört. Lustlosigkeit sollte als Protest oder als Hinweis darauf, unter diesen Bedingungen keine Lust empfinden zu können, verstanden werden.

Auch bei Männern kann eine Erektionsstörung darauf hinweisen, dass die äußerlichen oder inneren Bedingungen, unter denen Männer normalerweise eine Erektion bekommen, nicht gegeben sind.

5.13.5 Mögliche diagnostische Fehler

Von Patienten wird eine sexuelle Störung oft als körperlicher Defekt empfunden. Erwartet wird eine Korrektur mit den umfangreich propagierten pharmakologischen Möglichkeiten. Auf diesen Erwartungsdruck kann sich der Arzt vorschnell einlassen. Dass insbesondere auch die Beziehung zum Sexualpartner eine erhebliche Rolle spielt, wird häufig unterschätzt.

5.13.6 Wie kann man diagnostische Fehler vermeiden?

Ein offener kommunikativer Prozess mit dem Ziel der sexuellen Authentizität ist unumgänglich. In der Diskussion geht es um Macht und Einflussnahme, aber auch um die Angst, abhängig zu werden und Autonomie zu verlieren. Das ist riskant und bedroht die Beziehung. Anstatt Vorwürfe sollten Wünsche geäußert werden, denn Vorwürfe schaffen Abstand. Wünsche, die erfüllt werden können, bedeuten liebevolles Aufeinanderzugehen. Unter diesen Bedingungen ist eine auf Gegenseitigkeit beruhende und in jeder Zweierbeziehung erstrebenswerte Weiterentwicklung möglich.

Literatur

Clement U. Systemische Sexualtherapie. Stuttgart: Klett Cotta 2004.
Nunberg H, Federn E (Hrsg.). Protokoll der Wiener Psychoanalytischen Vereinigung. Band II, 1908–1910. Frankfurt a. M.: Fischer 1977.

COSIMA VIETH

5.14 Chronischer Unterbauchschmerz der Frau

5.14.1 Definition und klinische Differenzierung

Der chronische Unterbauchschmerz der Frau ist ein Schmerzsyndrom:

- welches länger als 6 Monate besteht
- welches unterhalb des Nabels lokalisiert ist, den ganzen Unterbauch einschließlich des Vulva- und Vaginalbereiches betreffen kann oder auch einseitig geklagt werden kann
- welches menstruationsabhängig (zyklisch), intermittierend-situativ oder nicht zyklisch auftreten kann
- welches die Lebensqualität beeinträchtigt
- bei dem biologische und psychosoziale Faktoren in Prädisposition, Auslösung und Chronifizierung eine Rolle spielen

Das Krankheitsbild des chronischen Unterbauchschmerzes ist damit komplex und ätiologisch vielschichtig. Zu unterscheiden sind:

- chronischer Unterbauchschmerz bei somatischer Erkrankung
- chronischer Unterbauchschmerz bei somatischer Erkrankung mit psychosozialen Faktoren
- chronischer Unterbauchschmerz bei psychischer Erkrankung

Folgende Erkrankungen stehen ursächlich im Vordergrund:

- Erkrankungen der weiblichen Geschlechtsorgane:
  - Endometriose/Adenomyosis uteri interna
  - Adhäsionen als Folge von vorangegangenen Genitalinfektionen oder Operationen
  - Myome der Gebärmutter (Uterus myomatosus)
  - Malignome (selten), beginnen eher »schmerzlos«
  - Vulva- und/oder Vaginalerkrankungen
- Erkrankungen der Niere und ableitenden Harnwege:
  - chronische Harnwegsinfektionen
  - maligne urologische und nephrologische Erkrankungen
  - interstitielle Zystitis (selten)
- gastrointestinale Erkrankungen:
  - chronisch-entzündliche Darmerkrankungen (z. B. Colitis ulcerosa, Morbus Crohn)
  - Divertikulose
  - Zöliakie
  - Reizdarmsyndrom
- Erkrankungen der Muskulatur, des Skelettsystems und des Bindegewebes:
  - chronische Rückenschmerzen unterschiedlichster Genese
  - Fibromyalgiesyndrom
  - Hernien
  - als Unterbauchschmerz geklagte Störungen im Hüftgelenk oder in der Iliopsoasregion
- psychische Störungen:
  - somatoforme Schmerzstörung
  - Depressionen
  - Substanzabhängigkeit
  - posttraumatische Belastungsstörung und andere psychische Traumafolgen

Die Schwierigkeiten von Diagnostik und Therapie sind vor allem darin begründet, dass sehr häufig somatische und psychosoziale Faktoren das Krankheitsbild gemeinsam bedingen.

So kann es im Verlauf einer langanhaltenden, letztlich organisch bedingten Schmerzsymptomatik zu psychischen Auffälligkeiten kommen, wie auch eine vorhandene psychische Problematik das Beschwerdebild des chronischen Schmerzes begünstigen und unterhalten. Grundsätzlich ist das Schmerzempfinden beim Unterbauchschmerz sehr individuell und korreliert nicht eng mit dem Ausmaß einer organischen Erkrankung.

Die Patientin mit chronischen Unterbauchschmerzen hat in der Regel schon viele Arztbesuche hinter sich. Für die diagnostische Einschätzung ist die Schmerzanamnese maßgeblich.

Die anamnestischen Fragen beziehen sich auf die Intensität der Schmerzempfindung und die daraus entstehende Beeinträchtigung, auf die Häufigkeit und die Dauer des Auftretens. Ist der Schmerz zyklisch? Gibt es schmerzauslösende Situationen?

Um ein sich mit dem körperlichen Schmerz verbindendes seelisches Leid der Patientin und die individuelle Art ihres Umgangs mit »ihren Schmerzen« zu erfassen, ist es unumgänglich psychische, soziale und biografische Aspekte zu erheben.

Die gynäkologische Untersuchung zur Abklärung und zum Ausschluss einer fachspezifischen Erkrankung schließt in der Regel eine Ultraschalluntersuchung des Bauchraumes, einen zytologischen Abstrich und eine mikroskopische Untersuchung des Vaginalsekretes ein; daneben Blutbild, Entzündungsparameter und Urinsediment.

Bei Vulvodynie ist eine Vulvoskopie unerlässlich. Eine Endometriose kann nur durch eine Laparoskopie sicher diagnostiziert werden. Abhängig von den Befunden und zur weiteren Differenzialdiagnostik sind Urologen, Orthopäden oder Internisten hinzuzuziehen.

5.14.2 Arten der Beschwerdeschilderung

Das Beschwerdebild ist vielfältig, entsprechend den unterschiedlichen Ursachen, der individuellen Schmerzempfindung und der subjektiven Verarbeitung. Diese ist wiederum abhängig von psychosozialen Kofaktoren.

Der Schmerz wird nicht selten durch psychische Anspannung oder Stress getriggert.

Bei Schmerzen beim Geschlechtsverkehr kann der Schmerz sowohl diffus und ausstrahlend beschrieben als auch an einem bestimmten und umschriebenen Bereich im Unterbauch lokalisiert werden.

Im Vulvabereich wird der Schmerz häufig dem hinteren Scheideneingang oder dem Vestibulum vulvae (Vorhof) zugeordnet.

Zur Bewältigung der Erkrankung kommt es bei vielen Frauen zu einem Schonverhalten, welches sie sozial isolieren kann. Sie benötigen häufig Krankheitstage, haben Angst vor besonderen Herausforderungen, sind dem Unverständnis der Mitmenschen ausgesetzt und fühlen sich oft von den Ärzten nicht verstanden und nicht ernst genommen.

Die Patientinnen wirken nicht selten ängstlich und hoffnungslos bezüglich ihrer Genesung.

Die Wut über die Unfähigkeit der Ärzte, sie von ihren Beschwerden zu befreien, lässt sich mitunter spüren.

5.14.3 Hinweise auf organische Genese

- zyklische Schmerzen (Dysmenorrhoe) seit der Jugendzeit und Verbesserung der Schmerzen durch »Pille« oder Monotherapie mit einem Gestagen als Hinweise auf eine Endometriose

- Dyspareunien nach Östrogenentzug, z. B. nach dem Klimakterium
- Schmerzbeginn nach Operationen einschließlich Kaiserschnitt
- Vulva- und/oder vaginale Schmerzen nach Entbindungen mit Damm-, Vulva- und Vaginalverletzungen, vor allem auch nach geburtshilflichen operativen Eingriffen
- Diarrhoe und/oder Obstipationen
- pathologische Laborbefunde oder auffällige Ultraschallbefunde

5.14.4 Hinweise auf psychosomatische Genese oder Psychogenie

- Auftreten oder Verstärkung der Schmerzen in bestimmten Stresssituationen
- mangelnde Beeinflussbarkeit einer Dysmenorrhoe durch eine Hormontherapie
- hohes Angstniveau vor der gynäkologischen Untersuchung und ein Vaginismus
- Nach sexuellem Missbrauch kann bei einer vaginalen Untersuchung ein Flashback mit heftigster Abwehr und Schmerzempfinden im Unterbauch und im Vulva- und Vaginalbereich auftreten.
- gleichzeitig bestehende anders lokalisierte chronische Schmerzen, z. B. Kopfschmerzen

FALLBEISPIEL

Die 14-jährige A. wird von ihrer Hausärztin wegen unklarer, etwa seit 1 Jahr bestehender Unterbauchschmerzen zur Gynäkologin überwiesen. Ihre Lehrerin hatte sich mit der Mutter besprochen, ob möglicherweise psychische Ursachen für die Schmerzen bestünden. Im letzten Jahr hatte A. in der Schule häufig aufgrund von Bauchschmerzen gefehlt. Vor 4 Jahren war ihre Mutter mit ihr und den zwei jüngeren Geschwistern aus ihrem afrikanischen Heimatland geflohen, ihr Vater war dort durch Gewalt ums Leben gekommen. Die Inspektion des äußeren Genitales zeigt narbige Verziehungen im Vulvabereich, das Hymen ist nicht erkennbar. Im Ultraschall von abdominal zeigt sich ein ca. 10 × 10 cm großer echoreicher Tumor in der Vagina, entsprechend eines Hämatokolpos (Blutaufstau in der Vagina). Es wird die Diagnose eines Hämatokolpos bei narbigem Verschluss der Scheide gestellt und als Ursache der Abflussstörung des Menstrualbluts eine rituelle Beschneidung vermutet (Female Genital Mutilation, FGM) mit Verschluss der Scheide (Infibulation). Die Familie stammt aus einem Prävalenzland und die Mutter berichtet, dass A. 4-jährig rituell beschnitten worden war. Eine operative Versorgung wurde eingeleitet.

5.14.5 Mögliche diagnostische Fehler

Eine unzureichende Anamnese, die z. B. folgende Fragen nicht verfolgt: Spielte eine Bauchwehproblematik in der Kinder- und Jugendzeit eine Rolle? Erfolgten operative Eingriffe wie Appendektomie ohne histopathologischen Befund? Gab es in der Vorgeschichte häufig Magen- und Darmspiegelungen ohne Befund?

Unterlassung einer differenzierten psychosozialen Anamnese und einer genauen psychopathologischen Diagnostik, besonders wenn von den Patientinnen intensiv auf operative Maßnahmen gedrängt wird.

Wird unbesehen eine subjektive Erklärung der Schmerzen von einer Patientin (»Meine Schmerzen treten immer bei Stress auf«) übernommen und nicht kritisch hinterfragt, kann es zu dem Fehler kommen, dass zu lange an dieser Erklärung der Beschwerden festgehalten und eine operative Diagnostik (Laparoskopie) versäumt wird.

Eine Darmerkrankung kann übersehen werden, wenn nicht nach Stuhlunregelmäßigkeiten gefragt wird oder ob der Schmerz nach dem Genuss bestimmter Nahrungsmittel auftritt.

Schmerzen beim Geschlechtsverkehr seit einer Geburt können sowohl durch Geburtsverletzungen hervorgerufen werden als auch durch aufbrechende Konflikte der Mutter oder des Paares. Oft kann dies erst im weiteren Verlauf differenziert werden. Eine erneute Untersuchung und Erhebung der Schmerzanamnese nach Abschluss der Stillzeit ist sinnvoll, um nicht Gefahr zu laufen, dass sich eine nicht zutreffende Schmerzgenese diagnostisch festschreibt.

Als Ursache für Schmerzen im Vulva- und Vaginalbereich wird oft unzutreffend eine rezidivierende oder chronische Mykose angenommen. Antimykotika sind frei verkäuflich, sodass mit ihnen über lange Zeit eine Selbstbehandlung ohne gynäkologische Untersuchung möglich ist. Die chronische Candidose ist jedoch eine seltene Erkrankung, und die (Selbst-)Diagnose muss vielfach angezweifelt werden.

Allgemein entstehen Fehler, wenn die interdisziplinäre Zusammenarbeit nicht gesucht wird oder Erkrankungen anderer Fachgebiete nicht in die gedankliche Ursachensuche einbezogen werden.

5.14.6 Wie kann man diagnostische Fehler vermeiden?

Die Anamnese sollte auch in der klinischen Routine so präzise wie möglich erfolgen. Auslösende Faktoren und Begleitbeschwerden müssen neben der zeitlichen Dimension (Beginn und Rhythmus der Schmerzen) erfasst werden.

Häufige Befunde, wie z. B. ein Myom, sind als Beschwerdeursache kritisch infrage zu stellen, insbesondere wenn aus den Schmerzen die Indikation zur Hysterektomie abgeleitet wird, die nicht frei von Risiken und vielfachen Folgeerscheinungen ist. Gerade bei einer Fehlzuordnung der Schmerzen als durch ein Myom bedingt, kann die vergebliche Operation zu einer Intensivierung des Schmerzerlebens führen und die Lage noch verschlechtern.

Bei wiederholt geklagten Pilzinfektionen ist eine genaue Untersuchung des Vulvovaginal-Bereiches durchzuführen.

Grundsätzlich muss jede Patientin mit »ihren Schmerzen« ernst genommen werden, damit eine tragende Arzt-Patientinnen-Beziehung gelingt. Das ist gerade dann wichtig, wenn eine psychische Ursache oder Mitursache wahrscheinlich ist.

Zur Feststellung einer Endometriose kann auf eine Laparoskopie zum wohlüberlegten Zeitpunkt nicht verzichtet werden: Bei einem jungen Mädchen, das durch die »Pille« fast beschwerdefrei ist, wird man die Laparoskopie eher aufschieben. Der Frau mit Kinderwunsch und Unterbauchschmerzen und/oder Dysmenorrhoen wird man zügig eine Laparoskopie empfehlen.

5.14.7 Krankheiten, die leicht übersehen werden können

- **Endometriose:** Auch bei relativ geringen Regelschmerzen, die als normal betrachtet werden, kann eine massive Endometriose vorliegen. Bleibt ein Kinderwunsch unerfüllt, ist die Durchführung einer Laparoskopie indiziert. Die Endometriose kann zum Verschluss der Tuben führen.
- **Adenomyosis uteri interna:** Hier liegen die Endometrioseherde in der Muskulatur des Uterus. Hinweiszeichen auf diese Erkrankung im Ultraschall können übersehen werden, vor allem wenn gleichzeitig Myome vorhanden sind. Auch bei der Laparoskopie kann die Erkrankung übersehen werden.
- **Divertikulose/Divertikulitis:** Bei linksseitigen Unterbauchschmerzen können Stuhlauffälligkeiten wie schafskotähnlicher Stuhl oder Durchfall wegweisend für die Diagnose sein.
- **entzündliche Dermatosen der Vulva wie Lichen planus, Lichen sclerosus und Psoriasis:** Lange Zeit ist bei diesen entzündlichen Hauterkrankungen der Juckreiz im Vulvabereich das vorherrschende Symptom und wird dadurch als chronische Pilzerkrankung verkannt. Bei längerem Bestehen kann der Juckreiz in brennende Schmerzen, vor allem beim Verkehr übergehen. Auch kleine Mädchen können vom Lichen sclerosus betroffen sein. So lange Mädchen keine Regelblutung haben, ist eine Pilzerkrankung sehr selten.
- **vulväres Vestibulitissyndrom:** Brennende Schmerzen bei Berührung des Introitus der Vulva. Es wird oft »über einen Punkt« geklagt, an dem Schmerz empfunden wird. Diese Frauen haben nicht selten viele lokale Therapieversuche hinter sich und ihre Erkrankung wird häufig als Ausdruck psychischer Probleme gesehen. Es handelt sich nicht um ein psychogenes Krankheitsbild, sondern um eine organische Erkrankung unbekannter Ätiologie.
- **Vulvakarzinom:** Bei Schmerzen beim Geschlechtsverkehr oder Juckreiz an einem umschriebenen Bezirk, der länger besteht, muss differenzialdiagnostisch an ein

Vulvakarzinom gedacht werden. Am häufigsten treten Vulvakarzinome bei Frauen zwischen 60 und 75 Jahren auf. Durch Infektionen mit einem Hochrisiko-humanem-Papillomvirus (HPV) können auch junge Frauen an einem Vulvakarzinom erkranken. Der Virus wird durch sexuellen Kontakt übertragen.

5.14.8 Was ist häufig und was ist selten in der klinischen Praxis?

Häufig vorkommende Erkrankungen bei chronischem Unterbauchschmerz der Frau:
- Endometriose und/oder Adenomyosis uteri interna
- Adhäsionen nach Operationen oder Infektionen
- Myome
- Divertikulose
- rezidivierende Zystitiden
- LWS-Syndrom

Seltener vorkommend:
- Malignome mit Raumforderung in Unterbauch und Neoplasmen der Vulva
- Vaginismus
- rezidivierende massive Candidosen, z. B. bei schlecht eingestelltem Diabetes mellitus
- interstitielle Zystitis
- Dermatosen der Vulva
- Strikturen in der Scheide nach Geburtsverletzungen
- Unterbauchschmerzen nach sexuellem Missbrauch oder Gewalterfahrung als Kind

Sehr selten vorkommend:
- Fehlbildungen des Genitale (Hymenalatresie oder auch Uterusdoppelbildungen)
- Rektumkarzinom mit Stenosebildung

THOMAS HAALCK

5.15 Symptome bei Allergien und Unverträglichkeiten

Die Symptome, die Patienten bei Allergien und Unverträglichkeiten schildern, sind vielgestaltig. Es gibt unterschiedliche Allergietypen und damit unterschiedliche Beschwerdebilder mit sich daraus ableitenden Symptomen. Kategorisiert werden Allergien nach Coombs und Gell in 4 Typen (I–IV). In diesem Kapitel soll der Fokus auf den Symptomen der Typ-I- und Typ-IV-Reaktion und auf den Arzneimittelunverträglichkeiten liegen. Bei der **Typ-I-Allergie vom Soforttyp** kommt es nach Antigenkontakt durch Kreuzvernetzung membranständiger juxtaponierter IgE-Antikörper auf Mastzellen und basophilen Granulozyten zur Zellaktivierung und Freisetzung von Mediatoren, wie z. B. Histamin, die die jeweilige Symptomatik auslösen. Typisch ist eine Reaktion nach Sekunden bis maximal einigen Stunden. Klassische Erkrankungen hier sind z. B. die Rhinoconjunctivitis allergica, das allergische Asthma bronchiale, die Insektengiftallergie und Nahrungsmittelallergien. Die **Typ-IV-Reaktion** ist eine durch sensibilisierte T-Lymphozyten vermittelte verzögerte Reaktion, bei der innerhalb von 24 bis 72 Stunden eine lokale Entzündungsreaktion entsteht. Zu den Typ-IV-Allergien an der Haut gehört z. B. das allergische Kontaktekzem. Bei **Arzneimittelunverträglichkeiten** unterscheidet man den Typ A (»augmented«: pharmakologisch-toxische Arzneimittelwirkungen), bei dem neben der beabsichtigten Wirkung des Arzneimittels Krankheitserscheinungen durch arzneistofftypische pharmakologisch-toxische Wirkung eines Arzneimittels dosisabhängig auftreten (sowohl in empfohlener Dosis als auch bei Überdosierung [Intoxikation]), vom Typ B (»bizarre«: Überempfindlichkeitsreaktionen). Hier tritt eine individuelle, nicht vorhersehbare klinische Reaktion gegenüber einem Arzneimittel bei speziell prädisponierten Personen auf. Hierbei wird unterschieden zwischen der Arzneimittelallergie, die auf einer immunologischen Reaktion (Typen I–IV nach Coombs und Gell) beruht, und der nichtimmunologischen Arzneimittelüberempfindlichkeit, bei der ein immunologischer (allergischer) Reaktionsmechanismus nicht nachweisbar ist.

5.15.1 Allergie vom Soforttyp/Typ-I-Reaktion nach Coombs und Gell

Arten der Beschwerdeschilderung

Eine klassische Form der Typ-I-Allergie sind die **Inhalationsallergien** (Rhinoconjunctivitis allergica/Asthma bronchiale). Typisch sind hier anfallartige Niesanfälle, Juckreiz an Mund- und Rachenschleimhaut und äußerem Gehörgang, Rhinorrhoe und nasale Obstruktion. Zusätzlich können Brennen, Rötung und Fremdkörpergefühl sowie vermehrter Tränenfluss an den Augen auftreten. Gelegentlich sieht man auch Lidschwellungen. Beim allergischen Asthma bronchiale bestehen Ruhe- oder Belastungsdyspnoe und ein Gefühl, nicht genügend ausatmen zu können. Die Beschwerden bei Inhalationsallergien variieren dabei mit der Allergenkonzentration in der Umgebung und treten in der Regel innerhalb von Sekunden bis Minuten nach Allergenkontakt auf. Dabei können die Beschwerden bei Sensibilisierung gegen saisonale Aeroallergene (z. B. Pollen) zu einer bestimmten Jahreszeit oder bei Sensibilisierung gegen perenniale Aeroallergene (Hausstaubmilben, Tierhaare) ganzjährig auftreten. Auch gibt es tageszeitliche Schwankungen. Beispielsweise schlafen Hausstaubmilbenallergiker häufig unruhig und schlecht (hohe Allergenkonzentration im Bett) und sind am Tage häufig müde, weil Symptome nachts den Schlaf stören. Typisch ist hier auch ein morgendliches Symptommaximum beim Aufstehen.

Ein weiteres klassisches Symptom einer Typ-I-Reaktion kann eine **Urtikaria** sein. Sie ist ein häufiges Symptom bei Nahrungsmittelallergien und Intoleranzreaktionen gegen biogene Amine und bei Medikamentenunverträglichkeiten. Hier zeigen sich meist innerhalb weniger Minuten nach Allergenkontakt akut auftretende, erhabene, scharf begrenzte, solitäre oder konfluierende, weißliche bis rote Quaddeln, die flüchtig sind, d. h. spätestens nach 24 Stunden, meist aber schon viel schneller abheilen. Typisch ist der starke Pruritus. Die Patienten reiben eher, als dass sie kratzen.

Als Teilbild einer Urtikaria oder auch isoliert können **Angioödeme** auftreten. Hierbei kommt es zu manchmal schmerzhaften oder brennenden, teils erheblich entstellenden diffusen Ödemen der Kutis/Subkutis und/oder der Mukosa/Submukosa mit Schwellungen im Gesicht, häufig im Bereich der Periorbitalregion, der Lippen, der Zunge und im Larynx- und Pharynxbereich. Gerade hier können die Schwellungen durch Verlegung der Atemwege lebensbedrohlich sein. Dabei kann die Schwellung bis zu 3 Tagen anhalten. Auslöser im allergologischen Kontext sind häufig Nahrungsmittel, Nahrungsmitteladditiva, verschiedene Medikamente (z. B. NSAR) sowie additiv wirkende physikalische Stimuli. Die Einnahme von ACE-Hemmern kann durch die Hemmung des Bradykininabbaus unter ACE-Blockade ebenfalls Angioödeme auslösen.

Die Maximalform einer immunologischen Reaktion bei Überempfindlichkeit vom Soforttyp ist die **anaphylaktoide Reaktion** (häufigster Auslöser Nahrungsmittel, Insektengifte, Medikamente, Latex, selten physikalische Auslöser wie Kälte, UV-Strahlen oder körperliche Anstrengung). Man teilt die dabei auftretenden Symptome in vier Stadien ein (→Tab. 5-1).

Zusätzliche Symptome oder Vorboten einer anaphylaktoiden Reaktion können Juckreiz an den Handflächen, Fußsohlen oder Genitalien, metallischer Geschmack, Kribbeln im Mund- und Rachenraum, Hitzegefühl, Unruhe und Rötung größerer Hautareale sein. In bis zu 2 % der Fälle gibt es eine biphasische Schockreaktion, bei der eine zweite anaphylaktoide Reaktion 1 bis max. 36 Stunden nach dem Erstereignis beobachtet werden kann.

Stadium	Ausbreitung	Symptomatik
I	leichte Allgemeinreaktion	Flush, Pruritus, Urtikaria, Angioödem
II	ausgeprägte Allgemeinreaktion	wie I + Hypotension (Reduktion R/R > 20 mmHg), Tachykardie (HF > +20/min), Dyspnoe, Rhinorrhoe, Heiserkeit, Nausea, abdominale Krämpfe, Erbrechen
III	bedrohliche Allgemeinreaktion	wie I + Schock, Bronchospasmus mit bedrohlicher Dyspnoe, Larynxödem, Zyanose, Erbrechen/Defäkation
IV	vitales Organversagen	wie I + manifestes Versagen der Vitalfunktionen (Atem-, Kreislaufstillstand), Erbrechen, Defäkation

Tab. 5-1: Stadieneinteilung der anaphylaktoiden Reaktion

Vor allem bei Reaktionen auf Nahrungsmittel oder auf Nahrungsmitteladditiva kann sich ein buntes Potpourri von Symptomen allergischer Reaktionen vom Soforttyp zeigen. Sie treten in der Regel innerhalb 1 Stunde nach der Aufnahme des Nahrungsmittels auf, häufig schon innerhalb von Minuten, seltener nach 4–6 Stunden. Hierbei berichten die Patienten in ca. 45 % der Fälle über Symptome an der Haut, z. B. über die Bildung von Quaddeln mit starkem Juckreiz, über Angioödeme (s. oben), seltener über fleckige Exantheme. Zusätzlich können Niesreiz und Atemnot mit Bronchospasmus auftreten. Es kann aber auch ein pelziges Gefühl mit Juckreiz an der Zunge und den Lippen entstehen. Gastrointestinale Symptome mit Koliken, Durchfällen und Erbrechen, die meist zeitverzögert auftreten, können vorkommen, treten aber selten isoliert auf. Als Maximalvariante können anaphylaktoide Reaktionen mit Hypotonie bis zum Herzkreislaufstillstand vorkommen. Seltenere Reaktionen sind die Exercise-induced-Anaphylaxis, bei der die Kombination von körperlicher Anstrengung und dem Genuss von Nahrungsmitteln (z. B. Sellerie und Schalentiere) innerhalb von etwa 2 Stunden zu einer anaphylaktoiden Reaktion führt. Auch sehr selten sind hämatogene Kontaktekzeme mit juckenden Ekzemen nach Genuss von nickelhaltigen Nahrungsmitteln.

Hinweise auf organische Genese

Hinweise sind für die Typ-I-Allergie typische, klinisch nachweisbare Symptome, die im zeitlichen Zusammenhang mit einem auslösenden Allergen stehen. Eine Konjunktivitis und eine Rhinorrhoe sind dabei gut sichtbar, beim Asthma bronchiale kann auskultatorisch ein exspiratorisches Giemen und Brummen festgestellt werden. Eine Urtikaria ist flüchtig und kann der Diagnostik manchmal entgehen. Wichtig ist, dass der Zusammenhang mit dem auslösenden Allergen hergestellt wird. Auch eine Regelmäßigkeit des Auslösens ist von Bedeutung. So sollte z. B. ein Nahrungsmittel bei einer Nahrungsmittelallergie regelmäßig eine allergische Reaktion auslösen. Diese muss aber nicht immer gleich stark ausgeprägt sein.

Hinweise auf psychosomatische Genese oder Psychogenie

Hinweise auf eine psychosomatische Genese sind geschilderte Symptome, die sich klinisch nicht fassen lassen und keiner Regelmäßigkeit folgen, und bei denen sich keine Beziehung zu einem auslösenden Allergen finden lässt. Wenn z. B. ein Nahrungsmittel zu anderen Zeitpunkten und vor allem nach einer vermeintlichen Reaktion wieder ohne Symptomatik vertragen wird, ist eine allergische Reaktion sehr unwahrscheinlich. Vor allem die Schilderung von diffusen Symptomen, die keiner Regelmäßigkeit folgen und nicht den klassischen oben beschriebenen Symptomen entsprechen (Kopfschmerzen, Gelenkbeschwerden etc.), oder eine vermeintliche Verschlechterung von vorbestehenden Hautveränderungen lassen an eine nicht allergische Genese denken.

Mögliche diagnostische Fehler

Wie bei allen allergischen Reaktionen muss das Allergen zunächst eruiert werden. Nicht immer liegt die Beziehung zum auslösenden Allergen auf der Hand, sodass nicht immer eine lineare Beziehung zum Allergen hergestellt werden kann. Ebenfalls sind die Symptome häufig flüchtig, sodass sie sich der Verifizierung entziehen können. Gerade, wenn z. B. Reaktionen nach reichhaltigen Mahlzeiten mit verschiedenen Zutaten auftreten oder sich erst zeitversetzt Symptome zeigen, kann es schwierig sein, den Auslöser zu finden, vor allem wenn sich auf den ersten Blick keine Regelmäßigkeit der Reaktionen erkennen lässt. Häufig bleibt daher eine allergische Genese unerkannt oder ein Allergen im Dunkeln.

Wie kann man diagnostische Fehler vermeiden?

Eine ausführliche Anamnese bildet den Grundstein der Diagnostik und hilft, eine Allergie/Unverträglichkeitsreaktion gegen ein psychosomatisches Geschehen abzugrenzen. Oft kann es sinnvoll sein, dass Patienten ein Symptomtagebuch schreiben, um so eine vorher nicht klar zu entdeckende Regelmäßigkeit zu eruieren. Bei Verdacht auf eine Allergie müssen Sensibilisierungstestungen (Prick-Test, Prick-zu-Prick-Test, Scratch-Test, Intrakutantest) sowie eine Bestimmung des spezifischen IgE (RAST) zur Verifizierung erfolgen. Bei der Auswertung der Testverfahren muss dabei immer die klinische Relevanz der erhobenen Befunde beurteilt werden. Provokationstestungen können bei unklarem Befund hilfreich sein. Bei Nahrungsmittelallergien/-unverträglichkeiten können z. B. Eliminationsdiäten mit Weglassen der verdächtigten Nahrungsmittel und im Verlauf eine orale Provokation eingesetzt werden.

5.15.2 Typ-IV-Reaktion (allergisches Kontaktekzem)

Arten der Beschwerdeschilderung

Bei Typ-IV-Reaktionen kommt es zu akuten, subakuten oder chronischen Kontaktekzemen. Hier entsteht eine Hautreaktion erst 24 bis 72 Stunden nach Allergenkontakt. Im *akuten Stadium* (hohe Penetranz des Allergens, intensiver Kontakt) zeigt sich ein meist unscharf begrenztes, ausgeprägtes, oft ödematöses Erythem mit Papeln, Bläschen, teils sogar Blasen. Die Läsion kann nässen. Meist besteht starker Juckreiz. Beim *subakuten Ekzem* (geringere Allergenmenge, längere Einwirkdauer, geringere Penetranz des Allergens) sieht man neben einem teils ödematösen Erythem mit Papeln auch Schuppung und beginnende Lichenifikation (vergröberte Hautfältelung). Beim *chronischen Ekzem* (lange Einwirkdauer, geringe Allergenmenge, niedrige Penetranz, niedriger Sensibilisierungsgrad) findet sich ein trockener, nur blass roter Plaque mit Schuppung und Lichenifikation. An den Händen und Füßen kann es zu Rissbildungen und starker Schuppung kommen. Neben dem quälenden Pruritus können die Einrisse bei Bewegungen stark schmerzen. Das Ekzem ist dort lokalisiert, wo das Allergen Kontakt mit der Haut hat. Allerdings kann es, vor allem bei akuten Ekzemen, durch hämatogene Streuung auch Ekzemherde geben, die an kontaktfremden Arealen auftreten. Typische Lokalisationen von Kontaktekzemen sind z. B. die Periorbitalregion bei Sensibilisierung gegen Inhaltsstoffe von Augentropfen, Brillengestellen und Make-up, die Achseln bei Sensibilisierungen gegen Inhaltsstoffe von Deodorant, der Hals (Ketten), der Bauch (Jeansknopf) oder Rücken (BH) bei Nickelallergie, perianal bei Sensibilisierung gegen Inhaltsstoffe von feuchtem Toilettenpapier, Seifen etc.

Hinweise auf organische Genese

Hinweise auf eine organische Genese sind das typische Ekzem, das an den Kontaktstellen des vermuteten Allergens auftritt und die Lokalisation, die zu dem vermuteten »Auslöser« passt, z. B. Ekzeme an den Ohren, am Hals und am Bauch bei Schmuckträgern mit Verdacht auf eine Nickelallergie. Auch der zeitliche Zusammenhang mit dem vermuteten auslösenden Allergen ist wichtig. Dabei ist für die Typ-IV-Reaktionen typisch, dass Hautveränderungen erst nach 24–72 Stunden nach Allergenexposition auftreten.

Hinweise auf psychosomatische Genese oder Psychogenie

Hinweise sind diffuse Symptome, die sich klinisch nicht fassen lassen, keiner Regelmäßigkeit folgen und bei denen sich keine Beziehung zu einem auslösenden Allergen finden lässt. Typisch sind kaum verifizierbare Hautveränderungen wie schwache Rötungen mit oft subjektiv starken Beschwerden sowie zusätzliche Symptome, die nicht einer typischen Typ-IV-Reaktion entsprechen wie Herzrasen, Kopfschmerzen, Augenbrennen, Atemnot etc. Die Patienten haben oft multiple Arztbesuche hinter sich. Häufig ist den Patienten eine unmittelbare Beziehung zu einem Auslöser selbst nicht klar, und es werden umfangreiche Listen mit vermuteten Auslösern wie Umweltschadstoffen und Chemikalien vorgelegt.

Mögliche diagnostische Fehler

Nicht immer liegt die Beziehung zum auslösenden Allergen auf der Hand, sodass nicht immer eine unmittelbare Beziehung zum Allergen hergestellt werden kann. Mitunter muss das berufliche und private Betätigungsfeld genau »unter die Lupe genommen« werden, um ein auslösendes Allergen zu finden. So kann es vorkommen, dass bei Patienten ein atopisches Ekzem, ein seborrhoisches oder mikrobielles Ekzem oder ein kumulativ toxisches Kontaktekzem diagnostiziert wird, obwohl eine allergologische Ursache vorliegt.

Wie kann man diagnostische Fehler vermeiden?

Auch hier ist die ausführliche Anamnese mit Fragen nach Ekzementstehung, vermuteten Kontaktstoffen, beruflicher und privater Exposition, atopischen Erkrankungen und vorbestehenden Allergien der Grundbaustein. Nach vollständiger Abheilung der Hautveränderung kann mit einem Epikutantest eine Kontaktallergie verifiziert werden. Wichtig ist, die allergologische Relevanz der Hautreaktion im Test zu beurteilen, d. h. durch Nachanamnese festzustellen, ob nur eine Sensibilisierung oder eine wirkliche Allergie besteht.

5.15.3 Arzneimittelüberempfindlichkeitsreaktionen

Arten der Beschwerdeschilderung

Arzneimittelunverträglichkeiten zeigen bestimmte zeitliche Reaktionsintervalle. Bei bereits überempfindlichen Patienten kommt es sofort bis 60 Minuten nach Einnahme zu Reaktionen, meist mit geringgradigen bis lebensbedrohlichen Symptomen der Anaphylaxie (Sofortreaktion »immediate«) oder zu einer mehr als 1 Stunde bis mehrere Wochen verzögerten Reaktion (»non-immediate«). Bei Neusensibilisierung unter der Therapie beträgt die typische Sensibilisierungslatenz 5–10 Tage.

Die klinischen Manifestationen sind reichhaltig. Bei den Sofortreaktionen zeigen sich klassische soforttypähnliche Symptome wie Flush, Urtikaria, Angioödeme, Bronchospasmus bis zur Anaphylaxie. Typisch ist hier das Auftreten sofort bis 1 Stunde, selten bis 12 Stunden nach Exposition. Typische spättypähnliche Symptome sind makulopapulöse Arzneimittelexantheme, bei denen sich erythematöse Makulae und Papeln am gesamten Integument, oft vergesellschaftet mit starkem Pruritus, zeigen und die typischerweise 4–14 Tage nach Expositionsbeginn auftreten. Weitere Erkrankungen sind die akute generalisierte exanthematische Pustulose (AGEP), bei der es 1–12 Tage nach Beginn der Zufuhr eines Medikamentes zur plötzlich auftretenden Erythemen mit Pustelbildung am gesamten Integument mit Prädilektion der großen Beugen und Intertrigines kommt, die »severe cutaneous adverse reactions« wie das Stevens-Johnson-Syndrom (SJS), bei dem schießscheibenförmige Hautveränderungen am gesamten Integument auftreten und lokalisierte Haut- und Schleimhautablösungen entstehen, sowie die toxische epidermale Nekrolyse (TEN) als Maximalform des SJS, bei der eine großflächige Ablösung der Haut und Schleimhäute auftritt (klassischerweise 4–28 Tage nach Beginn der Exposition). Ebenfalls beschrieben ist das »drug reaction with eosinophilia and systemic symptoms« (DRESS)-Syndrom (Beginn 2–8 Wochen nach Beginn der Zufuhr). Dabei sind die Zeitintervalle bei Reexposition häufig verkürzt.

Hinweise auf organische Genese

Hinweise sind klassische oben beschriebene Symptome, die den typischen zeitlichen Zusammenhang mit der Exposition des Arzneimittels aufweisen. Wenn mehrere Arzneimittel eingenommen werden, können Zeitstrahldiagramme hilfreich sein, um genaue zeitliche Abläufe skizzieren und bewerten zu können.

Hinweise auf psychosomatische Genese oder Psychogenie

Hinweise sind wiederum diffuse Symptome, die keiner Regelmäßigkeit folgen, und bei denen sich keine eindeutige zeitliche Beziehung zu einem auslösenden Arzneimittel finden lässt. Häufig berichten die Patienten bei verschiedenen Einnahmen über verschiedene Symptome.

Mögliche diagnostische Fehler

Ein großes Problem ist die Vielfalt der möglichen Symptome, die bei Arzneimittelunverträglichkeiten auftreten können. Auch sind zeitliche Verläufe häufig nicht einfach zu bewerten, vor allem wenn Patienten mehrere Medikamente am Tag einnehmen. Der Auslöser ist daher oft nicht einfach auszumachen. Haut- und Labortests können dabei negativ ausfallen und trotzdem kann eine Arzneimittelunverträglichkeit bestehen.

Wie kann man diagnostische Fehler vermeiden?

Eine gründliche Anamnese ist diagnostischer Grundbaustein. Hier können Symptome abgefragt und zeitliche Zusammenhänge aufgedeckt werden. Die Symptome müssen daher zu der vermuteten Reaktionsform passen. Bei Exanthemen kann ggf. eine Hautbiopsie notwendig werden. Im Verlauf folgen eine Hauttestung mit einem zu der jeweiligen Reaktion passenden Hauttest (z. B. Prick-Test, Scratch-Test, Intrakutantest bei Typ-I-Reaktionen, Epikutantest bei Spättypreaktionen) und Laboruntersuchungen, wie z. B. der RAST (Radio-Allergo-Sorbent-Test, ein diagnostisches Verfahren zum Nachweis spezifischer IgE-Antikörper) oder der CAST (Cellular-Antigen-Stimulationstest, ein Verfahren, um die Sensibilität von lebenden Granulozyten gegenüber Medikamenten, Nahrungsmitteln und -zusatzstoffen zu testen, vor allem wenn allergiespezifische Antikörper im Serum oder Plasma nicht nachgewiesen werden können). Der Goldstandard ist die Provokationstestung oder bei schwerer anaphylaktischer Reaktion auf ein Arzneimittel eine Testung von Ausweichpräparaten. Dabei ist eine allergologische Diagnostik mit Testverfahren nur bei allergischen oder nichtallergischen Überempfindlichkeitsreaktionen sinnvoll, nicht jedoch bei den pharmakologisch-toxischen Arzneimittelnebenwirkungen oder toxischen Effekten.

KLAUS WIEDEMANN, DANIEL SCHÖTTLE

5.16 Psychische Symptome und Phänomene ausgelöst durch Pharmaka

5.16.1 Symptomatik und klinische Differenzierung

Ein Zusammenhang von psychischen Symptomen und einer pharmakologischen Behandlung muss immer dann erwogen werden, wenn diese in einem Zusammenhang mit dem Beginn der pharmakologischen Behandlung einer somatischen und/oder psychischen Störung auftreten und nicht nur eine Koinzidenz, sondern auch ein kausaler Zusammenhang angenommen werden kann. Das heißt, dass eine somatische oder psychische Störung behandelt wird und dabei psychische Symptome neu auftreten können, aber auch, dass sich bereits vorhandene und durch Psychopharmaka eigentlich zu therapierende Symptome sich aber zunächst auch verschlechtern können. Hierbei können sich die Indikationssymptome verschlechtern oder gänzlich neue Symptome zeigen, die wiederum auf die Behandlung zurückzuführen sind. Dieses ist insbesondere bei psychiatrischen Indikationen zu berücksichtigen, da hier nicht selten eine Überlappung der diagnostizierten Zielsymptome mit Nebenwirkungen und/oder fehlender Symptomverbesserung auftreten kann. Ein typisches Beispiel hierfür ist die Behandlung einer Depression mit Serotonin-Wiederaufnahme-Hemmern (s. unten), bei denen eine initial und transient auftretende Übelkeit die der Depression selbst innewohnende oder sie begleitende Appetitlosigkeit verstärken kann. Das gleiche gilt in diesem Beispiel auch für eine Agitation, Schlafstörung oder motorische Unruhe, die das Ausgangsbild transient verschlechtert oder verstärken können.

5.16.2 Häufige psychische Symptome

Angst

Angst ist eines der häufigsten psychiatrischen Symptome überhaupt. Angst gehört zu den Grundemotionen, zu denen neben der Angst Trauer, Wut, Überraschung, Freude, Ekel und Verachtung zählt. Sie äußert sich sowohl durch psychische wie somatische Symptome.

Hinweise auf eine organische Genese finden sich bei einer Vielzahl körperlicher Störungsbilder, wie z. B. kardiovaskulären, gastrointestinalen und endokrinen Erkrankungen sowie durch pharmakogene und substanzbedingte Einflüsse. Diese verstärken wechselseitig das psychische Erleben und geben hierdurch wiederum Hinweise auf eine psychische Beteiligung. Dies ist z. B. bei Angina-pectoris-Anfällen der Fall, da die Angst vor Herzversagen wiederum die kardialen Beschwerden verstärken kann. Gerade Panikattacken werden vor allem durch somatisch-kardiale Symptome ausgestaltet, es können aber auch in einem nicht unerheblichen Anteil kardiale Befunde tatsächlich erhoben werden, weshalb eine initiale körperliche Abklärung vor Beginn von psycho- und/oder pharmakotherapeutischen Therapien unablässig ist.

Depression

Die typische Depression, auch im deutschen Sprachraum zunehmend als »Major Depression« bezeichnet, findet sich in ihrer Symptomatologie mit der depressiven Trias (gedrückte Stimmung, Freud- und Interesselosigkeit, Antriebsverlust) immer weniger klassisch phänotypisch: Man spricht heute zunehmend vom depressiven Spektrum, das beobachtet wird und neben psychischen auch somatische und Stress-assoziierte Symptome beinhaltet. Hier sind Abgrenzungen zu ähnlichen psychischen Phänomenen zwar dringend notwendig, werden aber immer schwieriger: So ist ein »Burn-out-Syndrom« häufig im Querschnitt kaum von einer Depression zu unterscheiden, andererseits kann infolge von Überlastungen ein »Burn-out-Syndrom« in eine Depression übergehen. Das gleiche gilt für chronische Stress-Symptome, die z. B. mit Abstumpfung, Schlaf- und Appetitstörungen einhergehen. Kommen hier pharmakologische Wirkungen und Nebenwirkungen durch eine Behandlung hinzu, muss sehr genau der zeitliche Ablauf der neu aufgetretenen Symptome und sowohl Eindosierungs- wie auch Absetzphänomene berücksichtigt werden.

Müdigkeit

Abgeschlagenheit und Apathie sind universell auftretende Beeinträchtigungen, individuell stark differierend und von somatischen, situativen und therapeutischen Einflüssen häufig nur schwer zu differenzieren. Trotzdem ist es notwendig, eine Wandlung der beobachtbaren und subjektiv gespürten Phänomene auf mögliche Ursachen in der Medikation einzugrenzen und diese im therapeutischen Prozess zu berücksichtigen. Besonders wichtig hier ist z. B. die psychomotorische Hemmung von einer Antriebslosigkeit zu unterscheiden, eine übermäßige Erschöpfbarkeit von der Sedierung, Müdigkeit infolge von Schlaflosigkeit von erschöpfungsbedingter Tagesmüdigkeit. Einher gehen hiermit auch Konzentrationsstörungen, Verlust bei der Zielverfolgung u. a., die sich mit depressiven Symptomen überlappen.

Psychotische Zustände

Diese Veränderungen sind häufig von kategorialer Differenz zum bisherigen Verhalten, der Wahrnehmung oder der Persönlichkeit eines Menschen. Es treten Überzeugungen, Wahrnehmungs- und Verhaltensstörungen auf, die sich nicht immer schleichend, sondern auch abrupt ereignen können. Bei plötzlichen Verhaltensänderungen sind substanzbedingte (z. B. Alkoholentzug wie auch -intoxikationen) und pharmakogene (z. B. bei Absetzen von Benzodiazepinen oder Antipsychotika) Einflüsse zu berücksichtigen. Seit langem ist zudem bekannt, dass Entzugssymptome von Alkohol und/ oder Benzodiazepinen (oder auch den sehr selten verabreichten Barbituraten sowie

Clomethiazol) im Querschnitt nicht zu unterscheiden sind. Anamnestische Hinweise können die Ursachen der Absetzsymptome bei chronischer Einnahme mit z.T. fulminanten Entzugserscheinungen wie einem Delir mit Halluzinationen (s. unten) herleiten. Gerade plötzlich auftretende psychotische Symptome weisen auf ein Delir (oder »organische Psychose«) hin, die auch durch eine Vielzahl somatischer Ursachen (Hypoglykämien, Hypoxien u.v.m.) ausgelöst werden kann. Komplizierend ist, dass aber nicht immer nur fulminante Bilder eines hyperaktiven Delirs auftreten, sondern überwiegend hypoaktive Zustandsbilder, d.h. motorische Verlangsamung mit psychotischem Erleben sowie den gemischten Formen. Die Wahrnehmungs- und Verhaltensstörungen treten aber hierbei ebenso auf, sind nur durch die Verlangsamung kaschiert.

Motorische Phänomene

Die allgemeine Häufigkeit von Unruhe, Zittern, Tremor, Akathisie und Dyskinesien ist im Querschnitt schwer zu bestimmen, da manche Alterationen über längere Zeiträume oder phasisch auftreten. Zum Beispiel treten bei Eindosierung von Antipsychotika Dyskinesien und Akathisie auf, im Verlauf einer Behandlung können weiter extrapyramidalmotorische Symptome auftreten mit Parkinsonoid, Tremor, Unruhe u.a. Unruhe und Agitation sind ihrerseits oft Symptome einer Depression oder Angsterkrankung, andererseits können Antidepressiva diese Symptome initial verstärken, sodass der Eindruck eines Therapieversagens entsteht.

Schwindel

Die Definition des Schwindels ist neben der neurologischen Diagnosestellung ein häufig unscharfer Terminus in der Beschwerdeschilderung: Hierunter werden oft auch Benommenheit, Sehstörungen, Druck im Kopf u.a. verstanden, aber auch Ängste unspezifisch geschildert. Gerade bei Einnahme von Antidepressiva, Antipsychotika und Tranquilizern können subjektives Erleben und objektive Wahrnehmungen schwierig voneinander zu trennen sein.

Auch hier sind somatische Beschwerden bzw. Nebenwirkungen von Antidepressiva nicht selten, z.B. kann eine Medikationsnebenwirkung sowohl in Hypotension wie Hypertension bestehen. Gerade diese vegetativen Befindlichkeitsveränderungen sind subjektiv besonders belastend und nicht immer durch objektive Diagnostik belegbar. Hier ist die Medikationsanamnese richtungsweisend.

5.16.3 Diagnostik

Ganz allgemein ist die Medikamentenanamnese des Betroffenen wichtig, wozu die virtuelle Sichtung der »Hausapotheke« beiträgt. Das heißt, dass sowohl alle früher verschriebenen, alle aktuell eingenommenen sowohl ärztlich verschriebenen wie auch nicht verschreibungspflichtigen Arznei- und Nahrungsergänzungsstoffe erfasst werden sollten. Das ist z.B. wichtig, da einige Pharmaka/Substanzen auch längerfristige Symptome hervorrufen können, wie z.B. Tremor bei Lithium und Spätdsykinesien bei Antipsychotika. Auch »pflanzliche« oder diätetische Verordnungen sollten dabei erfasst werden, sowie »Lifestyle«-Gewohnheiten (wie z.B. Rauchen, Kaffeekonsum, Grapefruit zum Frühstück etc.) erfasst werden. Oftmals werden z.B. bei Johanniskraut-Präparaten die metabolen Interaktionen nicht berücksichtigt oder Nebenwirkungen wie Übelkeit, Hautirritationen und Kopfschmerzen unterschätzt. Ferner können Interaktionen zwischen psychopharmakologischen und in der Somatik eingesetzten Medikamenten entstehen. Die zeitliche Einordnung der psychischen Beschwerden in den Kontext einer Pharmakotherapie ermöglicht danach die Bewertung eines möglicherweise ursächlichen Zusammenhangs oder einer durch die Substanz zu erwartenden Nebenwirkung. Hier sollte z.B. vor Behandlungsbeginn durch Besprechung mit den Patienten schon auf mögliche Folgen hingewiesen werden, was ohnehin rechtlich geboten ist. Eine Bewertung von Nebenwirkungen durch den Patienten sollte nicht alleine dem Beipackzettel oder der Internetrecherche überlassen werden. Dabei ist aufgrund der Vielzahl von möglicherweise auftretenden Phänomenen auch eine Positiv- und Negativ-Erwartung (Placebo-/Nocebo-Effekt) zu relativieren. Eine Positiv-Erwartung ist für die Behandlungsadhärenz allemal günstiger. Es kann im Falle des Placebos z.B. auch der Eindruck entstehen, dass eine Therapie nicht mehr notwendig ist. Im Falle des Nocebos ist die subjektive Bewertung, dass eine Therapie mehr oder weniger schadet oder die Nebenwirkungen im Hinblick auf die therapeutischen Effekte zu belastend sind.

5.16.4 Mögliche diagnostische Fehler

Aufgrund der heute z.T. sehr komplexen polypragmatischen/-pharmazeutischen Therapieansätze können im Einzelfall nicht immer alle möglichen Effekte und z.T. Singularitäten von Effekten vorhergesehen werden.

5.16.5 Wie kann man diagnostische Fehler vermeiden?

Die Vielzahl psychischer Phänomene und Symptome mit ihren subjektiven Ausgestaltungen kann daher nur anhand einer Gruppierung oder Clusterung der Wirkungen und Nebenwirkungen eingegrenzt werden. Diese setzt einerseits Kenntnisse der pharmakologischen Grundprinzipien der eingesetzten Pharmaka und Substanzen voraus, andererseits die anamnestische Entwicklung der individuellen Beschwerden. Hieraus können dann die notwendigen Schlüsse gezogen werden, was eine Verstärkung der bereits vorhandenen Symptome in der indizierten Behandlung ist und was zusätzliche unerwünschte Wirkungen sind.

5.16.6 Zusammenhänge, die leicht übersehen werden

Nicht selten stehen die psychischen, aber auch somatischen Beschwerden, wie beispielsweise Schwitzen, Herzrasen, Diarrhoe, z. T. ohne engeren zeitlichen Zusammenhang mit den Wirkungen von Pharmaka und Substanzen. Zum Beispiel können motorische Phänomene bei Antipsychotika erst nach Jahren der Behandlung auftreten. Intoxikationen mit Lithium können teilweise irreversible Ataxien verursachen, die sich auch nach Monaten nicht bessern und somit scheinbar auf eine eigene unabhängige Ätiologie hinweisen. Chronische Einnahme von Benzodiazepinen können Wortfindungsstörungen oder Dysarthrien verursachen, die erst nach vielen Jahren auffallen. Lifestyle-Gewohnheiten werden nicht bzw. ungenau erfragt und deren interaktionelle Bedeutung unterschätzt. So kann ein Wechsel auf die E-Zigarette bei Clozapin zu einer vielfachen und gefährlichen Blutkonzentration durch Wegfall der polyzyklischen aromatischen Kohlenwasserstoffe führen mit erheblichen Verschlechterungen des Nebenwirkungsprofils. Zudem werden häufig die Einnahmegewohnheiten nicht genau erfragt, ob z. B. die Einnahme nüchtern oder mit einer Mahlzeit erfolgt oder Kapseln geöffnet bzw. Tabletten zerteilt werden, was bei retardierten Präparaten von großer Bedeutung sein kann.

CHRISTOF IKING-KONERT, STEFAN SCHMIEDEL

5.17 Fieber

5.17.1 Definition

Als Fieber bezeichnet man generell die Erhöhung der Körpertemperatur. Die Definition von »Fieber« variiert je nach Alter: Beim Erwachsenen spricht man allgemein bei einer Körpertemperatur über 38,5 °C von Fieber. Bei Säuglingen und Kleinkindern liegt diese Grenze etwas niedriger, hier sind schon Temperaturen über 38 °C als Fieber anzusehen.

Fieber ist keine eigenständige Erkrankung, sondern lediglich ein Symptom, dem viele Gesundheitsstörungen zugrunde liegen können. Fieber ist – vereinfacht – der Ausdruck einer immunologischen oder mediatorvermittelten Reaktion gegen eine Vielzahl von pathogenen Zuständen wie bakteriellen, viralen, tumorösen, (auto-) immunologischen oder – (auto-)inflammatorischen Erkrankungen. Ebenso können Allergien, diverse Medikamente, ZNS-Erkrankungen (»zentrales Fieber«) oder physikalische Reize eine erhöhte Körpertemperatur verursachen. Aber auch im Rahmen von physiologischen oder vegetativen Veränderungen kann es zu einer erhöhten Körpertemperatur kommen.

Neben spontan sistierenden Beschwerden oder oft relativ einfach zu erkennenden Ursachen (z. B. Infekten) stellt sich eine Reihe von Patienten wegen eines persistierenden und in seiner Ursache unklaren Fiebers in der Praxis oder im Krankenhaus vor. Nach Schätzungen leiden ca. 3 % der Patienten in deutschen Kliniken an einem solchen Fieber unklarer Genese (FUO), das somit eine häufige differenzialdiagnostische Herausforderung darstellt.

Bereits 1961 definierten die Ärzte R. Petersdorf und P. Besson das FUO wie folgt: *Die Fieberperiode müsse mindestens 3 Wochen dauern und mehrfach mit 38,3 °C rektal gemessen werden.* Heute gelten schon ein stationärer Aufenthalt von 3 Tagen oder drei ambulante Konsultationen ohne Diagnoseerfolg als ausreichend, um einen Fieberzustand als »FUO« zu bezeichnen.

5.17.2 Arten der Beschwerdeschilderung

Die mehrfach (!) gemessene (!) erhöhte Körpertemperatur geht häufig mit unspezifischen körperlichen Symptomen wie allgemeinem Krankheitsgefühl, Tachykardie, Myalgien und Arthralgien, Leistungsminderung, Müdigkeit, Schwitzen, Nachtschweiß, Kopfschmerzen sowie Appetitlosigkeit einher.

Je nach Ursache des Fiebers kommen organbezogene Symptome, wie z. B. Husten, Schnupfen, Dyspnoe, Hautausschläge, Gelenkschwellungen, Dysurie oder Diarrhoen, hinzu.

Wenn sich jedoch die Fieberursache anhand der klinischen Beschwerden auch nach (wiederholter) Arztkonsultation nicht definieren lässt, liegt ein »fever of unknown origin« (FUO) vor.

5.17.3 Hinweise auf organische Genese von Fieber unklarer Genese

Die Ursachen von Fieber unklarer Genese sind mannigfaltig. Die Häufigkeit der Genese von Fieber unklarer Genese differiert u. a. nach Alter des Patienten, dessen Herkunft, einer spezifischen Reise-, Sexual-, Berufs- und Familienanamnese.

Ursachen von »FUO« lassen nach weiter unten angeführtem Schema einteilen. Je nach Schätzungen finden sich am häufigsten infektiöse (ca. 30 %), autoimmunologische, autoinflammatorische (ca. 20 %) und maligne Erkrankungen (ca. 15 %). Viele Ursachen bleiben aber auch heute weiterhin trotz intensiver Ursachenforschung unklar und remittieren im Verlauf spontan bzw. hinterlassen häufig auch nach Jahren keinen Endorganschaden.

- **Klassisches FUO:**
  - Infektionen: u. a. Endokarditis, Abszesse (z. B. intraabdominal), Tuberkulose, komplexe Harnwegsinfekte, Morbus Whipple, virale Infekte (z. B. HIV, Epstein-Barr-Virus oder Zytomegalie)
  - Malignome: u. a. Lymphome (Hodgkin und Non-Hodgkin), Leukämien und diverse solide Malignome
  - autoinflammatorische und immunologische Erkrankungen (→Kap. 6.8), z. B. Rheumatoide Arthritis, Still-Syndrom des Erwachsenen (AOSD), genetische Fiebersyndrome wie das familiäre Mittelmeerfieber, Kollagenosen (z. B. SLE), Vaskulitiden (z. B. Riesenzellarteriitis), Granulomatosen (u. a. Sarkoidose, →Kap. 6.2.4)
  - sonstige Ursachen: z. B. alkoholische Fettleber, rezidivierende Thromboembolien, Arzneimittelfieber (z. B. durch Azathioprin), Artefaktsyndrome (Münchhausen-Syndrom)
- **Nosokomiales (im Krankenhaus erworbenes Fieber) FUO:** Fieber, das erstmalig nach stationärer Aufnahme in ein Krankenhaus auftritt, wird als nosokomiales Fieber bezeichnet. Fieberursachen sind z. B. Katheter-Infektionen, Pneumonien, Sinusitiden, Endokarditis, andere Fremdmaterialbesiedlung, Transfusionsreaktionen, Thrombophlebitis, Medikamente.
- **Neutropenisches FUO:** z. B. bei Zytostatikatherapie oder im Rahmen von Immundefekten (z. B. zyklische Neutropenie)
- **FUO bei Immundefizienz:** u. a. bei COVID oder im Rahmen von HIV u. a. Infektionen (z. B. mit Mykobakterien oder Pilzen); infolge eines inflammatorischen Immunrekonstitutionssyndroms (IRIS) bei Ansprechen der antiretroviralen Therapie und bei Immundefekt-Syndromen

5.17.4 Hinweise auf psychosomatische Genese oder Psychogenie

Fieber sollte niemals vorschnell als psychogen angesehen werden, auch wenn dieses in sehr seltenen Fällen eine rein psychogene Ursache haben kann. Das »psychogene Fieber« stellt eine unspezifische psychosomatische Reaktion dar. Es erreicht selten höhere Werte als 38 °C, ist oft nicht von allgemeinen Fieberzeichen begleitet und reagiert nicht auf physikalische fiebersenkende Maßnahmen wie kalte Wickel oder die üblichen Antipyretika. Typische Auslöser sind wiederkehrende, innerlich abgelehnte oder außergewöhnliche Belastungen mit hoher emotionaler Verwicklung. Auch psychische Erkrankungen, die mit Fieber einhergehen, bedürfen unbedingt einer zeitnahen organmedizinischen Abklärung. Psychopathologische Syndrome, die mit Fieber einhergehen, sind auf eine Enzephalitis verdächtig. Sehr selten liegt dem Symptom »Fieber« auch eine – oftmals nur schwer zu diagnostizierende – Selbstverletzung, z. B. durch Injektion von organischem Material, zugrunde (sog. Münchhausen-Syndrom).

5.17.5 Mögliche diagnostische Fehler

Meist sind die Ursachen für Fieber recht leicht erkennbar: Eine gründliche Anamnese und die körperliche sowie ggf. apparative und serologische Untersuchung führen in der Mehrzahl der Fälle schnell zu einer Diagnose. Die Ursache dürfte – besonders bei temporärem, sich selbst oder mittels Antibiotikatherapie limitierendem Fieber – in den meisten Fällen infektiöser Natur sein.

Die Diagnostik eines FUO ist jedoch oft deutlich komplexer und sollte interdisziplinär erfolgen. Je nach Ausprägung der Erkrankung sollte diese zielgerichtet, ggf. auch stationär, erfolgen. Es werden verschiedene Algorithmen des diagnostischen Vorgehens vorgeschlagen, das dann je nach persönlicher Erfahrung und Fachdisziplin variieren kann. Im Zweifel wird die Diagnostik am Anfang aufgrund des breiten Spektrums an unterschiedlichen Ursachen – sofern kein konkreter klinischer Verdacht besteht – relativ breit ansetzen. Bei FUO sollten je nach klinischem Verdacht auch verschiedene Spezialisten wie Fachärzte für Infektiologie, Rheumatologie und Hämato-Onkologie konsultiert werden.

> Der wichtigste diagnostische Schritt in der Abklärung von Fieber und eines FUO ist die gründliche Anamnese.

Die Angabe des Patienten, Fieber zu haben, kann subjektiv und ohne objektivierbaren Nachweis von Entzündungen sein. Bei der klinischen Untersuchung muss man – ggf. auch wiederholt – verifizieren, ob die Temperatur wirklich erhöht ist oder ob diese falsch gemessen oder manipuliert wird. Häufig korreliert die Patientenangabe von »gefühltem Fieber« nicht mit den gemessenen Temperaturen.

Anderseits kann aus der Höhe von Temperaturen bei Fieber nicht auf eine Ursache oder die Schwere der Erkrankung rückgeschlossen werden.

Therapie des FUO: Das Fieber muss häufig – da selbst limitierend – nicht spezifisch behandelt werden. Oft reichen die symptomatische Senkung des Fiebers durch Therapie mit Antipyretika (u. a. Paracetamol, ASS oder NSAR) und/oder physikalische Maßnahmen (z. B. kalte Umschläge). Genügt dies nicht, richtet sich die Therapie nach der zugrunde liegenden Grunderkrankung (z. B. antibiotisch, antiviral oder immunsuppressiv).

Eine »blinde« oder Therapie »auf Verdacht« mittels Antibiotika oder Steroiden sollte ohne stimmige Diagnose unterbleiben. In einzelnen Fällen wird man nach Ausschöpfung aller diagnostischen Schritte und interdisziplinärer Konsultation bzw. bei kritisch kranken Patienten allerdings eine kalkulierte Therapie (z. B. antimikrobielle Therapie und/oder Steroide) beginnen müssen.

5.17.6 Wie kann man diagnostische Fehler vermeiden?

Dokumentierte und wiederholte Fiebermessungen sowie das Anlegen einer Fieberkurve sind oft hilfreich, um Fehler zu vermeiden. »Fieber« muss durch eine orale oder rektale Temperaturmessung verifiziert und dokumentiert werden, dies muss ggf. wiederholt auch unter Aufsicht in der Praxis oder im Krankenhaus erfolgen. Die Bestimmung einer systemischen Akut-Phase-Reaktion im Blut (z. B. CRP, BSG oder Ferritin) kann zur Objektivierung einer Entzündung nützlich sein.

6 Krankheitsbilder

6.1 Kopf, Gesicht und Hals

CHRISTIAN ARNING

6.1.1 Schlaganfall durch zerebrale Ischämie

Definition

Etwa 80 % aller Schlaganfälle sind Folge einer zerebralen Durchblutungsstörung. Häufigste Ursachen der Ischämie sind Verschlüsse von Hirnarterien oder -ästen durch kardiale und arterioarterielle Embolie sowie mikroangiopathische Gefäßverschlüsse. Art und Ausprägung der neurologischen Defizite sind abhängig von der Lokalisation des Gefäßverschlusses und der Größe des betroffenen Gefäßes. Wir unterscheiden Infarktkern und sog. Penumbra: Der Infarktkern ist strukturell geschädigtes Gewebe, das auch bei Reperfusion des Gefäßes abstirbt. Die Penumbra besteht aus Gewebe, das zunächst nur funktionell geschädigt ist und sich bei Reperfusion erholen kann. In den ersten Stunden nach Eintritt des Gefäßverschlusses wächst der Infarktkern, und die Penumbra nimmt ab (Marler et al. 2000).

Pathomechanismen des ischämischen Schlaganfalls

Wichtig für das Verständnis der Erkrankung ist die Kenntnis der drei unterschiedlichen Pathomechanismen, die einen ischämischen Schlaganfall verursachen: Embolie, zerebrale Mikroangiopathie und hämodynamisch bedingte Ischämie. Ein embolischer Gefäßverschluss geht von einer Emboliequelle am Herzen oder von den großen Arterien aus und verursacht bei mehrzeitigem Schlaganfall unterschiedliche Symptome, da Embolien nicht immer in demselben Endgefäß landen. Die zerebrale Mikroangiopathie ist eine Erkrankung kleiner Hirngefäße in der weißen Substanz, meist Folge einer arteriellen Hypertonie oder eines Diabetes mellitus; sie verursacht kleine Infarkte, die rein motorische oder rein sensible Defizite und nur selten beide gleichzeitig hervorrufen. Hämodynamisch bedingte Ischämien entstehen bei hochgradigen Gefäßstenosen oder Gefäßverschlüssen mit schlechter Kollateralversorgung; die dadurch bedingten Ischämien »in den letzten Wiesen« verursachen bei mehrzeitiger Ischämie rezidivierend gleichartige Symptome, die immer bei Abfall des Systemblutdrucks auftreten.

Klinische Zeichen

Betroffene Patienten erleiden plötzlich ein fokal-neurologisches Defizit, am häufigsten treten Lähmungen, Gefühlsstörungen, Sprachstörungen, Sehstörungen oder Gleichgewichtsstörungen auf, abhängig von der Lokalisation des Gefäßverschlusses. Da Verschlüsse häufig spontan rekanalisieren, können sich die Ausfälle ganz oder teilweise zurückbilden, oft innerhalb von Minuten oder wenigen Stunden. Schwere Schlaganfälle können mit einer Bewusstseinsstörung verbunden sein, bei einem kleinen Schlaganfall ist das Bewusstsein nicht gestört. Solange die Schlaganfallursache (z. B. eine Emboliequelle an einer großen Arterie) fortbesteht, können dem ersten Schlaganfall weitere Ereignisse folgen.

Diagnostik

Der Schlaganfall ist ein medizinischer Notfall, der eine sofortige stationäre Diagnostik und Behandlung erfordert, dies gilt auch für kleine Schlaganfälle. Die erste apparative Untersuchung im Krankenhaus ist eine CT, mit der eine zerebrale Blutung ausgeschlossen wird. Anschließend wird geprüft, außer bei leichtem Schlaganfall, ob die Indikation zur systemischen Thrombolyse besteht; dazu werden 15 Kriterien geprüft (Brott et al. 1989). Besonders wichtig ist das Zeitintervall seit Beginn der Symptomatik, außerdem müssen verschiedene Befunde und Vorerkrankungen ausgeschlossen sein, die das Risiko der Lysetherapie erhöhen. Gleichzeitig erfolgt eine internistische Diagnostik, u. a. mit der Frage nach entgleistem Blutdruck oder Blutzucker oder auffälligen Herzbefunden.

Je geringer die Defizite des ersten Schlaganfallereignisses sind, desto wichtiger ist die Diagnostik zur Klärung der Schlaganfallursache, damit frühzeitig eine gezielte Sekundärprävention eingeleitet werden kann. Auf eine TIA folgt unbehandelt in etwa 15 % der Fälle innerhalb von 3 Monaten ein schwerer Schlaganfall.

»Fallstricke« der somatischen Diagnostik

Bei etwa 10 % der Patienten, die mit Verdacht auf einen Schlaganfall in die Klinik eingeliefert werden, liegt keine zerebrovaskuläre Erkrankung, sondern eine andere Diagnose vor (Pohl et al. 2021). Maßgebend für die Feststellung einer zerebralen Ischämie sind im Frühstadium des Schlaganfalls der körperliche Untersuchungsbefund und anamnestische Angaben bei unauffälligem CCT, andere technische Befunde sind nicht richtungweisend. Anamnese und klinischer Befund erlauben aber nicht immer die sichere Unterscheidung zwischen zentraler und peripherer Lähmung, sodass hier Fehldiagnosen entstehen können, etwa bei einer N.-radialis-Parese oder bei Gesichtslähmung. Auch die Todd'sche Parese nach epileptischem Anfall, neurologische Fokalsymptome bei Enzephalitis oder ein akuter MS-Schub können zur Fehldiagnose eines Schlaganfalls führen.

Kann eine psychogene Störung als Schlaganfall fehlgedeutet werden?

Psychogene Lähmungen oder Gefühlsstörungen sind initial und evtl. auch im Verlauf nicht immer sicher von einer organischen Störung zu unterscheiden. Hirninfarkte stellen sich zwar meist, aber nicht immer im MRT dar. So kann es im Einzelfall vorkommen, dass eine psychogene Lähmung oder Gefühlsstörung als Schlaganfall fehlgedeutet wird.

Kann ein Schlaganfall als psychogene Störung fehlgedeutet werden?

Ein akuter Schlaganfall könnte initial möglicherweise als Panikattacke aufgefasst werden, im Verlauf wird wahrscheinlich, auch mithilfe technischer Untersuchungen wie MRT, die organische Erkrankung erkannt. Eine hämodynamisch bedingte zerebrale Ischämie, die ja chronisch-rezidivierende Symptome macht, kann aber als psychogene Störung aufgefasst werden, wie das Fallbeispiel zeigt. Allerdings hätte die Fehlbeurteilung in diesem Fall bei ausreichend sorgfältiger körperlicher Untersuchung vermieden werden können.

FALLBEISPIEL

(mit freundlicher Genehmigung von Dr. med. D. Heitele, Arzt und Psychotherapeut)
Ein 59-jähriger Patient wurde über 5 Jahre psychotherapeutisch behandelt wegen einer depressiven Entwicklung mit häufigen Schwindelanfällen, die als somatische Manifestation psychischer Ohnmachtsgefühle in schwierigen äußeren Lebensbedingungen gesehen wurden. Wegen des Schwindels war er zuvor vom Hausarzt, Kardiologen, HNO-Arzt und Neurologen untersucht worden. Er war auch zur Synkopenabklärung 1 Woche lang stationär untersucht worden, nachdem er beim Besuch seiner geliebten 90-jährigen Mutter im Krankenhaus einen Kreislaufzusammenbruch erlitten hatte. Aus psychoanalytischer Sicht wurde die Synkope gedeutet als unbewusster Wunsch des Patienten, sich mit der geliebten sterbenden Mutter zu identifizieren. Als sich der Patient in einer Therapiesitzung nicht gut fühlte und der ärztliche Psychotherapeut den Blutdruck messen wollte, stellte er fest, dass der Blutdruck links nicht messbar war, rechts war er normal. Die weitere Diagnostik ergab den Befund eines Subclavian-Steal-Syndroms, einer chronisch-rezidivierenden zerebralen Ischämie vom hämodynamischen Typ, die wahrscheinlich schon langjährig bestand: Der Blutdruck war nach Angabe des Patienten immer nur rechts gemessen worden. Nach Stent-Angioplastie war der Patient anhaltend beschwerdefrei und benötigte keine weitere Psychotherapie.

Therapeutische Optionen

Bei akuter zerebraler Ischämie müssen Maßnahmen zur Akutbehandlung und zur Sekundärprävention unterschieden werden. Bei schwerem Schlaganfall liegt der Fokus auf der Akuttherapie der bereits eingetretenen Ischämie und auf früher Rehabilitation, bei kleinem Schlaganfall und TIA kommt es auf eine frühzeitige Sekundärprävention an. Ziel der Akutbehandlung ist neben einer Normalisierung von Herz-Kreislauf-Funktion und Stoffwechsel die Revaskularisation von Gefäßverschlüssen mittels Thrombolyse und ggf. anschließender Katheter-Thrombektomie (Fiehler et al. 2016).

Die Sekundärprävention erfordert eine Klärung der Schlaganfallursache und z. B. eine gezielte Ausschaltung von Emboliequellen durch Gefäßoperation oder Antikoagulation.

Literatur

Brott T, Adams HP Jr, Olinger CP et al. Measurements of acute cerebral infarction: a clinical examination scale. Stroke 1989; 20: 864–870.

Fiehler J, Cognard C, Gallitelli M et al. European recommendations on organisation of interventional care in acute stroke (EROICAS). Int J Stroke 2016; 11: 701–716.

Marler JR, Tilley BC, Lu M, Brott TG et al. Early stroke treatment associated with better outcome: the NINDS rt-PA stroke study. Neurology 2000; 55: 1649–1655.

Pohl M, Hesszenberger D, Kapus K et al. Ischemic stroke mimics: A comprehensive review. J Clin Neurosci 2021; 93: 174–182.

CHRISTIAN ARNING

6.1.2 Schlaganfall durch intrazerebrale Blutung

Definition

Etwa 15 % aller Schlaganfälle beruhen auf einer nicht traumatischen intrazerebralen Blutung (ICB). Häufigste Ursachen sind Erkrankungen kleiner Hirngefäße, etwa als Folge einer arteriellen Hypertonie oder einer Amyloidangiopathie. Aber auch vaskuläre Malformationen und AV-Fisteln, Blutungsleiden und Gerinnungsstörungen einschließlich iatrogener Gerinnungshemmung sowie Tumoreinblutungen und Vaskulitiden können eine intrazerebrale Blutung verursachen. Die Erkrankung hat eine hohe Sterblichkeit von bis zu 50 % innerhalb von 3 Monaten und von bis zu 60 % innerhalb eines Jahres (Sacco et al. 2009). Knapp 40 % Prozent aller Patienten mit spontaner **intrazerebraler Blutung** erleiden innerhalb von 24 Stunden eine Nachblutung (Al-Shahi Salman et al. 2018), der weitaus größte Teil dieser Nachblutungen ereignet sich innerhalb der ersten 3 Stunden nach Beginn einer ICB.

Klinische Zeichen

Betroffene Patienten erleiden plötzlich ein fokal-neurologisches Defizit ohne oder mit Bewusstseinsstörung. Wie bei ischämischem Schlaganfall treten am häufigsten Lähmungen, Gefühlsstörungen oder Sprachstörungen auf, abhängig von der Lokalisation der Blutung. Eine sichere Unterscheidung von intrazerebraler Blutung und Ischämie ist allein nach klinischen Kriterien nicht möglich, auch die Schwere des Schlaganfalls erlaubt die Differenzierung nicht. Kopfschmerzen können vorhanden sein oder fehlen.

Diagnostik

Ein Schlaganfall durch Hirnblutung oder Ischämie ist ein medizinischer Notfall, der umgehende stationäre Einweisung zum Zwecke weiterer Diagnostik und gezielter Behandlung erfordert. Notwendig ist zunächst die zweifelsfreie Unterscheidung von intrazerebraler Blutung und ischämischem Schlaganfall, da die therapeutischen Konzepte in der Akutphase erheblich differieren. Die Unterscheidung ist allein nach anamnestischen Angaben und klinischen Befunden nicht möglich, sondern erfordert den Einsatz bildgebender Verfahren (CT oder MRT).

Initial sind Laboruntersuchungen einschließlich Gerinnungstests wichtig, dann das Monitoring von Blutdruck, neurologischem Status und Bewusstseinslage. Bei klinischer Verschlechterung ist eine CT-Kontrolle zur Frage der OP-Indikation erforderlich.

Zur Frage einer behandelbaren Blutungsquelle wird abhängig von Blutungslokalisation und klinischer Befundkonstellation jeweils im Einzelfall entschieden, ob die Darstellung der Hirngefäße mittels CT-Angiografie, MR-Angiografie oder Katheter-Angiografie notwendig ist, z. B. bei Blutung in atypischer Lokalisation (außerhalb von Stammganglien und Pons) und bei Fehlen einer arteriellen Hypertonie.

Bei Hinweisen auf eine Vaskulitis oder eine Gerinnungsstörung aus den initialen Laborbefunden ist weitere gezielte Diagnostik erforderlich.

»Fallstricke« der somatischen Diagnostik

Eine kleine intrazerebrale Blutung mit nur geringer Symptomatik kann (wie ein kleiner ischämischer Schlaganfall) übersehen oder fehlgedeutet werden. Bei der CT-Beurteilung kann bei Vorliegen einer intrazerebralen Verkalkung der falsch-pathologische Befund einer Blutung entstehen. Gelegentlich ist die Differenzierung bei kleinen Befunden auch für den Erfahrenen schwierig und erst im Verlauf durch CT-Kontrollen oder mit zusätzlichen MRT-Sequenzen möglich.

Kann eine intrazerebrale Blutung psychogen fehlgedeutet werden?

Wenn körperliche Symptome nach der ärztlichen Untersuchung unklar bleiben, wird evtl. auch an eine psychogene Ursache gedacht. Bei einer kleinen intrazerebralen Blutung ist diese Fehleinschätzung möglich.

> **FALLBEISPIEL**
> Eine 64-jährige Frau bemerkt seit einer Woche ein verändertes Temperaturempfinden am rechten Arm und an der rechten Rumpfseite: Kaltes Wasser wird als Wärme auf der Haut empfunden, warme Luft bei heißer Witterung eher als kalt. Dabei hat sie keine Schmerzen und keine weiteren Symptome. Die Patientin ist unsicher, ob die Gefühlsstörungen eine körperliche Ursache haben, da sie ihre Tendenz zur ängstlichen Selbstbeobachtung lange kennt. Wegen der Vorgeschichte eines Aneurysmas der Aorta ascendens mit operativem Ersatz dieses Gefäßabschnitts (vor 22 Jahren) geht sie zum Hausarzt und zum Neurologen. Mittels MRT wird eine Ponsblutung aus einem Kavernom, einer kleinen zerebralen Gefäßmissbildung, festgestellt. In Abwägung der Risiken erfolgt zunächst keine neurochirurgische Intervention.

Therapeutische Optionen

Bei einer Blutung unter Gerinnungshemmern erfolgt, soweit möglich, eine Antagonisierung der Gerinnungstherapie. Erhöhte Blutdruckwerte müssen umgehend gesenkt werden (Steiner et al. 2021).

Bei einer supratentoriellen Blutung kann eine Hämatomausräumung in Erwägung gezogen werden, insbesondere bei großer raumfordernder Blutung und progredienter Verschlechterung der Bewusstseinslage. Bei einer Kleinhirnblutung oder anderen infratentoriellen Blutungen, die zu einer Kompression des 4. Ventrikels mit Verschlusshydrozephalus führen, wird eine frühe neurochirurgische Intervention empfohlen. Bei einer Ventrikeleinblutung erfolgt eine Ventrikeldrainage (Steiner et al. 2021).

Wesentliche Maßnahmen zur Sekundärprävention sind die Behandlung der Grundkrankheit (z. B. Therapie der arteriellen Hypertonie) und ggf. nach sorgfältiger Nutzen-Risiko-Abwägung die Beseitigung einer nachgewiesenen Blutungsquelle durch neurochirurgische oder endovaskuläre Intervention.

Literatur

Al-Shahi Salman R, Frantzias J, Lee RJ et al. Absolute risk and predictors of the growth of acute spontaneous intracerebral haemorrhage: a systematic review and meta-analysis of individual patient data. Lancet Neurol 2018; 17: 885–894.

Sacco S, Marini C, Toni D et al. Incidence and 10-year survival of intracerebral hemorrhage in a population-based registry. Stroke 2009; 40: 394–399.

Steiner T, Unterberg A et al. Behandlung von spontanen intrazerebralen Blutungen, S2k-Leitlinie, 2021, in: Deutsche Gesellschaft für Neurologie (Hrsg.), Leitlinien für Diagnostik und Therapie in der Neurologie. Online: www.dgn.org/leitlinien (abgerufen am 30. 04. 2023).

CHRISTIAN ARNING

6.1.3 Schlaganfall durch Subarachnoidalblutung

Definition

Etwa 5 % aller Schlaganfälle beruhen auf einer spontanen, nicht verletzungsbedingten Subarachnoidalblutung (SAB). Die SAB entsteht durch Zerreißung von Arterien, die innerhalb des Subarachnoidalraumes liegen. Circa 85 % entstehen durch Ruptur eines intrakraniellen arteriellen Aneurysmas. Seltenere Ursachen sind eine arteriovenöse Malformation und AV-Fistel, Arteriitis, intrakranielle arterielle Dissektion und venöse Thrombose. Manchmal bleibt die Ursache der SAB ungeklärt. Patienten mit spontaner SAB sind relativ jung (mittleres Lebensalter ca. 50 Jahre), die Letalität ist hoch (30-Tage-Letalität ca. 35 %) (Feigin et al. 2009).

Klinische Zeichen

Betroffene Patienten erleiden akut einsetzende, bisher unbekannte Kopf- und Nackenschmerzen. Eine schwere SAB führt zu extrem starken »Vernichtungskopfschmerzen« und ist oft verbunden mit einer akuten Bewusstseinsstörung, in einem Teil der Fälle liegen (durch Einbruch der Blutung in das Hirngewebe) Lähmungen, Gefühlsstörungen oder andere neurologische Ausfälle vor.

Bei leichter SAB sind Kopfschmerzen das einzige Symptom; sie sind weniger stark ausgeprägt, sie sind betroffenen Patienten von ihrer Art aber bisher unbekannt.

Diagnostik

Der Verdacht auf eine SAB ist ein medizinischer Notfall, der umgehende eine stationäre Einweisung zum Zwecke weiterer Diagnostik erfordert. Wegweisend ist die Angabe eines so noch nie erlebten akuten Kopfschmerzes, der sein Maximum binnen Sekunden erreicht.

Die neurologische Aufnahmeuntersuchung in der Klinik zeigt typischerweise eine Nackensteifigkeit, die in einem Teil der Fälle aber fehlt. Die CT weist die Blutung in den meisten Fällen nach, bei unauffälliger CT erfolgt ergänzend eine Liquoruntersuchung, mit der eine SAB definitiv ausgeschlossen werden kann. Nach Feststellung der SAB wird zur Klärung der Blutungsquelle eine Katheter-Angiografie durchgeführt und danach über die weitere Behandlung entschieden.

Die schwere SAB wird praktisch immer frühzeitig erkannt, da die ausgeprägte

Symptomatik zur sofortigen Krankenhausaufnahme führt. Wichtig ist eine rasche Diagnostik aber auch bei der leichten SAB, denn diese Patienten haben das Risiko einer Nachblutung, die häufig tödlich verläuft.

»Fallstricke« der somatischen Diagnostik

In etwa 5–10 % der Fälle wird die SAB initial nicht erkannt, weil Kopfschmerzen nicht sehr heftig sind oder weil die Nackensteifigkeit fehlt. Die Schnittbilddiagnostik (CT) wird dann unterlassen oder es wird bei unauffälligem CT-Befund auf die Lumbalpunktion verzichtet. Die SAB kann im CT auch übersehen werden, wenn die Beurteilung mit wenig Sorgfalt oder Erfahrung erfolgt.

Kann das Krankheitsbild psychogen fehlgedeutet werden?

Wenn körperliche Symptome nach ärztlicher Untersuchung unklar bleiben, wird evtl. auch an eine psychogene Ursache gedacht. Bei leichter SAB, die ja initial übersehen werden kann, ist diese Fehleinschätzung möglich. Da die Kopfschmerzen meist nach einigen Tagen abklingen, wird der Psychotherapeut nicht unmittelbar mit dem Problem konfrontiert, kann aber über »Erzählungen« davon hören.

FALLBEISPIEL

Eine 58-jährige Frau erleidet beim Einkaufen plötzlich heftige Kopfschmerzen, die vom Hinterkopf beidseits in die Stirn ausstrahlen. Bei bekanntem Halswirbelsäulensyndrom kennt sie Nacken- und Hinterkopfschmerzen, aber die jetzigen Kopfschmerzen haben einen anderen Charakter und sind mit Übelkeit verbunden. Aus der Vorgeschichte ist ein Bluthochdruck bekannt, der mit einer Dreifachkombination medikamentös behandelt wird. In ihrer Wohnung angekommen, muss die Patientin dreimal erbrechen. Die Kopfschmerzen sind am Folgetag unverändert vorhanden, die Patientin begibt sich deshalb ins Krankenhaus. Dort ist der neurologische Befund unauffällig, es liegt keine Nackensteifigkeit vor. Die CT zeigt eine SAB, allerdings so diskret, dass sie vom erstbefundenden Arzt in der Notaufnahme zunächst übersehen wird. Mit der Diagnose SAB erfolgt schließlich eine Katheter-Angiografie, die ein Aneurysma in typischer Lokalisation, an der A. communicans anterior, nachweist. Das Aneurysma wird mittels Coiling (über einen Mikrokatheter in das Aneurysma eingebrachte kleine Platinspiralen) komplikationslos ausgeschaltet. Die Patientin kann so vor einer tödlichen Nachblutung geschützt werden.

Therapeutische Optionen

Zum einen werden die Auswirkungen der SAB und ihre Komplikationen wie Hirndruck, Vasospasmus und Hydrozephalus notfallmäßig und ggf. intensivmedizinisch behandelt; vor allem bei schwerer SAB kommt es wesentlich auf diese Maßnahmen zur Akutbehandlung an.

Zum anderen ist die Prävention der Rezidivblutung wichtig: Die Blutungsquelle muss beseitigt werden. Insbesondere bei gering ausgeprägter SAB, von der Patienten sich vollständig erholen, muss einer zweiten, meist schwerer und oft tödlich verlaufenden Blutung vorgebeugt werden. Die mit Abstand häufigste Ursache einer SAB, das Aneurysma der Hirnbasisarterien, kann auf zweierlei Art behandelt werden: durch Coiling über einen Angiografie-Katheter oder durch einen neurochirurgischen Eingriff mit einem Clip, der das Aneurysma an seiner Basis, am Abgang aus der Arterie, ausschaltet. Neuroradiologen und Neurochirurgen beraten gemeinsam, welche Methode im Einzelfall vorteilhaft ist: Dies hängt von der Anatomie des Aneurysmas und seiner Lokalisation ab (Petridis et al. 2017).

Literatur

Feigin VL, Lawes CM, Bennett DA et al. Worldwide stroke incidence and early case fatality reported in 56 population-based studies: a systematic review. Lancet Neurol 2009; 8: 355–369.

Petridis AK, Kamp MA, Cornelius JF et al. Aneurysmal subarachnoid hemorrhage – diagnosis and treatment. Dtsch Arztebl Int 2017; 114: 226–236.

CHRISTIAN ARNING

6.1.4 Sinusvenenthrombose

Definition

Das Krankheitsbild der Sinusvenenthrombose (SVT) beschreibt die Thrombose venöser Blutleiter im Gehirn und die Entwicklung einer venösen Abflussstörung. Es wird unterschieden zwischen der selteneren septischen und der häufigeren aseptischen oder blanden zerebralen Sinusvenenthrombose. Die septische Sinusvenenthrombose kann von lokalen Infektionen im Gesichtsschädel oder Mittelohr ausgehen oder hämatogen bei Septikämie oder Endokarditis entstehen. Bei blander SVT wird – wie bei der Beinvenenthrombose – häufiger eine erhöhte Thromboseneigung infolge Mangel an Protein C oder Protein S oder Antithrombin III nachgewiesen. Die aseptische SVT kann auch Folge einer gravierenden Allgemeinerkrankung wie Vaskulitis oder Tumorerkrankung sein (als paraneoplastisches Syndrom) und kommt als Komplikation verschiedener hämatologischer Erkrankungen vor. Die SVT war auch eine sehr seltene Komplikation der SARS-CoV-2-Impfung mit dem AstraZeneca-Impfstoff (Greinacher et al. 2021).

Epidemiologie

Blande Sinusvenenthrombosen treten gehäuft im Wochenbett auf sowie bei Frauen im jungen Erwachsenenalter, die orale Kontrazeptiva einnehmen, außerdem bei älteren Erwachsenen beiderlei Geschlechts infolge Dehydratation.

Septische Sinusvenenthrombosen sind besonders häufig bei Kindern durch Übergreifen einer subakut bis chronisch verlaufenden Mastoiditis auf die anatomisch eng benachbarten Sinus sigmoideus bzw. transversus.

Klinische Zeichen

Leitsymptom sind Kopfschmerzen, die lokalisiert oder diffus empfunden werden und in ihrer Ausprägung oft fluktuieren. Bei leichter SVT ist der Kopfschmerz meist das einzige Symptom, bei SVT mit Stauungsödem oder Blutung treten häufig Krampfanfälle und fokalneurologische Defizite auf. Bei neu aufgetretenen Kopfschmerzen im Wochenbett muss immer an das Vorliegen einer SVT gedacht werden. Die schwere SVT führt zu einem globalen Hirnödem, das sich klinisch mit zunehmender Bewusstseinsstörung und Hirndruckzeichen äußert (Erbrechen, im neurologischen Befund Stauungspapille am Augenhintergrund).

Bei septischer SVT können außerdem Fieber und Entzündungszeichen vorliegen.

Diagnostik

Die SVT mit fokalneurologischen Ausfällen, Krampfanfall oder Bewusstseinsstörung ist ein Notfall, der umgehende stationäre Diagnostik erfordert. Bei schwerer SVT zeigt bereits die CT eine Blutung oder ein Stauungsödem, bei leichter SVT ist die Nativ-CT unauffällig, evtl. zeigt das Kontrastmittel-CT einen pathologischen Venen-Befund wie das sog. Empty Triangle Sign als Ausdruck eines kontrastmittelumspülten Thrombus oder ein Cord Sign bei einem Thrombus in kortikalen Venen. Eine höhere Sensitivität als die CT hat die MRT in Kombination mit der MR-Venografie. Der sichere Ausschluss einer SVT ist aber auch mit MR-Diagnostik nicht möglich (Agid et al. 2008). Die Untersuchung der D-Dimere, die beim Abbau des Gerinnungsstoffs Fibrin im Blut entstehen, zeigt bei SVT häufig pathologisch erhöhte Werte, erlaubt den Ausschluss einer SVT aber nicht.

Ergänzende Diagnostik

Bei nachgewiesener SVT muss die Ursache abgeklärt und eine Gerinnungsstörung (z.B. Faktor-V-Leiden-Mutation) ausgeschlossen werden. Abhängig von weiteren Laborbefunden erfolgt eine ergänzende Diagnostik zur Frage einer hämatologischen Erkrankung oder einer Kollagenose/Vaskulitis. Die SVT kann auch Folge einer Halsvenenthrombose sein, deshalb sollten die Halsvenen sonografisch untersucht werden. Bei erhöhten Entzündungswerten wird nach einem entzündlichen Fokus gesucht.

»Fallstricke« der somatischen Diagnostik

Wie oben beschrieben kann die SVT der Bildgebung entgehen. Deshalb bleibt ein fluktuierender Kopfschmerz als Folge der SVT möglicherweise ungeklärt.

Können Symptome einer SVT als psychogene Störung fehlgedeutet werden?

Wenn körperliche Symptome durch die ärztliche Untersuchung nicht zu klären sind, wird evtl. an eine psychogene Ursache gedacht. Ein fluktuierender Kopfschmerz als Folge einer SVT kann psychogen fehlgedeutet werden.

Therapeutische Optionen

Wie bei extrazerebralen venösen Thrombosen werden zerebrale Sinusvenenthrombosen in der Akutphase mit Heparin antikoaguliert. Diese Behandlung erfolgt mit dem Ziel, eine Propagation des Thrombus zu verhindern bzw. die körpereigene Fibrinolyse zu unterstützen. Eine Antikoagulation ist auch dann indiziert, wenn bei nachgewiesener zerebraler Sinusvenenthrombose eine intrakranielle Blutung vorliegt (Weimar C et al. 2023).

Septische bzw. infektiös bedingte zerebrale Sinusvenenthrombosen werden je nach zugrunde liegender Krankheit antibiotisch und ggf. operativ behandelt, z.B. bei Mastoiditis oder Sinusitis.

Zur Sekundärprävention erfolgt eine Antikoagulanzientherapie mit direkten oralen Antikoagulanzien oder Vitamin-K-Antagonisten (INR 2–3) für 3–12 Monate, prospektive Daten zur optimalen Dauer einer oralen Antikoagulation liegen nicht vor (Weimar et al. 2023). Bei schwerwiegender Thrombophilie ist eine langfristige oder zeitlich unbegrenzte Antikoagulation indiziert.

Literatur

Agid R, Shelef I, Scott JN et al. Imaging of the intracranial venous system. Neurologist 2008; 14: 12–22.

Greinacher A, Thiele T, Warkentin TE et al. Thrombotic Thrombocytopenia after ChAdOx1 nCov-19 Vaccination. N Engl J Med 2021; 384: 2092–2101.

Weimar C, Beyer-Westendorf J, Bohmann FO et al. Zerebrale Venen- und Sinusthrombose, S2k-Leitlinie, 2023; in: Deutsche Gesellschaft für Neurologie (Hrsg.), Leitlinien für Diagnostik und Therapie in der Neurologie. Online: www.dgn.org/leitlinien (abgerufen am 02. 02. 2025).

CHRISTIAN ARNING

6.1.5 Zerebrale Vaskulitis

Definition

Als zerebrale Vaskulitis wird eine sehr heterogene Gruppe entzündlicher Blutgefäßerkrankungen zusammengefasst. Die revidierte Chapel-Hill-Nomenklatur orientiert sich an der Größe der Gefäße, wobei aber Vaskulitiden aller drei großen Kategorien (Großgefäßvaskulitis, Vaskulitis mittelgroßer sowie kleiner Gefäße) auch Arterien jeder anderen Größe betreffen können (Jennette et al. 2013).

Allen Vaskulitiden ist gemeinsam, dass ihre Symptome initial nicht selten fehlgedeutet werden und sie deshalb oft zu spät diagnostiziert und behandelt werden. Da sich die verschiedenen Vaskulitisformen jedoch in ihrer klinischen Symptomatik, im diagnostischen Procedere und bezüglich therapeutischer Optionen erheblich unterscheiden, können sie nicht gemeinsam beschrieben werden. Der Abschnitt über zerebrale Vaskulitis beschränkt sich deshalb auf die häufigste zerebrale Vaskulitisform, die Riesenzellarteriitis (RZA).

Riesenzellarteriitis

Epidemiologie

Die Riesenzellarteriitis ist eine Erkrankung älterer Menschen. Sie kommt vor dem 60. Lebensjahr selten und vor dem 50. Lebensjahr praktisch nicht vor und gilt als die häufigste primäre Vaskulitis überhaupt, mit einer Prävalenz von ca. 200 pro 100 000 Einwohner im Alter von ≥ 50 Jahren, das weibliche Geschlecht ist mit einem Lebenszeit-Risiko von ca. 1 % häufiger betroffen als das männliche mit 0,5 % (Crowson et al. 2011).

Klinische Zeichen

Die Riesenzellarteriitis kann Kopfschmerzen, nicht selten auch eine Claudicatio der Kiefermuskulatur oder eine Empfindlichkeit der Kopfhaut hervorrufen. Durch Manifestation an Orbitagefäßen können fluktuierende Sehstörungen oder Doppelbilder auftreten, gefürchtet ist der akute Visusverlust. Nicht selten ist die A. vertebralis betroffen, betroffene Patienten klagen dann über Schwindel oder andere Symptome einer Mangeldurchblutung im hinteren Hirnkreislauf. Eine weitere häufige Manifestation der Riesenzellarteriitis ist die Polymyalgia rheumatica mit belastungsabhängigen Myalgien des Schulter- und Beckengürtels.

Im floriden Stadium der Riesenzellarteriitis klagen betroffene Patienten in 40–60 % der Fälle über Allgemeinsymptome (»B-Symptomatik«): Sie schildern ein allgemeines Krankheitsgefühl und Abgeschlagenheit, oft auch Fieber oder subfebrile Temperaturen, Nachtschweiß und Gewichtsverlust. Diese Allgemeinsymptome treten zwar meist in Kombination mit lokalen Symptomen auf, sie können aber auch das einzige Krankheitszeichen sein. Nicht selten liegt bei florider Riesenzellarteriitis auch eine depressive Stimmung vor.

Diagnostik

Erster und wichtigster Schritt der Diagnostik ist es, bei älteren Menschen mit neu aufgetretenen Kopfschmerzen oder Schwindelsymptomen an eine Arteriitis zu denken. Die Internationale Klassifikation von Kopfschmerzerkrankungen (IHS) fordert: Jeder neu aufgetretene und persistierende Kopfschmerz bei einer Person im Lebensalter über 60 Jahre muss an eine Arteriitis cranialis denken lassen und zu geeigneten Untersuchungen Anlass geben. Die Entzündungsparameter BSG und CRP haben eine hohe Sensitivität, die Kombination beider Parameter erhöht noch den positiven prädiktiven Wert.

Wichtig ist die Sicherung der Diagnose. Die Therapie soll nicht schon bei Verdachtsdiagnose Vaskulitis erfolgen, da eine Langzeitbehandlung älterer Menschen mit Kortison durchaus Risiken hat. Die europäische Rheumaliga EULAR empfiehlt bei klinischem Verdacht auf RZA als erste Methode eine frühzeitige bildgebende Untersuchung der Temporalarterien mit Ultraschall. Voraussetzungen dafür sind die Untersuchung mit hoher Expertise und die rasche Verfügbarkeit des bildgebenden Verfahrens (Dejaco et al. 2018). Durch eine Untersuchung in »Fast-track«-Ambulanzen, in denen die fachspezifische Abklärung inkl. Ultraschall innerhalb von 24 Stunden erfolgt, wird das Risiko einer Erblindung signifikant reduziert (Monti et al. 2020). Bei unauffälligem Befund der A. temporalis und weiterem Verdacht auf RZA werden ergänzend die A. axillaris und ggf. weitere Gefäße, z. B. die A. vertebralis, untersucht (Arning et al. 2008).

»Fallstricke« der somatischen Diagnostik

Die Riesenzellarteriitis wird nicht selten übersehen oder zu spät diagnostiziert. Ein Problem bei der Diagnose der Riesenzellarteriitis besteht darin, dass einzelne oder sogar mehrere Symptome und Befunde unauffällig sein können: Kopfschmerzen können fehlen, Allgemeinsymptome sind nicht obligat und erhöhte Entzündungswerte von CRP oder BSG haben nur eine Sensitivität von 87 bzw. 83 % (van der Geest et al. 2020). Es lohnt sich, das Krankheitsbild genau zu kennen, damit auch weniger typische Fälle richtig diagnostiziert werden.

Können Symptome einer Riesenzellarteriitis als psychogene Störung fehlgedeutet werden?

Eine depressive Stimmung, die bei florider Riesenzellarteriitis nicht selten vorhanden ist, kann Anlass dafür sein, dass auch körperliche Störungen als Symptome der Depression fehlgedeutet werden.

> **FALLBEISPIEL**
>
> Ein 83-jähriger Patient klagt über Schwindel und Gleichgewichtsstörungen. Eine Schrittmacher-Implantation hat keine Besserung bewirkt. Auf Befragen werden allgemeines Schwächegefühl und gedrückte Stimmung angegeben, die Frage nach Kopfschmerzen wird verneint. Das Labor zeigt erhöhte Entzündungswerte mit einer BSG von 75 mm/Stunde und einem CRP-Wert von 40 mg/l. Sonografisch finden sich eindeutige Vaskulitis-Befunde mit Halo-Zeichen an der A. vertebralis rechts,

A. subclavia bds. und A. temporalis superficialis bds. sowie ein Verschluss der A. vertebralis links. Zusammengefasst liegt eine Arteriitis cranialis mit klinischer Manifestation im Versorgungsgebiet der A. vertebralis vor.

Therapeutische Optionen

Zur Ersttherapie einer aktiven Riesenzellarteriitis ohne Sehstörungen soll eine Glukokortikoidtherapie begonnen werden. Die Dosis sollte initial 40–60 mg Prednisolonäquivalent täglich betragen. Nach Erreichen einer Remission soll die Glukokortikoiddosis bei einer Glukokortikoidmonotherapie schrittweise reduziert werden. Es sollten etwa 10–15 mg Prednisolonäquivalent täglich nach 3 Monaten sowie ≤ 5 mg täglich nach 1 Jahr erreicht werden (Schirmer et al. 2020).

Wichtig sind Supportivmaßnahmen wie Osteoporoseprophylaxe mit Calcium und Vitamin D, ggf. Magenschutz mit Protonenpumpenhemmer sowie regelmäßige Blutzuckerkontrollen.

Bei bestimmten an Riesenzellarteriitis Erkrankten (insbesondere bei refraktärer oder rezidivierender Erkrankung, Vorhandensein von oder erhöhtem Risiko für Glukokortikoid-assoziierte Folgeschäden) sollte nach individueller Abwägung eine Glukokortikoid-einsparende Therapie mit Tocilizumab durchgeführt werden; Methotrexat kann als Alternative eingesetzt werden (Schirmer et al. 2020).

Literatur

Arning C, Rieper J, Kazarians H. Nicht arteriosklerotische Erkrankungen der Halsarterien. Ultraschall Med 2008; 29: 576–593.

Crowson CS, Matteson EL, Myasoedova E et al. The lifetime risk of adult-onset rheumatoid arthritis and other inflammatory autoimmune rheumatic diseases. Arthritis Rheum 2011; 63: 633–639.

Dejaco C, Ramiro S, Duftner C et al. EULAR recommendations for the use of imaging in large vessel vasculitis in clinical practice. Ann Rheum Dis 2018; 77: 636–643.

Jennette JC, Falk RJ, Bacon PA et al. 2012 revised International Chapel Hill Consensus Conference Nomenclature of Vasculitides. Arthritis Rheum 2013; 65: 1–11.

Monti S, Bartoletti A, Bellis E et al. Fast-Track Ultrasound Clinic for the Diagnosis of Giant Cell Arteritis Changes the Prognosis of the Disease but Not the Risk of Future Relapse. Front Med 2020; 7: 589794.

Schirmer JH, Aries PM, Balzer K et al., S2k-Leitlinie: Management der Großgefäßvaskulitiden. Z Rheumatol 2020; 79(Suppl 3): S67–S95.

van der Geest KSM, Sandovici M, Brouwer E et al. JAMA Intern Med 2020; 180: 1295–1304.

UWE KEHLER

6.1.6 Hydrozephalus

Definition

Der Hydrozephalus ist gekennzeichnet durch eine Erweiterung der inneren und/oder äußeren Hirnwasserräume. Klinisch und therapeutisch ist der sich in der Regel rasch entwickelnde Hochdruckhydrozephalus von dem sich langsam entwickelnden Normaldruckhydrozephalus zu unterscheiden. Der **Hochdruckhydrozephalus** entsteht durch eine akute Liquorpassagestörung (z. B. einen tumorösen Aquäduktverschluss, eine intraventrikuläre Raumforderung oder eine Subarachnoidalblutung). Der chronische **Normaldruckhydrozephalus** entwickelt sich häufig über Jahre und ist eine degenerative zerebrovaskuläre Erkrankung. Der ins Cranium einströmende (Blut-)Pulsdruck kann durch die gealterten arteriosklerotischen rigiden Gefäße nicht bis zu den Kapillaren in einen laminären Fluss überführt werden. Damit trifft der Pulsdruck mit voller Wucht über die Kapillaren auf das Hirngewebe. Dieser das Hirngewebe stressende Effekt wird durch den nicht komprimierbaren (und damit steinharten) Liquor im Ventrikelsystem verstärkt. Eine zusätzliche Liquorabflussstörung eskaliert die Situation: Der Pulsschlag kann nicht mehr abgefedert werden. Es kommt zu einer langsam Hirngewebsminderung mit relativer Ventrikelvergrößerung. Der Normaldruckhydrozephalus ist eine typische Alterserkrankung mit einer geschätzten Häufigkeit von 5 % aller über 65-Jährigen!

Während der akute unbehandelte Hochdruckhydrozephalus rasch zu schweren Defiziten und akuter Lebensgefahr führen kann, führt der Normaldruckhydrozephalus meist erst über Monate und Jahre zu einer klinischen Verschlechterung mit Gangstörungen, Inkontinenz und Demenz. Aber auch hier bedeutet eine substanzielle Verzögerung der Behandlung ein schlechteres Langzeitergebnis.

Erste Anzeichen

Der akute Hochdruckhydrozephalus kündigt sich mit Kopfschmerzen, Übelkeit, Reizbarkeit bis hin zur Bewusstseinstrübung an. Sehstörungen können sich akut entwickeln.

Der chronische Hydrozephalus zeigt einen schleichenden Beginn mit einer Gangunsicherheit, die häufig als Schwindel empfunden wird. Dazu kommen eine Pollakisurie, später mit Entwicklung eines imperativen Harndrangs und einer Inkontinenz. Beim Vollbild der Erkrankung entwickelt sich zusätzlich eine Gedächtnisstörung bis hin zur Demenz.

Somatische Symptome

Kopfschmerzen, Sehstörungen und Bewusstseinstrübung beim Hochdruckhydrozephalus; Gangstörung, Inkontinenz und kognitive Einschränkungen beim chronischen und Normaldruckhydrozephalus.

Die Schnittbilddiagnostik zeigt ein vergrößertes Ventrikelsystem, beim Verschlusshydrozephalus auch häufig die Ursache (z. B. Kolloidzyste im Bereich der Foramina Monroi, Aquäduktstenose). Der Normaldruckhydrozephalus zeigt in der Regel eine Diskrepanz der weiten basalen und der engen hochkortikalen Subarachnoidalräume. Radiologisch kann bei einem erweiterten Hirnkammersystem auch bei Verdacht auf Hirnatrophie ein Normaldruckhydrozephalus nie ausgeschlossen werden, immer sind die Symptomatik, Bildgebung und Liquordynamik zusammen zu beurteilen.

Psychische Symptome

Der Hochdruckhydrozephalus beginnt häufig mit vermehrter Reizbarkeit und Kopfschmerzen. Schnell können sich Wesensveränderung und Bewusstseinseinschränkung hinzugesellen.

Der Normaldruckhydrozephalus geht vermehrt mit depressiver Stimmungslage und Antriebsarmut einher. In ausgeprägten Fällen wirken die Patienten autistisch.

Diagnostik

Anamnese und neurologische Untersuchung sind essenziell. Bei jedem geringsten Verdacht ist eine Bildgebung des Gehirns am besten mittels Magnetresonanztomografie (bei Kontraindikation oder mangelnder Verfügbarkeit auch mittels Computertomografie) notwendig. Beim akuten Hochdruckhydrozephalus ist kein Verzug der Diagnostik tolerierbar.

Während beim Verschlusshydrozephalus die Lumbalpunktion obsolet ist (Gefahr der iatrogenen Einklemmung des Gehirns!), ist die liquordynamische Untersuchung mit einem evtl. sogar wiederholten Liquorablasstest die zuverlässigste Nachweismethode eines Normaldruckhydrozephalus.

»Fallstricke« der somatischen Diagnostik

Der akute Hydrozephalus kann zu Beginn mit Kopfschmerzen und Reizbarkeit fehleingeschätzt werden, die rasche Verschlechterung führt aber meistens zu der dringend notwendigen Akutdiagnostik.

Der Normaldruckhydrozephalus ist durch die langsame Entwicklung und den im Alter häufigen Komorbiditäten zumindest im Anfangsstadium schwer erkennbar. Die Gangstörung wird häufig als Parkinson oder »Parkinsonoid« fehlgedeutet. Der imperative Harndrang und die Inkontinenz werden erst auf aktives Nachfragen detektiert, da die Patienten aus Scham diese selten von sich aus berichten. Die demenzielle Entwicklung kann mit anderen bekannteren Demenzformen, wie z.B. Alzheimer-Demenz, Levy-Körper-Demenz oder einfach »Altersdemenz« leicht verwechselt werden. Der Normaldruckhydrozephalus kommt nicht selten mit einer gleichzeitigen Alzheimer-Demenz vor (in der Literatur bis zu 50 %!), eine Differenzierung kann hier unmöglich werden.

Warum kann man das Krankheitsbild leicht übersehen?

Der akute Hochdruckhydrozephalus wird durch seine rasche Entwicklung selten (längerfristig) übersehen. Die anfänglichen Kopfschmerzen und eine vermehrte Reizbarkeit bei jungen gesunden Patienten lassen bei vielen anderen möglichen Ursachen nicht gleich an diese ernste, aber eher seltene Erkrankung denken. Eine subakute Entwicklung des Hydrozephalus kann mit langen chronischen Kopfschmerzen und Konzentrationsstörungen einhergehen. Wird keine Bildgebung durchgeführt, kann der Hydrozephalus unentdeckt bleiben.

Die schleichende Entwicklung des chronischen Normaldruckhydrozephalus geht anfangs mit sehr diskreten Symptomen einher. Die beginnende Gangstörung wird häufig nur vom Patienten, der sich leicht unsicher fühlt, bemerkt, ohne dass dieses durch den Untersucher objektivierbar ist. Aus Scham bezüglich der Inkontinenz berichten Patienten häufig nicht selbstständig darüber, deshalb kann diese nur durch aktives Nachfragen erkannt werden. Bei demenzieller Entwicklung ist die Fremdanamnese durch den Patienten nahestehenden Personen notwendig. Ist dies nicht möglich, werden dem Untersucher mangels Informationen die möglicherweise typischen Befunde gar nicht oder nur teilweise bewusst, folglich bleibt eine weitere Diagnostik aus. Bei alten Patienten wird häufig eine weitergehende Diagnostik aus Unkenntnis der guten und wenig komplikationsträchtigen Behandlungsmöglichkeiten gar nicht erst initiiert, oder sie werden bei gestellter Diagnose dem Neurochirurgen gar nicht vorgestellt.

Die Bildgebung kann bei einem großen Hirnkammersystem einen Normaldruckhydrozephalus nie ausschließen, man kann lediglich eine mehr oder weniger große Wahrscheinlichkeit eines Normaldruckhydrozephalus feststellen. Nicht selten werden die Patienten durch die radiologische Diagnose »Hirnatrophie«, »zerebrale Mikroangiopathie« oder »kein Hydrozephalus« dem Hydrozephalusexperten nicht mehr vorgestellt.

FALLBEISPIELE

Fall 1

Ein zwischenzeitlich 65-jähriger Patient klagt seit über 10 Jahren über Kopfschmerzen. Eine Bildgebung wurde erst durchgeführt, als er eine spontane Hirnblutung erlitt. Die Computertomografie zeigte neben einer kleinen Stammganglienblutung eine Kolloidzyste des 3. Ventrikels mit Blockade beider Foramina Monroi (Verbindung zwischen den seitlichen Hirnkammern und der 3. Hirnkammer) und konsekutiven erheblichen Aufweitungen der Seitenventrikel. Nach Akuttherapie der Hirnblutung wurde die Kolloidzyste endoskopisch entfernt und die Kopfschmerzen sistierten sofort.

Fall 2

Ein 85-jähriger Patient klagt schon seit Jahren über eine Gangstörung. Er wird über Jahre auf Parkinson ohne jegliche Besserung behandelt und ist nur mit einem Rollator mobilisierbar. Erst als die Familie aus der Presse mehr oder weniger zufällig von dem Krankheitsbild des Normaldruckhydrozephalus hört, drängte sie den behandelnden Arzt zur Bildgebung und Abklärung durch einen Hydrozephalusexperten. Nach einem Liquorablasstest kommt es zu einer deutlichen temporären Gangverbesserung. Eine permante Liquorableitung durch einen ventrikuloperitonealen Shunt führte zu einer substanziellen klinischen Besserung und konnte die drohende Heimversorgung zumindest hinauszögern.

Therapeutische Optionen

Der akute Hochdruckhydrozephalus verlangt eine schnelle Behandlung. Diese kann je nach Auslöser der Erkrankung eine externe Ventrikeldrainge, eine Tumorentfernung oder eine endoskopische Ventrikulozisternostomie sein, bei der die Liquorpassage, z. B. bei Aquäduktstenose durch eine Perforation im Boden des 3. Ventrikels, wieder hergestellt wird.

Beim Normaldruckhydrozephalus ohne erkennbare Liquorpassagestörung wird der Liquor über einen ventrikuloperitonealen Shunt vom Hirnkammersystem ins Peritoneum über ein Ventilschlauchsystem abgeleitet. Der Liquor wird vom Peritoneum resorbiert. Mit dieser heute komplikationsarmen Operation kann bei vielen Patienten die Selbstständigkeit über Jahre hinweg aufrechterhalten werden und die drohende Pflegebedürftigkeit hinausgezögert werden.

UWE KEHLER

6.1.7 Hirntumor

Definition

Hirntumoren sind gut- oder bösartige Neubildungen im Bereich des zentralen Nervensystems bzw. im Schädelinneren. Die Tumoren können direkt aus dem Hirngewebe, den Hirnhäuten oder den Nerven entstehen, aber auch durch hämatogene Aussaat ins zentrale Nervensystem gelangen (Metastasen). Hirntumoren machen nur ca. 2 % der Krebserkrankungen aus, es gibt zwei Häufigkeitsgipfel: im Kindesalter und zwischen dem 50. und 70. Lebensjahr. Die häufigsten Hirntumoren sind Meningiome, Glioblastome und Hypophysentumoren. Circa 3–4/100 000 Menschen erkranken pro Jahr an einem Hirntumor.

Erste Anzeichen

Die Anzeichen eines Hirntumors sind vielfältig und hängen von der Lokalisation ab. Zu unterscheiden ist die Symptomatik durch die Raumforderung oder die Behinderung der Liquorzirkulation, die beide zur Erhöhung des intrakraniellen Drucks führen: Zeichen können Kopfschmerzen, Übelkeit, Reizbarkeit, Bewusstseinstrübung bis hin zum Koma sein. Durch die Hirndruckerhöhung wie auch durch lokale Reizung kann es zu epileptischen Anfällen kommen. Abhängig von der Lokalisation können sich frühzeitig und als erstes Symptom Sprachstörungen, Sehstörungen, Anakusis, Lähmungen, Gleichgewichtsstörungen, Verhaltensauffälligkeit, Orientierungsstörungen, Hormonstörungen etc. entwickeln.

Somatische Symptome

Symptome werden ausgelöst durch die Zerstörung oder Kompression bestimmter Hirnregionen. Je nach Lokalisation des Tumors zeigen sich neben den Allgemeinsymptomen des Hirndrucks besondere Störungen (z. B. Lähmungen).

Psychische Symptome

Kopfschmerzen, Übelkeit, Reizbarkeit, Affektlabilität, Wesensveränderungen. Eine Lokalisation im Stirnhirn macht besonders gravierende psychische Symptome (»Enthemmung«, »Verflachung«).

Nach der Diagnosestellung eines Hirntumors kommen häufig Ängste dazu: Zukunftsangst (Wie geht es weiter? Werde ich »verrückt«?), Angst um die Kinder, existenzielle Ängste, Angst vor der Hirnoperation etc.

Diagnostik

Basale Diagnostik: gründliche Anamnese und neurologische Untersuchung. Magnetresonanztomografie ohne und mit Kontrastmittel, evtl. auch Computertomografie. Bei Hypophysentumoren ist eine Hormondiagnostik zur näheren Eingrenzung und Therapieentscheidung notwendig.

»Fallstricke« der somatischen Diagnostik

Viele Symptome können andere (häufigere) Ursachen haben, sodass man erst spät an Hirntumoren denkt. Typische Beispiele sind: Antriebstörungen, Kopfschmerzen, Amenorrhoe (Hypophysentumor), Demenz. Auf Computer- und Magnetresonanztomografien ist die Unterscheidung zwischen Tumor, Schlaganfall und entzündlichen Prozessen nicht immer trivial, sodass es zu Fehleinschätzungen kommen kann.

Warum kann man das Krankheitsbild leicht übersehen?

Wenn ein Hirntumor zu epileptischen Anfällen oder neurologischen Ausfällen (Lähmungen, Sprachstörungen, etc.) führt, denkt man frühzeitig an eine zerebrale Raumforderung und der behandelnde Arzt veranlasst eine Bildgebung. Aber gerade frontale und rechts temporale sowie langsam wachsende Tumoren (z. B. Meningiome, Neurinome, niedermaligne Gliome) führen erst spät zu entsprechenden Ausfällen und werden nicht selten mit schwer fassbaren Wesensveränderungen auffällig. Hier ist das differenzialdiagnostische Spektrum weit und eine Magnetresonanztomografie wird häufig erst spät und gelegentlich erst nach frustranen Therapieversuchen durchgeführt.

FALLBEISPIEL

Eine 55-jährige Sonderpädagogin war fremdanamestisch schon immer »merkwürdig«. Dies verschlimmerte sich über Jahre, ohne dass die Umgebung (»Sie war ja schon immer komisch«) darauf reagierte. Erst bei zunehmender und zwischenzeitlich höchstgradiger Sehstörung wurde die Patienten vom behandelnden Arzt zur Bildgebung geschickt: Ein riesiges, über 5 cm durchmessendes bifrontales Meningiom mit einem ausgeprägten perifokalen Hirnödem stach sofort ins Auge. Nach der mikrochirurgischen Resektion und Rehabilitation kam es zu einer weitgehenden auch psychopathologischen Besserung, sodass die Patientin ihren Beruf wieder ausüben konnte.

Therapeutische Optionen

Längst nicht alle Hirntumoren müssen behandelt werden, bei älteren Patienten mit langsam wachsenden Tumoren ist eine Beobachtung (»wait and scan«) oft ausreichend. Tumoren, die Symptome machen, sind aber zu behandeln: Die meisten Hirntumoren sind heute neuromikrochirurgisch mit sehr geringer Behandlungsmorbidität zu entfernen. Bei zu hoher operativer Morbidität kann auch eine Bestrahlung und/oder Chemotherapie gewählt werden. Viele benigne Tumoren (z. B. Meningiome, Neurinome, Hypophysentumoren) sind durch die Operation allein heilbar. Hirneigene Tumoren, sog. Gliome (Astrozytome, Oligodendrogliome, Glioblastome) bedürfen in der Regel auch nach vollständiger Entfernung einer zusätzlichen Radio- und Chemotherapie. Die Prognose ist je nach Tumorart und Histologie sehr unterschiedlich.

HANS-CHRISTIAN HANSEN

6.1.8 Enzephalopathien und enzephalitische Syndrome

Definition

Enzephalopathien sind der Oberbegriff für sekundäre Hirnfunktionsstörungen infolge außerhalb des ZNS ablaufender Erkrankungen oder infolge toxischer physikalisch-chemischer Einwirkungen. Sie sind oft nach Beseitigung der Noxe reversibel, sodass die Leitsymptomatik des zerebralen Allgemeinsyndroms (→Tab. 6-1) wieder vollständig abklingt. Gelegentlich können die diffus verteilten zerebralen Funktionsstörungen fokale Schwerpunkte (Herdzeichen) ausprägen. Prinzipiell werden die Enzephalopathien auf metabolisch-toxische Effekte von Stoffwechselprodukten auf Neurone, Axone und Gliazellen zurückgeführt. Ausschlaggebend für das Auftreten und Abklingen solcher Symptomatiken ist, dass Änderungen im »internen Milieu« des Organismus einschließlich ZNS ein kritisches Ausmaß erreichen.

Enzephalopathien beruhen in der Regel nicht auf einem primär entzündlichen Geschehen. Eine Ausnahme bildet die Sepsis-Enzephalopathie, bei der zirkulierende Antigene und Zytokine Hirnfunktionen beeinträchtigen. Das stimulierte ZNS-eigene Immunsystem (Neuroinflammation) scheint die längere Aufrechterhaltung von Symptomen nach beseitigtem Auslöser zu erklären (Hansen 2013). Dies trifft insbesondere auf Enzephalopathien nach zerebraler Hypoxie, wie z. B. infolge Reanimation, zu, die mit intensivem Temperaturmanagement wie einer Hypothermiebehandlung günstig beeinflusst werden kann.

Klinisch wichtige Auslöser von Enzephalopathien können Organversagen, Elektrolytstörungen, Endokrinopathien, Toxine, malnutritive Zustände (Vitamin-B_1-Speicher reichen z. B. gewöhnlich weniger als 3 Wochen!) und die Akkumulation von ZNS-wirksamen Medikamenten (Toxidrome) sein. Individuelle Arzneimittelunverträglichkeiten (z. B. Methotrexat- oder Valproat-Enzephalopathie) sind weitere Beispiele. Neurologisch existiert eine breite Überschneidung der Symptomatik und gestattet keine sichere ätiologische Zuordnung. Grundsätzlich kommen Organinsuffizienzen wie bei Nieren- oder Lebererkrankungen als Auslöser allein, in gemeinsamer Kombination oder unter ungünstigen Begleitumständen wie hohem Alter, zerebralen Vorerkrankungen und Medikamenten infrage. Ausschlaggebend für die Schwere der Erkrankung ist die Dynamik der metabolischen Abweichung, die sich nicht in einem einzelnen aktuellen Laborparameter zeigt!

Eine klinische Orientierung zur Einordnung enzephalopathischer und anderer hirnorganisch bedingter Syndrome gibt →Tabelle 6-1.

Den **Enzephalitiden** liegen entzündliche Gewebeinfiltrationen mit Ödemen, Nekrosen und Vaskulitiden unterschiedlicher Ausdehnung und Akuität im ZNS zugrunde, die einen chronischen (Monate bis Jahre), subakuten (Wochen bis Monate) oder akuten Verlauf (Stunden bis Tage) nehmen können. Infektionen mit hämatogen oder auf anderem Wege eingedrungenen Erregern (Prionen, Viren, Bakterien, Pilze, Parasiten) sind klassische Auslöser. Nichtinfektiöse, immunologisch vermittelte Enzephalitiden, die

Befunde und Symptome	Ausprägungen
neuropsychiatrische Störungen	▪ quantitative Bewusstseinsstörungen (Somnolenz/Sopor/Koma) ▪ qualitative Bewusstseinsstörungen (Bewusstseinstrübung/Verwirrtheit/Delir) ▪ Teilleistungsstörungen betreffend Wahrnehmung, Gedächtnis, Antrieb, Denken, Verhalten, Tempo
motorische Ausfälle	▪ u. a. Ataxie, Spastik, Rigor, Tremor, Asterixis, Myoklonien, Akathisie
Reizsymptome	▪ Meningismus, generalisierte Anfälle, vegetative kardiale/gastrointestinale Symptome
Herdzeichen (selten)	▪ Hemiparesen, blickmotorische Störungen, Schluckstörungen, visuelle Ausfälle

Tab. 6-1: Zerebrales Allgemeinsyndrom (modifiziert nach Kunze 1992)

allein auf fehlgesteuerten Abwehrreaktionen im Rahmen von Autoimmunerkrankungen beruhen, werden zunehmend als weitere Ursache identifiziert. Sie treten oft paraneoplastisch auf und sollen zur Tumorsuche Anlass geben (z.B. Ovarialprozess bei NMDA-Rezeptor-Antikörper-Nachweis).

Die meisten Enzephalitiden, wie z.B. im Rahmen von HIV- und Tuberkulose-Infektionen, prägen eher allgemeine Zerebralsyndrome (→Tab. 6-1) aus, die kaum Rückschluss auf zugrunde liegende Erreger oder überhaupt auf die entzündliche Natur der Erkrankung gestatten. Diagnostisch wegweisend ist die Anamnese in Bezug auf Expositionen (wie Insektenstiche, Tierkontakte, Reisen), auf Immunschwäche (Diabetes, Alkohol), auf immunologisch relevante Behandlungen im Vorfeld (Steroide) und auf typische Organsymptome (Tbc, Kollagenosen). Entzündliche Krankheitszeichen wie Fieber und Meningismus sind häufig, aber nicht obligat.

Manche Erreger und bestimmte auslösende Immunprozesse (antineuronale Antikörper) sind mit ganz typischen örtlichen Vorzugslokalisationen im ZNS verknüpft, wie z.B. die meist tödliche Enzephalitis nach Ansteckung mit dem Tollwut-Virus (»Frühsymptom Trink-Phobie«). Die in Westeuropa weit häufigeren »limbischen Enzephalitiden« spielen sich im medialen Temporallappen und dessen Verbindungen ab. Wichtig sind rasch behandlungspflichtige Syndrome: Herpes-simplex-Enzephalitis bzw. immunvermittelte Enzephalitis durch Antikörper gegen neuronale Rezeptoren (s. unten). Grundsätzlich wird folgende Unterscheidung getroffen: **1. neuro-invasive Hirninfektionen** (z.B. Herpes zoster, HIV, Tuberkulose) und **2. immunvermittelte Enzephalitiden** (z.B. Kollagenosen, Morbus Boeck, antithyreoidale und, antineuronale Antikörper).

Enzephalopathie

Erste Anzeichen

Verlangsamung oder psychomotorische Unruhe und Aufmerksamkeitsstörungen, oft als »Schwindel/Benommenheit« bezeichnet. Mnestische Defizite, hypoaktive und hyperaktive delirante Syndrome, epileptische Anfälle, vegetative Reizsymptome und Nackensteife sind möglich (s. unten). Erhöhte Temperatur und Erbrechen kommen eher durch auslösende extrazerebrale Erkrankungen vor.

Neurologische/somatische Symptome

Das zerebrale Allgemeinsyndrom umfasst qualitative und quantitative Bewusstseinsstörungen bis zum Koma, epileptische Anfälle, motorische Defizite wie Tremor, Ataxie, Spastik, Hyperkinesen, Myoklonien, Rigor, Akinese und zentral vegetative Störungen (Schweißstörungen, gastrointestinale und kardiovaskuläre Störungen).

Hinzu kommen oft Krankheitssymptome und -zeichen der auslösenden Erkrankungen. Beispiele sind Ikterus bei Hepatopathien, Blässe bei z. B. Niereninsuffizienz, Endokrinopathien und Hypoglykämie-Symptome wie Hunger, Schwäche, Schweißausbruch und Synkope. Letztere Symptome stellen gleichzeitig eine Differenzialdiagnose zu einer Panikattacke dar.

Psychische Symptome

Im Krankheitsverlauf können auftreten: Bewusstseinsstörungen quantitativer und qualitativer Art bis zu Koma und Hirntodsyndrom (Hypoxie), psychische Teilleistungsstörungen bezüglich Tempo, Gedächtnis, Denken, Wahrnehmung, Antrieb, Affektregulation und Antriebsstörung. Typisch, aber nicht spezifisch, sind Phasen von Verwirrtheit und Orientierungsstörungen (Delir).

Diagnostik

CCT und MRT: Oft ohne pathologischen Befund oder mit leichter Hirnschwellung. Die Bildgebung ist dennoch zum sicheren Ausschluss anderer neurologischer Ursachen für die Symptomatik nahezu obligat erforderlich!

Liquor: keine eindeutigen Veränderungen (allenfalls Protein- und Laktatvermehrung sowie minimale Zellzahlvermehrung nach epileptischem Anfall, → Kap. 6.1.15).

EEG: Allgemeinveränderungen, die neben beidseitiger Verlangsamung auch Rhythmisierungen und periodische Entladungen bis zu epilepsietypischen Komplexpotenzialen aufweisen (Noachtar et al. 2022).

Serum: Belege für Organdysfunktionen (u. a. Glukose, Leber, Niere, Entzündungswerte, Hormone, Elektrolyte, Säure-Basen-Status) sind zur Diagnose essenziell, wobei es weniger auf den absoluten Wert als auf die rasche Änderung entscheidender Parameter ankommt (z. B. schneller CRP- oder Ammoniakanstieg, rascher Natriumabfall). Toxikologische Untersuchungen können im Einzelfall entscheidende Hinweise geben (z. B. Drogen, Medikamente, Blei, Quecksilber, Methanol, Glykol). Umweltgifte werden immer wieder diskutiert, doch ihr Nachweis ist schwierig und ihre Bedeutung als Auslöser einer Enzephalopathie bleibt umstritten. Ausnahmen bilden u.a. Enzephalopathien durch Lösungsmittel bei relevanten Expositionen am Arbeitsplatz oder bei Substanzmissbrauch (Hansen & Witt 2005, Hansen 2013).

Die Diagnose Enzephalopathie ist eine Ausschlussdiagnose, die sich 1. aus den passenden Erkrankungsumständen oder einer bedeutsamen Exposition mit relevanter akuter Organdysfunktion, 2. einer passenden klinischen Symptomatik (zerebrales Allgemeinsyndrom, →Tab. 6-1), 3. dem Ausschluss alternativer Erkrankungen und 4. der Rekompensation nach Normalisierung der Organfunktionen ergibt.

Enzephalitis

Erste Anzeichen

Zu den ersten Anzeichen gehören fluktuierende bzw. zunehmende Handlungs-, Sprach- und Orientierungsstörungen, Wesensänderung mit Denkstörungen, abscenceartige Zustände mit oder ohne Myoklonien, Temperaturerhöhung sowie Erbrechen.

Bei neuroinvasiven Infektionen oft Kopfschmerzen und Nackensteifigkeit wegen Beteiligung der Hirnhäute. Fieber, Lichtscheu, Reizempfindlichkeit und allgemeine Krankheitszeichen bei anlaufender Meningitis mit und ohne Enzephalitis.

Neurologische/somatische Symptome

Fokal-neurologische und neuropsychologische Ausfälle, qualitative und quantitative Bewusstseinsstörungen bis zum Koma, epileptische Anfälle und Wesensänderung sind typische Symptome. Speziell die limbischen Enzephalitiden zeigen sich mit fokalen nicht bewusst erlebten Anfällen (teils mit Sprachstörungen), akuten amnestischen Ausfällen und Affektstörungen (Angst, Depression, Apathie).

Meningeale Zeichen: Nackensteifigkeit, Dehnungsreaktionen (reflektorische Beugung im Kniegelenk zur Entlastung der Meningen bei Kopfbeugung oder bei Anheben der Beine).

Hautinspektion: flächige Blutungen/Petechien? Auskultation: Pneumonie/Herzgeräusch?

Psychische Symptome

Im Krankheitsverlauf treten ein oder mehrere Merkmale des organischen Psychosyndroms auf: Merkfähigkeits-, Antriebs- und Aufmerksamkeitsstörungen, Verlangsamung, Orientierungsstörungen, delirante Syndrome, quantitative Bewusstseinsstörungen.

Diagnostik

CCT: Bleibt häufiger während der ersten 3–4 Krankheitstage ohne verwertbaren Befund.

MRT: Zeigt in den ersten Tagen oft Bezirke mit T2-Signalstörung und erhöhter Kontrastmittelaufnahme, im fortgeschrittenen Stadium jedoch beidseitige teils hämorrhagisch-nekrotische Befunde. Bei Herpes-Enzephalitis konzentrieren sich die Befunde auf den medialen Temporallappen und den Gyrus cinguli. Einblutungen sind bei Enzephalitis durch Pilzinfektionen bedingt, schlaganfalltypische Befunde weisen auf eine Vaskulitis hin.

EEG: Früh treten Allgemeinveränderung oder Herdbefunde auf, oft mit Erregungssteigerung. Typisch, aber nicht spezifisch, sind ein- oder beidseitige periodische Entladungen bei frontotemporaler Enzephalitis.

Serum: Bei immunvermittelter Enzephalitis positive antineuronale Antikörper gegen verschiedene Antigene (nicht obligat nachweisbar, Speziallabore!).

Liquor: Zellzahlvermehrung auf ca. 10–1000 Zellen/µL, Eiweißvermehrung, Immunglobulin-Synthese, Laktaterhöhung. Eine überwiegend granulozytäre Pleozytose weist eher auf bakterielle, eine lymphozytäre auf virale Erreger oder Tbc. Zur Erregerdiagnostik werden anfangs Mikroskopie, Gramfärbung und Polymerasekettenreaktion (PCR) eingesetzt. Diese Antigentests sind für viele wichtige Erreger (z. B. Tuberkulose, Pneumokokken, Herpes simplex) vor Erscheinen der erregerspezifischen Immunantwort im Liquor verfügbar.

»Fallstricke« der Diagnostik bei Enzephalitis und Enzephalopathie

»Anderweitige Erklärung drängt sich auf«: Die Symptomatik von Enzephalitiden und Enzephalopathien überschneidet sich mit Symptomatiken und Ausfällen, die vorab bestehen (z. B. Demenz) oder mit Teilfunktionsstörungen, die auf psychiatrische Komorbiditäten/Komedikationen zu beziehen sind. Oft wird allzu viel Symptomatik unter solchen Vordiagnosen »verbucht«. Gern wird den zunächst führenden psychischen Symptomen eine funktionelle Genese zugeschrieben (z. B. psychogene Anfälle/dissoziative Sprachstörung), die sich erst mit fortschreitender Enzephalitis im Krankheitsverlauf als unzutreffend herausstellt.

»Patient lässt sich nicht untersuchen«: MRT und Liquoranalyse sind mitunter zur sicheren Abgrenzung einer Enzephalitis gegen z. B. ein Entzugsdelir oder eine Enzephalopathie eminent wichtig. Sie gelingen jedoch häufig wegen psychomotorischer Unruhe nicht oder nicht in geeigneter Befundqualität. Eine konsequente Sedierung zur Untersuchung ist dann vertretbar, um die Diagnose nicht zu verpassen.

»Liquorbefunde negativ«: Ein negativer Befund in der ersten Punktion schließt die Enzephalitis nicht sicher aus (frühes Stadium). Die Pleozytose im Liquor kann bei antibiotisch vorbehandelten oder stark immunsupprimierten Patienten trotz zerebraler Infektion fehlen oder gering ausfallen.

In der Differenzialdiagnose »Delir« sollte man stets die **Wernicke-Enzephalopathie** berücksichtigen, die ebenfalls zu Psychosyndromen mit Merkfähigkeits- und Orientierungsstörungen führt, allerdings mit hirnstammnahen Mikroblutungen einhergeht. Ihre typischen Symptome (fakultativ Okulomotorikstörung, Ataxie, Psychosyndrom) sind nur bei rascher parenteraler Therapie mit dem fehlenden Vitamin B_1 (Thiamin) reversibel. Zur Verhinderung der typischen Korsakow-artigen Langzeitausfälle ist bereits eines der genannten Symptome Grund genug, bei typischer Anamnese die Therapie zu beginnen. Viele Auslösesituationen haben einen **malnutritiven Kontext:** Suchterkrankungen, Anorexie, Bulimie, Hyperemesis gravidarum, dysphagische oder postoperative Zustände.

Warum kann man die Krankheitsbilder leicht übersehen?

Enzephalitis und Meningitis sind weder allein am klinischen Bild noch allein anhand der Serumanalyse auszuschließen, z. B. wenn Nackensteife, Fieber sowie Anfälle fehlen und das Serum keinen entzündlichen Befund zeigt! Auch die MRT kann negativ bleiben. In Fällen einer unklaren Wesensänderung ist die Liquoranalyse zu erwägen, um die Differenzialdiagnose einer Meningo-Enzephalitis zu überprüfen.

Zur Diagnosestellung von Enzephalitis und Enzephalopathie ist – unter kritischer Würdigung der Einzelbefunde – ein stimmiges Gesamtbild erforderlich. Die neuropsychiatrische Symptomatik hängt stets vom Ort des Geschehens im ZNS ab. Sie besteht vordergründig oft aus Verhaltens- und/oder Bewusstseinsstörungen sowie neurologisch-körperlichen Ausfällen, wozu neben Paresen auch Sprach- und Sinnesstörungen gehören können.

FALLBEISPIEL

59-jähriger Schlosser, anamnestisch Alkoholabusus bis vor 3 Jahren. Einlieferung wegen Verwirrtheit seit 1 Woche bei vermutetem »fieberhaftem Infekt«. Zum Zeitpunkt der Aufnahme keine Paresen, aber rechtsbetonte Reflexe, Wortfindungsstörungen. Keine Nackensteife, Babinski-Zeichen beidseits negativ.
Aufgrund fraglicher Hypodensitäten im CCT links erfolgt die Liquoranalyse, diese ergibt 170 lymphozytäre Zellen/µL. Die MRT mit Signalstörungen an typischer Stelle links (temporal-mesial und insulär) sowie der positive Herpes-simplex-Antigentest im Liquor verifizieren die Diagnose einer Herpesvirus-Enzephalitis links.

Therapeutische Optionen

Diese ergeben sich aus der jeweiligen Grunderkrankung.

Literatur

Hansen HC, Witt A. Toxische Enzephalopathien. Kap. 72. In: Wallesch CW (Hrsg.). Neurologie. München, Jena: Urban & Fischer 2005.
Hansen HC. Bewusstseinsstörungen und Enzephalopathien. Berlin, Heidelberg: Springer 2013.
Kunze K. Lehrbuch der Neurologie. Stuttgart, New York: Thieme 1992.
Noachtar S, Remi J, Kaufmann E. EEG-Update. Klinische Neurophysiologie 2022; 53(04): 243–252.
Spreer A, Nau R. Liquordiagnostik bei erregerbedingten neurologischen Erkrankungen. Fortschr Neurol Psychiatr 2015; 83: 109–122.

HANS STRENGE

6.1.9 Parkinson-Syndrom

Definition

Parkinson-Syndrome (PS) sind definiert durch das Vorliegen einer Bradykinese mit Rigor und/oder Ruhetremor und posturaler Instabilität. PS werden in verschiedene Kategorien unterteilt: idiopathisches, genetisch determiniertes, atypisches und sekundäres PS. Letztere treten auf als medikamentöse Nebenwirkung (klassische Neuroleptika, Antiemetika, Reserpin, Lithium, Calciumkanalblocker, Valproinsäure) oder Symptom einer zerebralen Grunderkrankung (Tumor, Entzündung, Stoffwechselstörung, Schädel-Hirn-Trauma). Das idiopathische PS (Morbus Parkinson, MP) betrifft etwa 75 % aller PS mit steigender Prävalenz und derzeit etwa 400 000 Patienten in Deutschland; es ist nach der Alzheimer-Krankheit die zweithäufigste neurodegenerative Erkrankung. Nachfolgend steht das Krankheitsbild MP ganz im Vordergrund.

MP gehört zu den »Synucleinopathien«, einer heterogenen Gruppe von neurodegenerativen Erkrankungen mit pathologisch veränderten intrazellulären Ablagerungen (Lewy-Körperchen, Lewy-Neuriten) des fehlgefalteten Proteins α-Synuclein (αSyn), was zu Dysfunktion oder Absterben neuronaler Zellen führt. Außer MP gehören zu dieser Gruppe die Lewy-Körper-Demenz, Multisystematrophie und reine Dysautonomie, die in ihrem Verlauf ebenfalls ein PS entwickeln können. Pathologisch organisiertes αSyn breitet sich über den Extrazellularraum zu benachbarten gesunden Neuronen aus, wo normales αSyn zur toxischen Fehlfaltung und Aggregation gedrängt wird (sog. Seeding). Beim MP unterscheidet man zwei unterschiedliche Verteilungsmuster: den »Brain-first«-Typ, beginnend im Bulbus olfactorius mit Ausbreitung in die gleichseitige Gehirnhälfte, und den »Body-first«-Typ, der im enterischen Nervensystem des Darmes beginnt, dann bilateral über beide Vagusnerven und die sympathischen Ganglien via Medulla oblongata ins Gehirn aufsteigt. Motorische MP-Symptome treten bei diesem Typ erst nach längerer Prodromalphase mit großflächigem Seeding und Läsion der Substantia nigra mit Verlust von etwa 30 % der dopaminergen Neurone und 50 % der nigrostriatalen Neuriten auf.

Erste Anzeichen

Bereits Jahre bis Jahrzehnte vor motorischer MP-Diagnose »Prodromalphase« mit nichtmotorischen vegetativen Symptomen und Einschränkung der Lebensqualität: urogenitale Beschwerden (überaktive Blase, sexuelle Dysfunktionen) sowie gastrointestinale (Obstipation, Sialorrhoe, Schluckstörungen) und kardiovaskuläre Symptome (sympathische Dysfunktion: orthostatische Hypotonie, nächtlicher Hypertonus). Typische Prodromi sind auch frühzeitig auftretende Riechstörungen (Hyposmie, Anosmie).

Unter den frühen prodromalen Stadien des MP nimmt die REM-Schlaf-Verhaltensstörung (REMSV) wegen extrem hoher Prävalenz einer zugrunde liegenden Synucleinopathie eine Sonderstellung ein: Bei 75 % der Betroffenen findet innerhalb von 12 Jahren eine »Phänokonversion« zum MP oder zur Lewy-Körper-Demenz statt. Bei der REMSV durch Verlust der physiologischen Muskelatonie im REM-Schlaf aktionsgeladene Träume mit minimalen Bewegungen, Stöhnen, Lachen oder Sprechen zusammenhängender Sätze bis hin zu Sprüngen aus dem Bett und Gewaltanwendungen gegenüber dem Partner. Nach dem Erwachen gute Orientierung und zumeist Erinnerung an den Trauminhalt. Zur Vermeidung nächtlicher Verletzungen sind entsprechende Vorkehrungen zu treffen. Wegen der unkontrollierbaren Symptomatik wird diese Störung als unangenehm und stigmatisierend empfunden und nicht spontan berichtet. Zweifelsfreie Abklärung im Schlaflabor mit Video-Polysomnografie.

Somatische Symptome

Motorische Kardinalsymptome: Bradykinese/Akinese mit Verlangsamung und Amplitudenreduktion willkürlicher Bewegungen. Ruhetremor als charakteristisches Zeichen bei etwa drei Viertel der Patienten im MP-Verlauf: typischer Pillendrehertremor mit repetitiven Flexionsbewegungen von Daumen und Zeigefinger, auch häufiger Aktionstremor in Form eines höherfrequenten Halte- und Bewegungstremors. Rigor als zähe, gleichmäßige Muskelsteifigkeit bei Bewegung der Gelenke. Unterscheidung von motorischen Subgruppen: Rigor-Akinese-Typ, Tremordominanz-Typ und Äquivalenz-Typ.

Psychische Symptome

Im frühen nichtmotorischen Prodromalstadium häufiger nicht erkannte Depression (Prävalenz etwa 40 %) mit Interessenverlust, Anhedonie, Schlafstörungen und Fatigue. Eine adäquate Versorgung spätestens bei Eröffnung der MP-Diagnose ist anzustreben. Bei etwa 30–40 % Entstehung einer Demenz, erhöhtes Risiko bei spätem Beginn und akinetisch-rigidem Subtyp. Erste Hinweise evtl. häufiges Einschlafen am Tag, Spracharmung und Interesselosigkeit. Halluzinationen oder neu auftretende Psychosen unter medikamentöser Therapie sind ein Warnsignal und Indikation für eine gezielte neuropsychologische Untersuchung. Wegen ihres »herausfordernden Verhaltens« sind nichtkognitive Demenz-Symptome wie Agitation, Aggression, Apathie, Depression sowie Halluzinationen und Psychosen für Patienten und ihr Umfeld besonders belastend. Folgenreich für persönliche oder soziale Verhältnisse sind Impulskontrollstörungen mit Suchtverhalten oder psychotische Episoden mit Verfolgungswahn oder Eifersuchtscharakter. Die »sozialen Symptome« Scham und Selbststigma bleiben häufig unerwähnt. Durch Behinderung von Mimik (maskenhaftes Gesicht), Sprache (Dysarthrie) und Gestik (Tremor) lassen sich Gefühle nicht mehr eindeutig zum Ausdruck bringen. Nachweislich verleitet maskenhafte Hypomimie der Patienten die Ärzte zu Fehldeutungen im Sinne von verstärkter Depression, sozialer Inkompetenz oder Intelligenzmangel. Die Erfahrung, den sozialen Normen nicht mehr zu entsprechen, sowie kognitive Einschränkungen, Tremor und Gangstörungen sind häufige Auslöser für Selbststigma und Risikofaktoren für Depressionen.

Diagnostik

Die Diagnose des MP wird klinisch-neurologisch gestellt, entsprechend den Kardinalsymptomen Bradykinese, Rigor und Ruhetremor. Im Zweifelsfall Klärung mit neuroradiologischer Dopamin-Transporter-Szintigrafie zur Ermittlung des Verlustes funktionsfähiger dopaminerger Neurone im Striatum. Unterstützende diagnostische Kriterien sind auch gute Therapieantwort auf Dopaminersatz-Behandlung und Nachweis von Seeding-Aktivität von αSyn bei Koloskopie oder durch Hautbiopsie. Die Diagnostik einer Demenz erfolgt durch eine syndromadäquate neuropsychologische Testung.

Die genetische Architektur des MP ist höchst komplex: beim familiären MP mit Mutationen in über 20 Genen, beim »idiopathischen« MP mit über 90 genetischen Risiko-Loci für mitochondriale und lysosomale Dysregulationen. Klinischer und prodromaler MP sind heterogen und verweisen auf ein Spektrum von umschriebenen Sub-Entitäten. Diese unterscheiden sich bezüglich Genetik und Muster des Pathomechanismus (αSyn, β-Amyloid, Tau-Pathologie), klinischer Manifestationen und bildgebender Marker in räumlicher und zeitlicher Hinsicht und bei der Verbreitung im peripheren und zentralen Nervensystem. Prodromale Ausprägungen werden durch Lebensalter und Umgebungsbedingungen individuell modifiziert. Erst die Kenntnis prodromaler Varianten wird gezielte präsymptomatische Behandlungsregimes mit neuroprotektiver Intervention erlauben.

»Fallstricke« der somatischen Diagnostik

Bei Fokussierung auf nichtmotorische Störungen ohne kardinale Parkinson-Symptomatik Gefahr der falschen Interpretation von Erstsymptomen: Schwindel und Synkopen als unerkannte Prodromi durch Sympathikusstörungen bei αSyn-bedingter Dysautonomie. In Frühstadien des Morbus Parkinson normale Befunde bei üblichen bildgebenden Verfahren. Fehlinterpretation der motorischen Symptomatik mit schleichender Entwicklung als altersentsprechend (Gangbild des »alten Menschen«) oder Dystonie (z. B. bei Musikern). Psychische Symptome werden als stigmatisierend erlebt und verschwiegen, beginnende Demenz wird wegen anfangs fehlender Gedächtnisstörungen übersehen und als Depression gedeutet.

Warum kann man das Krankheitsbild leicht übersehen?

Extrapyramidale, durch Stammganglien bedingte Symptome verstärken sich unter Affektdruck, was fälschlicherweise als Beleg für eine »psychische Störung« gilt. Rigor wird übersehen oder als psychogener, emotional bedingter Spannungszustand verkannt, vor allem bei nächtlicher Verstärkung mit hartnäckigen Rückenschmerzen und Schlafstörungen (»schlechte Träume«). Tremor wird ohne Beachtung des Frequenzverhaltens als psychogen aufgefasst. Leise Stimme und Aktivierungsstörung verleiten zur Interpretation als neurotische aggressive Hemmung mit Diagnosen Depression und Angststörung, Schwierigkeiten beim Aufnehmen einer Tätigkeit oder beim Losgehen

(»Pumpen«) als unbewusste Willensäußerung. Bei bekanntem MP werden medikamentenbedingte psychische Veränderungen als primär psychogene Verhaltensstörungen falsch eingeordnet, bei demenziellen Entwicklungen (»Parkinson plus«) die Parkinsonkomponente nicht erkannt. Abgrenzungsprobleme ergeben sich gegenüber Spastik bei Komorbidität mit zerebralem Insult oder idiopathischer spastischer Erkrankung und gegenüber katatonen Symptomen bei Schizophrenie.

FALLBEISPIELE

Fall 1

Nach dem Tod seiner Mutter lag ihr Sohn eine ganze Nacht lang auf dem Fußboden und konnte sich nicht rühren. Es handelte sich nicht um eine psychogene akute Belastungs- oder Trauerreaktion, sondern um eine akinetische Krise bei fortgeschrittenem idiopathischen Parkinson-Syndrom.

Fall 2

Die Frau eines 70-jährigen Patienten mit Morbus Parkinson meldet sich und ihren Mann beim gemeinsamen Hausarzt an. Sie habe seit wenigen Tagen eine auffällige Veränderung an ihm bemerkt: Er weiche ihr aus und ziehe sich häufiger in sein altes Arbeitszimmer zurück. Dieses Verhalten zeige er seit dem letzten Wochenende nach dem Besuch des Sohnes. Nur unter vier Augen vermag der Patient dem Hausarzt mitzuteilen, dass er Angst habe, verrückt zu werden. Für ihn völlig unerwartet fürchte er sich seit Neuestem vor seinem eigenen Sohn und habe beim letzten Treffen sogar die Vorstellung entwickelt, er wolle ihn von hinten mit einem Küchenmesser abstechen. Er schäme sich, solche Gedanken zu haben und dies auszusprechen. Der Patient ist seit vier Jahren erkrankt und wurde ambulant mit dem Dopaminagonisten Ropinirol versorgt. Wegen fortschreitender Gangunsicherheit und visuellen Pseudohalluzinationen erfolgte unter stationären Bedingungen eine Umstellung der Therapie auf den Dopaminagonisten Piribedil und den selektiven MAO-Hemmer Rasagilin. Zwei Tage später entwickelte sich die beschriebene Psychose mit Verfolgungswahn. Nach Umstellung auf den alten Dopaminagonisten und Dosisreduktion klang die psychotische Symptomatik ab. Eine neuropsychologische Untersuchung 2 Monate danach ergab deutliche Hinweise für ein bis dahin nicht diagnostiziertes demenzielles Syndrom.

Therapeutische Optionen und Gefahren

MP ist ein komplexes neuropsychiatrisches Krankheitsbild mit chronisch progredientem Verlauf, für das eine kausale Therapie nicht existiert. Im Fokus der Forschung sind derzeit Immuntherapien mit Anwendung monoklonaler Antikörper gegen toxisches aSyn, um die fortschreitende Degeneration aufzuhalten. Grundsätzlich wird ein früher Therapiebeginn direkt nach klinischer Diagnosestellung empfohlen. Bei jungen Patienten Beginn mit Non-Ergot-Dopaminagonisten, evtl. in Kombination mit L-Dopa. Erhöhtes Risiko für Dyskinesien unter L-Dopa, für Impulskontrollstörungen bei Dopaminagonisten. Schon in der Frühphase der Erkrankung ist körperliche Aktivität anzustreben, regelmäßiges Ausdauertraining (Nordic Walking, Aerobic-Übungen, Tanzen) kann zu neuroprotektiven Effekten in kortikostriatalen Netzwerken führen. Bei spätem Beginn und multimorbiden Patienten Therapie mit wirksamstem und verträglichstem L-Dopa-Präparat. Bei Demenz im leichten und mittleren Stadium Cholinesterasehemmer (Rivastigmin), nichtmedikamentöse Bewegungstherapie und Kognitionstraining. Neuroleptika sind bei MP problematisch wegen zerebrovaskulärer Risiken und anticholinerger oder delirogener Wirkung, deshalb »start low, go slow« mit wiederholten Absetzversuchen. Im fortgeschrittenen Stadium Wirkungsschwankungen mit On-off-Fluktuationen, frühmorgendliche, nächtliche oder postprandiale Akinesen und Auftreten von Dyskinesien. Therapieoptionen im Endstadium sind duodenale L-Dopa-Infusion, subkutane Apomorphin-Infusion oder tiefe Hirnstimulation. Nichtmedikamentöse Therapien sind spezielle Physiotherapie, Logopädie und Ergotherapie.

HANS STRENGE

6.1.10 Multiple Sklerose

Definition

Die Multiple Sklerose (MS) ist eine immunvermittelte chronisch-entzündliche Erkrankung des Zentralnervensystems (ZNS) mit Demyelinisierung und axonalen Schädigungen. Sie ist mit mehr als 250 000 Betroffenen in Deutschland die häufigste neurologische Erkrankung, die im jungen Erwachsenenalter zu bleibender Behinderung und vorzeitiger Berentung führt.

Erste Anzeichen

Häufiger Beginn mit klinisch isoliertem Syndrom, vorzugsweise Sensibilitätsstörungen, Gangstörungen mit Schwäche in den Beinen, Gangunsicherheit oder einseitige Sehstörung durch Sehnervenentzündung (Optikusneuritis). Weitere Erstsymptome sind allgemeine Mattigkeit, erhöhte Erschöpfbarkeit (Fatigue) und Konzentrationsstörungen. Seltener Beginn mit langsam schleichend zunehmenden Ausfällen an den Extremitäten. Erkrankungsgipfel um das 30. Lebensjahr, Frauen sind häufiger betroffen als Männer.

Somatische Symptome

Sehstörungen, Augenmuskellähmungen, Schmerzen oder halbseitige Gefühlsstörungen im Gesicht. An Armen und Beinen zentrale Paresen mit spastischer Tonuserhöhung und Kloni, Sensibilitätsstörungen in Form von andauernden Missempfindungen, Taubheit, Pelzigkeit oder Kribbeln, vor allem an Händen und Füßen. Blasenstörungen als Retention oder Dranginkontinenz. Kleinhirnstörungen mit Nystagmus, Intentionstremor und skandierendem Sprechen. Klinische Befundkonstellationen: Gefühlsstörungen an den Händen und spastische Paraparese der Beine, spastisch-ataktischer Gang mit Missempfindungen und Blasenstörungen, inkomplettes Querschnittssyndrom mit Nystagmus und skandierender Sprache sowie rezidivierende flüchtige Lähmungen wechselnder Augenmuskeln. Auch Auftreten von flüchtigen anfallsartigen (paroxysmalen) Funktionsstörungen, z. B. Sehstörungen, Doppelbilder, Akinese, Gefühlsstörungen und Schmerzen, provoziert durch Anstrengung, Temperaturerhöhung (Uhthoff-Phänomen) oder vorübergehende Veränderung des inneren Milieus an vorgeschädigten Nervenfasern. Durch Abkühlung häufig Besserung der Symptome.

Bei über 80 % der Patienten klinischer Beginn der MS mit schubförmigem Verlauf mit Rückbildung innerhalb von 6–8 Wochen, unbehandelt etwa 1,8 Schübe pro Jahr mit abnehmender Tendenz. In 10–15 % der Fälle primär progredienter Verlauf ohne Schübe mit schleichend zunehmender Symptomatik. Nach durchschnittlich 10 Jahren zeigt etwa die Hälfte der Patienten mit schubförmiger MS unbehandelt einen Übergang in ein progredientes Stadium. Bei typischer Optikusneuritis einseitiger Augenbewegungsschmerz und subakuter Beginn der Sehverschlechterung mit Tiefpunkt innerhalb von 1–2 Wochen. Spontane Rückbildung der Symptomatik bei 95 % der Fälle. 50 % der Patienten entwickeln innerhalb von 15 Jahren eine klinisch sichere MS.

Psychische Symptome

Kognitive Dysfunktionen in etwa 50 % der Fälle, ohne direkte Beziehung zum Grad der körperlichen Beeinträchtigung oder Verlaufsform, auch als Frühsymptom bei klinisch isoliertem Syndrom mit moderater Progression. Das kognitive Kerndefizit betrifft das Arbeitsgedächtnis bezogen auf mentale Flexibilität, Kurzzeitgedächtnis und Informationsverarbeitung.

Erhöhte Erschöpfbarkeit (Fatigue) als eine der häufigsten MS-Beschwerden, mit erheblicher Einschränkung der Leistungsfähigkeit in Alltag und Beruf. Zwei grundlegende Komponenten: subjektives Gefühl von Abgeschlagenheit, Müdigkeit und Mangel an Reserven sowie Unvermögen, die normale Leistung über einen längeren Zeitraum aufrechtzuerhalten. Typische Zunahme im Tagesverlauf, sodass eine zirkadiane Aufmerksamkeitstestung sinnvoll ist. Das Erkennen dieser Beschwerden und die Aufklärung von Betroffenen und Angehörigen über den organischen Zusammenhang mit MS zur Vermeidung einer Psychologisierung sind wichtig.

Diagnostik

Drei diagnostische Säulen: Objektivierung neurologischer Ausfälle als Hinweis auf eine ZNS-Störung, Anamnese mit Hinweisen auf frühere neurologische Ereignisse mit Schubcharakter und klinische oder paraklinische Nachweise einer zeitlichen und örtlichen Dissemination. Charakteristika eines Schubes: Klinischer Ausfall oder Symptom von mindestens 24 Stunden Dauer, mindestens 30 Tage Abstand zum Beginn eines vorherigen Schubereignisses und nicht durch Änderung der Körpertemperatur oder Infekt erklärbar. Die vorliegenden neurologischen Symptome sollten durch nichts besser als durch das Vorliegen einer MS zu erklären sein. Dazu differenzialdiagnostischer Ausschluss von chronisch-infektiösen Erkrankungen (Neuro-Lues, Borreliose, HIV-Infektion), Kollagenosen, Sarkoidose, Vaskulitiden, Leukodystrophien und Sonderformen entzündlich-demyelinisierender Erkrankungen (akute Enzephalomyelitis disseminata). Die seltenen Neuromyelitis-optica-Spektrum-Erkrankungen (NMOSD) sind als eigene Entität eine der wichtigsten Differenzialdiagnosen der MS. Schubartig auftretende Symptome einer akuten Myelitis, Optikusneuritiden sowie unstillbares Erbrechen und/oder unstillbarer Schluckauf ohne anderweitige Erklärung (entzündliche Läsion der dorsalen Medulla: »Area-postrema-Syndrom«) sind typische Beschwerden, die umgehend einer neurologischen Abklärung bedürfen. Diagnose und Therapie eines NMOSD-Schubs sollten so früh wie möglich nach Schubbeginn erfolgen (1000 mg/Tag Methylprednisolon über 5 Tage), um das therapeutische Ansprechen nicht zu gefährden.

Auch bei der MS ist eine frühe Diagnosestellung für die rechtzeitige Einleitung einer immunmodulatorischen Therapie von großer Bedeutung. MS-Diagnose bereits möglich beim ersten Schub mit klinisch isoliertem Syndrom und einmaligem MRT, das klinisch asymptomatische, aber Gadolinium aufnehmende, d. h. eine zweite (akute) Läsion anzeigt.

»Fallstricke« der somatischen Diagnostik

Unspezifische Frühsymptome wie erhöhte Erschöpfbarkeit oder Konzentrationsstörungen sind vieldeutig und lassen nicht sofort an MS denken. Vorgeschichte oder aktuelle Situation mit deutlichem Konfliktpotenzial können eine psychogene Verursachung suggerieren, die gezielte Anamnese zur neurologischen oder ophthalmologischen Monosymptomatik kann Aufschluss bringen. Dennoch ist auch bei gesicherter MS zweigleisig zu verfahren und eine Komorbidität mit affektiven oder Belastungsstörungen nicht ausgeschlossen. Das breite differenzialdiagnostische Spektrum verlangt systematisches Vorgehen mit Kenntnis von Sensitivität und Spezifität ausgewählter Befunde. Durch Dominanz des MRT-Befundes Unterlassung der Liquordiagnostik mit Möglichkeit zur Abgrenzung gegenüber erregerbedingten Erkrankungen und Nachweis von intrathekalen oligoklonalen Banden als Marker für einen chronisch-entzündlichen Prozess.

Regelmäßige Quantifizierung der neurologischen Befunde mit partizipativer Entscheidungsfindung bei therapeutischen Konsequenzen, dabei auch Feststellung der gesundheitsbezogenen Lebensqualität und des Krankheitsverarbeitungsstils.

Warum kann man das Krankheitsbild leicht übersehen?

Vorübergehende Beschwerden ohne bleibende Symptomatik sind als psychosomatische Reaktionen bekannt und nicht sofort Indikator für eine körperliche chronische Erkrankung wie MS. Im psychotherapeutischen Kontext werden solche »vorschnellen« Überlegungen, wie beispielsweise »Ängste vor MS«, bisweilen als »Katastrophisierungstendenz« oder hypochondrische Angstneigung etikettiert. Im Rahmen eines psychotherapeutischen Behandlungsauftrags unterbleibt die gezielte Anamnese zu Episoden mit neurologischen Ausfällen als relevanter Hinweis für einen früheren Krankheitsbeginn, oder es werden entsprechende Symptome im Kontext einer psychischen Störung gesehen. Bei breitem Spektrum von wechselnden, wiederholt auftretenden und wieder verschwindenden Beschwerden entsteht der Verdacht auf eine Somatisierungsstörung. »Versteckte« Frühsymptome wie verstärkte Ermüdbarkeit (»Fatigue«) und Konzentrationsstörungen können übersehen, fehlinterpretiert oder ignoriert, Beschwerden im Urogenitalbereich nicht detailliert abgefragt werden. Auf eine aufwendige Erhebung neuropsychologischer Leistungen durch Experten wird verzichtet, die frühzeitige Erkennung von psychischen MS-Befunden und ihrer Konsequenz für psychotherapeutische Belastungsgrenzen unterbleibt. Bei einseitiger Optikusneuritis mit aussagekräftigem MRT-Befund haben Augenarzt oder Neurologe die Aufgabe, einen sich noch vor wenigen Tagen als »gesund« erlebenden Patienten über seine behandlungsbedürftige chronische MS-Erkrankung aufzuklären. Die Möglichkeit eines unbewussten »Verleugnungsbündnisses« ist dabei immer zu bedenken.

FALLBEISPIELE

Fall 1

Eine 30-jährige Frau musste erleben, wie ihr 3 Jahre alter Sohn auf der Straße von einem Auto erfasst wurde. Unmittelbar nach diesem Unfall bemerkte sie an sich eine plötzlich einsetzende Schwäche in den Beinen, die dann zu einer minutenlangen Bewegungsunfähigkeit führte. Dies wurde vom konsultierten Hausarzt als Schockzustand im Rahmen einer akuten Stressreaktion interpretiert. Innerhalb weniger Wochen stellten sich Missempfindungen in den Beinen und eine Gangataxie ein, die im weiteren Verlauf als klinische Symptome einer MS diagnostiziert werden konnten. Bei gezielter Befragung berichtete die Patientin über eine abgelaufene Sehstörung am rechten Auge, für die im Labor ein paraklinisches Korrelat einer abgelaufenen Entmarkung des Sehnervs bei den visuell evozierten Potenzialen nachzuweisen war. Die nach dem Autounfall des Sohnes aufgetretene paroxysmale Akinese interpretierten die Neurologen als Ausdruck einer paroxysmalen reversiblen Leitungsstörung von vorgeschädigten Nervenfasern im Rahmen einer stressbedingten Veränderung des inneren Milieus.

Fall 2

Ein 39-jähriger Patient kam im Rahmen einer beruflichen Krise als Schauspieler in die psychotherapeutische Behandlung. Er fühlte sich gekränkt und von der Theaterleitung viel zu wenig geschätzt und eingesetzt. Er war diskret manisch, aß und trank zu viel, war aber auch immer wieder geordnet und differenziert. Er lachte viel, war oft kaum auf das Geschehen in der Stunde zu fokussieren. Der Therapeut gewöhnte sich an seinen etwas »tapsigen« Gang, seine gelegentliche Urininkontinenz wurde mit seinem »Künstler-Charakter« im Rahmen der psychischen Störung interpretiert und hingenommen. Auch als der Patient den Stuhl nicht mehr halten konnte, wurde dies im Rahmen des therapeutischen Geschehens als Ausdrucksverhalten, mangelnde Selbstfürsorge oder unbewusster Protest gesehen. Eine neurologische Untersuchung mit CT, die mehr aus klinischer Routine veranlasst wurde, deckte ein disseminiertes entzündliches Geschehen im Sinne einer MS auf, das eine stationäre Behandlung notwendig machte.

Therapeutische Optionen und Gefahren

Bei Optikusneuritis mehrtägige Therapie mit Methylprednisolon zur beschleunigten Erholung des Sehvermögens. Etablierte Therapie des akuten MS-Schubes mit Glukokortikosteroiden, z. B. intravenöse Pulstherapie mit Methylprednisolon, beim ersten Zyklus stationär. Bei therapierefraktärer Schubsymptomatik Eskalationstherapie durch Wiederholung mit ultrahochdosierter Medikation, evtl. Plasmapherese. Die MS-Therapie ist grundsätzlich aktivitätsgesteuert, d. h. als Therapieziel gilt »Freiheit von klinisch relevanter und messbarer Krankheitsaktivität«. Für eine anhaltende Krankheitskontrolle ist die frühe und wirksame Behandlung Voraussetzung, d. h. bereits bei ersten Symptomen konsequente Therapie nach individuellem Prognoseprofil. Bei milder oder moderater Verlaufsform Behandlung mit β-Interferonen oder Glatirameracetat, je nach Verträglichkeit und Patientenwunsch. Außer diesen Injektionstherapeutika stehen auch orale Medikamente zur Verfügung. Behandlung bei hochaktiver MS mit speziellen Immunsuppressiva oder monokonalen Antikörpern, dabei ausführliche Information über mögliche Nebenwirkungen auch im Umfeld des Patienten. Partizipative Entscheidungsfindung und gute Adhärenz sind anzustreben auch in Zeiten ohne medikamentöse Intervention. Als Therapie zur Behandlung der frühen primärprogredienten MS wird der monoklonale Antikörper Ocrelizumab eingesetzt, von dem insbesondere jüngere Erkrankte profitieren.

Symptomatische Therapien dienen der Behandlung von Spastik, kognitiven Störungen und des Fatigue-Syndroms. Es gibt Hinweise, dass gezielte Stressreduktion im Rahmen eines verhaltenstherapeutischen Programms die Entzündungsaktivität im Gehirn vermindert, allerdings ohne anhaltende Effekte nach Abschluss der aufwendigen Therapie.

HANS STRENGE

6.1.11 Amyotrophe Lateralsklerose

Definition

Die Amyotrophe Lateralsklerose (ALS) ist eine häufig rasch progrediente neurodegenerative Erkrankung mit vorwiegend motorischen Symptomen durch Degeneration von Nervenzellen im Gehirn und Rückenmark. Aktuelle Befunde zur ALS deuten auf eine Multisystemdegeneration hin, die nach klinischen Kriterien differenziert werden kann. Unterschiedliche ALS-Phänotypen sind durch die zu Beginn oder im Verlauf der Erkrankung betroffenen Körperregionen (bulbär, zervikal, thorakal, lumbal) und durch das Ausmaß der Affektionen von Motoneuronen und zusätzlichen extramotorischen Hirnarealen definiert. Bislang sind nur wenige ätiologische Faktoren, z. B. genetische Mutationen, identifiziert worden. Die ALS ist die häufigste Motoneuronerkrankung im Erwachsenenalter bei einer Prävalenz von 20–30 pro 1 Million Einwohner.

Erste Anzeichen

Fokaler Beginn an den Extremitäten ohne Zuordnung zu Nervenwurzeln oder peripheren Nerven, zunächst klinische Zeichen der Läsion des zweiten Motoneurons mit schlaffen Paresen, häufig an den Armen mit Atrophie der kleinen Handmuskeln, z. B. zwischen Daumen und Zeigefinger, oder mit symmetrischem Befall der Oberarme. Alternativer Beginn an den unteren motorischen Hirnnervenkernen (im verlängerten Mark, Medulla oblongata) mit Sprech- oder Schluckstörungen (sog. Bulbärparalyse, »Bulbus« = Vorwölbung des vorderen Hirnstamms). Über Wochen bestehende sichtbare Faszikulationen (unwillkürliche Bewegungen von Muskelbündeln, unter der Haut sichtbar, ohne wesentlichen Bewegungseffekt) als charakteristisches Begleitsymptom.

Somatische Symptome

Kombination von peripheren und zentralen Paresen, d. h. von atrophischen und spastischen Lähmungen mit erhaltenen Muskeleigenreflexen. Sensibilitäts- und Sphinkterstörungen sowie Lähmungen der Augenmuskeln können in späteren Stadien hinzutreten. Verteilung der Erstsymptome unterschiedlich, häufiger Beginn an den Armen mit nachfolgender Paraspastik der Beine oder aufsteigend von den Beinen über die Arme bis zur bulbären Muskulatur. In etwa 20 % der Fälle bulbäre Initialsymptomatik. Bei der klassischen ALS nach fokalem Beginn rasche Generalisierung der Läsionen, die nach 3–5 Jahren in die respiratorische Insuffizienz führen.

Psychische Symptome

Bei 5–10 % der Patienten besteht eine spezifische Subform der ALS mit Merkmalen einer frontotemporalen Demenz, die zu Verhaltensauffälligkeiten und kognitiven Defiziten führt. Bei gezielter neuropsychologischer Untersuchung bisweilen Hinweise auf präfrontal bedingte exekutive Funktionsstörungen. Als Ausdruck einer pseudobulbären Affektstörung evtl. pathologisches Lachen, Weinen oder Gähnen (»Affektinkontinenz«).

Diagnostik

Wegweisend ist die klinische Symptomatik mit progredienter Ausbreitung der Symptome innerhalb einer oder mehrerer Körperregionen. Falls die Diagnose vermutet wird, sollte umgehend eine fachneurologische Untersuchung erfolgen. Für die initiale klinische Diagnostik gilt die sog. »1+1-Regel«; sie verlangt entweder Zeichen der Affektion des ersten plus zweiten Motoneurons in einer Körperregion oder alternativ Zeichen der Affektion nur des zweiten Motoneurons, aber in zwei verschiedenen Körperregionen. Damit ist der Begriff ALS eindeutig zu verwenden und umfasst das gesamte phänotypische Spektrum.

Sicherung der Diagnose durch Elektromyografie mit akuten und chronischen Denervierungszeichen und Faszikulationspotenzialen. Vor einer schwerwiegenden ALS-Diagnosestellung zunächst breite Ausschlussdiagnostik von strukturellen Läsionen im Rückenmark und an peripheren Nerven, toxischen Schäden durch Schwermetalle oder Lösungsmittel, metabolischen oder immunologischen Störungen, Infektionen sowie anderen degenerativen Erkrankungen.

Nach aktuellen Forschungsergebnissen handelt es sich bei der ALS um ein genetisch und pathophysiologisch überlappendes Spektrum von degenerativen Motoneuronerkrankungen, die sich in Subformen mit verschiedenen klinischen Stadien unterteilen lassen. Eine Definition präklinischer Phasen für ALS ist nicht möglich. Da erst die genaue Verlaufsbeobachtung verwertbare Hinweise auf die Prognose geben kann, ist äußerste Zurückhaltung bei voreiligen Festlegungen angesagt. Die Unterteilung in »mögliche«, »wahrscheinliche« oder »definitive« ALS (nach den El-Escorial-Kriterien) hat im klinischen Gebrauch eher zu Verwirrung als zur gewünschten diagnostischen Klarheit geführt und sollte deshalb vermieden werden. Von essenzieller Bedeutung ist die detaillierte Fachkenntnis von Phänotypen der Erkrankung mit günstigerer Prognose. Dazu gehören die primäre Lateralsklerose, ALS mit überwiegender Affektion des ersten Motoneurons oder das »Flail-arm«-(Vulpian-Bernhardt-)Syndrom ohne pathologische Reflexsteigerungen.

Eine genetische Testung wurde bislang auf Patienten mit positiver Familienanamnese beschränkt. Erste therapeutische Erfolge mit Antisense-Oligonukleotiden bei FUS-Mutationen lassen eine genetische Testung aber auch bei scheinbar sporadisch Betroffenen sinnvoll erscheinen.

Das Auftreten untypischer Symptome macht eine Fehldiagnose wahrscheinlich und sollte zur erneuten gründlichen Untersuchung führen. Falls die Diagnose gestellt werden muss, ist eine frühe Aufklärung der Betroffenen und ihrer Angehörigen anzustreben. Die Schwere der Erkrankung rechtfertigt in der Regel auch das Einholen einer Zweitmeinung.

»Fallstricke« der somatischen Diagnostik

Isoliert auftretende Faszikulationen (sog. benigne Faszikulationen), häufig im Gesicht (Zucken des Augenlids) oder an der Hand, sind ohne Krankheitswert (bei Ermüdung, Stress). In Kombination mit pathologischen Befunden (klinisch, elektromyografisch) potenzieller Hinweis für verschiedene neuromuskuläre Erkrankungen, medikamentöse Nebenwirkungen oder Elektrolytstörungen. Bei langsam fortschreitenden atrophischen Lähmungen Verdacht auf spinale Muskelatrophie; rascher Verlauf und lebhafte oder pathologische Reflexe weisen aber auf ALS hin. Abgrenzung von seltener multifokaler motorischer Neuropathie mittels Elektroneurografie. Eine gutartige Differenzialdiagnose in jugendlichem Alter ist die sehr seltene Hirayama-Flexionsmyelopathie. Sie entsteht durch eine kopfflexionsbedingte Spinalkanalstenose im Bereich des Zervikalmarks und hat eine progrediente Degeneration der motorischen Vorderhornzellen zur Folge, die als atrophische Handmuskelparese ohne Sensibilitätsstörungen im Verlauf von mehreren Jahren progredient in Erscheinung tritt. Die Stabilisierung mittels Halskrawatte oder die operative Entlastung des Rückenmarks sind bewährte Therapien der Wahl.

Warum kann man das Krankheitsbild leicht übersehen?

Im langsam beginnenden Anfangsstadium wegen unklarer Gewichtsabnahme durch nicht erkannten Muskelschwund und Schluckstörungen Fehleinschätzung als Anorexia nervosa. Bei Konfliktsituationen Einordnung von Paresen als psychogene Lähmungen. Zur Erkennung einer Dysphagie (bulbäre Symptomatik) kontinuierliche Abfrage der Ess- und Ernährungsgewohnheiten. Im späteren Verlauf mit Generalisierung selten zu übersehen. Neuropsychologische Störungen sprechen nicht gegen die Diagnose einer ALS, zumal leicht- bis höhergradige kognitive oder Verhaltenseinschränkungen bei bis zu 50 % der Fälle auftreten. Angesichts der infausten Prognose und Therapieresistenz ist auch mit Verleugnungstendenzen im Umfeld zu rechnen.

Eine gegenläufige Tendenz mit ausführlicher Thematisierung der ALS ist schon seit langem in der Öffentlichkeit zu beobachten. Ein frühes Paradebeispiel aus dem Jahr 1941 ist der Tod des jungen, legendären US-amerikanischen Baseball-Spielers, der mit seinem Namen sogar die Nomenklatur der ALS um den Begriff »Lou-Gehring«-Syndrom erweitert hat. In neueren Zeiten wurde das finale Stadium der Erkrankung eindrucksvoll auf der Bühne (z. B. Maler Immendorff, gest. 2007) und in sozialen Medien (z. B. TikTok-Star Therese Angela Alexander, gest. 2022) thematisiert.

FALLBEISPIELE

Fall 1

Ein 70-jähriger Mann musste in dem Skiurlaub, mit dem er seine Ehefrau nach einer Beziehungskrise überrascht hatte, mit ansehen, wie sie auf der Piste umgefahren wurde und regungslos vor ihm liegen blieb. Schockiert begleitete er sie ins Unfallkrankenhaus, wo mehrere Frakturen und ein Schädel-Hirn-Trauma diagnostiziert wurden. Eine Woche später bemerkte er Wortfindungsstörungen und Schwierigkeiten bei der Artikulation. Der Hausarzt diagnostizierte erhebliche Stressreaktionen infolge des Unfalls, der dem Patienten auch »die Sprache verschlagen« habe. Bei einer psychologischen Konsultation konnte er nur mit sehr leiser Sprache seine Betroffenheit und Zukunftsängste zum Ausdruck bringen. Bei einer neurologischen Untersuchung in einem Universitätsklinikum fand sich kein organischer Befund. Die neuropsychologische Diagnostik ergab eine »Minderung selektiver subkortikaler frontaler Leistungen«. Die Diagnose lautete: Sprach- und Sprechstörung sowie Merkfähigkeitsstörung unklarer Ätiologie. Von HNO-ärztlicher Seite wurde wenige Wochen später eine »funktionelle Dysphonie« diagnostiziert. Der niedergelassene Psychotherapeut beschrieb unfallbedingte Anpassungsstörungen mit psychogener Sprechstörung. Die Therapie wurde nach sechs Sitzungen vom Patienten wegen »keinerlei Erfolgsaussichten« abgebrochen, eine logopädische Behandlung von »20 Übungsstunden« ergab keine Besserung. Vier Monate danach traten Schluck- und Kaustörungen auf, ein halbes Jahr später zunehmende spastische Lähmungen beider Beine, die einen Rollstuhleinsatz erforderlich machten. Aufgrund des klinischen und generalisierten elektromyografischen Befundes wurde eine ALS diagnostiziert, die als progressive Bulbärparalyse begonnen hatte.

Fall 2

Als Person der Zeitgeschichte hat der britische Astrophysiker Stephen Hawking (geb. 1941, gest. 2018) nicht nur mit seinen neuartigen Ideen zur Kosmologie weltweites Aufsehen erregt, sondern auch durch seine offensichtliche starke Behinderung. Bei ihm wurde im Alter von 21 Jahren eine ALS in chronisch-juveniler Sonderform diagnostiziert. Mit 26 Jahren wurde er rollstuhlpflichtig, im Alter von 43 Jahren verlor er bei bulbärer Symptomatik und nach schwerer Pneumonie und Luftröhrenschnitt seine Sprechfähigkeit. Mithilfe eines Augen-gesteuerten Sprachcomputers war es ihm möglich, über drei Jahrzehnte hinweg die Kommunikation aufrechtzuerhalten.

Therapeutische Optionen und Gefahren

Eine kausale Therapie ist nicht möglich. Genspezifische Therapien mit Antisense-Oligonukleotiden zur spezifischen Synthesehemmung des Zielproteins sind derzeit bei einzelnen Patienten mit einer FUS-Mutation der ALS im frühen Erprobungsstadium.

Die durchschnittliche Lebenserwartung nach Auftreten der Erstsymptome bei der klassischen ALS-Form beträgt 3 Jahre, etwa ein Drittel der Patienten überleben 5 Jahre.

Als einzig wirksame neuroprotektive Therapie ist der Glutamatantagonist Riluzol zugelassen, der in einer Dosierung von 2 × 50 mg/Tag den Krankheitsverlauf verzögert. Symptomatische Therapie ist indiziert bei Muskelkrämpfen, Spastik und bronchialer Sekretion, evtl. kontinuierliche logopädische Betreuung. Zusätzliche technische Unterstützungen wie Sprachcomputer mit Augensteuerung oder Brain-Computer-Interfaces sind in der Entwicklung. Gezielte Studien machen deutlich, dass über befriedigende Lebensqualität ohne depressive Symptomatik in jedem Stadium der ALS berichtet wird. Die nicht invasive Heimbeatmung ist lebensverlängernd, symptomatisch wirksam und beeinflusst die Lebensqualität positiv. Durch Physiotherapie kann der neurodegenerative Prozess nicht beeinflusst werden. Anders als bei Muskelerkrankungen scheint eine Belastung im Sinne eines Krafttrainings unter therapeutischer Aufsicht im submaximalen Bereich aber keinen negativen Effekt auf die Progredienz zu haben.

Im Finalstadium partizipative Entscheidungsfindung bezüglich invasiver Beatmung und künstlicher Ernährung. Respiratorische Insuffizienz als häufigste Todesursache, nach Lähmungen von Zwerchfell und Interkostalmuskulatur mit Aspiration und Infektion.

HANS STRENGE, ULRICH LAMPARTER

6.1.12 Dystonien

Definition

Dystonien sind seltene Erkrankungen, die aufgrund ihrer klinischen und ätiologischen Heterogenität teilweise schwer zu diagnostizieren und zu behandeln sind. Der Begriff Dystonie bezeichnet eine Bewegungsstörung, die durch unwillkürliche, anhaltende oder intermittierende Muskelkontraktionen verschiedener Körperteile gekennzeichnet ist, mit daraus resultierenden abnormen, oftmals repetitiven Bewegungen und/oder Fehlhaltungen. Diese weisen typischerweise ein bestimmtes Muster auf und können mit verdrehenden Bewegungen einhergehen oder tremorartig sein. Als Ursache wird heute von einer komplexen zerebralen Netzwerkstörung ausgegangen mit strukturellen und funktionellen Anteilen. Zahlreiche kombinierte und komplexe (seltener auch isolierte) Dystonien werden monogen vererbt. Diagnostische Gentests sind für alle diese Formen vorhanden und können das diagnostische Prozedere erheblich verkürzen.

Der Begriff Dystonie steht sowohl für eine eigenständige Krankheitsentität, ein klinisches Symptom bei anderen Grunderkrankungen (symptomatische Dystonie) oder ein Krankheitssymptom (z. B. »Off«-Dystonie bei Morbus Parkinson).

Erste Anzeichen

Typische Bewegungsmuster und abnorme Körperhaltungen durch langsam wiederholte Muskelkontraktionen. Langsamer und hochamplitudiger Tremor kann als Frühsymptom Jahre der übrigen Symptomatik vorausgehen.

Somatische Symptome

Klinische Klassifikation nach ätiologischen und phänomenologischen Kriterien. Topische Verteilung als phänomenologisches Hauptkriterium: fokal, segmental, multifokal, halbseitig, generalisiert. Einteilung auch nach Bewegungsart, Aktivierungsmodus und Alter bei Erstmanifestation. Häufigste Form ist die idiopathische fokale oder segmentale Dystonie des Erwachsenenalters mit Erstmanifestation zwischen dem 30. und 50. Lebensjahr ohne wesentliche Progressionsneigung. Häufiges Begleitsymptom ist ein feinschlägiger Händetremor (in 25 % von zervikaler Dystonie) und ein langsamer (2–5 Hz) Tremor im Bereich des dystonen Körperabschnitts. Häufige Formen sind Blepharospasmus (Lidkrampf), laryngeale Dystonie, oromandibuläre Dystonie, bisweilen kombiniert mit Lidkrampf beim Meige-Syndrom, segmentale zervikale Dystonie (früher: Torticollis spasmodicus) mit unwillkürlicher und unkontrollierbarer Seitdrehung und -neigung des Kopfes, Nackenbeugung und -streckung, bisweilen kombiniert mit anderen Formen und essenziellem Tremor. Aufgabenspezifische Dystonien (Beschäftigungsdystonien) bei professionellen Musikern mit Assoziation zwischen instrumententypischer stärkster feinmotorischer Anforderung und Lokalisation der Dystonie nach mindestens 10-jähriger intensiver beruflicher Tätigkeit mit dem Instrument, Handdystonie bei Golfern. Auch der sog. Schreibkrampf, der unter Umständen nur bei bestimmten Verrichtungen auftritt, gehört in diesen Formenkreis.

Psychische Symptome

Keine genuinen psychischen Symptome. Dystonien werden gebahnt oder verstärkt durch Aufmerksamkeitszuwendung, affektive Erregung, plötzliche Sinnesreize, bei Bewegungsintention und passiven Bewegungen. Der Patient reagiert im Rahmen seiner Persönlichkeit auf die sich entwickelnde Störung und die damit verbundene Veränderung des Körperbilds und des Körpererlebens. Bei ängstlichen, depressiven, zwanghaften und zu psychosomatischen Reaktionen neigenden Menschen (»Alexithymie«) kann es dann zu pathogenen somatopsychischen-psychosomatischen Zirkeln kommen, welche die primär somatische Natur des Krankheitsbildes überlagern.

Diagnostik

Im Rahmen einer detaillierten klinisch-neurologischen Untersuchung imponieren Dystonien durch das typische Bild mit langsamen unwillkürlichen Tonussteigerungen und Bewegungen sowie abnormen Haltungen. Paresen, Pyramidenbahnzeichen,

Ataxie und kognitive Störungen sind bei idiopathischer Dystonie nicht vorhanden. Wichtige ätiologische Unterscheidung in primäre (idiopathische) und sekundäre (symptomatische) Formen für die rechtzeitige Therapie von anderen Grunderkrankungen, z. B. neurodegenerativ bei Morbus Parkinson und Chorea Huntington, metabolisch bei Morbus Wilson (Kupferstoffwechselstörung), medikamentös bedingt (z. B. Dopaminantagonisten) oder vaskuläre, infektiöse und traumatische Verursachung.

»Fallstricke« der somatischen Diagnostik

Ist ein Patient erst einmal in eine fundierte neurologische Untersuchung gekommen, dürften sich dystone Störungen kaum der klinischen Diagnose entziehen. Natürlich können isolierte dystone Symptome (z. B. an den Zehen) Schwierigkeiten machen, wenn man nicht daran denkt. Schwieriger ist es in der Primärversorgung, wenn die Natur der Störungen zu Beginn auch durch ungeschickte Schilderungen des Patienten, der ja mit seiner Symptomatik erst einmal überfordert ist (z. B. »komisches Ziehen im Nacken« bei zervikaler Dystonie), nicht erkannt wird. Es kann eine Überweisung in andere Fachgebiete erfolgen (z. B. Orthopädie), die in der Diagnostik und Therapie dystoner Störungen nicht geübt sind (unnötige Versorgung mit Halskrawatte). Da das Krankheitsbild oft »komisch« oder »unerklärlich« wirkt, kann dies eine schnelle Überweisung in die Psychotherapie zur Folge haben, ohne dass seine Natur erkannt ist. Mancher Patient wird sich in seiner Ratlosigkeit vielleicht auch primär an den Psychotherapeuten wenden, wenn er selbst von einer Psychogenie ausgeht.

Für Experten erschweren klinische Varianten mit Myoklonien und Parkinson-Symptomen zunächst die Zuordnung (Dystonie-plus-Syndrome). Wesentlich sind auch die Unterscheidung der zervikalen Dystonie vom muskulären Schiefhals sowie die Abgrenzung des Blepharospasmus und des Meige-Syndroms (orofaziale Dystonie) vom psychogenen Gesichts-Tic.

Warum kann man das Krankheitsbild leicht übersehen?

Intermittierendes oder krampfartiges Schließen beider Augen beim Blepharospasmus kann als psychogen fehlgedeutet werden. Die laryngeale Dystonie (spasmodische Dysphonie) äußert sich als angestrengtes, wie erstickt klingendes Sprechen mit Unterbrechung in der Stimmführung oder Versiegen der Phonation (flüsternde Form) und kann zu Verwechslungen mit dissoziativen Störungen führen, wenn keine gezielte phoniatrische Diagnostik erfolgt. Bei der segmentalen zervikalen Dystonie ist die Wendebewegung des Kopfes nicht durch willentliche Gegenspannung, bisweilen wohl aber durch »Hilfsmanöver« mit leichter Berührung von Kinn oder Nacken (»geste antagoniste«) zu unterdrücken, was Unkundigen psychogen anmutet. Auch die typische Bahnung oder Verstärkung der Dystonie durch Aufmerksamkeitszuwendung, affektive Erregung, plötzliche Sinnesreize, Bewegungsintention und passive Bewegungen können als psychogener Hinweis fehlgedeutet werden.

FALLBEISPIELE

Fall 1

Eine 50-jährige Patientin meldet sich beim ärztlichen Psychotherapeuten, weil sie keine Suppe essen könne und niemand wisse warum. Sie schildert ein Zittern der rechten Hand, das sich bei Beobachtung verstärke und vor 10 Jahren erstmalig beim Kaffeetrinken nach der Beerdigung einer an Krebs verstorbenen Tante aufgetreten sei. Sie habe in letzter Zeit den Tod des geliebten Vaters, die Trennung vom Chef und eine Partnerschaftskrise zu bewältigen. Sie habe nun Sorge, an einer psychischen Störung zu leiden und wolle den Dingen auf den Grund gehen. Eine längere Verhaltenstherapie habe keine wirkliche Besserung des Symptoms gebracht. Bei der neurologischen Untersuchung deutliche Verspannung und Verlangsamung beim Schreiben mit der rechten Hand, kein Ruhetremor, kein Intentionstremor, keine weiteren dystonen Symptome. Psychopathologischer Befund unauffällig. Diagnose: Verdacht auf fokale Dystonie (Graphospasmus). Empfehlung von Verlaufsuntersuchung und störungsspezifischer Krankengymnastik. Die Patientin ist erleichtert, dass keine langwierige Psychotherapie indiziert ist.

Fall 2

Eine 42-jährige Patientin, die von Natur aus sehr schnell spricht, entwickelt eine eigenartige Verkrampfung der Zunge und der Schlundmuskulatur nur beim Sprechen. Dabei kann sie, wenn sie ganz zornig und bestimmt ist, gelegentlich auch einmal klar artikulieren. Schon immer neigte sie zu Ängsten, auch als junge Frau, intensiviert nach dem plötzlichen Tod des Vaters durch einen Unfall. Sie selbst hatte bei einer Extrauterinschwangerschaft Todesängste auszustehen. Die Sprechstörung trat nach einem zahnärztlichen Eingriff auf, bei dem es zu einer Nachblutung kam und die Patientin wiederum starken Ängsten ausgesetzt war. Sie selbst vermutet eine Schädigung der Nerven durch die Leitungsanästhesie. Im Verlauf der psychotherapeutischen Behandlung stellt sich immer klarer der dystone Charakter der Sprechstörung heraus. So reicht ein winziges Bonbon, damit sie klar artikulieren kann. Singen ist ungestört, auch wenn die Patientin bei Sprechübungen langsam deklamiert, kann sie dies besser. Hier handelt es sich jedoch nicht um psychogene Zusammenhänge, sondern zunächst um Charakteristika der dystonen Störung.

Fall 3

Eine 42-jährige Gesundheitsredakteurin bemerkt bei sich »diffuse Symptome«: eine mangelhafte Kontrolle des Kopfes, besonders beim Autofahren, und eine Unsicherheit beim Gehen. Sie spürt eine Veränderung, der sie sich nicht entziehen kann, und wird zunehmend verzweifelt. Verschiedene Ärzte, die sie aufsucht, führen dies alles auf Stress zurück: Vor kurzem hat sie die Chefredaktion einer renommierten Zeitschrift übernommen, befindet sich in der Probezeit und arbeitet entsprechend viel. Nach einem halben Jahr treten Gesichtszuckungen auf, die sie in den Konferenzen kaum verbergen kann, und sie bekommt Angst vor dem »beruflichen Aus.« Sie recherchiert für sich und sieht alle ihre Symptome mit dem Vorliegen einer Dystonie vereinbar. Ihre Neurologin freilich bleibt bei ihrer Stress-Hypothese und unterlässt eine Überweisung in eine Spezialambulanz. In dem Eindruck, nun selbst die Dinge in die Hand nehmen zu müssen, organisiert die gut vernetzte Redakteurin eine ganze Reihe von Untersuchungen (Orthopädie, Radiologie), ohne dass die Diagnose einer Dystonie gestellt wird. Auch ihre Psychotherapeutin verfolgt die Linie, dass die Ärzte ja nichts gefunden hätten und sie deshalb akzeptieren müsse, dass es wohl die vielfältige Belastung sei. Das (Selbst-)Vertrauen in ihre (Körper-)Wahrnehmung, dass irgendetwas nicht stimme und sie möglicherweise eine Erkrankung habe, schwindet zunehmend. Um grundsätzlich zu entspannen, was ihr geraten wird, begibt sie sich in eine Kur; in dem Arztbrief wird sie abschließend »psychopathologisiert«. In ihrer Verzweiflung ruft sie einen befreundeten psychosomatischen, neurologisch bewanderten Arzt an, der am Telefon nach ihrer Schilderung, auch ihre Stimme habe sich verändert und sie habe zeitweilig breit, tief und stockend gesprochen, den dringlichen Verdacht auf eine dystone Störung äußert, was sich im weiteren Verlauf bestätigt. Er habe gesagt: Wenn man noch nichts gefunden hat, heißt das nicht, dass da nichts ist. Das habe ihr geholfen und ihr Mut gemacht, ihrer Wahrnehmung zu trauen und weiter nach Ursachen zu suchen.

Therapeutische Optionen und Gefahren

Kausale Therapie nur bei der seltenen idiopathischen L-Dopa-sensitiven Dystonie (Segawa-Syndrom) möglich, die im Kindesalter mit Gangstörung und Generalisierungstendenz auftritt. Symptomatische Therapie der Wahl bei fokalen Dystonien (z. B. Blepharospasmus) und der idiopathischen fokalen oder segmentalen Dystonie des Erwachsenenalters ist eine selektive periphere Denervierung mit Botulinumtoxin im Rahmen eines ganzheitlichen Behandlungskonzepts. Die Wirkung setzt nach etwa 1–2 Wochen ein, etwa 3–4 Monate anhaltend. Bei aufgabenspezifischen Dystonien auch anticholinerge Medikation, Vermeidung repetitiver und stereotyper Bewegungen, zur Prävention Schulung der Selbstwahrnehmung, regelmäßige Pausen und Stressmanagement empfohlen. Bei generalisierter Dystonie mit Beginn im Kindes- oder Jugendalter Untersuchung auf Behandlungseffekt durch L-Dopa, bei idiopathischer generalisierter Dystonie Anticholinergikum Trihexyphenidyl. Bei schweren, medikamentös therapierefraktären primären Dystonien Prüfung der Indikation zur tiefen Hirnstimulation (Globus pallidus internus, GPI) in spezialisierten Zentren.

Beim dystonen Kopftremor wird medikamentöse Therapie mit Botulinumtoxin empfohlen; für Trihexyphenidyl und Propranolol besteht keine Indikation. Bei ausgeprägtem medikamentenresistenten Tremor des Kopfes, der Stimme oder der Hände sollte die bilaterale tiefe Hirnstimulation angeboten werden. Die Auswahl des geeigneten Zielpunktes (GPI oder Thalamus) muss individuell erfolgen.

Bei leichteren und umschriebenen Formen der Dystonie ist eine störungsadäquate Psychotherapie zur Krankheitsbewältigung und zur Senkung des allgemeinen Spannungs- und Stressniveaus oft durchaus sinnvoll, aber nicht kausal wirksam. Starke körperliche Beschwerden mit psychosozialen Belastungen erschweren die Krankheitsverarbeitung. Es hat sich gezeigt, dass dann die aktive Thematisierung der Therapieerwartung im Arzt-Patienten-Kontakt von Vorteil ist.

Literatur

Shaikh A, Sadnicka A (Eds.). Basic and Translational Applications of the Network Theory for Dystonia. Advances in Neurobiology, Vol. 31. Cham, Switzerland: Springer Nature 2023.

HANS STRENGE

6.1.13 Myasthenia gravis

Definition

Die Myasthenia gravis (MG) umfasst eine heterogene Gruppe von Autoimmunerkrankungen mit postsynaptischem Defekt der neuromuskulären Erregungsübertragung. Häufigste Form mit pathogenen Autoantikörpern gegen den nicotinischen Acetylcholinrezeptor (AChR) an der motorischen Endplatte. Die Zahl der Erkrankten in Deutschland wird auf etwa 10 000 Fälle geschätzt. Die Krankheitshäufigkeit liegt bei etwa 100–200 Erkrankungen pro 1 Million Einwohner.

Erste Anzeichen

Belastungsabhängige schmerzlose Lähmungen der Willkürmuskulatur mit Zunahme bei anhaltender Muskelkontraktion und Erholung in Ruhe. Mehrheitlicher Beginn mit Lidschwäche und Doppelbildern (äußere Augenmuskeln), seltener mit Kau-, Schluck- und nasalen oder aphonischen Sprechstörungen, bisweilen mit reduzierter Haltefunktion der Arme und Beine.

Somatische Symptome

Unterteilung verschiedener MG-Formen nach Verlaufstyp, Erkrankungsbeginn, Thymushistologie und Antikörperspezifität. Klinische Unterscheidung in rein okuläre, generalisierte und »paraneoplastische« Myasthenie bei Thymom (Tumor der Thymusdrüse hinter dem oberen Brustbein). Okuläre Manifestation an äußeren Augenmuskeln und dem Lidhebermuskel führt zu Ptose und Doppelbildern, die vorübergehend oder wechselnd im Tagesverlauf auftreten und keinem neurogenen Muster folgen. Okuläre Symptome oft Initialsymptome einer später, zumeist innerhalb der folgenden 2 Jahre auftretenden Generalisierung, mit Beteiligung von Gesichts-, Schlund-, Hals-, Nacken- und Skelettmuskeln. Bei etwa 15 % konstant rein okuläre Manifestation. Bei generalisierter Form Unterscheidung in früh (< 45 Jahre) und spät (> 45 Jahre) auftretende MG. Bei der Frühform sind zu 75 % Frauen betroffen, der Altersgipfel liegt zwischen 20 und 30 Jahre, oft zeigen sich eine lymphofollikuläre Hyperplasie des Thymus und ein hoher Titer des AChR-Antikörpers. Bei der Spätform sind Männer häufiger betroffen, hier liegt der Altersgipfel zwischen 50 und 60 Jahre, häufig ist eine Atrophie des Thymus zu beobachten. Deutliche Zunahme von Altersmyasthenie mit Erstmanifestation nach dem 60. Lebensjahr. In 10–15 % aller MG-Fälle liegt ein Thymom mit unterschiedlicher Malignität vor.

Myasthene Krise als lebensbedrohliche Verschlechterung der MG mit respiratorischer Insuffizienz und Aspiration. Ursachen sind Infektionen, fehlerhafte Einnahme von Medikamenten oder unzureichende Immunsuppression. Besondere Gefährdung für ältere, multimorbide Patienten mit instabilen bulbären und respiratorischen Symptomen. Mortalität auch unter guten intensivmedizinischen Bedingungen 2–5 %.

Psychische Symptome

Keine genuinen psychischen Symptome, aus dem Erleben der Erkrankung heraus entstehen bisweilen Gereiztheit, aggressive Zustände, Ohnmachtserleben und depressive Reaktionen.

Diagnostik

Kombination aus Anamnese, klinischer Untersuchung, Neurophysiologie sowie pharmakologischer und immunologischer Testung. Typische Hinweise aus der Vorgeschichte: Doppelbilder, Kau- und Schluckbeschwerden, Sprechstörungen, abnorme Ermüdbarkeit proximaler Muskelgruppen unter Belastung im Tagesverlauf. Bei Infekten oder bestimmten Medikamenten vorübergehende Verschlechterung möglich. Durch Ermüdungstest bei Aufblick über eine Minute (Simpson-Test) Aufdeckung von latenten Störungen und Verstärkung vorhandener Lähmungen. Klinisch typischerweise normaler Allgemeinbefund, neurologisch rein motorische Auffälligkeiten mit belastungsabhängigen Augenmuskellähmungen und/oder bulbären Symptomen wie Rhinolalie, Dysarthrie oder Dysphagie. Vorzeitige Ermüdbarkeit bei guter Motivation, evtl. eingeschränkte Vitalkapazität. In 80 % der generalisierten MG elektrophysiologisch bei supramaximaler niederfrequenter Serienstimulation des Nervus accessorius oder facialis pathologischer Abfall des Muskelsummenpotenzials. Pharmakologische Testung mit Acetylcholinesterase(AChE)-Hemmer Edrophonium (Tensilon®) und Neostigmin: infolge verbesserter cholinerger Signaltransduktion objektivierbare, transiente Reduktion der Kernsymptome (Ptose, Augenmotilität, Dysarthrie), evtl. oraler Pyridostigmin-Test.

Gezielte Autoantikörperdiagnostik. Nach Diagnosestellung intensive Suche nach weiteren Begleiterkrankungen wie Thymom (CT- oder MRT-Thorax) zur Klärung einer paraneoplastischen MG (Resektion, evtl. Radio- und/oder Chemotherapie), Thyreoiditis, Rheumatoide Arthritis, systemischer Lupus erythematodes. Bei MG gehäuft Myokarditis mit Belastungsintoleranz und Belastungsdyspnoe, Schlafstörungen häufig, auch erhöhtes Risiko von Schlafapnoe-Syndrom.

Klärung möglicher Differenzialdiagnosen: Lambert-Eaton-Syndrom (paraneoplastisch bei kleinzelligem Brochialkarzinom), medikamenteninduzierte myasthene Syndrome (z.B. bei D-Penicillamin, Chloroquin), Botulismus, Polymyositis, hereditäre Myopathie, Motoneuronerkrankung, akute Polyradikulitis, okuläre Myositis und endokrine Orbitopathie, Multiple Sklerose.

»Fallstricke« der somatischen Diagnostik

Bei ungewöhnlicher Klinik umfassende Diagnostik mit breitem differenzialdiagnostischen Spektrum. Problematisch sind multimorbide Patienten mit autoimmunologischen Mehrfacherkrankungen (Morbus Basedow, Hashimoto-Thyreoiditis, systemischer Lupus erythematodes). Bei komplexen strabologischen Vorerkrankungen ist eine okuläre Diagnostik schwierig. In Fällen ohne Autoimmunprozess gegen AChR, sondern gegen muskelspezifische Tyrosinkinase liegt eine abweichende klinische Symptomatik vor, häufig oropharyngeal betont, auch mit Zungenatrophie, elektromyografisch gelegentlich pathologische Spontanaktivität wie bei Myositis, pharmakologische Testung mit Edrophonium mit falsch negativem Resultat. Auch bei einer Myasthenie ist ein Auftreten neuromuskulärer Schmerzen möglich, z.B. als sekundäre Folge von Fehlbelastungen.

Warum kann man das Krankheitsbild leicht übersehen?

Das Krankheitsbild ist selten und Fluktuationen der klinischen Erstsymptomatik erschweren die Erkennung im Frühstadium, sodass eine korrekte Diagnose erst nach durchschnittlich 2–3 Jahren erfolgt. Bei Patienten mit neu auftretender MG häufige Fehldiagnosen außerhalb der neurologischen Praxis: LWS-Syndrom bei Schwäche in den Beinen, zerebrale Durchblutungsstörung oder degenerative Störung bei älteren Männern mit Schluckbeschwerden, bei jungen Frauen ohne eindeutige Augenmuskellähmungen Fehleinschätzung als Fatigue-Syndrom, dissoziative Störung oder Depression. Komorbidität von MG und funktionellen Paresen (»psychogene Überlagerung«) erschweren die Diagnostik. Klärungsversuch über typischen Zeitverlauf bei Durchführung des Neostigmin-Tests: Eintritt der positiven Wirkung bei myasthener Lähmung erst nach einigen Minuten und dann etwa 1 Stunde anhaltend. Verleugnung als häufiger Abwehrmechanismus bei Patienten mit MG.

FALLBEISPIEL

Eine 39-jährige Frau befand sich wegen einer depressiven Episode in ambulanter psychotherapeutischer Behandlung außerhalb ihres Wohnorts. Der einweisende Hausarzt hatte in der kurzen Überweisungsmitteilung über vorübergehende Doppelbilder bei längerem Lesen und gelegentlicher Müdigkeit in den Beinen berichtet. Während der morgendlichen Psychotherapie gab es keine klinischen Auffälligkei-

ten, Thema waren belastende Erlebnisse aus der Kindheit und chronische Unzufriedenheit über fehlende Unterstützung durch Familienangehörige, neuerdings eingefordert bei körperlich anstrengenden Einkäufen und Reparaturen im Haus.
Nach einem halben Jahr auf Wunsch der Patientin Streckung der Behandlungstermine auf vierwöchentliche Frequenz. Aus organisatorischen Gründen erfolgte ein Umzug der Praxis aus einer Parterrewohnung in den dritten Stock eines Wohnhauses ohne Aufzugsanlage. Diese Information erhielten sämtliche Patienten 3 Monate im Voraus. Nach dem Umzug sagte die Patientin den ersten, bereits vereinbarten Termin in der neuen Praxis über Anrufbeantworter ab, wenige Tage später beendete sie über eine E-Mail-Mitteilung dankend die Behandlung. Einige Wochen danach wurde dem Therapeuten im Rahmen einer kollegialen Schmerzkonferenz die Krankengeschichte derselben Patientin vorgelegt, die mit heftigen Schulterbeschwerden beim Orthopäden vorstellig geworden war. Aus den Unterlagen war ersichtlich, dass sie seit einem halben Jahr unter einer generalisierten unzureichend behandelten Myasthenie litt, die sie bei Hausarbeiten, längerem Gehen, Einkaufen und Treppensteigen stark behinderte.

Therapeutische Optionen und Gefahren

Die Behandlung erfolgt nach individuellen Erfordernissen, angepasst an die Verlaufsdynamik und Beeinträchtigung im Alltag. Grundlage der symptomatischen Therapie ist die regelmäßige Einnahme eines individuell dosierten AChE-Hemmers zur Verbesserung der neuromuskulären Signalübertragung (z. B. Pyridostigmin, 30–60 mg oral, alle 4–6 Stunden). Bei unzureichender Stabilisierung sollte eine kausale immunologische Stufentherapie durchgeführt werden, bestehend aus einer Basisbehandlung mit Kortikosteroiden und evtl. Azathioprin und Thymektomie zur langfristig günstigen Beeinflussung des Verlaufs, vor allem bei MG-Beginn vor dem 50. Lebensjahr. Zu Beginn der Steroidtherapie ist eine vorübergehende Verschlechterung der Symptomatik in den ersten 2 Wochen möglich. Es sollte mit der geringstmöglichen Dosierung bei Dauermedikation begonnen werden. Bei Therapieresistenz kommen nach individueller Entscheidung Ciclosporin A, Methotrexat oder Cyclophosphamid in Betracht.

Die Behandlung einer akuten Verschlechterung (myasthene Krise) muss auf einer neurologischen Intensivstation mit Plasmapherese, Immunadsorption oder intravenösen Immunglobulinen erfolgen. Zahlreiche Medikamente haben negativen Einfluss auf die Symptomatik, u. a. bestimmte Antibiotika, Antidepressiva vom Amitriptylin-Typ, Benzodiazepine und Strukturverwandte, Neuroleptika und β-Rezeptoren-Blocker. Auch neuere Medikamente, wie z. B. Checkpoint-Inhibitoren, können als Nebenwirkung Myasthenie-Symptome bedingen.

Für Frauen mit Kinderwunsch von Bedeutung: Eine vaginale Geburt ist möglich, allerdings sollte der Geburtsmodus vom Gesamtbild abhängig gemacht werden. Die glatte Muskulatur und damit die Wehentätigkeit sind nicht beeinträchtigt. Magnesium zur Behandlung einer Präeklampsie (Schwangerschaftshypertonie) kann zu einer Verschlechterung der MG führen.

Bei allen Patienten ist eine Mitbehandlung in neuroimmunologischen Spezialambulanzen anzustreben, die bei deutlicher Verschlechterung der Muskelkraft konsiliarisch tätig werden können.

HANS STRENGE

6.1.14 Myopathien (Muskelerkrankungen)

Definition

Myopathien sind selten und bilden ein breit gefächertes Spektrum von unterschiedlichen erblichen und erworbenen Muskelerkrankungen. Zu den genetisch determinierten Formen gehören progressive Muskeldystrophien, metabolische Myopathien und Ionenkanalmyopathien, zu den erworbenen Formen zählen Myositiden (Muskelentzündungen), exogen-toxische und endokrine Myopathien.

Erste Anzeichen

Paresen und Atrophien, bisweilen Belastungsintoleranz mit vorzeitiger Ermüdung und Muskelschmerzen.

Somatische Symptome

Klassisches Leitsymptom einer Myopathie ist eine symmetrische, proximal betonte Schwäche und Atrophie der Extremitätenmuskulatur ohne Sensibilitätsstörungen. Davon abweichend zahlreiche Formen mit unterschiedlichen, teilweise wegweisenden Verteilungsmustern, proximal oder distal, symmetrisch oder asymmetrisch, mit oder ohne Gesichtsbeteiligung oder Beteiligung der äußeren Augenmuskeln. Bei hereditären metabolischen Myopathien mit Störung des Kohlenhydratstoffwechsels (Glykogenosen) belastungsinduzierte Beschwerden wie Schwäche, Myalgien und Muskelkrämpfe (Krampi) bereits nach wenigen Minuten Muskelarbeit, bei fortgesetzter Tätigkeit nach etwa 10 Minuten Abnahme der Beschwerden, evtl. mit Leistungssteigerung (»Second-Wind-Phänomen«). Bei myotonen Dystrophien verzögerte Erschlaffung nach Kontraktion (Myotonie).

Bei erworbenen Myositiden (Prävalenz etwa 10–30/100 000) wie Polymyositis und Dermatomyositis proximal betonte Muskelschwäche, bei sporadischer Einschlusskörpermyositis asymmetrische Paresen der Kniestrecker- und Fingerbeuger-Muskulatur. Bei Dermatomyositis und nekrotisierender Myositis typischerweise starke generalisierte Myalgien. Bei endokrinen Myopathien durch Kortikoidtherapie (»Steroidmyopathie«) und bei Nebenschilddrüsen- und Schilddrüsenerkrankungen langsam progrediente proximale Paresen und belastungsabhängige Myalgien. Neben der myopathischen Grunderkrankung bisweilen Sekundärsymptome durch Überlastung oder

Ungleichgewicht der Muskulatur, Gelenke oder Wirbelsäule. Bei bestimmten Myopathien Muskelzelluntergang (Rhabdomyolyse) und Myoglobinurie mit Dunkelverfärbung des Urins, bisweilen auch Atem- oder Schluckbeschwerden sowie Beteiligung anderer Organe (Herz, Auge, Gehirn).

Psychische Symptome

Bei der heterogenen Gruppe der mitochondrialen Myopathien, die mit einer Prävalenz von etwa 1:4300 zu den häufigsten hereditären neurologischen Krankheiten zählen, treten progrediente multisystemische Krankheitsbilder auf, die nicht auf die Muskulatur beschränkt sind. Dazu gehören die mitochondriale Enzephalomyopathie mit Laktatazidose und schlaganfallähnlichen Symptomen (MELAS) sowie myoklone Epilepsieformen. Bei der chronisch progredienten externen Ophthalmoplegie gibt es neuropsychologische Auffälligkeiten, beim Phänotyp mit Neuropathie, Ataxie und Retinitis pigmentosa auch kognitive Einschränkungen bis hin zur Demenz. Bei der mitochondrialen neurogastrointestinalen Enzephalomyopathie (MNGIE) mit Lähmungen der äußeren Augenmuskeln, Polyneuropathie und Leukenzephalopathie kommt es zu gastrointestinalen Störungen aufgrund einer viszeralen Neuropathie. Eine dadurch bedingte ausgeprägte Kachexie kann bei jüngeren Frauen als Anorexia nervosa verkannt werden.

Diagnostik

Abhängig von der im Einzelfall vorliegenden myopathischen Krankheitsgruppe erste diagnostische Einschätzung bereits durch klinische Präsentation, d.h. charakteristisches Verteilungsmuster der Paresen und Atrophien, Schmerzen oder muskuläre Symptome (Krampi, Myotonie). Ausführliche Anamnese und Familienanamnese, laborchemische Untersuchung mit Serumkreatinkinase (CK), Leber- und Nierenwerten sowie Enzymaktivität im Blut. Deutlich erhöhte CK-Werte bei akuten Myositiden (bis zum 50-Fachen des Normwertes) und bei Muskeldystrophien. Standardisierter nicht ischämischer Unterarmbelastungstest zum Nachweis eines Glykolyse-Defekts bei metabolischer Myopathie. Elektromyografische Fahndung nach bestimmten Arten von Spontanaktivität und myopathischen Entladungsmustern. Muskelbiopsie zum Nachweis eines myopathischen oder myositischen Gewebssyndroms, von Speichermaterial, Strukturanomalien, mitochondrialen Veränderungen oder Entzündungszellen.

Bei mitochondrialen Myopathien mit gestörter oxidativer Phosphorylierung im Bereich mitochondrialer Stoffwechselwege stellen Komplexität und Heterogenität eine große diagnostische Herausforderung dar. Diagnostik und Therapie sollten daher in spezialisierten neuromuskulären Zentren erfolgen. Die Identifikation des Gendefekts gewinnt immer mehr an Bedeutung, da zunehmend genspezifische therapeutische Ansätze zur Verfügung stehen. Gelingt der molekulargenetische Nachweis nicht, ist eine Muskelbiopsie indiziert, bei der Auswahl des optimalen Biopsieortes hat die MRT die höchste Aussagekraft.

Dermatomyositis und Polymyositis gelten als potenzielles paraneoplastisches Frühsymptom (15–30 %), sodass bei Erstdiagnostik ausführliche Tumorsuche (Bronchial-, Haut-, Pankreas-, Magen- und Kolonkarzinome) indiziert ist.

»Fallstricke« der somatischen Diagnostik

Vor der Bestimmung des CK-Wertes körperliche Schonung für mindestens 1 Woche, CK-Erhöhung durch Muskelarbeit und nach intramuskulären Injektionen auch bei Gesunden und bei Patienten mit neurogenen Prozessen, fehlende Erhöhung schließt Myopathie nicht aus. Die molekulargenetische Einordnung ist mittlerweile so fortgeschritten, dass die klinische Charakteristik von klassischen Myopathien allein keinen sicheren Rückschluss auf den Genotyp erlaubt. Bei bestimmten Formen von Muskeldystrophien, Myositiden und mitochondrialen Erkrankungen besteht die Notwendigkeit von Biopsien mit myopathologischer und biochemischer Analyse.

Warum kann man das Krankheitsbild leicht übersehen?

Bestimmte Myopathien zeigen keine anhaltenden Paresen oder Atrophien, sondern lediglich Belastungsintoleranz mit Myalgien und vorzeitiger Ermüdung, was zur Fehleinschätzung als Fibromyalgie oder als funktionelle Störung führen kann. Sekundäre schmerzhafte Beschwerden an Gelenken und Wirbelsäule können die gesamte Aufmerksamkeit auf sich lenken und die eigentlich verursachende muskuläre Imbalance oder Schwäche durch eine Myopathie in den Hintergrund rücken.

FALLBEISPIEL

Ein 31-jähriger Elektromechaniker suchte wegen chronischer Muskelschmerzen seinen Hausarzt auf, der keinen auffälligen organischen Befund erheben konnte. Der Patient berichtete, dass er seit etwa 2 Jahren stärkere körperliche Anstrengungen vermeide, weil sie regelmäßig zu anhaltenden schmerzhaften Muskelverkrampfungen und Schwächen führten. Vor 5 Monaten sei unerwartet seine alleinerziehende Mutter gestorben, mit der er sich nicht mehr gut verstanden habe. Seit ihrem Tod gebe es Erbstreitigkeiten zwischen ihm und seinem Bruder. Die Beschwerden hätten sich während der körperlich anstrengenden Haushaltsauflösung noch verstärkt. Der Hausarzt überwies den Patienten zu einer Psychotherapeutin, die den Verdacht auf eine pathologische Trauer hatte und eine anhaltende somatoforme Schmerzstörung diagnostizierte. Der Patient fühlte sich gut aufgehoben und konnte in den folgenden Wochen den schmerzhaften Verlust und seine Gefühle von Ärger und Trauer bearbeiten. Bei Patient und Therapeutin machte sich aber dennoch eine zunehmende Enttäuschung breit, weil die Muskelbeschwerden keine Veränderung erkennen ließen. Auf Bitten des Patienten wies der Hausarzt ihn in die Medizinische Abteilung des Städtischen Krankenhauses ein, von wo nach wenigen Tagen die Verlegung in eine Neurologische Abteilung erfolgte. Dort wurde aufgrund des klinischen und labordiagnostischen Befundes, der Elektromyografie und der nachfolgenden Muskelbiopsie eine metabolische Myopathie mit Myophosphorylasemangel (McArdle-Myopathie, Glykogenose Typ V) diagnostiziert. Der Patient erhielt gezielte Physio- und Ergotherapie und konnte unter Anleitung seine muskuläre Belastbarkeit steigern.

Therapeutische Optionen und Gefahren

Generell sind bei allen Myopathien die Behandlungs- und Versorgungsmöglichkeiten mit den persönlichen Bedürfnissen abzustimmen; sie erfordern eine enge interdisziplinäre Zusammenarbeit mit entsprechend spezialisierten Experten (Neurologen, Internisten, Orthopäden, Physio- und Ergotherapeuten). Viele Patienten mit Myopathien profitieren von individuell adaptiertem Ausdauertraining.

Bei den erworbenen Myopathien steht die kausale Therapie im Vordergrund: bei idiopathischen Myositiden Initial- und Langzeittherapie mit Kortikosteroiden, bei Progredienz oder stärkerer extramuskulärer Organmanifestation Immunsuppressiva und monoklonale Antikörper. Studien bei metabolischer Myopathie mit spezieller Ernährung, z. B. kohlenhydratreicher Kost, sind wenig aussagekräftig. Empfehlungen existieren bezüglich eines regelmäßigen aeroben Ausdauertrainings mit höchstens 70 % der maximalen Herzfrequenz zur Steigerung der Leistungsfähigkeit. Das »Second-Wind-Phänomen« lässt sich bei entsprechender Edukation als substratabhängige Erholung der Energiegewinnung der Zelle bei fortgesetzter Muskelarbeit ohne unnötige Einschränkungen gezielt ausnutzen. Genaue Beachtung der individuellen Grenzen mit Vermeidung von Maximalbelastung und statischer Belastung, vor allem bei Attacken mit Myoglobinurie in der Vorgeschichte. Rhabdomyolysen, bei denen Kalium, CK und Myoglobin ins Blut freigesetzt werden, sind zu vermeiden. Mögliche schwerwiegende Komplikationen sind akutes Nierenversagen, Herzrhythmusstörungen, disseminierte intravasale Gerinnung und Kompartmentsyndrom. In diesen Fällen können intensive Therapien nötig werden: forcierte Diurese, Ausgleich einer Hyperkaliämie, Hämodialyse und chirurgische Intervention bei Engpass-Syndrom.

HANS-CHRISTIAN HANSEN

6.1.15 Epilepsie

Definition

Die dem epileptischen Anfall zugrunde liegende spezifische zerebrale Erregungssteigerung und ihr Verlauf bestimmen die Art und die Dauer der Anfallssymptomatik. Welche motorischen, sensorischen, psychischen und autonomen Symptome auftreten, ob Verhaltensstörungen, Automatismen und auch Stürze vorkommen, ergibt sich aus den involvierten Hirnregionen. Typisch für epileptische Anfallsereignisse ist die nahezu identische Symptomatik jedes Anfalls, die auf jeweils derselben Erregungsausbreitung im ZNS beruht. Bleibt sie auf ein lokales Netzwerk in einer Hemisphäre begrenzt, handelt es sich um einen fokalen (syn. partiellen) Anfall. Generalisierte Erregungssteigerungen betreffen beide Hemisphären und treten als bilateral tonisch-klonischer Anfall (frühere Bezeichnung Grand Mal) in Erscheinung, wobei im Kindes- und Jugendalter zusätzlich nichtmotorische Anfälle vom Typ der Abscencen möglich sind. Ob im Einzelfall ein primär generalisierter Beginn oder eine sekundäre Generalisation nach fokalem Ausgangspunkt des Anfalls vorliegt, hat enorme Konsequenzen auf die Auswahl von Medikation und invasiver Therapieoptionen.

Epileptische Funktionsstörungen beruhen auf einer Dysbalance zwischen inhibitorischen und exzitatorischen Neurotransmittersystemen, auf Zellmembranstörungen durch Elektrolytstörungen (→ Kap. 6.1.5) oder auf spezifischen Antikörper-Effekten auf neuronale Ionenkanäle. Die resultierenden pathologischen Spontanentladungen von kortikalen Neuronenverbänden (»paroxysmal depolarisation shift«) lassen sich im EEG im günstigen Fall als rhythmisierte steile Potenziale ableiten (z. B. »sharp waves«, Spitzenpotenziale). Diagnostisch nachteilig kann sich eine ungünstige Tiefe oder Dipolausrichtung des neuronalen Ursprungs auswirken. Dann können sich Erregungssteigerungen mehr oder weniger der Darstellung im Oberflächen-EEG, teilweise sogar bei Ableitung im Anfall (→ Abb. 6-1), entziehen (Zschocke & Hansen 2023).

Eine erhöhte Anfallsbereitschaft wird oft als »Absenkung der Krampfschwelle« bezeichnet. Fieber, Schlafmangel, Infektionen, Flüssigkeitsverschiebungen, einige Psychopharmaka (Antidepressiva, Antipsychotika) und manchmal auch psychische Faktoren wirken sich prokonvulsiv aus, sodass ein Anfall provoziert wird. Klinisch ist häufiger der Entzug GABAerger Substanzen relevant (Alkohol, Barbiturate, Benzodiazepine).

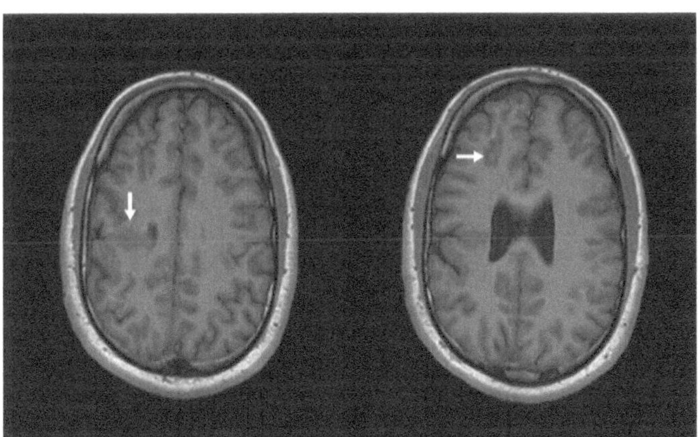

Abb. 6-1: 30-jähriger Mann in stationärer Psychotherapie, beklagt unter Quetiapin und Sertralin »flüchtige Zuckungen« in Gesicht und Arm links. Interiktuale EEGs bleiben mehrfach ohne pathologischen Befund. Die T1-gewichtete MRT zeigt kortikale Dysplasien rechts mit transmedullärer Dysplasie (vertikaler Pfeil) und Polymikrogyrie (horizontaler Pfeil). Diagnose: rechtshirnig generierte fokal motorische Anfälle bei ZNS-Anlagestörung, provoziert unter prokonvulsiver Medikation (Bildgebung durch die Radiologische Klinik im FEK Neumünster, Chefarzt Prof. Dr. T. Jahnke).

Ältere Narben im Hirngewebe spielen oft eine Rolle, aber jedes Gehirn kann auch ohne Gewebsläsion epileptisch reagieren, z. B. nach ausreichend hoher Einwirkung prokonvulsiver Substanzen (Drogen wie Kokain) oder bei akuter Elektrolytstörung. Die Bereitschaft zur epileptischen Reaktion (»Krampfschwelle«) ist genetisch geprägt und wird durch toxisch-metabolische Faktoren modifiziert. Zu provozierten Anfällen kommt es besonders durch irritative zerebrale Pathologien wie Tumor, Enzephalitis, Abszess, Ischämie und die Erkrankungen der Hippocampusregion.

Epileptische Anfälle werden nach internationalen Empfehlungen (Fisher et al. 2018) eingeteilt nach typischen Symptomen (»Anfallssemiologie«), dem Anfallsbeginn, dem Epilepsiesyndrom, der Ätiologie und der assoziierten Komorbidität. Für fokal beginnende Anfälle erfolgt die Zuordnung danach, inwieweit begleitend irgendeine Störung des Bewusstseins auftritt, was sich aus der Patientenbeschreibung aller Vorkommnisse im Anfallsablauf ergibt. Man unterscheidet 1. fokale bewusst erlebte von 2. fokalen nichtbewusst erlebten Anfällen. Letztere entsprechen weitgehend den früheren Bezeichnungen des komplex-fokalen oder psychomotorischen Anfalls.

→Tabelle 6-2 fasst diese Einteilung zusammen.

Klassifikation	Deskriptive Zuordnungsmöglichkeiten
Semiologie	▪ motorische – sensorische – psychische (kognitive/emotionale/ Innehalten) – autonome Manifestationen
Anfallsbeginn	▪ fokal, generalisiert, sekundär generalisiert nach fokalem Beginn (neue Bezeichnung: fokal zu bilateral tonisch-klonisch)
Epilepsiesyndrom	▪ idiopathische (u. a. genetische) und symptomatische Formen
Ätiologie der provozierten Anfälle	▪ z. B. Vernarbungen nach Trauma, Schlaganfall, Entzündung ▪ z. B. neurometabolische Erkrankungen, Anlagestörungen ▪ z. B. situationsbezogen (»Gelegenheitsanfälle«) bei Hypoglykämie, Alkohol, Antibiotika

Tab. 6-2: Klassifikation der Anfallsformen

Erste Anzeichen

Ein epileptischer Anfall beginnt stets mit abrupten Änderungen von Handlungs-, Wahrnehmungs- oder Kontaktverhalten, z. B. »Innehalten«. Im Regelfall laufen wiederholte Anfälle einheitlich »monomorph« und gesetzmäßig ab. Synchron dazu treten im EEG je nach Lage der Generatoren messbare Änderungen auf. Beim fokalen Beginn kündigt sich das Geschehen noch vor der Generalisation als sog. Aura an – dies können subjektive Empfindungen als erste umschriebene Anfallssymptome sein. Sie sind in der Regel durch patienteneigene Maßnahmen oder durch therapeutische Zuwendung kaum beeinflussbar und entziehen sich – anders als psychogene Anfälle! – der Kontrolle durch die Betroffenen (→ DD psychogen). Im Ausnahmefall lernen manche Patienten motorische Manöver zur Abwendung einer Generalisation in der epileptischen

Aura als »Gegenmittel« einzusetzen, wie z. B. das ipsilaterale Ballen einer Faust bei sensorischer Aura. Interessanterweise bemerken auch manche Patienten im Vorfeld eines bevorstehenden epileptischen Anfalls regelmäßig unspezifische psychische Vorboten. Dann treten Minuten bis Tage zuvor typische präiktuale Stimmungsschwankungen, Dysphorien, Ängste und Kopfschmerzen auf.

Neurologische/somatische Symptome im Anfall

Generalisierte Anfälle: Typisch für den bilateral tonisch-klonischen Anfall (frühere Bezeichnung: Grand Mal) (→Tab. 6-3) sind Bewusstseinsverlust und beidseitige, zumeist tonische, dann klonische (z. B. 1–3/s) Entäußerungen der Extremitäten- und Gesichtsmuskeln. Enuresis, Enkopresis, Zyanose wegen Apnoe und ein Sturz sind typisch, auch der Initialschrei und die überwiegend laterale Zungenbissverletzung. Abscencen dauern als nichtmotorische Form generalisierter Anfälle im Kindes- und Jugendalter oft nur kurz an und die Patenten erholen sich rasch im Vergleich zu fokal nicht bewusst erlebten und zu generalisierten Anfällen. Typisch ist das kurze Innehalten über Sekunden (»seelische Pause«), begleitet von wenigen Myoklonien der Lider oder der Finger. Diese Symptomatik wird oft als Zustand übermäßiger Ablenkbarkeit oder Unkonzentriertheit zunächst verkannt.

Phase	Dauer	Symptome
tonische Phase	10–30 s	starrer Blick, Verkrampfung, Sturz, Mydriasis, Apnoe
klonische Phase	30–50 s	rhythmische Myoklonien, stetig (!) langsamer werdend
postiktuale Phase I	1–5 min	Koma, keine Pupillenlichtreaktion
postiktuale Phase II	5–30 min	langsame Wiedererlangung von Bewusstsein, Reflexen, Dämmerzustand/Amnesie/Terminalschlaf

Tab. 6-3: Dauer und Symptomatik der Phasen des typischen bilateral tonisch-klonischen Anfalls

Fokal beginnende Anfälle erzeugen teils einfachere somatische (→Tab. 6-4), teils komplexe psychische Symptome (→Tab. 6-5). Die motorischen und sensorischen Zeichen sind meist kontralateral zur Seite der epileptischen Aktivität nachweisbar, sie können aber auch beidseits vorhanden sein. Ihre Kombination und Verteilung im und nach dem Anfall ist lokalisatorisch bedeutsam.

Art des Beginns	Klinische Zeichen
motorische Zeichen (bei fokalem als auch generalisiertem Beginn)	tonisch, klonisch, myoklonisch, atonisch (Sturz), astatisch (Haltungsverlust)
nichtmotorische Zeichen (bei fokalem Beginn)	elementar-sensorisch: taktil, optisch, gustatorisch, akustisch (Pseudohalluzinationen), autonom (Blässe, Schwitzen, Mydriasis (selten Erbrechen), kognitiv (z. B. Sprache, Erkennen, Denken, Erinnern), emotional (z. B. Angst, Glück, Agitation)

Tab. 6-4: Der Beginn epileptischer Anfälle

Psychische Symptome im Anfall

Die psychischen Symptome im Anfall sind in →Tabelle 6-5 zusammengefasst.

Anfallstyp	Störungen von
bilateral tonisch-klonischer Anfall	▪ Vigilanz (stets Bewusstseinsverlust)
Abscencen	▪ Aufmerksamkeit (sehr kurz)
fokale Anfälle (teilweise nicht bewusst erlebte Störungen)	▪ Aufmerksamkeit, Planung (länger als Sekunden) ▪ Sprache (Aphasien), Handlung (Apraxien) ▪ Affekt (Freude/Angst/Depression/Suizidalität) ▪ Wahrnehmung (Verkennungen, Halluzination, auch multimodal) ▪ Merkfähigkeit/Gedächtnis (Déjà-vu/Jamais-vu/Hypermnesie) ▪ Denkstörung (forciertes Denken, Inkohärenz) ▪ Entfremdungserlebnisse, Realitätsverzerrung, Depersonalisation, Derealisation

Tab. 6-5: Psychische Symptome im Anfall

Somatische, neurologische und psychische Anzeichen eines stattgehabten Krampfanfalls

Generalisierter bilateral tonisch-klonischer Anfall (alte Bezeichnung: Grand-Mal-Anfall)

Charakteristische **somatische Befunde** nach generalisiertem Anfall sind: Enuresis, Zungenbiss, Muskelkater, blutiger Schaum vor dem Mund. Dazu gesellen sich reversible zerebrale Funktionsstörungen über wenige Stunden. Hierzu zählen als **neurologische Befunde** Paresen, Sensibilitätsstörungen, positive Babinski-Zeichen und als **psychische Befunde** Desorientiertheit und Vigilanzminderung. Währenddessen findet man im EEG oft noch eine Abflachung und Verlangsamung, manchmal epileptische Potenziale wie Spitzen und scharfe Wellen (Zschocke & Hansen 2023).

Eine sofortige Reorientierung nach einem fraglichen Anfallsereignis weckt erhebliche Zweifel an der Annahme eines generalisierten Anfalls (DD Synkope, DD psychogen)!

Fokaler Anfall

Meist verbleiben flüchtige fokale Funktionsstörungen, z. B. eine Sprach- oder Merkfähigkeitsstörung, eine Agitation oder z. B. eine sensomotorische Störung (»Todd'sche Parese«).

Verhaltensstörungen mit länger anhaltender Verwirrtheit, z. T. mit aggressivem oder psychotischem Verhalten, treten nach fokalen und generalisierten epileptischen Anfällen oft auf. Betroffen sind meist Patienten mit kognitiver Beeinträchtigung und mit chronischem Verlauf, zumeist Männer. Iktual aggressive Verhaltensweisen sind eher selten und in der Regel nicht mit gezielten Handlungen verbunden; daher geben sie selten Anlass zu strafrechtlichen Konsequenzen. Im Einzelfall ist eine Erregungssteigerung in limbischen Regionen zu diskutieren. Häufigere Anzeichen des stattgehabten epileptischen Anfalls (Iktus) sind postiktuale Lethargie, depressive Beschwerden, Kopfschmerzen und Muskelkater.

Postiktuale Phasen dauern im Jugend- und jungen Erwachsenenalter mitunter nur Minuten, ansonsten meistens Stunden. Im höheren Alter kommen postiktuale Desorientierung und Vigilanzstörungen über mehrere Tage vor, z. B. bei erheblicher zerebraler Vorschädigung (bis zu 2 Wochen; Cloyd et al. 2006). Wichtige Differenzialdiagnosen sind das Delir und anhaltende bzw. wiederkehrende Anfälle (Status epilepticus).

Status epilepticus

Im Status epilepticus (SE) hält eine zerebrale Erregungssteigerung länger an, manchmal über 20 Minuten, sodass sich der Patient nicht im üblichen Zeitrahmen erholt. Klinisch entspricht dies einer Serie sehr rasch aufeinanderfolgender Anfälle ohne Wiedererlangung des Bewusstseins oder auch einem prolongierten Anfallsgeschehen (bilateral tonisch-klonischer Anfall: 5 Minuten und mehr, fokaler Anfall: 20 Minuten und mehr).

Nach längerem Status generalisierter Anfälle sind Patienten oft nicht mehr zu konvulsiven motorischen Symptomen in der Lage, weisen aber im EEG noch anhaltende epileptische Graphoelemente auf (»elektromechanisch entkoppelt«). Klinisch zeigen sich dann 1. wiederholte abrupte Wechsel von Anfallssymptomen mit normalen Befunden oder 2. eine scheinbar »prolongierte postiktuale Phase«, was einem anhaltenden **nonkonvulsiven** Status epilepticus entspricht. Schwere sekundäre Gewebeläsionen treten auf, wenn der Patient im nonkonvulsiven SE generalisierter Anfälle in einen komatösen Zustand wechselt und dieser nicht zeitgerecht behandelt wird.

Klinische Syndrome des Status epilepticus sind:

- akutes fluktuierendes organisches Psychosyndrom
- delirantes Psychosyndrom, Stupor oder Koma mit Myoklonien/Automatismen

- episodische Bewegungs- und Verhaltensstörungen (starrer Blick, fluktuierende Aphasie)
- stuporös-katatones Syndrom (»spike wave stupor«; Niedermeyer & Khalifeh 1965)

Die diagnostische Bestätigung des SE erfolgt durch das EEG (Zschocke & Hansen 2023). Die Therapie wird unverzüglich eingeleitet (anfallssupprimierend intravenös, stationäre Aufnahme), besonders beim SE bilateral tonisch-klonischer Anfälle.

»Fallstricke« der somatischen Diagnostik

- **Fehlerhafte Symptomzuschreibung als »epileptisch«:**
  Synkopen induzieren gelegentlich auch Myoklonien, Urinabgang, Zungenbiss, was als »konvulsive Synkopen« bezeichnet wird. Postsynkopal sind Patienten rasch reorientiert und bewusstseinsklar (Ausnahmen: Gehirnerschütterung, Notfallmedikation).
  Kurze und mit **Streckkrämpfen** einhergehende Bewusstlosigkeiten sind auf eine aneurysmatische **subarachnoidale Blutung** (SAB) verdächtig. Diese Präsentation wird von Ersthelfern oft als »Anfall« gewertet. Begleitende Kopfschmerzen, Nackensteifigkeit und Erbrechen lenken den Verdacht auf eine SAB, weil sie auf die typische Hirndruckerhöhung hinweisen. Erbrechen gehört in der Regel nicht zum unkomplizierten epileptischen Anfall, es sei denn, dieser tritt unter einer Intoxikation auf. Bei SAB ist das Risiko auf ein Blutungsrezidiv mit schlechtem Verlauf immens, daher ist bei jedem SAB-Verdacht die gezielte Diagnostik dringlich (CCT, Liquor). Wegweisend sind hierfür der plötzlich aufgetretene Kopfschmerz in ungekannter Heftigkeit und die Nackensteife bei Anteflexion, nicht bei Rotation der Halswirbelsäule.
  Einseitige Myoklonien und Streckkrämpfe bei Bewusstlosigkeit treten auch im Rahmen akuter schwerster **zerebraler Ischämien** auf. Im Verdachtsfall sind intrakranielle proximale Gefäßverschlüsse mit der Kontrastmittel-CCT nachzuweisen und im Zeitfenster bis 16 Stunden durch Rekanalisation einer Hirnarterie behandelbar **(Neurothrombektomie)**.
- **»Spezielle Disposition zum Anfallsleiden drängt sich auf«:**
  Treten Krampfanfälle bei Patienten mit Suchterkrankungen auf, liegt eine entsprechende ursächliche Zuschreibung nahe. Kokain- und alkoholabhängige Patienten sind aber auch stark durch zerebrovaskuläre Komplikationen (Blutungen/Ischämien) gefährdet. Der Gebrauch prokonvulsiver Drogen (Opiate) und der Entzug von Benzodiazepinen können eine Rolle in der Anfallsauslösung spielen. Bei i. v.-Drogenabusus muss an eine beginnende Sepsis gedacht werden. Bei HIV-Positivität können auch Tumoren und opportunistische Infektionen Anfälle provozieren. Grundsätzlich ist kaum eine Zellzahlvermehrung zu erwarten und somit eine erhebliche Zellzahlerhöhung im Liquor (Pleozytose) nach generalisiertem Anfall stets auf Meningitis/Enzephalitis verdächtig. Häufiger ist die Vermehrung von Protein und Laktat im Liquor auch nach unkompliziertem epileptischen An-

fall ohne entzündlichen Hintergrund (60 % bzw. 22 %; Chatzikonstantinou et al. 2015).

- **»War es ein epileptischer Anfall?«:**
  Die Antwort hierauf bleibt ohne fachlich fundierte Beobachtung oder eigene Untersuchung im Anfallsereignis nicht selten unentschieden. Dissoziative »Anfälle« und Konversionssymptome sind keineswegs auf psychiatrische Patienten beschränkt. Auch Patienten mit Epilepsiesyndromen geraten in diese Zustände und erfahren falsche Therapiekonsequenzen (Aufdosierung). Der Bezug zu einem möglichen sekundären Krankheitsgewinn ist im Einzelfall zu prüfen.
- **»Patient lässt sich nicht untersuchen«:**
  Zur sicheren Abgrenzung einer Enzephalitis sind die MRT und die Liquoranalyse (s. oben) eminent wichtig. Gelingen sie wegen psychomotorischer Unruhe nicht oder in ungenügender Befundqualität, ist die MRT unter Sedierung zur Klärung der o. g. Differenzialdiagnosen mit dringlichen Therapieoptionen (Enzephalitis/Enzephalopathie) oft unausweichlich.
- **»EEG negativ – keine Epilepsie?«:**
  Der negative konventionelle EEG-Befund schließt die fokale Epilepsie keineswegs aus. Nicht jeder epileptische Fokus wird von Oberflächenelektroden erfasst, selbst im Status fokaler Anfälle (Thomas et al. 1977). Mit der Anzahl serieller Ableitungen steigt die Ausbeute pathologischer Befunde, empfohlen werden oft drei Registrierungen.

Warum kann man das Krankheitsbild leicht übersehen?

- **Amnesie** (»Filmriss«): Patienten teilen mangels Erinnerungsvermögen keine Epilepsie-typischen Symptome mit.
- Wertvolle **Fremdbeobachtungen** über typisch monomorphe Anfallsabläufe sind nicht immer verfügbar, besonders bei allein lebenden Patienten.
- Patienten mit **Herzrhythmusstörungen** können im Rahmen einer plötzlichen kardial bedingten Bewusstlosigkeit (Adams-Stokes-Anfall) einen zusätzlichen epileptischen Anfall erleiden. Noch häufiger kann es unter einer TIA (transitorisch ischämische Attacke) zu einer epileptischen Reaktion kommen.
- Wiederum können z. B. Bradykardien als Symptome eines epileptischen Anfalls auftreten und so zur ausschließlichen Suche nach kardialen Ursachen führen.

FALLBEISPIEL

Ein 30-jähriger Mann befindet sich in stationär psychosomatischer Behandlung aufgrund einer depressiven Störung und Verdacht auf Persönlichkeitsstörung. Unter subjektiv belastenden psychotherapeutischen Sitzungen beklagt der Patient in wöchentlichem Abstand auftretende unwillkürliche störende Zuckungen erst im Gesicht, dann im Arm. Sie seien immer linksseitig lokalisiert und gefolgt von Missempfindungen im linken Arm. Nach »einigen Sekunden ist alles vorbei«, und er fühle sich wie zuvor; Bewusstseinsstörungen, Amnesie, etwaige Auslöser sind nicht

erfragbar. Auch Einnässen oder Zungenbiss seien nie aufgetreten. Eigen- und familienanamnestisch bestünden keine Anfallsleiden. Die Medikation umfasst 100 mg Sertralin und 50 mg Quetiapin.
Der neurologische Status ist unauffällig, es bestehen depressiv-besorgte Stimmungslage und Antriebsmangel. Eine Tetanie scheidet aus, denn das Beklopfen des N. facialis löst keine mimischen Kontraktionen aus (Chvostek-Zeichen negativ), und die Serum-Elektrolyte sind in der Norm. Mehrfach interiktual abgeleitete EEGs ergeben Normalbefunde. Unter dem Verdacht auf rechtshirnig generierte partielle motorische Anfälle zeigen sich (bei unauffälligem CCT!) in der MRT eine unilaterale Spaltbildung rechts (Schizenzephalie von Typ closed lip) und eine Polymikrogyrie in der rechten Zentralregion. Im vorliegenden Fall traf die psychiatrische Pharmakotherapie auf eine bislang klinisch stumme angeborene kortikale Fehlbildung mit Disposition zu epileptischen Anfällen und triggerte fokale Anfallsereignisse.

MERKE

- Tief liegende epileptische Herde entziehen sich oft der Darstellung im Oberflächen-EEG.
- Jeder Patient mit Verdacht auf epileptische Anfälle sollte bei unklarer Ursache mindestens einmalig im Leben eine MRT-Untersuchung erhalten. Oft sind nach einem ersten Anfall wegen der Möglichkeit langsam wachsender Tumoren sogar zwei MRT-Untersuchungen im Abstand von 3–6 Monaten sinnvoll.
- Die Diagnostik epileptischer Phänomene kann bei psychiatrischen Grunderkrankungen, insbesondere unter Pharmakotherapie und bei psychisch provozierten Anfällen, kompliziert sein. Problematisch bei Anfallspatienten sind: Bupropion, Clomipramin, Clozapin, Olanzapin, Lithium, Methylphenidat und Ketamin.

Therapeutische Optionen

Anfallssupprimierende Medikamente (ASM, frühere Bezeichnung: Antikonvulsiva) stehen für die symptomatische Therapie je nach Anfallstyp zur Verfügung, vorrangig ist stets die Beseitigung des Anfallsauslösers, z. B. metabolisch-toxischer Art. Im Status epilepticus muss die Therapie sehr zeitnah erfolgen (s. Leitlinien der DGN [DGN 2020]).

Literatur

Chatzikonstantinou A, Ebert AD, Hennerici MG. Cerebrospinal fluid findings after epileptic seizure. Epileptic Disord 2015; 17: 453–459.
Cloyd J, Hauser W, Towne A et al. Epidemiological and medical aspects of epilepsy in the elderly. Epilepsy Res 2006; 68S: S39–S48.

Deutsche Gesellschaft für Neurologie (DGN). Leitlinien der DGN. Status epilepticus im Erwachsenenalter. Gültig bis: 29. September 2017. Im Internet: https://dgn.org/leitlinie/status-epilepticus-im-erwachsenenalter (zuletzt abgerufen am 13. 01. 2025).
Fisher RS, Cross JH, D'Souza C et al. Anleitung (»instruction manual«) zur Anwendung der operationalen Klassifikation von Anfallsformen der ILAE 2017. Z Epileptol 2018; 31: 282–295.
Niedermeyer E, Khalifeh R. Petit mal status (»spike wave stupor«). An electro-clinical reappraisal. Epilepsia 1965; 6: 250–262.
Thomas JE, Reagan TJ, Klass DW. Epilepsia partialis continua. A review of 332 cases. Arch Neurol 1977; 34: 266–275.
Zschocke S, Hansen HC. Klinische Elektroenzephalographie. 4. Aufl. Heidelberg: Springer 2023.

TOMAS MÜLLER-THOMSEN

6.1.16 Demenzen

Definition

Ein demenzielles Syndrom ist gekennzeichnet durch den Verlust von kognitiven Fähigkeiten als Folge des Zugrundegehens zentralnervöser Strukturen. Ätiologie und Pathogenese sind unterschiedlich.

Man unterscheidet primär degenerative Erkrankungen wie:

- Alzheimer-Krankheit (AD),
- Demenz mit Lewy-Körpern (LKD),
- frontotemporale Demenz (FTD),
- Parkinson-Demenz,
- Chorea-Huntington

und sekundäre Formen wie:

- vaskuläre Erkrankungen,
- Normaldruckhydrozephalus (NPH),
- Tumoren,
- Stoffwechselstörungen,
- chronische Intoxikation (z. B. Benzodiazepine, Morphine),
- Mangelzustände (z. B. Vitamin B_{12}).

Demenzen sind häufig Erkrankungen des fortgeschrittenen Lebensalters, aber auch im frühen Erwachsenenalter (ab Mitte 20) möglich. Juvenile Demenzen sind sehr selten.

Erste Anzeichen

Sie sind oft unspezifisch und haben nicht selten in der Retrospektive viele Jahre vor dem Auftreten erster kognitiver Auffälligkeiten bestanden (z. B. Depression bei Alzheimer-Demenz, blande Persönlichkeitsveränderung bei frontotemporaler Demenz). Bei den meisten Demenzformen zeigen sich zunächst Störungen der Gedächtnisfunktion.

Für die Diagnose einer Demenz müssen aber noch weitere Auffälligkeiten, wie z.B. Wortfindungsstörungen mit Umschreibungen und einem Verarmen des Wortschatzes, hinzukommen. Das Abstraktions- und Urteilsvermögen nimmt im Verlauf ab und das gedankliche Umschalten fällt immer schwerer. Bestimmte kortikale Funktionen wie Lesen, Schreiben, Sprechen und Rechnen können relativ früh eingeschränkt sein.

Somatische/neurologische Symptome

Bei Alzheimer-Demenz zu Beginn häufig wechselnde körperliche Beschwerden, ähnlich wie bei einer Somatisierungsstörung, erst spät im Krankheitsverlauf neurologische Symptome (Parkinson, Krampfanfälle); bei Lewy-Körper-Demenz bereits früh Parkinson-Symptome.

Psychische Symptome

In frühen Demenzstadien depressive Symptome mit nächtlichen Ängsten und Schlafstörungen, vermehrtes Aufsuchen der Toilette (Kompensationsversuch des drohenden Kontrollverlusts, häufig bei Alzheimer-Demenz), sozialer Rückzug als Reaktion auf Überforderung in größeren Gruppen, szenische Halluzinationen bei Lewy-Körper-Demenz. Nächtliche Ängste und Aggressivität treten eher in späteren Stadien auf.

Diagnostik

Die Diagnose wird klinisch unter Einbeziehung des Umfeldes gestellt. Screening kognitiver Fähigkeiten (MMSE, DemTect), ggf. ausführliche neuropsychologische Testung, Routinelaborparameter mit TSH, Vitamin B_{12} und Folsäure, Bildgebung (CCT, MRT) zum Ausschluss anderer Ursachen der kognitiven Funktionsstörungen wie sekundärer, d.h. nicht degenerativ bedingter Demenzen. Für die Alzheimer-Demenz ist ein positiver Krankheitsnachweis mit einer Sensitivität und Spezifität von jeweils rund 90% einerseits mittels Glukose- und/oder Amyloid-PET, andererseits mittels Bestimmung von Aβ-Amyloid, p-Tau und Tau im Liquor möglich. Die Kombination beider Vorgehensweisen erhöht die diagnostische Sicherheit nicht wesentlich. Der klinische Befund korreliert nicht immer mit dem Ausmaß der Laborbefunde, insbesondere bei Amyloidpathologie.

»Fallstricke« der somatischen Diagnostik

Überwertung der morphologischen Routine-Bildgebung gegenüber klinischen Befunden. Je nach Schulungsgrad des befundenden Radiologen wird die Bildgebung dazu oft falsch als »altersentsprechend unauffällig« eingeschätzt.

Warum kann man das Krankheitsbild leicht übersehen?

Demenzen werden in der Regel mit einem Alter > 60 Jahren diagnostisch assoziiert. Bei jüngeren Patienten werden psychische Symptome, zumal wenn sie mit Lebensereignissen erklärt werden können und die somatische Abklärung unauffällig geblieben ist, selten als Zeichen einer beginnenden Demenz gewertet (z. B. sozialer Rückzug eines 30-Jährigen bei frontotemporaler Demenz).

FALLBEISPIEL

Die 55 Jahre alte Patientin gibt an, dass sie an ihrem Arbeitsplatz als Sekretärin zunehmend Probleme habe. Sie könne sich schlechter konzentrieren, die Abläufe fielen ihr schwerer als sonst, alles sei anstrengender. Auch sei die Stimmung zunehmend gedrückter, abends käme sie nicht zur Ruhe, schlafe schlecht ein und durch. Sie sei vor 1 Monat aus einer Reha entlassen worden, dort sei sie wegen einer depressiven Symptomatik und eines Burn-outs behandelt worden. Vorher sei sie bereits 3 Monate krankgeschrieben gewesen. Damals sei es ihr bereits ähnlich gegangen wie jetzt.

Zur weiteren Vorgeschichte berichtet sie, dass ihr Mann vor 5 Jahren plötzlich an einem Herzinfarkt verstorben sei. Die Ehe sei nicht unproblematisch gewesen. Ihr Sohn lebe mehrere 100 km entfernt, die Beziehung zu ihm sei gut, der Kontakt aber eher sporadisch. Psychiatrische oder Demenzerkrankungen seien in der Familie nicht bekannt.

Im Untersuchungsbefund ist die Patientin freundlich zugewandt, zu allen Qualitäten voll orientiert, die Stimmung ist leicht gedrückt, Modulationsbreite und Auslenkbarkeit sind vermindert. Im Verlauf der Untersuchung fallen leichte Wortfindungsstörung und diskrete Gedankenabbrüche bei einem ansonsten flüssigen Rapport auf. Psychotische Denk- oder Erlebnisweisen bestehen nicht, keine Suizidgedanken oder -absichten.

Die neurologische Untersuchung ist unauffällig. Zur Abschätzung möglicher kognitiver Einschränkungen wird ein DemTect durchgeführt. In diesem erreicht die Patientin 13 von 18 möglichen Punkten, was noch einem Normwert entspricht. Es fallen jedoch Einschränkungen im Sinne der verzögerten Wiedergabe verbalen Materials, verringerte Wortflüssigkeit und diskrete Intrusionen (beim Ausschreiben von Zahlen werden Ziffern miteingefügt) beim Zahlenumwandeln auf. In einem weiteren Test zur Abschätzung der Leistungsgeschwindigkeit, der kognitiven Umschaltfähigkeit und der Exekutivfunktion wird ein Trail-Making-Test A und B durchgeführt. Hier erreicht die Patientin im Teil A einen Wert im unteren Normbereich, im Teil B unterhalb von zwei Standardabweichungen.

In einer MRT fallen eine fragliche Volumenminderung im Sinne eines Frühzeichens einer Alzheimer-Erkrankung im Hippocampusbereich sowie eine leicht über der Altersnorm liegende Hirnvolumenminderung temporoparietal beidseits auf. Kein Hinweis für vaskuläre Schädigung. In einer Untersuchung des Nervenwassers kein Hinweis für oligoklonale Banden, Aβ 1–42 mit 461 pg/ml (Ref. > 567) erniedrigt, Tau

mit 681 pg/ml (Ref. < 512) und p-Tau mit 102 pg/ml (Ref. < 66) erhöht. Blutuntersuchung einschließlich Vitamin B_{12} und Schilddrüsenparameter ohne pathologischen Befund. EKG und internistischer Status ohne pathologischen Befund.
Aufgrund der anamnestischen Angaben und der klinischen und apparativen Untersuchung können sekundäre Ursachen für eine Demenz weitestgehend ausgeschlossen werden. Der klinische Verdacht einer Alzheimer-Erkrankung mit frühem Beginn wird durch die Liquor-Parameter (Tau und Aβ) und die Bildgebung untermauert. Die weitere Anamnese des Umfeldes im Verlauf der Behandlung ergibt, dass ihr bereits seit 3–4 Jahren zunehmend »alles zu viel« werde und sie am Arbeitsplatz für Dinge, die ihr früher immer leicht von der Hand gegangen seien, immer länger gebraucht habe und auch Fehler in der Ablage sich gehäuft hätten. Vonseiten des Hausarztes und auch von Bekannten sei ihr deswegen eine Psychotherapie nahegelegt worden, da sie mit dem Tod des Mannes wohl nicht zurechtgekommen sei.

Therapeutische Optionen und Gefahren

Bei degenerativen (primären) Demenzen: In erster Linie psychosozial, ggf. pharmakologische Behandlung der Begleitsymptome; bei Alzheimer-Demenz und Lewy-Körper-Demenz Antidementiva (Acetylcholinesterase-Inhibitoren, Memantine), diese sind bei anderen Demenzformen nicht wirksam und eher nebenwirkungsbelastet. Gefahr der Verstärkung der kognitiven Einschränkungen, der psychischen Symptome und Auslösung eines Delirs durch anticholinerg wirksame Substanzen (z. B. trizyklische Antidepressiva, Furosemid, Fluorchinolone, Kortikosteroide, Antiarrhythmika, Opiate).

Bei sekundären Demenzen: Behandlung der primären Erkrankung (z. B. Blutdruck, Blutfette bei vaskulären Demenzen; Anlage eines Shunts bei Normaldruckhydrozephalus).

TOMAS MÜLLER-THOMSEN

6.1.17 Organische Depression und organisch bedingte Psychosen

Definition

Organisch bedingte psychische Störungen, die nicht durch ein Delir (F05 oder F1x.4) oder eine psychotrope Substanz hervorgerufen werden (F1x.1; F1x.5–7), werden in der ICD-10 im Kapitel F06 klassifiziert. Nach älterer Begrifflichkeit werden sie als exogene psychische Erkrankungen bezeichnet, da ihnen im Gegensatz zu den psychogenen oder sog. endogenen Störungen eine nachweisbare hirnschädigende Noxe zugrunde liegt. Exemplarisch werden hier die organische affektive (F06.3) und die organisch wahnhafte bzw. schizophreniforme (F06.2) Störung dargestellt: Wie für alle im Kapitel F06 zusammengefassten Störungen, muss der organmedizinische Nachweis einer

Erkrankung, Schädigung oder Funktionsstörung des Gehirns erbracht werden. Als organischer Nachweis gilt weiter das Vorliegen einer systemischen Erkrankung, von der bekannt ist, dass sie eine zerebrale Funktionsstörung verursachen kann, so z.B. nachgewiesene hormonelle Erkrankungen. Der diagnostische Nachweis einer organischen Verursachung einer Depression oder einer Psychose wird auch erbracht, wenn sich im Zuge der Beseitigung oder Rückbildung einer vermuteten zugrunde liegenden somatischen Ursache die psychische Störung deutlich bessert und sich dabei keine ausreichenden oder überzeugenden Belege für eine andere Ursache der psychischen Störung finden lassen.

Erste Anzeichen

Angesichts der Heterogenität der organischen Depressionen und Psychosen gibt es vielfältige erste Anzeichen. Eine hirnorganische Psychose kann sich sehr schnell (Intoxikationen) oder sehr langsam entwickeln (Hormonstörungen). Regelhaft besteht ein wahrscheinlicher Zusammenhang zwischen dem Verlauf der zugrunde liegenden Krankheit, Schädigung oder Funktionsstörung einerseits und der psychotischen Entwicklung andererseits, die gleichzeitig oder verzögert zum primären körperlichen Geschehen auftritt.

Somatische Symptome

Die somatischen Symptome sind die der organischen Grunderkrankung.

Psychische Symptome

Bei depressiven Syndromen, die hirnorganisch bedingt sind, zeigt sich die Psychomotorik mit Antriebshemmung, Erschöpfung und Verlangsamung und die kognitiven Fähigkeiten zeigen sich stärker beeinträchtigt als die Stimmung. Beim Delir (z.B. Alkoholentzug) sind die psychotischen Symptome eher fluktuierend und wenig konsistent. Gegenüber nichtorganischen schizophrenen Psychosen wirken die Symptome weniger bizarr.

Diagnostik

Körperliche Untersuchung, ausführlicher neurologischer Status mit besonderem Augenmerk auf diskrete Halbseitenzeichen (z.B. einseitige Absinktendenz beim Unterberger Tretversuch bei Hirntumoren), Labor (Schilddrüsenwerte, ggf. weitere Hormone wie ACTH oder Parathormon) sowie ggf. B- und D-Vitamine; ggf. gezieltes Fahnden nach bestimmten Noxen; cMRT, ggf. Liquordiagnostik (z.B. bei Verdacht auf Neuroborreliose).

»Fallstricke« der somatischen Diagnostik

Überlagerung von psychischer und organischer Genese: Zum Beispiel kann eine depressive Reaktion hervorgerufen werden, wenn ein Betroffener von der Diagnose einer fortschreitenden vaskulären Demenz erfährt, gleichzeitig kann die Erkrankung selbst eine organisch bedingte affektive Störung verursachen.

Auch wenn sich die depressive Symptomatik unter medikamentöser Therapie bessert, könnten Restsymptome, z. B. eine hartnäckigen Antriebsminderung, darauf verweisen, dass eine hirnorganische Ursache im Hintergrund besteht. Dies verweist dann jedoch nicht auf eine unvollständige oder nicht ausreichend wirksame psychopharmakologische Therapie, sondern auf das mögliche Übersehen eines bisher nicht erkannten latenten hirnorganischen Ursachenzusammenhangs.

Warum kann man das Krankheitsbild leicht übersehen?

Bei einem psychotischen Patienten mit unauffälliger Routinediagnostik und einem belastenden Lebensereignis kann vorschnell eine Kausalität dahingehend vermutet werden, dass das Ereignis Auslöser der psychischen Reaktion war, mit der Folge, dass eine Suche nach organischen Ursachen ausbleibt.

FALLBEISPIEL

Der Mitte 30-jährige Patient ist durch Schichtdienst, Geburt des 2. Kindes und eine sich zuspitzende Partnerschaftskrise zunehmend belastet. Seine depressive Mutter habe ihm in der Kindheit nie die nötige Nähe und Zuneigung gezeigt. Er klagt über zunehmende Antriebslosigkeit, Selbstzweifel, gedrückte Stimmung und ein zunehmendes Gefühl innerer Leere. In der Untersuchung fällt bei gedrücktem Affekt, verminderter Schwingungsfähigkeit und Auslenkbarkeit eine ausgeprägte psychomotorische Verlangsamung auf. Die neurologische Untersuchung ist – abgesehen von einem beidseits etwas unsicheren Finger-Nase-Versuch – unauffällig. Im Routine-Labor sind die Entzündungsparameter etwas erhöht. Im weiteren Verlauf treten zunehmende, wechselnde körperbezogene Schmerzen auf, die zunächst als somatische Symptome im Rahmen der Depression gedeutet werden. Als sich die Symptomatik unter der Behandlung mit Antidepressiva und Psychotherapie nicht bessert und der Patient eher nebenbei von Zeckenbissen, die er sich immer wieder beim Angeln zuzieht, berichtet, werden die Borrelien-Antikörper zunächst im Serum – und, als die IgG- und IgM-Titer massiv erhöht sind, – auch im Liquor mit gleichem Ergebnis bestimmt. Eine cMRT zeigt keine Entzündungsherde. Nach erfolgter Antibiose kommt es rasch zu einer Besserung des Antriebs und der somatischen Beschwerden. Die Stimmung bessert sich jedoch erst im Zuge der Bearbeitung des neurotischen Konflikts in der Psychotherapie.

Therapeutische Optionen

Behandlung der somatischen Ursache bzw. Erkrankung. Ggf. symptomorientierte psychopharmakologische Behandlung: Antidepressiva bei depressiver Symptomatik, Antipsychotika bei psychotischer Symptomatik. Besondere Vorsicht mit sedierenden und anticholinerg wirkenden Substanzen.

TOMAS MÜLLER-THOMSEN

6.1.18 Intoxikationen

Definition

Intoxikationen können ein breites Spektrum psychischer Symptome hervorrufen. Sie werden mehr oder weniger willentlich durch die Einnahme psychotroper Substanzen, als Begleiterscheinung einer medikamentösen Therapie oder einer anderen Exposition mit einer Noxe hervorgerufen. Sie können akut auftreten und werden bei der Einnahme einer psychotropen Substanz unter F1x.0 im V. Kapitel der ICD-10 codiert. Intoxikationen können aber auch durch eine dauerhafte Exposition gegenüber einer Noxe chronisch sein. Schwere Vergiftungen durch Arzneimittel, Drogen und biologisch aktive Substanzen werden auch unter T36 bis T50 codiert, insbesondere, wenn es sich um die irrtümliche Verabreichung oder Einnahme dieser Substanzen handelt.

Erste Anzeichen

Während die Zeichen einer akuten Intoxikation in zeitlich engem Zusammenhang mit der versehentlichen oder vorsätzlichen (z. B. um sich zu berauschen) Einnahme einer Noxe stehen und relativ auffällige Symptome hervorrufen, sind die Symptome bei einer chronischen Intoxikation weniger ausgeprägt und eindeutig (z. B. Antriebsminderung, leichte depressive Symptomatik und diskrete kognitive Einschränkungen bei langjährigem Benzodiazepingebrauch).

Somatische Symptome

- **Alkoholintoxikation:** Gang- und Standunsicherheit, verwaschene Sprache, Nystagmus, Bewusstseinsminderung, Gesichtsröte, konjunktivale Injektion
- **Opioidintoxikation:** Schläfrigkeit, verwaschene Sprache, Pupillenengstellung, Bewusstseinsminderung
- **Cannabinoidintoxikation:** Appetitsteigerung, Mundtrockenheit, konjunktivale Injektion, Tachykardie
- **Sedativa-/Hypnotikaintoxikation:** Gang-/Standunsicherheit, verwaschene Sprache, Nystagmus, Bewusstseinsminderung, erythematöse Hautschädigung oder Blasen

- **Kokainintoxikation** und **Intoxikation durch Stimulanzien:** Bluthochdruck, Herzrhythmusstörungen, beschleunigter Puls, Schweißausbrüche und Kälteschauer, Übelkeit und Erbrechen, Gewichtsverlust, Pupillenerweiterung, psychomotorische Unruhe, Muskelschwäche, Schmerzen in der Brust, Krampfanfälle
- **Halluzinogenintoxikation:** beschleunigter Puls, Palpitationen (»Herzstolpern«), Schweißausbrüche und Kälteschauer, Tremor, Verschwommensehen, Pupillenerweiterung, mangelnde Koordination
- **Nikotinintoxikation:** Übelkeit und Erbrechen, Schweißausbrüche, beschleunigter Puls, Herzrhythmusstörungen
- **Lösungsmittelintoxikation:** Gangunsicherheit, Standunsicherheit, verwaschene Sprache, Nystagmus, Bewusstseinsminderung, Muskelschwäche, Verschwommensehen oder Doppelbilder

Psychische Symptome

- **Alkoholintoxikation:** Enthemmung, Streitlust, Aggressivität, Affektlabilität, Aufmerksamkeitsstörung, Einschränkung der Urteilsfähigkeit, Beeinträchtigung der persönlichen Leistungsfähigkeit
- **Opioidintoxikation:** Apathie und Sedierung, Enthemmung, psychomotorische Verlangsamung, Aufmerksamkeitsstörung, Einschränkung der Urteilsfähigkeit, Beeinträchtigung der persönlichen Leistungsfähigkeit
- **Cannabinoidintoxikation:** Euphorie und Enthemmung, Angst und Agitiertheit, Misstrauen oder paranoide Vorstellung, verlangsamtes Zeiterleben, eingeschränkte Urteilsfähigkeit, Aufmerksamkeitsstörung, beeinträchtigte Reaktionszeit, akustische, optische oder taktile Illusionen, Halluzinationen bei erhaltener Orientierung, Depersonalisation, Derealisation, beeinträchtigte persönliche Leistungsfähigkeit
- **Sedativa- und Hypnotikaintoxikation:** Euphorie und Enthemmung, Apathie und Sedierung, beleidigendes Verhalten oder Aggressivität, Affektlabilität, Aufmerksamkeitsstörung, anterograde Amnesie, gestörte Psychomotorik, beeinträchtigte persönliche Leistungsfähigkeit
- **Kokainintoxikation** und bei **Intoxikation durch Stimulanzien:** Euphorie und Gefühl von gesteigerter Energie, erhöhte Vigilanz, grandiose Überzeugungen oder Aktionen, beleidigendes Verhalten oder Aggressivität, Streitlust, Affektlabilität, repetitives, stereotypes Verhalten, akustische, optische oder taktile Illusionen, Halluzination, gewöhnlich bei erhaltener Orientierung, paranoide Vorstellung, beeinträchtigte persönliche Leistungsfähigkeit
- **Halluzinogenintoxikation:** Angst und Furchtsamkeit, akustische, optische oder taktile Illusionen oder Halluzinationen bei voll erhaltener Wachheit und gesteigerte Aufmerksamkeit, Depersonalisation, Derealisation, paranoide Vorstellungen, Beziehungsideen, Affektlabilität, Hyperaktivität, Impulshandlungen, Aufmerksamkeitsstörungen, beeinträchtigte Leistungsfähigkeit
- **Nikotinintoxikation:** Schlaflosigkeit, bizarre Träume, Affektlabilität, Derealisation, beeinträchtigte persönliche Leistungsfähigkeit

- **Lösungsmittelintoxikation:** Apathie und Lethargie, Streitlust, beleidigendes Verhalten und Aggressivität, Affektlabilität, eingeschränkte Urteilsfähigkeit, Aufmerksamkeits- und Gedächtnisstörung, psychomotorische Verlangsamung, beeinträchtigte persönliche Leistungsfähigkeit

Diagnostik

Gezieltes Suchen nach der vermuteten Substanz im Serum, ggf. bei fehlenden anamnestischen Hinweisen Anwendung von Screeningverfahren.

»Fallstricke« der somatischen Diagnostik

Neben psychotropen Substanzen und Arzneimitteln sind für eine Reihe Substanzen eine neurotoxische und hirnschädigende Wirkung bei chronischer Exposition nachgewiesen (Blei, Dioxine, Lösungsmittel); für andere Substanzen hingegen, die dann auch häufig als »Umweltgifte« bezeichnet werden, sind diese Wirkungen oft wissenschaftlich nicht nachgewiesen oder werden diskutiert.

Bei fehlender spezifischer Untersuchung wird die vorgebrachte und festgestellte Symptomatik häufig vorschnell als psychosomatisch eingeordnet, andererseits werden diskrete Befunde überbewertet und können zur Chronifizierung eines psychosomatischen Krankheitsgeschehens beitragen.

Warum kann man das Krankheitsbild leicht übersehen?

- fehlende anamnestische Angaben hinsichtlich des Gebrauchs psychotroper Substanzen oder Expositionen gegenüber anderen Noxen
- fehlende Kenntnis über psychotrope Eigenschaften von Substanzen, die in anderen Zusammenhängen verabreicht werden

FALLBEISPIEL

Der 72-jährige Patient wurde mit der Frage nach einer möglichen Demenzerkrankung stationär psychiatrisch eingewiesen. Aus der Vorgeschichte war eine rezidivierende depressive Störung bekannt, die mit unterschiedlichen Antidepressiva behandelt worden war. Seit 3 Jahren seien jedoch keine Antidepressiva mehr verordnet oder eingenommen worden. Der Patient war zeitlich unscharf, ansonsten gut orientiert, psychomotorisch etwas verlangsamt und von der Stimmung her indifferent bis leicht gedrückt. In einem Screeningverfahren zur Erfassung kognitiver Störung (MMST) erzielte er 21 von 30 möglichen Punkten, was auf ein leichtes demenzielles Syndrom hindeutete. Im Verlauf der stationären Behandlung kam es zu einer zunehmenden Unruhe und Getriebenheit mit Zunahme der kognitiven Einschränkungen. Erst 1 Woche nach Aufnahme berichtete die Ehefrau von »Beruhigungsmitteln«, die ihr Mann in den letzten 8 Jahren regelmäßig eingenommen habe und von denen er auch immer mehr gebraucht habe. Bei näherer Nachforschung stellte sich heraus, dass er zuletzt bis zur Aufnahme 40 mg Diazepam täglich eingenommen hatte. Nach Wiederansetzen und dann langsamem Ausschleichen des Diazepams kam es zu einer Besserung der kognitiven Defizite, die Unruhe war rückläufig und der Patient konnte bei stabiler Stimmung und ohne kognitive Einschränkung die stationäre Behandlung verlassen.

Therapeutische Optionen

Beendigung der Exposition gegenüber der Noxe. Bei chronischem Gebrauch abhängig machender Substanzen ggf. Substitution und/oder Ausschleichen. Bei akuter Intoxikation ggf. neutralisieren oder antagonisieren. Informationen über entsprechende Substanzen und deren Dosierung sind über die Giftnotrufzentralen zu erfragen.

ALEXANDRA BUSSOPULOS-ORPIN

6.1.19 Migräne

Definition

Die Migräne ist eine spezielle Form des Kopfschmerzes, die zu den primären Kopfschmerzformen gezählt wird. Unterschieden wird zwischen Migräne mit und ohne Aura, Migräne in speziellen Gefäßversorgungsgebieten (Basilarismigräne) sowie Migräne ohne Kopfschmerz. Man muss heute davon ausgehen, dass das ursächliche Geschehen komplex verankert ist, doch gilt als bewiesen, dass neurobiologische Faktoren eine wesentliche Rolle spielen. Der pulsierende Charakter der Schmerzen weist auf vaskuläre Faktoren hin. Für eine neurogene Entzündung spricht, dass aus Nervenendigungen des N. trigeminus während des Anfalls vermehrt Entzündungsstoffe ausgeschüttet werden. Offenkundig ist das trigeminale Schmerzsystem der Dura mater (harte Hirnhaut) mitbeteiligt. Eine zeitweilige synchrone und massive Depolarisation bestimmter Großhirnabschnitte scheint eine wichtige pathophysiologische Rolle (»cortical spreading depression«) zu spielen. Eine Reihe genetischer Faktoren sind bei familiär aufgetretenen Migränen benannt worden.

Erste Anzeichen

Nicht selten werden die Schmerzen eingeleitet durch Ankündigungssymptome, die Stunden bis Tage vor den Migräneattacken auftreten können. Hierzu zählen Reizbarkeit, Stimmungsänderungen, Heißhunger, Hypo-/Hyperaktivität sowie Überempfindlichkeit für Sinneseindrücke. Auch können Müdigkeit, Abgeschlagenheit und Obstipation auftreten. Häufig antizipieren Beschwerden wie Übelkeit, Erbrechen, Licht- und/oder Geräuschempfindlichkeit unmittelbar den Kopfschmerz.

Klinische Zeichen

Typischerweise treten Migränekopfschmerzen anfallsartig, periodisch wiederkehrend, pulsierend und bei mehr als der Hälfte der Betroffenen einseitig auf. Der Schmerz kann während einer Attacke und von Anfall zu Anfall die Seite wechseln.

Unbehandelt kann die Migräne zwischen 4 bis 72 Stunden andauern. Der Kopfschmerz ist von mittlerer bis hoher Intensität, verstärkt sich bei körperlicher Aktivität und kann zur erheblichen Beeinträchtigung der Tagesaktivität führen.

Kurz vor dem Beginn der Schmerzphase oder diese begleitend kann eine sog. Aura auftreten. Es handelt sich um Symptome, die vom ZNS ausgelöst werden. Sie entwickeln sich parallel oder konsekutiv, halten ca. für 60 Minuten an und führen im typischen Fall zu Sehstörungen (Flimmerskotomen) oder auch Sensibilitätsstörungen. Auch Schwindel, Geschmacks- oder Geruchssensationen, Geräuschwahrnehmungen ohne äußeren Reiz (Akoasmen, akustische Halluzinationen), Lähmungserscheinungen oder Sprachstörungen können Aura-Symptome sein.

Etwa 90% der Betroffenen berichten von Triggerfaktoren, welche die einzelnen Migräneattacken auslösen können. Stress, Belastungen und emotionale Einflüsse werden am häufigsten als auslösende oder verschlimmernde Faktoren für Migräneattacken benannt. Hierbei kommt es offenbar nicht auf das Stressniveau an, sondern auf plötzliche Veränderungen. Entsprechend lassen sich zwei Bedingungsfolgen, nämlich »Stress – Entspannung« (z.B. Wochenendmigräne) oder »Entspannung – Stress« definieren. Auch Kränkungen gehören zu den häufig beobachteten Auslösefaktoren.

Hormonelle Schwankungen, in der Regel des weiblichen Zyklus (Periode, Eisprung), Veränderungen des Schlaf-Wach-Rhythmus, spezielle Nahrungsmittel (z.B. Zitrusfrüchte, Käse, Rotwein, Schokolade) tragen zur Schmerzauslösung bei.

Psychische Symptome

Insbesondere in der Ankündigungsphase (Aura) stellen Dysphorie und Stimmungsschwankungen, erhöhte Reizbarkeit, Müdigkeit und Abgeschlagenheit psychische Symptome dar. Ausgeprägte Ängste können während länger dauernder oder auch kompliziert verlaufender Attacken auftreten. Immer wieder heftige Schmerzattacken zu erleben, kann depressiv-verzweifelt machen. Eine »Migräne-Persönlichkeit« gibt es nicht, doch werden in der psychodynamischen Literatur Persönlichkeitszüge wie vermehrte Schuldgefühle und Perfektionismus beschrieben.

Migränepatienten sollen schwer auf Reize habituieren können, d.h., sie erleben auch repetitive Reize in unverminderter Heftigkeit, wodurch das ZNS überfordert wird. Bei psychischen Symptomen, die eine Migräneerkrankung begleiten, sind auch die Nebenwirkungen eingenommener Medikamente zu reflektieren.

Diagnostik

Anamnese und klinischer Befund führen zur Diagnose. Ein EEG zeigt häufig unspezifische, nicht beweisende paroxysmale oder generalisierte Dysrhythmien. Nur bei neurologischen Auffälligkeiten, atypischen Symptomen sollte eine zerebrale Bildgebung (cMRT) ergänzt werden.

»Fallstricke« der somatischen Diagnostik

Die Migränediagnose sollte nach differenzialdiagnostischem Ausschluss anderer Kopfschmerzsyndrome (Spannungs-, Clusterkopfschmerz, Hemicrania continua) und potenziell gefährlicher sekundärer Kopfschmerzformen gestellt werden (Subarachnoidalblutungen, hämorrhagischer Infarkt etc.).

Da die Schmerzen häufig im Nacken beginnen, wird meist fälschlicherweise die Halswirbelsäule als Ursache angenommen und mit chiropraktischen Maßnahmen beeinflusst.

Fallstricke, welche die Erkennung einer Migräne verhindern, könnten eine Kopfschmerzdauer unter 2 Stunden sein, die Erstmanifestation nach dem 40. Lebensjahr oder eine jahrelange Beschwerdefreiheit zwischen den Attacken.

Bestimmte Sonderformen der Migräne sind nicht leicht zu erkennen, da man angesichts von Ausfallsymptomen nicht an eine Migräne denkt: ophthalmoplegische Migräne (Lähmung der Augenmuskeln, Doppelbilder), retinale Migräne (Sehstörungen auf einem Auge mit kurzfristiger Blindheit), vertebrobasiläre Migräne (das Migränegeschehen spielt sich in der hinteren Schädelgrube ab, wo zahlreiche Symptome entstehen: Schwindel, Lähmungen, Sensibilitätsstörungen, Hörminderungen, Bewusstseinsveränderungen, Sprechstörungen). Hier kommt es nicht unbedingt zur folgenden Entwicklung des klassischen Migränekopfschmerzes (»migraine sans migraine«). Auch eine Aura ohne nachfolgenden Kopfschmerz kommt vor.

Warum kann man das Krankheitsbild leicht übersehen oder psychogen fehldeuten?

Kopfschmerzen stellen ein sehr häufig beklagtes Symptom dar. Aufgrund der unspezifischen psychischen Symptome der Prodromalphase können die anschließenden Kopfschmerzen als psychogen fehlinterpretiert werden. Eine Aura kann als Angstanfall missdeutet werden. Festgestellte psychosoziale Belastungen führen zur Fehldiagnose einer nicht weiter im Einzelnen zu betrachtenden und zu behandelnden psychosomatischen Störung oder eines Spannungskopfschmerzes. Dies wird den Besonderheiten der Migräneerkrankung nicht gerecht, bei der sich ein spezifisches Schmerzmuster manifestiert. Fehl geht oft nicht die Diagnose einer Migräne als Störungsentität, sondern vielmehr der vorschnelle Sinnbezug zu den Auslösebedingungen und die ungeprüfte Verbindung mit seelischen Schmerzen und »sinnhaftem Vermeidungsverhalten«: »Dass Sie am Wochenende die Migräne bekommen haben und nicht nach X. reisen konnten, bedeutet offenkundig, dass etwas in Ihnen das nicht will bzw. Angst davor hat«.

Richtiger ist die Annahme eines psychosomatischen Geschehens im Sinne einer in besonderer Weise ausgeprägten Reaktion auf Belastungsänderungen.

FALLBEISPIEL

Die 35-jährige, ledige, ehrgeizige leitende Angestellte einer großen Versicherung ist nach einer stress- und arbeitsreichen Phase durch einen orthopädischen Eingriff plötzlich immobilisiert. Bereits unmittelbar nach dem Eingriff bemerkt sie Stimmungsschwankungen mit Gereiztheit und reduzierter Stressresistenz. Am 3. Tag treten heftige halbseitige, pulsierende Kopfschmerzen auf, die sich bei Bewegungen deutlich verstärken und von einer Licht- und Geräuschempfindlichkeit sowie Übelkeit und Erbrechen begleitet werden. Nach Einnahme von 1 g Aspirin ebben die Schmerzen einschließlich der Begleitsymptome ab.

Therapeutische Optionen

Neben einer Lebensführung, die individuell unterschiedliche Trigger und auslösende Bedingungen vermeidet, zählen verschiedene pharmakologische Empfehlungen zu den evidenzbasierten therapeutischen Optionen. Hierbei werden verschiedene Substanzen zur Akutbehandlung (moderne Triptane [d.i. Serotoninrezeptor-Agonisten]), nichtsteroidale Antiphlogistika, Ergotamine und auch zur Prophylaxe (dazu auch β-Rezeptoren-Blocker) empfohlen. Körperliche Bewegung und Entspannungstherapie sind hilfreich. Akupunktur gilt als sinnvoll. Ein Kopfschmerztagebuch kann helfen, Auslösefaktoren zu entdecken und prospektiv zu vermeiden. Eine regelmäßige Lebensführung gilt als wichtig.

ALEXANDRA BUSSOPULOS-ORPIN

6.1.20 Kopfschmerz vom Spannungstyp

Definition

Der Kopfschmerz vom Spannungstyp (früher verwendete Begriffe: Spannungskopfschmerz, Muskelkontraktionskopfschmerz, psychomyogener Kopfschmerz, gewöhnlicher Kopfschmerz, essenzieller Kopfschmerz, psychogener Kopfschmerz) ist die häufigste primäre Kopfschmerzform, für die lange Zeit eine primär psychogene Ursache angenommen wurde. Heute geht man jedoch davon aus, dass zumindest den schwereren Verlaufsformen eine neurobiologische Genese zugrunde liegt. Der Krankheitsbeginn fällt häufig in die 2. oder 3. Lebensdekade, doch können auch Kinder und ältere Menschen betroffen sein.

Man unterscheidet heute eine episodische und eine chronische Verlaufsform, die sich jedoch in ihren Schmerzcharakteristika entsprechen und nur in der Frequenz des Auftretens unterscheiden. Die chronische Verlaufsform ist eine ernst zu nehmende Erkrankung, die die Lebensqualität der Betroffenen deutlich beeinträchtigt und zu einer erheblichen Behinderung in der Gestaltung der sozialen Bezüge führen kann.

Der episodische Kopfschmerz vom Spannungstyp wird noch weiter in einen sporadischen Subtyp mit weniger als 1 Tag/Monat und einen Subtyp mit häufigeren Attacken unterteilt. Der sporadische Subtyp hat nur wenige Auswirkungen auf das Leben des Betroffenen und wird folglich in der medizinischen Versorgung wenig relevant. Der Subtyp mit häufigeren Attacken hingegen kann ebenfalls mit erheblichen Beeinträchtigungen einhergehen und z.T. teure Medikamente und eine prophylaktische Behandlung erforderlich machen. Ein umfassendes pathophysiologisches Konzept fehlt bisher. Man geht von einem ungünstigen und sich gegenseitig verstärkenden Zusammenwirken äußerer Faktoren (muskuläre Verspannungen, Entwicklung von Triggerpunkten an Stirn und Nacken, Verspannungen werden nicht gespürt und nicht reguliert) und der zentralen Schmerzverarbeitung (Sensitivierung für bestimmte Reize) aus.

Klinische Zeichen

Der Kopfschmerz betrifft den gesamten Kopf, um den er sich klassischerweise »ringförmig« legt. Man spricht auch von einem »Schmerzhut«. Der Schmerz wird zumeist beengend erlebt, ist nicht pulsierend und von leichter bis mittlerer Intensität. Er wird nicht durch körperliche Aktivitäten verstärkt und ist nicht lageabhängig. Die Schmerzdauer liegt zwischen 30 Minuten und einigen Tagen. Sie kann bis zu 7 Tagen andauern. Bei der »klassischen Form« sind im Unterschied zur Migräne Begleitsymptome wie Übelkeit und Erbrechen nicht vorhanden. Phonophobie und Photophobie können vorkommen. Auslösefaktoren können Stress, fieberhafte Infekte oder auch muskuläre Fehlbelastungen sein.

Die Diagnose der chronischen Form des Spannungskopfschmerzes erfordert einen erheblichen Umfang der Symptomausprägung: Die Patienten müssen an 15 Tagen pro Monat, über die Dauer von 3 Monaten hinaus und mehr als an 180 Tagen pro Jahr von den Kopfschmerzen betroffen sein. Den Subtyp des episodischen Spannungskopfschmerzes mit häufigen Attacken kann man diagnostizieren, wenn es wenigstens zehn Episoden, durchschnittlich einmal pro Monat, zwölfmal pro Jahr gegeben hat.

Psychische Symptome

Während des Schmerzes fühlen sich die Patienten auch psychisch beeinträchtigt. Bei mehr als der Hälfte der Betroffenen mit chronischem Spannungskopfschmerz kann zusätzlich eine psychiatrische Komorbidität (Depression, Dysthymie, Panikstörung, Generalisierte Angststörung oder ein schädlicher Medikamentengebrauch) diagnostiziert werden.

Diagnostik

Ausführliche Anamnese mit genauer Erfassung der Kopfschmerzcharakteristika, außerdem Labor, Bildgebung vom Kopf und ggf. Lumbalpunktion mit Liquoranalyse zum Ausschluss eines entzündlichen Geschehens.

»Fallstricke« der somatischen Diagnostik

Da fast jeder Mensch Probleme hat, die ihm »Kopfschmerzen bereiten«, bietet sich sehr häufig und oft auch zu Recht an, diese Probleme mit geklagten Kopfschmerzen in Verbindung zu bringen. Dies kann aber im kritischen Einzelfall dazu beitragen, dass hirnorganisch bedingte Ursachen zu lange übersehen werden. So ist die Art der Entwicklung von Kopfschmerzen bei Tumoren der Charakteristik von Spannungskopfschmerzen nicht unähnlich. Neu auftretende hirneigene Prozesse, die ebenfalls Kopfschmerzen verursachen, wie z.B. Tumoren, Hirnhautentzündungen oder Gefäßmalformationen werden unter Umständen nicht oder verzögert erkannt, wenn ein Patient als »typischer Kopfschmerzpatient« gilt.

Die Häufigkeit des Vorkommens von geklagten Kopfschmerzen im Allgemeinen und Spannungskopfschmerzen im Besonderen, für die sich keine umschriebenen Ursachen finden lassen, kann zu diagnostischen Nachlässigkeiten führen, indem der Diagnostiker nicht mehr erwartet, eine körperliche Ursache zu finden.

Ein **Liquor-Unterdrucksyndrom** (progrediente, zunächst lageabhängige heftige Kopfschmerzen, die sich durch den Verlust von Liquor, z.B. traumatisch oder spontan entwickeln) oder der **Pseudotumor cerebri** (d.i. Hypertension im intrakraniellen Liquorsystem, die idiopathisch ohne Nachweis hirnorganischer Veränderungen oder sekundär durch z.B. Gefäßfehlbildungen, Medikamente auftritt) können auch über längere Zeit zu täglichen chronischen Kopfschmerzen führen.

Der chronische Gebrauch von Schmerzmedikamenten kann ebenfalls Kopfschmerzen induzieren. Diese Kausalität kann bei chronischen Kopfschmerzpatienten übersehen werden kann.

Warum kann man das Krankheitsbild leicht übersehen oder psychogen fehldeuten?

Der deutlich erhöhte Anteil psychiatrischer Komorbiditäten kann dazu führen, den Spannungskopfschmerz rein psychogen zu deuten oder als Symptom u.a. zu verstehen. Dabei wird der Eigenständigkeit der Erkrankung und ihrem spezifischen neurobiologischen Substrat zu wenig Rechnung getragen. Der Spannungskopfschmerz kann als charakteristisches Beispiel dafür gelten, wie schwer es im Einzelfall oft ist, eine »Psychogenie« vom somatischen Geschehen abzugrenzen. So können Kopfschmerzen vom Spannungstyp sekundär im Rahmen von Konflikten eine schützende Funktion gewinnen oder werden im Sinne eines »Krankheitsgewinns« benutzt. Sie können darüber hinaus den Anker neurotischer Konflikte darstellen (z.B. Kopfschmerzen bei Prüfungsängsten). Solche oft offensichtlichen Zusammenhänge können dazu beitragen, dass spezifische neurobiologische Faktoren nicht mehr in Betracht gezogen werden oder in dem allgemeinen Prinzip der »Somatisierung« untergehen. Auf der anderen Seite zeigt die klinische Erfahrung »psychosomatische Kopfschmerzen« z. B. als körperliche Reaktion bei Kränkungen, unlösbaren äußeren oder inneren Problemen oder sogar als reine psychogene Kopfschmerzform. Diese Kopfschmerzen, bei denen psychische Momente ganz offenkundig nicht nur als bloße Auslöser eines biologisch begründeten Kopfschmerzes, sondern darüber hinaus als ätiologisches Moment eine Rolle spielen, sollten gedanklich und differenzialdiagnostisch abgegrenzt und nicht einfach als »Spannungskopfschmerz« nur neurobiologisch interpretiert werden.

Das folgende Fallbeispiel zeigt die Schwierigkeit der Diagnostik und der Gewichtung von pathogenetischen Faktoren im Umfeld der Begriffe »psychogen« und »somatogen«:

FALLBEISPIEL

Eine 50-jährige, aus Griechenland stammende Frau, lebt mit ihren 3 Kindern und ihrem Ehemann in einer Stadt in Süddeutschland, wo sie seit 30 Jahren in einem großen Unternehmen für die Warenverpackung und Kontrolle zuständig ist. Seit sie Griechenland verlassen hat, leidet sie an Heimweh. Mit der Vorstellung, im Alter in die Heimat zurückgehen zu können, konnte sie sich gut auf den Alltag in Deutschland einlassen. Schon bevor sie im Alter von 20 Jahren ihre Heimatinsel verlassen hatte, litt sie an häufig drückenden, beengenden Schmerzen des gesamten Kopfes, die ohne Übelkeit oder Erbrechen an einem Tag der Woche auftraten. Nach der Geburt ihres ersten Kindes in Deutschland nahm die Häufigkeit der Kopfschmerzen zu. Die Qualität des Schmerzes änderte sich nicht. Nach der Geburt des dritten Kindes nahm die Häufigkeit des Schmerzes noch einmal zu, sodass sie im Prinzip die Hälfte des Monats an Kopfschmerzen litt. Immer häufiger konnte sie ihren Alltag nur mit Schmerztabletten bewältigen. Der Hausarzt empfahl zunächst die Konsultation eines Psychiaters, weil er eine depressive Verstimmung als Ursache der Schmerzen vermutete. Der Psychiater diagnostizierte eine Dysthymie, empfahl eine Medikation (Mirtazapin), eine Psychotherapie und die Kopfschmerzabklärung beim Neurologen. Dieser stellte nach Diagnostik und Kopfschmerzanamnese die Diagnose eines Spannungskopfschmerzes (chronischer Typ). Die Kopfschmerzen waren offenbar nicht nur die Reaktion auf die Belastungen durch die Kinder und in der Familie oder ein Äquivalent des Heimwehs.

Therapeutische Optionen

Schmerzmittel (Acetylsalicylsäure, Ibuprofen, Metamizol, Paracetamol) werden zur Behandlung eingesetzt. Für die Prophylaxebehandlung werden Antidepressiva (Amitriptylin, Mirtazapin) oder Antikonvulsiva (Valproinsäure) verwendet. Nichtmedikamentöse Optionen wie die Kognitive Verhaltenstherapie, die Coping-Strategien zur Alltagsbewältigung vermittelt, haben in Studien eine deutliche Wirksamkeit gezeigt.

Außerdem stellen Akupunktur, Entspannungsverfahren, Biofeedback und Ausdauersport weitere Behandlungsmöglichkeiten dar. Bei episodischen Schmerzen können offenbar Hausmittel (z. B. Einreibungen der Schläfen mit einem Tropfen Pfefferminzöl) helfen. Tiefer verankerte Schmerzmuster können in einer psychodynamischen Psychotherapie bearbeitet werden. Diese ist ebenso indiziert, wenn biografische Konfliktsituationen oder schwer erträgliche Lebenssituationen im Hintergrund der Erkrankung stehen.

ALEXANDRA BUSSOPULOS-ORPIN

6.1.21 Clusterkopfschmerz

Definition

Der Clusterkopfschmerz (CK) ist ein primärer Kopfschmerz, der zur Gruppe der trigemino-autonomen Kopfschmerzen gezählt und damit eng mit vegetativen Symptomen verbunden ist. Er tritt episodisch und attackenartig auf und geht mit autonomen Begleitsymptomen einher. Besonders ist eine zirkadiane und gelegentlich auch saisonale Bindung des Auftretens (»Cluster«). Männer sind häufiger betroffen als Frauen (3 : 1). Hinsichtlich des Pathomechanismus geht man heute davon aus, dass es zu einer Gefäßentzündung im Bereich des Sinus cavernosus im Gehirn kommt. Dazu spielen komplexe Schmerzkaskaden im trigeminalen System eine Rolle, deren Natur im Einzelnen noch nicht bekannt ist.

Klinische Zeichen

Die Kopfschmerzattacken sind streng einseitig, meist fronto-orbital lokalisiert und können in Stirn, Kiefer und Nacken ausstrahlen. Sie sind von heftigster Intensität (»glühend heißes Messer im Auge« oder »brennender Dorn in der Schläfe«). Einzelne Attacken können zwischen 15 und 180 Minuten dauern, 1–2 Stunden nach dem Einschlafen, gehäuft in den frühen Morgenstunden auftreten. Mögliche Begleitsymptome des autonomen Nervensystems wie Tränenfluss (Lakrimation), Augenrötung (konjunktivale Injektion), Naselaufen (Rhinorrhoe) oder verstopfte Nase (Kongestion) oder Völlegefühl im Ohr, starkes Gesichtsschwitzen, Schwellung des Auges, Miosis mit/ohne Ptosis (inkomplettes Horner-Syndrom) treten gleichseitig zum Schmerz auf. Die Attackenfrequenz liegt zwischen einmal jeden 2. Tag und acht Attacken täglich. Triggerfaktoren können z. B. Alkohol, Nitroglycerin oder Aufenthalt in größeren Höhen darstellen.

Typischerweise haben Patienten während der Attacken einen erheblichen Bewegungsdrang, der sich in Umherlaufen oder Schaukeln des Oberkörpers ausdrückt.

Psychische Symptome

Betroffene erleben während der Attacken eine erhebliche psychomotorische Unruhe und Agitation. Bei Betroffenen, die insuffizient behandelt oder fehldiagnostiziert sind, kann es zu einer massiven Beeinträchtigung der Lebensqualität mit einer depressiven Entwicklung kommen. Da Schmerzepisoden besonders qualvoll erlebt werden, kann es zu Suiziden aus Verzweiflung kommen.

Diagnostik

Eine ausführliche Anamneseerhebung und neurologische Untersuchung sind unverzichtbar. Bei Erstauftreten und/oder bei neurologischen Defiziten sollte eine zerebrale Bildgebung (kranielle Computertomografie, Magnetresonanztomografie mit Darstellung des Überganges Schädel/Halswirbelsäule inkl. einer Gefäßdarstellung) angefertigt werden. Insbesondere sollte im höheren Lebensalter ein primäres Geschehen (z. B. Tumor, Blutung, Schlaganfall) ausgeschlossen werden.

»Fallstricke« der somatischen Diagnostik

Wegweisend für die Diagnose ist eine gute Anamneseerhebung, bei der unter Umständen klinisch ähnliche Kopfschmerzformen wie die Migräne, die Trigeminusneuralgie oder andere trigemino-autonome Kopfschmerzformen, z. B. die episodische Hemikranie (Indometacin-responsibel), durch Schmerzlokalisation, Frequenz, Attackendauer und Begleitsymptome differenziert werden.

Warum kann man das Krankheitsbild leicht übersehen oder psychogen fehldeuten?

Der Kopfschmerz könnte bei nicht ausreichender Anamneseerhebung und nach klinischem Befund im Sinne der Psychogenese fehlgedeutet werden, weil Patienten aufgrund der Schmerzplage auch psychisch sehr beeinträchtigt und verzweifelt wirken können. Auch könnten einige Charakteristika dieser Schmerzform, wie z. B. die zirkadiane Bindung, das bevorzugte Auftreten 2 Stunden nach dem Einschlafen oder eine saisonale Häufung auf psychische Ursachen schließen lassen.

FALLBEISPIEL

Ein 34-jähriger, lediger, in einer Männer-WG lebender Werbetexter plante, seinen Urlaub Anfang Oktober gemeinsam mit einigen Freunden in den Bergen zu verbringen. Einen Kontrast zum Alltag und zu einem arbeitsreichen Leben in einer norddeutschen Großstadt zu schaffen, war die Idee, und dazu in einer Berghütte zu nächtigen und die Tage mit Bergwanderungen zu verbringen. Der erste Urlaubstag verlief plangemäß. Nach der Bergwanderung in ca. 1900 m Höhe kehrten sie zu einem reichhaltigen Abendessen wieder in ihre Hütte zurück. Wenige Stunden, nachdem alle müde ins Bett gefallen waren, erwachte der Patient mit einem ihm unbekannten Gefühl von innerer Unruhe. Nur einige Minuten später entwickelte er einen akuten heftigsten Kopfschmerz im Bereich des rechten Auges. Sein rechtes Auge tränte und schien allmählich zuzuschwellen, aus dem rechten Nasenloch rann ihm ständig Flüssigkeit. In seinem Bett konnte er sich nicht mehr aufhalten, er hatte das Gefühl, sich ständig in seinem Raum hin und her bewegen zu müssen. Nach ca. 30 Minuten endete der Schmerz spontan.

Therapeutische Optionen

Die Therapie unterscheidet die Akutbehandlung von der Prophylaxe, wobei Letztere besonders wichtig ist. Die therapeutischen Empfehlungen sollten an den Patienten individuell angepasst werden und eine Kombination verschiedener Therapieoptionen darstellen.

In der Akutbehandlung kann die Inhalation von 100% Sauerstoff über Gesichtsmaske (7–15 l/min über 15–20 min) oder die Applikation von Triptanen (subkutan, intranasal) oder Lidocain 4% (intranasal) hilfreich sein.

Das Mittel der ersten Wahl zur Prophylaxebehandlung ist Verapamil, ein Wirkstoff der üblicherweise zur Behandlung von Herzrhythmusstörungen und Bluthochdruck eingesetzt wird. Alternativ können jedoch auch Valproinsäure (Antiepileptikum) und/oder Kortikoide eingesetzt werden.

Nur in seltenen Fällen ist eine invasive Therapie (z. B. Injektionsbehandlung des Ganglion Gasseri) (Trigeminusknoten) nötig.

ALEXANDRA BUSSOPULOS-ORPIN

6.1.22 Riesenzellarteriitis (Arteriitis temporalis, Horton-Magath-Brown-Syndrom)

Definition

Die Riesenzellarteriits (RZA, früher: Arteriitis temporalis) ist eine Erkrankung aus dem rheumatischen Formenkreis, die sich nach dem 50. Lebensjahr überwiegend bei Frauen manifestiert. Aufgrund einer Fehlfunktion des Immunsystems kommt es zu einer charakteristischen Gefäßentzündung (durch sog. Riesenzellen vermittelt) typischerweise der Stirnarterie (A. temporalis). Auch andere Gefäßterritorien können von einer Riesenzellarteriitis betroffen sein (extra- oder intrakranielle Gefäße, die Aorta oder Extremitätenarterien).

Erste Anzeichen

Schon einige Zeit bevor die typischen Kopfschmerzen einer Riesenzellarteriitis auftreten, leiden Betroffene oft unter unspezifischen Krankheitssymptomen. Sie fühlen sich abgeschlagen oder haben immer wieder eine leicht erhöhte Körpertemperatur. Ist bei der Riesenzellarteriitis ausschließlich die Aorta angegriffen, kann schwer erklärbares Fieber das einzige Krankheitssymptom sein. Die Entzündung der Stirnarterie ist mit neu auftretenden umschriebenen heftigen lokalen Kopfschmerzen verbunden.

Klinische Zeichen

Mehr als 70 % der Patienten berichten als Erstsymptom über einen starken, bohrend-stechenden Kopfschmerz, der häufig durch Kauen noch verstärkt wird (Claudicatio masticatoria). Typisch ist auch eine einseitige, plötzlich einsetzende hochgradige Sehminderung bis zur Erblindung, die bei etwa 30 % der Erkrankten auftritt und einen sofortigen Therapiebeginn erforderlich macht. Auch eine verhärtet palpable, druckdolente oberflächlichen Stirnarterie kann Symptom der RZA sein. Außerdem zählen Fieber, Muskelschmerzen und Gewichtsverlust zu Begleitsymptomen. Häufig ist die Arteriitis temporalis ein Teilsymptom einer Polymyalgia rheumatica.

Psychische Symptome

Nicht selten treten depressive Symptome mit Ermattungsgefühlen, Antriebsarmut, Appetitverlust und depressiver Stimmung auf.

Diagnostik

Neben der Anamnese umfasst die Diagnostik Laboruntersuchungen (Blutsenkungsgeschwindigkeit, C-reaktives Protein), bildgebende Untersuchungsverfahren (Duplexsonografie, hochauflösende MRT, PET) und die Biopsie der A. temporalis.

»Fallstricke« der somatischen Diagnostik

Da die Blutsenkungsgeschwindigkeit ein Hinweis für einen entzündlichen Prozess und nicht spezifisch ist, könnte eine nur geringe Erhöhung der BSG die diagnostische Einschätzung »verharmlosen« und von der differenzialdiagnostischen Überlegung der RZA ablenken.

Warum kann man das Krankheitsbild leicht übersehen oder psychogen fehldeuten?

Insbesondere die Frühzeichen der Erkrankung können einer Tumorerkrankung ähneln und deswegen den Arzt leicht an die falsche Diagnose denken lassen.

Wenn im klinischen Bild die Ausprägung der Allgemeinsymptome relativ gering, die oberflächliche Stirnarterie nichtentzündlich betroffen, oder wenn betroffen, nicht verhärtet, druckdolent palpabel ist, könnte ohne weitere Diagnostik eine psychogene Ursache angenommen werden.

FALLBEISPIEL

Eine 65-jährige bislang immer gesunde und berufstätige Frau, Mutter zweier mittlerweile erwachsener Kinder, entwickelt wenige Monate nach ihrer Berentung eine für sie so nicht bekannte Müdigkeit, Antriebsarmut und Appetitlosigkeit mit Gewichtsverlust. Auch erlebt sie sich im Verlauf lust- und freudlos, was sie auf die Beendigung ihrer Berufstätigkeit nach 35 Jahren mit nur 2 Krankheitstagen zurückführte. Als sie eines Morgens nach dem Erwachen heftigste, rechts betonte Kopfschmerzen entwickelte, wartete sie weitere 4 Tage, um nun beunruhigt festzustellen, dass sie auf dem rechten Auge nur noch unscharf sehen konnte. Sie suchte eilig den Hausarzt auf, der sie nach klinischer Untersuchung ins Krankenhaus einwies.

Therapeutische Optionen

Die Standardtherapie erfolgt mit Kortikosteroiden. Gerade bei älteren Patienten stellen Nebenwirkungen wie Diabetes mellitus, Osteoporose, Katarakt oder arterielle Hypertonie eine Einschränkung der Anwendung dar. Zur Senkung der Rezidivrate und zur Steroideinsparung wird die Gabe von Methotrexat (Chemotherapeutikum mit immunsupprimierender Wirkung) empfohlen. Azathioprin stellt eine Alternative zur MTX-Therapie dar.

Die Riesenzellarteriitis führt unbehandelt zu einer Beteiligung der Aorta und ihrer Seitenäste mit verschiedenen Komplikationen. Eine verzögerte Diagnose und Therapie kann daher schwerwiegende Folgen haben, auch z. B. einen irreversiblen Visusverlust.

ALEXANDRA BUSSOPULOS-ORPIN

6.1.23 Trigeminusneuralgie (»Tic douloureux«)

Definition

Die Trigeminusneuralgie ist ein attackenförmiger Gesichtsschmerz, der sich im Versorgungsbereich der drei Äste des V. Hirnnervs (N. trigeminus), dem »Drillingsnerv«, ausbreitet.

Es handelt sich um eine häufig auftretende Form des Gesichtschmerzes. 90 % der Patienten sind älter als 40 Jahre, Frauen sind häufiger betroffen als Männer. Bei jungen Menschen ist die Trigeminusneuralgie selten.

In der Regel entsteht der blitzartig einschießende Schmerz durch den Druckkontakt eines Blutgefäßes auf den Nerven im Bereich seiner Austrittsstelle am Hirnstamm.

Nur in seltenen Fällen wird die Neuralgie durch andere Erkrankungen verursacht (z. B. Multiple Sklerose oder Tumor).

Der Nerv kann auch in seinem Verlauf durch Operationen im Hals-Nasen-Ohren-Bereich oder durch zahnärztliche Eingriffe geschädigt werden. In diesem Fall spricht man von einer Trigeminusneuro*pathie*, die nicht allein zu blitzartigen Gesichtsschmerzen führen, sondern zusätzlichen Dauerschmerzen im Attackenintervall verursachen kann. Nicht selten leiden Betroffene dann zusätzlich an Sensibilitätsstörungen im Bereich der Nervenäste.

Klinische Zeichen

Charakteristischerweise tritt der Schmerz streng einseitig und schlagartig auf. Er ist von heftigster Intensität, wird als »scharf«, »oberflächlich«, »stechend« oder »elektrisierend« beschrieben und dauert nur Sekundenbruchteile bis wenige Minuten an. Schmerzepisoden können über Wochen und Monate anhalten und von schmerzfreien Episoden gefolgt werden.

Ausgelöst über eine Triggerzone können minimale äußere Reize wie Sprechen, Kauen, Zähneputzen oder auch nur ein kalter Luftzug eine Schmerzattacke provozieren. Auch emotionaler Stress kann Schmerzattacken auslösen. Reflektorisch kann es zu Zuckungen oder Spasmen in der Kau- und/oder Gesichtsmuskulatur kommen.

Psychische Symptome

Charakteristische psychische Symptome bei Betroffenen wurden bislang nicht beschrieben. Angst vor Schmerzattacken in Verbindung mit sozialem Rückzug liegt nahe.

Diagnostik

Charakteristische Schmerzbeschreibungen sind streng auf das Versorgungsgebiet des Trigeminus-Gesichtsnervs bezogen. Mittels einer zerebralen Magnetresonanztomografie kann bei 80 % der Patienten die Nerv-Gefäß-Kontaktstelle nachgewiesen werden. Mit der Bildgebung können andere Ursachen der Nervenreizung (z. B. entzündliche oder raumfordernde/tumoröse Prozesse) ausgeschlossen werden. Zusätzlich können eine Liquoranalyse und/oder eine Angiografie notwendig sein.

»Fallstricke« der somatischen Diagnostik

Eine fehlende Darstellbarkeit der Nerv-Gefäß-Kontaktstelle in Verbindung mit dem radiologischen Ausschluss eines anderen auslösenden Prozesses im Hirnstamm könnte zu Fehldeutungen im Sinne einer Psychogenese des Gesichtsschmerzes führen.

Warum kann man das Krankheitsbild leicht übersehen oder psychogen fehldeuten?

Die kurze Dauer der Schmerzattacken und die Abfolge von längeren schmerzfreien Episoden kann unter Umständen dazu führen, dass der Patient im Kontakt nicht leidend oder geplagt wirkt. Die eindrückliche Schmerzschilderung kann »übertrieben« wirken. Wenn begleitend ticartige Zuckungen im Gesicht auftreten, kann dies ebenfalls zur Auffassung führen, dass es sich um eine psychogene Störung handelt. Der »psychosomatische Hintergrund« wie im folgenden Fallbeispiel (berufliche Krisensituation) legt einen psychogenen Schmerz (»Schlag ins Gesicht«) nahe, dabei wird die umschriebene körperliche Ursache verkannt.

FALLBEISPIEL

In einer Phase der strukturellen Umstellung ihres Unternehmens erleidet eine 45-jährige Bankangestellte erstmals einen heftigen, blitzartig einschießenden, wenige Sekunden andauernden Schmerz der rechten Gesichtshälfte um Stirn und Auge. Wie beim ersten Mal trat der Schmerz noch dreimal in gleicher Weise beim Kauen eines Kaugummis auf. Nach einem schmerzfreien Intervall von 2 Monaten traten die Schmerzattacken erneut auf. Nun traten die Schmerzattacken über mehrere Wochen täglich beim Essen, Kauen oder Zähneputzen auf, sodass die Patientin bereits die Nahrungsaufnahmen vermied und deutlich an Gewicht abnahm. Da sie ihre Zähne als Ursache vermutete, suchte sie ihren Zahnarzt auf. Dieser konnte einen Prozess an den Zähnen ausschließen und riet an, einen Neurologen zu konsultieren. Dieser diagnostizierte eine Trigeminusneuralgie und empfahl eine Schmerzprophylaxe mit Carbamazapin.

Therapeutische Optionen

Da die Attacken von sehr kurzer Dauer sind, ist im Anfall die Anwendung von üblichen Schmerzmedikamenten sinnlos. Ziel der pharmakologischen Therapie ist die Prophylaxe weiterer Schmerzattacken. Hierzu werden Antiepileptika verwendet (z.B. Carbamazepin, Mittel der ersten Wahl), die spiegelkontrolliert aufdosiert werden. Unerwünschte Nebenwirkungen (Müdigkeit, Leber) begrenzen unter Umständen den Einsatz dieser Medikamente, weshalb auch invasive, operative Verfahren therapeutisch in Erwägung gezogen werden müssen (z.B. mikrovaskuläre Dekompression nach Janetta mit der Einlage eines »Kunststoffkissen« zwischen Nerv und irritierendem Blutgefäß); minimalinvasiv mittels Thermokoagulation oder Glycerolinjektion im Nervenknoten (Ganglion Gasseri).

MARCUS OLIVER AHLERS, ANDREAS SADJIROEN

6.1.24 Craniomandibuläre Dysfunktion (CMD)

Zahnärztliche Vorbemerkung

Schmerz kann im Kauorgan aufgrund vielfältiger Erkrankungen entstehen. Die häufigste zahnärztliche Erkrankung, die zu Schmerzen führt, ist die **Karies**. Unbehandelt führt sie zur Entzündung des Zahninnenraumes, der Pulpa, und dadurch wiederum zu extrem starken Schmerzen (Pulpitis). Diese sind allerdings hoch akut, lokal begrenzt und von der Lokalisation her gut zuzuordnen. Insofern ist eine Überschneidung mit psychosomatischen Fehldeutungen in der Regel nicht anzunehmen.

Die andere Volkserkrankung in der Zahnheilkunde ist die **Parodontitis**. Hier ist der Verlauf typischerweise auch in fortgeschrittenem Stadium über lange Zeit schmerzfrei. Auch hier sind daher psychosomatische Fehldeutungen nicht zu erwarten. Das gleiche gilt für **Tumoren**, die im Bereich des Kauorgans in vielfältiger Weise – wenngleich zum Glück selten – vorkommen. Neoplasien entwickeln sich in der Regel über lange Zeit, bevor sie zu Schmerzen führen. Wenn Schmerzen oder andere Beschwerden, bedingt durch Raumforderung oder Gewebezerstörung, den Patienten zum Arzt führen, sollte die Wahrscheinlichkeit einer psychischen Fehldiagnose gering sein.

Bei einem der häufigsten Krankheitsbilder in der Zahnheilkunde, der **craniomandibulären Dysfunktion** (CMD), ist Schmerz eines der Hauptsymptome. Zudem weist die craniomandibuläre Dysfunktion ätiologisch Merkmale einer somatischen und psychosomatischen Erkrankung auf. Nachfolgend steht daher das Krankheitsbild der craniomandibulären Dysfunktion im Fokus.

Dabei bestehen enge Verbindungen zwischen CMD und psychischen Erkrankungen. So können die mit CMD verbundenen Beschwerden und Schmerzen zu Ängsten und manifesten Angststörungen führen, auch depressive Entwicklungen kommen vor. Umgekehrt ist bekannt, dass Patienten mit Depressionen und Angststörungen gehäuft das klinische Bild der CMD aufweisen. Auch Zusammenhänge mit Schlafstörungen sind belegt.

Definition

Craniomandibuläre Dysfunktionen (CMD) umfassen nach der Definition der zuständigen Fachgesellschaft DGFDT (www.dgfdt.de) Schmerzen und/oder Dysfunktionen.

Der **Schmerz** tritt in Erscheinung als Kaumuskelschmerz und/oder Kiefergelenkschmerz sowie als (para-)funktionell bedingter Zahnschmerz.

Dysfunktionen können im Kauorgan (craniomandibuläres System, CMS) in verschiedener Form in Erscheinung treten:

- Eine Form von Dysfunktionen ist die Bewegungseinschränkung (Limitation). Hierbei ist die Beweglichkeit des Unterkiefers insgesamt oder einseitig reduziert.
- Es kommt aber auch das Gegenteil vor, also eine übermäßige Beweglichkeit des Unterkiefers (Hypermobilität), wobei zuweilen der Unterkiefer »aushakt«.

- Zudem können Koordinationsstörungen der Unterkieferbewegung das klinische Bild wesentlich mitbestimmen.
- Weitere Formen der Dysfunktion sind Störungen der Funktion *eines* oder *beider* Kiefergelenke infolge von Stauchungen oder Verlagerungen einzelner Gelenkkomponenten; beides kann miteinander einhergehen.
- Und schließlich kommen dysfunktionelle Zusammenhänge auch in Bezug auf die Kontakte der Zahnreihen zueinander vor, wo z. B. Gleithindernisse oder instabile Abstützungen zu Problemen führen (Okklusionsstörungen).

Dabei ist zu beachten, dass all diese Störungen in ihrer Gewichtung stark davon beeinflusst werden, inwieweit sie durch Überlastungen der Kaumuskulatur durch Bruxismus (Zähnepressen und -knirschen) verstärkt werden.

Erste Anzeichen

Entsprechend der Charakteristik des Krankheitsbildes sind erste Anzeichen typischerweise Schmerzen und/oder Dysfunktionen im Bereich des craniomandibulären Systems, also im Bereich des Gesichtes.

Die **Schmerzen** können eine sehr eng begrenzte Ausdehnung haben, z. B. genau im Bereich eines oder beider Kiefergelenke. Im Gegensatz dazu kommen auch Schmerzen vor, die räumlich großflächiger und dabei eher diffus lokalisiert sind. Hierfür sind häufig muskuläre Überlastungen verantwortlich.

Dysfunktionen sind hingegen durch Bewegungsstörungen gekennzeichnet. Diese können mit Kiefergelenkgeräuschen einhergehen, was Patienten in der Regel zwar bemerken, diese jedoch nicht unbedingt alarmiert.

Die allerersten Anzeichen dysfunktioneller Veränderung sind allerdings muskuläre Überlastungen, leichte Ungleichmäßigkeiten in der Mundöffnungsbewegung mit Abweichungen zu einer oder – nacheinander – zu beiden Seiten sowie Schäden an den Zahnhartsubstanzen und am Zahnhalteapparat.

Somatische Symptome

Das typische Bild einer CMD kann vergleichsweise vielschichtig sein. In der vollen Ausprägung kommen Schmerzen und Dysfunktionen zusammen.

Dabei ist typisch für die CMD, dass die Schmerzintensität im mittleren Bereich liegt (Stärke 4 auf einer numerischen Rating-Skala [NRS] von 0 bis 10). Die Patienten belasten insbesondere die unklare Schmerzursache und die lange Fortdauer der Schmerzen.

Hinzu treten unter Umständen Schwierigkeiten bei der Aussprache und der Nahrungsaufnahme. Zuweilen berichten Patienten bei Störungen in der Gelenkbewegung auch von Schwierigkeiten beim Küssen.

Psychische Symptome

Typische psychische Symptome, die mit einer CMD einhergehen können, sind Ängste, depressive Verstimmungen, aber auch Schlafstörungen. Belegt sind zudem erhöhte Werte für soziale Isolation. Ein Hinweis für maßgebliche psychosomatische Einflüsse ist auch eine ungewöhnlich lange Behandlungsdauer dysfunktioneller Erkrankungen ohne erkennbaren Behandlungsfortschritt. Dies zu erkennen ist hilfreich, denn Studien zum Erfolg zahnärztlicher Folgebehandlungen nach erfolgreicher Funktionstherapie mit dem Ziel einer Stabilisation des Bisses haben gezeigt, dass das Risiko eines Misserfolges bei erhöhter psychosozialer Belastung deutlich ansteigt.

Diagnostik: CMD-Screening

Die zahnärztliche Diagnostik craniomandibulärer Dysfunktionen erfolgt im Sinne einer kaskadierenden Vorgehensweise. Am Anfang steht die Erweiterung der üblichen zahnärztlichen Untersuchung um ein dezidiertes **CMD-Screening**, typischerweise als **CMD-Kurzbefund** nach Ahlers und Jakstat (2022). Dieser ist wissenschaftlich abgesichert und beruht auf der Durchführung von sechs kurzen Einzeltests und deren additiver Auswertung. Dabei werden folgende Merkmale untersucht:

- **Mundöffnung asymmetrisch:** Normalerweise ist der Verlauf der Mundöffnungsbewegung in der Frontalsicht gerade. Eine ungerade Öffnungsbewegung ist insofern ein Hinweis für das Vorliegen einer Dysfunktion und stellt im CMD-Kurzbefund einen »positiven« Befund dar.
- **Mundöffnung unzureichend?** Bei physiologischer Zahnstellung sollte bei weiter Mundöffnung eine Schneidekantendistanz von ca. 40 mm erreicht werden, Werte darunter sind auffällig.
- **Gelenkgeräusche?** Normalerweise sollten Kiefergelenke keine Knack- oder Reibegeräusche aufweisen. Derartige Geräusche sind ein Dysfunktionsmerkmal und daher abzuklären.
- **Okklusionsgeräusch mehrzeitig:** Normalerweise erreichen alle Seitenzähne beim Kieferschluss gleichzeitig stabilen Zahnkontakt (Okklusionskontakt). Davon abweichende mehrzeitige Kontaktgeräusche deuten darauf hin, dass Patienten beim Zusammenbiss ungleichmäßig abgestützt werden; dies kann zur Entstehung von Kaufunktionsstörungen beitragen.
- **Muskelpalpation schmerzhaft:** Im Normalzustand ist die Kaumuskulatur nicht verhärtet und schmerzt nicht bei der Tastuntersuchung (Palpation). Im Rahmen des CMD-Kurzbefundes wird daher eine kleine aussagekräftige Auswahl der Kaumuskeln dahingehend überprüft, ob Verhärtungen oder Missempfindungen oder gar Schmerzen bei der Tastuntersuchung auftreten.
- **Dynamische Okklusion unphysiologisch:** CMD können durch unphysiologische Okklusionskontakte im Seitenzahnbereich bei der Gleitbewegung des Unterkiefers zur Seite unter Zahnkontakt zu übermäßigen Belastungen der Zähne und dadurch zu Zahnschmerzen führen. Um diese von klassischen Schmerzursachen infolge

von Karies abzugrenzen, werden nicht alterstypische Gleithindernisse in der Seitwärtsbewegung im Seitenzahnbereich erfasst.
- Die **Auswertung** beruht auf der Addition »positiver« Befunde. Dem zugrunde liegt eine umfangreiche klinische kontrollierte, randomisierte, nicht gesponserte Studie mit 200 Probanden. Diese konnte zeigen, dass bei zwei und mehr »positiven« Befunden im Screening davon auszugehen ist, dass in der entsprechenden funktionsanalytischen Untersuchung als Goldstandard die Diagnose einer CMD gestellt werden wird (Sensitivität 92 %, Spezifität 78 %). Bei »positivem« Befund im CMD-Screening sind weiter differenzierende Untersuchungen erforderlich.

Diagnostik: zahnärztliche Funktionsdiagnostik

Die erste Stufe der dann erforderlichen eigentlichen Funktionsdiagnostik bildet die **klinische Funktionsanalyse**, ggf. ergänzt um eine **manuelle Strukturanalyse**. Beides sind zahnärztliche Untersuchungen, denen gemeinsam ist, dass sie ohne aufwendige technische Instrumente auskommen. Die klinische Funktionsanalyse untersucht die unbelasteten Gewebe des Kauorgans im Hinblick auf ihren Funktionszustand und das funktionelle Zusammenspiel, gefolgt von einer differenzierten Auswertung. Im Gegensatz dazu untersucht die manuelle Strukturanalyse die Gewebe mittels spezieller Techniken unter Belastung.

Als Zusatzuntersuchung in Ergänzung der klinischen Funktionsanalyse sind mittlerweile **Tests auf die Einwirkung psychischer Kofaktoren** sowie **Tests auf die Mitwirkung orthopädischer Kofaktoren** etabliert.

Bestätigt sich aus den Untersuchungen der Verdacht auf das Vorliegen einer CMD, richtet sich das **weitere Vorgehen** je nach der Art bzw. Ausprägung der Erkrankung und ihrer Intensität.

- Im einfachen Fall reicht die **Erläuterung der Zusammenhänge (Counseling)**, um den Patienten diese zu erläutern und Ängste zu nehmen. Eine Selbstbeobachtung bzw. Eigenmassage ist ebenfalls nachweislich wirksam.
- Reicht dieses nicht aus, sind **weiterführende zahnärztliche diagnostische Maßnahmen** erforderlich. Hierbei werden Abformungen genommen, auf deren Grundlage spezielle Gipsmodelle der Kiefer erstellt werden. Diese werden unter Zuhilfenahme spezieller funktionsdiagnostischer Bissnahmetechniken und deren Auswertung (Kondylenpositionsanalyse) so im Kausimulator (Artikulator) montiert, wie der Patient zu dem jeweiligen Zeitpunkt den Unterkiefer tatsächlich zum Oberkiefer hält. Mittels spezieller zahnärztlicher Techniken kann anschließend zudem aufgezeichnet und simuliert werden, wie der Patient den Unterkiefer unter verschiedenen Umständen gegen den Oberkiefer bewegt.
- Diese Untersuchungstechniken erfordern z. T. eine besondere Ausstattung der Praxen und vor allem spezielle Kenntnisse. Zahnärzte mit entsprechender Fortbildung sollten diese Untersuchungen beherrschen.
- Bei erfolgloser Behandlung oder unklarem Verlauf besteht die Möglichkeit, Patienten mit unklarem Krankheitsbild zu entsprechend spezialisierten Zahnärzten zu

überweisen (Spezialisten für Funktionsdiagnostik und -therapie der DGFDT, s. www.dgfdt.de/qualifizierte-behandler).

»Fallstricke« der somatischen Diagnostik

Das größte Problem bei der Diagnostik craniomandibulärer Dysfunktionen ist, dass man die Dysfunktion selbst nicht »sieht«. Anders als etwa die Schwellung bei einem Tumor oder die Verfärbung und Erweichung der Zahnhartsubstanz bei einer Karies ist die Störung der Funktion nicht direkt sichtbar.

Sichtbar sind im fortgeschrittenen Stadium zwar **Folgezustände** der Dysfunktion, speziell nicht altersgerecht abgekaute Zähne. Der Übergang ist jedoch fließend; daher werden diese Zeichen zunächst leicht übersehen.

Typische Hinweise auf das Vorliegen eines dysfunktionellen Geschehens sind die Volumenzunahme der Kaumuskeln, Knackgeräusche der Kiefergelenke, Rückgänge des Zahnfleisches, insbesondere ohne entzündliche Aktivität (kein Zahnfleischbluten), Lockerungen einzelner Zähne ohne Zahnfleischtaschen, Einbissspuren in den Wangenschleimhäuten ohne akutes Trauma, Formveränderungen der Zahnkauflächen durch Attritionen (Zähneknirschen) und nicht zuletzt Stellungsveränderungen, z. B. der Oberkieferfrontzähne durch Dysfunktionen der Zungenmuskulatur.

Durch dysfunktionelle Mechanismen verursachte **Schmerzen**, z. B. in der Kaumuskulatur, können zudem leicht als Folgen einer Karies fehlgedeutet werden. In der Zahnheilkunde ist dieses deswegen besonders schwierig, weil vielfach in der Vergangenheit behandelte Zähne vorliegen, bei denen nach dem klinischen Bild oder dem radiologischen Befund unklar ist, ob evtl. ein Kariesrezidiv vorliegt. Dies ist z. B. unter Füllungen oder auch unter Kronen der Fall. Im Zweifelsfall ist es daher verständlich, wenn Füllungen explorativ entfernt oder Kronen ersetzt werden.

Besondere diagnostische Schwierigkeiten bereiten wurzelgefüllte Zähne. Hier ist in der Vergangenheit als Endstrecke einer Kariestherapie ein Zahn von seinem Zahnnerv (Pulpa) befreit und anschließend der Markraum des Zahns durch eine entsprechende Füllung verschlossen worden (Wurzelkanalbehandlung). Im Normalfall sollte der Zahn danach schmerzfrei im Mund verbleiben. Im Einzelfall kommt es jedoch vor, dass ein entzündliches Geschehen an der Wurzelspitze wieder aufflammt. Dieses zeigt sich im Röntgenbild allerdings erst mit einer deutlichen Verzögerung. Deswegen fällt in der Praxis die Abgrenzung zwischen einem hierdurch verursachten Schmerz und einem dysfunktionellen Schmerz schwer und ist im Zweifel nur auf der Grundlage funktionsdiagnostischer Befunde möglich.

Warum kann man das Krankheitsbild leicht übersehen?

Da man die Dysfunktion »nicht sieht«, werden die Einzelsymptome zuweilen erst spät im dysfunktionellen Kontext verstanden. Da historisch zudem die Zahnheilkunde somatisch ausgerichtet ist, geht der erste Verdacht bei vorliegenden Schmerzen auf die Verursachung durch Karies und ihre Folgen, seltener durch Parodontopathien. Auch der Ausschluss von Knochentumoren rückt zunächst in den Vordergrund (Ausschluss durch bildgebende Diagnostik).

Hinzu kommt, dass durch die in der Vergangenheit hohe Kariesinzidenz in der Bevölkerung zumeist viele Zähne zahnärztlich behandelt sind. Bei entsprechenden Schmerzen ist daher die Wahrscheinlichkeit hoch, dass einzelne Zähne zumindest Anlass zu der Vermutung geben könnten, sie würden den Schmerz verursachen. Im Hinblick auf dysfunktionelle Symptome werden diese von Patienten häufig nicht beklagt und fallen deswegen ebenfalls erst bei gezielter Inspektion bzw. Befragung auf.

FALLBEISPIEL

Eine 28-jährige Patientin leidet seit mehreren Monaten unter Kopfschmerzen im Bereich der linken Schläfe bis hin ins Gesicht. Nacken und Schultern seien ständig verspannt und häufig auch schmerzhaft.

Der Hausarzt verordnet zunächst eine physiotherapeutische Behandlung. Diese ist für die Patientin angenehm, bringt aber keine dauerhafte Besserung.

Der Hausarzt veranlasst daraufhin eine Überweisung zum Neurologen. Dieser schließt einen raumfordernden Prozess mittels bildgebender Diagnostik (CCT) aus. Eine Trigeminusneuralgie konnte aufgrund der Beschwerdeschilderung ausgeschlossen werden.

Aufgrund eines zeitweise bestehenden leichten Tinnitus wird die Patientin beim Hals-Nasen-Ohrenarzt vorgestellt. Dieser sieht aufgrund der milden Symptomatik zunächst keine Veranlassung zu einer spezifischen Therapie.

An diesem Punkt fühlt sich der Hausarzt berechtigt, der Patientin aufgrund ihrer ihm bekannten chronischen Ehekrise zu einer ambulanten tiefenpsychologisch fundierten Psychotherapie zu raten. Dort klagt die Patientin über die Situation nach erfolgter Ehescheidung. In deren Folge blieb zwar ihre 2 Jahre alte Tochter bei ihr. Den 7-jährigen Sohn hat sie jedoch beim Vater gelassen. Sie selbst hatte im Alter von 7 Jahren den Kontakt zu ihrem hochidealisierten Vater nach problematischer Trennung der Eltern verloren und war mit ihrer jüngeren Schwester bei der Mutter geblieben. Es kommt zu einer ersten Aufarbeitung des unbewussten seelischen Zusammenhangs. Der vom Vater verlassenen Mutter zuliebe hatte die Patientin als Kind ihre Liebe zum Vater und ihren eigenen Trennungsschmerz aus ihrem Bewusstsein verdrängt und sich den Erwartungen der Mutter entsprechend um diese wie auch ihre kleine Schwester gekümmert. Mit der Trennung von ihrem Mann kam es zu einer Wiederbelebung der verdrängten Kindheitssituation, die sich aber nur in dem Körpersymptom des Schmerzes darstellen zu können schien. Mit der psychotherapeutischen Aufdeckung dieses Zusammenhangs kommt die Patientin wiederkehrend mit Gefühlen des Schmerzes und der Trauer in Kontakt. Da zunächst die Intensität der Beschwerden zurückgeht, scheint sich die diagnostische Einschätzung des Psychotherapeuten einer anhaltenden somatoformen Schmerzstörung zu bestätigen. Der Effekt ist allerdings nicht anhaltend. Im Gegenteil, die Schmerzen nehmen im weiteren Verlauf wieder zu.

Erst nach einjähriger Behandlung (!) wird die Patientin zusätzlich durch einen Spezialisten für Funktionsdiagnostik und -therapie untersucht. Dieser stellt fest, dass eine craniomandibuläre Dysfunktion mit einer Überlastung der Muskulatur und einer Störung der Okklusion der Zahnreihen vorliegt. Erst unter zusätzlicher zahnärztlicher funktionstherapeutischer Behandlung gehen die Schmerzen schließlich dauerhaft zurück.

Therapeutische Optionen

Wünschenswert wäre normalerweise, dass bei Verdacht auf das Vorliegen einer CMD eine entsprechende Diagnostik und Mitbehandlung erfolgt. Sofern die Diagnose der CMD gesichert ist (→Diagnostik), erfolgt die Behandlung in einfachen Fällen durch Erläuterung der Zusammenhänge (Counceling), ggf. kombiniert mit einer gezielten Selbstbeobachtung.

Führt dieses nicht zu einer Verbesserung, steht zunächst die Behandlung mittels **nichtinvasiver** Maßnahmen im Vordergrund. Das am besten untersuchte und bewährte Therapiemittel hierbei sind zahnärztliche Aufbissschienen. Deren Spektrum beginnt mit einfachen »Knirscherschienen«. Diese bewirken im Sinne eines »Kirschkernreflexes« eine Hemmung der mundschließenden Muskulatur (zumindest zeitweise). Darüber hinaus schützen sie die Zähne vor übermäßiger Abnutzung.

Aufwendiger, aber für bestimmte Situationen unverzichtbar, sind speziell konstruierte Okklusionsschienen in Form von Relaxierungsschienen, die zugleich den Muskeltonus im Kauorgan wirksam reduzieren. Davon unterschieden werden Positionierungsschienen, die den Unterkiefer in einer definierten Position stabilisieren, sei es die bisherige oder eine therapeutisch korrigierte Kieferposition und Kiefergelenkstellung.

Die Behandlung der Muskulatur und der Kiefergelenke kann mit speziellen physiotherapeutischen Anwendungen sinnvoll kombiniert werden.

Bei starkem Problemdruck bzw. in das Geschehen einwirkenden Angststörungen, Depressionen oder Schlafstörungen kann zudem eine psychotherapeutische Behandlung sinnvoll sein.

Schlussfolgerung

Bei unklaren Schmerzen oder Dysfunktionen im Kauorgan sollte das Krankheitsbild der CMD bedacht und gezielt ausgeschlossen oder mitbehandelt werden.

Literatur

Ahlers MO, Jakstat HA (Hrsg.). Klinische Funktionsanalyse – Manuelle Strukturanalyse – Interdisziplinäre Diagnostik. 4 Aufl. Hamburg: dentaConcept 2022.

HELMUT SCHAAF

6.1.25 Benigner paroxysmaler Lagerungsschwindel

Definition

Der »gutartige« Lagerungsschwindel (medizinisch benigner paroxysmaler Lagerungsschwindel: BPLS) ist eine der am häufigsten vorkommenden – und am meisten verkannten – organischen Schwindelerkrankungen. Betroffen sind überwiegend Menschen in der zweiten Lebenshälfte und nach Unfallereignissen. In etwa einem Drittel der Fälle geht dem »gutartigen Lagerungsschwindel« ein Schädel-Hirn-Trauma, ein chirurgischer oder zahnärztlicher Eingriff oder ein Ausfall des Gleichgewichtsorgans (Neuropathia vestibularis, auch im Verlauf eines Morbus Menière) voraus.

Die kurz anhaltenden, aber heftigen Schwindelattacken werden durch deplatzierte Otolithen (kleine Kalksteinchen) ausgelöst, meist im hinteren Bogengang eines Gleichgewichtsorgans. Hauptsächlich betroffen ist der – bei aufrechtem Gang am tiefsten liegende – hintere Bogengang (62 %). In 35 % der Fälle kann auch der seitliche, horizontale Bogengang beteiligt sein.

Pathophysiologie

In den beiden rechts und links komplementär zueinander angeordneten Gleichgewichtsorganen werden Linearkräfte und Beschleunigungsimpulse erfasst und über einen Reflex mit den Augenbewegungen gekoppelt (vestibulookulärer Reflex: VOR). Mithilfe von ca. 30 000 Otolithen können Utrikulus und Sacculus im Gleichgewichtsorgan auch die Schwerkraft erfassen. Die in alle drei Ebenen des Raumes ausgerichteten, am Utrikulus ansetzenden, nur mit Flüssigkeit (Endolymphe) gefüllten Bogengänge hingegen reagieren – ohne störende Partikel – auf Beschleunigungsreize.

Während die Otolithen im Utrikulus und Sacculus für deren Funktionsfähigkeit notwendig sind, dürfen sie in den drei Bogengängen nicht oder nur in geringer Menge vorkommen. Hauptursache für das »Abrutschen« der Otolithen aus dem Utrikulus in den – meist – am tiefsten liegenden, hinteren Bogengang im ansonsten intakten Gleichgewichtsorgan sind Alterungsprozesse (degenerativ) oder Unfälle mit Kopfverletzungen (traumatisch).

Da die Otolithenorgane mit den Bogengängen in einer übergangslosen Verbindung stehen, geraten immer wieder Otolithen in die Bogengänge – aber bei ausreichender Bewegung meist auch wieder zurück in den Utrikulus.

Wenn eine kritische Masse an Otolithen in einem Bogengang überschritten wird, kann die Otolithen-Ansammlung durch Bewegungen (nicht in Ruhe) in der Ebene des Bogengangs wie ein Pfropf einen Sog auf die Wahrnehmungsstation (Cupula) im betroffenen Bogengang auslösen. Dies löst einen unphysiologischen Reiz aus, der über den vestibulookulären Reflexbogen mit hochfrequenten Nystagmen beantwortet wird, was die heftige Übelkeit und den Gleichgewichtsverlust bedingt.

Wenn die Otolithenmasse den tiefsten Punkt des Bogengangs erreicht hat, klingen die Nystagmen und der Schwindel ab. Bei der gegenläufigen Bewegung (z. B. dem Wiederaufsetzen) rutschen die Otolithen in die umgekehrte Richtung, was zu erneutem Schwindel und Nystagmen in die Gegenrichtung führen kann.

Erste Anzeichen

Typisch sind – bewegungsabhängige (!) – kurze, aber heftige Drehschwindelattacken mit spezifischen Nystagmen (Augenzitterbewegungen). Ausgelöst werden die Drehschwindelattacken meist durch einen nächtlichen Lagerungswechsel im Bett und wenn die Kopfposition zum Schwerkraftvektor verändert wird. Dies kann beim Vorüberbeugen, Bücken, beim Hinlegen, beim Aufrichten und bei Kopfreklination vorkommen. Meist vergehen nach der Lageänderung einige Sekunden, bevor der Schwindel einsetzt.

Somatische Symptome

Typisch sind wiederholte, bewegungsabhängige Drehschwindelattacken von 20 Sekunden bis zu 1–2 Minuten Dauer mit Fallneigung, ohne Ohrgeräusche und ohne Hörverlust. Zwischen den Attacken kann eine leichte Gangunsicherheit bestehen. »Schwindelgefühle« können über mehrere Stunden, auch Tage anhalten.

Psychische Symptome

Bei einem real vorhandenen, aber nicht erkannten und möglicherweise katastrophisierend (als Schlaganfall, Herzinfarkt, dissoziative Störung [Kasuistik Schaaf & Hesse 2012]) verkannten, unbehandelten BPLS löst zunächst nur die Bewegung einen attackenförmigen Schwindel aus, verbunden mit Angst und Panik, Unsicherheit, Angstschweiß, Herzrasen und vielfältigen weiteren vegetativen Symptomen.

Bei **entsprechender Sensibilität** können dann bestimmte Begleitumstände ebenfalls auslösend für das Erleben eines Schwindels und damit verbundener Angst und Panik wirken. Diese Begleitumstände können z. B. sein:

- die räumliche Situation oder eine Konfliktsituation, in der der BPLS geschah oder sich wiederholte,
- statt bestimmter Kopfbewegungen (in der Bogengangsebene) zunehmend mehr unspezifische Kopfbewegungen: über bestimmte Kopfbewegungen – in der zugeordneten Bogengangsebene – hinaus auch zusätzliche, zunehmend erweiterte Kopfbewegungen,
- die Uhrzeit,
- oder ein anderer »Reiz«, der im Verlaufe der »Reizgeneralisierung« immer unspezifischer werden kann.

Die dabei empfundene Angst kann wiederum wie Schwindel empfunden werden, was einen dauerhaften Prozess der Angst vor dem Schwindel und dem Schwindel aus Angst einleiten kann. Ein Vermeidungsverhalten, das aus der Angst vor neuen Anfällen heraus entstehen kann, verringert dann zunehmend die noch vorhandenen Gleichgewichtsressourcen. So kann sich der reaktiv psychogene Schwindel-Anteil selbst dann verfestigen, wenn der BPLS nicht mehr wirksam ist. Wichtig ist, dass diese Mechanismen unbewusst verlaufen.

Gefährdet für eine reaktiv psychogene Schwindelentwicklung sind insbesondere Patienten mit einer schon vorbestehenden psychischen Erkrankung.

Diagnostik

In aller Regel führt schon die Schilderung der Beschwerde zum Krankheitsbild:
- »Immer wenn ich mich zu einer Seite im Bett umdrehe, dreht sich schlagartig der Raum.«
- »Beim Aufstehen und beim Hinlegen wird mir kurz und heftig ganz plötzlich schwindlig.«

Nahezu beweisend ist die diagnostische Lagerung (→Kap. 5.10), die weitere Untersuchungen – in der Regel – entbehrlich macht und mit einer therapeutischen Prozedur verbunden werden kann (Deliberationsmanöver, →Therapeutische Optionen).

»Fallstricke« der somatischen Diagnostik

Das zwar häufige, aber wenig bekannte Krankheitsbild muss dem Untersucher geläufig sein, der Patient muss befragt, angefasst und bewegt werden.

Weist die Anamnese auf einen BPLS, der sich aber weder durch das Epley- noch durch das Semont-Manöver beseitigen lässt, kann eine Beteiligung des horizontalen Bogengangs vorliegen. Dann sollte zusätzlich das sog. Barbecue-Manöver durchgeführt werden.

Ängstliche oder depressive Patienten zeigen oft so viel Vorbehalte gegen eine Lagerung, die (zunächst) wieder das Schwindelerleben auslöst, sodass dann weder die Diagnose adäquat bestätigt noch eine sachgerechte Therapie möglich werden kann. Man kann den Patienten aber zur Lagerung sedieren, wenn man das organisatorisch und personell ermöglichen kann.

»Verkennung« als Morbus Menière

Das wiederholte Auftreten des Drehschwindels kann zusammen mit einer unspezifischen Schilderung des Schwindelempfindens zu einer Verkennung eines BPLS als Morbus Menière führen. Die Wahrscheinlichkeit einer Fehldiagnose erhöht sich, wenn – unabhängig vom BPLS – eine Schwerhörigkeit zu finden ist und der Patient über einen Tinnitus berichtet.

»Verkennung« als vestibuläre Migräne
Eine vestibuläre Migräne kann zu rezidiviertem Schwindel über Sekunden bis Tage führen, ohne dass dabei – wie beim BPLS – sonstige vestibuläre Auffälligkeiten gesehen werden müssen. Dabei kann der Schwindel als Drehschwindel, diffuser Schwindel ohne Bewegungserscheinungen und als Lageschwindel auftreten. Entscheidend ist die Lagerungsuntersuchung im Intervall.

Warum kann man das Krankheitsbild leicht übersehen?

Wenn sich der Patient im Intervall und ohne akuten Schwindel beim Arzt vorstellt, kann dieser weder in der Gesprächssituation (typischerweise hat der Patient »Platz genommen«, ehe er – zu oft – erst einmal apparativ untersucht wird) noch in den apparativen Untersuchungen Hinweise (»etwas«) auf eine organische Erkrankung finden. Manchmal zeigen sich »abgelaufene Ereignisse«, die die Beschwerden nicht erklären – bleibt also scheinbar nur das »Psychische«. Auch ein Psychotherapeut, der die Erkrankung nicht kennt, kann zur Fehldiagnose einer Angststörung gelangen.

Wird »dennoch« die Diagnose gestellt, müsste dies konsequenterweise »eigentlich« auch die kausale, aber zeitaufwendige Therapie mit einer Dauer von 10–20 Minuten nach sich ziehen. Diese führt in aller Regel zu Schwindelfreiheit, kann aber nicht »extra« abgerechnet werden, selbst wenn der Patient möglicherweise auch noch vorzubereiten und zu beruhigen ist oder gar erbrechen könnte. In dieser Konsequenz unterbleibt im normalen Praxisalltag dann oft schon die Diagnose. Stattdessen werden unspezifische, oft hemmende Medikamente verschrieben, die die allgemeine Schwindelempfindung ebenso wie die Unsicherheit im Raum erhöhen – und bei alten Menschen die Sturzgefahr erhöhen.

Die **machbare Hilfe (Intervention) unterbleibt oft**, weil:
- die Kenntnis des BPLS und seiner Behandlung unzureichend ist
- der BPLS als Teil eines Mischbildes nicht erkannt werden kann
- die mögliche Behandlung wegen des Aufwandes in Relation zur Infrastruktur des Behandlers und seiner finanziellen Entlohnung unterbleibt oder an »Fachärzte« verschoben wird
- scheinbar gleichwertige medikamentöse Ansätze verfolgt werden

Zudem haben Patienten mit einem nicht fassbaren Befund – wie beim BPLS – das Problem, das ihnen oft nicht geglaubt wird und nicht geholfen werden kann. Nach einem Unfallgeschehen kann der Gedanke im Raum stehen, dass »der Schwindel« funktional sein könnte. Mit zunehmender Verzweiflung über das Krankheitsbild und die ausbleibende Glaubhaftigkeit können sich zunehmend (berechtigte) Erwartungsängste und verständliche Vermeidungsstrategien entwickeln. Diese können schon alleine zu einer manifesten Angstentwicklung und depressiven Verarbeitung führen, die dann als »somatisierend« verkannt werden können. Kommt dann noch eine – ansonsten bewältigte – psychische Vorgeschichte hinzu, wird auch vom Psychotherapeuten vor allem das gesehen, was in seine Profession fällt.

FALLBEISPIEL

Ein bis zu seiner Rente als Pfarrer tätiger Patient stellte sich wegen eines rezidivierenden Schwindelgeschehens vor. Vor Jahren sei erstmals ein heftiger Drehschwindelanfall aufgetreten, der von einer langen Hilflosigkeit, Ohnmacht und Übelkeit begleitet worden sei. In Kombination mit seiner Schwerhörigkeit sei ein Morbus Menière vermutet worden, bei dem man weiter »nichts machen« könne. Er glaube, die Halswirbelsäule bedinge den Schwindel. Deswegen hatte er eine Schonhaltung angenommen, um bestimmte Bewegungen zu vermeiden. Mit jedem Schwindelanfall steigere sich die Verzweiflung, Ohnmacht und Gangunsicherheit oft über Tage. Die Schwindelanfälle seien auch in Situationen mit großem psychischem Druck aufgetreten, was ihn zum Psychotherapeuten gebracht habe.

In der biografischen Anamnese kamen die Bombenangriffe auf seinen Geburtsort Danzig zur Sprache, ebenso die Trennung von seinem Vater in den letzten Kriegsjahren sowie auch die miterlebte Mehrfachvergewaltigung der Mutter, die er als Pubertierender mit dem Gefühl von erstarrender Machtlosigkeit und Ohnmacht erlitt. Ebenfalls aus dieser Zeit schoss ihm spontan als Erinnerung ein weiteres Ohnmachtserleben hinsichtlich einer durchgemachten Diphtherie durch den Kopf, die den Patienten wohl wochenlang »wie angenagelt« in einer Scheune liegen ließ, in der er starr und regungslos auf Tod oder Gesundung wartete.

Es zeigte sich nach genauer Befragung, dass das Schwindelereignis zeitlich und vom Schwindelcharakter in zwei Anteile zergliedert werden kann: Den ersten Anteil machen für ca. 30 Sekunden bis (subjektiv sehr lang erscheinende) 1–2 Minuten heftige Drehschwindelattacken aus, die den Patienten »mit Wucht zur linken Seite wirbeln«. Hierbei erlebte er ein Drehen des Raumes sowie ein Vernichtungsgefühl bei erhaltenem Bewusstsein. Im zweiten Anteil folgt für eine lange Zeit »ein sich verfestigendes Gefühl der Ohnmacht«, der Verzweiflung, des »Deprimiert-Seins« und der »Unsicherheit«. Dieses Schwindelgefühl halte über 6 Stunden, in einigen Fällen sogar über 2–3 Tage an.

In einer Lagerungsuntersuchung ließ sich dann auch der anamnestisch vermutete benigne paroxysmale Lagerungsschwindel finden. In der Gesamtschau wurde verständlich, wie dieses organische – und mit gezielten Lagerungsmanövern komplett therapierbare – Ereignis ein im Alltag mehr oder weniger gut verdrängtes frühes traumatisches Erlebnis »aus dem Gleichgewicht wirbeln« ließ, das dann »wie im Film« mit heftigen körperlichen Sensationen erlebt wurde. Dies konnte in einer Kurzzeittherapie über 20 Stunden bei diesem Patienten mit guten psychischen Bewältigungsmöglichkeiten bearbeitet werden.

Therapeutische Optionen

Therapeutisch stehen Lagerungsmanöver von Epley (1992) und Semont (1988) zur Verfügung, die über unterschiedliche Wege helfen, die Kalksteinchen aus dem hinteren Bogengang wieder in das Gleichgewichtsäckchen (Utrikulus) zurückgleiten zu lassen (→ Abb. 6-2).

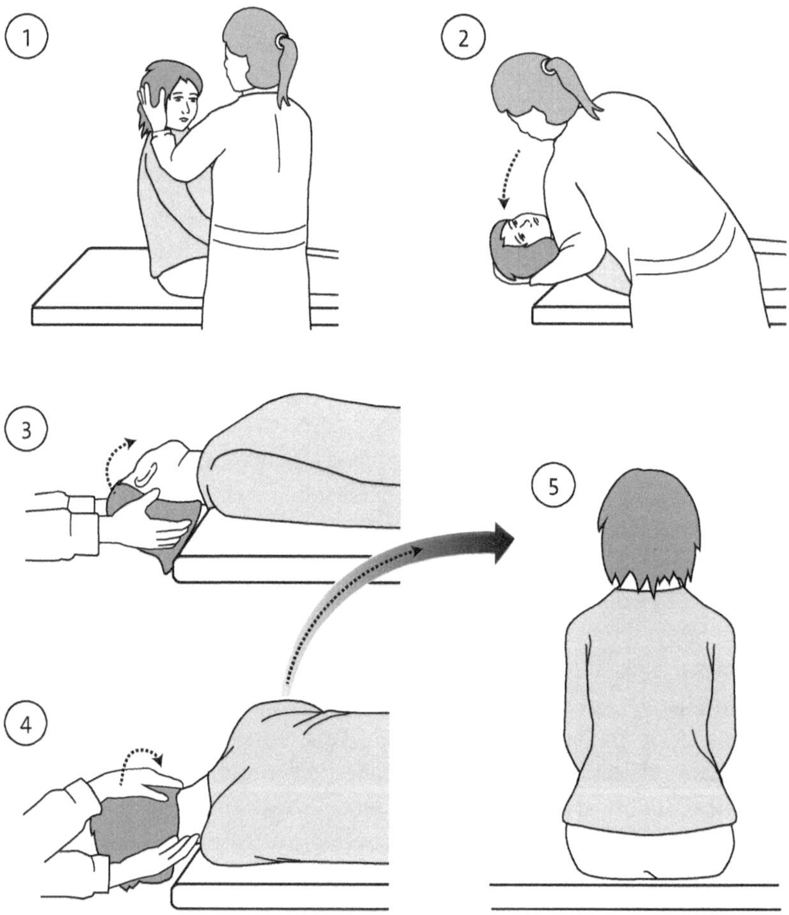

Abb. 6-2: Diagnose (Schritte 1 und 2) sowie Befreiungsmanöver (Schritte 3–5) bei BPLS des **rechten** hinteren Bogengangs.
Das Zeitintervall zwischen jedem Schritt beträgt 30 Sekunden – mindestens jedoch so lange, bis der Lagerungsnystagmus abklingt. In den liegenden Positionen ist darauf zu achten, dass der Kopf auch während der Drehungen rekliniert gehalten wird.

Literatur

Epley JM. The canalith repositioning procedure: for treatment of benign paroxysmal positional vertigo. Otolaryngology, Head & Neck Surgery 1992; 107: 399–404.
Fife TD, Iverson DJ, Lempert T et al. Practice parameter: therapies for benign paroxysmal positional vertigo (an evidence-based review): report of the Quality Standards Subcommittee of the American Academy of Neurology. Neurology 2008; 70: 2067–2074.
Schaaf H, Hesse G. Diagnostik und Verlauf einer Schwindelerkrankung im Kindesalter. pädiat prax 2012; 79: 421–429.
Schaaf H. Gleichgewicht und Schwindel. 7. Aufl. Kröning: Asanger 2017.

Semont A, Freyss G, Vitte E. Curing the BPPV with a Liberatory Maneuver. Advances in Oto-Rhino-Laryngology 1988; 42: 290–293.

HELMUT SCHAAF

6.1.26 Einseitiger Gleichgewichtsausfall

Definition

Kompletter oder teilweiser Ausfall eines Gleichgewichtsorgans (syn. Labyrinthausfall, Vestibularisausfall, Vestibulopathie, Neuritis vestibularis, »Vestibulariskrise«). Als ursächlich werden Infektionen mit »neurotropen« Viren (Mumps-, Herpes-Zoster-, Masernviren), Verletzungen oder vorübergehende Durchblutungsstörungen des Labyrinths angenommen.

Erste Anzeichen

Der einseitige Gleichgewichtsausfall ist gekennzeichnet durch einen unvermittelt auftretenden Drehschwindel mit Übelkeit und Erbrechen, Fallneigung schon im Sitzen und Stehen zur betroffenen Seite, manchmal verbunden mit Höreinschränkungen und Ohrgeräuschen (kompletter Labyrinthausfall). Die Symptomatik kann mehrere Tage bis Wochen anhalten.

Somatische Symptome

Der Betroffene empfindet das Bild einer sich schnell drehenden Umwelt. Kommen »Kopfbewegungen« hinzu, verstärken sich die Symptome. Daher liegt der Erkrankte meist auf der betroffenen Seite. Der Betrachter kann – bei geöffneten Augen – einen überwiegend horizontal schlagenden Nystagmus (»Augenzittern«) erkennen oder auslösen. Dabei schlägt der schnelle Bewegungsanteil in Richtung des gesunden Gleichgewichtsorgans. Der Gleichgewichtsausfall kann sich komplett erholen oder wird allmählich – über Wochen bis Monate – kompensiert. Die Hörstörung kann sich vollständig zurückbilden, aber auch ganz oder teilweise bestehen bleiben.

Psychische Symptome

Ein plötzlicher und tagelang anhaltender Gleichgewichtsausfall kann – anders als ein (noch) bewusst in Kauf genommener »Kater« – als existenziell bedrohlich erlebt werden, was (zu) oft durch die Notfallmaßnahmen bis hin zum Krankenhaus und in der Erstversorgung verstärkt wird. Wenn dabei zu lange ein Infarkt oder Apoplex im Raum steht und für den »erst mal« sedierten Patienten eine aufklärende Sicherheit ausbleibt, bleibt oft die erlebte Angst im Schwindel bestehen. Grundsätzlich kompensiert das

Gehirn den einseitigen Gleichgewichtsausfall innerhalb weniger Tage. Im ungünstigen Fall wird der Gleichgewichtsausfall als so erschütternd und bedrohlich empfunden, dass alles bisher als selbstverständlich Angenommene schwindend und schwindelnd bedroht erlebt wird.

Weichenstellend können dabei die erfahrene Hilfe oder die erlebte Not im akuten Ereignis sowie die individuellen Verarbeitungsmöglichkeiten sein. So kann eine Erholung zum »Normalen« schwer werden für Menschen, die ihr Leben vor dem Anfall genau geplant und akkurat organisiert hatten. »Aus der Bahn« geworfen werden können solche Menschen, die bis dato (scheinbar) vor so gut wie gar nichts Angst hatten, bis sie durch die am eigenen Körper erfahrene Schwindelattacke nachdrücklich erschüttert wurden. Wie bei allen organischen Erkrankungen mit Schwindelerleben kann sich dann ein reaktiver psychogener Schwindel entwickeln, der sich für den Betroffenen genauso anfühlt wie der zuvor erlebte organische Schwindel.

Diagnostik

Schon die Schilderung des Schwindelgeschehens kann zur richtigen Diagnose führen. Im Gefolge sind schon viele Untersuchungen ohne apparativen Aufwand zielführend, so die Nystagmus-Untersuchung, der Kopf-Impuls-Test (KIT) und ein Geh- und Stehversuch. Über die nur bedingt aussagefähige »kalorische Prüfung« (für den horizontalen Bogengang) hinaus ist es inzwischen apparativ möglich geworden, alle Bogengänge einzeln (KIT mit und ohne Videoaufzeichnung) und die Funktion der Otolithenorgane (vestibulär evozierte Potenziale) zu überprüfen.

»Fallstricke« der somatischen Diagnostik

Während das akute Ereignis klinisch »eigentlich« gut zu erkennen ist, kann die Diagnose infrage gestellt werden, wenn man sich nur auf die sog. kalorische Prüfung verlassen muss. Obwohl immer noch Standarddiagnostik, erfasst sie nur den lateralen Bogengang und kann damit nur über 20 % des Gleichgewichtsorgans Aussagen treffen. Wird dabei kein Ausfall gefunden, kann dies zu der Fehleinschätzung führen, dass ein Ausfall generell nicht vorliegt.

Warum kann man das Krankheitsbild leicht übersehen?

Der akute Gleichgewichtsausfall kann kaum übersehen werden, differenzialdiagnostisch ausgeschlossen werden müssen vor allem zentrale Ereignisse (z. B. Hirnblutungen). Schwieriger ist die Beurteilung des Verlaufs. Dabei können sich bei komplexeren Verläufen psychische Symptome aus der Angst und der Vermeidung mit noch bestehenden organischen Minderfunktionen und zunehmender Unfähigkeit – auch aus der Vermeidung – zusammenfinden.

Je größer der Ausfall und je schlechter die organische Erholung des Gleichgewichtsorgans, desto mehr sind die Kompensationsleistungen gefordert, die aber meist gefordert und gefördert werden müssen. Dies betrifft insbesondere die Substitution des Funktionsausfalls durch das gegenüberliegende vestibuläre System sowie durch somatosensorische und visuelle Afferenzen.

Statt der notwendigen Anstrengungen wird zu oft darauf gewartet, dass »der Schwindel aufhört« und »das Gleichgewicht« wiederkommt. Iatrogen wird nicht selten mit zentral dämpfenden Medikamenten das Schwindelgefühl unterdrückt – und die Kompensation verhindert.

In 20–30% der Gleichgewichtsausfälle können die kleinen Kalksteinchen (Otokonien) aus den Gleichgewichtssäckchen nachrutschen und so einen gutartigen Lagerungsschwindel auslösen (→Kap. 6.1.22). Dies lässt den Betroffenen und – nicht selten auch den Behandler – fälschlich (!) an eine Wiederholung des Ereignisses oder an einen Morbus Menière denken. Dann unterbleibt – zu oft und unnötig – eine kausale Therapie und es wächst – verständlicherweise – die Angst vor Wiederholung und möglicherweise auch das Gefühl, nicht mehr wirklich in Bewegung zu kommen. Dabei kann die Angst den Kompensationsvorgang entscheidend hemmen. So leiden Patienten mit Angststörungen, aber auch mit Depressionserkrankungen oft länger und erleben mehr Komplikationen als diejenigen, die so schnell wie möglich aktiv an ihrem neuen Gleichgewicht arbeiten können.

Bleibt eine vollständige organische Wiederherstellung aus, können bestimmte Extremsituationen nur mit »Blicksprüngen« (medizinisch »Sakkade«) und zwischenzeitlichem »Doppeltsehen« (d.h. Scheinbewegungen der Umgebung) gemeistert werden. Für den Betroffenen heißt das, dass in diesen Situationen – organisch – durchaus Schwindelgefühle und Erinnerungen auftreten können. Hier helfen das Wissen und eine angemessene Vorsicht, ohne das weiter Machbare zu unterlassen.

Bei späteren Schilderungen des Ereignisses (etwa bei einer späteren Anamnese) kann das Geschehen mit einem Angstanfall verwechselt werden.

FALLBEISPIEL

Nach einem Gleichgewichtsausfall ist Herr G. »nicht mehr auf die Beine« gekommen. Alle schwindeldämpfenden und »Durchblutungs«-Medikamente würden nicht mehr helfen und es haben sich Zukunftsängste und depressive Verhaltensweisen eingestellt. Er fühle sich unsicher, vor allem, wenn er den Kopf schnell drehe oder sich unter Stress fühle. (Der oben beschriebene Rest-Funktionsausfall, der objektiv bleiben kann, mit den üblichen HNO-ärztlichen Untersuchungen aber nicht immer »objektiviert« werden kann). Manchmal, beim Aufstehen, »haue es ihn wieder hin«. (der nicht erkannte Lagerungsschwindel). Sein Hausarzt und der HNO-Arzt wüssten nicht weiter und dächten, es sei »psychisch«. Es sei zwar schwer, von seiner Frau in die Praxis gebracht zu werden, aber er wolle nicht aufgeben. Tatsächlich hat sich inzwischen reaktiv eine deutliche psychogene Komponente entwickelt, diese aber auf der Grundlage eines objektivierbaren Restdefizites, das habituiert werden muss, und eines therapierbaren gutartigen Lagerungsschwindels (→Kap. 6.1.22).

Therapeutische Optionen

Im akuten Anfall können schwindeldämpfende Medikamente wie etwa Dimenhydrinat (z. B. Vomex A®) sinnvoll sein, um den Schwindel zu unterdrücken und die Schädigungsphase zu überstehen. Ab dem 2. oder 3. Tag sollten diese nicht mehr eingenommen werden, da sie dann den Ausgleich durch das verbliebene oder gesundende Gleichgewichtssystem behindern.

Leitliniengerecht wird eine Infusionstherapie mit anfänglich 100 mg Methylprednisolon durchgeführt, das alle 4 Tage um 20 mg reduziert wird.

Sobald als möglich – auch schon im Bett – sollten Gleichgewichtsübungen durchgeführt werden, die sich von einfachen Fixierungsübungen hin zu komplexeren Aufgaben steigern sollten, Anleitungen sind abrufbar unter: http://www.drhschaaf.de/Gleichgewichtsuebungen%20bei%20Schwindel.pdf.

In der Regel bessern sich die Beschwerden nach Ausfall eines Gleichgewichtsorgans innerhalb von Tagen und verschwinden meist nach 2–4 Wochen vollständig und dauerhaft.

Die Besserung erfolgt dabei, indem entweder das erkrankte Gleichgewichtsorgan oder der Nerv sich nach Abklingen der Entzündung wieder erholt. Das Innenohr kann komplett ausheilen. Eine Besserung kann auch durch vollständige Kompensation erfolgen: Selbst wenn ein Gleichgewichtsorgan dauerhaft beschädigt bleibt, kann das andere im Verbund mit den anderen Komponenten des Gleichgewichtssystems dessen Funktionen weitestgehend übernehmen.

HELMUT SCHAAF

6.1.27 Morbus Menière

Definition

Der Morbus Menière ist eine rezidivierende idiopathische Erkrankung des Innenohres, die mit Drehschwindelattacken bei einem Endolymphhydrops (Stau im Innenohr) und meist einem zunehmenden Funktionsverlust der Hör- und Gleichgewichtsfunktionen einhergeht. Sekundär kann sich ein zunehmender reaktiv-psychogener Schwindel mit depressiven Verläufen und Angstkorrelaten entwickeln.

Pathophysiologie

Der endolymphatische Hydrops (Anschwellung der mit Endolymphe gefüllten Kompartimente im Innenohr) als Folge morphologischer und funktioneller Veränderungen an Innenohr und Schädelbasis stellt das pathophysiologische Korrelat bei einem Morbus Menière dar. Allerdings kann der endolymphatische Hydrops nicht alleinige Ursache für die attackenweise progrediente Funktionsminderung der Cochlea und des

Labyrinths darstellen. So ist im Gegensatz zur Pathogenese die Ätiologie der Erkrankung bis heute nicht geklärt.

Erste Anzeichen

Typischerweise wird über »einen sich drehenden Raum« das Unvermögen, die Augen ruhig zu halten, eine einseitige Hörminderung mit »Völlegefühl auf dem betroffenen Ohr« sowie über tief dröhnende Ohrgeräusche berichtet. Untersucher und Angehörige können in der Akutphase schnelle Augenbewegungen (Nystagmen) erkennen.

Der Erstbeschreiber der Erkrankung schildert: *»Ein Mann wird plötzlich ohne erkennbare Ursache von Schwindel, Übelkeit und Erbrechen befallen; eine unaussprechliche Angst lässt seine Kräfte schwinden; sein Gesicht, blass und in Schweiß gebadet, kündigt eine nahe Ohnmacht an. Zunächst schwankend stürzt er zu Boden, ohne sich wieder erheben zu können. Auf dem Rücken liegend, kann er dann nicht die Augen heben, ohne die Dinge im Raum umherschwirren zu sehen, die kleinste, dem Kopf mitgeteilte Bewegung vermehrt Schwindel und Übelkeit.«* (Prosper Menière 1861)

Der subjektiv empfundene Charakter der Schwindelempfindung kann sich im Verlauf der meist über viele Jahre anhaltenden Erkrankung ändern.

Somatische Symptome

Leitsymptom sind Drehschwindelanfälle zwischen 20 Minuten und 12 Stunden, oft mit heftigem Erbrechen, Hörstörungen und einem typischerweise tieffrequenten Tinnitus. Die Anfälle sind nicht vorhersehbar, nicht durch Lage- oder Lagerungsänderungen auslösbar und nicht zentral bedingt (wie bei der vestibulären Migräne). Diese Erkrankung von Gleichgewichts- und Hörorgan kann im günstigen Fall einen leichten Verlauf nehmen. Im ungünstigen Fall kann der Morbus Menière führen zu:

- einseitiger Schwerhörigkeit
- einseitigem Verlust des Gleichgewichtsorgans
- einem Leiden am Tinnitus

In ca. 20 % der Fälle betrifft der Morbus Menière beide Innenohren, in der Regel bleibt eine Restfunktion erhalten, der komplette Ausfall beider Innenohrfunktionen ist selten.

Psychische Symptome

Im Gefolge der Schwindelanfälle können sich Erwartungsängste und Panik, eine länger anhaltende Unsicherheit, Hilflosigkeit, Depressionen sowie ein reaktiv psychogener Schwindel (→ Abb. 6-3) entwickeln. Dabei kann die Angst so groß werden, dass sie selbst als Unsicherheit und Schwindel bis hin zu einem Gefühl des Drehschwindels empfunden wird.

Betroffene schildern dies oft so: *Man sei taumelig, nicht standfest, wackelig, aneckend, wirr im Kopf, habe ein dröhnendes Gefühl und Angst, oft sehr viel Angst. Ganze Tage seien nun »Menière-Tage«.*

In bestimmten Situationen kann dieses Gefühl, verbunden mit Angst und Panik, dann erlebt werden wie ein innenohrbedingter Menière-Anfall, obwohl kein Nystagmus zu sehen ist und der Kranke stehen kann. Der Wirkmechanismus der – für Betroffene und oft auch für Behandler – unvorstellbaren Schwindelerlebnisse ist durch Mechanismen der klassischen und der operanten Konditionierung im Sinne der Lerntheorie gut erklärbar.

Auslösend können werden:

- die räumliche Situation, in der der ursprüngliche Anfall geschah oder sich gar wiederholte
- eine ängstigende, bedrückende oder eine »den Boden unter den Füßen wegziehende«, eher außergewöhnliche Situation
- speziell beim Morbus Menière ein in der Lautheit zunehmender Tinnitus, der dem organisch bedingten Schwindelanfall vorausging

Im Laufe der Reizgeneralisierung können die auslösenden Faktoren immer unspezifischer werden.

In einer eigenen Untersuchung (Schaaf 2022) zeigte sich, dass die bei uns behandelten Menière-Patienten mehr, länger und schwerwiegender unter dem psychogenen Schwindel litten als unter den – dafür relativ seltenen – innenohrbedingten Drehschwindelattacken.

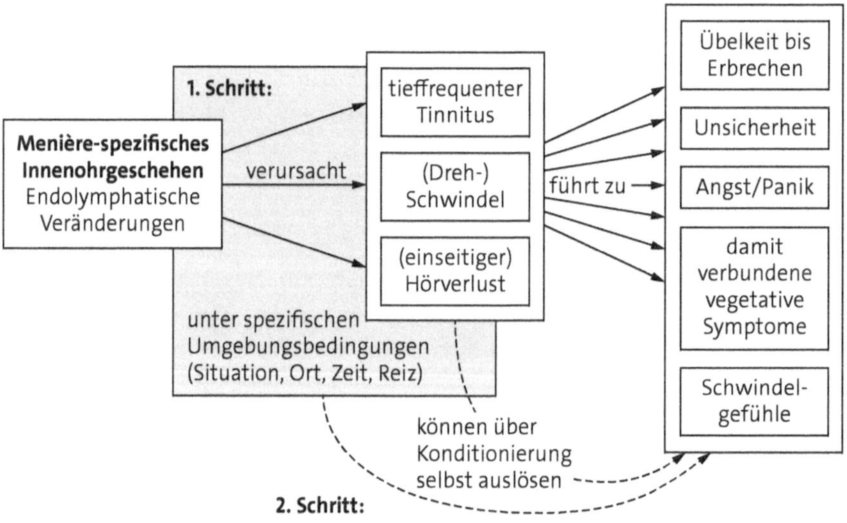

Abb. 6-3: Entstehung eines reaktiv psychogenen Schwindels nach Morbus-Menière-Attacken: Im ersten Schritt löst ein Innenohrgeschehen den Schwindel und seine Begleiterscheinungen aus. Bei entsprechender Sensibilität können später die Begleitumstände des Schwindelgeschehens – für den Betroffenen vollkommen unbewusst – dieselben Symptome auslösen wie ein organisch bedingter Schwindelanfall.

Diagnostik

Beim Morbus Menière weisen die Häufigkeit, die Art und die Dauer der Schwindelanfälle, ihrer Begleiterscheinungen Augenzittern (Nystagmus) sowie das Ohrensausen und der Hörverlust den – fast sicheren – Weg zur Diagnose. Die positive Diagnose eines Morbus Menière setzt allerdings voraus, dass – anders als beim psychogenen Geschehen oder der vestibulären Migräne – auch entsprechende Befunde in den Hör- und Gleichgewichtsuntersuchungen erhoben werden können.

Im Hörtest stellt sich beim Morbus Menière ein meist muldenförmiger Hörverlust im Tieftonbereich dar (→Abb. 6-4). Bei chronischen Verläufen kann der Hörschaden auch auf den Hochtonbereich übergreifen. Bei den apparativen Gleichgewichtsuntersuchungen sind mithilfe vestibulär evozierter Potenziale oft zuerst Einschränkungen bei den Funktionen der Otolithenorgane nachweisbar.

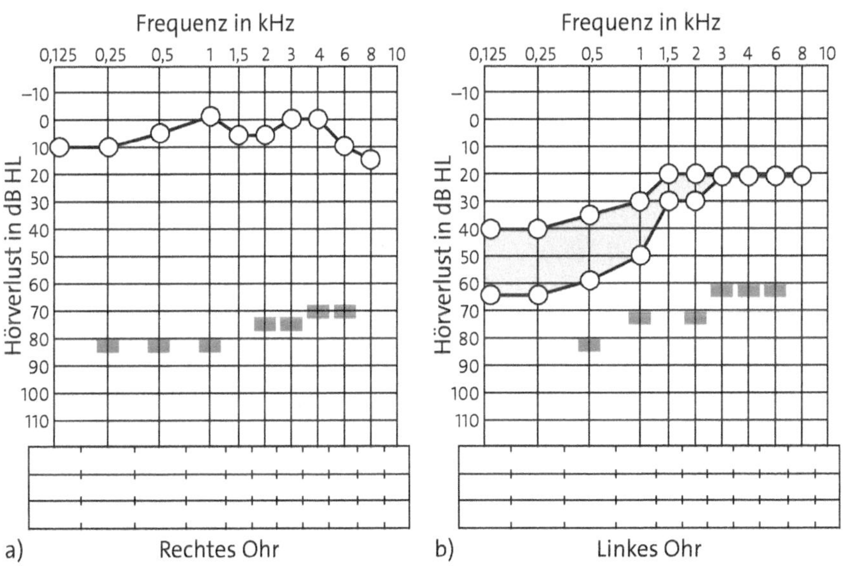

Abb. 6-4: Hörtest
a normales Gehör
b links Hörverlauf bei Morbus Menière mit Veränderungen im Tieftonbereich

»Fallstricke« der somatischen Diagnostik

In der Regel wird der Morbus Menière bei wiederholtem Schwindel und den auch sonst häufigen Höreinschränkungen mit oder ohne Tinnitus zu oft (!) falsch diagnostiziert. Die Trias Schwindel, Hörstörung und Tinnitus macht als bloße additive Symptomkonstellation noch keinen Morbus Menière.

Warum kann man das Krankheitsbild leicht übersehen?

Beim Morbus Menière können organische Schwindelereignisse und psychogene Schwindelforem wechseln. Oft sind beide für die Betroffenen nicht mehr unterscheidbar, weil diese Empfindungen meist überwiegend unbewusst – und teilweise parallel – verlaufen. Nimmt der reaktive Schwindelanteil beim Morbus Menière überhand, kann das im Laufe der Erkrankungen meist immer seltener werdende, aber dennoch vorhandene organische Ereignis verkannt – und nicht mehr geglaubt – werden.

Als grobe – aber meist stimmige – Unterscheidungsmöglichkeit zwischen einem innenohrbedingten Anfall oder einem psychogenen Schwindel gilt der Versuch,

- einen Gegenstand zu fixieren und darauf zu achten, ob sich die Welt (einschließlich des Gegenstands) um einen herum bewegt (Morbus-Menière-Anfall) oder sich der Gegenstand mit dem Blick »festhalten« lässt,
- bei Schwindel aufzustehen, fest aufzustampfen und zu überprüfen, ob sich mit Geh- und Tretversuchen Standfestigkeit erlangen lässt und ob dabei gar der Schwindel im Kopf nachlässt (psychogener Schwindel).

Als Anhaltspunkte zur Selbsteinschätzung des Patienten und zur differenzialdiagnostischen Einschätzung des Arztes sind wichtige Merkmale für innenohrbedingte Schwindelanfälle einerseits und psychogenem Schwindel andererseits mit ihren Symptomen in →Tabelle 6-6 aufgelistet.

Wer mit dem spezifischen Phänomen des Drehschwindels als Beschwerde nicht vertraut ist und den körperlichen Symptomen wenig Beachtung schenkt, kann die Menière-Attacke als Angstanfall oder vielleicht sogar als Widerstandssymptom verkennen.

FALLBEISPIEL

Im Laufe einer Menière-Erkrankung hat eine 43-jährige Patientin nach einem Reha-Besuch einen Psychotherapeuten aufgesucht, der mit ihr vor allem an der Bewältigung der immer noch auftretenden Schwindeltattacken arbeiten soll. Behandlungsbedürftig sind auch die zunehmende depressive Verzweiflung und die Erwartungsangst. Manchmal sagt die Patientin kurzfristig Termine ab, »wegen des plötzlich aufgetretenen Schwindels«, wobei noch unklar ist, ob es sich um Vermeidung, Angst oder eine Innenohrattacke im Rahmen des bestehenden Morbus Menière handelt. Hier könnte man weiterkommen, indem man die diagnostisch offene Situation mit der Patientin beim nächsten zustande kommenden Termin bespricht und mit ihr zu verstehen sucht.

Grundsätzlich rät der Autor, ein Gleichgewichtstagebuch unter Zuhilfenahme von →Tabelle 6-6 zu führen und – wenn möglich – mit einem Handy ein Video der eventuellen Augenbewegungen (Nystagmus) aufzunehmen. Dann kann man sich die Augenbewegungen auch noch später gemeinsam anschauen. Eine Anleitung findet sich in Schaaf 2021.

Einschätzung durch	Parameter	Innenohrbedingter Schwindelanfall	Psychogener Schwindelzustand
eigenes Erkennen	Fixieren eines festen Gegenstandes	nicht möglich	möglich
	heftiges Auftreten	nicht möglich, führt zu (erneutem) Umfallen	bessert das Schwindelerleben, führt zu mehr Standfestigkeit
	vertraute Menschen	ohne direkten Einfluss auf den Schwindel	können das Schwindelerleben deutlich bessern
ärztlich-psychologisches, psychosomatisches Erkennen	Augenzittern (Nystagmus)	vorhanden (Frenzelbrille)	nicht vorhanden
	Beschreibung des Schwindels	Drehschwindel, der Raum bewegt sich um den Menschen	vielfältig, dauerhaft, tagelang, immer ...
	Audiogramm (Hörtest)	wiederholte Tiefton-verluste und -schwankungen häufig	ohne Änderung
	Wahrnehmung beim »Gegenüber«	Angst, Panik, Ohnmacht, Resignation ...	Angst und Panik meist im Vordergrund

Tab. 6-6: Eigene Möglichkeiten des Patienten und professionelle Kriterien des Arztes zur Unterscheidung des innenohrbedingten Schwindels von psychogenen Schwindelzuständen

Therapeutische Optionen

Im Anfall selbst ist das (vom Patienten in Bereitschaft gehaltene) Dimenhydrinat supp. eine gute Option, um einen Menière-Anfall zu überstehen. Möglich und wirksam ist auch Lorazepam (z. B. Tavor® Expidet), wenn dies von der Beurteilungskompetenz des Therapeuten und den Voraussetzungen des Patienten (keine Suchtgefahr) vertretbar ist.

Hilfreich ist im Notfall auch die Hilfekarte der Deutschen Tinnitus Liga e. V. (DTL) (→ Abb. 6-5).

Im Intervall besteht die Hoffnung, dass mit intratympanalen Kortison-Injektionen positive Effekte eingeleitet werden können, auch wenn dieses Vorgehen noch nicht den Status von »evidenzbasiert« hat.

Wenn danach und trotzdem weiter Schwindelanfälle die Lebensqualität und/oder Arbeitsfähigkeit über ein tolerables Maß hinaus beeinträchtigen, bieten sich intratympanale Gentamycin-Gaben (1 ml mit einer Konzentration von 20 bis 40 mg/ml Gentamycin) an. Dies kann – evidenzbasiert – das periphere Schwindelzentrum in seiner Funktion mindern oder ausschalten. In niedriger Dosierung und im Wochenabstand beeinträchtigt es die meist schon erheblich eingeschränkte Hörfunktion nicht mehr, als im »natürlichen Verlauf« zu erwarten ist.

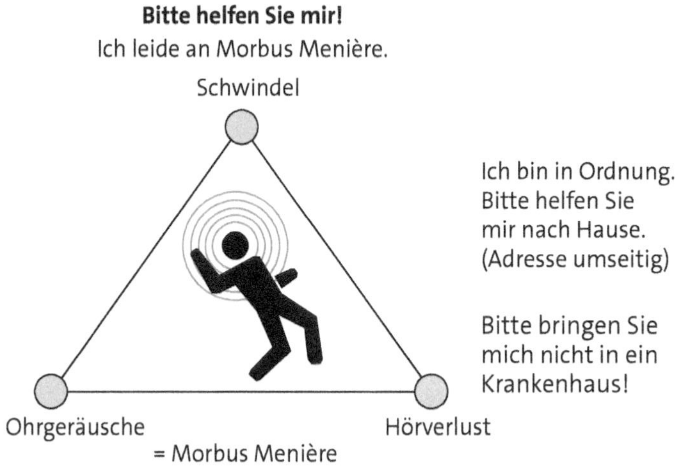

Abb. 6-5: Hilfekarte der Deutschen Tinnitus-Liga (DTL)

Technische Kompensationshilfen

Eine einseitige Schwerhörigkeit kann zwar meist grob kompensiert werden, führt aber zur Einschränkung oder zum **Verlust des Richtungshörens**. Auch deswegen ist die Anpassung eines Hörgerätes schon frühzeitig indiziert. Dabei müssen die Akustiker Programme anbieten, mit denen die Patienten den Hörveränderungen im Verlauf des M. Menière Rechnung tragen können.

Kommt es im Verlauf der Erkrankung zu einer einseitigen Taubheit, können CROS-Geräte (CROS: Contralateral Routing of Signals) – per Funk – helfen. Inzwischen werden Einseitig-Ertaubte auch erfolgreich mit einem Cochlea-Implantat rehabilitiert.

Gleichgewichtstraining

Zwar erholt sich das Gleichgewichtssystem nach einem akuten Menière-Anfall in der Regel »von selbst«, das gilt aber nach häufigeren Anfällen nicht mehr unbedingt. Evidenzbasiert hilft ein intensives Training, die im Verlauf häufig festzustellenden Ausfälle im Gleichgewichtsnetzwerk wieder auszubessern und – nach Eingriffen am Gleichgewichtsapparat – die Kompensationszeit zu verkürzen.

Psychologische Maßnahmen

Wenn Probleme mit der Krankheitsbewältigung auftreten oder sich ein psychogener Schwindel einstellt, kann eine professionelle psychotherapeutische Unterstützung hilfreich sein. Wenn dahingehend gearbeitet werden kann, dass sich der Schwindel auf die rein organischen Attacken beschränkt, dann bedeutet das für den Patienten bereits eine deutliche Verbesserung. Perspektivisch geht es um eine Hilfe zur Selbsthilfe.

Perspektiven
Mut machend ist, dass die seelische Gesundheit und das Wohlbefinden eine deutliche Korrelation zur Dauer der Erkrankung zeigen. So schnitten Patienten mit einer länger bestehenden Morbus-Menière-Symptomatik deutlich besser ab als die mit einer erst seit kurzem bestehenden Problematik. Dies weist in der Längsschnittkorrelation darauf hin, dass es Adaptationsstrategien geben könnte, die Langzeitbetroffenen helfen, die Krankheit besser zu verarbeiten und die überaus verständlichen seelischen Beeinträchtigungen deutlich zu mindern. Die Autoren vermuten eine vermehrte soziale Unterstützung und soziale Interaktion, die dazu beitragen könnten, dass trotz der Symptomatik ein befriedigender Umgang mit dem Leben ermöglicht wird (Tyrrell et al. 2015).

Dabei kann die Unterstützung in Selbsthilfegruppen, in der Bundesrepublik die KIMM (Kontakte und Informationen für Morbus Menière) e.V. und die DTL, kaum hoch genug eingeschätzt werden.

→Tabelle 6-7 fasst den stadiengerechten Umgang mit M.-Menière-Patienten zusammen.

Stadiengerechte Behandlung	**Günstig für Menière-Patienten**	**Ungünstig**
bei der Diagnosestellung	Diagnose auf möglichst sicherer Basis unter Abwägung der Differenzialdiagnosen (vor allem die Migräne) und Verwendung spezieller neurootologischer Diagnostik	Verdachtsdiagnosen ohne ausreichende Gewissheit stellen
zu Beginn nach der Diagnose	▪ nachvollziehbare Aufklärung ▪ Hinweis auf Literatur und Selbsthilfegruppen	»Da kann man nichts machen.«
im Verlauf der Erkrankung	▪ bei allem Realismus ein Stück berechtigte Hoffnung und vor allem angemessene Begleitung ▪ frühzeitig intratympanal Kortisongaben	einen schicksalhaften Weg in die Taubheit und den beidseitigen Gleichgewichtsausfall prognostizieren
bei Hörverlust	▪ Hörgeräte anpassen lassen, auch zum Erhalt des Richtungshörens ▪ ggf. frühzeitig ein Cochlea-Implantat	Warten »bis zur stabilen Hörschwelle«
bei Ausweitung der Angstkomponente	▪ Aufklärung ▪ Hinzuziehen psychotherapeutischer Unterstützung ▪ Antidepressiva	»Bin ich nicht zuständig.«
bei Ausweitung der organischen Schwindelkomponente	▪ Möglichkeit der sicheren Ausschaltung (intratympanales Gentamycin) ▪ Neurektomie des N. vestibularis	wirkungslose chirurgische Eingriffe mit immer wieder enttäuschten Hoffnungen

Tab. 6-7: Stadiengerechter Umgang bei Patienten mit Morbus Menière

FALLBEISPIEL

Ein 43-jähriger erfolgreicher, aber ob der mangelnden Sinnhaftigkeit seines beruflichen Tuns verzweifelter Mann, kam zu probatorischen Sitzungen mit Klagen über Nervosität, Anspannung und wiederholten Schwindelgefühlen. Er schilderte stimmig, teilweise leidend, teilweise ängstlich, die quälend empfundene kognitive Dissonanz in seinem beruflichen Leben. In der dritten und vierten Stunde kamen auch die partnerschaftlichen Konflikte zur Sprache, die ihn zweifeln ließen, wie lange er noch den Widerspruch zwischen gefühlter Verpflichtung, realen finanziellen Verwicklungen, Enttäuschung und Trostlosigkeit aushalten könne, ohne immer wieder in ebenso schwierige Nebenbeziehungen zu geraten.

Aufgrund der Biografie und der Psychodynamik waren die geschilderten Schwindelanfälle nicht nur im zeitlichen Zusammenhang, sondern auch stimmig zu den krisenhaften Zuspitzungen zu verstehen. Auf dieser Grundlage konnte durchaus stimmig an den Grundkonflikten und ihren jeweiligen Symptomen gearbeitet werden.

Auffällig war, dass sich der Klient dem Therapeuten bei den Rückmeldungen und Interventionen überwiegend nur mit einer Seite zuwandte. Eher beiläufig berichtete er im Rahmen seiner Symptomklagen auch über ein Brummen im Ohr, »das er aber schon lange kenne«, das auch mit den Anfällen in der Empfindung anstieg und abklang. Selbst unruhig geworden drängte der Psychotherapeut darauf im Laufe der Therapie, dies zumindest einmal abklären zu lassen. So stellte sich heraus, dass sich eine zunehmende, aktuell mittelgradige tieftonbetonte Schwerhörigkeit eingestellt hatte. Bei den Gleichgewichtsuntersuchungen ließ vor allem die einseitig auffällige Kalt-/Warmspülung der Ohren, die sog. kalorische Prüfung, darauf schließen, dass ein Morbus Menière auf einer Seite vorliegen könnte.

Unabhängig davon, ob dies im weiteren Verlauf als psychosomatische Erkrankung im Sinne der Definition Lamparters (1995) oder als organische Komorbidität gewertet werden musste, war es im Weiteren wichtig zu differenzieren, welche Schwindelanteile auch unabhängig von der Psychodynamik organisch zu verstehen sind.

Unter einem psychosomatischen Schwindel kann man mit Lamparter (1995) Phänomene verstehen, bei denen das Symptom Schwindel in seiner unmittelbaren pathophysiologischen Fundierung zwar organisch bedingt ist, bei denen aber psychische Faktoren bei der Entstehung, Verschlimmerung oder Aufrechterhaltung des zugrunde liegenden Krankheitsbildes in erheblicher Weise wirksam werden.

Die organisch bedingten Anfälle könnten medikamentös symptomatisch und im Intervall ggf. mit intratympanalen Kortisongaben behandelt werden.

Psychotherapeutisch hoch relevant war im weiteren Therapieverlauf die Identifikation möglicher psychogener Trigger und die Bearbeitung dessen, was über die organischen Anfälle die Schwindelzustände aufrechterhalten könnte.

Während in aller Regel ein Morbus Menière viel zu häufig diagnostiziert wird, weil Ärzte in der Symptomtrias Hörstörung, Tinnitus und Schwindel auch aufgrund der Prägung durch Multiple-Choice-Fragen sehr schnell an diese Erkrankung denken, versteckte sich hier die organische Komponente unter einer darüber hinaus auch stimmigen Psychodynamik.

Literatur

Lamparter U. Schwindel. In: Ahrens et al. (Hrsg.). Psychosomatik in der Neurologie. Stuttgart, Schattauer 1995: 122–151.
Menière P. Maladie de l'oreille interne offrant les symptômes de congestion cérébrale apoplectiforme. Gazette médicale de Paris 1861; 16: 88–89.
Schaaf H. Der Morbus-Menière-Erkrankte und seine Interaktion mit dem HNO-Arzt. Forum HNO 2016; 18: 134–139.
Schaaf H. Handy-Diagnostik in der Akutphase eines Morbus Menière. LRO Tipps und Tricks 2021: 10–11. Im Internet unter: https://www.drhschaaf.de/Schaaf%20Meniere%20Diagnostik%20im%20Akut%20Anfall%202020.pdf (zuletzt abgerufen am 18. 10. 2024).
Schaaf HM. Menière. Eine psychosomatisch orientierte Darstellung. Heidelberg: Springer 2022; 325.
Schaaf H. Der und die an M. Menière Erkrankte. Was könnte hilfreich sein? CME. Forum HNO 2022; (5): 1–11.
Schaaf H. Psychosomatik bei an M. Menière Erkrankten. Sonderheft Psychosomatik. HNO online first 2024.
Schaaf H. Psychosomatischer Schwindel in der HNO-Heilkunde. HNO-Nachrichten 2024; 54(5): 42–49.
Tyrrell J, White MP, Barrett G et al. Mental Health and Subjective Well-being of Individuals with Ménière's: Cross-sectional Analysis in the UK Biobank. Otol Neurotol 2015; 36(5): 854–861.

HELMUT SCHAAF

6.1.28 Vestibuläre Migräne (Basilaris-Migräne)

Definition

Der mit und ohne Kopfschmerzen auftretende Migräneschwindel ist einer der häufigsten Gründe für einen wiederholt spontan auftretenden Schwindel, der Minuten, aber auch über Stunden bis Tage andauern kann. Die Migräne ist eine neurologische Erkrankung, unter der rund 10 % der Bevölkerung leiden. Kennzeichnend für eine Migräne sind in der Regel Attacken mit halbseitigen, manchmal auch beidseitigen Kopfschmerzen, oft mit Übelkeit und Erbrechen. Der Begriff »Basilaris-Migräne« bezieht sich auf das von der A. basilaris ausgehende Gefäßsystem in der hinteren Schädelgrube.

Pathophysiologie

Die Pathophysiologie des Migräneschwindels ist letztlich unbekannt. Der Mechanismus einer »spreading depression« von Funktionen, wie sie bei Aurasymptomen gefunden werden, kann dann Schwindel hervorrufen, wenn der vestibuläre Kortex betroffen ist. Eine andere Erklärung bezieht sich auf Neurotransmitter, die während einer Migräneattacke freigesetzt werden und von denen bekannt ist, dass sie Gleichgewichtsfunktionen modulieren können.

Erste Anzeichen

Anhaltspunkte sind Schwindelattacken mit halbseitigen, manchmal auch beidseitigen Kopfschmerzen. Es gibt nicht wenige Migränepatienten, bei denen allein der Schwindel auftritt, auch ohne Kopfschmerzen, dann handelt es sich um eine rein »vestibuläre Migräne«.

Somatische Symptome

Schwindel kann bei der Vestibularis-Migräne als Drehschwindel, Lageschwindel oder diffuser Schwindel auftreten. Diese unterschiedlichen Erscheinungen können alleine, gleichzeitig oder nacheinander auftreten. Langanhaltende Attacken über Stunden oder Tage können mit Drehschwindel und Erbrechen beginnen, was durch Lagerungswechsel und Kopfbewegung verstärkt wird, wobei die Symptome sich unterschiedlich ausgeprägt zeigen können.

Häufig sieht man einen zentralen Typ des Spontannystagmus sowie einen Downbeat-, Upbeat- oder torsionalen Nystagmus. Zusätzlich kann ein Migränepatient auch einen zentralen Lagenystagmus haben.

Psychische Symptome

Unter dem in seiner Natur nicht erkannten und möglicherweise katastrophisierend verkannten akuten Geschehen (Schlaganfall, Herzinfarkt, dissoziative Störung) löst die Grundstörung der Migräne den Schwindel aus, verbunden mit Angst und Panik, Unsicherheit, Angstschweiß, Herzrasen und vielfältigen weiteren vegetativen Symptomen.

Im Gefolge und im Vorfeld der Schwindelanfälle können sich Erwartungsängste und Panik, eine länger anhaltende Unsicherheit, Hilflosigkeit, Vermeidungsverhalten, Depressionen sowie ein reaktiv psychogener Schwindel entwickeln. Gefährdet für eine reaktiv psychogene Schwindelentwicklung sind insbesondere Patienten mit einer schon vorbestehenden psychischen Erkrankung.

Diagnostik

Weder die Migräne noch der Migräneschwindel können biochemisch, neurophysiologisch oder mit bildgebenden Verfahren diagnostiziert werden, sondern müssen über die Krankengeschichte erfragt und – vor allem im Anfall – klinisch untersucht werden. Nystagmografien bei vestibulären Tests und Audiogramme können das Niveau der – meist vorübergehenden – Fehlfunktionen dokumentieren. Wenn möglich, sollten die Augenbewegungen vom Patienten selbst oder seiner Begleitung im Anfall etwa mit einem Handy per Video aufgenommen werden.

»Fallstricke« der somatischen Diagnostik

Wenn der Migräneschwindel ohne Kopfschmerzen auftritt, weisen nur die sonst auch für eine Migräne typischen Begleitumstände den Weg zur Diagnose. Dazu gehören z. B. eine Licht- oder Lärmempfindlichkeit oder andere neurologische Dysfunktionen und Ausfälle, wie z. B. Taubheitsgefühl im Gesicht, Kopf- und Nackenschmerzen sowie zentrale Augenstörungen im Intervall.

Die Diagnose unterstützend ist auch das Ansprechen auf eine prophylaktische Behandlung, z. B. mit β-Rezeptoren-Blockern.

Die Unterscheidung gegenüber dem psychogenen Schwindel und etwa einem Morbus Menière bleibt schwierig, sodass oft erst im Laufe der Therapie mehr Klarheit entstehen kann – oder Zweifel bleiben.

Warum kann man das Krankheitsbild leicht übersehen?

»Migräne« verbindet man in der Regel mit »Kopfschmerz«. Treten keine Schmerzen auf, wie bei der reinen vestibulären Migräne, und auch kaum andere Symptome vonseiten des Hirnstamms in der hinteren Schädelgrube, braucht der Patient einen Arzt, der »daran denkt«. Zudem können auch bei der vestibulären Migräne organische Schwindelereignisse und psychogene Schwindelformen wechseln. Oft sind beide für die Betroffenen nicht mehr unterscheidbar, weil diese Empfindungen meist überwiegend über unbewusste Prozesse – und teilweise parallel – ausgelöst und gesteuert werden.

Die Kriterien zur Unterscheidung eines organischen Schwindelereignisses und eines psychogenen Schwindels, auch zur Selbstdiagnose des Patienten, sind in →Kap. 6.1.27, →Tab. 6-6, dargestellt.

FALLBEISPIEL

Herr B. stellt sich zu den Erstgesprächen bei einem Psychotherapeuten vor. Er berichtet mit nachfühlbarer Verzweiflung von seinen Schwindelanfällen, die mal weniger als eine Stunde, manchmal aber Tage dauern. Zur Therapie sei er geschickt worden, weil er zunehmend depressiv werde und weder der Hausarzt noch der HNO-Arzt etwa organisches, auch nicht »in der Röhre«, gefunden hätten.

Der Psychotherapeut beginnt wegen der behandlungsbedürftigen Depression und dem erkennbaren Angstanteil mit der Therapie, schickt Herrn B. aber auch noch zum Neurologen. Dieser nimmt aufgrund der Anamnese und der Befundkonstellation am ehesten eine vestibuläre Migräne an. Er empfiehlt – ebenso wie der Psychotherapeut – eine veränderte Lebensführung mit regelmäßigem Schlafen, Essen und Trinken, Arbeitspausen, Entspannungsverfahren (z. B. progressive Muskelrelaxation), Stressmanagement und Ausdauersport.

Therapeutische Optionen

An erster Stelle steht eine ausführliche Aufklärung. Für viele Patienten verliert die Schwindelsymptomatik ihren Schrecken, wenn sie als (letztlich harmlose) Migräne erkannt wurde. Die verschiedenen nichtmedikamentösen Verfahren der Migräneprophylaxe helfen wahrscheinlich auch bei der vestibulären Migräne: Vermeidung von Auslösern, regelmäßiges Schlafen, Essen und Trinken, Arbeitspausen, Entspannungsverfahren (z. B. progressive Muskelrelaxation), Stressmanagement und Ausdauersport.

Akute Attacken können durch ein Antivertiginosum gelindert werden, z. B. mit Dimenhydrinat, am besten in rektaler Applikation.

Alternativ kann ein Versuch mit Triptanen unternommen werden. Eine kleine placebokontrollierte Studie zeigte einen Trend zugunsten von Zolmitriptan. Bei Übelkeit sollte statt einer oralen Applikation, z. B. Sumatriptan rektal, Zolmitriptan nasal oder Rizatriptan lingual, bevorzugt werden.

Zur Prävention häufiger Attacken sind nach zahlreichen Fallberichten die in der Migräneprophylaxe üblichen Substanzen Propranolol 40–240 mg, Metoprolol 50–200 mg, Flunarizin 5–10 mg, Topiramat 50–100 mg, Amitriptylin 75–150 mg, Acetazolamid 250–500 mg, Diclofenamid 25–100 mg oft wirksam. Das realistische Ziel ist eine Reduktion der Attacken um 50 %. Auswahl des Präparates nach individuell günstigstem Nebenwirkungsprofil und bestehenden Komorbiditäten, Kalender führen lassen, regelmäßiges Therapiemonitoring.

Literatur

Göbel H. Erfolgreich gegen Kopfschmerz und Migräne. 9. Aufl. Heidelberg: Springer 2020.
Lempert T. Vestibuläre Migräne. Nervenarzt 2009; 80: 895–899.

HELMUT SCHAAF

6.1.29 Tinnitus

Definition

Tinnitus (»Ohrgeräusche«) als Phänomen bezeichnet (nahezu alle) Hörwahrnehmungen, die nicht durch äußere Schallquellen bedingt sind. Tinnitus muss abgegrenzt werden von seltenen organischen »Pseudohalluzinationen« und akustischen Halluzinationen bei einer Psychose.

Subjektive Ohrgeräusche

Den überwiegenden Anteil von Tinnitus machen subjektive Ohrgeräusche aus. Diese können an allen Stellen der Hörverarbeitung vom Mittelohr bis hin zur Wahrnehmung des Schallsignals im Großhirn auftreten bzw. durch Interaktion zwischen verschiedenen Zentren der Hörbahn entstehen. Dabei lässt sich die subjektive Tinnitus-Lautheit von 1 bis maximal 15 dB über der Hörschwelle (entspricht leisem Blätterrauschen) bestimmen.

Objektive Ohrgeräusche

Die sehr viel selteneren objektiven Ohrgeräusche sind nicht nur für die Betroffenen, sondern auch für Untersuchende hör- und messbar. Sie liegen in der Regel deutlich über 15 dB über der Hörschwelle (wenn die Betroffenen nicht schon eine bedeutende Schwerhörigkeit [> 45 dB] aufweisen). Im Wesentlichen liegen objektiven Ohrgeräuschen vaskuläre oder muskuläre Ursachen zugrunde.

Bei gutem Gehör (Normakusis) können Verspannungen und Anspannungen der Mittelohrmuskeln oder ruckartige Öffnungsbewegungen der »Ohrtrompete«, der Verbindung zwischen Mittelohr und Rachen, gehört werden. Funktionsstörungen der Mm. tensor et levator veli palatini wie auch klonische Zuckungen der Mittelohrmuskeln (M. tensor tympani, M. stapedius) wirken direkt auf die Schallleitungskette der kleinen Gehörknöchelchen im Mittelohr, was als Klicken gehört werden kann. Eine sich öffnende, verklebte Schleimhaut in der Ohrtrompete imponiert als Schmatzen. Beides ist nicht per se pathologisch.

Turbulenzen in kopfnahen Blutgefäßen können als pulsierende Strömungsgeräusche auf der betreffenden Seite oder auch im ganzen Kopf wahrgenommen werden. Ursachen hierfür können arterielle Stenosen, arteriovenöse Anastomosen, ein intrakranielles Aneurysma oder ein Glomustumor sein, was alles selten vorkommt.

Bei hypertonen Krisen kann der Puls gehört und gespürt werden, bei starken Anämien das Strömungsgeräusch in der Vena cava jugularis (beschrieben als »Nonnensausen« aus einer Zeit, als diese, mangelhaft ernährt, während der Menstruation noch anämischer wurden).

Häufiger können nach Unfällen mit Kopfverletzungen arteriovenöse Shunts entstehen, die dann ein pulssynchrones Strömungsgeräusch mit einer (objektiven) Lautstärke von bis zu 60 dB verursachen.

> Pseudohalluzinationen und akustische Halluzinationen: Hier handelt es sich nicht um »Tinnitus«.

Akustische Halluzinationen können auftreten in Form vom »Hören« der eigenen Gedanken, dialogischen oder gar imperativen Stimmen sowie akustischen Sinnestäuschungen, wie z. B. Knallen, Klirren, Sausen, Zischen, Trommeln, Heulen. Bei organischen Pseudohalluzinationen nehmen die Patienten plastische Klanggebilde (Kirchenglocken, Melodien, Stimmengewirr etc.) wahr, die echoartig nach längerer Einwirkung der jeweiligen Auslöser noch für Stunden nachhallen können.

Anders als beim Tinnitus lässt sich bei Pseudohalluzinationen und akustischen Halluzinationen keine reproduzierbare neurootologische Konstellation erkennen, während der Tinnitus in seiner wahrgenommenen Frequenz und Lautheit, bestimmt als Verdeckbarkeit über der Hörschwelle, stimmige Werte zeigt.

Erste Anzeichen

Pulsierende Strömungsgeräusche, Klickgeräusche, pulssynchrone Kopfgeräusche, Rauschen im Kopf.

Somatische Symptome

Zustand nach Unfällen, nicht eingestellter Hypertonus, chronische Sinusitis, Polypen, Anämie.

Psychische Symptome

Ein organischer Tinnitus kann ohne psychische Symptome bleiben, wenn nicht die gleichen Ängste mit ihm verbunden werden wie beim subjektiven Tinnitus.

Beim dekompensierten subjektiven Tinnitus ist dagegen eine hohe psychische Komorbidität (Depressionen, Ängste, Somatisierungsstörungen) zumindest bei stationär behandelten Patienten mitgesichert, was allerdings die Bedingung dafür darstellt, dass die Indikation zur stationären Psychotherapie gestellt werden konnte. Hingegen finden sich ambulant bei chronischem Tinnitus überwiegend Patienten ohne psychiatrische Komorbidität.

Die Wahrnehmung des Tinnitus alleine erklärt noch nicht die individuelle emotionale und psychische Reaktion und ggf. das Leiden des betroffenen Menschen. Neurophysiologische und psychophysiologische Modelle erklären die subjektive Tinnitusbelastung durch mangelnde Habituationsmöglichkeiten, die mit zunehmender psychischer Belastung sinken.

Diagnostik

Bei der körperlichen Untersuchung sollte ein kompletter HNO-Status erhoben, bei pulsierend angegebenen Ohrgeräuschen müssen zudem die Halsgefäße und die Ohrregion auskultiert und ggf. sonografiert werden.

Ein einfacher Test kann beim Erkennen und – in aller Regel – beim Ausschluss eines pulssynchronen Tinnitus helfen: Lassen Sie den Patienten sich so in den Arm kneifen, dass es schmerzt. Wenn sich die Frequenz des Tinnitus nicht ändert, kann mit hoher Sicherheit diese sehr seltene Ursache nahezu ausgeschlossen werden.

Funktionsstörungen der Mm. tensor et levator veli palatini wie auch klonische

Zuckungen der Mittelohrmuskeln sind mikroskopisch am Trommelfell zu sehen oder lassen sich durch Änderungen im Tympanogramm sichtbar machen. Das entstehende Geräusch entspricht der Eigenresonanz der schwingenden Gehörknöchelchen um 1000 Hz.

»Fallstricke« der somatischen Diagnostik

Der »Hauptfallstrick« ist: Nicht hinhören und nicht hinschauen, weil das Seltene in der Erwartung des Überhäufigen nicht für möglich erachtet wird.

In der audiometrischen Untersuchung ist ein wichtiger Hinweis für einen objektiven Tinnitus seine Lautstärke, die weit über den 15 dB der subjektiven Tinnitusformen liegt. Weist der Betroffene aber einen vorbestehenden bedeutenden Hörverlust in der Tinnitusfrequenz auf (> 45 dB), kann auch der objektive Tinnitus nur entsprechend leiser bestimmt werden, was die Verwechslungsgefahr erhöht.

Warum kann man das Krankheitsbild leicht übersehen?

Der an sich einfache diagnostische Blick kann verstellt werden durch die Vorerwartung eines »klagenden« Tinnituspatienten mit der – falschen – Vorstellung, nichts gegen die oft »hartnäckig« vorgetragenen Beschwerden machen zu können. Dies steigert sich oft bei Patienten mit Unfall- und Berufserkrankungen, bei denen die – ausgesprochene oder unausgesprochene – Vermutung im Raum steht, das – scheinbar – nicht objektivierbare Leiden führe bei besonderer Intensität zu einem monetären Krankheitsgewinn.

FALLBEISPIELE

Objektiver Tinnitus nach einem Unfallgeschehen

Eine 49-jährige Frau erlitt auf dem Weg zur Arbeit einen Fahrradunfall. Bewusstlos mit retrograder Amnesie wurde sie stationär aufgenommen und u. a. die Diagnose einer Fraktur des Os occipitale gestellt. Im Verlauf der Genesung klagt sie über ein tieffrequentes, pulsierendes Rauschen, das sich durch Manipulationen hinter dem Ohr beeinflussen lasse. Sie erlebt eine deutliche Verstärkung bei Belastung, Stress und erhöhter Konzentration.

Es erfolgten hochdosierte i.v.-Kortisontherapien und eine Behandlung des »Triggerpunktes« lokal mit Xylocain – ohne dass eine Symptomveränderung erreicht wurde. 18 Monate später findet – im Rahmen einer psychosomatischen Behandlung – eine Auskultation über dem von der Patientin angegebenen Triggerpunkt statt. Dabei lässt sich – vom Untersucher – ein deutlich hörbares, auf Druck verschwindendes pulsierendes Strömungsgeräusch feststellen. In der Audiometrie findet sich – passend dazu – bei weitestgehender Normalhörigkeit ein mit 60 dB verdeckbares Ohrgeräusch.

In der weiteren Diagnostik zeigte sich eine funktionell nicht bedeutsame durale AV-Fistel, versorgt über Äste der A. occipitalis und der A. temporalis. Möglich wäre nun eine endovaskuläre Embolisation oder – wie durchgeführt – eine suffiziente und entängstigende Aufklärung mit Bearbeitung der (verbliebenen und eingetretenen) psychischen Symptomatik.

Objektiver pulssynchroner Tinnitus
Ein schlanker, sportlicher und auch im Beruf ehrgeiziger 37-Jähriger kam mit den Symptomen von innerer Unruhe, Getriebenheit und Schlaflosigkeit zu den probatorischen Sitzungen. Vorschriftsgemäß lag eine Bescheinigung des Hausarztes vor, dass organisch keine besonderen Auffälligkeiten im Herz-Kreislauf-System oder andere, gegen eine ambulante Psychotherapie sprechende Grunderkrankungen vorliegen.
Sehr schnell wurde deutlich, dass der Patient beim Berichten oder beim Ansprechen von Konflikten, sowohl mit seiner Partnerin als auch mit seiner Vorgesetzten, heftig vegetativ reagierte und sich dabei auffällig oft ans linke Ohr fasste. Auf Nachfrage berichtete er, dass sich in diesen Situationen ein Klopfen im Ohr bemerkbar mache, was nicht besser würde, obwohl er die Hand darauflege, »um die Durchblutung zu verbessern« oder »das Ohr in seine Hand zu nehmen und zu trösten«.
Bildlich kam dabei die Fantasie auf, dass das Anklopfen des Ohres durchaus auch eine symbolische Bedeutung haben könnte, und dass das liebevolle »In-die-Hand-nehmen« alleine noch nicht ausreiche, um mit dem Grundkonflikt adäquat umzugehen. Diese durchaus stimmige Deutung hat sicher auch dazu beigetragen, nicht zügig auf eine Abklärung zu drängen. Letztlich war die Symptomatik aber dennoch so auffällig, dass der Klient gebeten wurde, einen HNO-Arzt aufzusuchen. Dieser konnte dann tatsächlich bei weitestgehender Normalhörigkeit einen Tinnitus bestimmen, dessen Verdeckbarkeit weit über den sonst üblichen 15 dB lag, die bei einem subjektiven Tinnitus so gut wie nie überschritten werden. Dabei stellte sich heraus, dass auf Interventionen, die mit einem erhöhten Blutdruck und einem verstärkten Herzschlag einhergehen (z. B. Kneifen ins Bein), ein pulssynchroner Tinnitus evaluiert werden konnte. In der weiteren Abklärung zeigte sich in der Kontrastmittel-CT eine leicht aberrierte Arterie in der Nähe der Schnecke als wahrscheinliche Ursache.
Nach entsprechender Aufklärung wurde von möglichen invasiven Maßnahmen abgesehen und die Grundthematik, die zu einem erhöhten vegetativen sympathischen Tonus mit Herzrasen und Blutdruckerhöhung führte, weiter psychotherapeutisch bearbeitet.

Therapeutische Optionen

Die Behandlung richtet sich nach der zugrunde liegenden Erkrankung.

HELMUT SCHAAF

6.1.30 Akustikusneurinom

Definition

Es handelt sich um gutartige Tumoren des VIII. Hirnnervs (N. vestibulocochlearis), welcher die Informationen aus dem Innenohr und dem vestibulären System zum Hirnstamm führt. Der Tumor geht von den Schwann'schen Zellen aus und wird darum korrekt als Vestibularis-Schwannom bezeichnet. Heute können durch verbesserte CT-Aufnahmen immer mehr und kleinere Akustikusneurinome entdeckt werden. Die meisten von ihnen bleiben jedoch asymptomatisch. Es handelt sich um eine relativ seltene Erkrankung. Je früher sie entdeckt wird, desto leichter ist der operative Eingriff.

Erste Anzeichen

Akustikusneurinome können durch eine allmählich einsetzende und sich langsame entwickelnde Hörminderung auffällig werden (»Wechsel des Telefonohrs«), häufig ohne begleitende vestibuläre Symptome oder Tinnitus.

Ob bei einer akuten Hörminderung diese auftritt wegen einer spontanen Größenzunahme des Tumors und damit einer Druckbelastung des Hörnervs oder tatsächlich innenohrbedingt aufgrund einer venösen Stauung, oder ob wegen eventueller begleitender Symptome (Erkältung, Cerumen) die Hörminderung akut bewusst wird, ist meist nicht eindeutig zu klären.

Somatische Symptome

Gleichzeitig bildet die sich mehr und mehr entwickelnde Schwerhörigkeit die Grundlage für einen subjektiven Tinnitus, der mit zunehmender Höreinschränkung immer lauter wahrgenommen werden kann. Dies führt den Schwerhörigen oft erst zum HNO-Arzt, der dann die Schwerhörigkeit feststellt.

Psychische Symptome

Die Kommunikation mit Hörenden wird zur Herausforderung. Die Mühe des Zuhörens und Absehens, Kombinierens und Ratens, die Ungewissheit, ob Missverständnisse oder Lächerlichkeit bevorstehen, können – ohne Hörhilfe – zu Überanstrengung führen. Die Irritierbarkeit führt zu zunehmender Gereiztheit in lauter Umgebung und/ oder zu resignativem Rückzug und Fernbleiben von Geselligkeit.

Diagnostik

Komplette HNO-Untersuchung, Ton- und Sprachaudiogramm mit Knochenleitung. Diese beinhaltet neben den akustisch evozierten Potenzialen auch eine Ableitung der otoakustischen Emissionen und bei ausreichendem Verdacht eine MRT.

»Fallstricke« der somatischen Diagnostik

Eine gute Audiometrie braucht gut ausgebildetes Fachpersonal und eine gute Infrastruktur (schalldichte Kammer), Geduld und kooperative Patienten.

Warum kann man das Krankheitsbild leicht übersehen?

Häufig ist es so, dass die Symptomatik, vor allen Dingen, wenn sie schleichend einsetzt, eher von Angehörigen, Kollegen oder Freunden bemerkt wird als vom Betroffenen selbst. Die Hörminderung wird oft zunächst – fälschlich – als »altersentsprechend« angesehen und hingenommen.

> **FALLBEISPIEL**
> Eine 44-jährige, in ihrem Medienberuf erfolgreiche, in ihren Partnerschaften immer wieder verzweifelnde Patientin kam jeweils wortreich in eine nun schon länger andauernde Psychotherapie. Diese wurde öfters unterbrochen durch für die Patientin als glücklich empfundene neue Partnerschaften. Sie wurden »dringend« weitergeführt, wenn diese, oft nach dem gleichen Muster, wieder scheiterten.
> Auffällig war, wie sich die Sitzposition der Patientin in der schon einige Jahre dauernden Therapie veränderte. Dem Therapeuten »über Eck« sitzend, rutschte die Klientin zunächst kokett, dann aber doch zunehmend fixiert immer weiter auf die dem Therapeuten abgewandte Seite. Das wurde nach den ersten Nachfragen als »unbedeutend« abgewehrt, später aber damit erklärt, dass sie auf der anderen Seite doch zunehmend schlechter verstehe.
> Nach wiederholtem Drängen stimmte sie mit reichlich Hinhalten und Herauszögern einer Hörprüfung zu, die einen deutlichen Hörverlust zeigte, der im Weiteren abgeklärt werden musste. Dabei zeigte sich im MRT ein sog. Akustikusneurinom.

Therapeutische Optionen

Abwarten (»Wait and see«), operative Entfernung des Tumors.

HELMUT SCHAAF

6.1.31 Hörstörungen

Definition

Als schwerhörig oder hörgeschädigt werden Menschen bezeichnet, bei denen vorübergehend oder andauernd die Erfassung von Tönen und vor allem der Sprache beeinträchtigt, jedoch mithilfe von Hörgeräten noch möglich ist (Abgrenzung zur Taubheit oder »De-facto-Taubheit«). In der Bundesrepublik leben laut Angaben des Deutschen Grünen Kreuzes ca. 14–16 Millionen schwerhörige Menschen.

Man unterscheidet grundsätzlich periphere (Schallaufnahme) und zentrale (Schallerkennung und -verarbeitung) Hörstörungen. Bei den peripheren Störungen werden Schallleitungsstörungen (Außenohr: Ohrpfropf, Otosklerose, Cholesteatome und andere Mittelohrerkrankungen) und Schallempfindungsstörungen (Innenohr) unterschieden. Zu oft übersehen werden – kausal (operativ) therapierbare – Schallleitungskomponenten einer Hörstörung. Bei einer einseitigen Schwerhörigkeit (Taubheit) geht das räumliche Hören verloren und das Zuhören wird – vor allem in Gruppensituationen – deutlich anstrengender.

Nach den Hilfsmittelrichtlinien des Bundesausschusses der Ärzte und Krankenkassen können Hörgeräte dann verschrieben werden, wenn:

- bei **beidseitiger Schwerhörigkeit** der (tonaudiometrische) Hörverlust auf dem besseren Ohr 30 dB oder mehr in mindestens einer der Frequenzen zwischen 500 und 3000 Hz beträgt und die Verstehensquote für einsilbige Worte auf dem besseren Ohr bei 65 dB nicht größer als 80 % ist
- in der Sprachaudiometrie im »Freiburger Einsilbertest« die Verstehensquote bei 65 dB (unter Ruhebedingungen in einer geeigneten Hörkabine) nicht mehr als 80 % beträgt
- bei **einseitiger Schwerhörigkeit** der tonaudiometrische Hörverlust auf dem schlechteren Ohr bei 2000 Hz oder mindestens bei zwei Prüffrequenzen zwischen 500 und 4000 Hz 30 dB liegt

Ursachen der Schwerhörigkeit als Schallaufnahmestörung

Ohrpfropf Cerumen (Ohrenschmalz) ist eine harmlose, aber gar nicht so seltene Ursache für ein Hindernis der Schallaufnahme im Außenohr. Ohrenschmalz kann sich, z. B. nach dem Duschen, zu einem Pfropf zusammenkneten. Dies geschieht gehäuft nach dem Benutzen von Ohrstäbchen, die in der Regel das Gegenteil von dem machen, was sie sollen: Sie reinigen nicht das Ohr, sondern stopfen das Ohrenschmalz immer weiter in Richtung Trommelfell.

Otosklerose Bei der Otosklerose (»Verkalkung« der Mittelohrknöchelchen) ist meist der Steigbügel im Mittelohr in seiner Bewegungsfähigkeit behindert. Diese Schallleitungsstörung zeigt sich dadurch, dass über die direkte Stimulierung des Innenohrs

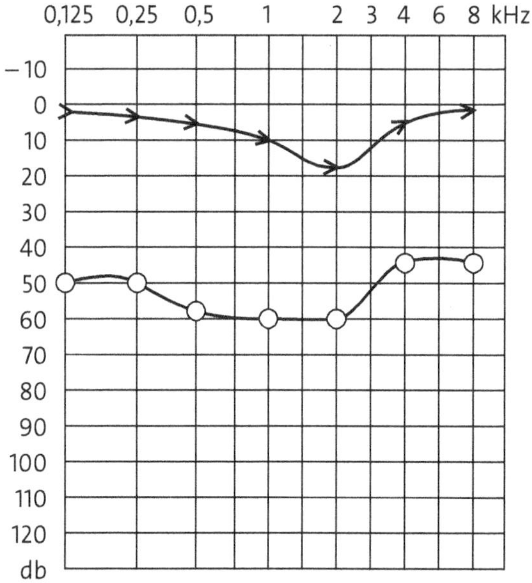

Abb. 6-6: Typische Hörbefunde bei Otosklerose: Das Innenohr kann deutlich besser hören (obere Linie bei Umgehung des Mittelohrs – Knochenleitung), als ein einfacher Hörtest (nur »Luftleitung«) vermuten lässt.

über die »Knochen« (am Mastoid) bessere Hörleistungen erzielbar sind als über die normale Luftleitung. → Abbildung 6-6 zeigt typische Hörbefunde bei Otosklerose.

Ursachen der Schwerhörigkeit als Schallempfindungsstörung
Am häufigsten finden sich die Ursachen der Schwerhörigkeit im Innenohr, von denen die meisten lärmbedingt beeinflusst sind. Auch die Schwerhörigkeit im Laufe des Alterns geht auf den Verlust aktiven Sinneszellen im Innenohr zurück. Häufig ist ebenso ein Zustand nach Hörstürzen. Dann zeigen die Patienten typischerweise Hörschwächen im Hochtonbereich, diese bedingen Verständnisschwierigkeiten bei hohen, hellen Stimmen und in Gruppensituationen.

Erste Anzeichen

Es werden Wörter falsch verstanden und Gesprächspartner werden häufiger gebeten, Gesagtes zu wiederholen. Der Mund des Gegenübers wird fixiert (angestarrt) und ggf. in Gesprächen die Brille aufgesetzt, als ein Hinweis darauf, dass der Schwerhörige versucht, auch von den Lippen »abzulesen«, richtiger: abzusehen. Häufig werden Fernseher und Radio sehr laut eingestellt.

Meist wird das eigene Sprechen immer lauter, um sich selbst zu hören! Oft sprechen die Schwerhörigen selbst viel, um nicht andere verstehen zu müssen. Wenn Schwerhörige nicht verstehen, was jemand sagt, nicken sie häufig zustimmend, was Missverständnissen Tür und Tor öffnet.

Häufig werfen die Betroffenen den Gesprächspartnern vor, sie sprächen zu leise oder artikulierten schlecht. Dabei sorgt eine abnehmende Fähigkeit zur Regulation der Lautstärke des Schalldrucks (das sog. Recruiment-Phänomen) des Schwerhörigen dafür, dass zwischen dem Bitten um das Lauter-Sprechen und der Klage, man spräche zu laut, nur wenig Spielraum bleibt. »Sprich doch lauter, aber schrei nicht so!«

Durch das immer schwierigere Sprachverstehen in Gruppen kommt es meist zu einem schleichenden sozialen Rückzug.

Somatische Symptome

Die Schwerhörigkeit bringt es mit sich, dass sich der »akustische Filter« (Filterung und Bearbeitung des Höreindrucks in den verschiedenen Zentren) immer mehr »öffnet«. So kann die Schwerhörigkeit die Grundlage für einen Tinnitus bilden, der mit zunehmender Höreinschränkung immer lauter wahrgenommen werden kann. Erst das Leiden an diesem Tinnitus führt den Schwerhörigen oft zum HNO-Arzt, der dann die Schwerhörigkeit feststellt.

Psychische Symptome

Die Kommunikation mit Hörenden wird zur Herausforderung. Die Mühe des Zuhörens und Absehens, Kombinierens und Ratens, die Ungewissheit, ob Missverständnisse oder Lächerlichkeit bevorstehen, können – ohne Hörhilfe – zu Überanstrengung führen. Die Irritierbarkeit führt zu zunehmender Gereiztheit in lauter Umgebung und/oder zum resignativen Rückzug und Fernbleiben von Geselligkeit. Ihre hörende Umwelt beschreibt Hörgeschädigte manchmal als misstrauisch.

Diagnostik

Komplette HNO-Untersuchung, Ton- und Sprachaudiogramm mit Knochenleitung.

»Fallstricke« der somatischen Diagnostik

Eine gute Audiometrie braucht gut ausgebildetes Fachpersonal und eine gute Infrastruktur (schalldichte Kammer), Geduld und kooperative Patienten. Häufig werden nur (zu) wenige Frequenzen gemessen und schon dabei insbesondere Hochtonschwerhörigkeiten übersehen.

Zu oft wird die Messung der Knochenleitung nicht durchgeführt und dann zwar eine Schwerhörigkeit erkannt, aber nicht deren operative verbesserbare Ursache: z.B. die Otosklerose. Dies ist in der Kassenarztpraxis – leider allzu oft – gängige Praxis geworden.

Warum kann man das Krankheitsbild leicht übersehen?

Häufig bemerken Angehörige, Kollegen oder Freunde die Schwerhörigkeit eher als der Betroffene selbst, besonders wenn sie schleichend einsetzt. Sie wird dann oft – fälschlich – als »altersentsprechend« angesehen und hingenommen oder aus vermeintlichem Taktgefühl oder falscher Rücksichtnahme nicht angesprochen.

Gelegentlich wird die Diagnose einer Schwerhörigkeit vermieden, weil Betroffene wie Ärzte Vorbehalte haben, dass man mit einem Hörgerät »dumm« aussieht. Dies rührt aus der Zeit, da die Schwerhörigen sich tatsächlich durch ihre Schwerhörigkeit nicht so weit entwickeln konnten, wie dies bei Erlernen von ausreichendem Sprachkontakt und »Symbolentwicklung« möglich gewesen wäre.

Dumm ist heute, nichts gegen die Schwerhörigkeit zu tun und aus der menschlichen Kommunikation auszuscheiden! In der Regel werden Schwerhörige durch Hörgeräte auch schöner: Es entfällt das oft sehr konzentrierte Zuhören, das so manche Falte und so vieles Stirnrunzeln nach sich zieht.

FALLBEISPIEL

Eine zunehmend zurückgezogene, 35-jährige Patientin kommt wegen »sozialer Phobie« in die Behandlung. In der therapeutischen Kommunikation ergeben sich erste Hinweise auf Verständigungsprobleme, die in der Gruppentherapie noch deutlicher hervortreten – zusätzlich zu den sozial phobischen Elementen. Eine durch den behandelnden Psychotherapeuten angeregte Überprüfung des Hörens zeigt eine beidseitige Hochtonschwerhörigkeit.

Therapeutische Optionen

Es sollte eine möglichst frühzeitige Versorgung mit modernen Hörgeräten erfolgen. Entscheidend ist dann, dass das Hörgerät die individuelle Höreinschränkung möglichst so ausgleicht, wie es den akustischen Anforderungen des Patienten entspricht. Menschen mit sehr viel Publikumsverkehr werden etwas anderes benötigen als Menschen mit einem Restgehör und Eins-zu-eins-Kontakten. Eine offene Versorgung ist dann sinnvoll, wenn ausreichend Hörvermögen geblieben ist, das nicht verstärkt werden muss. »Geschlossen« versorgt werden muss, wenn der Hörverlust größer ist und mehrere Frequenzen erfasst. Ein Cochlea-Implantat kommt erst infrage, wenn kein ausreichendes Sprachverstehen möglich ist.

Aber auch ein Hörgerät ist keine Wunderwaffe: Es muss individuell und kompetent angepasst und der Gebrauch und Umgang damit geübt werden. Dies kann schon einmal einige Wochen Gewöhnung unter Anleitung des Akustikers und des Arztes oder – wenn nötig, auch stationär – ein spezielles Hör- und Geräuschtraining in Anspruch nehmen.

Wenn der Hörverlust beidseitig besteht, ist auch eine beidseitige Hörgerätversorgung sinnvoll, damit nicht ein Ohr noch mehr abschaltet.

HELMUT SCHAAF

6.1.32 Schluckstörung

Definition

Eine **Schluckstörung** oder **Dysphagie** tritt auf, wenn eine der am Schluckakt beteiligten Strukturen – mit oder ohne Schmerzen – in ihrer Funktion bzw. deren Zusammenwirken beeinträchtigt ist. Es können alle Erkrankungen und Beeinträchtigungen im Bereich der Mundhöhle und ihrer Begrenzungen, des Rachens, der Speiseröhre und des Mageneingangs sowie neurologische Erkrankungen und psychische Störungen beteiligt sein. Bis zum Beweis des Gegenteils muss dabei an Karzinome, Verletzungen und neurologische Erkrankungen gedacht werden. Im Einzelnen können das z. B. sein:

- **Mundhöhle und Rachen:** Entzündungen, Fehlfunktion der Zungen- und Mundbodenmuskulatur, diverse Karzinome
- **Speiseröhre:** Achalasie (achalasis = fehlendes Nachlassen): Erkrankung, bei der der untere Speiseröhrenschließmuskel nicht richtig öffnet und die Motilität der Muskulatur der Speiseröhre gestört ist
- **Zenker-Divertikel:** Ausstülpung des Hypopharynx (Schlund)
- **Hiatushernie (»Zwerchfellbruch«):** krankhafter Durchtritt von Anteilen des Magens durch das Zwerchfell
- **Ösophagusvarizen:** u. a. nach langanhaltender Alkoholerkrankung
- **Reflux-Ösophagitis:** Hier ist der einfache Reflux von saurem Magensaft abzugrenzen, der vor allem im Liegen auftritt. Seine typischen Symptome sind Sodbrennen, saures Aufstoßen und retrosternale Schmerzen. Eine Schluckstörung liegt nicht vor. Bei chronischer Reflux-Ösophagitis besteht die Gefahr der Ausbildung einer chronischen Ösophagitis im unteren Teil der Speiseröhre (sog. Barrett-Ösophagitis). Aus etwa jedem zehnten Barrett-Ösophagus entwickelt sich ein Ösophaguskarzinom.
- **Ösophaguskarzinom:** Hier kommt es zu einer Einengung des Lumens des Ösophagus und damit zu einer Ösophagusstenose.
- **Schilddrüse:** Thyreoiditis, Struma
- **neurologische Erkrankungen:**
  - Myasthenia gravis
  - Multiple Sklerose
  - Morbus Parkinson
  - Amyotrophe Lateralsklerose, besonders bei Hirnstammbefall
  - Bulbärparalyse etwa bei und nach Apoplex oder Schädel-Hirn-Trauma
  - Chorea Huntington und andere neurodegenerative Erkrankungen

Erste Anzeichen

Häufiger werdendes Verschlucken und subjektive Schwierigkeiten mit dem Nahrungstransport.

Somatische Symptome

Schluckbeschwerden können die Folge von mechanischen Hindernissen und Schmerzen sein, die während oder nach dem Schluckakt auftreten. Diese können zervikal, retrosternal oder abdominal empfunden werden und in verschiedene Körperpartien ausstrahlen. Dadurch bedingt kann es zu einem veränderten Ess- und Trinkverhalten kommen, was sich z. B. in immer kleineren Speisemengen oder -zusammensetzungen äußert (Zerkleinern bis Beschränkung auf Suppen).

Symptome einer Schluckstörung sind:

- Hypersalivation
- Husten während der Mahlzeit oder Aspiration
- Würgreflex während des Schluckakts
- ein Hochwürgen von bereits geschluckter Nahrung (vor allem bei Ösophagus-Divertikeln und Achalasie), ein Druck- oder Kloßgefühl im Hals (was an ein Globusgefühl denken lassen kann)

Als Begleitsymptome können eine näselnde Sprache (besonders bei der Schlucklähmung) sowie Heiserkeit auftreten.

Psychische Symptome

Miteinander essen ist eine wichtige interaktionelle Handlung. Schluckstörungen oder gar Hochwürgen (bei der Achalasie sogar angedauter Speisen), möglicherweise auch noch verbunden mit übelriechendem Mundgeruch, können von den Betroffenen als Peinlichkeit und von den Gegenübern als abstoßend empfunden werden. Dies kann zur Vermeidung des gemeinsamen Essens und einem damit oft verbundenen sozialen Rückzug führen.

Diagnostik

Für die Abklärung körperlicher (organischer) Ursachen ist eine Untersuchung der inneren und äußeren Halsorgane erforderlich: Endoskopische Untersuchung des Pharynx, des Larynx und der Trachea und ggf. des Magens, insbesondere auf Entzündungen, gut- oder bösartige Tumoren oder Fremdkörper müssen sich ggf. anschließen. Überprüft werden müssen auch Würge-, Husten- und Schluckreflexe. Als radiologische Untersuchung kann zur funktionellen Darstellung ein Ösophagusbreischluck (Videokinematografie des Schluckakts) durchgeführt werden.

»Fallstricke« der somatischen Diagnostik

Ein wichtiges Problem besteht darin, dass sich die Patienten aus Schamgefühl nicht beim Arzt vorstellen, ein anderes, dass die möglichen Ursachen in verschiedene Fachdisziplinen fallen, und so die manchmal notwendige Gesamtschau und Behandlung ausbleiben kann. Manche neurologischen Symptome erscheinen im Akutfall dringlicher, sodass kleine Schluckbeschwerden weniger relevant erscheinen oder übersehen werden können. Ebenso entwickeln sich Zenker'sche Divertikel oft langsam, die Achalasie kann lange überspielt werden, ehe sie bedeutend wird und Tumoren wachsen oft erst einmal unauffällig.

Warum kann man das Krankheitsbild leicht übersehen?

Da die Patienten sich psychisch auffällig verhalten können (sich unter »peinlichen Empfindungen« zurückziehen, »den Mund nicht aufbekommen«), kann die Schluckstörung z.B. mit einem psychogenen Globussyndrom verwechselt werden. Das Globussyndrom ist hauptsächlich durch das Gefühl gekennzeichnet, **bei sonst unbehindertem Schluckakt (!)** einen **Kloß** im Hals zu haben und evtl. auch schlechter atmen zu können. Ein Zwang, sich zu räuspern, oder Stimmstörungen können ebenfalls hinzukommen. Der Globus geht auf Verspannungen der gesamten muskulären Takelage im Halsbereich zurück, die durch psychische Einflüsse geprägt sind. Klagt ein Patient mit Schluckstörungen nicht von sich aus darüber, dass er nicht schlucken kann, sondern dass er an Gewicht verliert, kann es zu der Fehldiagnose einer Anorexia nervosa kommen. Eine organisch bedingte Schluckstörung kann so als psychogene Ekelreaktion verkannt werden.

Anderseits könnte ein Ruminieren als organische Schluckstörung verkannt werden. So können etwa Bulimie-Patientinnen – gut konditioniert oder automatisiert – auch Mageninhalt hochwürgen.

FALLBEISPIEL

Ein dürr erscheinender Patient ohne relevante Gewichtsabnahme in den letzten 3 Monaten hat sich wegen seines Mundgeruchs und seine »Tics« beim Essen zunehmend isoliert und wird wegen einer depressiven Entwicklung im Rahmen einer sozialen Phobie in der Klinik aufgenommen.

Der Patient suchte auch beim Erstgespräch eine möglichst große Distanz, wirkte depressiv und auch im Kontakt schwer erreichbar und mobilisierte darüber hinaus beim Untersucher durch seinen »schlechten Geruch« negative Gegenübertragungsgefühle. In Sorge um eine Tumorerkrankung, aber vielleicht auch, um den Patienten erst einmal »abzugeben«, wurde eine organische Diagnostik angeregt, die ein sich langsam entwickelndes Zenker'sches Divertikel fand.

Therapeutische Optionen

Diese richten sich nach der Grunderkrankung, welche die Schluckstörung verursacht.

6.2 Brustraum

HANS KLOSE

6.2.1 Asthma bronchiale

Definition

Beim Asthma bronchiale handelt sich um eine chronisch-entzündliche Erkrankung der Atemwege. Bedingt durch chronische Inflammation kommt es zu einer bronchialen Hyperreaktivität mit konsekutiver reversibler Atemwegsobstruktion. Als Spiegel der bronchialen Entzündung und Hyperreaktivität der Schleimhaut treten wiederholt Bronchitiden auf sowie Episoden von Giemen, attackenartiger Luftnot, Husten und Engegefühl in der Brust. Typischerweise besteht die Hauptsymptomatik in den späten Nacht- und frühen Morgenstunden. Als ein mögliches Unterscheidungsmerkmal zur COPD ist die Atemwegsobstruktion zumeist voll- oder zumindest teilreversibel (Global Initiative for Asthma 2024, S3-Nationale Versorgungsleitlinie Asthma 2024).

Asthma zählt weltweit zu den sehr häufigen Erkrankungen. Es wird geschätzt, dass ca. 300 Millionen Menschen weltweit an Asthma bronchiale erkrankt sind. In den westlichen Industrienationen liegt die Prävalenz für Kinder bei ca. 10 %, für Erwachsene bei ca. 5 %.

Es werden drei Hauptformen und weitere Phänotypen unterschieden: Die Hauptrolle spielen das allergische Asthma bronchiale (IgE), das eosinophile Asthma und das nichtallergische (intrinsische, neutrophile) Asthma bronchiale (S3-Nationale Versorgungsleitlinie Asthma 2024).

Erste Anzeichen

Chronischer, trockener Reizhusten sowie eine Infektanfälligkeit mit rezidivierenden Bronchitiden können frühe Zeichen eines Asthma bronchiale sein. Wiederholtes nächtliches Erwachen mit Luftnot, teils deutlich angstbesetzt (Albträume), kann ebenfalls Symptom eines Asthma bronchiale sein.

Somatische Symptome

Dem Asthma bronchiale liegt eine bronchiale Überempfindlichkeit, bedingt durch eine chronische Inflammation der Bronchialschleimhaut, zugrunde (häufig Beteiligung eosinophiler Granulozyten). Dadurch kommt es typischerweise zu rezidivierenden Episoden von Dyspnoe, Husten und dem klinischen Auftreten von Giemen (→ Definition) sowie pfeifenden Atemnebengeräuschen (besonders nachts und in den frühen Morgenstunden).

Häufig berichten Patienten über eine Brustenge oder das Gefühl, »nicht richtig durchatmen« zu können.

Der typische »Asthma-Husten« ist trocken und teils quälend. Er führt nicht (wie normalerweise) zu einer Besserung der Beschwerdesymptomatik, sondern eher zu einer Verschlechterung. Viele Patienten berichten über bestimmte, meist physikalische Triggerfaktoren, wie z. B. kalte, feuchte Luft, Rauch und starke Gerüche (Parfüm), die zu Dyspnoe-Attacken führen können. Bedingt durch virale und – seltener – bakterielle Infekte sowie andere – auch patientenseitige – Ursachen (z. B. Non-Compliance) kann es zu einem Asthmaanfall bis hin zum lebensbedrohlichen Status asthmaticus (Asthmaanfall, der länger als 24 Stunden andauert) kommen.

Psychische Symptome

Insbesondere der anfallsartige Charakter der Luftnot führt bei vielen Patienten zu mitunter heftiger Angst. Durch den Schwerpunkt der Beschwerden in den Nacht- und frühen Morgenstunden können Schlafstörungen hinzukommen. Oftmals stehen Angst/Einschränkungserleben und reales somatisches Ausmaß der Erkrankung in einem nicht proportionalen Verhältnis zueinander.

Diagnostik

Anamnestisch sollten Allergien und inhalative Noxen (Zigarettenrauchen) abgefragt werden. Eine familiäre Belastung kann bestehen und sollte ebenfalls erfragt werden.

In der körperlichen Untersuchung kann manchmal ein Giemen und Pfeifen auskultiert werden. In Einzelfällen kommt es im Rahmen einer Überblähung auch zu einem abgeschwächten Atemgeräusch (»silent chest«).

Im Zentrum der apparativen Diagnostik steht die Lungenfunktion. Hierbei kann klassischerweise eine reversible oder zumindest teilreversible Atemwegsobstruktion nachgewiesen werden (Bronchospasmolysetest mit kurz und schnell wirksamen β-Sympathomimetika oder einem oralen Steroidstoß).

Bei primär fehlender Obstruktion kann ein sog. Provokationstest (z. B. Metacholin) zum Einsatz kommen. Komplettierend sollte eine allergologische Diagnostik erfolgen.

Im Labor sollten neben der Standarddiagnostik auch Eosinophile (Differenzialblutbild) und IgE bestimmt werden.

Die Schweregradeinteilung des Asthma bronchiale erfolgt einerseits anhand der Symptomatik und der Einschränkung der Lungenfunktion (FEV_1-Wert) sowie andererseits anhand der Asthmakontrolle (kontrolliertes, teilkontrolliertes und unkontrolliertes Asthma bronchiale) (S3-Nationale Versorgungsleitlinie Asthma 2024).

»Fallstricke« der somatischen Diagnostik

Trotz fehlender Obstruktion in der Lungenfunktionsuntersuchung können eine bronchiale Überempfindlichkeit und somit ein Asthma vorliegen. Bei passender Anamnese und Klinik sollte daher unbedingt auch eine weiterführende Differenzialdiagnostik einschließlich der Bestimmung des Atemwegswiderstandes und eines Provokationstests durchgeführt werden.

Warum kann man das Krankheitsbild leicht übersehen?

Die Leitsymptome Husten, rezidivierende Atemnotattacken und bronchiale Infekte können einerseits mannigfaltige Ursachen haben sowie andererseits, bei längerem Bestehen und geringerer Ausprägung, vom Patienten selbst nicht mehr als Symptome von Krankheitswert wahrgenommen werden. Bei jungen, ansonsten gesunden Patienten mit komplizierender Angstsymptomatik können die Atemnotattacken auch als psychosomatisch fehlgedeutet werden.

Eine wichtige und schwierige Differenzialdiagnose ist die sog. Vocal-Cord-Dysfunktion (Funktionsstörung der Stimmbänder mit anfallsartiger Atemnot). Nach Diagnosesicherung durch erfahrene HNO-Ärztinnen und -Ärzten sollte die vorher zumeist eskalierte und bei dieser Erkrankung nicht wirksame Asthmatherapie reduziert werden, um eine Somatisierung und negative »Patientenkarriere« zu vermeiden.

FALLBEISPIEL

17-jährige, normalgewichtige Patientin, die schon seit ihrer frühen Kindheit Probleme mit den Atemwegen und rezidivierende Bronchitiden hat. Vom Schulsport sei sie bereits in der Grundschule befreit gewesen. An Vorerkrankungen bestehen multiple Allergien gegen verschiedene Pollen, Hausstaubmilben sowie Katzenhaar.
Eine Therapie mit einem kurzwirksamen Bronchodilatator (β-Sympathomimetikum) konnte nur kurzfristig zu einer Besserung führen. In letzter Zeit kam es gehäuft zu nächtlichem Erwachen, teils mit Albträumen, das konsekutiv sogar zu einer Vorstellung beim Schulpsychologen führte. Seit dem gestrigen Tag sei die Luftnot massiv mit pfeifenden Atemnebengeräuschen (Giemen und Pfeifen). Nach Diagnosestellung eines allergischen Asthma bronchiale konnte durch die Therapie mit inhalativen Steroiden und bronchospasmolytischen β_2-Agonisten eine deutliche Besserung der Beschwerden erreicht werden.

Therapeutische Optionen

Grundlage der Asthmatherapie ist die Inhalation topisch (lokal) wirksamer Medikamente. Orale Steroide sollten nur bei Exazerbationen oder einer unzureichenden Kontrolle des Asthmas unter einer adäquaten maximalen Therapie zum Einsatz kommen.

Die Therapieoptionen gliedern sich in sog. Reliver (Bedarfsmedikation, meist kurzwirksame Bronchodilatatoren, SABA) und Controller (Dauertherapie, inhalative Steroide und langwirksame Bronchodilatatoren, LABA).

Die Therapie des Asthma bronchiale erfolgt stadiengerecht mit dem Ziel einer guten Asthmakontrolle und Vermeidung des Auftretens von chronischen Langzeitfolgen.

Bei intermittierendem Asthma bronchiale kommt neben dem Einsatz eines Relievers (SABA) der bedarfsweise Einsatz einer Fixkombination aus inhalativem Kortikosteroid (ICS) und Formoterol (in Deutschland nicht zugelassen) infrage.

Kommt es zu persistierenden Symptomen, so muss die zugrunde liegende entzündliche Komponente des Asthmas effektiv mittels eines ICS behandelt werden.

Bei ausbleibender Asthmakontrolle unter einer ICS-Therapie folgt in der nächsten Therapiestufe die Hinzunahme eines langwirksamen β-Sympathomimetikums (LABA, auch als »Fixkombination« ICS-LABA möglich).

Weitere Reservemedikamente bei unzureichender Asthmakontrolle sind Theophyllin, orale Steroide, IgE-Antikörper (Omalizumab) sowie auch Antikörper gegen spezifische Interleukine (Global Initiative for Asthma 2022, S3-Nationale Versorgungsleitlinie Asthma 2024).

Literatur

Barrecheguren M, Esquinas C, Miravitlles M. The asthma-chronic obstructive pulmonary disease overlap syndrome (ACOS): opportunities and challenges. Curr Opin Pulm Med 2015; 21: 74–79.

Bundesärztekammer (BÄK), Kassenärztliche Bundesvereinigung (KBV), Arbeitsgemeinschaft der Wissenschaftlichen Medizinischen Fachgesellschaften (AWMF). Nationale Versorgungs-Leitlinie Asthma, Version 5. 0. 2024. Im Internet unter: register.awmf.org/de/leitlinien/detail/nvl-002 (zuletzt aufgerufen am 11. 03. 2025).

Global Initiative for Asthma. Global strategy for asthma management and prevention. Updated 2017. http://ginasthma.org/gina-reports/ (zuletzt aufgerufen am 18. 10. 2024).

Wenzel SE. Asthma phenotypes: the evolution from clinical to molecular approaches. Nat Med 2012; 18: 716–725.

HANS KLOSE

6.2.2 COPD/Lungenemphysem

Definition

Die COPD (chronisch obstruktive Lungenerkrankung, engl. *chronic obstructive pulmonary disease*) ist definiert als eine Erkrankung mit einer progredienten, nicht vollständig reversiblen Atemwegsobstruktion auf dem Boden einer chronischen Bronchitis und/oder eines Lungenemphysems (mit systemischen Folgen, wie z. B. muskuläre Atrophie, Osteoporose und koronare Herzerkrankung) (Murray & Lopez 2013, Barnes & Celli 2009, S3-Nationale Versorgungsleitlinie COPD 2021).

Es handelt sich hierbei um eine vermeidbare und behandelbare Erkrankung, die charakterisiert ist durch eine Atemwegsobstruktion mit Flusslimitierung (vorwiegend der kleinen Atemwege) mit konsekutiver Überblähung. In fortgeschrittenen Stadien kann es auch zu einer irreversiblen Destruktion und Erweiterung der Atemwege distal der terminalen Bronchiolen mit hieraus folgender Entwicklung eines Lungenemphysems kommen (Murray & Lopez 2013).

Pathophysiologisch steht eine Inflammation der Bronchialschleimhaut mit Nachweis von Entzündungszellen (neutrophilen Granulozyten) im Vordergrund. Auslösender Faktor für die Entzündung der Bronchialschleimhaut ist in unseren Breitengraden meist Zigarettenrauch (Aktiv- und Passivrauchen). Weitere Ursachen können z. B. Luftverschmutzung, Frühgeburten (mit Reifestörungen der Lunge), rezidivierende Bronchialinfekte und auch angeborene genetische Faktoren sein (α_1-Antitrypsinmangel mit Ausbildung eines Lungenemphysems) (Murray & Lopez 2013).

In den letzten Jahren hat die Phänotypisierung der Erkrankung zunehmend auch an therapeutischer Bedeutung gewonnen. Wir unterscheiden grob einen eher »bronchitischen (entzündlichen) Phänotyp« mit einer führenden chronischen Bronchitis. Produktiver Husten mit Auswurf und rezidivierende akute Verschlechterung (Exazerbationen) zeichnen diesen Typ der COPD aus (»Blue Bloater«). Fast im Gegensatz hierzu steht der »emphysematische Phänotyp« mit führendem Lungenemphysem und nur geringer entzündlicher Komponente. Hier steht die Tachypnoe bei Hypoxie durch Störung der Diffusionskapazität, bedingt durch die Destruktion des Aveolarraumes, im Vordergrund der Problematik (»Pink Puffer«).

Die COPD gehört weltweit zu den sehr häufigen Erkrankungen. In Deutschland sind ca. 8–10 % der Bevölkerung im Alter von über 40 Jahren von der COPD betroffen. Hauptursache ist, wie oben bereits erwähnt, das Rauchen, jedoch muss auch erwähnt werden, dass ca. 20 % der von COPD-Betroffenen nie geraucht haben (S3-Nationale Versorgungsleitlinie COPD 2021, Raherison & Girodet 2009, Beutel et al. 2017).

Erste Anzeichen

Frühstes Zeichen einer obstruktiven Bronchitis ist der chronische Husten.

Dieser kann im Verlauf einen produktiven Charakter annehmen (Auswurf). Als meist erst spät wahrgenommenes Symptom kommt Belastungsluftnot bei körperlicher Anstrengung hinzu.

Somatische Symptome

Der Großteil der COPD-Patienten stellt sich erst in einem fortgeschrittenen Krankheitsstadium ärztlich vor. Die Symptomatik wird subjektiv häufig fehlgedeutet (Trainingsmangel) und/oder nicht als ein Krankheitssymptom verstanden (»Raucherhusten«). Vielfach wird daher die Diagnose erst im Rahmen einer COPD-Exazerbation, also bei Verschlechterung der Symptomatik in einem eher späteren Stadium, gestellt.

Die klinische Untersuchung kann gerade bei frühen und leichten Formen der COPD unauffällig sein. Im späteren Verlauf zeigt sich das typische Bild entweder eines Emphysems (»Fassthorax«) oder einer chronischen Bronchitis mit Husten und teils eitrigem Auswurf.

Die klassische Symptom-Trias besteht aus Husten, Auswurf und Belastungsluftnot.

Durch Rechtsherzbelastung können Zeichen der Herzinsuffizienz (z. B. Beinödeme) hinzukommen (Cor pulmonale). Im Verlauf der Erkrankung können dann auch weitere somatische Beschwerden wie Muskelatrophie, Osteoporose mit konsekutiven Schmerzen und komplizierende Begleiterkrankungen (z. B. KHK, pulmonale Kachexie und ein Lungenkarzinom) auftreten (S3-Nationale Versorgungsleitlinie COPD 2021, Barnes & Celli 2009).

Psychische Symptome

Einschränkungen der Belastbarkeit und – in Folge – auch der Lebensqualität mit Erschöpfbarkeit und Depression sowie Schlafstörungen sind häufig.

Bei erschöpfter »Atempumpe« (insuffizienter Ventilation) können durch den Anstieg des CO_2 neben Kopfschmerzen auch Müdigkeit, Vigilanzstörungen bis hin zur CO_2-Narkose auftreten.

Diagnostik

Anamnestisch können in der Regel als Auslöser der COPD aktives oder passives Zigarettenrauchen erfragt werden. Auskultatorisch können entweder ein exspiratorisches Giemen, seltener auch Rasselgeräusche (Verschleimung) oder einfach ein abgeschwächtes Atemgeräusch – bei Emphysem – auffallen.

Tiefstehende Zwerchfellgrenzen im Rahmen der Perkussion deuten ebenfalls auf ein Lungenemphysem hin.

Die Lungenfunktionsuntersuchung ist der »Goldstandard« zur Diagnostik der COPD. Der Nachweis einer Obstruktion gelingt über den sog. Tiffeneau-Quotienten (FEV_1/VK), die lungenfunktionelle Schweregradeinteilung der COPD erfolgt über das FEV_1.

Die erweiterte Lungenfunktionsdiagnostik schließt eine Bodyplethysmografie mit Messung, z. B. der Atemwegswiderstände sowie des Residualvolumens (Maß der Überblähung), ein. Die Diffusionskapazität und eine BGA (Blutgasanalyse) komplettieren die lungenfunktionelle Diagnostik.

In der Bildgebung besitzt der Rö-Thorax den höchsten Stellenwert in der initialen Diagnostik. Eine Thorax-CT kann insbesondere bezüglich des Schweregrades des Emphysems und möglicher Komplikationen sowie Differenzialdiagnosen genauere Informationen liefern. Durch EKG und Echokardiografie können ein Cor pulmonale sowie weitere kardiale Differenzialdiagnosen (Linksherzinsuffizienz) erkannt werden (GOLD 2024, Beutel et al. 2017, S3-Nationale Versorgungsleitlinie COPD 2021).

»Fallstricke« der somatischen Diagnostik

Die bei der COPD symptomatisch führende Belastungsdyspnoe kann sehr viele, dabei ganz unterschiedliche Gründe haben.

Neben kardiologischen (Herzinsuffizienz) und anderen internistischen Erkrankungen (z. B. Anämie) können auch psychische (Depression) und psychosomatische (somatoforme Störung des Respirationstraktes) Erkrankungen, Belastungsluftnot und Erschöpfung als Symptome auftreten.

Warum kann man das Krankheitsbild leicht übersehen?

Insbesondere männliche Patienten nehmen ihre Belastungsluftnot erst spät als Krankheitssymptom wahr (»Ausrede« Trainingsmangel, Sportlerherz). Im Frühstadium der Erkrankung stehen unspezifische Symptome im Vordergrund, und die in der »einfachen« Spirometrie (Fluss-Volumen-Messung) erhobenen Befunde können fehlgedeutet werden.

Konkurrierende Ursachen der Belastungsluftnot (s. oben) können ebenso zu Fehldiagnosen wie zu einer Verzögerung der Diagnosestellung beitragen.

FALLBEISPIEL

63-jähriger, leicht adipöser Patient ohne relevante Vorerkrankungen mit seit Jahren bestehender, langsam progredienter Dyspnoe und einem teils produktiven Husten. Er rauche seit 40 Jahren ca. 20 Zigaretten pro Tag. Das Treppensteigen falle ihm zunehmend schwer. Zusätzlich klagt er in der letzten Zeit über geschwollene Unterschenkel und einen thorakalen »Druck« bei Belastung.

Die Vorstellung beim Hausarzt erfolgt mit akuter Verschlechterung einschließlich Zunahme der Luftnot, vermehrtem Husten und gelblichem Auswurf sowie Fieber bis 38,5 °C. Es erfolgte die Einweisung in ein nahegelegenes Krankenhaus. Dort Erstdiagnose einer COPD mit akuter Exazerbation und als Begleiterkrankung Verdacht auf eine koronare Herzerkrankung sowie in der Bildgebung Verdacht auf ein Bronchialkarzinom rechts.

Therapeutische Optionen

Das Zigarettenrauchen stellt den wichtigsten Risikofaktor für die Entstehung einer COPD dar. Gleichzeitig stellt die Nikotinabstinenz den wichtigsten und effektivsten Pfeiler der COPD-Therapie dar. Bei signifikanter Hypoxie und Nikotinverzicht sollte eine Sauerstofflangzeittherapie (LTOT) durchgeführt werden.

Bei symptomatischer bronchialer Obstruktion kommen inhalative antiobstruktive Therapeutika zum Einsatz (kurz- und lang wirksame β-Sympathomimetika und Anticholinergika) (Beutel et al. 2017).

Bei starker Obstruktion mit deutlich eingeschränkter Lungenfunktion ($FEV_1 < 50\,\%$) sowie wiederholten Exazerbationen werden auch inhalative Steroide empfohlen.

Nicht zu unterschätzen ist der Effekt rehabilitativer Maßnahmen (Lungensport). In ausgewählten Fällen von schwerem Lungenemphysem können (meist) endoskopische Lungenvolumenreduktionverfahren diskutiert werden. Bei wenigen, gut definierten Patienten kommt als Ultima Ratio auch eine Lungentransplantation infrage (GOLD 2024, S3-Nationale Versorgungsleitlinie COPD 2021).

Literatur

Barnes PJ, Celli BR. Systemic manifestations and comorbidities of COPD. Eur Respir J 2009; 33: 1165–1185.
Beutel B, Greulich T, Vogelmeier C et al. Übersicht COPD: Diagnostik, Prävention und Therapie. Der Pneumologe: 1/2017.
Bundesärztekammer (BÄK), Kassenärztliche Bundesvereinigung (KBV), Arbeitsgemeinschaft der Wissenschaftlichen Medizinischen Fachgesellschaften (AWMF). Nationale Versorgungs-Leitlinie COPD – Teilpublikation der Langfassung, 2. Auflage. Version 1. 2021. Im Internet unter: www.leitlinien.de/copd (zuletzt aufgerufen am 18. 10. 2024).
Global Initiative for Chronic Obstructive Lung Disease (GOLD). Pocket Guide to COPD Diagnosis, Management, and Prevention – a Guide for Health Care Professionals. 2017 Report. Im Internet unter: http://goldcopd.org/wp-content/uploads/2016/12/wms-GOLD-2017-Pocket-Guide.pdf (zuletzt aufgerufen am 18. 10. 2024).
Murray CJ, Lopez AD. Measuring the global burden of disease. N Engl J Med 2013; 369: 448–457.
Raherison C, Girodet PO. Epidemiology of COPD. Eur Respir Rev 2009; 18: 213–221.

HANS KLOSE

6.2.3 Lungenkarzinom

Definition

Unter dem Oberbegriff der Lungenkarzinome werden maligne Tumoren des Lungen- und Bronchialsystems zusammengefasst. Vereinfacht wird zwischen nichtkleinzelligen (NSCLC) und kleinzelligen (SCLC) Karzinomen unterschieden.

Lungenkarzinome gehören zu den häufigsten malignen Tumoren in Europa. Bei Männern sind sie die häufigsten, bei Frauen die zweithäufigsten zum Tode führenden Tumoren (Torre et al. 2016).

In Deutschland rechnet man mit ca. 50 000 Neuerkrankungen pro Jahr. Ätiologisch sind ca. 85 % der Tumoren Tabakrauch-assoziiert (Aktiv- und Passivrauchen), ca. 10 % durch berufliche Expositionen (z. B. Asbest) und 5 % durch weitere Umwelteinflüsse (z. B. Feinstaub und Radon in Wohnhäusern) bedingt (Alberg et al. 2007). Den größten Anteil der Lungenkarzinome bilden die Adenokarzinome mit ca. 40 %, gefolgt von Plattenepithelkarzinomen mit 30 %. Bei den neuroendokrinen Tumoren sind die kleinzelligen Lungenkarzinome – mit 15 % – führend vor den großzelligen mit 10 %. Seltene bösartige Tumoren, wie z. B. das Bronchialdrüsenkarzinom, machen 5 % an der Gesamtverteilung aus (Brambilla & Lantuejoul 2009).

Erste Anzeichen

Die Symptome des Lungenkarzinoms sind leider unspezifisch, Frühsymptome dabei selten. Häufig berichten Patienten bereits bei Erstvorstellung über systemische Spätsymptome wie Abgeschlagenheit, Gewichtsverlust, Nachtschweiß und subfebrile Temperaturen (Spiro et al. 2007).

Somatische Symptome

Prinzipiell können die Beschwerden eines Lungenkarzinoms in lokale, metastasenbedingte oder paraneoplastische Symptome eingeteilt werden.

Durch lokale Tumormanifestationen kommt es typischerweise zu Husten, Hämoptysen, Thoraxschmerzen, Heiserkeit (Recurrensparese) oder auch Schluckbeschwerden (Einwachsen von Tumoranteilen in den Ösophagus). Im Rahmen von Fernmetastasen kann es z. B. zu Kopfschmerzen oder Krampfanfällen (Hirnmetastasen), Knochenschmerzen und pathologischen Frakturen oder dem Auftreten vergrößerter Lymphknoten kommen. Klassische paraneoplastische Symptome (nicht direkte Folgen des Tumors oder seiner Metastasen) sind Abgeschlagenheit, Gewichtsverlust, subfebrile Temperaturen und Nachtschweiß.

Den Großteil der Patienten führen metastasenbedingte Spätsymptome oder auch paraneoplastische Symptome erst spät in die ärztliche Behandlung (Spiro et al. 2007).

Psychische Symptome

Initial, vor Diagnosestellung, können Abgeschlagenheit, Müdigkeit und allgemeine Schwäche im Vordergrund der Symptomatik stehen. Nach Diagnosestellung kommt es bei vielen Patienten zu Depressionen und Ängsten im Rahmen der Verarbeitung dieser oftmals lebensbedrohlichen Erkrankung (Spiro et al. 2007).

Diagnostik

Die Diagnostik des Lungenkarzinoms gliedert sich in verschiedene Schritte: Bei initialem Verdacht auf ein Lungenkarzinom kommt primär die Bildgebung (Röntgen- und CT-Thorax und Abdomen-CT) zum Einsatz. Im nächsten Schritt steht die histologische Sicherung im Fokus der diagnostischen Bestrebungen.

Möglichkeiten zur histologischen Sicherung sind: Bronchoskopie mit direkter oder endosonografischer Punktion sowie CT- oder sonografische Punktion von Fernmetastasen und/oder des Primärtumors. Im letzten Schritt erfolgen die Ausbreitungsdiagnostik (Staging) und somit auch die Festlegung des therapeutischen Prozedere.

Neben der histologischen Eingruppierung des Tumortyps (NSCLC vs. SCLC) spielen heutzutage auch sog. Treibermutationen (genetische Veränderungen, z. B. EGFR-Mutation und ALK-Translokationsstatus) eine entscheidende Rolle für die Therapieplanung beim Patienten (Goeckenjan et al. 2011).

»Fallstricke« der somatischen Diagnostik

Bei Verdacht auf das Vorliegen eines Lungenkarzinoms spielen die histologische Sicherung und somit der Beweis der Tumorerkrankung eine entscheidende Rolle.

Bei bildmorphologischem Verdacht auf ein Lungenkarzinom und falsch negativer Biopsie (»Tumor nicht getroffen«) kann ein Karzinom fatalerweise übersehen werden.

Warum kann man das Krankheitsbild leicht übersehen?

Die Frühsymptome eines Lungenkarzinoms sind unspezifisch. Eindeutige lokal bedingte Symptome spiegeln oft ein bereits fortgeschrittenes Tumorstadium wider. Wichtig ist es, typische B-Symptome (Gewichtsverlust, Nachtschweiß und Abgeschlagenheit) ernst zu nehmen und stets konsequent ein Tumorleiden auszuschließen (Goeckenjan et al. 2011).

FALLBEISPIEL

73-jähriger männlicher Patient mit seit einigen Wochen bestehender vermehrter Abgeschlagenheit, Müdigkeit und signifikantem Nachtschweiß. Insgesamt ist es zu einem Gewichtsverlust von 10 kg in 8 Wochen gekommen. Zusätzlich berichtet der Patient über zunehmenden Husten, teilweise mit Blutbeimengungen, und eine ausgeprägte Belastungsluftnot. Aus der Vorgeschichte sind ein ausgeprägter Nikotinabusus und eine Asbestbelastung (Schiffbau) anamnestizierbar.

Bildmorphologisch kommt in der Thorax-Röntgenaufnahme eine große, rechtszentrale Raumforderung zur Darstellung. Im Rahmen der weiteren Diagnostik einschließlich einer Bronchoskopie mit Biopsie wird letztlich die Diagnose eines nichtkleinzelligen Lungenkarzinomes mit Nachweis von Metastasen in Leber, rechter Nebenniere und Knochen gestellt. Eine palliative Chemotherapie wird eingeleitet.

Therapeutische Optionen

Generell wird beim Lungenkarzinom zwischen lokalen und systemischen Therapiemaßnahmen unterschieden. In die Therapieauswahl gehen neben dem Tumorstadium und der Histologie auch der Allgemeinzustand der Patienten, Begleiterkrankungen sowie die kardiopulmonale Funktion mit ein.

Die Operation in kurativer Intention ist die Domäne der frühen und lokal begrenzten Tumorstadien. Bei lokal fortgeschrittenen, aber nicht metastasierten Stadien wird meist eine Kombination aus Radio- und Chemotherapie durchgeführt.

Bei metastasierten Tumoren kommt, bis auf sehr wenige Ausnahmen, eine systemische, palliative Chemotherapie als primärer Therapieansatz zum Einsatz.

In vielen Fällen wird auch nach erfolgreicher Operation, mit dem Ziel der Reduktion von Spätmetastasen, eine (adjuvante) Chemotherapie initiiert.

In zunehmendem Maße gewinnen sog. zielgerichtete Therapien an Bedeutung. Hierbei werden spezifische, tumoreigene »Treibermutationen« adressiert (z. B. Tyrosinkinase-Inhibitoren des EGF-Rezeptors). Hierdurch werden mediane Überlebenszeiten von bis zu 18 Monaten und teils darüber hinaus erreicht (Goeckenjan et al. 2011).

Literatur

Alberg AJ, Ford JG, Samet JM. Epidemiology of lung cancer: ACCP evidence based clinical practice guidelines. 2nd ed. Chest 2007; 132: 29–55.
Brambilla E, Lantuejoul S. Pathology and immunhistochemistry of lung cancer. Eur Resp Monogr 2009; 44: 15–35.
Goeckenjan G, Sitter H, Thomas M et al. Prävention, Diagnostik, Therapie und Nachsorge des Lungenkarzinoms. Pneumologie 2011; 65: 51–75.
Spiro SG, Gould MK, Colice GL. Initial evaluation of the patient with lung cancer: symptoms, signs, laboratory tests, and paraneoplastic syndromes: ACCP evidenced-based clinical practice guidelines 2nd ed. Chest 2007; 132: 149–60.
Torre LA, Siegel RL, Jemal A. Lung cancer statistics. Adv Exp Med Biol 2016; 893: 1–19.

HANS KLOSE

6.2.4 Sarkoidose (Morbus Boeck)

Definition

Die Sarkoidose ist eine granulomatöse (nicht verkäsende), entzündliche Systemerkrankung unklarer Ätiologie. Sie kann prinzipiell alle Organe des menschlichen Körpers betreffen, kommt jedoch zu über 90 % in der Lunge und den mediastinalen Lymphknoten vor (Rosen 2007).

Es handelt sich um eine zu den »Seltenen Erkrankungen« zählende Erkrankung mit einer Häufigkeit von 50 auf 100 000 Einwohner in Deutschland. Der Altersgipfel liegt zwischen dem 20. und 50. Lebensjahr, Frauen sind etwas häufiger betroffen als Männer (Scharkoff 1993, Gribbin et al. 2006). Pathophysiologisch spielen aktivierte und überschießende T-Helferzellen eine entscheidende Rolle. Letztlich entstehen über verschiedene proinflammatorische Zytokine (z. B. Interleukin 2) epitheloidzellige Granulome, die ihrerseits Angiotensin-konvertierendes Enzym (ACE) bilden (Skowasch et al. 2024).

Erste Anzeichen

Insbesondere bei der chronischen Verlaufsform der Sarkoidose können initial Antriebsarmut, Müdigkeit und Abgeschlagenheit (Fatique) im Vordergrund der Symptomatik stehen. Häufig klagen Patienten auch über trockenen Husten und Gelenkbeschwerden (Pabst et al. 2012).

Somatische Symptome

Man unterscheidet eine akute von einer chronischen Verlaufsform der Sarkoidose. Bei der akuten Sarkoidose dominieren relativ plötzlich einsetzende grippale Symptome mit Fieber, Husten, Nachtschweiß und typischerweise Gelenkbeschwerden (Sprunggelenksarthritis).

Die chronische Sarkoidose kann mit mannigfaltigen Symptomen einhergehen (»Chamäleon« der Inneren Medizin). Häufige Organmanifestationen betreffen das zentrale und periphere Nervensystem (mit peripheren Nervenläsionen), Haut-, Augen- und Leber- und Nierenaffektion (Pabst et al. 2012, Skowasch et al. 2024).

Psychische Symptome

Müdigkeit, Abgeschlagenheit und Antriebsstörung als unspezifische Symptome der Sarkoidose können zur Diagnose einer Depression/Chronic Fatigue Syndrome (CFS) führen. Häufig kommen Schlafstörung und Nachtschweiß hinzu, die eine Abgrenzung zu einer Depression und/oder psychosomatischen Symptomen schwierig machen.

Diagnostik

Die Diagnosestellung der Sarkoidose beruht auf drei Säulen: Anamnese und Klinik, Laborkonstellation sowie Bildgebung auf der einen Seite, auf der anderen Seite histologischer Nachweis epitheloidzelliger, nichtverkäsender Granulome und letztlich der Ausschluss anderer (infektiöser) Ursachen für epitheloidzellige Granulome.

Laborchemisch können ein erhöhtes ACE sowie ein erhöhter Interleukin-2-Rezeptor Hinweise auf das Bestehen einer Sarkoidose liefern. Radiologisch sind multiple Veränderungen der Lunge möglich. Häufig kommt es zu einer bihilären Lymphadenopathie. Knötchenförmige Lungenparenchymveränderungen und letztlich auch eine Lungenfibrose sind typische Veränderungen bei Sarkoidosebefall der Lunge.

Eine beweisende histologische Diagnosesicherung kann aus jedem befallenen Organ erfolgen. Häufig wird eine Bronchoskopie mit transbronchialer Lungenbiopsie oder eine Endosonografie mit Punktion vergrößerter mediastinaler Lymphknoten durchgeführt.

Beim Erythema nodosum als typischer Hautveränderung können eine Biopsie der Haut, bei Leberbefall eine Leberpunktion erfolgen (Prasse 2016, Skowasch et al. 2024).

»Fallstricke« der somatischen Diagnostik

Meist gelingt der histologische Beweis einer Sarkoidose, in anderen Fällen muss die Diagnosestellung als eine Art »Indizienprozess« aus Anamnese, Labor und radiologischen Veränderungen erfolgen. Die Abgrenzung zu anderen, meist entzündlichen Erkrankungen mit Bildung von epitheloidzelligen Granulomen kann ebenfalls eine diagnostische Herausforderung sein.

Warum kann man das Krankheitsbild leicht übersehen?

Insbesondere die chronische Form der Sarkoidose verläuft mit vielen, meist unspezifischen, somatisch wenig »greifbaren« Symptomen.

Typisch sind allgemeine Abgeschlagenheit, Antriebsmangel und Müdigkeit. Besonders dieser Symptomenkomplex kann zur Fehldiagnose eine Depression oder eines CFS führen.

Der pulmonale Symptomenkomplex besteht aus einem trockenen, unproduktiven Husten sowie, in fortgeschritten Stadien, einer Belastungsluftnot. Die Belastungsdyspnoe kann nachvollziehbarerweise einen ganzen »Blumenstrauß« an zugrunde liegenden Ursachen haben. Eine breite bis ausufernde Diagnostik und häufige Fehldiagnosen können die Folge sein.

FALLBEISPIEL

Ein 23-jähriger Medizinstudent klagt seit dem letzten Semester über zunehmende Müdigkeit, Abgeschlagenheit und Antriebstörung. Bei ausbleibender Besserung Vorstellung beim Hausarzt. Hier wird die Diagnose eines Erschöpfungssyndroms (Burn-out-Syndroms) anhand von Anamnese und Klinik gestellt. Ihm wird geraten, zur Erholung ein »Freisemester« zu nehmen. Da sich die Situation nicht bessert, erneute Vorstellung beim Hausarzt. In der erst dann durchgeführten Blutentnahme Nachweis einer leichten Entzündungskonstellation sowie mäßig erhöhter Leberwerte. Sonografisch Darstellung von Leberparenchymveränderungen, in der anschließenden Leberpunktion Nachweis epitheloidzelliger, nicht verkäsender Granulome. Radiologisch bihiläre Lymphadenopathie und Veränderungen des interstitiellen Lungenparenchyms. Letztlich zusammenfassend Diagnose einer Sarkoidose mit Lungen- und Leberbefall. Initiale Therapieeinleitung mit oralen Steroiden und prompte Besserung zumindest der Antriebsschwäche und Müdigkeit.

Therapeutische Optionen

Die Therapieindikation der Sarkoidose richtet sich nach Organbefall und Grad der Funktionseinschränkung. In der Regel erfolgt eine immunsuppressive Therapie initial z.B. mit systemischen Steroiden. Typische Therapieindikationen sind eine eingeschränkte Lungenfunktion sowie z.B. eine Beteiligung von Herz, Nieren, Augen oder des Nervensystems (Prasse 2016, Skowasch et al. 2024).

Literatur

Gribbin J, Hubbard RB, Le Jeune I et al. Incidence and mortality of idiopathic pulmonary fibrosis and sarcoidosis in the UK. Thorax 2006; 61: 980–985.

Pabst S, Skowasch D, Grohe C. Sarkoidose. Pneumologie 2012; 66: 96–109.

Prasse A. The diagnosis, differential diagnosis, and treatment of sarcoidosis. Dtsch Arztebl Int 2016; 113: 565–74.
Rosen Y. Pathology of sarcoidosis. Semin Respir Crit Care Med 2007; 28: 36–52.
Scharkoff T. Epidemiologie der Sarkoidose. Pneumologie 1993; 47: 588–592.
Skowasch D, Bonella F, Buschulte K et al. Therapie der Sarkoidose. Ein Positionspapier der Deutschen Gesellschaft für Pneumologie und Beatmungsmedizin (DGP). Pneumologie 2024; 78(03): 151–166.

KARSTEN SYDOW

6.2.5 Arterieller Hypertonus

Definition

Der arterielle Hypertonus ist definiert als chronisch erhöhter Blutdruck im arteriellen Gefäßsystem. Dabei ist ein systolischer Blutdruck > 140 mmHg und ein diastolischer Blutdruck > 90 mmHg als pathologisch erhöht definiert. In den westlichen Industrienationen liegt die Prävalenz des arteriellen Hypertonus bei ca. 50 %. Als begünstigende Faktoren gelten u. a. Adipositas, Alkohol- und Nikotinkonsum, zunehmendes Alter, männliches Geschlecht, Immobilität und sozioökonomischer Status.

Pathophysiologisch handelt es sich beim arteriellen Hypertonus um das Resultat eines erhöhten Herzzeitvolumens und/oder eines erhöhten peripheren Gefäßwiderstandes, meist bedingt durch die mit zunehmendem Alter und unter dem Einfluss weiterer kardiovaskulärer Risikofaktoren assoziierte Abnahme der Elastizität der arteriellen Widerstandsgefäße sowie einer gesteigerten Sympathikusaktivität.

Es wird unterschieden zwischen einer primären und sekundären Form des arteriellen Hypertonus. Bei der weitaus häufigeren **primären Form** (ca. 90 %) handelt es sich um eine multifaktorielle, polygene Erkrankung ohne erkennbar behebbare Ursache. Die häufigsten Ursachen der selteneren **sekundären Form** sind hormonell oder renal oder bedingt durch ein Schlaf-Apnoe-Syndrom.

Erste Anzeichen

Die klassische im Vordergrund stehende Symptomatik sind häufig vermehrt in den frühen Morgenstunden auftretende Kopfschmerzen, die sich bevorzugt im Bereich des Hinterkopfes lokalisieren lassen. Darüber hinaus sind erste Anzeichen eine eingeschränkte körperliche Belastbarkeit, vermehrte innere Unruhe und Schwindel.

Somatische Symptome

Neben den okzipitalen Kopfschmerzen und Schwindel beschreiben Patienten mit Erstmanifestation eines arteriellen Hypertonus häufig Ohrensausen, Nasenbluten bei deutlich erhöhten Blutdruckspitzen, ein pochendes Pulsgefühl in den Karotiden und

Nervosität. Durch die erhöhten Blutdruckwerte kommt es zur Steigerung der kardialen Nachlast. Die Patienten äußern darunter Druck auf der Brust in Ruhe und unter emotionaler oder körperlicher Belastung sowie Dyspnoe.

Psychische Symptome

Häufig beschreiben die Patienten, bei denen ein arterieller Hypertonus noch nicht diagnostiziert worden ist, dass sie sich innerlich unruhig fühlen, die Konzentration ihnen schwerfalle, dass sie sich getrieben fühlen und das Gefühl verspüren, gar nicht mehr zur Ruhe kommen zu können. Die verstärkte Wahrnehmung eines kräftigen Herzschlages, die eingeschränkte Belastbarkeit und mitunter Brustschmerzen können in Panikattacken und Angstzuständen resultieren. Gelegentlich kommen bei nächtlichen Blutdruckspitzen Schlafstörungen hinzu, sodass in der Zusammenschau der geschilderten Symptome differenzialdiagnostisch an ein Erschöpfungs-/Burn-out-Syndrom gedacht werden kann.

Diagnostik

Maßgeblich für die Diagnosestellung ist neben der Anamnese, häufigeren Druckmessungen zu verschiedenen Tageszeiten und in verschiedenen Situationen die Durchführung einer ambulanten 24-Stunden-Blutdruckmessung. Bei Nachweis eines signifikant erhöhten Blutdrucks sollte initial ein laborchemischer und duplexsonografischer Ausschluss sekundärer Hypertonusursachen (z. B. Hyperthyreose, Nierenarterienstenose) erfolgen. Bei aufgehobener physiologischer Nachtabsenkung des Blutdrucks sollte zusätzlich ein Screening hinsichtlich eines Schlaf-Apnoe-Syndroms initiiert werden. Nach Erstdetektion eines arteriellen Hypertonus sollte bei unklarer Dauer eines nicht adäquat eingestellten Blutdrucks ein weiterführendes Screening bezüglich potenziell manifestierter Endorganschädigungen (Herz, Niere, Auge, Gefäße, Gehirn etc.) erfolgen.

»Fallstricke« der somatischen Diagnostik

Trotz der erwähnt hohen Prävalenz in den westlichen Industrienationen ist nahezu der Hälfte der Patienten nicht bekannt, dass sie chronisch erhöhte Blutdruckwerte haben. Von den Patienten, die wissen, dass sie einen arteriellen Hypertonus haben, sind über die Hälfte unzureichend oder gar nicht therapiert.

Warum kann man das Krankheitsbild leicht übersehen?

Häufig ist die Diagnose nicht durch eine einmalige ambulante Blutdruckmessung korrekt zu stellen. Bei im Rahmen der ambulanten Vorstellung gemessenen erhöhten Blutdruckwerten wird häufig die ungewohnte situative Umgebung während der Messung als Erklärung/Ausrede angenommen. Die Durchführung einer 24-Stunden-Blutdruckmessung als konsequenter, nächster diagnostischer Schritt wird von den Patienten aufgrund der wiederholten Messungen und mitunter stigmatisierenden Aufpumpvorgängen der Oberarmmanschetten tagsüber und nachts als sehr störend empfunden.

FALLBEISPIEL

Ein 47-jähriger Investmentbanker klagt seit einigen Wochen über ein Gefühl, nicht mehr zur Ruhe kommen zu können. Er fühle sich stetig getrieben, und als besonders störend beschreibt er eine reduzierte Konzentrationsfähigkeit. Die Beschwerden seien nicht ständig vorhanden, meist träten sie unter Zeitdruck oder in »emotional stressigen Situationen« auf. Er berichtet über ein seit Jahren konstant hohes berufliches Arbeitspensum, eine Arbeitsbelastung von 70 Wochenstunden sei kein Einzelfall. Er ist verheiratet und Vater von zwei kleinen Kindern.

Aufgrund der Häufung der Episoden in den zurückliegenden Wochen erfolgt die Vorstellung beim Hausarzt. Der Body-Mass-Index des Patienten ist mit 28,7 kg/m^2 leichtgradig erhöht, die Laboruntersuchungen sind bis auf ein dezent erhöhtes MCV (durchschnittliches Volumen der roten Blutkörperchen) und erhöhte Transaminasen normwertig, ein 12-Kanal-EKG ergibt keine Auffälligkeiten bei normofrequentem Sinusrhythmus und Blutdruckwerten von 143/84 mmHg.

Mit der Empfehlung – so es sich denn realisieren lässt –, beruflich etwas kürzer zu treten, wird eine Kontrolluntersuchung im nächsten Quartal vereinbart. Da die Häufigkeit der Episoden jedoch deutlich zunimmt, stellt sich der Patient kurzfristig erneut beim Hausarzt vor. In einer 24-Stunden-Blutdruckmessung zeigt sich ein hypertensives Blutdruckprofil mit im Durchschnitt systolischen und diastolischen Blutdruckwerten von 148/89 mmHg bei erhaltener zirkadianer Rhythmik im Sinne einer adäquaten Nachtabsenkung. Auffällig sind vereinzelte Blutdruckspitzen mit systolischen Blutdruckwerten > 200 mmHg, die zeitlich mit den von dem Patienten beschriebenen Symptomen korrelieren. Es folgen der laborchemische und duplexsonografische Ausschluss sekundärer Ursachen eines arteriellen Hypertonus und die Empfehlung zur Lifestyle-Modifikation (Ernährung, körperliche Aktivität etc.).

Da sich darunter die Blutdruckwerte und Beschwerden nicht nachhaltig optimieren lassen, erfolgt parallel die Initiierung einer medikamentösen antihypertensiven Therapie. Nach etwa 2 Wochen kontinuierlicher Medikamenteneinnahme bemerkt der Patient eine Besserung der zuvor beschriebenen Symptome, nach 4 Wochen ist er nahezu beschwerdefrei. Eine Wiederholung der 24-Stunden-Blutdruckmessung nach kontinuierlicher, 8-wöchiger medikamentöser Therapie unter begleitender Lifestyle-Modifikation dokumentiert ein normotensives Blutdruckprofil ohne weiteren Nachweis signifikanter Blutdruckspitzen.

Therapeutische Optionen

An erster Stelle sollten bei der Therapie des primären arteriellen Hypertonus Modifikationen im Lifestyle stehen. Als antihypertensive Medikamente stehen insbesondere vier unterschiedliche Wirkgruppen zur Verfügung: ACE-Inhibitoren/AT_1-Rezeptor-Antagonisten, Calciumkanalblocker vom Dihydropyridin-Typ, β-Blocker und Diuretika. Die Entscheidung für bzw. gegen die jeweilige Substanzgruppe muss dabei individuell getroffen werden. Oft ist eine frühzeitige Kombinationstherapie sinnvoll. Darüber hinaus stehen insbesondere für Patienten mit therapieresistentem arteriellen Hypertonus weitere Reserve-Antihypertensiva zur Verfügung. Für die interventionellen Therapieverfahren ist der nachhaltige Nutzen noch nicht abschließend geklärt.

Kritisch muss angemerkt werden, dass die Compliance der Medikamenteneinnahme bei Patienten mit arteriellem Hypertonus häufig suboptimal ist. Insbesondere in der Initiierung einer medikamentösen antihypertensiven Therapie sollte man die Patienten darauf hinweisen, dass sie sich in den ersten Wochen durch die Senkung der zuvor erhöhten Blutdrücke, an die sich der Körper gewöhnt hat, ggf. unwohler fühlen. Außerdem sollte den Patienten erklärt werden, dass die antihypertensive Therapie in aller Regel als Dauermedikation anzusehen ist und dass bei im Verlauf gut eingestellten Blutdruckwerten die Medikamente nicht als nun unnötig eigenständig abgesetzt werden sollten: Der Blutdruck ist gut eingestellt, weil die Medikamente wirken.

KARSTEN SYDOW

6.2.6 Koronare Herzerkrankung

Definition

Die koronare Herzkrankheit (KHK) ist in den meisten Industrienationen die häufigste Todesursache. Mit steigendem Lebensalter nimmt die Inzidenz für eine KHK zu. Der Anteil der betroffenen Männer ist dabei höher im Vergleich zu Frauen, insbesondere in dem Lebensabschnitt vor Einsetzen der Menopause.

Pathophysiologisch handelt es sich bei der KHK um die Manifestation der Arteriosklerose an den Koronararterien, meist bedingt durch ein langjähriges Einwirken kardiovaskulärer Risikofaktoren (z. B. arterieller Hypertonus, Diabetes mellitus, Hyperlipidämie, Rauchen, aber auch Alter, Geschlecht und genetische Prädisposition) auf das Koronarendothel. In der Mehrzahl der Patienten sind die großen epikardialen Koronargefäße arteriosklerotisch verändert. Durch die daraus entstehenden Engstellen (Koronarstenosen) entwickelt sich ein Missverhältnis zwischen Sauerstoffangebot und Sauerstoffbedarf des durch die entsprechende Koronararterie versorgten Herzmuskels. Als klinische Erstmanifestation kann die KHK als stabile bzw. progrediente Angina pectoris (Brustenge) im Rahmen eines akuten Myokardinfarktes oder auch als plötzlicher Herztod auftreten.

Erste Anzeichen

Die im Vordergrund stehenden Symptome bei einer relevant stenosierenden KHK sind Angina pectoris und/oder Dyspnoe. Die Beschwerden treten dabei meist reproduzierbar unter körperlicher und/oder emotionaler Belastung auf und bessern sich in Ruhe meist innerhalb von wenigen Minuten.

Somatische Symptome

Das Leitsymptom der stabilen KHK ist die Angina pectoris, der zumeist retrosternale Druckschmerz. Die Schmerzen können vom Brustkorb ausstrahlen, typische Regionen sind der linke – aber mitunter auch der rechte – Arm, der Hals, Unterkiefer, die Schulter und das Epigastrium. Häufig beschreiben die Patienten ein retrosternales Druck- und Engegefühl (»als ob jemand auf meinem Brustkorb sitzt«) und/oder ein Brennen im Brustkorb. Trigger bzw. verstärkende Faktoren der Brustschmerzen können Kälte und eine kurz zuvor stattgehabte Nahrungsaufnahme sein. Ein weiteres Leitsymptom der KHK ist die Dyspnoe, die Kurzatmigkeit, insbesondere unter körperlicher Belastung. Mitunter können die Symptome einer relevanten KHK auch unspezifischer sein (Übelkeit und Schwindel).

Bei einer **akuten Manifestation der KHK** im Sinne eines akuten Myokardinfarktes ist der Schmerzcharakter meist intensiver ausgeprägt, tritt auch bereits bei leichtesten körperlichen Anstrengungen auf und kann selbst in Ruhe anhalten.

Psychische Symptome

Akute Beschwerden, die zur Erstdiagnose KHK führen, können bei einigen Patienten vermehrt unter einer psychischen und primär nicht körperlichen Belastungssituation auftreten. Im Rahmen eines akuten Myokardinfarktes stehen neben den intensiven Brustschmerzen häufig innere Unruhe, vegetative Begleitsymptomatik wie Schwitzen, Übelkeit, Erbrechen sowie (Todes-)Angst und mitunter Panik im Vordergrund.

Patienten, bei denen in der Vergangenheit eine KHK diagnostiziert worden ist, können sich im weiteren Verlauf der Krankheitsbewältigung durch Symptome wie ausgeprägte Besorgtheit und Bedrücktheit kennzeichnen. Dabei kann diese Symptomatik auch unabhängig von einer vorangegangenen invasiven Therapie oder einem Myokardinfarkt auftreten. Unter adäquater medizinischer Betreuung oder durch Interaktion mit dem eigenen sozialen Umfeld klingt diese Symptomatik häufig auf ein stabiles Maß ab.

Die Prävalenz psychischer Störungen ist bei Patienten mit KHK auch mit zeitlichem Abstand zur initialen Belastung im Vergleich zur Allgemeinbevölkerung verdoppelt. Depressive Störungen lassen sich bei ca. 20 % der KHK-Patienten identifizieren. Kurze Zeit nach einem stattgehabten Myokardinfarkt ist das Auftreten von Angststörungen und insbesondere Panikstörungen bei ca. 30 % der Patienten zu beobachten. Die bei KHK-Patienten vermehrt zu beobachtenden Symptome wie Depressivität, pathologische Angst und chronisches Stresserleben haben unmittelbar negativen Einfluss auf die Lebensqualität und die Prognose.

Diagnostik

Maßgeblich für die Diagnosestellung ist bei Verdacht auf eine stabile, jedoch relevante KHK neben der Anamnese die Durchführung nichtinvasiver Ischämietests. Dazu gehört die Durchführung eines 12-Kanal-Elektrokardiogramms (EKG) in Ruhe und als Ergometrie unter Belastung sowie eine transthorakale Echokardiografie. Eine relevante Zunahme horizontaler und/oder deszendierender ST-Strecken-Senkungen im Oberflächen-EKG mit der entsprechenden klinischen Symptomatik kann dabei hinweisend auf eine relevant stenosierende KHK sein. Aufgrund der limitierten Sensitivität und Spezifität der Ergometrie sind individuell weiterführende nichtinvasive Untersuchungsmethoden wie die ergometrische bzw. medikamentöse Stressechokardiografie, Stress-Kardio-Magnetresonanztomografie, Myokardszintigrafie oder auch eine koronare Computertomografie (Koronar-CT) indiziert. Bei hoher Prätestwahrscheinlichkeit für das Vorliegen einer relevant stenosierenden KHK im Rahmen dieser nichtinvasiven Ischämietests wird die Indikation zur diagnostischen Koronarangiografie in Interventionsbereitschaft gestellt. Bei angiografisch fraglich hämodynamischer Relevanz können die detektierten Stenosen während der Koronarangiografie mittels moderner Verfahren wie fraktioneller Flussreserve und/oder intravaskulärem Ultraschall evaluiert werden.

Bei Patienten mit einem **akuten Myokardinfarkt** stellen die meist richtungsweisende klinische Anamnese, die umgehende Durchführung und Interpretation eines 12-Kanal-EKG, eine transthorakale Echokardiografie zur Detektion regionaler Wandbewegungsstörungen und die laborchemische Analyse kardialer Marker wie das hochsensitive Troponin, die Kreatininkinase (CK) und das myokardspezifische Isoenzym der CK (CK-MB) die zentralen diagnostischen Säulen dar.

»Fallstricke« der somatischen Diagnostik

Wie ausgeführt, sind die Untersuchungen der ersten Stufe der nichtinvasiven Ischämietests aufgrund ihrer nicht optimalen Sensitivität und Spezifität mitunter trotz des Vorliegens einer relevant stenosierenden KHK unauffällig. In diesem Fall müssen bei begründetem Verdacht weiterführende Ischämietests evaluiert werden.

Bei Patienten mit einer klassischen Beschwerdesymptomatik, positiver nichtinvasiver Ischämietestung und Ausschluss potenzieller Differenzialdiagnosen, die zu Angina-pectoris-äquivalenten Beschwerden führen können, lassen sich mitunter in der Koronarangiografie keine relevanten Stenosen der großen epikardialen Koronargefäße darstellen. Dennoch sind die geäußerten Beschwerden der Patienten glaubhaft, und man sollte sich von der formal unauffälligen Koronarangiografie nicht irritieren lassen. In diesem Fall kann eine mikrovaskuläre Form der KHK vorliegen, es können relevante Stenosierungen im Bereich der kleinkalibrigen Koronararteriolen bestehen, die aufgrund der limitierten Auflösung der Methode angiografisch nicht darstellbar sind. Mitunter ergibt sich jedoch der klinische Verdacht anhand einer trägen Kontrastmittelfüllung der Koronargefäße aufgrund eines verzögerten peripheren Blutabflusses, der durch Stenosierungen/Spasmen in den kleinkalibrigen Arteriolen bedingt ist.

Warum kann man das Krankheitsbild leicht übersehen?

Insbesondere bei Frauen entsprechen die Beschwerden nicht der klassischen Angina-pectoris-Symptomatik mit restrosternalem Druck und Ausstrahlung der Schmerzen in den linken Arm. Häufig stehen diffuse epigastrische Beschwerden im Vordergrund, die eher an gastroenterologische Ursachen denken lassen.

Bei Patienten mit Diabetes mellitus besteht häufig eine begleitende periphere, diabetische Polyneuropathie, bei Patienten mit stattgehabten Herzoperationen (z. B. Herztransplantation) eine chirurgisch bedingte Denervierung, sodass der akute Brustschmerz als klassisches Leitsymptom von diesem Kollektiv nicht geäußert wird. Auch bei älteren Patienten und Patienten mit Niereninsuffizienz kann dieses Symptom fehlen.

Die Gefahr, eine relevant stenosierende KHK zu übersehen, besteht insbesondere bei den Patienten, die bereits mehrfach zur Abklärung pectanginöser Beschwerden in der Ambulanz vorstellig gewesen sind oder im Vorfeld mehrere Ärzte konsultiert haben und bei denen trotz Einleitung auch weiterführender nichtinvasiver Ischämietests oder gar einer invasiven Koronardiagnostik glaubhaft keine relevante KHK diagnostiziert werden kann. Da es sich bei der Arteriosklerose als zugrunde liegendes pathophysiologisches Korrelat der KHK um einen stetig progredienten Verlauf handelt, kann auch dieser Patient, der bisher keinen Hinweis für eine KHK hatte (»Der hat doch eh' nichts.«), zu einem späteren Zeitpunkt eine relevant stenosierende KHK entwickeln. Diesen Zeitpunkt gilt es zu detektieren, damit der Patient nicht plötzlich einen akuten Myokardinfarkt entwickelt.

FALLBEISPIEL

Eine 69-jährige Rentnerin stellt sich wiederholt mit eher unspezifischen Oberbauchbeschwerden bei ihrem Hausarzt vor, die sie als nicht sicher abhängig von der körperlichen Belastung beschreibt. Als kardiologischer Risikofaktor besteht lediglich ein medikamentös gut eingestellter arterieller Hypertonus. Vor einem halben Jahr ist ihr langjähriger Ehemann verstorben, seitdem hätten die Beschwerden in ihrer Häufigkeit zugenommen.

Die durch den Hausarzt durchgeführten Laboruntersuchungen inkl. BNP/NT-proBNP (kardiale Marker) und hochsensitivem Troponin sind normwertig, ein 12-Kanal-EKG in Ruhe und auch die Ergometrie ergeben keinen Hinweis für eine relevante Myokardischämie. Trotz der unauffälligen nichtischämischen Tests stellt sich die Frau wiederholt in regelmäßigen Abständen selbstständig bei dem Hausarzt vor, sodass dieser eine Überweisung an die Kardiologin initiiert. Auch im Rahmen der intensivierten kardiologischen Untersuchungen inkl. Stress-Ultraschall – und auf explizi-

ten Wunsch der verunsicherten Patientin auch eines Koronar-CT – ergeben sich keine Hinweise auf eine relevante KHK. Durch die gründliche Abklärung ist die Patientin kurze Zeit beruhigt und äußert keine Beschwerden.
Nur 2 Wochen nach der letzten Vorstellung bei der Kardiologin stellt sich die Patientin erneut beim Hausarzt mit den bekannten Oberbauchbeschwerden vor, die nun seit Kurzem beim Treppensteigen deutlich an Intensität zunehmen würden. In Kenntnis der wiederholt durchgeführten und erst kürzlich erfolgten, gründlichen, nichtinvasiven Ischämiediagnostik und der bekannten ängstlichen Persönlichkeitsstruktur der Patientin nimmt sich der Hausarzt Zeit für ein empathisches Gespräch mit ihr und versucht, sie zu beruhigen, dass doch alles in Ordnung sei.
Einen Tag später verspürt die Patientin früh morgens unmittelbar nach dem Aufstehen einen plötzlich einsetzenden, heftigen Brustschmerz. Umgehend ruft sie den Notarzt, der sie in die Notaufnahme des nächsten Krankenhauses fährt. Im Schockraum zeigen sich im Oberflächen-EKG signifikante ST-Strecken-Hebungen in den Ableitungen II, III, aVF und V4–V6 sowie in der transthorakalen Echokardiografie eine Hypokinesie im Bereich der Hinterwand. Es erfolgt die notfallmäßige Koronarangiografie mit Rekanalisation der proximal verschlossenen rechten Koronararterie mit konsekutiver Stentimplantation. Im Anschluss an die Akutversorgung wird die Patientin für zwei weitere Tage auf der Intensivstation und im Verlauf auf der kardiologischen Normalstation überwacht und nach insgesamt 7 Tagen in eine Schwerpunktklinik zur kardiologischen Rehabilitation verlegt. Die Patientin wird sich nun bei diagnostizierter KHK mindestens jährlich zu ambulanten Verlaufskontrollen vorstellen.

Therapeutische Optionen

Der präventive Ansatz und auch die initiale Therapie der stabilen KHK fokussieren sich zunächst auf die Optimierung kardiovaskulärer Risikofaktoren und des Lifestyles. Darüber hinaus stehen sowohl für Patienten mit stabiler KHK als auch für Patienten, bei denen im Rahmen einer elektiven oder akuten Koronarintervention Stents implantiert wurden, folgende Wirkstoffgruppen zur Verfügung: Thrombozytenaggregationshemmer, kardioselektive β-Blocker und Statine als Basistherapeutika, ACE-Inhibitoren/AT_1-Rezeptor-Antagonisten, möglichst nur passager antianginöse Substanzen wie Nitrate. In speziellen Konstellationen wie bei vasospastischer KHK finden Calciumkanalblocker, insbesondere vom Diltiazem-Typ, und bei Patienten mit mikrovaskulärer KHK Ivabradin und Ranolazin Anwendung.

Zeigt sich im Rahmen einer diagnostischen Koronarangiografie bei Patienten mit Angina pectoris und positivem nichtinvasiven Stresstest eine relevante stenosierende KHK, so wird abhängig von der Komplexität und der Ausprägung der Stenosierungen die Indikation zur interventionellen Stentimplantation bzw. zur herzchirurgisch-operativen Bypass-Versorgung gestellt.

Bei Patienten mit einem akuten Myokardinfarkt erfolgt aufgrund der zeitlichen Dringlichkeit der Wiedereröffnung der Verschlüsse bzw. Behebung der Engstellen in aller Regel die umgehende interventionelle Rekanalisation und Stentversorgung. Im Anschluss an den Krankenhausaufenthalt nach akutem Myokardinfarkt schließt sich meist unmittelbar eine Phase der kardiologischen Rehabilitation an.

KARSTEN SYDOW

6.2.7 Herzinsuffizienz

Definition

Als Herzinsuffizienz wird die Unfähigkeit des Herzmuskels beschrieben, das vom Organismus benötigte Herzzeitvolumen zu fördern. Aufgrund der ventrikulären Funktionsstörung resultiert daraus für die Patienten eine verminderte körperliche Belastbarkeit. Die Prävalenz der Herzinsuffizienz ist altersabhängig und nimmt mit zunehmendem Lebensalter zu. In der weit überwiegenden Anzahl sind ein längere Zeit unzureichend eingestellter arterieller Hypertonus und eine koronare Herzkrankheit für die Entstehung einer Herzinsuffizienz ursächlich. Auch bradykarde und/oder tachykarde Herzrhythmusstörungen, die über einen längeren Zeitraum unbehandelt auf das Myokard einwirken, können im Sinne einer Brady-/Tachymyopathie zu einer Herzinsuffizienz-Symptomatik führen. Nach dem zeitlichen Verlauf der Entwicklung unterscheidet man eine akute und eine chronische Herzinsuffizienz, die sich meist im Verlauf von Monaten und Jahren entwickelt.

Pathophysiologisch unterscheidet man eine systolische Herzinsuffizienz mit reduzierter Auswurffraktion (HFrEF; heart failure with *reduced* ejection fraction: < 40 %), meist als Folge einer myokardialen Kontraktionsstörung, von einer diastolischen Herzinsuffizienz (HFpEF; heart failure with *reserved* ejection fraction > 50 %), bei der die Auswurffraktion normwertig, jedoch die diastolische Dehnbarkeit (Compliance) und Relaxation des linken Ventrikels eingeschränkt sind.

In den Herzinsuffizienz-Leitlinien von 2016 wurde erstmalig eine Herzinsuffizienz mit moderat eingeschränkter Auswurffraktion (HFmrEF; heart failure with *mid-range* ejection fraction: 40–49 %) definiert, um den »Graubereich« für die Patienten zu schließen, die mit ihrer Auswurffraktion zwischen einer rein systolischen und diastolischen Herzinsuffizienz liegen.

Erste Anzeichen

Die bei einer Herzinsuffizienz im Vordergrund stehenden Symptome sind eine eingeschränkte körperliche Belastbarkeit und gesteigerte Ermüdbarkeit aufgrund des reduzierten Herzzeitvolumens mit unzureichender Blutdrucketablierung und peripherer Minderperfusion. Aufgrund der Stauung des venösen Blutes kommt es zur Ausbildung von Ödemen, initial meist in den körperabhängigen Partien wie der Knöchel-/Unterschenkelregion.

Somatische Symptome

Neben der Leistungsminderung mit Dyspnoe bei bereits leichten körperlichen Tätigkeiten kann es – insbesondere auch bei älteren Patienten – zu zerebralen Funktionsstörungen aufgrund einer unzureichenden Perfusion kommen. Durch die nächtliche Rückresorption der Ödeme in der liegenden Position müssen die Patienten häufiger während der Nacht Wasser lassen (Nykturie). Bei fortgeschrittener chronischer Herzinsuffizienz stellt sich die Dyspnoe mitunter bereits in Ruhe ein, die Ödeme sind nicht nur auf die körperabhängigen Regionen begrenzt, sondern es entwickeln sich auch Lungenödeme, Aszites, eine Stauungsleber und Stauungsgastritis mit einhergehender Appetitlosigkeit und kardialer Kachexie. Mit zunehmender Einschränkung der kardialen Pumpfunktion steigt auch das Risiko für potenziell vital bedrohliche supraventrikuläre und insbesondere ventrikuläre Herzrhythmusstörungen und – damit einhergehend – für einen plötzlichen Herztod.

Psychische Symptome

Eine chronische Herzinsuffizienz ist häufig assoziiert mit einer kognitiven Dysfunktion, Angst und Depression. Dabei ist bei diesen Patienten zu beobachten, dass die Prävalenz und Ausprägung dieser Störungen mit dem Schweregrad der Herzinsuffizienz zunehmen. Angst vor belastenden Situationen, Komplikationen und auch Todesangst sind bei Patienten mit Herzinsuffizienz häufig. Die eingeschränkte kognitive Funktion und die depressive Stimmungslage können die Adhärenz bezüglich der notwendigen Herzinsuffizienz-Therapie limitieren. Depressive Symptome finden sich bei Patienten mit chronischer Herzinsuffizienz drei- bis viermal häufiger als in der Normalbevölkerung. Depressive Symptome überlappen sich mit Symptomen der Herzinsuffizienz und resultieren in einer verstärkten Wahrnehmung der Beschwerden. Die Mortalität einer chronischen Herzinsuffizienz ist bei Depression – je nach Schweregrad – auf das Doppelte bis Dreifache erhöht.

Diagnostik

Maßgeblich für die Diagnosestellung sind neben der Anamnese die Bestimmung von Laborparametern und die Durchführung einer transthorakalen Echokardiografie. Neben der Bestimmung allgemeiner Laborparameter haben sich in den zurückliegenden Jahren moderne Parameter wie das N-terminale pro-brain natriuretische Peptid (NT-proBNP) etabliert. Dabei sind die BNP/NT-proBNP-Konzentrationen im Blut assoziiert mit dem Schweregrad der Herzinsuffizienz und gut geeignet für ein Monitoring des Ansprechens eines Therapieansatzes und/oder des Fortschreitens der Erkrankung. Anhand der Ultraschalluntersuchung des Herzens lässt sich die Einschränkung der ventrikulären Pumpfunktion objektivieren. Es kann dabei differenziert werden, ob es sich primär um eine systolische oder eine diastolische Beeinträchtigung der myokardialen Kontraktilität handelt. Darüber hinaus lässt sich durch diese Untersuchungsmethode verifizieren, ob eine globale Beeinträchtigung der Kontraktilität oder einzelner regionaler Wandabschnitte im Vordergrund steht.

»Fallstricke« der somatischen Diagnostik

Bei Patienten mit klinischen Zeichen und Symptomen einer Herzinsuffizienz, jedoch echokardiografisch erhaltener Auswurffraktion, muss an eine diastolische Herzinsuffizienz (HFpEF) gedacht werden. Die Diagnosestellung einer chronischen HFpEF bleibt insbesondere bei dem typisch älteren Patientenkollektiv mit entsprechenden Komorbiditäten und der nicht markanten zentralen Volumenüberladung eine Herausforderung, insbesondere da es keinen validierten diagnostischen Goldstandard gibt. Hilfreich für den Nachweis einer limitierten kardialen Myokardstruktur ist die Bestimmung spezifischer echokardiografischer Funktionsparameter (LAVI, left atrial volume index; LVMI, left ventricular mass index; E/e'-Ratio, longitudinal strain; TRV, tricuspid regurgitation velocity; diastolischer Stresstest). Diese Erhebung erfordert eine gewisse echokardiografische Erfahrung. Die Konzentrationen der natriuretischen Peptide können bei Patienten mit HFpEF mitunter noch im Normbereich sein.

Warum kann man das Krankheitsbild leicht übersehen?

Es scheint eine bidirektionale Interaktion zwischen somatischen und psychischen Gesundheitsstörungen im Kontext der Herzinsuffizienz zu bestehen. So können sich eine Depression und kognitive Dysfunktion wechselseitig verstärken und sind in der Lage, durch Einflussnahme auf das neurohumorale System im Sinne einer Aktivierung der hypothalamisch-hypophysären Achse auch die Prognose der chronischen Herzinsuffizienz ungünstig zu beeinflussen. Zum anderen kann auch die Herzinsuffizienz *per se* eine Depression und kognitive Dysfunktion verstärken.

FALLBEISPIEL

Ein 61-jähriger, in der Klinik tätiger Anästhesist klagt seit einigen Wochen über eine deutlich eingeschränkte körperliche Belastbarkeit. Tätigkeiten, die ihm bis vor Kurzem noch problemlos von der Hand gingen, führen nun zu Luftnot und allgemeiner Abgeschlagenheit. Diese Symptomatik sei für ihn ungewohnt. Er ist passionierter Läufer und hat bis vor wenigen Wochen noch aktiv an Wettkämpfen teilgenommen. Bis auf einen arteriellen Hypertonus, der mitunter unregelmäßig medikamentös behandelt wird, bestehen keine Vorerkrankungen. Aufgrund der deutlichen Zunahme der Symptomatik stellt sich der Anästhesist bei einem befreundeten internistischen Kollegen vor. Die Laboruntersuchungen inkl. BNP/NT-proBNP sind normwertig, ein 12-Kanal-EKG zeigt einen normofrequenten Sinusrhythmus ohne Zeichen einer Hypertrophie, die Blutdruckwerte sind ambulant gemessen und auch in der 24-Stunden-Blutdruckmessung mit 143/87 mmHg leichtgradig erhöht. In der Ergometrie ist der Anästhesist aufgrund der limitierenden Dyspnoe mit 100 Watt formal nicht ausbelastbar. Elektrokardiografisch zeigen sich keine signifikanten

ST-Strecken-Veränderungen. Auch die ergänzend durchgeführte Myokardszintigrafie erbringt keinen Anhalt für eine relevant stenosierende koronare Herzkrankheit. Mit der Empfehlung, zunächst eine konsequente antihypertensive Therapie durchzuhalten, wird eine Kontrolluntersuchung in 4 Wochen vereinbart.
In diesem Zeitraum bessert sich die Symptomatik trotz nun optimaler Blutdruckeinstellung für den Anästhesisten nicht. Die körperliche Belastbarkeit habe sogar weiter abgenommen, seit 2 Wochen sei er krankgeschrieben, da an eine adäquate Erfüllung seiner klinischen Tätigkeiten nicht zu denken sei. Er mache sich große Sorgen, dass er seine Leistungsfähigkeit nicht mehr wiedererlangen werde. Der Internist empfiehlt ihm, sich beim Kardiologen vorzustellen. Dieser stellt in der transthorakalen Echokardiografie die Diagnose einer HFpEF. Er empfiehlt die Einnahme eines Diuretikums und die Wiederaufnahme einer körperlichen Aktivität, angepasst an die aktuellen individuellen Grenzen. Darunter stellt sich eine Besserung der Symptomatik für den Patienten ein. Die ihn bisher auszeichnende sehr gute körperliche Fitness erreicht der Anästhesist trotz optimaler Compliance nicht. In seinem Beruf fällt er häufiger aus, seinen Alltag kann er in reduziertem Tempo bewerkstelligen. Das relativ rasche Auftreten der Symptomatik und die nicht mögliche Wiederherstellung der alten körperlichen Belastbarkeit stimmen den Patienten zunehmend traurig.

Therapeutische Optionen

Bei der Therapie der chronischen Herzinsuffizienz stehen zunächst die Behandlung koexistierender kardiovaskulärer und nicht kardiovaskulärer Komorbiditäten, körperliches Training und eine Patientenaufklärung bezüglich Allgemeinmaßnahmen und zum Erkennen von Frühzeichen einer drohenden Dekompensation der Herzinsuffizienz im Vordergrund. Für die systolische Herzinsuffizienz (HFrEF) stehen mit den ACE-Inhibitoren/AT_1-Rezeptor-Antagonisten, kardioselektiven β-Blockern, Aldosteron-Antagonisten, Angiotensin-Rezeptor-/Neprilysin-Inhibitoren (ARNI) und Ivabradin medikamentöse Wirkstoffgruppen zur Verfügung, für die nachweislich eine Verbesserung der Prognose für die Patienten gezeigt werden konnte. Des Weiteren stehen Diuretika zur unterstützenden Symptomoptimierung zur Verfügung.

Die Medikamente, für die im Rahmen der Behandlung einer HFrEF ein verbessertes Outcome gezeigt werden konnte, konnten diesen Benefit bei Patienten mit HFpEF bisher nicht erbringen. Somit ist die medikamentöse Therapie bei Patienten mit HFpEF deutlich limitiert und fokussiert primär auf die Gabe von Diuretika zur symptomatischen Reduktion der Volumenüberladung.

Für Patienten in fortgeschrittenen Stadien einer chronischen Herzinsuffizienz sind kardiale Schrittmacher-Resynchronisationssysteme, implantierbare Kardioverter-Defibrillatoren (ICDs), implantierbare kardiale Unterstützungssysteme (VAD) oder gar eine Listung zur Herztransplantation zu erwägen.

Eine optimale Therapie der Herzinsuffizienz und konsekutive Besserung der Symptome resultieren ebenfalls in einer Optimierung der psychischen Begleiterkrankungen des Patienten. Neben der medikamentösen Therapie ist insbesondere individuell abgestimmtes körperliches Training in der Lage, zusätzlich zur Herzinsuffizienz-Symptomatik auch die Depression und kognitive Dysfunktion positiv zu beeinflussen. Eine ganzheitliche multidisziplinäre Behandlung in Spezialambulanzen, die auch eine psychosomatische Kompetenz mitberücksichtigen, ist insbesondere bei fortgeschrittener chronischer Herzinsuffizienz im Sinne der Patienten anzustreben.

KARSTEN SYDOW

6.2.8 AV-Knoten-Reentry-Tachykardie

Definition

Bei der AV-Knoten-Reentry-Tachykardie (AVNRT) handelt es sich um eine schnelle Herzrhythmusstörung aus dem Bereich des AV-Knotens des Herzens. Sie wird formal den supraventrikulären Tachykardien zugerechnet, ist somit *per se* nicht vital bedrohlich, jedoch für die betroffenen Patienten aufgrund des meist plötzlich auftretenden, anfallsartigen (paroxysmalen) Charakters subjektiv sehr unangenehm.

Meist sind Frauen im jungen bis mittleren Lebensalter von einer AVNRT betroffen und dabei deutlich häufiger als Männer (Verhältnis 2 : 1). Eine AVNRT kann jedoch in jedem Lebensalter erstmalig in Erscheinung treten.

Pathophysiologisch handelt es sich um eine angeborene elektrische Störung im Sinne einer kreisenden Erregung (Reentry) im Bereich des AV-Knotens und des angrenzenden Vorhofmyokards. Aufgrund einer dualen Leitungseigenschaft des elektrischen Reizleitungssystems in diesem Bereich existieren eine meist schnell leitende und eine langsam leitende Bahn. Ausgelöst wird der Reentry-Mechanismus innerhalb des AV-Knotens durch eine Vorhofextrasystole.

Erste Anzeichen

Die klassische im Vordergrund stehende Symptomatik ist plötzlich auftretendes, regelmäßiges Herzrasen. Häufig kommt es zu einer ebenso spontanen Terminierung und Rückkehr in einen normofrequenten Sinusrhythmus (On-off-Phänomen). Mitunter können die Patienten diese Episoden bewusst oder unbewusst durch Valsalva-Manöver (tiefes Durchatmen, Bauchpresse, Trinken kalten, kohlensäurehaltigen Wassers etc.) selbstständig beenden.

Somatische Symptome

Neben den Palpitationen (Herzrasen) beschreiben herzgesunde Patienten in den Episoden häufig Schwindel (Präsynkopen). Während und/oder kurz nach der tachykarden Attacke kann aufgrund einer vermehrten Ausschüttung des atrialen natriuretischen Peptids ein gesteigerter Harndrang auftreten.

Bei Patienten mit kardialen Vorerkrankungen wie Herzinsuffizienz oder koronarer Herzerkrankung kann es aufgrund der tachykardiebedingten eingeschränkten Herzleistung (low output) zu Dyspnoe oder thorakalem Druck sowie zur Ohnmacht (Synkope) kommen.

Psychische Symptome

Häufig ist die AVNRT für die betroffenen Patienten hochsymptomatisch und beeinträchtigt nachhaltig die Lebensqualität. Angst vor den unberechenbar, plötzlich auftretenden Episoden kennzeichnet die Patienten. Die verstärkte Wahrnehmung des sehr schnellen Herzschlages im Rahmen der Episoden kann zu Hyperventilation, Panikattacken und Todesängsten führen. Mitunter resultiert diese Angst und Panik darin, dass von den Patienten zuvor gern ausgeführte Tätigkeiten, die vermeintlich in einem Zusammenhang mit der vorangegangenen Episode gesehen werden, aus Angst vor einem erneuten Auftreten bewusst vermieden werden.

Diagnostik

Maßgeblich für die Diagnosestellung ist die Anamnese mit der meist typischen Beschwerdeschilderung im Sinne des On-off-Phänomens und des entsprechenden Lebensalters. Durch die Anfertigung eines 12-Kanal-Elektrokardiogramms (EKG) während der Episode kann bei laufender Tachykardie die Diagnose einer AVNRT zuverlässig gestellt werden. Stellt sich der Patient jedoch erst außerhalb des akuten Anfalls beim Arzt vor, lässt sich anhand des nun in der Regel wieder normalisierten 12-Kanal-EKG die anamnestische Verdachtsdiagnose AVNRT nicht verifizieren. Bei häufiger auftretenden Episoden versucht man, eine Rhythmus-Symptom-Korrelation mittels mitunter mehrfacher Anfertigungen von Langzeit-EKGs oder auch Anwendung externer mobiler EKG-Rekorder (Tele-EKGs) zu erzielen. Bei wiederholt frustranen Dokumentationsversuchen ist bei typischer Anamnese auch die Durchführung einer elektrophysiologischen Untersuchung (EPU) zu erwägen.

»Fallstricke« der somatischen Diagnostik

Häufige Fehldiagnosen sind aufgrund des paroxysmalen Charakters der Herzrhythmusstörung inadäquate Sinustachykardie, Hyperventilation oder auch eine Herzneurose.

Warum kann man das Krankheitsbild leicht übersehen?

Die Diagnose einer AVNRT wird aufgrund des paroxysmalen (anfallartigen) Charakters häufig erst verspätet oder nicht korrekt gestellt, da die Patienten meist außerhalb eines akuten Anfalls den Arzt aufsuchen und somit die Rhythmus-Symptom-Korrelation anhand einer 12-Kanal-EKG-Dokumentation oft nicht gelingt.

FALLBEISPIEL

Eine 29-jährige Personal Trainerin klagt seit einigen Wochen über in unregelmäßigen Abständen auftretende Attacken von Herzrasen. Diese Episoden ereignen sich sowohl in Ruhe, unter Belastung, in liegender und auch in sitzender Position. Meist verspüre sie im Rahmen dieser Episoden ausgedehnten Schwindel, einmalig sei sie fast bewusstlos geworden. Durch tiefes Durchatmen könne sie die Episoden meist selbstständig beenden. Aufgrund der Häufung im zurückliegenden Monat erfolgt eine Vorstellung bei der Hausärztin. Die Laboruntersuchungen und ein 12-Kanal-EKG ergeben keine Auffälligkeiten. Da es bei der Patientin beruflich und privat momentan »recht stressig zugehe«, wird ihr geraten, sich zunächst etwas mehr Zeit für sich selbst zu nehmen und abzuwarten. Dennoch kommt es weiterhin zu den Episoden von Herzrasen, sodass die erneute Konsultation der Hausärztin erfolgt. Laborbestimmungen und ein 12-Kanal-EKG sind erneut regelrecht.

Zum Ausschluss einer strukturellen Herzerkrankung als zugrunde liegender Ursache für die Beschwerden erfolgen die Überweisung zum Kardiologen und die Durchführung einer transthorakalen Echokardiografie und Langzeit-EKG-Messung. Bei echokardiografisch altersentsprechendem Normalbefund ergibt die Langzeit-EKG-Messung ebenfalls keinen pathologischen Befund bei durchgehend, adäquat frequenzkontrolliertem Sinusrhythmus. Der Patientin wird ein mobiler EKG-Rekorder (Tele-EKG) mitgegeben, mit dessen Hilfe dann eine Episode im Anfall als AVNRT elektrokardiografisch identifiziert werden kann. Es erfolgt die Empfehlung zur EPU (Herzkatheter-Untersuchung, bei der unter Röntgenkontrolle Elektrodenkatheter entlang des Herz-Reizleitungssystems platziert werden) in Ablationsbereitschaft. Im Rahmen dieser Untersuchung kann eine Slow-Pathway-Modulation (→Therapeutische Optionen) im Bereich des AV-Knotens erfolgen, seitdem ist die Patientin ohne weitere medikamentöse Therapie rezidivfrei.

Therapeutische Optionen

In der Akutsituation wird zunächst versucht, die Tachykardie mittels Valsalva-Manöver zu terminieren. Ist dieses nicht möglich, kann unter Ausgleich potenzieller Elektrolytstörungen und nach Ausschluss relevanter Begleiterkrankungen unter Monitorüberwachung eine intravenöse Applikation von Adenosin erfolgen. Die interventionelle, elektrophysiologische Ablation bzw. Modulation des langsamen leitenden Bahnanteils (slow pathway) im Rahmen einer elektiven EPU stellt dabei den nachhaltigsten Ansatz und die Therapie der Wahl einer AVNRT dar.

6.3 Bauchraum

CHRISTOPHER WIRTZ

6.3.1 Ösophagitis (Speiseröhrenentzündung, Refluxerkrankung)

Definition

Diffuse oder umschriebene Entzündung der Ösophagusschleimhaut, akut oder chronisch. Häufig durch Reflux sauren Magensaftes oder durch Volumenreflux (von Mageninhalt) vom Magen in den Ösophagus verursacht.

Erste Anzeichen

Schluckbeschwerden, teils mit Schmerzen im Brustkorb bzw. im Oberbauch, Sodbrennen, Würgereiz und Erbrechen.

Somatische Symptome

Mögliches Fremdkörpergefühl, Schluckbeschwerden, Würgereiz, Erbrechen, Schmerzen und Regurgitation.

Psychische Symptome

Konsekutive Ängste vor körperlicher Erkrankung.

Diagnostik

Anamnese über Art, Dauer und Verlauf der Beschwerden unter Berücksichtigung möglicher auslösender Medikamente, wie z. B. orale Bisphosphonate oder Antibiotika. Nachfrage, ob ggf. Provokation durch bestimmte Nahrungsmittel, wie z. B. Süßigkeiten, scharfe Speisen oder alkoholische Getränke, bzw. bedingt durch Nahrungsaufnahme generell. Gastroskopie, pH-Metrie und Impedanzmessung (Messung des elektrischen Widerstandes in der Speiseröhre zum Ausschluss eines Volumenrefluxes, der die Impedanz erniedrigen würde).

»Fallstricke« der somatischen Diagnostik

Ösophagitis/Reflux gehen nicht zwangsläufig mit makroskopischen Veränderungen einher. Daher wird eine Refluxerkrankung möglicherweise manchmal übersehen.

Warum kann man das Krankheitsbild leicht übersehen?

Bei wechselnder Beschwerdeintensität und Symptomatik nur unterschwelliger Leidensdruck. Verkennen der Beschwerden, z.B. als Herzbeschwerden oder muskulär bedingt.

FALLBEISPIEL

Ein 36-jähriger Patient steht beruflich unter starkem Stress. Er raucht noch mehr als gewöhnlich, trinkt viel Kaffee und ernährt sich ungesund mit vielen Süßigkeiten, Fastfood und schnellem »Herunterschlingen« des Essens. Seit einiger Zeit verspürt er Beschwerden beim Schlucken, teils auch ein »komisches Gefühl« wie ein »Ziehen« oder »Brennen« im Oberbauch und in der Brust. Schmerzmittel helfen nur kurzzeitig, danach treten die Beschwerden wieder auf. Auf sein Drängen wird eine Magenspiegelung durchgeführt, diese ist unauffällig. Da die Beschwerden weiterhin bestehen, wird nun eine psychosomatische Ursache vom Hausarzt vermutet. Dieser rät ihm, beruflich kürzer zu treten und ggf. Urlaub zu nehmen. Durch eine teilweise Umsetzung der Ratschläge kommt es jedoch nur zu einer geringen Besserung. Aufgrund einer Zunahme der Beschwerden stellt sich der Patient bei einem Gastroenterologen vor. Unter der Annahme einer makroskopisch nicht sichtbaren Ösophagitis (non erosive reflux desease – NERD) beginnt dieser mit einer Therapie mittels eines Säureblockers, unter dieser gehen die Beschwerden zurück. Die Behandlung hat hier gleichzeitig eine diagnostische Funktion. Im weiteren Verlauf kann sich der Patient bei rezidivierend auftretenden Beschwerden durch eine bedarfsangepasste Einnahme von Säureblockern selbst helfen.

Therapeutische Optionen

Konservative Maßnahmen: Nikotin- und Alkoholverzicht, ggf. Gewichtsabnahme, keine größeren Mahlzeiten 2 Stunden vor dem Schlafen, leicht erhöhtes Kopfteil auf etwa 30°, Umstellung der Ernährung mit weitestgehendem Verzicht auf Koffein, Speisen/Lebensmittel mit viel Fruchtsäure und Verzicht bzw. Vermeidung von Süßigkeiten. Medikamentös: Säureblocker, Antazida.

Als Folge einer chronischen Refluxösophagitis besteht ein geringfügig erhöhtes Risiko für ein Barrett-Ösophagus im Sinne einer Metaplasie und damit auch für ein Karzinom.

CHRISTOPHER WIRTZ

6.3.2 Ösophageal bedingte Schluckstörungen

Definition

Neben Beeinträchtigungen des Schluckaktes, die durch eine Erkrankung im Bereich der Mundhöhle, des Rachens einschließlich der oberen Speiseröhre bedingt sind (→Kap. 6.1.32), können auch Erkrankungen der Speiseröhre oder des Magens eine Schluckstörung bedingen. Die Schluckstörung kann z. B. durch folgende Ursachen im Bereich des Ösophagus entstehen: Achalasie (Motilitätsstörung der Speiseröhrenmuskulatur), Entzündung, Tumoren, Zenker- bzw. Ösophagus-Divertikel. Auch eine Beeinträchtigung der Speiseröhre von außen (z. B. durch eine Struma) ist möglich. Im Falle von Schmerzen beim Schluckakt spricht man von Odynophagie.

Erste Anzeichen

Unvermögen, die übliche Nahrungsmenge – wie sonst üblich – herunterzuschlucken. Vor allem das Schlucken von festen Speisen bereitet Probleme (Fleisch!).

Somatische Symptome

Fremdkörpergefühl, Übelkeit, Würgereiz, Husten, vermehrtes Speicheln (Hypersalivation), Erbrechen und Schmerzen.

Psychische Symptome

Konsekutive Ängste vor körperlicher Erkrankung, oftmals auf mögliche Krebserkrankung bezogen.

Diagnostik

Klinische Untersuchung, Anamnese der Schluckbeschwerden. Schluckbeschwerden beim Schlucken fester Nahrung sollten immer auf eine mögliche körperliche Ursache untersucht werden, Beschwerden beim Leerschlucken weisen häufig auf psychische Zuflüsse hin. Logopädische Beurteilung des Schluckaktes, Magenspiegelung, Ösophagusbreischluck-Röntgen, Ösophagusmanometrie. Ggf. Schilddrüsensonografie, zahnärztliche oder HNO-Untersuchung.

»Fallstricke« der somatischen Diagnostik

Trotz unauffälliger Befunde in der klinischen Untersuchung und einer Magenspiegelung sind zum Ausschluss bestimmter Ursachen, wie z. B. einer Achalasie oder neurologischer Erkrankungen, weitere Untersuchungen für den Nachweis einer Kontraktionsstörung der Speiseröhre oder einer neurologisch bedingten Schluckstörung (wie z. B. bei einem zerebralen Insult oder einer ALS) notwendig.

Warum kann man das Krankheitsbild leicht übersehen?

Aufgrund des schleichenden Beginns der Symptomatik ohne Alarmsymptome kann bis zur definitiven Diagnosefindung viel Zeit vergehen.

FALLBEISPIEL

Ein 56-jähriger Mann hat das Gefühl, dass das Essen nicht mehr richtig rutscht und »irgendetwas im Hals sei«. In den Untersuchungen zeigt sich eine latente Hyperthyreose mit dezenter Vergrößerung der Schilddrüse bei Struma binodosa. HNO-ärztlich ergeben sich keine Hinweise für eine Ursache aus dem entsprechenden Fachgebiet. Aus der früheren Anamnese ist eine Posttraumatische Belastungsstörung mit führender Panikstörung bekannt, die erfolgreich therapiert werden konnte. Obwohl keine anamnestischen Hinweise für einen akuten Auslöser vorliegen, erfolgt durch den Hausarzt bei Verdacht auf eine psychosomatische Ursache der Schluckbeschwerden die Wiederaufnahme einer Psychotherapie. Bei Beschwerdepersistenz kann nach einer zwischenzeitlichen Vorstellung bei einem Schilddrüsenchirurgen zunächst eine relevante Schilddrüsenvergrößerung ausgeschlossen werden. In der folgenden Magenspiegelung – nach weiterer Persistenz der körperlichen Beschwerden unter Psychotherapie – zeigt sich ein beginnend stenosierendes Ösophaguskarzinom. Der Patient kann bei einem entsprechenden resezierbaren Befund rechtzeitig erfolgreich operiert werden.

Therapeutische Optionen

Je nach Ursache Behandlung der zugrunde liegenden Grunderkrankung:

- Bei benignen Stenosen ist eine endoskopische Aufdehnung, z. B. mittels Bougier-Stäben oder eines Speiseröhren-Stents, möglich.
- Im Falle eines Ösophaguskarzinoms muss, neben einer mechanischen Aufdehnung mittels Bougierung oder Stenteinlage, auch an die Möglichkeit einer operativen, ggf. – allerdings eher selten – einer kurativen Therapie gedacht werden. Ansonsten besteht je nach Tumorentität und -ausdehnung ggf. die Option einer Bestrahlung bzw. einer Radiochemotherapie.
- Bei neurologischen Erkrankungen, die einen erhöhten Muskeltonus der Speiseröhrenmuskulatur zur Folge haben, kann eine medikamentöse Therapie für eine Spasmolyse hilfreich sein.
- Entzündliche Ursachen werden nach der Art der Entzündung behandelt. Eine Refluxösophagitis durch die Gabe von Säureblockern, eine eosinophile Ösophagitis z. B. mittels lokaler Kortisongabe und auch ggf. mittels Bougierung.

CHRISTOPHER WIRTZ

6.3.3 Gastritis

Definition

Entzündung der Magenschleimhaut, akut oder chronisch, die in verschiedenen Formen auftritt. Am häufigsten ist die Typ-B-Gastritis (ca. 85 %) auf dem Boden einer bakteriellen Genese bei *Helicobacter-pylori*-Infektion. Daneben gibt es eine autoimmunvermittelte und eine durch chemische Einflüsse entstehende Gastritis (auch Medikamente wie NSAR, Alkohol) sowie Sonderformen (z. B. lymphozytäre Gastritis).

Erste Anzeichen

Die ersten Anzeichen können diffus sein und entsprechen oft in milderer Form den unten angeführten somatischen Symptomen. Neben Unwohlsein kann es auch zusätzlich zu Abgeschlagenheit kommen.

Somatische Symptome

Magen- bzw. Oberbauchschmerzen spontan und auf Druck, Völlegefühl, Übelkeit, Erbrechen, Gewichtsabnahme. Die Intensität der Symptome lässt keinen Rückschluss auf die Unterscheidung zwischen organischer oder funktioneller (somatoformer) Genese der Beschwerden zu.

Psychische Symptome

Durch Inappetenz kann es zu einem nahrungsbezogenen Vermeidungsverhalten kommen. Neben einem gezielten Weglassen von bestimmten Nahrungsmitteln, die aus der Beobachtung heraus als Auslöser von Beschwerden identifiziert wurden, kann dieses Verhalten bis zu einer selbstgewählten einseitigen Schonkost führen. Zum Teil wird aus den Symptomen der Schluss gezogen, es könne sich wahrscheinlich um eine Krebserkrankung handeln.

Diagnostik

Anamnese über Art, Dauer und Verlauf der Beschwerden unter Berücksichtigung möglicher auslösender Medikamente (insbesondere NSAR, wie z. B. Diclofenac oder Ibuprofen, vor allem in Verbindung mit Glukokortikoiden). Ggf. Provokation durch bestimmte Nahrungsmittel (wie z. B. säurehaltige oder scharfe Speisen), aber auch Symptome durch die alleinige Nahrungsaufnahme. Nachfrage über Beschwerden bei Nahrungsaufnahme. Körperliche Untersuchung. **Cave:** Bei Frauen im gebärfähigen Alter: Schwangerschaftstest.

Explizites Erfragen von sog. Alarmzeichen (anhaltende Schmerzen, ungewollte

Gewichtsabnahme, Teerstuhl) als Hinweis für das Vorliegen einer relevanten Erkrankung, wie z. B. ein Karzinom oder ein blutendes Ulkus.

Im Rahmen der Magenspiegelung sollte ein *Helicobacter*-Nachweistest durchgeführt werden. Dieser erfolgt entweder direkt durch einen histologischen bzw. immunhistochemischen Nachweis oder eine PCR (Polymerasekettenreaktion) zur Vervielfältigung der *Helicobacter*-DNA aus dem Biopsat. Eine andere Methode ist der indirekte Nachweis durch einen Schnelltest (Urease-Schnelltest).

»Fallstricke« der somatischen Diagnostik

Die Symptome können in der Intensität stark variieren und ggf. nur unterschwellig zu Beschwerden führen, die nicht auf eine Gastritis hinweisen.

Wichtig ist das gezielte Erfragen der einschlägigen Medikamente, da Patienten oft von sich aus gerade bei gewohnheitsmäßiger Einnahme nicht davon berichten.

Bei wiederkehrenden Beschwerden sollte eine *Helicobacter*-Besiedelung ausgeschlossen werden. Ein positiver *Helicobacter*-Test muss jedoch die somatische Symptomatik (angesichts einer Durchseuchungsrate von 40 %) nicht *per se* erklären.

Warum kann man das Krankheitsbild leicht übersehen?

Teils werden die Beschwerden diffus und/oder unterschwellig beschrieben. Manchmal trägt der Patient sie nicht entsprechend deutlich vor bzw. umschreibt sie umständlich, sodass scheinbar keine Behandlungsnotwendigkeit besteht. Gelegentlich wird mit der psychogen verorteten Diagnose »somatoforme Störung«, die ja laut ICD-10 auch im F-Kapitel (psychische Störungen) die Gastritis inkludiert, suggeriert, dass sich weitere somatische Diagnostik insofern erübrigt, als das Krankheitsbild entweder als im Wesentlichen psychogen getriggert oder einem Formenkreis weiterer somatoformer Störungen (wie insbesondere der Somatisierungsstörung) zugeordnet werden könnte.

FALLBEISPIEL

Ein 53-jähriger Patient mit einem »Burn-out« in der Vorgeschichte gibt beim Hausarzt an, sich seit ca. 1–2 Wochen »nicht richtig zu fühlen«. Er habe nur noch wenig Appetit, bei Stress ein komisches Gefühl im Bauch und sei »nicht mehr so frisch« wie früher.

Er gibt zudem an, bei vermehrtem Stress sowohl bei der Arbeit als auch im privaten Bereich zuletzt regelmäßig ein Feierabendbier oder ein bis zwei Gläser Wein getrunken zu haben.

Aufgrund von Schmerzen auf dem Boden eines Bandscheibenvorfalles gibt er an, mehrmals in der Woche Diclofenac in unterschiedlicher Häufigkeit einzunehmen.

Auf Nachfrage beschreibt er intermittierendes Sodbrennen sowie Oberbauchschmerzen, die Schmerzmittel für die Wirbelsäule würden da aber manchmal auch gut helfen. Aufgrund ähnlicher Beschwerden wie zur Zeit des Burn-outs mit Appetitlosigkeit und Abgeschlagenheit befürchtet er, evtl. einen Rückfall zu haben.

Zur weiteren Abklärung der Beschwerden wird der Patient beim Facharzt vorgestellt. Dieser beginnt mit einer säurehemmenden Medikation und empfiehlt eine Umstellung der analgetischen Therapie ohne Einsatz von nichtsteroidalen Antirheumatika (NSAR). In den folgenden Tagen tritt unter Einnahme von Säureblockern und unter Verzicht auf jegliche Schmerzmittel eine Verbesserung der Appetitlosigkeit und der Abgeschlagenheit auf.
Nach einiger Zeit nimmt er wegen eines akuten Schubes starker Rückenschmerzen erneut Diclofenac, wonach die Beschwerden wieder auftreten. Nach einer kurzzeitigen Einnahme von Säureblockern sind die Beschwerden wieder verschwunden, unter einer Umstellung der Schmerzmittel ist der Patient beschwerdefrei. Als Auslöser für die Gastritis hat der Patient die Einnahme von NSAR erkannt und vermeidet jetzt eine entsprechende Medikation.

Therapeutische Optionen

Nach Ausschaltung möglicher Noxen je nach Beschwerdeintensität säurehemmende Therapie (Protonenpumpenhemmer).

Bei einem positiven Nachweis von *Helicobacter pylori* Durchführung einer antibiotischen Eradikationstherapie erst bei entsprechenden andauernden bzw. belastenden abdominalen/dyspeptischen Beschwerden unter Abwägung der Risiken und Nebenwirkungen der Medikamente. Als Nebenwirkungen bzw. Risiken sind insbesondere allergische Reaktionen auf das Antibiotikum sowie Antibiotika-assoziierte Diarrhoen und Mykosen zu nennen.

Kontrolle des Therapieerfolges durch nichtinvasive Untersuchungen, wie z. B. *Helicobacter*-Antigen-Stuhlbestimmung oder die C-13-Atem-Methode.

CHRISTOPHER WIRTZ

6.3.4 Ulkusleiden

Definition

Es bestehen – im Gegensatz zur Gastritis – ein Schleimhautdefekt mit Überschreitung der Lamina muscularis mucosae und eine Disbalance zwischen schleimhautschädigenden und -protektiven Faktoren. Das Ulkus kann im Magen (Ulcus ventriculi zu 75 % *Helicobacter-pylori*-assoziiert) oder im Duodenum (Ulcus doudeni zu 99 % *Helicobacter-pylori*-assoziiert) lokalisiert sein.

Weitere prädisponierende Faktoren sind: Rauchen, Medikamente (nichtsteroidale Antirheumatika [NSAR], insbesondere in Verbindung mit Glukokortikosteroiden), Alkohol. In seltenen Fällen sind Mikrozirkulationsstörungen und eine Systemerkrankung ursächlich, z. B. Morbus Crohn.

Erste Anzeichen

Die ersten Anzeichen bestehen – ähnlich wie bei der Gastritis – in Übelkeit, Erbrechen, Oberbauchschmerzen und Inappetenz.

Somatische Symptome

Magen- bzw. Oberbauchschmerzen spontan und auf Druck, Übelkeit, Erbrechen, Gewichtsabnahme. Die Schmerzen werden oftmals stärker als bei einer Gastritis erlebt. Ggf. zusätzlich blutige Stuhlbeimengen bzw. Teerstühle.

Psychische Symptome

Völlegefühl und Inappetenz.

Diagnostik

Hier ist das Vorgehen analog zur Gastritis (→ Kap. 6.3.3).

»Fallstricke« der somatischen Diagnostik

Auch hier können zunächst ähnliche Symptome wie bei der Gastritis bestehen. Wenn keine Blutbeimengungen im Stuhl festgestellt werden und z. B. in der Vorgeschichte ein zeitlicher Zusammenhang mit »Stress« beschrieben wird, besteht besonders die Gefahr einer vorschnellen, ausschließlich psychogenen Zuordnung, die gerade beim Ulkus aufgrund der Blutungsmöglichkeit ein nicht unbeträchtliches körperliches Risiko übersieht.

Warum kann man das Krankheitsbild leicht übersehen?

Ein Ulkus ist nicht mittels Ultraschall oder Bluttest zu diagnostizieren, sondern nur durch eine Gastroskopie. Unter symptomatischer Schmerzmittelgabe kann es zu einer gefühlten Besserung kommen, obwohl das Ulkus bestehen bleibt.

Auch im Falle einer *Helicobacter*-Infektion kann die säurehemmende Therapie zwar eine Verbesserung der Beschwerden herbeiführen, jedoch wird damit der für das Ulkus ursächliche Keim nicht beseitigt. Nach Beendigung der Behandlung kann es dann immer wieder zu Rezidiven eines Magenulkus kommen.

FALLBEISPIEL

Eine 66-jährige Patientin mit chronischer Arthritis gibt an, dass sie sich seit einiger Zeit matter fühle und Gewicht verloren habe. Sie habe auch kein richtiges Hungergefühl mehr und berichtet zusätzlich, ab und zu ein »Druckgefühl im Bauch« zu haben.

Seit dem Schlaganfall ihres Mannes lebt sie allein in der alten Wohnung und klagt, dass sie sich das Leben nach der Rente anders vorgestellt habe.
In der Medikamentenanamnese bestehen neben einer Glukokortikoid-Dauertherapie eine Novalgin-Bedarfsmedikation und ASS-Gabe bei koronarer Herzerkrankung.
In der Laboruntersuchung zeigt sich eine leichtgradige mikrozytäre Anämie, der Patientin sind bewusst keine blutigen Veränderungen des Stuhlganges aufgefallen.
Aufgrund der Lebenssituation werden die Beschwerden unter Berücksichtigung ihrer sozialen Situation zunächst als somatisierte Depression eingeordnet.
Im Rahmen der Anämieabklärung wird eine Magenspiegelung durchgeführt. Es zeigen sich ein Ulkus sowie ein positiver *Helicobacter*-Nachweis. Nach einer Eradikationstherapie berichtet die Patientin, dass es ihr – verbunden mit einer relativ zügigen Appetitzunahme – besser gehe. In der Kontrolluntersuchung 7 Wochen später zeigt sich eine vollständige Abheilung des Ulkus.

Therapeutische Optionen

Je nach Beschwerdebild ist zunächst eine säurehemmende Therapie durchzuführen. Wichtig ist die Vermeidung ursächlicher Faktoren, hier in erster Linie Medikamente wie Diclofenac oder Ibuprofen, aber auch Rauchen und Alkoholgenuss. Bei ausreichendem Verdacht auf ein Ulkusleiden bzw. Vorliegen von entsprechenden Symptomen ist immer eine Endoskopie indiziert.

Im Falle der Diagnose eines Ulkus sollte primär eine Eradikationstherapie erfolgen. Im Verlauf muss bei fehlender Abheilungstendenz endoskopisch mit direkten Biopsien aus dem Ulkus sichergestellt werden, dass es sich nicht um ein malignes Ulkus bei einem sich entwickelnden Magenkarzinom handelt.

CHRISTOPHER WIRTZ

6.3.5 Cholezystitis

Definition

Akute oder chronische Entzündung der Gallenblase, in 90 % durch Gallenblasensteine verursacht.

Erste Anzeichen

Rechtsseitige Oberbauchschmerzen mit möglicher Ausstrahlung in die Schulter. Begleitend Übelkeit und Erbrechen sowie teilweise Fieber.

Somatische Symptome

Symptomenkomplex mit rechtsseitigen Oberbauchschmerzen und Übelkeit/Erbrechen sowie Fieber. Eine Provokation ist durch fettige und reichhaltige Nahrungsaufnahme möglich.

Koliken bestehen zwar typischerweise eher bei Gallengangssteinen, sind aber auch bei der Cholezystitis möglich.

Psychische Symptome

Keine typischen Symptome. Gelegentlich Inappetenz. Als Folge können übertriebene Ängste vor einem erneuten Schub mit entsprechend häufigen Arztkonsultationen auftreten. In seltenen Fällen können diese hypochondrische Züge annehmen.

Diagnostik

Körperliche Untersuchung mit positivem Murphy-Zeichen (schmerzhafte Palpation unter dem rechten Rippenbogen), Labor mit Blutsenkung, Transaminasen, γ-GT, Bilirubin (direktes und indirektes Bilirubin), alkalische Phosphatase, CRP und ein kleines Blutbild. Sonografie (typisch verdickte Gallenblasenwand, manchmal zusätzlich Konkremente).

»Fallstricke« der somatischen Diagnostik

Zum Teil fehlen initial das »typische« Labor und der kennzeichnende Sonografiebefund, die erst im Verlauf auffällig werden. So sind manchmal erst nach einigen Stunden signifikant erhöhte Gallenwerte zu messen, sodass eine zeitnahe Blutabnahme evtl. nur eine leichte bzw. noch keine Veränderung nachweisen kann. Auch die sonografisch darstellbaren Veränderungen einer Gallenblasenwandschichtung und Wandverdickung sind nicht immer mit Symptombeginn vorhanden. Das diese verursachende Flüssigkeitsödem entsteht oft erst im zeitlichen Intervall durch die entzündlichen Prozesse.

Warum kann man das Krankheitsbild leicht übersehen?

Durch (fiebersenkende) Analgetika und wechselnde Beschwerdeintensitäten nicht selten subklinische Beschwerden mit verringertem Leidensdruck. Favorisierung anderer Ursachen, wie z. B. ein »verstimmter Magen«.

FALLBEISPIEL

Eine 42-jährige Frau berichtet, immer wieder Schmerzen im rechten Oberbauch zu haben. Sie sei damit schon häufiger beim Hausarzt gewesen, der habe aber nichts feststellen können. Da bei ihrem Onkel Magenkrebs diagnostiziert wurde, führt

man auf ihr Drängen eine Magenspiegelung durch, die keinen pathologischen Befund ergibt.
Aufgrund der wiederkehrenden Beschwerden wird eine Sonografie durchgeführt, die den Nachweis einer chronischen Gallenblasenentzündung bei Gallenblasensteinen liefert.

Therapeutische Optionen

Bei akuter Cholezystitis sofortige OP innerhalb kurzer Zeit nach Diagnosestellung oder antibiotische Therapie mit elektiver OP im entzündungsfreien Intervall. Bei chronischer Cholezystitis elektive Entfernung im Intervall.

CHRISTOPHER WIRTZ

6.3.6 Gallensteinleiden

Definition

Entstehung durch Kristallisation von Inhaltsstoffen des Gallesekrets. Gallensteinleiden nennt man **Cholelithiasis**, bei Gallensteinen in der Gallenblase spricht man von **Cholezystolithiasis**. Wenn Gallensteine im Gallengang liegen, handelt es sich um eine **Choledocholithiasis**.

Erste Anzeichen

Circa 25 % der Gallensteinträger sind symptomatisch bei einer Prävalenz von ca. 10–15 % der Bevölkerung. Rechtsseitige Oberbauchschmerzen, die kolikartig auftreten. Ggf. Übelkeit und Erbrechen, oft in Zusammenhang mit der Nahrungsaufnahme. Evtl. Entwicklung einer Cholezystitis.

Bei Choledocholithiasis neben Koliken durch mechanische Abflussbehinderung Anstieg der Transaminasen und des Bilirubins (Ikterus) mit Stuhlentfärbung (gräulich/weißer Stuhl) und einer Dunkelfärbung des Urins.

Somatische Symptome

Nahrungsabhängige kolikartige rechtsseitige Oberbauchschmerzen. Ggf. Ikterus (Gelbfärbung von Haut, Schleimhaut und Skleren).

Psychische Symptome

Keine typischen psychischen Symptome vorhanden. Teils irrationale reaktive Verhaltensweisen bezüglich der Ernährung, z. B. Vermeiden jeglicher fetthaltiger Speisen oder Verzicht auf bestimmte, selbst »auserkorene« Speisen, die für die Beschwerden verantwortlich gemacht werden.

Diagnostik

Klinische Untersuchung, Labor mit Blutsenkung, Bestimmung von Transaminasen, γ-GT, Bilirubin (direktes und indirektes Bilirubin), alkalischer Phosphatase, CRP und kleinem Blutbild, Sonografie.

»Fallstricke« der somatischen Diagnostik

Bekannte erhöhte Leberwerte, z. B. beim chronischen Alkoholiker. Auch cholezystektomierte Patienten können Gallengangssteine entwickeln.

Zeitliche Latenz der typischen Laborkonstellation. Fehlende sonografische Beurteilbarkeit aufgrund schlechter Sicht.

Warum kann man das Krankheitsbild leicht übersehen?

Das Krankheitsbild muss nicht zwingend mit entsprechenden Laborveränderungen einhergehen. Die symptomatische Cholezystolithiasis ist nicht zwangsläufig mit sonografischen Veränderungen verbunden. Die Gallengangssteine sind nicht immer durch die transabdominelle Sonografie detektierbar, bei einer Größe kleiner 1 cm liegt die Sensitivität zwischen 22–90 %, was in erster Linie auch der Erfahrung des Untersuchers geschuldet ist.

FALLBEISPIEL

Eine 72-jährige Patientin gibt intermittierende Oberbauchschmerzen an, manchmal verbunden mit starken Koliken, sodass sie sich fast übergeben müsse. Die Gallenblase wurde ihr vor 30 Jahren entfernt. Seitdem sie vor 6 Jahren an einem Kolonkarzinom operiert wurde, trinke sie regelmäßig mehr Alkohol. Die Laboruntersuchungen beim Hausarzt haben nur leicht erhöhte Gallenwerte ergeben, die auf den Alkoholkonsum zurückgeführt werden. Der Hausarzt habe schon eine Magenspiegelung und eine Darmspiegelung durchgeführt, die beide unauffällig waren.

Weil die Patientin in letzter Zeit häufiger über die Beschwerden klagt und seit dem Auftreten der Beschwerden Angst hat, »dass der Krebs zurück sei«, wird sicherheitshalber zusätzlich eine Abdomen-CT durchgeführt, die keine akuten Veränderungen zeigt.

Bei einem erneuten Hausarztbesuch fragt die Praxisvertretung gezielt nach Urin- und Stuhlgangsverfärbungen, was die Patientin bejaht. Weil diese aber immer wie-

der rasch verschwunden waren, habe sie diesen Beschwerden nie eine größere Bedeutung beigemessen.
Es erfolgt eine Endosonografie mit dem Nachweis eines kleinen Gallengangskonkrementes und später eine Entfernung mehrerer Gallengangskonkremente im Rahmen einer ERCP (endoskopisch retrograde Cholangio-Pankreatikografie).

Therapeutische Optionen

Elektive Cholezystektomie bei symptomatischer Cholezystolithiasis bzw. ERCP mit Konkrementbergung bei einer Choledocholithiasis.

CHRISTOPHER WIRTZ

6.3.7 Pankreatitis

Definition

Eine Pankreatitis ist eine Entzündung der Bauchspeicheldrüse, die akut oder chronisch verlaufen kann. Am häufigsten ist sie bedingt durch Alkohol oder Gallensteinleiden, seltener durch Medikamente, durch Pankreas- oder Gallengangstumoren oder infektiös.

Erste Anzeichen

Leichte bis stärkste, oftmals gürtelförmige Oberbauchschmerzen, die nach allen Seiten und in den Rücken oder Brustkorb ausstrahlen können. Nüchternschmerz mit möglicher Verstärkung durch Nahrungsaufnahme. Die Schmerzen können sehr intensiv sein und mehrere Tage anhalten. Die Patienten liegen oft mit gekrümmtem Rücken, da dadurch die Symptome etwas gelindert werden. Übelkeit, Erbrechen, Blähungen, Fieber.

Somatische Symptome

Schmerzen, Übelkeit und Erbrechen, Gewichtsabnahme, voluminöse Fettstühle.

Psychische Symptome

Inappetenz, reaktive Ängste.

Diagnostik

Anamnese, körperliche Untersuchung, Labordiagnostik (Lipase bzw. Amylase sowie die Transaminasen einschließlich Bilirubinbestimmung), Abdomenultraschall. Ggf. Abdomen-CT oder Endosonografie.

»Fallstricke« der somatischen Diagnostik

Bei subklinischen Beschwerden können Beschwerden z.B. auf eine Gastritis zurückgeführt werden.

Ein akuter Schub einer chronischen Pankreatitis kann teils ohne signifikante Laborveränderungen einhergehen.

Fehlende Bestimmung der Serum-Lipase bzw. Amylase, da an eine Pankreatitis nicht gedacht wird.

Warum kann man das Krankheitsbild leicht übersehen?

Ohne den bildmorphologischen Nachweis oder die entsprechend erhöhten Laborwerte sind die Symptome auch bei entsprechend niedrigem Leidensdruck durch andere Erkrankungen zu erklären. Bei untersuchungsbedingter eingeschränkter Beurteilbarkeit bzw. bei nicht vollständiger sonografischer Darstellbarkeit des gesamten Organs, wie z.B. bei Pankreasschwanzpankreatitis, können entsprechende Hinweise übersehen werden. Bei einer chronischen Pankreatitis können sogar aufgrund der langjährigen entzündungsbedingten bindegewebigen Umbauprozesse des Organs teilweise eindeutige bildmorphologische Hinweise auf eine Entzündung fehlen.

FALLBEISPIEL

Ein seit mehreren Jahren »trockener« 56-jähriger alkoholkranker Patient gibt an, in der letzten Zeit keinen richtigen Appetit zu haben. Er habe die letzten Wochen deshalb schon etwas an Gewicht verloren und fühle sich nicht mehr so richtig belastbar. Es erfolgt zunächst eine Behandlung auf eine Gastritis mittels Säureblocker. Bei anhaltenden Beschwerden kann dann durch eine Magenspiegelung kein pathologischer Befund erhoben werden.

Im Labor werden nur minimal erhöhte allgemeine Entzündungszeichen nachgewiesen, in der Laborroutine des Hausarztes wird dabei der Lipase-Wert zunächst nicht bestimmt.

Da der Patient in der Folgezeit angibt, dass er wegen des »ganzen Mistes down« sei, erfolgt wegen des Verdachtes auf eine somatoforme Störung eine Vorstellung beim Psychiater.

Im Rahmen des psychiatrischen Vorgesprächs regt dann der Psychiater eine Komplettierung der internistischen Diagnostik mittels Sonografie und entsprechenden Laboruntersuchungen an, da er die Diagnose einer somatoformen Störung ohne das Vorliegen obiger Untersuchungen nicht stellen möchte.

Es zeigen sich dann in der Sonografie Hinweise auf eine chronisch-kalzifizierende Pankreatitis, passend dazu im Labor ein verminderter Serum-Lipase-Wert, wie es bei dieser Form der Pankreatitis (selten) der Fall sein kann.
Unter entsprechenden Maßnahmen berichtet der Patient von einer Verbesserung der Beschwerden.

Therapeutische Optionen

Bei akuter Pankreatitis großzügige Indikation zur intensivmedizinischen Behandlung. Vermeidung der auslösenden Noxe: bei ethyltoxischer Genese strikte Alkoholabstinenz, bei biliärer Pankreatitis ggf. zeitnahe Gallengangsrevision mittels ERCP und im entzündungsfreien Intervall Cholezystektomie. Beendigung eines Nikotinabusus.

Bei chronischer Pankreatitis bedarfsangepasste Schmerztherapie. Schmerzen müssen nicht auftreten, können aber von leichten intermittierenden Schmerzen bis zu starken chronischen Schmerzsyndromen vorhanden sein. Neben einer medikamentösen Schmerztherapie evtl. Plexus-coeliacus-Blockade. Supplementierung von Pankreasfermenten zu den Mahlzeiten.

Bei chronischen Schmerzen ggf. Pankreasstenteinlage zur besseren Drainage der Pankreassekrete bei relevanten Einengungen des Pankreasganges. Operative Sanierung des Pankreassekretabflusses durch Pankreaskopfresektion.

CHRISTOPHER WIRTZ

6.3.8 Tumoren und Karzinome im oberen Verdauungstrakt

Definition

Neubildung von Gewebe, je nach Entdifferenzierung vom Ursprungsgewebe, gut- oder bösartig bzw. semimaligne. 98 % der Ösophagustumoren sind Karzinome. Andere Ösophagustumoren sind selten. Das Magenkarzinom zählt immer noch zu den häufigsten letalen Tumorerkrankungen. Neuroendokrine Tumoren entstehen aus den ECL-Zellen des Fundus, gewöhnlich nach lang andauernder Stimulation bei chronischer Gastritis Typ A. Früher wurden diese Tumoren auch als Karzinoid bezeichnet. Zu den mesenchymalen Tumoren zählen Leiomyome und sog. gastrointestinale Stromatumoren (GIST). Des Weiteren kann der Magen bei malignen Non-Hodgkin-Lymphomen mitbeteiligt oder Primärsitz eines niedrig malignen sog. Marginalzonen-Lymphoms sein.

Erste Anzeichen

Hinweis kann eine B-Symptomatik liefern: Abgeschlagenheit, Leistungsknick, erhöhte Temperatur, Nachtschweiß, ungewollte Körpergewichtsabnahme von mehr als 10 % in 6 Monaten. »Alarmsymptome« sind: kurze Beschwerdedauer mit starker Zunahme der Beschwerden, Blut im Stuhl bzw. Hämatemesis, Dysphagie, rezidivierendes Erbrechen.

Somatische Symptome

Gewichtsverlust, Schmerzen, Hinweise für eine gastrointestinale Blutungsquelle.

Psychische Symptome

Abgeschlagenheit, Leistungsknick.

Diagnostik

Anamnese, körperliche Untersuchung. Blutentnahme mit Bestimmung der Leberwerte, Endoskopie, Abdomenultraschall. Ggf. als Ergänzung Computertomografie und Endosonografie.

»Fallstricke« der somatischen Diagnostik

Fehlende Biopsie eines Ulkus bei primärem Malignitätsaspekt bzw. bei Ulkuspersistenz in der Kontrolluntersuchung.

Ein normwertiges Labor schließt eine Tumorerkrankung nicht aus.

Bei unklaren Beschwerden bzw. dem Verdacht auf eine Tumorerkrankung sollten neben einer Endoskopie auch immer eine Bildgebung und ein Labor mit Bestimmung der Leberwerte erfolgen.

Warum kann man das Krankheitsbild leicht übersehen?

Schleichender Beginn mit unspezifischen Symptomen, die schwer abgrenzbar gegen »allgemeines Unwohlsein« sind. Verkennen bzw. Ignorieren der B-Symptome oder der Alarmzeichen.

Bei Beschwerdepersistenz weitere Diagnostik vorantreiben.

FALLBEISPIEL

Eine 56-jährige Patientin mit einer langjährigen Bulimie gibt an, beim Schlucken Schwierigkeiten zu haben, das Essen würde nicht so gut rutschen. Schmerzen oder Übelkeit werden verneint.

Zudem habe sie in den letzten 2 Monaten ungewollt 3 kg an Gewicht verloren, die Bulimie habe sie derzeit »gut im Griff«.

Die Laborwerte zeigen bis auf eine bekannte Eisenmangelanämie keine Auffälligkeit.
Die Magenspiegelung ergibt ein distales Ösophaguskarzinom.

Therapeutische Optionen

Je nach Histologie und entsprechendem TNM-Stadium liegt eine kurative oder eine palliative Situation vor. Vergleichsweise selten kommen ein endoskopisch kurativer Ansatz mit endoskopischer Entfernung (z.B. Magenfrühkarzinom) oder eine alleinige medikamentöse Therapie (MALT-Lymphom) zur Anwendung. Bei nicht fortgeschrittenen Tumoren gibt es die Möglichkeit einer operativen Therapie mit kurativer Zielsetzung, ggf. mit begleitender Radio- und/oder Chemotherapie.

In der Palliativsituation können z.B. Chemotherapie und/oder Radiotherapie indiziert sein, bei konsekutiven Ernährungsproblemen durch einen fortgeschrittenen Tumor können bei Dysphagie nasale Magensonde, Bougierung oder Anlegen einer perkutanen Magenfistel (PEG) hilfreich sein.

ANDREAS DE WEERTH

6.3.9 Appendizitis

Definition

Meist akute Entzündung des sog. Wurmfortsatzes (Appendix), der in der Regel im Bereich des rechten Unterbauches gelegen ist. Die Erkrankung reicht von einer leichten Blindarmreizung bis zur schweren Appendizitis. Ein komplizierter Verlauf kann mit Perforation und Abszessbildung sowie Peritonitis einhergehen. Es handelt sich um die häufigste Ursache für das »akute Abdomen«.

Erste Anzeichen

Typischerweise beginnen die Symptome der akuten Appendizitis nicht im rechten Unterbauch, sondern sind um den Bauchnabel herum lokalisiert. Die ersten Anzeichen können diffus sein und sind häufig mit Appetitlosigkeit, Übelkeit und Erbrechen vergesellschaftet. Im Verlauf verlagern sich die Beschwerden meist in den rechten Unterbauch. Subfebrile Temperaturen sind nicht selten.

Somatische Symptome

Zunächst Magen- bzw. Oberbauchschmerzen, die sich nach 12–24 Stunden in den rechten Unterbauch verlagern. Übelkeit, Erbrechen, Fieber. Völlegefühl und Inappetenz sowie krampfartige Oberbauchbeschwerden sind sehr häufig.

CAVE
Durch die sehr variable Lage des Appendix kann es auch in anderen Regionen des Abdomens zu Beschwerden kommen, die zur Fehlinterpretation führen können.

Psychische Symptome

Angst, Ängstlichkeit sowie Magen- und Darmkrämpfe im Zuge begleitender innerer Anspannung.

Diagnostik

Die Diagnose ist schwierig, auch wenn die Beschwerden oft recht eindeutig sind. Durch die variable anatomische Lage des Appendix sind die Symptome manchmal nicht »klassisch« im rechten Unterbauch lokalisiert. Die körperliche Untersuchung in regelmäßigen Abständen ist besonders wichtig. Die appendizitistypische Verlagerung der Symptomatik von der Magengegend in Richtung rechter Unterbauch und die wichtigen klinischen Zeichen (u. a. kontralateraler Loslassschmerz oder Schmerzen bei tiefer Palpation) legen die Diagnose nahe. Während der Verlagerung der Symptomatik kann eine Linderung der Beschwerden eintreten. Dies weist jedoch nicht auf eine Entspannung der klinischen Situation hin (»fauler Frieden«). Fieber, Entzündungszeichen im Labor (Leukozytose, CRP-Erhöhung) sind meist vorhanden, aber eben nicht immer. Auch CT oder Sonografie sind nicht immer eindeutig.

Wichtig: »Daran denken«, auch bei untypischer Symptomatik, und die regelmäßige Untersuchung und Beobachtung des Patienten.

»Fallstricke« der somatischen Diagnostik

Die Altersappendizitis kann sehr untypisch verlaufen. Hier können die o. g. klinischen Zeichen fehlen. Gefürchtet ist die gedeckte Perforation des Appendix.

CAVE
Die Lokalisation im rechten Unterbauch ist nicht immer typisch. Das Krankheitsbild kann leicht verkannt werden, wenn der Appendix zudem nicht im rechten, sondern im linken Unter- oder Mittelbauch gelegen ist. Der oben beschriebene »faule Frieden« kann ebenfalls zu fatalen Fehleinschätzungen der klinischen Situation führen.

Warum kann man das Krankheitsbild leicht übersehen?

Besonders zu Beginn der akuten Erkrankung kann es zu Verwechslungen oder Fehleinschätzungen kommen. Die Symptomatik der akuten Verstopfung, ein gerade bei kleinen Kindern nicht seltenes Krankheitsbild, kann ähnliche Symptome verursachen und ist oft schwer differenzialdiagnostisch abzugrenzen. Gerade Kinder und Jugendliche berichten oft über diffuse abdominale Schmerzen, sodass die Symptomatik entweder somatisch (»etwas Falsches gegessen«) oder sogar psychogen fehlgedeutet wird (»keine Lust auf Schule«). Das Krankheitsbild kann sogar nach akuter seelischer Belastung im Rahmen einer psychosozialen Krise auftreten (akute Somatisierung). Auch dann besteht akute Gefahr.

Auch eine Altersappendizitis verläuft sehr untypisch. Gerade bei älteren Menschen kann eine Appendizitis lange unerkannt bleiben. Da Magen- und Darmbeschwerden bei älteren Patienten häufig sind, werden diese Beschwerden oft nicht ernst genommen. Zudem ist es tückisch, dass die klassischen Untersuchungsbefunde, wie z. B. kontralateraler Loslassschmerz, nicht immer auftreten. Daran denken ist wichtig! Die chronische Reizung des Appendix wird oft als funktionelle Störung oder psychogen abgetan.

FALLBEISPIELE

Die klinische Vielgestaltigkeit der Appendizitis soll durch zwei typische klinische Szenarien veranschaulicht werden:

Fall 1

Ein kleiner Junge in einem Alter von 8 Jahren fühlt sich krank und matt und muss nach einem Kindergeburtstag früher abgeholt werden. Er erbricht und geht früh ins Bett. Die Beschwerden bessern sich zunächst. In der Nacht werden die Beschwerden wieder schlimmer und sind nun im rechten Unterbauch lokalisiert. Das Kind krümmt sich vor Schmerzen und möchte nicht, dass auf den Bauch gedrückt wird.

Fall 2

Eine 75-jährige Dame kommt mit heftigen Bauchschmerzen in die Notaufnahme und berichtet davon, häufig »verstopft« zu sein. Sie hat Schmerzen bei Palpation des rechten Unterbauches. Die laborchemischen Entzündungszeichen sind außergewöhnlich hoch. Hier kann ein klinisch übersehener perityphlitischer Abszess (Abszess nach Durchbruch des Wurmfortsatzes) vorliegen.

In beiden Fällen muss ein Chirurg hinzugezogen werden. Im Zweifel sollte operiert werden.

Therapeutische Optionen

Die Diskussion, ob eine Appendizitis auch antibiotisch therapiert werden kann, ist gerade in den letzten Jahren wieder aktuell. Die OP ist jedoch derzeit lege artis.

ANDREAS DE WEERTH

6.3.10 Chronisch-entzündliche Darmerkrankungen

Definition

Chronisch-entzündliche Darmerkrankungen (CED) treten rezidivierend oder mit einer über eine lange Zeit bestehenden Symptomatik auf. Es handelt sich im Wesentlichen um den Morbus Crohn und die Colitis ulcerosa. Rein histologisch diagnostizierbare Erkrankungen wie kollagene, lymphozytäre oder mikroskopische Kolitiden sind vergleichsweise selten. In Deutschland leiden mehr als 300 000 Menschen an chronisch-entzündlichen Darmerkrankungen. Inzidenz und Prävalenz haben in den letzten 10 Jahren zugenommen. Jeder fünfte CED-Patient ist ein Kind oder Jugendlicher. Franz Alexander hat 1950 die Colitis ulcerosa neben sechs anderen Krankheitsentitäten (»the holy seven«) als psychosomatisch bedingt klassifiziert. Diese – historische – Lehrmeinung hat sich nicht bestätigt. Derzeit wird von einer intestinalen Barrierestörung ausgegangen, die es den intestinalen Bakterien erlaubt, leichter aus dem Darmlumen in die Darmschleimhaut einzudringen und eine Entzündung auszulösen. Dennoch profitieren Patienten mit einer CED von einer psychotherapeutischen Behandlung, etwa bezogen auf den Umgang mit der Erkrankung.

Erste Anzeichen

Die ersten Anzeichen können diffus und unspezifisch sein. Die Patienten klagen über abdominale Beschwerden, die häufig als psychisch bedingt missgedeutet werden. Starke Einschränkungen der Lebensqualität bestehen im Krankheitsverlauf durch Schmerzen und häufige Durchfälle.

Somatische Symptome

Die Colitis ulcerosa ist eine schubweise verlaufende, nur im Dickdarm gelegene, nicht alle Darmwandschichten betreffende entzündliche Erkrankung. Die Entzündung des Darmes bei Colitis ulcerosa beschränkt sich auf die Mukosa und Submukosa. Dies erklärt das Fehlen von Strikturen, Stenosen und Fisteln. Klinisch typisch für die Colitis ulcerosa sind Diarrhoe, Blut-, Flüssigkeits- und Elektrolytverlust.

Die Erkrankung beginnt im Rektum und ist durch einen kontinuierlichen Befall des Kolons ohne sog. skip lesions (Schleimhautareale ohne Aktivität) gekennzeichnet. In Abhängigkeit von der Ausdehnung kann die Krankheit in eine Proktitis, Linksseitenkolitis (Rektum, Sigma und Colon descendens) oder eine Pankolitis eingeteilt werden. Eine klassische Ileitis terminalis ist nicht typisch für eine Colitis ulcerosa (sondern eher typisch für Morbus Crohn).

Der Morbus Crohn ist eine ebenfalls in Schüben verlaufende, transmurale – also alle Darmwandschichten betreffende – entzündliche Erkrankung, die von der Mukosa ausgeht und den gesamten Gastrointestinaltrakt (GI-Trakt) vom Mund bis zum Anus befallen kann. Besonderes Kennzeichen ist der diskontinuierliche Befall des GI-Traktes mit sog. skip lesions. Das klinische Bild der Erkrankungen wird in erster Linie durch die Lokalisation der Entzündung bestimmt. Besondere Probleme bereiten die Entwicklung von Strikturen, Abszessen oder Fisteln. Insbesondere die Entwicklung solcher Fisteln und Strikturen sowie eine massive inflammatorische Verdickung des Darmes weisen auf das Vorliegen eines Morbus Crohn hin. Typischer Manifestationsort ist das terminale Ileum. Insbesondere die Manifestationsorte im Dünndarm können leicht einer konventionellen Bildgebung entgehen. So können oft einige Monate bis Jahre zur Diagnosestellung vergehen.

Als Colitis indeterminata wird eine Form der chronisch-entzündlichen Darmerkrankung bezeichnet, die sich aufgrund ihrer klinischen und endoskopischen Präsentation nicht eindeutig einem Morbus Crohn oder einer Colitis ulcerosa zuordnen lässt. Häufig wird erst im längerfristigen Verlauf, z. B. durch die Entwicklung spezifischer Komplikationen (Fisteln, Strikturen), eine genauere Klassifikation möglich.

Psychische Symptome

Häufig finden wir in Familien, in denen ein Angehöriger an einer CED erkrankt ist, eine komplizierte Familiendynamik, die u. a. durch auffallende Sorge um den Patienten gekennzeichnet ist. Chronisch Erkrankte leiden zudem häufig an psychischen Problemen, da zuweilen – einschränkungsbedingt durch die Symptome – ein normales Leben nicht möglich ist.

Diagnostik

Was kann auf das Vorliegen einer CED hinweisen (adaptiert von Arbeitsgruppe »Chronisch entzündliche Darmerkrankungen« der ÖGGH)?

1. wiederholte Episoden von Durchfall, die länger als 4 Wochen andauern können (Durchfall = mehr als drei flüssige Stühle pro Tag)
2. Bauchschmerzen länger als 4 Wochen oder wiederholte Episoden von Bauchschmerzen
3. regelmäßig oder wiederholt über mehr als 4 Wochen Blut im Stuhl
4. nächtliche Bauchbeschwerden wie Bauchschmerz oder Durchfall
5. regelmäßig oder wiederholt über mehr als 4 Wochen schmerzhafter Stuhldrang
6. Fisteln oder Abszesse im Analbereich
7. allgemeines Krankheitsgefühl, Schwäche oder Gewichtsverlust
8. Beschwerden außerhalb des Magen-Darm-Traktes wie Gelenkschmerzen, Augenentzündungen oder spezifische Hautveränderungen
9. positive Familienanamnese eines Morbus Crohn oder einer Colitis ulcerosa
10. andere Ursachen ausgeschlossen? Zum Beispiel Fernreisen, Infektionen, Nahrungsmittelunverträglichkeiten, Medikamenteneinnahme wie NSAR (Antirheumatika) oder Antibiotika

Neben der endoskopischen Diagnostik kommen Sonografie und MRT zum Einsatz. Als ein sehr guter Parameter zur Abgrenzung einer chronisch-entzündlichen Darmerkrankung von einem Reizdarm gilt fäkales Calprotectin. Das Protein Calprotectin findet sich im Zytosol von neutrophilen Granulozyten. Nach Zellaktivierung wird es freigesetzt und kann sowohl im Blut als auch im Stuhl sehr hohe Werte erreichen (bis zu 100-fach erhöht). Die Bestimmung im Stuhl erlaubt, zwischen einer entzündlichen und nichtentzündlichen Genese der Symptome zu unterscheiden. Dieser Test sollte am Anfang einer ausführlichen Diagnostik stehen, da nur bei entzündlich bedingten Erkrankungen des Darmes eine Calprotectinerhöhung im Stuhl vorliegt. Bei einer »funktionell bedingten« Darmerkrankung findet sich demgegenüber keine Erhöhung dieses Parameters.

»Fallstricke« der somatischen Diagnostik

Die o.g. Beschwerden können in der Intensität stark variieren und sind gerade am Anfang der Erkrankung nur unterschwellig vorhanden. Symptome wie krampfartige Beschwerden oder Anämie sind unspezifisch. Über die gastrointestinalen Symptome wie Durchfall oder auch analer Blutverlust wird von jungen Leuten nicht freizügig berichtet. Die Symptome jüngerer Menschen werden oft – auch von ärztlichen Kollegen – nicht so ernst genommen wie Symptome, die bei älteren Patienten bestehen.

Bei den vergleichsweise seltenen Erkrankungen kollagene oder mikroskopische Kolitis wird die Diagnose oft nur durch eine mikroskopische Untersuchung einer Schleimhautbiopsie gestellt. Symptome wie Durchfall und Gewichtsverlust werden mangels makroskopisch erkennbarer Befunde oft als funktionell oder psychisch bedingt fehlgedeutet.

Warum kann man das Krankheitsbild leicht übersehen?

Die Symptome werden zunächst häufig nicht ernst genommen. Das Lebensalter der Patienten spricht meist nicht für eine ernste resp. lebensbedrohliche Erkrankung. Junge Patienten sind keine Arztgänger. Die Diagnostik ist häufig aufwendig und mühsam, daher wird im Zweifel erst einmal abgewartet.

FALLBEISPIEL

Ein 18-jähriger Schüler ist sehr schlank und berichtet über seit etwa 1 Jahr bestehende krampfartige Unterbauchbeschwerden. Er habe, wenn die Schule stressig sei, etwas unregelmäßigen Stuhl, der sich aber in der Ferienzeit wieder normalisiere. Seine Mutter, der er von den Beschwerden berichtet, nimmt diese zunächst nicht ernst. Bei Fortbestehen der Beschwerden erfolgt jedoch ein Arztbesuch, zunächst beim Hausarzt, bei dem vornehmlich die Mutter das Wort ergreift und kein »Raum« ist für den vergleichsweise schüchternen Schüler, seine Symptome zu schildern. Eine Sonografie ist nicht wegweisend, es liegen laborchemisch nur leicht erhöhte Entzündungszeichen vor (geringe Leukozytose und geringgradig erhöhtes CRP).

Nach etwa 1 Jahr wird eine Untersuchung des Stuhles auf Calprotectin durchgeführt, welches einen stark erhöhten Wert aufweist. Eine dann eingeleitete Untersuchung beim Gastroenterologen kann die Diagnose eines Morbus Crohn erhärten, hier mit singulärer Beteiligung des terminalen Ileums. Eine spezifische Therapie wird eingeleitet.

Therapeutische Optionen

Die Behandlung eines Patienten mit einer chronisch-entzündlichen Darmerkrankung beginnt mit einem ausführlichen Gespräch über den akuten und zu erwartenden Krankheitsverlauf. Das Ziel der Behandlung ist zunächst die Symptomlinderung und damit die Wiederherstellung einer normalen Lebensqualität. Es ist jedoch von entscheidender Bedeutung, auf den destruktiven Verlauf der chronisch-entzündlichen Darmerkrankungen zu reagieren und eine längerfristige steroidfreie Remission anzustreben. Zu den verwendeten Medikamenten gehören vor allem Kortison, aber auch Immunmodulatoren wie Azathioprin und MTX. In schweren Fällen kommen Biologika zum Einsatz. Dazu gehören Medikamente wie Infliximab, Golimumab, Adalimumab, Vedolizumab, Ustekinumab und JAK-Inhibitoren

Dabei haben sich die Therapieziele und auch die Aggressivität der individuellen Behandlung deutlich verändert. Das medikamentöse Management der chronisch-entzündlichen Darmerkrankungen ist heutzutage charakterisiert durch einen schnellen Step-up-Ansatz (schnelle Therapieeskalation) mit dem Ziel der schnellen und steroidfreien Remission. In einigen definierten Fällen muss sogar top-down behandelt werden, ein Therapieansatz, in dem zunächst mit stark wirksamen Medikamenten begonnen wird, um dann auf mäßig wirksamere Medikamente zu reduzieren, immer mit dem Ziel des Remissionserhaltes. Ziel ist neben der symptomatischen Verbesserung auch die komplette Abheilung der Mukosa des betroffenen Darmsegmentes.

ANDREAS DE WEERTH

6.3.11 Darmkrebs

Definition

Darmkrebs gehört zu den zweithäufigsten Krebserkrankungen, an ihm erkranken etwa 6 % aller Deutschen. Fast immer entsteht der Darmkrebs aus zunächst gutartigen Polypen (Ausstülpungen) im Dickdarm, die heutzutage durch eine Vorsorgekoloskopie mit Polypektomie entfernt werden können. Meist verursachen Polypen im Darm keinerlei Symptome. Bisweilen verliert ein Patient, der Polypen im Darm entwickelt hat, etwas Blut über den Darm. Dann können schleichende und vielfältig interpretierbare Symptome der Anämie wie Antriebsarmut oder -schwäche zunächst nicht mit der Grunderkrankung assoziiert, sondern z.B. sogar als psychosomatische Symptome missgedeutet werden. Das klassische Colon irritabile ist keine Vorläufererkrankung des Darmkrebses, dieser entwickelt sich eher »im Stillen«. In diesem Zusammenhang ist es wichtig zu erwähnen, dass Patienten mit einer chronisch-entzündlichen Darmerkrankung ein signifikant erhöhtes Risiko für eine Darmkrebsentwicklung aufweisen. Sowohl Patienten mit Colitis ulcerosa als auch mit Morbus Crohn weisen bei Befall des Dickdarmes nach Jahren chronischer Entzündung ein entsprechend hohes Risiko auf. Gerade bei diesen Patienten ist die klinische und symptomatische Abgrenzung sehr schwierig.

Somatische Symptome

Das Vorliegen von Polypen ist oft symptomlos. Daher kommt der Vorsorgekoloskopie als krebspräventiver Maßnahme eine sehr große Bedeutung zu. Die ersten Anzeichen eines sich ausbildenden Darmkrebses sind oft unspezifisch, typisch sind Wechsel von Stuhlgewohnheiten, Blut im Stuhl. Da viele der Patienten glauben, Blutauflagerungen auf dem Stuhl seien »immer« durch Hämorrhoiden bedingt, werden maligne Prozesse im Rektum häufig zu spät diagnostiziert. Aber auch abdominale Beschwerden oder Gewichtsverlust können Symptome sein, die auf das Vorliegen von Darmkrebs hindeuten. Selbst bei dumpfem Schmerz im Bereich des Rückens oder auch des Beckens muss an das Vorliegen eines tiefen Kolonkarzinoms gedacht werden.

Psychische Symptome

Die typischen Symptome der Anämie wie Mattigkeit, Antriebslosigkeit und vermehrte Müdigkeit gehören zu den frühen Symptomen des Darmkrebses. Zusätzlich sind häufig – nicht selten als psychisch bedingt gedeutete und damit missgedeutete – Unregelmäßigkeiten der ansonsten regelmäßigen Stuhlgewohnheiten wichtige Symptome einer Darmkrebserkrankung.

Die – durch eine Eisen- oder Bluttransfusion leicht zu korrigierende – Anämie im frühen Stadium der Tumorerkrankung führt zu einem spürbaren Leistungsknick. In fortgeschrittenen Tumorstadien ist dann das Ausmaß der typischen Tumorkachexie, die mit einer deutlichen Leistungseinschränkung assoziiert ist, sehr ausgeprägt.

Diagnostik

Neben der genauen Anamnese (Teerstuhl, Blut im Stuhl, Stuhlunregelmäßigkeiten, Wechsel der Stuhlgewohnheiten, ungewollte Gewichtsabnahme) gehören die Sonografie und vor allem die Darmspiegelung zu den wegweisenden Untersuchungsmethoden, durch die eine Darmkrebserkrankung sicher diagnostiziert werden kann. Darmkrebs gehört zu den wenigen Krebserkrankungen, die bei rechtzeitiger und regelrechter Vorsorge kurativ behandelt werden können. Zur klinischen Einteilung des Schweregrades der Erkrankung ist neben einer abdominalen Sonografie zum Ausschluss von Lebermetastasen die radiologische Untersuchung der Lunge hinsichtlich möglicher

Absiedlungen notwendig. Leider sind die klinischen Symptome des Darmkrebses sehr unspezifisch, daher wird die Diagnose häufig erst »zu spät« gestellt.

»Fallstricke« der somatischen Diagnostik

Patienten, die die klassischen Vorstufen des Darmkrebses (Darmpolypen) aufweisen, klagen meist nicht über eine spezifische Symptomatik. Daher sollte bei auch nur geringfügigen Änderungen der Stuhlgewohnheiten oder Spuren von Blut im Stuhl eine Koloskopie durchgeführt werden. Patienten mit Hämorrhoiden sollten grundsätzlich während der Erstbehandlung zur Darmspiegelung angemeldet werden, damit eine Blutungsquelle aus dem Darm nicht übersehen wird. Der Guajak-Test, auch als Hämoccult-Test bekannt, ist leider nicht sehr sensitiv. Die Empfindlichkeit (Sensitivität) des Tests für Kolonkarzinome beträgt nur etwa 20–40 %. Die Möglichkeit der Vorsorgekoloskopie sollte ernst genommen werden.

Leider nehmen nicht wenige Patienten Veränderungen der Stuhlgewohnheiten nicht ernst. Die Veränderungen werden verkannt oder gar negiert. Dies führt oft zu einer stark verspäteten Diagnosestellung.

Warum kann man das Krankheitsbild leicht übersehen?

Zum Teil sind die Beschwerden unterschwellig. Die späte Diagnose eines Darmkrebses nach längerer Hämorrhoidentherapie (»Es blutet, aber es wird ja auch etwas getan«) ist auch heutzutage keine Seltenheit. Die regelmäßige Vorsorgekoloskopie ab 55 Jahren wird immer noch nicht flächendeckend in Anspruch genommen. Gründe sind Bagatellisierung, Ignoranz, Angst vor der Untersuchung selbst, aber auch Angst vor einer spezifischen Diagnose (»Nachher finden Sie noch etwas«). Solche Gründe sind entscheidende Hemmnisse, sich einer Vorsorgekoloskopie zu unterziehen.

FALLBEISPIEL

Eine 56-jährige Patientin, die vor langer Zeit wegen ihrer Hämorrhoiden behandelt wurde, ist im Zuge der Trennung von ihrem Ehemann gerade umgezogen. Es wurde noch nie eine Vorsorgekoloskopie durchgeführt. Aktuell beginnen die Blutungen wieder. Da es bislang nur zu sporadischen Blutungen kommt, wird kein Proktologe aufgesucht, da das Symptom ja nicht regelmäßig auftritt und die Vorgeschichte das Symptom erklären kann. Bauchschmerzen und Gewichtsverlust werden überdies als depressive Symptome nach der Trennung gedeutet und entsprechend behandelt. Bei Diagnosestellung des Darmkrebses (Darmspiegelung bei bereits erheblicher Anämie) ist der Tumor schon metastasiert.

Therapeutische Optionen

> **CAVE**
> Früh daran denken!
> Auch ohne Symptomatik ist die Vorsorgekoloskopie sinnvoll.

Frühzeitige Reaktion auf Veränderungen der Stuhlgewohnheiten, Vorsorgemöglichkeit (Koloskopie ab 55 Jahre) wahrnehmen. Bei positiver Familienanamnese entsprechend frühere Vorsorgekoloskopie (z.B. Vater mit 45 Jahren an Darmkrebs erkrankt, Vorsorgekoloskopie der Verwandten ersten Grades schon 10 Jahre früher, also mit 35 Jahren, da eine familiäre Darmkrebsform vorliegen kann).

In einem frühen Stadium kann ein Darmkrebs endoskopisch entfernt werden. Dies ist aber vergleichsweise selten der Fall. Ansonsten muss eine Operation durchgeführt werden, der – je nach Lokalisation und Stadium – ggf. eine Strahlentherapie vorgeschaltet wird. Bei fortgeschrittenem Stadium (Lymphknotenbefall) muss eine Chemotherapie angeschlossen werden.

ANDREAS DE WEERTH

6.3.12 Divertikulitis

Definition

Es handelt sich um eine Entzündung von Divertikeln im Dickdarm, die auf dem Boden einer Divertikulose entsteht. Die ausgesprochen häufige Divertikulose des Dickdarmes ist meist im Bereich des Sigmas lokalisiert. Die Inzidenz steigt im Alter. Bei einem Drittel der 60-Jährigen bilden sich Divertikel aus, die für sich zunächst keine Krankheitsentität darstellen und nur zu unspezifischen Beschwerden führen. Durch Eindickung des Stuhles kann es jedoch zur Entwicklung von Kotsteinen kommen. Diese können sich in Divertikeln sammeln und zu einer Entzündung (Divertikulitis) führen. Komplikationen bei schweren Verläufen sind Abszessbildung oder Entwicklung einer Stenose in den entzündeten Bereichen.

Erste Anzeichen

Die Divertikulitis wird wegen der appendizitisähnlichen Symptomatik – nur an anderer Stelle – auch als »Linksseitenappendizitis« bezeichnet. Typisch ist der akute, meist febrile Beginn mit Schmerzen im linken Unterbauch. Die Schmerzen können lokalisiert sein oder auch in den Rücken ausstrahlen. Als akute Komplikation kann eine peritoneale Reizung mit entsprechender Symptomatik auftreten. Oft ist die Entzündung von Übelkeit, allgemeinem Krankheitsgefühl und wechselndem Stuhlverhalten begleitet (Durchfall oder Verstopfung). Gelegentlich auch blutig-eitrige Stuhlauflagerungen.

Somatische Symptome

Linksseitige Unterbauchschmerzen spontan und auf Druck, Übelkeit, Erbrechen, Fieber, Völlegefühl, Änderung des Stuhlverhaltens, Schmerzen im linken Unterbauch bei der Defäkation.

Psychische Symptome

Beeinträchtigungsgefühl durch Schmerzen, Unwohlsein, Beeinträchtigung der Stuhlgewohnheiten mit z. B. zunehmender ängstlicher Fixierung, Mattigkeit.

Diagnostik

Oft sind Divertikel bekannt, sodass – bei entsprechender Klinik – die Diagnose einer Divertikulitis naheliegt. Neben den typischen klinischen Untersuchungsbefunden fallen erhöhte Entzündungsparameter auf (Leukozytose, CRP-Erhöhung). Eine Ultraschalluntersuchung und – bei ausgeprägter Symptomatik – eine CT können die Diagnose sichern. Im Verlauf sollte zum Ausschluss einer malignen Erkrankung eine vollständige Koloskopie durchgeführt werden. Von einer Darmspiegelung nur zur Diagnosesicherung wird abgeraten, da die Komplikationsrate der Koloskopien im akuten Verlauf (z. B. Perforation) etwas erhöht ist. Meist reicht die bildgebende Diagnostik (Ultraschall oder CT) aus, um die Diagnose zu stellen.

»Fallstricke« der somatischen Diagnostik

Je nach Intensität der Entzündung kann die Beschwerdesymptomatik stark variieren. Eine leichte Divertikulitis kann sich hinsichtlich der Symptomatik nicht eindeutig von den Symptomen der Divertikelkrankheit unterscheiden, die durch Stuhlunregelmäßigkeiten und leichte Beschwerden im linken Unterbauch gekennzeichnet ist. Die Patienten, die an Divertikulose leiden, berichten oft, dass sie den Bauch »spüren«. Hier gibt es Überschneidungen zu psychosomatischen Beschwerden wie psychisch bedingten Unregelmäßigkeiten des Stuhlganges oder einer somatoformen Störung des unteren Gastrointestinaltraktes.

Die Divertikulitis kann leicht mit einer chronisch-entzündlichen Darmerkrankung und gynäkologischen Erkrankungen (z. B. Adnexitis) verwechselt werden. Die wichtigste Differenzialdiagnose ist das Kolonkarzinom, weswegen eine Darmspiegelung im Verlauf obligat ist.

CAVE Atypische Lage

Divertikel können im gesamten Kolon und Rektum auftreten. Die vergleichsweise seltene Divertikulitis im rechten Kolon (Colon ascendens oder Colon transversum) wird häufig zu spät identifiziert.

Warum kann man das Krankheitsbild leicht übersehen?

Unterschwellige Beschwerden einer Divertikulitis können leicht mit den »normalen« Beschwerden einer Divertikulose verwechselt werden. Bei fehlendem Krankheitsgefühl oder fehlendem Fieber werden die Beschwerden nicht ernst genommen. Bei weiblichen Patienten werden die Beschwerden häufig nicht dem Darm zugeordnet. Auch die unspezifischen Beschwerden einer Divertikulose bieten sich zur »psychogenen Fehldeutung« gerade bei jungen Patienten und atypischer Lokalisation an.

FALLBEISPIEL

Ein 60-jähriger »gestresster« Manager, der wegen seiner beruflichen Tätigkeit wenig Bewegung hat und oft sehr unregelmäßig isst, leidet an Schmerzen im linken Unterbauch und behandelt diese zunächst mit Abführmitteln, da er Phasen intermittierender Beschwerden linksseitig schon kennt. Während einer Auslandsreise wird die Beschwerdesymptomatik deutlich schlimmer und er klagt über Fieber, welches auf 39 °C angestiegen ist. Als neues Symptom ist Durchfall aufgetreten, der versuchsweise zunächst mit Medikamenten kuriert wird. Innerhalb von Stunden werden die Beschwerden dann unerträglich. Der Patient kommt humpelnd in die Notaufnahme, da die Entzündung bereits zu einer Reizung des Psoasmuskels geführt hat.

Therapeutische Optionen

Die akute Divertikulitis wird – neben körperlicher Schonung und Nahrungskarenz – mit Antibiotika behandelt. Es kommen Medikamente wie Cepfuroxim, Metronidazol oder Ciprofloxacin in Betracht. Bei sehr leichten Divertikulitisschüben kann auch nur rein antientzündlich (NSAR) behandelt werden.

Bei komplikativem Verlauf ist eine Operation zu erwägen. Im Langzeitverlauf und bei rezidivierenden Entzündungen sollte wegen des Auftretens von möglichen Komplikationen (insbesondere Stenosierung des betroffenen Darmabschnittes) eine Sigmaresektion durchgeführt werden.

FRITZ REINECKE, HENRIK SUTTMANN

6.3.13 Erkrankungen der ableitenden Harnwege

Urolithiasis

Definition

Die Nieren regeln den Flüssigkeitshaushalt des Organismus und scheiden Stoffwechselendprodukte aus, deren Salze bei hoher Konzentration auskristallisieren und Steine bilden. Eine Urolithiasis kann die Nierenfunktion akut einschränken und ist auch mit einer chronischen Verschlechterung der Nierenfunktion assoziiert. Die weltweite Prävalenz liegt bei 1–20 %, wobei sie in Ländern mit hohem sozioökonomischem Status besonders hoch zu sein scheint.

Erste Anzeichen

Nierensteine verursachen zumeist wenige bis gar keine Symptome. Typisch sind als dumpf bzw. schwer lokalisierbar empfundene, seitenbezogene »Rückenschmerzen«, die zumeist bewegungsunabhängig sind und vor allem nachts bzw. in Ruhe wahrgenommen werden. Wenn ein in der Niere auskristallisierter Stein in den Harnleiter rutscht oder einen Kelchhals und den Urinabfluss blockiert, treten typische kolikartige Beschwerden auf.

Somatische Symptome

Die krampfartigen, wellenförmigem Kontraktionen des Harnleiters, verbunden mit dem erhöhten hydrostatischen Druck proximal des Steins verursachen die kolikartigen Schmerzen in der Flanke, die zumeist in den vorderen Unterbauch bis in die Hoden/Schamlippen ausstrahlen und vegetative Reaktionen in Form von Übelkeit und Erbrechen auslösen. Betroffene Patienten sind motorisch höchst unruhig und versuchen durch ständige Lageveränderung, die extremen Schmerzen zu kompensieren.

Psychische Symptome

Die Dramatik der Symptomatik ist mutmaßlich nur schwer mit einer psychischen Erkrankung zu verwechseln und verlangt umgehend eine weiterführende Diagnostik und Therapie.

Diagnostik

Die Standarddiagnostik umfasst neben der körperlichen Untersuchung und Laboruntersuchungen zumeist eine zeitnahe Ultraschalldiagnostik des oberen und unteren Harntraktes sowie eine CT des Abdomens (bei ausreichendem Verdacht ohne Kontrastmittel bzw. als »low dose«).

»Fallstricke« der somatischen Diagnostik

Ähnlich plötzlich und überraschend kann es zu einem akuten »Hexenschuss« (Lumbago) mit heftigsten Schmerzen in der Flanke kommen. Auch längerfristig bestehende muskuloskelettale Blockierungen oder Nervenwurzelkompressionssyndrome sind differenzialdiagnostisch oft schwer von Beschwerden im Rahmen einer Urolithiasis abgrenzbar. Typisch für diese ist jedoch die Bewegungsabhängigkeit im Gegensatz zur Urolithiasis (s. oben).

Warum kann man das Krankheitsbild leicht übersehen?

Die massiven Schmerzen bei der Nierenkolik können kaum übersehen werden. Schwieriger ist die Differenzialdiagnose zu anderen akuten Schmerzzuständen (Gallenkolik, Herzinfarkt, Appendizitis, Lumbago, akute Pankreatitis, ...). In den Nierenkelchen, z. B. im Rahmen einer Abdomensonografie zufällig entdeckte Nierensteine ohne eine Urinstauung, sind zumeist harmlos und bedürfen, wenn sie gleichbleibend Form und Lage beibehalten, keiner weiteren Diagnostik bzw. Therapie, sondern lediglich eines individuellen Monitorings.

FALLBEISPIEL

Ein Lokomotivführer musste bei einem im Abgang befindlichen Harnleiterstein krankgeschrieben werden. Eine plötzliche Nierenkolik könnte eine Handlungsunfähigkeit mit fatalen Folgen bewirken. Erst im Anschluss an den Steinabgang konnte er wieder seiner verantwortungsvollen Aufgabe nachkommen.

Entsprechendes gilt auch z. B. für Piloten und Busfahrer. Andere Berufsgruppen, die jederzeit den Arbeitsprozess unterbrechen können, können in Abhängigkeit der Symptomatik weiterarbeiten. Körperliche Bewegung fördert den Spontanabgang von Nierensteinen.

Therapeutische Optionen und Gefahren

In Abhängigkeit von Steingröße und Lokalisation im Rahmen der Erstpräsentation gehen 80 % der Nieren- bzw. Harnleitersteine spontan ab. Im Median dauert dies zwischen 2 und 6 Wochen. Geduld kann somit angebracht sein, da sich das Problem von selbst lösen kann. Die unangenehmen Koliken bewirken ein Weiterrutschen des Fremdkörpers im Harnleiter und sind mit analgetischen bzw. krampflösenden Medikamenten (Metamizol, Spasmolytika, α-Blockern, Kortikosteroiden) zumeist zu beherrschen. Am schnellsten hilft eine intravenöse Verabreichung. Diese Medikamente sollten Betroffene notfalls auch als Tropfen oder Zäpfchen ständig dabeihaben, besonders dann, wenn keine ärztliche Notfallversorgung in ihrer Nähe zur Verfügung steht.

Bei einem abwartenden Verhalten kann sich die Geduld des beratenden Arztes auf den Patienten übertragen. Körperliche Aktivität unterstützt einen natürlichen Steinabgang. Häufig führt die Dramatik der Symptomatik zu einer Einweisung ins Krankenhaus. Dort wird zumeist mithilfe sog. Harnleiterstents (Doppel-J-Schiene) am Stein vorbei der betroffene obere Harntrakt entlastet. Über den Stent kann der gestaute Urin aus der Niere abfließen, das entlastet und verhindert weitere Koliken. Der Stein kann später lokal zertrümmert oder extrahiert werden. Dieses Vorgehen ist dann sinnvoll, wenn ein natürlicher Steinabgang aufgrund der Symptomatik unzumutbar oder verschiedener klinischer Faktoren unwahrscheinlich ist. Sofortiges Handeln ist angezeigt, wenn Fieber, Schüttelfrost oder anderen Infektzeichen hinzukommen. Ein infizierter oberer Harntrakt muss dringend abgeleitet werden.

Kontinuierliche Flüssigkeitszufuhr (Diurese > 1,5 Liter Urin in 24 Stunden) verringert die Konzentration der nierensteinbildenden Salze und damit die Wahrscheinlichkeit der Auskristallisation dieser Substanzen deutlich. Durch diese einfache Maßnahme lassen sich bei rund 50 % aller Patienten mit Urolithiasis Rezidive reduzieren.

Nierenzellkarzinom

Definition

Das vom Nierenparenchym ausgehende Nierenzellkarzinom ist relativ selten (1–2 % aller bösartigen Tumoren) und tritt überwiegend im fünften und sechsten Lebensjahrzehnt auf. Rauchen, Übergewicht und ein erhöhter Blutdruck gelten als beeinflussbare Risikofaktoren für die Erkrankung.

Erste Anzeichen

Die Frühstadien der Erkrankung verlaufen zumeist symptomlos. Eine schmerzlose Makrohämaturie kann auf einen blutenden Nierentumor hinweisen. Zu lokalen Schmerzen im Nierenbereich kommt es oft erst bei einer massiven Raumforderung als Verdrängungsschmerz.

Somatische Symptome

Bei einem blutenden Nierentumor kann geronnenes Blut den Urinabfluss im Harnleiter blockieren und zu Nierenkoliken führen. Der Primärtumor verursacht meist kaum Beschwerden, es kommt im weiteren Verlauf oft unbemerkt zu einer Metastasierung – am häufigsten in Lunge, Lymphknoten und Knochen. Ausgeprägte Symptome werden dann überwiegend sekundär durch die entstandenen Metastasen ausgelöst. Des Weiteren können Nierenzellkarzinome hormonell aktiv sein und diverse paraneoplastische Syndrome verursachen.

Psychische Symptome

Blutiger Urin und Flankenschmerzen werden als beunruhigend empfunden und führen die Patienten oft zur ärztlichen Konsultation. Unspezifische Symptome wie Rückenschmerzen, Gewichtsverlust, Leistungsabfall etc. sind durchaus für eine gewisse Zeit als psychisch bedingt fehlinterpretierbar.

Diagnostik

Rund 70 % aller Nierentumoren werden inzidentell im Rahmen von bildgebenden Untersuchungen des Abdomens, am häufigsten bei einer routinemäßig durchgeführten Sonografie, aber auch in der CT oder MRT entdeckt. Insbesondere die Sonografie ermöglicht häufig eine frühzeitige Tumordiagnose in einem kurativ behandelbaren Stadium.

»Fallstricke« der somatischen Diagnostik

Gutartige Raumforderungen im Bereich der Nieren entsprechen meistens harmlosen und häufig vorkommenden Nierenzysten. Daneben existiert eine Reihe weiterer seltener solider gutartiger Nierentumoren, wie z. B. Angiomyolipome. Sie verursachen zumeist keine Beschwerden und bedürfen erst bei einer Einschränkung der Nierenfunktion einer therapeutischen Intervention. Nur selten erreichen diese Raumforderungen eine die Nierenfunktion einschränkende Größe.

Warum kann man das Krankheitsbild leicht übersehen?
Selbst fortgeschrittene Tumoren bleiben häufig asymptomatisch – die im weiteren Verlauf auftretenden Beschwerden sind oft unspezifisch und können, wie z. B. Rückenschmerzen, lange fehlinterpretiert werden.

FALLBEISPIEL
Eine 55-jährige Frau ist massiv beunruhigt, als sie plötzlich beim beschwerdefreien Wasserlassen blutig gefärbten Urin bemerkt. Die zeitnahe Blasenspiegelung zeigt einen unauffälligen Befund. Erst die konsekutiv durchgeführte Abklärung des oberen Harntraktes mittels Sonografie, gefolgt von einer CT-Abdomen/Thorax führt zur Diagnose eines nierenbeckennahen 5 cm durchmessenden primärem Nierenzellkarzinoms an der linken Niere. Eine organschonende laparoskopische Nierenteilresektion führt im weiteren Verlauf zur vollständigen Remission der Erkrankung.

Therapeutische Optionen und Gefahren
Die Therapie der Wahl eines nicht metastasierten Nierenzellkarzinoms ist die chirurgische Entfernung des Tumors, die heutzutage nach Möglichkeit (roboterassistiert) laparoskopisch und organerhaltend durchgeführt werden sollte. Zytostatische Chemotherapien sind bei fortgeschrittenen Nierenzellkarzinomen weitgehend unwirksam. Eine gewisse palliative Effektivität weisen Immuntherapien und diverse Kinase-Inhibitoren aus.

Prostataerkrankungen

Die Prostata (Vorsteherdrüse) des Mannes liegt zwischen Blasenauslass und Beckenboden und umschließt die proximale, hintere Harnröhre ringförmig. Lagebedingt kann sie die Blasenentleerung beeinflussen. Sie produziert das Sekret der Samenflüssigkeit bzw. des Ejakulates und ist somit vorwiegend ein Reproduktionsorgan.

Prostataadenom

Definition Hierbei handelt es sich um eine gutartige Vergrößerung der Prostata durch Hyperplasie. Sie tritt altersabhängig auf – die Prävalenz steigt auf rund 40 % ab dem sechsten und > 90 % ab dem neunten Lebensjahrzehnt.

Erste Anzeichen Eine zunehmende Abschwächung des Harnstrahls, ein verzögerter Miktionsbeginn, gehäuftes nächtliches Wasserlassen, aber auch vermehrte und imperative Harndränge tagsüber sind erste Anzeichen einer gutartigen Vergrößerung der Prostata. Dazu kommen häufig ein Restharngefühl sowie das Empfinden, das Wasserlassen durch eine Bauchpresse unterstützen zu müssen.

Somatische Symptome Im weiteren Verlauf kann es zu einer unvollständigen Blasenentleerung mit Restharnbildung kommen. Weitere komplizierende Beschwerden können durch sekundäre bakterielle Infektionen der Harnblase/Prostata mit Schmerzen beim Wasserlassen, Makrohämaturie und allgemeinen Infektzeichen sowie Blasensteine hervorgerufen werden. Letztlich ist bei massivem Harndrang und dem schmerzhaften Unvermögen, die übervolle Blase zu entleeren, eine komplette Harnverhaltung zu vermuten.

Psychische Symptome Schon die ersten, allerdings oft sehr unspezifischen Anzeichen werden auch wegen der nächtlichen Ruhestörung als lästige Altersbeschwerden empfunden: »Jetzt bin ich alt«. Die durch die veränderte Miktionsfrequenz hervorgerufene Störung, insbesondere der Nachtruhe, führt oft zur eingeschränkten körperlichen und geistigen Leistungsfähigkeit tagsüber: Vor allem berufstätige Männer fühlen sich »wie gerädert«.

Diagnostik Das Ausmaß der Symptomatik wird anamnestisch und mithilfe international validierter Fragebögen (z.B. IPSS, Miktionstagesprofil) objektiviert. Mithilfe einer Harnzeitvolumen-Messung (Uroflow) kann der Harnstrahl vermessen werden. Bei der digitorektalen Untersuchung (DRU) ist eine oft inhomogene Vergrößerung der Prostata tastbar. Restharn und die Vergrößerung der Prostata können in der sowohl abdominalen als auch transrektalen Sonografie (TRUS) berechnet werden. Bei einer Harnverhaltung ist die übervolle Blase im Unterbauch oft tastbar.

»Fallstricke« der somatischen Diagnostik Nächtliches und häufiges Wasserlassen ohne Restharnbildung ist nicht selten auch Folge gut gemeinter Ratschläge, besonders derjenige, im Alter viel zu trinken. Wie häufig man normalerweise zur Toilette geht, unterliegt individuell subjektiv einer hohen Varianz. Daher müssen Trink- und Miktionsverhalten immer mitberücksichtigt werden (Miktionsprotokoll). Vermehrtes Wasserlassen (Pollakisurie) ist ein äußerst unspezifisches Symptom einer Vielzahl von differenzialdiagnostisch abzugrenzenden sowohl somatischen als auch psychischen Krankheitsbilder. Exemplarisch seien hier nur das Syndrom einer überaktiven Harnblase, die diversen Diabetes-Formen, Harnwegsinfekte etc. genannt. Es kann des Weiteren auch als Nebenwirkung verschiedenster Medikamente auftreten oder einfach nur ein subjektives Empfinden sein. Als normal wird zumeist empfunden, so viel zu trinken, dass bei einer Urinausscheidung von 1 bis 1,5 Litern in 24 Stunden die Blase 5- bis 6-mal mit 200–300 ml Urin entleert wird. Dies entspricht einer Trinkmenge von rund 1,5 Litern pro Tag, wobei bei der Einfuhrkontrolle die in der festen Nahrung enthaltene Flüssigkeit mit einberechnet werden muss.

Warum kann man das Krankheitsbild leicht übersehen? Das vorherrschende Symptom der Pollakisurie ist höchst unspezifisch und ein möglicher Hinweis auf eine Vielzahl somatischer und auch psychischer Krankheitsbilder.

FALLBEISPIEL

Ein 69-jähriger Mann wird wegen einer depressiven Krise mit einem Antidepressivum behandelt. In Verbindung mit vermehrter Flüssigkeitsaufnahme und ungewohnter vermehrter Urinproduktion versäumt er es, rechtzeitig eine Toilette aufzusuchen. Die Überdehnung der Harnblasendetrusormuskulatur, der Druck auf den Schließmuskel im Beckenbodenbereich sowie die anticholinergen Effekte des Antidepressivums lassen eine Blasenentleerung nicht mehr zu – es kommt zu einer akuten Harnverhaltung. Auf späteres Nachfragen berichtet der Patient, bereits seit vielen Jahren eine schleichende Verschlechterung der Miktionsverhältnisse im Sinne einer Abschwächung des Harnstrahls bzw. vermehrtem nächtlichen Wasserlassen bemerkt zu haben. Er habe dies jedoch »dem Alter« zugeschrieben, zumal es den meisten seiner Bekannten ähnlich ginge.

Therapeutische Optionen und Gefahren Die transurethrale oder suprapubische Harnblasenkatheterisierung ist die einzige sinnvolle Therapie bei akuter Harnverhaltung. Unter Umständen wird im Anschluss daran wieder eine Spontanmiktion möglich. Allgemeine therapeutische Optionen bei prostatabedingten Blasenentleerungsstörungen sind überwiegend medikamentöser (α-Blocker, 5α-Reduktase-Inhibitoren, Spasmolytika) oder operativer Natur. Ziel der überwiegend transurethral durchgeführten zahlreichen verschiedenen Operationsverfahren ist eine Reduktion des die Harnröhre einengenden hyperplastischen Gewebes. Dies wird zeitgemäß mittels diverser ablativer Laser-, Elektro-, Wasserstrahlverfahren durchgeführt und führt in einem hohen Prozentsatz der behandelten Patienten zu einer nachhaltigen Verbesserung sowohl des subjektiven Leidensdrucks als auch der objektiven Miktionsparameter. Zu späte Interventionen bei chronischer subvesikaler Obstruktion können zu einer schleichenden Verschlechterung der Nierenfunktion durch Druckerhöhung im oberen Harntrakt oder auch rezidivierenden Harnwegsinfektionen oder Steinbildung führen. Komplikationen der operativen Intervention sind vor allem interventionspflichtige Blutungen oder Läsionen der äußeren Schließmuskulatur, die in der Hand eines geübten Operateurs heutzutage nur extrem selten auftreten. Unbedingt aufgeklärt werden müssen die Patienten vor einer Operation über die zu erwartende postinterventionelle retrograde Ejakulation, die medizinisch zwar harmlos, für viele Männer jedoch im Hinblick auf die Lebensqualität und das subjektive Männlichkeitsempfinden sehr störend ist.

Akute bakterielle Prostatitis

Definition Zumeist im Rahmen körperlicher Überanstrengung in Verbindung mit Kälte und Nässe durch über die Harnröhre aszendierende Darmkeime (überwiegend gramnegative Stäbchen) hervorgerufene hochakute Infektion der Prostata.

Erste Anzeichen Plötzlich auftretender häufiger und imperativer Harndrang mit heftigstem Brennen beim Wasserlassen, Makrohämaturie und allgemeiner Abgeschlagenheit, Fieber und Schüttelfrost.

Somatische Symptome Die Miktion ist häufig so schmerzhaft, dass die Betroffenen sich nicht trauen, Wasser zu lassen. Der Urin ist oft trübe bis blutig.

Psychische Symptome Es handelt sich um ein hochakutes Krankheitsbild – die betroffenen Patienten sind in ihrer körperlichen und geistigen Leistungsfähigkeit stark eingeschränkt.

Diagnostik Neben der Anamnese und dem klinischen Erscheinungsbild ist die Urinanalytik mit massenhaftem Nachweis von Leukozyten und Bakterien oft wegweisend. Die Diagnose erhärtet sich durch eine schmerzhafte digitorektale Untersuchung der Prostata, die Ultraschalldiagnostik sowie eine im Rahmen von Blutuntersuchungen nachweisbare typische Infektparametrie (Leukozytose, CRP und BSG dramatisch erhöht).

»Fallstricke« der somatischen Diagnostik Brennen beim Wasserlassen und Zeichen einer akuten Entzündung werden auch bei sexuell übertragbaren Erkrankungen des Genitale angegeben. Hierbei ist die Symptomatik überwiegend weniger akut und deutlich geringer ausgeprägt. Oftmals steht ein entzündlicher Ausfluss aus der Harnröhre im Vordergrund.

Warum kann man das Krankheitsbild leicht übersehen? Die Akutizität des Krankheitsbildes in Verbindung mit den heftigen Beschwerden können selten zur Verwechslung mit anderen akuten Entzündungen im Unterbauch wie Appendizitis, Sigmadivertikulitis etc. führen.

Therapeutische Optionen und Gefahren Therapie der Wahl sind neben allgemeinen Maßnahmen wie körperlicher Schonung, Wärmeexposition und ausreichender Flüssigkeitssubstitution gegen das typische Erregerspektrum gerichtete kalkuliert empirische, nach Möglichkeit jedoch resistenzgerechte Antibiotikum. Da es sich bei der Prostata um ein parenchymatöses und gut durchblutetes, jedoch für Antibiotika schwer erreichbares Organ handelt, sollte mindestens für 7–10 Tage, nach Bedarf jedoch auch länger behandelt werden.

Chronische Prostatitis und chronisches Beckenschmerzsyndrom (CBSS)

Definition Im Gegensatz zur akuten Prostatitis kann eine chronische Prostatitis eine häufige, oft bei jüngeren Männern vorkommende Folge einer akuten bakteriellen, nicht konsequent ausbehandelten Prostatitis sein. Die Symptome sind überwiegend ähnlich wie bei der akuten Prostatitis, aber deutlich protrahierter und überwiegend kaum spürbar bis geringfügig ausgeprägt. Davon abzugrenzen ist die Ausschlussdiagnose des CBSS, das ebenfalls oftmals bei jungen Männern auftritt, eine ähnliche latente und oft schmerzhafte Symptomatik aufweist, überwiegend aber nicht bakteriell-entzündlicher Genese ist.

Erste Anzeichen Unspezifische ziehende oder als drückend beschriebene Beschwerden suprasymphysär, in Harnröhre, Prostata/Perineum und Glans penis.

Somatische Symptome Häufig sind die o. g. Beschwerden vergesellschaftet mit einem Kälteempfinden und einer Ausstrahlung in das Skrotum. Hinzukommen kann typischerweise ein vom Wasserlassen unabhängiges Brennen.

Psychische Symptome Wenig bekannt ist, dass chronischer Dauerstress und Belastungen im Umfeld zu Verspannungen im Beckenbodenbereich führen können. Die unklaren, schwer zu beschreibenden Beschwerden, z. B. im Rahmen des CBSS, haben somit oftmals eine nichtentzündliche bzw. nichtsomatische Ursache. Die Patienten berichten des Weiteren oftmals sowohl über Ejakulations-, Erektions- als auch Libidostörungen. Die Fixierung auf körperliche Beschwerden im Bereich der Prostata kann von einer psychischen Erkrankung ablenken.

Diagnostik Die Differenzierung zwischen erregerbedingter entzündlicher Genese oder nichtentzündlichem CBSS steht im Vordergrund. Meist sind die vermuteten mikrobiologischen Erreger (gramnegative Stäbchen und/oder Chlamydien, Mykoplasmen oder Ureaplasmen) nicht oder nur selten nachweisbar. Bei unauffälligen Urin- und Abstrichbefunden wird meist eine abakterielle Ursache im Sinne einer überschießenden Reaktion des Immunsystems gegen körpereigenes Gewebe mit entsprechenden Entzündungsreaktionen als Auslöser der Symptomatik vermutet (Autoimmunerkrankung?).

»Fallstricke« der somatischen Diagnostik Im Rahmen der urologischen Diagnostik steht die Suche nach einer entzündlichen, erregerbedingten Genese im Vordergrund, insbesondere psychosoziale Ursachen werden selten beachtet und sind in ihrer Relevanz im Einzelfall schwer zu bewerten.

FALLBEISPIEL

Ein qualifizierter Fachverkäufer mit Migrationshintergrund, der zeitlebens um Anerkennung ringen musste, wird von seinem neuen Chef wegen seines ausländisch klingenden Akzentes mit abwertenden Kommentaren diskriminierend behandelt. Seit vielen Monaten und Jahren besteht ein chronisches Syndrom bestehend aus ständigem Harndrang, verbunden mit ziehenden Unterbauchschmerzen und einem uncharakteristischem Brennen in Harnröhre und Hoden, verbunden mit einem Kältegefühl und dem Empfinden, die äußeren Genitalien »nicht mehr richtig zu spüren«. Er konsultiert verschiedene Ärzte, insbesondere verschiedene Urologen. Nachdem eine Vielzahl von diagnostischen Maßnahmen und medikamentösen Interventionen ohne anhaltenden Erfolg bleibt, wird eine psychosoziale Genese der Beschwerden vermutet. Es erfolgt eine psychologische bzw. psychosomatische Weiterbehandlung. Nachdem auch hier ein wesentlicher Erfolg ausbleibt, wird erneut ein Urologe hinzugezogen. Erst eine erneute vollumfängliche körperliche und mikrobiologische Diagnostik zeigt im Prostataexprimat vereinzelte Leukozyten sowie in der korrespondierenden Kultur multiresistente *E.-coli*-Bakterien in mutmaßlich insignifikanter Keimzahl. Eine dreiwöchige resistenzgerechte antibiotische Behandlung führt zum weitgehenden Rückgang der Beschwerden.

Therapeutische Optionen und Gefahren Bei wechselndem Beschwerdebild, oft von unterschiedlicher Intensität, sollten Probleme im psychosozialen Umfeld der Patienten mehr und umfassender berücksichtigt werden. Es kommt zu Missverständnissen, wenn Ärzte auf der Suche nach entzündlichen Ursachen krank machende Umwelteinflüsse übersehen. Therapeutisch sollte versucht werden, andere stressfreiere Lösungen für Probleme der Betroffenen zu finden. Dabei kann ein Schmerz- oder Miktionsprotokoll sehr hilfreich sein, um umweltbedingte subjektiv empfundene Beschwerden von somatischen Störungen zu unterscheiden. Nichtsdestotrotz darf nicht übersehen werden, dass auch einem mutmaßlich typisch durch psychosoziale Faktoren hervorgerufenen psychosomatischen Beschwerdebild durchaus eine klassisch erregerbedingte Genese zugrunde liegen kann bzw. mit ihr einhergeht.

Prostatakarzinom

Definition Das Prostatakarzinom ist eine vom Drüsengewebe der Prostata ausgehende bösartige Tumorerkrankung. Das mittlere Erkrankungsalter liegt bei etwa 72 Jahren. Insgesamt tragen ca. 40 % der männlichen Bevölkerung in den westlichen Industrieländern das Risiko, im Laufe ihres Lebens ein Prostatakarzinom zu entwickeln, aber nur etwa 10 % werden symptomatisch. Zwar ist das Prostatakarzinom die häufigste Krebserkrankung des Mannes, jedoch versterben nur 3 % daran. Anhand von Untersuchungen an Verstorbenen lässt sich nachweisen, dass bei jedem dritten Mann über 50 ein latentes Prostatakarzinom zu finden ist. Nach Lungen- und Darmkrebs steht Prostatakrebs unter den Krebstodesursachen bei Männern an dritter Stelle.

Erste Anzeichen Symptome treten erst bei einer fortgeschrittenen, oft metastasierten Erkrankung auf. Daher kommen Früherkennungsmaßnahmen wie der DRU, TRUS, dem unspezifischen Tumormarker prostataspezifisches Antigen (PSA) sowie einer multiparametrischen MRT (mpMRT) des Organs für die Suche nach einer möglichen Tumorerkrankung eine besondere Bedeutung zu.

Somatische Symptome Zu körperlichen Beschwerden kommt es durch das lokal infiltrative Wachstum des Primärtumors mit den typischen Symptomen eines Prostataadenoms (s. oben), lokalen Schmerzen bzw. einer Makrohämaturie sowie durch die Metastasierung in lokale Lymphknoten oder in das Skelettsystem (Knochenmetastasen).

Psychische Symptome Die bekannte und auch immer wieder medial unterschiedlich aufgearbeitete weite Verbreitung dieser Tumorerkrankung sowie das (Halb-)Wissen über den mutmaßlich klinisch okkulten Verlauf, die vermeintlich »verstümmelnden« Komplikationen einer eventuellen kurativen operativen Therapie sowie die fragliche Sinnhaftigkeit der PSA-basierten Früherkennung führen zu einer großen Verunsicherung in der männlichen Bevölkerung. Daraus resultiert ein erheblicher Aufklärungsbedarf über die Vor- und Nachteile von Früherkennungsmaßnahmen.

Diagnostik PSA ist ein organ- und kein karzinomspezifischer Tumormarker. Bei Entzündungen, gutartiger Prostatavergrößerung oder einem Prostatakarzinom kann der PSA-Wert erhöht sein. Es existiert kein klar definierter Grenzwert. Altersabhängig sollten PSA-Werte zwischen ab 3–4 ng/ml bzw. suspekte PSA-Anstiege über kurze Zeitintervalle einer weiterführenden Abklärung zugeführt werden. Die Basisdiagnostik umfasst die DRU sowie TRUS der Prostata. Bei suspekter Befundlage sollte nach aktuellen Leitlinien eine mpMRT der Prostata erfolgen. Beweisend für ein Prostatakarzinom ist der Nachweis von Krebszellen in einer transrektal oder perineal entnommenen Gewebeprobe. Die mpMRT der Prostata hilft, den Patienten mit nichtsuspektem Befund die Prostatabiopsie zu ersparen und bei auffälligen Läsionen diese gezielt zu planen. Bei entsprechendem Tumornachweis erfolgt zumeist eine lokale Ausbreitungsdiagnostik mittels thorakaler und abdominaler Schnittbildgebung sowie Knochenszintigrafie. Die prognostische Signifikanz einer Prostatakrebsdiagnose variiert so stark wie bei kaum einer anderen bösartigen Tumorerkrankung. Erstes Ziel des Therapeuten muss es sein, anhand verschiedener klinischer, laborparametrischer, histologischer und zunehmend auch genetischer Parameter das individuelle Progressionsrisiko des Patienten einzuschätzen. Prostatakarzinome können auf der einen Seite über Jahrzehnte klinisch inapparent bleiben, sie können aber auch bei extremer Entdifferenzierung trotz Ausschöpfung sämtlicher diagnostischer und therapeutischer Interventionen innerhalb weniger Jahre zum Tode führen.

»Fallstricke« der somatischen Diagnostik Die Wahrscheinlichkeit, bei der Abklärung mittels multipler Gewebeproben ein Prostatakarzinom zu entdecken, ist aufgrund der Häufigkeit okkulter, klinisch insignifikanter Tumoren bei Männern über 50 Jahre groß und steigt mit zunehmendem Alter dramatisch an. Es ist schwer zu differenzieren, ob jede diagnostizierte bösartige Erkrankung im weiteren Leben des Betroffenen klinisch in Erscheinung treten wird. Oftmals werden von verschiedener Seite schon kleine Veränderungen des PSA-Wertes als Verdachtsdiagnose überinterpretiert und ziehen eine psychisch für die Betroffenen außerordentlich belastende (Über-)Diagnostik nach sich.

Warum kann man das Krankheitsbild leicht übersehen? Das oftmals langsame Tumorwachstum und auch die erst im fortgeschrittenen Stadium auftretenden Symptome haben vor Jahrzehnten eine kurative Therapie des Prostatakarzinoms oftmals verhindert. Erst das in Deutschland und weltweit in den 1980er Jahren Verbreitung findende opportunistische PSA-Screening ermöglicht heute eine Diagnostik in früheren Stadien. Die Verunsicherung im Zusammenhang mit der Tumorerkrankung und der PSA-Diagnostik führt allerdings bei vielen Männern, aber auch Ärzten oft zu einer grundsätzlich ablehnenden Grundhaltung gegenüber Früherkennungsmaßnahmen (»Vorsorgemuffeligkeit«), die dann unter Umständen in einer zu späten Diagnose einer potenziellen Erkrankung resultiert.

FALLBEISPIEL

Ein 64-jähriger Patient wird beim Urologen vorstellig. Er berichtet über Jahrzehnte nicht beim Arzt gewesen zu sein. Seit einigen Monaten beklagt er dumpfe, ins Becken und beide obere Extremitäten ausstrahlende Schmerzen in der unteren Wirbelsäule. Diese hatte er jedoch zunächst der körperlichen Belastung im Rahmen seiner beruflichen Tätigkeit in einem Gartenbaubetrieb zugeschrieben. Seit einigen Wochen werden diese Schmerzen von einem Osteopathen mittels »Quaddelungen« frustran behandelt. Die außerdem erstmals konsultierte Hausärztin seiner Ehefrau überwies ihn zum Neurologen und Orthopäden – entsprechende Termine hat er erst in einigen Monaten. Zwei Tage nach dem Arztbesuch bekam er einen Anruf, sein PSA-Wert läge bei 1400 ng/ml, er möge sich unmittelbar bei einem Urologen vorstellen. Die weitere Diagnostik ergibt ein klinisch lokal fortgeschrittenes, lymphonodal und ossär (vor allem in BWS, LWS und Becken) metastasiertes Prostatakarzinomn.

Therapeutische Option und Gefahren Drei unterschiedliche Therapieverfahren stehen zu Verfügung: die operative radikale Prostataentfernung bzw. eine Strahlentherapie in kurativer Absicht und/oder die Suppression der Androgenrezeptor-Testosteron-Interaktion durch verschiedene Medikamente. Die unterschiedlichen Therapieverfahren sind nicht ohne Nebenwirkungen: Sie reichen von Inkontinenz und Impotenz bei den operativen Verfahren über Strahlenschäden bis hin zu den körperlichen Auswirkungen der Hormonblockade.

Früherkennungsuntersuchungen mit PSA-Screening ermöglichen die Diagnostik klinisch lokalisierter Karzinome. Aufgrund der hohen Varianz der prognostischen Bedeutsamkeit einer Karzinomdiagnose werden zunehmend Patienten mit sehr kleinen, wenig aggressiven Tumoren im Sinne einer aktiven Beobachtung (»active surveillance«) lediglich überwacht. Das Ziel dieser Strategie ist, im Falle einer späteren Tumorprogression immer noch kurativ intervenieren zu können bzw. einem Teil der Patienten eine definitive Therapie zu ersparen.

Die medikamentöse Beeinflussung der Androgenrezeptor-/Testosteron-Achse sowie darüber hinausführende systemisch-medikamentöse Interventionen sind die Domäne der palliativen Therapie fortgeschrittener Prostatakrebs-Stadien.

Die individuelle Einstellung und Information des Patienten zu den unterschiedlichen Therapieverfahren sollten mit darüber entscheiden, wie vorzugehen ist. Nicht alle Betroffenen haben den Mut abzuwarten, ob es überhaupt zu einer fortschreitenden Erkrankung kommt. Das Mitspracherecht der Patienten ist von großer Wichtigkeit, weil ggf. später auftretende therapiebedingte Beschwerden besser akzeptiert werden.

Harnwegsinfektionen

Definition

Bei einer Harnwegsinfektion handelt es sich fast ausschließlich um eine bakterielle Entzündung der ableitenden Harnwege, die in den meisten Fällen auf die Harnblase beschränkt ist. Frauen sind vor allem aufgrund einer kürzeren Harnröhre sowie der engeren Lagebeziehung zwischen Meatus urethrae externus und Enddarm weitaus häufiger betroffen als Männer, da es sich ursächlich wie bei der bakteriellen Prostatitis überwiegend um aszendierende Darmkeime (gramnegative Stäbchen, in 80–85 % der Fälle *E. coli*) handelt. Andere, den Organismus belastende Infektionen, wie beispielsweise grippale Infekte, schwächen die körpereigene Immunabwehr und begünstigen eine Harnwegsinfektion.

Auf dem Boden einer akuten Infektion können sich rezidivierende Harnwegsinfekte entwickeln. Seltener kommt es zu einer chronischen Harnwegsinfektion. Beim wiederholten Nachweis von Bakterien im Urin ohne entsprechende Entzündungszeichen (Leukozyten) und Beschwerden kann zunächst abgewartet werden. Kälte und Nässe begünstigen eine aufsteigende Infektion der Blase. Beide Faktoren führen zu einer lokal herabgesetzten Schleimhautdurchblutung und damit reduzierten Infektabwehr. Gramnegative Stäbchen haben eine Generationszeit von rund 20 Minuten, was die oftmals schlagartig auftretenden Beschwerden erklärt.

Erste Anzeichen

Häufig ist das erste Anzeichen ein schlagartig einsetzender ständiger Harndrang. Trüber und unangenehm riechender Urin kommt oftmals nur tropfenweise. Der Urin kann blutig sein – das Wasserlassen ist zumeist extrem schmerzhaft.

Somatische Symptome

Die entzündete Blasenschleimhaut ist äußerst empfindlich. Bereits kleinste Mengen Urin führen zu starkem Harndrang.

Psychische Symptome

Betroffene reagieren, wenn keine Toilette, auf die sie ständig angewiesen sind, in ihrer Nähe ist, mit einer ängstlichen Unruhe bis hin zu Panikattacken. Diese Abhängigkeit bedeutet eine erhebliche Einschränkung der Lebensqualität.

Diagnostik

Das lokale Immunsystem der Harnblasenschleimhaut und -muskulatur wird zur Infektabwehr unmittelbar aktiviert. Die Harnblasenschleimhaut wird massiv von weißen Blutkörperchen (Leukozyten, überwiegend neutrophile Granulozyten) durchwandert, die auch im Urin erscheinen. Dort sind sie als wichtiger diagnostischer Hinweis für das Vorliegen einer Blasenentzündung mikroskopisch (massenhaft Leukozyten im Gesichtsfeld) und evtl. auch makroskopisch (Urin trüb gefärbt) nachweisbar. Mikrobiologisch wachsen in einer Urinkultur > 100 000 Keime/ml, was als signifikante Bakteriurie bezeichnet wird. Das Blutbild zeigt zumeist kaum Veränderungen.

»Fallstricke« der somatischen Diagnostik

Ein nur geringfügiger Nachweis von Leukozyten und Bakterien im Urinstix (Streifentest) sollte nicht zwingend als Harnwegsinfekt gedeutet werden, auch dann nicht, wenn gleichzeitig Beschwerden beim Wasserlassen wie bei einer Reizblase vorliegen. Entscheidend sind der mikroskopische und als Ergänzung der mikrobiologische Befund (Urinkultur). Die Indikation zur antibiotischen Therapie sollte in erster Linie von Ausmaß und Dauer der Beschwerden abhängig gemacht werden.

Ein auf die Harnblase beschränkter Infekt verursacht zumeist keine Allgemeinsymptome wie Fieber, Abgeschlagenheit, Schüttelfrost etc., es sei denn, er tritt infolge einer anderen fieberhaften Erkrankung in Erscheinung. Seltener als vermutet kommt es zur weiter aszendierenden Ausdehnung der Infektion auf die Nieren und zur Nierenbeckenentzündung. Dabei handelt es sich um ein schweres Krankheitsbild mit hohem Fieber, oftmals über 39 °C.

Bei Frauen mit Brennen beim Wasserlassen im Anschluss an Geschlechtsverkehr muss an Mikroverletzungen der Vaginalschleimhaut bei mangelnder Scheidenfeuchtigkeit gedacht werden. Sexuell übertragbare Erkrankungen können zu ähnlichen Beschwerdebildern führen.

FALLBEISPIEL

Plötzlich und völlig unerwartet kommt es nachts bei einer jungen Frau zu einem ständigen Harndrang. Am liebsten würden sie gleich auf der Toilette sitzen bleiben. Als dann die letzten Urintropfen auch noch blutig sind, bekommt sie Panikattacken. Hochdramatisch erfolgt die Notaufnahme in einer urologischen Krankenhausabteilung. Nach einer Flüssigkeitsinfusion und einem Antibiotikum ist sie am nächsten Morgen wieder beschwerdefrei.

Therapeutische Optionen und Gefahren

Vermehrtes Trinken beruhigt die Blase. Es reinigt, lindert Schmerzen, Bakterien werden ausgeschwemmt. Coliforme Bakterien, die im Enddarm eine wichtige Funktion haben, sollten nicht über die weibliche Harnröhrenmündung von außen in die Blase aufsteigen können. Dies ist beim Reinigen nach dem Stuhlgang zu beachten. Die Scheidenflora schützt zusätzlich gegen Infektionen von außen. Übertriebene Hygienemaßnahmen können diesen natürlichen Bakterienschutz (Vaginalflora) zerstören.

Bei Frauen, die nach Geschlechtsverkehr eine Blaseninfektion beklagen, gelangen eigene Bakterien der Darmflora über die Harnröhrenmündung auf mechanischem Wege in die Blase und nicht, wie oft vermutet, Keime der Männer, die auf die Partnerin übertragen werden. Eine Blaseninfektion nach Geschlechtsverkehr kann mit einer Einmalgabe eines Antibiotikums jeweils nach Geschlechtsverkehr (Postkoitalprophylaxe) verhindert werden.

Selbstheilungskräfte (Immunabwehr) beherrschen auch ohne fremde Hilfe eine

Blaseninfektion. Antibiotika, die über die Nieren ausgeschieden werden und in der Blase schnell eine hohe Konzentration erreichen, sind hocheffektiv. Ein entsprechendes Antibiotikum bewirkt eine schnelle Linderung, oftmals von einem auf den nächsten Tag. Auch ist meist eine kurzfristige einmalige Applikation ausreichend. Da bei einer Blasenentzündung im Gegensatz zu anderen Entzündungen nur die Blasenschleimhaut und keine parenchymatöse Gewebestruktur betroffen ist, muss nicht, wie allgemein bei Infektionen üblich, längerfristig behandelt werden.

Rezidivierende Blasenentzündung

Die Dramatik einer Blasenentzündung hinterlässt Ängste und die Befürchtung, in unpassenden Situationen ein Rezidiv zu erleiden. Besonders vor besonderen Ereignissen kommt es zu einer stressbedingten Verspannung des Beckenbodens. Ein entspanntes »Loslassen« bei der Urinentleerung ist nicht mehr möglich und begünstigt wie bei einer mechanischen Abflussstörung Harnwegsinfektionen.

Allein das Sicherheit gebende Gefühl, sich notfalls mit einem Antibiotikum jederzeit selbst helfen zu können, verschafft oft die nötige Entspannung und hilft, Rezidive zu vermeiden.

Bei Männern mit einem rezidivierenden Harnwegsinfekt als Folge eines Prostataadenoms sollte die auslösende Abflussbehinderung mittels operativer Prostataresektion behandelt werden.

Chronische Blasenentzündung

Ein eher seltener chronischer Harnwegsinfekt oder auch eine asymptomatische Bakterienbesiedlung der Blase macht überwiegend kaum Beschwerden (asymptomatische Bakteriurie). Eine solche Konstellation wird meist bei Frauen und Männern in den letzten Lebensdekaden beobachtet. Antibiotika bewirken hier häufig nur eine vorübergehende Keimfreiheit. Ein abwartendes Vorgehen bis zum Auftreten von Beschwerden ist überwiegend eine therapeutische Alternative.

Überaktive Harnblase

Definition

Das Krankheitsbild der überaktiven Blase wird häufig synonym mit dem Begriff der Overactive Bladder (OAB) oder der Reizblase verwendet. Hierbei tritt gehäufter Harndrang (> zehnmaliges Wasserlassen in 24 Stunden) in Kombination mit imperativem Harndrang auf. Hierunter versteht man, dass nach Eintreten des Harndranges unmittelbar die Toilette aufgesucht werden muss, da die Blasenentleerung sonst unkontrolliert erfolgt. Dem Beschwerdebild liegt keine vom Arzt fassbare Ursache zugrunde – es handelt sich um eine Ausschlussdiagnose. Unfreiwillige Urinverluste können im Rahmen des Beschwerdebildes auftreten (Dranginkontinenz). Von einer überaktiven Blase betroffen sind rund 16 % aller erwachsenen Menschen, Frauen häufiger als Männer. Die Häufigkeit des Beschwerdebildes steigt mit zunehmendem Alter.

Erste Anzeichen

Häufiger, plötzlich auftretender und als imperativ empfundener Harndrang bei objektiv kaum gefüllter Blase.

Somatische Symptome

Bei stressbedingten Belastungen im Umfeld kommt es bei unauffälligem Urinbefund zu vermehrtem Harndrang mit kleinen Urinmengen und restharnfreier Blasenentleerung. Die Patienten sind überwiegend tagsüber, seltener jedoch auch nachts betroffen.

Psychische Symptome

Es kommt zur das tägliche Leben bestimmenden Befürchtung und Vermeidung, sich in eine Lebenssituation zu begeben, in der nicht schnell genug eine Toilette zu finden sein könnte. Längere Bahn- oder Autofahrten werden zur Qual – eine Arbeit ohne regelmäßige Möglichkeit zur Miktion (z.B. Einzelhandel, Taxifahrer, ...) wird zunehmend unmöglich.

Diagnostik

Eine detaillierte Anamnese sowie ein Miktionsprotokolls ermöglichen eine objektive Bewertung der subjektiv sehr unterschiedlich empfundenen Beschwerden. Allgemein werden bei einer Urinproduktion von 1–1,5 Litern in 24 Stunden bei einer Blasenkapazität von 200–300 ml eine fünf- bis sechsmalige Blasenentleerung als normal empfunden. Entscheidend für die Diagnose ist gemäß o.g. Definition der Ausschluss anderer zugrunde liegender Erkrankungen.

»Fallstricke« der somatischen Diagnostik

Häufig werden die Beschwerden im Sinne einer Harnwegsinfektion fehlinterpretiert und z.B. bei einer zufällig parallel vorliegenden leichten Leukozyturie antibiotisch behandelt.

Vorrangig bei Frauen, aber auch bei Männern ist eine interstitielle Zystitis, unter Umständen auch eine maligne Grunderkrankung differenzialdiagnostisch in Erwägung zu ziehen. Die Zystoskopie ist im Rahmen der Basisdiagnostik zwingend erforderlich. Bei Männern richtet sich die Aufmerksamkeit ggf. in Richtung chronische Prostatitis bzw. CBSS (s. oben), wobei die Übergänge zwischen den Krankheitsbildern hier durchaus fließend sind. Des Weiteren sollte an neurogene Blasenentleerungsstörungen gedacht werden, z.B. bei angeborener Spina bifida, mechanischer Bedrängung des Blasenzentrums im kaudalen Rückenmark oder den kaudalen Nervenwurzeln bzw. im Rahmen einer Multiplen Sklerose.

Warum kann man das Krankheitsbild leicht übersehen?

Oftmals besteht weniger die Gefahr des Übersehens als vielmehr der Fehlinterpretation der Beschwerden. Die Fülle der Differenzialdiagnosen wurde bereits angesprochen. Häufig wird aber auch viel zu selten an psychosoziale Konflikte im Umfeld der Betroffenen als Ursache für eine Blasenüberaktivität (»die Blase weint«) gedacht.

FALLBEISPIEL

Eine 45-jährige Büroangestellte berichtet über eine tägliche Miktionsfrequenz von 20- bis 25-mal/Tag. Ein Miktionsprotokoll zeigt physiologische Trinkmengen ohne unfreiwillige Urinverluste. Aufgrund der urologischen Basisdiagnostik ergibt sich keinerlei Anhalt für eine somatische Erkrankung der Harnwege. Nach Feierabend und nachts ist die Symptomatik weit weniger ausgeprägt. Im Rahmen einer gezielten Sozialanamnese stellt sich heraus, dass die alleinerziehende Mutter von zwei Kindern einem zunehmenden Stress bei der Arbeit ausgesetzt ist. Mehrere jüngere Mitarbeiterinnen konkurrieren um ihr Tätigkeitsfeld und stellen ihre Kompetenz infrage. Auf Nachfragen gibt sie außerdem an, ein Verhältnis mit ihrem verheirateten Chef begonnen zu haben, der jedoch nicht bereit ist, sich zu ihren Gunsten von seiner Frau bzw. seiner Familie zu trennen.

Therapeutische Optionen und Gefahren

Medikamentös wirken vor allem Spasmolytika auf die hyperreagible Detrusormuskulatur. Neben klassischen Anticholinergika stehen β-Adrenozeptoragonisten zur Verfügung. In den vergangenen Jahren haben sich zudem intravesikale Injektionen von Botulinumtoxin als hocheffektiv in der Behandlung der therapierefraktären überaktiven Blase erwiesen. Die Beeinflussung der psychosozialen Faktoren, die für die Pathogenese der Beschwerden oft mitursächlich sind, sollte des Weiteren im Fokus der Therapie stehen. Wichtig ist hier, mithilfe eines Miktionsprotokolls zu erarbeiten, unter welchen Umständen die überaktive Blase indirekt auf unbewusste Konflikte im Umfeld hinweist. So kann es gelingen, den Betroffenen zu erklären, dass es nicht sinnvoll ist, alleinig Symptome zu bekämpfen, sondern die Beschwerden als mögliche psychosomatische Äußerung zu interpretieren. Dies ist die Voraussetzung für die Patienten, zu lernen, mit dem Druck, der auf ihnen und indirekt auf ihrer Blase lastet, anders umzugehen.

Urothelkarzinom

Definition

Das von der Blasen- bzw. Harnleiter- und Nierenbeckenschleimhaut (Urothel) ausgehende Urothelkarzinom tritt überwiegend in der Harnblase und nur in seltenen Fällen als Hohlraumtumor in Niere, Harnleiter oder der proximalen Harnröhre auf. Betroffen sind vorrangig Männer im Alter zwischen 65 und 70 Jahren. Geschlechterübergreifend ist das Blasenkarzinom die siebthäufigste bösartige Tumorerkrankung. Renal eliminierte Kanzerogene aus Zigarettenrauch gelten als Ursache für rund 50 % der Erkrankungen. Die oft auch berufliche Exposition gegenüber aromatischen Aminen, polyzyklischen aromatischen Kohlenwasserstoffen sowie chlorierten Kohlenwasserstoffen macht rund 10 % der Erkrankungsursachen aus. Bei entsprechenden Berufsgruppen sind Urothelkarzinome als Berufserkrankung anerkannt. Bei Erstdiagnose sind rund 75 % der Tumoren auf Mukosa (pTa) bzw. Submukosa (pT1) beschränkt und weisen eine gute Prognose auf.

Erste Anzeichen

Sichtbares Blut im Urin (Makrohämaturie) ohne zusätzliche offensichtliche Beschwerden einer ursächlichen Erkrankung (Harnwegsinfektion, Urolithiasis, ...) sollte immer zur weiterführenden Diagnostik führen. Der alleinige Nachweis von Erythrozyten im Mikroskop oder auf dem Teststreifen (Mikrohämaturie) sollte zumindest einmalig ebenfalls einer entsprechenden Diagnostik, bei Wiederholung zumindest einem gelegentlichen Monitoring zugeführt werden.

Somatische Symptome

Leitsymptom von Urothelkarzinomen ist die »schmerzlose« Makrohämaturie. Aber auch eine vermeintliche überaktiven Blase oder chronische Harnwegsinfektion kann ein Urothelkarzinom verdecken.

Psychische Symptome

Die Makrohämaturie kann Angst und konsekutiv eine unmittelbare ärztliche Konsultation bedingen. Den Autoren sind jedoch auch viele Fälle bekannt, in denen trotz offensichtlicher Symptomatik aufgrund der Schmerzlosigkeit in Verbindung mit dem zumeist intermittierenden Charakter dieses verharmlost bzw. verleugnet und die weiterführende Diagnostik verzögert wurde.

Diagnostik

Neben einer körperlichen Untersuchung und exakten (inkl. Berufs-)Anamnese sind Urin- und Blutlaboranalysen (Blutbild, Entzündungsparametrie, Kreatinin, ...), eine bildgebende Diagnostik des oberen Harntraktes (zumindest Sonografie, später auch CT/MRT) und eine Zystoskopie obligat.

»Fallstricke« der somatischen Diagnostik

Oft blutet es nur vorübergehend. Der intermittierende Charakter der Hämaturie und die häufig damit zufällig einhergehende vermeintliche Besserung durch eine parallel verabreichte Applikation eines Antibiotikums dürfen nicht dazu verleiten, ein Urothelkarzinom nicht zumindest differenzialdiagnostisch in Erwägung zu ziehen. Eine Blasenspiegelung ist bei schmerzloser Makrohämaturie zeitnah, bei rezidivierenden Harnwegsinfektionen bzw. Verdacht auf eine überaktive Harnblase etc. zumindest zeitverzögert indiziert.

Warum kann man das Krankheitsbild leicht übersehen?

Insbesondere wenn eine Makrohämaturie ausbleibt, werden die ersten Symptome oft im Sinne chronisch-rezidivierender Harnwegsinfektionen, einer überaktiven Harnblase oder eines Prostataadenoms fehlinterpretiert. Vor allem bei jungen Patientinnen mit genetisch instabilen aggressiven Tumoren kann eine Verzögerung der Diagnostik fatale Folgen haben.

FALLBEISPIEL

Eine 41-jährige Patientin wird aufgrund irritativer Unterleibs- und Blasenbeschwerden 1,5 Jahre lang sowohl gynäkologisch und bei Erfolglosigkeit der Therapie auch psychosomatisch betreut. Sie beklagt vor allem eine ausgeprägte Pollakisurie mit nur leichten z. T. ziehenden, z. T. auch brennenden Missempfindungen zum Ende der Miktion. Im Rahmen der vielfachen ärztlichen Konsultationen waren gelegentlich im Urinstix Spuren von Leukozyten, aber auch Erythrozyten nachweisbar. Ein Harnröhren- bzw. Vaginalabstrich hatte einmalig den Nachweis von Chlamydien erbracht. Wiederholte Therapiesequenzen mit verschiedenen Antibiotika führten zu einer vorübergehenden Besserung der Beschwerden. Im Rahmen der psychosomatischen Mitbetreuung standen ihre Probleme am Arbeitsplatz, die Schwierigkeit der Vereinbarung von Beruf und der Versorgung der jungen Familie (verheiratet, drei kleine Kinder) sowie die finanzielle Belastung durch einen gerade erfolgten Hausbau im Vordergrund. Eines Morgens ist beim ersten Wasserlassen die gesamte Urinportion dunkelrot und kaffeesatzartig mit winzigen Schwebeteilchen durchsetzt. Daraufhin erfolgt die sofortige Überweisung zum Urologen. In der Zystoskopie zeigt sich ein großflächiges, nur knapp über das Schleimhautniveau erhabenes entzündlich gefäßinjiziertes Tumorwachstum der linken Blasenseitenwand und des Blasenbodens, welches sich später histologisch als hochaggressives, partiell neuroendokrin entdifferenziertes Urothelkarzinom herausstellt.

Therapeutische Option und Gefahren

Nichtmuskelinvasive Tumoren (pTa, pT1, pTis) können durch die Harnröhre (transurethral) reseziert werden. Damit ist oftmals eine Heilung möglich, bevor ein Wachstum in die tiefergelegene Detrusormuskulatur erfolgt. Je früher ein Karzinom erkannt wird, desto günstiger ist die Prognose. Mithilfe der lokalen intravesikalen Instillation von Chemo- oder Immuntherapeutika lässt sich die Rezidiv- bzw. Progressionswahrscheinlichkeit im Anschluss an die Tumorresektion effektiv senken. Bei muskelinvasiven und/oder besonders aggressiven Tumoren stellt die radikale Zystektomie die entscheidende kurative therapeutische Intervention, allerdings mit den daraus resultierenden Einschränkungen der Lebensqualität, dar. Systemische Chemo- bzw. auch Immuntherapien haben zumeist lediglich palliativen Charakter und sind den fortgeschrittenen, fast ausschließlich tödlich verlaufenden Tumorstadien vorbehalten.

FRITZ REINECKE, HENRIK SUTTMANN

6.3.14 Erkrankungen des äußeren Genitale des Mannes

Definition

Angeborene, akut oder langsam auftretende, nicht der Norm entsprechende Veränderungen im Bereich des Penis und der Hoden.

Erste Anzeichen

Eine sich langsam einstellende Veränderung wird seltener als gravierend eingeschätzt oder als unbedeutend abgetan.

Somatischer Befund

Jede tastbare Veränderung muss abgeklärt werden, da sie sich zu einer lebensbedrohenden Erkrankung entwickeln kann (Hodenkrebs).

Psychischer Befund

Erkrankungen im Intimbereich werden als besonders unangenehm empfunden. Insbesondere bei Kindern bzw. pubertierenden Jugendlichen stehen Schamgefühle einer ärztlichen Untersuchung oftmals im Wege.

Diagnostik

Die Befunde sind eindeutig und führen ohne großen Aufwand zu einer exakten Diagnose. Der im psychotherapeutischen Feld Tätige sollte diese Krankheiten kennen, um Schilderungen von Patienten richtig einordnen zu können.

Erkrankungen im Bereich des Penis

Phimose

Eine Phimose ist eine angeborene oder später durch entzündliche Schrumpfungen verengte Vorhaut des Mannes. Normalerweise lässt sich die Vorhaut beschwerdefrei über die Eichel (Glans penis) zurückstreifen. Bei Neugeborenen kann eine zu enge Vorhautöffnung dazu führen, dass sich die Vorhaut beim Wasserlassen aufbläht. In den ersten Lebensjahren ist eine Phimose bis zu einem gewissen Grad bedingt durch Verklebungen zwischen Vorhaut und Eichel physiologisch. Eine relative Enge führt bei Knaben immer wieder zu Entzündungen (Balanitis). Geschlechtsaktive Männer klagen über Einrisse oder Verletzungen der Vorhaut nach Geschlechtsverkehr. Auch bei älteren Männern können chronische Entzündungen zu einer Einengung führen. In all diesen Fällen ist eine operative Beschneidung (Zirkumzision) das Mittel der Wahl.

Paraphimose

Zu einem dramatischen Ereignis kann es kommen, wenn sich die (zu enge) Vorhaut hinter dem Rand der Eichel verklemmt. Hier ist umgehend fachlich/urologische Kompetenz erforderlich, um diesen sehr unangenehmen Zustand zu korrigieren.

Frenulumriss

Die Vorhaut ist an der Unterseite des Penis mit einem kleinen Bändchen (Frenulum) fixiert. Darin verläuft ein arterielles Blutgefäß, das, wenn es beim Geschlechtsverkehr einreißt, zu eindrucksvollen Blutungen führen kann. Dieses für alle Beteiligten oft dramatische Ereignis ist medizinisch völlig harmlos. Es reicht eine leichte Kompression für einige Minuten, um die Blutung zu stillen. Im Gefolge kann es durch Vernarbung zu wiederholten Einrissen des Frenulums kommen, was dann eine saubere operative Durchtrennung erforderlich macht.

Induratio Penis Plastica

Die Schwellkörper des Penis werden von einer elastischen Bindegewebsschicht umhüllt. Es kann beim Geschlechtsverkehr zu Einrissen in der bindegewebigen Hülle des Penis kommen (»Penisfraktur«) oder auch zur umschriebenen gutartigen, entzündlichen Verhärtung mit der Tendenz zu schrumpfen. Eine Penisdeviation zur Seite und/oder nach oben, begleitet von Schmerzen, kann die Folge sein. Der im erigierten Zustand abgeknickte Penis wird zum Problem beim Geschlechtsverkehr, mit erheblichen Folgen für das Männlichkeitsgefühl. Operative Korrekturen verlaufen oft enttäuschend und sollten nur in extremen Fällen zur Anwendung kommen.

Priapismus

Bei einer über 2 Stunden anhaltenden schmerzhaften Dauererektion des Penis, die sich nicht spontan nach dem Samenerguss zurückbildet, handelt es sich um ein hochakutes und gefährliches Krankheitsbild. Eine sofortige stationäre Krankenhauseinweisung ist erforderlich, da mittels Applikation vasoaktiver Medikamente bzw. operativer Intervention verhindert werden muss, dass im Penis gestautes Blut gerinnt und nicht mehr abfließen kann. Es besteht die Gefahr einer langfristigen Fibrose der Schwellkörper mit dem damit verbundenen dauerhaften Verlust der Erektionsfähigkeit.

Erkrankungen am Hoden und Nebenhoden

Die primär im Bauchraum angelegten Hoden wandern im Verlauf der fetalen Entwicklung von innen durch den Leistenkanal nach außen in den Hodensack (Skrotum). Sie erfüllen unter der Steuerung der Gonadotropine luteinisierendes Hormon (LH) und follikelstimulierendes Hormon (FSH) im wesentlichen zwei Funktionen: 1. die Leydigzellen des Hodens produzieren unter der LH-Wirkung den größten Teil des wichtigsten männlichen Geschlechtshormons Testosteron, 2. im Keimepithel reifen unter der Wirkung des FSH die befruchtungsfähigen Spermatozyten heran. An die eiförmigen, sich prall elastisch anfühlenden Hoden ist seitlich der verschiebliche Nebenhoden angelagert. Hier findet die Endreifung der Spermatozyten statt, die dann über den Samenleiter in die Samenbläschen als Anhängsel der Prostata gelangen. Dort bereitgestellt werden Spermien bei Bedarf mit dem Sekret der Prostata vermischt und bilden zusammen das Ejakulat.

Hodenhochstand

Die Temperatur im Skrotum ist um rund 1,5 Grad geringer als die durchschnittliche Körpertemperatur. Ein Hoden, der bei seiner vorgeburtlichen Verlagerung nicht genügend weit nach unten in das Skrotum gewandert ist, behindert bei fehlender Temperaturdifferenz die Spermiogenese – je nach Ausprägung besteht die Gefahr einer späteren Einschränkung der Zeugungsfähigkeit. Daher ist schon bei Säuglingen und bei den ersten Vorsorgeuntersuchungen darauf zu achten, dass sich beide Hoden überwiegend in korrekter Position im Skrotum befinden. Gängige Lehrmeinung ist derzeit, dass sich spätestens mit Abschluss des ersten Lebensjahres beide Hoden in orthotoper Position zu befinden haben. Ist dies nicht der Fall, besteht die Indikation zur operativen Korrektur.

Varikozele

Vorrangig im linken Hoden kommt es anatomisch bedingt relativ häufig zu einer Druckerhöhung in der Vena testicularis und dem vorgeschalteten, den Hoden umschließenden venösen sog. Plexus pampiniformis. Dieser ist als gefüllte »Krampfader« in unterschiedlichem Ausmaß tast- und sichtbar (Varikozele). Die pathologische Relevanz eines solchen Befundes ist nach wie vor umstritten und wurde in der Vergangenheit oftmals überbewertet. Nach derzeitigem Konsens besteht die relative Indikation zur operativen Intervention (Venenclipping, -sklerosierung) bei störendem kosmetischen Aspekt, bei Beschwerden, wie z. B. Schmerzen, oder bei einer mittels Spermiogramm nachgewiesenen Einschränkung der Fertilität.

Hodentorsion

Bei Knaben oder jungen Männern kann es nach verstärkter körperlicher Aktivität (z. B. Sport), aber auch idiopathisch (oft in den frühen Morgenstunden) zu einer Torsion des Hodens um die Längsachse seiner zuführenden, den Samenstrang bildenden Gefäße durch Zug der darin enthaltenen zirkulären Muskulatur kommen. Die Torquirung der Blutgefäße führt zur venösen Stase bei persistierend einfließendem arteriellen Blut. Besteht dieser hochakute und zumeist sehr schmerzhafte Zustand mehr als 5–6 Stunden, ist die Gefahr einer hämorrhagischen Nekrose mit konsekutiver permanenter Schädigung des Keimepithels, aber auch der Testosteronproduktion gegeben. Es besteht immer die Indikation zur sofortigen stationären Einweisung zur Überprüfung der OP-Indikation.

Spermatozele

Die Kanälchen des Nebenhodens können blind enden. Es bilden sich Zysten, die frei beweglich im Hodensack tastbar sind. Häufig wird völlig beschwerdefrei ein »dritter Hoden« vermutet. Die Sonografie bestätigt zumeist eindeutig die (harmlose) klinische Diagnose. Eine Resektion ist nur dann indiziert, wenn der Befund als unangenehm bzw. störend empfunden wird.

Hydrozele und Leistenbruch

Eine Ansammlung seröser Flüssigkeit zwischen den die Hoden umschließenden Blättern der Tunica vaginalis testis wird als Hydrozele bezeichnet. Zu einem Leistenbruch kommt es bei einer Schwachstelle der Bauchwandfaszien im Bereich des Leistenkanals. Im Bereich der Leiste ist ein Bruchsack als Vorwölbung tastbar. In beiden Fällen ist eine operative Korrektur das Mittel der Wahl.

Nebenhodenentzündung

In Analogie zur akuten Harnwegsinfektion kann es im Rahmen einer Abschwächung der lokalen Infektabwehr zu einer aszendierenden bakteriellen Infektion über den Samenleiter bis hin in den Nebenhoden kommen. Bei einer schmerzhaften Anschwellung des Nebenhodens ist eine tastbare Abgrenzung desselben vom Hoden oft nicht mehr möglich. Die schmerzhafte Verhärtung ist differenzialdiagnostisch unbedingt eindeutig von einer Hodentorsion- oder tumorerkrankung zu trennen. Zumeist verschafft die Sonografie schnell eine eindeutige Zuordnung. Bei ausgeprägten Befunden ist ein Antibiotikum das Mittel der Wahl. Zusätzlich lindert lokales Kühlen und Hochlagern der Hoden im Liegen die unangenehmen Schmerzen.

Hodenkarzinom

Definition Im Vergleich zu anderen Krebserkrankungen ist das Hodenkarzinom eher selten – es stellt nichtsdestotrotz die häufigste lebensbedrohliche urologische Erkrankung bei jungen Männern dar. Hodenkarzinome machen nur etwa 1–2 % aller bösartigen Tumoren aus. Häufig erkranken insbesondere junge Männer zwischen 20 und 40 Jahren am Hodenkrebs. Rund 95 % der Betroffenen können geheilt werden.

Erste Anzeichen Schon kleinste Veränderungen am prallelastischen eiförmigen Hoden sind von außen im Hodensack tastbar.

Somatische Symptome Die derbe Knotenbildung ist nicht schmerzhaft und zumeist nur beim Betasten auffällig.

Psychische Symptome Der beunruhigende Befund wird häufig aufgrund von Schamgefühlen verdrängt und eine Diagnostik verzögert.

Diagnostik Je früher ein Hodenkarzinom entdeckt wird, desto besser sind die Heilungschancen. Ein derber Knoten, der vom Hoden ausgeht, ist im Gegensatz zur beweglichen Spermatozele fest mit dem Hoden verwachsen. Schwieriger ist die Abgrenzung bei gleichzeitig bestehender Nebenhodenentzündung. Erst die Ultraschalldiagnostik liefert eine exakte Diagnose.

»Fallstricke« der somatischen Diagnostik Ein Risikofaktor für die Entwicklung eines Hodenkarzinoms ist der Hodenhochstand. Ein in der Leistengegend verbliebener und nicht deszendierter Hoden birgt ein erhöhtes Risiko zu entarten. Zudem erschweren die dystope anatomische Position sowie das zumeist reduzierte Volumen das Ertasten. Ein Leistenhoden sollte daher prophylaktisch ins Skrotum verlagert oder bei Funktionslosigkeit operativ entfernt werden.

Warum kann man das Krankheitsbild leicht übersehen? Grundsätzlich gilt: Jeder suspekte Tastbefund an Hoden bzw. Nebenhoden sollte insbesondere bei jungen Männern definitiv urologisch abgeklärt werden. Übersehen werden können Hodenkarzinome eigentlich nur, wenn sich die betroffenen Patienten nicht zeitnah ärztlich vorstellen.

FALLBEISPIEL

Ein 30-jähriger Mann mit suspektem Tastbefund am linken Hoden kommt besorgt zur Abklärung. Das auf diese Weise frühzeitig diagnostizierte Hodenkarzinom wird kurativ mittels Orchiektomie entfernt. Bereits vor der operativen Intervention werden Spermatozyten mittels Kryokonservierung asserviert. Bei dem als geheilt geltenden Patienten erfolgt konsekutiv eine leitlinienkonforme Nachsorge mittels regelmäßiger körperlicher Untersuchungen, Sonografien, Bestimmung diverser Serumhodentumormarker sowie Schnittbildgebungen. Bei einer nach 5 Jahren abschließenden Untersuchung fällt sonografisch ein winziger Zweittumor im kontralateralen rechten Hoden auf. Dieser Tumor wird organschonend reseziert. Eine resultierende endokrine Unterfunktion wird mittels lebenslanger Testosteronsubstitution therapiert – das Kryokonservat erhält die biologische Zeugungsfähigkeit.

Therapeutische Option und Gefahren Die erste Behandlungsmaßnahme ist zumeist die operative inguinale Entfernung des betroffenen Hodens mit kontralateraler Biopsie. Bei einem Tumor im Anfangsstadium ist eine aktive Überwachung ohne weitere Maßnahmen möglich. Histologie und Tumorstadium entscheiden ggf. über eine zusätzliche adjuvante oder bei Metastasennachweis kurative strahlen- oder chemotherapeutische Behandlung. Da eine Metastasierung in fast allen Fällen zunächst über die retroperitonealen Lymphbahnen verläuft, können befallene Lymphknoten auch mittels retroperitonealer Lymphadenektomie entfernt werden. Als alternatives Behandlungsverfahren eingesetzt können so Spätfolgen einer Bestrahlung oder Chemotherapie vermieden werden. Diese aufwendige Operation wird aber aufgrund des jugendlichen Alters bis auf eine mögliche retrograde Ejakulation und eine dadurch bedingte Fertilitätsstörung gut toleriert.

FRITZ REINECKE, HENRIK SUTTMANN

6.3.15 Sexuell übertragbare Erkrankungen

Definition

Die beim Geschlechtsverkehr übertragenen Krankheiten werden als »sexually transmitted diseases« (STD) bezeichnet. Um eine Weiterverbreitung der gefährlichsten

Infektionen einzuschränken, sind Syphilis, HIV und Hepatitis B anonym meldepflichtig. Zu den nicht meldepflichtigen Geschlechtskrankheiten zählen Chlamydien-, Mykoplasmen- und Ureaplasmen-Infektionen, Gonorrhoe, HPV-Infektionen, Herpes genitalis, Hefepilzinfektionen, Trichomoniasis vaginalis und Filzlausbefall.

Erste Anzeichen

Die Übertragung der Bakterien, Viren oder Pilze erfolgt über den Schleimhautkontakt beim Geschlechtsverkehr oder beim Kontakt mit infizierten Körperflüssigkeiten, wenn Läsionen an der Körperoberfläche ein Überwechseln in einen anderen Organismus zulassen. Ob überhaupt und welche Erreger übertragen werden, ist abhängig von der jeweiligen Immunabwehr, die eine Übertragung verhindern kann.

Somatische Symptome

Die Inkubationszeit bewirkt eine Verzögerung vom Zeitpunkt der Ansteckung bis hin zu den ersten Krankheitsanzeichen. Krankheitstypische Symptome sind abhängig von dem jeweiligen Erreger.

Psychische Symptome

Die Angst vor einer sexuell übertragbaren Erkrankung hat zur Folge, dass oftmals bereits minimale Beschwerden als dramatisch empfunden werden.

Diagnostik

Zu beachten ist eine Latenzzeit von mehreren Tagen bei klassischen STD. Kleine Verletzungen beim Geschlechtsverkehr treten im Gegensatz dazu sofort im Anschluss an Geschlechtsverkehr auf und sind weniger gravierend.

»Fallstricke« der somatischen Diagnostik

Patienten mit einer klassischen Geschlechtserkrankung sollten behandelt werden, da sich Komplikationen und Spätfolgen entwickeln können. Problematisch ist die Suche nach einer Infektquelle beim Partner. Einerseits traut man oftmals bestimmten Personenkreisen eine Geschlechtskrankheit nicht zu, andererseits kann es zu Vorwürfen führen, die schwer zu beweisen sind.

Therapeutische Optionen und Gefahren

Besonders betroffen sind Menschen mit häufig wechselnden Geschlechtspartnern.

Ein überwiegend wirksamer Schutz ist der geschützte Geschlechtsverkehr mit einem Kondom.

Syphilis (Lues)

Infektion mit dem bakteriellen Erreger *Treponema pallidum*. Eine unbehandelte Syphilis kann zur sog. Neuro-Lues mit Demenz, Psychose oder fortschreitenden Lähmungen führen. Daher ist es von großer Wichtigkeit, dass die ersten Anzeichen in Form eines wie ausgestanzt wirkenden, zumeist schmerzlosen Schleimhautdefekts an der Glans penis, an den Schamlippen, aber auch an anderen Kontaktstellen, wie z. B. im Bereich der Mundschleimhaut (sog. Primäraffekt), nicht übersehen werden. Zumeist sind spezifische Antikörper im Blut nachweisbar. Im Anfangsstadium ist eine höher dosierte Einmalbehandlung mit Penicillin ausreichend.

HIV-Infektion

Neben dem Kontakt mit infizierten Körperflüssigkeiten bei ungeschütztem Geschlechtsverkehr (Scheidensekret, Samenflüssigkeit) ist auch eine Übertragung mit infiziertem Blut (z. B. durch benutzte Spritzen) möglich. In europäischen Ländern kommt es vorrangig in der Drogenszene und unter homosexuellen Männern zur Ansteckung. Außereuropäisch ist diese Infektionskrankheit vor allem in Afrika weit verbreitet.

Die Erstinfektion ähnelt einem grippalen Infekt. Die Gefährlichkeit der Erkrankung kommt erst später zum Tragen, da die HI-Viren das menschliche Immunsystem zerstören und harmlose Infektionserkrankungen nicht ausreichend abgewehrt werden können.

Mit einer antiretroviralen Kombinationstherapie ist eine Stärkung des geschwächten Immunsystems möglich. Schnelle Resistenzentwicklungen der Viren und schwerwiegende Nebenwirkungen verhindern eine endgültige Heilung.

Hepatitis B

Die Übertragung des Hepatitis-B-Virus erfolgt einerseits durch Geschlechtsverkehr mit oft unwissend daran erkrankten Personen, andererseits auch mit infiziertem Blut über verunreinigte Spritzen oder ehemals Blutkonserven. Es handelt sich dabei um eine Infektionskrankheit der Leber, die häufig akut (90 %) und selten chronisch verläuft. Sie ist eine weltweit vorkommende Infektionskrankheit und entsprechend häufig als Infektquelle präsent. Bei bis zu einem Drittel der Weltbevölkerung sind als Zeichen einer ausgeheilten Infektion spezifische Antikörper nachweisbar.

In der Regel heilt eine akute Hepatitis nach 2–6 Wochen ohne gravierende Symptome aus. Nur bei einem Drittel der Erkrankten finden sich die klassischen Zeichen einer Hepatitis (Gelbfärbung bzw. Ikterus der Haut und der Skleren im Auge). Auf der Basis einer chronischen Infektion kann sich eine Leberzirrhose oder ein Leberkarzinom mit tödlichem Ausgang entwickeln. Da die Behandlung schwierig ist, kommt der prophylaktischen Impfung eine besondere Bedeutung zu.

Chlamydieninfektion

Die Infektion mit Chlamydien ist eine der häufigsten sexuell übertragbare Erkrankung. Die Bakterienspezies *Chlamydia trachomatis* gefährdet anatomisch bedingt in erster Linie junge Mädchen und Frauen. Die Entzündung kann auf die Augen übergehen, weitere Chlamydien-Untergruppen infizieren die Bronchien und verursachen Lungenentzündungen. Während der Geburt kann die Infektion auf das neugeborene Kind, insbesondere auf dessen Augen, übertragen werden.

Die typischen Symptome sind bei beiden Geschlechtern ähnlich. Beklagt werden Juckreiz, Brennen beim Wasserlassen und dünnflüssiger Ausfluss. Kaum spürbare Krankheitszeichen sind auch möglich. Eine unentdeckte und damit unbehandelte Chlamydieninfektion kann in der Folge zu Unfruchtbarkeit und zu einer sich ausbreitenden Entzündung im Unterleib, sowohl bei Frauen als auch bei Männern, führen.

Der mikrobiologische Nachweis mit einer Anzüchtung der Erreger ist kompliziert und nur in spezialisierten Laboratorien möglich. Massenhaft Leukozyten im Abstrichpräparat oder im Urinstix bzw. -sediment sind als Zeichen einer akuten Entzündung nicht zu übersehen. Mittels PCR lassen sich aus Abstrichen oder auch der ersten Urinfraktion die DNA-Fragmente der Erreger nachweisen. Zur Heilung kommt es nach einer gezielten Antibiotikatherapie.

FALLBEISPIEL

Eine junge geschlechtsaktive Frau befürchtet ständig die Folgen einer Chlamydieninfektion, auch ohne die klassischen Zeichen einer Entzündung wie Ausfluss. Schon bei leichten Beschwerden nach Geschlechtsverkehr wird das Schlimmste vermutet. Weniger beachtet sie, dass es bei Lubrikationsstörungen zu kleinen Verletzungen der Vaginalschleimhaut beim Geschlechtsverkehr kommen kann. Die Angst vor einer Geschlechtskrankheit führt bei ihr immer wieder zu einer aufwendigen ärztlichen Diagnostik.

Auch die wiederholte Untersuchung des Partners liefert nicht den vermuteten Erreger. Allerdings werden andere Mikroorganismen, wie z. B. typische Hautkeime (Streptokokken, Staphylokokken), gefunden, was zu Verdächtigungen und gegenseitigen Beschuldigungen führt. Unstimmigkeiten und Unsicherheiten in der Beziehung werden auf dieser Ebene ausgefochten. Bevor mikrobiologische Untersuchungen ständig andere Erreger nachweisen, die zur weiteren Verunsicherung beitragen, ist bei der Befundinterpretation dringend Vorsicht geboten.

Gonorrhoe (Tripper)

Nach einer Inkubationszeit von mehreren Tagen haften Gonokokken an der Schleimhaut der männlichen Harnröhre oder im Gebärmutterhals von Frauen. Typisch ist ein rahmiger gelb/grüner Ausfluss, begleitet von Brennen beim Wasserlassen. Gonokokken sind empfindliche Erreger und überleben nur bei ausreichender Körpertemperatur und Schleimhautfeuchtigkeit. Eine Infektion an Toilettenbrillen und Türgriffen ist, obwohl häufig als Ausrede benutzt, nicht möglich.

Unbehandelt kann es zu Harnröhrenstrikturen oder bei Frauen zur Unfruchtbarkeit kommen. Asymptomatische Verläufe bei Frauen verhindern unter Umständen, dass die Infektion frühzeitig entdeckt wird. Bei Männern ist die Symptomatik zumeist so eindeutig, dass schon das klinische Bild eine exakte Diagnose zulässt. Angefärbt mit einem Tropfen Methylenblau zeigt ein Abklatschpräparat unter dem Mikroskop neben massenhaft vorhandenen Leukozyten die unverkennbaren Diplokokken. Heutzutage gelingt ein schneller DNA-Nachweis mittels PCR aus einem Harnröhrenabstrich bzw. einer ersten Urinfraktion.

Die Gabe eines Antibiotikums ist für eine schnelle Heilung ausreichend. Zu empfehlen ist eine spezielle intramuskuläre Einmalinjektion.

HPV-Infektionen

Eine stattgehabte Infektion mit bestimmten humanen Papillomviren (HPV) löst im Genitalbereich die Bildung von Feigwarzen (Condylomata acuminata) aus. Feigwarzen als Reaktion auf die Papillomviren verursachen bei Männern auf der Eichel oder an der Vorhaut keine Beschwerden. Die blumenkohlartigen Geschwulste sind in der Regel lediglich kosmetisch störend. Bei Frauen kann sich allerdings vor allem bei zwei Subtypen (HPV 16 und 18) nach Jahren ein Gebärmutterhalskrebs entwickeln. Diese Entdeckung führte zur Entwicklung von gegen verschiedene Papillomviren gerichteten polyvalenten Impfstoffen. Die Impfung ist nur effektiv, wenn sie vor dem ersten Geschlechtsverkehr bzw. vor einer HPV-Erstinfektion stattfindet. Zur Prävention HPV-assoziierter Erkrankungen empfiehlt die ständige Impfkommission (STIKO) mittlerweile eine Impfung von Mädchen und Jungen im entsprechenden Alter.

Herpes genitalis

Ähnlich dem Herpes an den Lippen (Herpes simplex Typ 1) handelt es sich beim Herpes genitalis um eine virale Erkrankung (Herpes simplex Typ 2). Zur Erstinfektion kommt es oft unbemerkt und ohne Krankheitszeichen. Herpesviren können ein Leben lang persistieren. Die Ansteckung erfolgt vorrangig im akuten Stadium.

Häufig bei einer Immunabwehrschwäche, aber auch nach Stressbelastungen bilden sich als typische Anzeichen dieser Infektion schmerzhafte charakteristische Bläschen im äußeren Genitalbereich, die nach einer Krustenbildung eintrocknen.

Therapeutisch hilfreich sind Virustatika in Salbenform, nach aktuellen Empfehlungen aber auch oral appliziert, die nicht nur die unangenehmen Schmerzen lindern, sondern auch, wenn gleich beim ersten Anzeichen verwendet, den Krankheitsverlauf abschwächen und die Rezidivrate senken.

Hefepilzinfektion

Bei einer Vaginalmykose handelt es sich in 85 % der Fälle um eine krankhafte Besiedlung der Vagina mit *Candida albicans*. Diese Mikroorganismen verursachen, vorrangig bei einer Störung der natürlichen Abwehrkräfte im Intimbereich, Jucken, Brennen und Rötung. Besonders Frauen im gebärfähigen Alter sind betroffen. Das feuchtwarme Milieu der Scheide ist für eine derartige Infektion prädisponierend. Männer sind kaum betroffen, obwohl eine Übertragung immer wieder vermutet wird. Die Behandlung erfolgt mithilfe von Antimykotika in Form von Cremes oder Zäpfchen.

Trichomonaden

Die Symptome einer parasitären Trichomonadeninfektion gleichen der einer Vaginalmykose. Die sehr empfindlichen Geißeltierchen sind auf ein feuchtwarmes Milieu angewiesen. Sie können beim Geschlechtsverkehr übertragen werden und spielen in unserer heutigen zivilisierten Welt kaum noch eine Rolle.

Filzläuse

Die parasitäre Tierlausart wird bei sexuellem Kontakt, häufiger über Kleidungsstücke, Bett- oder Handtücher übertragen. Der Stich der Filzlaus verursacht in der Regel starken Juckreiz der betroffenen Hautpartie, besonders im Bereich der Schambehaarung. Therapeutisch wirken Insektizide oder auch die Rasur der Schambehaarung.

COSIMA VIETH

6.3.16 Myome/Uterus myomatosus

Definition

Myome sind gutartige hormonsensible Tumoren der Muskelschicht (Myometrium) des Uterus.

20–40 % aller Frauen im gebärfähigen Alter haben Myome, die sich meistens zwischen dem 35. und 50. Lebensjahr entwickeln.

Je nach Lage des Myoms unterscheidet man:

- intramurale Myome (in der Muskulatur gelegen)
- submuköse Myome (Myom entwickelt sich in die Gebärmutterhöhle hinein)
- subseröse Myome (Myom entwickelt sich nach außen ins kleine Becken)
- zervikale Myome (Myom liegt in der Wand des Gebärmutterhalses)
- intraligamentäre Myome (Myom liegt außerhalb der Gebärmutter im bindegewebigen Anteil des inneren Genitale)

Myome können 1–2 cm oder bis zu 20 cm groß sein und entweder als einzelner Muskelknoten auftreten oder zahlreich, dann spricht man von einem Uterus myomatosus. Circa ein Viertel aller Frauen können mit einem Myom beschwerdefrei leben. Die Inzidenz eines differenzialdiagnostisch abzugrenzenden bösartigen Uterussarkoms liegt bei < 0,3 %.

Erste Anzeichen

Blutungsstörungen und oder Unterbauchschmerzen, Dysmenorrhoe, Druckgefühl im Unterbauch.

Somatische Symptome

Blutungsstörungen: verlängerte und/oder azyklische Regelblutungen (Meno-/Metrorrhagie), starke Regelblutungen (Hypermenorrhoe).

Als Folge des erhöhten Blutverlustes: Eisenmangelanämie mit Müdigkeit und Abgeschlagenheit.

Der vergrößerte Uterus kann Unterbauchschmerzen, Rückenschmerzen, Dysmenorrhoe und Druckgefühl verursachen sowie Inkontinenz, Pollakisurie oder Nykturie bei Druck auf die Blase.

Ein Nierenstau kann sich bei Druck auf die Ureteren entwickeln. Schmerzen beim Geschlechtsverkehr, Fertilitätseinschränkung, z. B. durch Verlegung der Tubenostien, sind weitere somatische Symptome wie auch ein drohender Abort oder Frühgeburtlichkeit in der Schwangerschaft.

In seltenen Fällen entsteht ein akutes Abdomen durch Nekrotisierung eines Myoms.

Psychische Symptome

Bei Eisenmangelanämie Leistungseinschränkung und Erschöpfbarkeit. Vermeidung körperlicher Aktivitäten und gesellschaftlicher Rückzug wegen ständigem Bluten oder auch bei Harninkontinenz. Belastung des Sexuallebens durch langanhaltende Blutungen oder auch Schmerzen beim Geschlechtsverkehr. Bei Bedrohung der Fertilität nicht selten tiefe Traurigkeit und Depressionen. In der Schwangerschaft ängstliches Verhalten bei drohender Frühgeburt. Verzweiflung nach mehreren Aborten oder sehr frühen Frühgeburten.

Basisdiagnostik

- Anamnese
- gynäkologische Tastuntersuchung
- Ultraschall vaginal und oder abdominal (bei großen Myomen)
- MRT sinnvoll, wenn es notwendig ist, differenzialdiagnostisch ein Sarkom auszuschließen.

- Hysteroskopie
- Laparoskopie

»Fallstricke« der somatischen Diagnostik

Die Therapie eines myomatösen Uterus ist nur notwendig, wenn Symptome entstanden sind. Ganz entscheidend ist auch die Situation der Frau sowie die Lage und Größe der Myome. Wenn zugewartet wird, sollten Myome durch Kontrolluntersuchungen überwacht werden. Es können sich körperliche Sekundärfolgen der Myombildung entwickeln, wie z. B. die Entstehung einer Hydronephrose durch mechanischen Druck des Myoms auf den Ureter.

Das bösartige Uterussarkom kann vor allem am Anfang mit einem Myom verwechselt werden und somit seine frühe Entdeckung erschweren.

Warum kann man das Krankheitsbild leicht übersehen?

Bei Symptomen wird ein Uterus myomatosus selten übersehen. Schwierig kann die Situation werden, wenn sich bei jungen Frauen symptomlos Myome entwickeln, die die Fertilität beeinträchtigen.

FALLBEISPIEL

Eine 38-jährige Patientin leidet zunehmend unter Meno-/Metrorrhagien und Hypermenorrhoe. Bei der Ultraschalldiagnostik findet sich ein 3 cm großes intramurales Myom.

Eine Eisenmangelanämie wird behandelt. Zur Verminderung des Blutverlustes entscheidet sie sich für ein gestagenhaltiges Intrauterinpessar (Spirale). Darunter ist sie blutungsfrei.

Nach einem Jahr ist im Ultraschall ein neu aufgetretenes ca. 3 cm großes intramurales Myom sichtbar. Die Patientin ist aber weiterhin blutungsfrei. Kurz danach kommt sie erneut in die Sprechstunde mit dem dringenden Wunsch nach einer Hysterektomie. Sie halte es nicht aus, dass nun noch ein Myom entdeckt wurde und ihre Gebärmutter »krank« sei. Außerdem sei sie in fester Beziehung und beide möchten keine Kinder. Sie wünscht eine Hysterektomie, dann entfalle für sie auch die Verhütung. Bei der nun 39-jährigen Patientin erfolgt eine laparoskopisch assistierte suprazervikale Hysterektomie. Ein Jahr später berichtet sie, dass sie sich neu verliebt habe und in dieser Beziehung für sie der große Wunsch nach einem Kind entstanden sei.

Therapeutische Optionen

Eine behandlungswürdige Erkrankung liegt nur vor, wenn Symptome auftreten.

Bei der Entscheidung für eine Therapie spielen neben den Symptomen, der Größe der Myome und der Überwachbarkeit vor allem auch die Situation der Frau eine entscheidende Rolle.

Die häufigste Indikation für eine Hysterektomie ist immer noch der Uterus myomatosus. Eine chirurgische Überaktivität sollte unbedingt vermieden werden.

Operationsindikation

- Unterbauch-, Rücken- oder Kohabitationsschmerzen bei Versagen der konservativen Therapie
- Hydronephrose durch Ureterkompression bei Uterus myomatosus
- wachsender Uterus myomatosus in der Postmenopause
- Uterusgewicht > 600 g
- submuköse Myome bei Blutungsstörungen und Kinderwunsch
- intramurale Myome, wenn sie eine Bedrohung der Fertilität darstellen oder eine relevante Anämie durch Blutungsstörungen hervorrufen und die konservative Therapie versagt

Organerhaltende Operationsmöglichkeiten

- Endometriumablation bei Meno-/Metrorrhagie durch intramurale Myome bei abgeschlossener Familienplanung
- hysteroskopische Myomabtragung bei submukösem Myom
- Myomenukleation laparoskopisch oder durch Laparotomie bei intramuralen oder subserösen Myomen

Hysterektomie

- laparoskopische suprazervikale Hysterektomie (LASH) mit dem Vorteil des Erhaltes der Zervix, wodurch die Stütz- und Haltefunktion des Beckenbodens kaum beeinträchtigt und die Scheide nicht verkürzt wird
- vaginale Hysterektomie oder laparoskopisch assistierte vaginale Hysterektomie (LAVH)
- laparoskopisch totale Hysterektomie
- abdominale Hysterektomie: Bauchschnitt notwendig, verbunden mit höherer Morbidität und längerem Heilungsprozess

Die Wahl der Operation hängt von Größe, Lage und Anzahl der Myome ab, vor allem aber auch von der Lebenssituation der Patientin und von ihrem Wunsch.

Indikation zur medikamentösen Therapie

Ziele: Vermeidung einer Anämie durch hohen Blutverlust, Behandlung einer bestehenden Dysmenorrhoe.

- Blutungsstörungen
  - Eine gestagenbetonte Kontrazeption und gestagenhaltige Spirale verringern oder stoppen die Blutungen und Dysmenorrhoe.
  - Ulipristalacetat (Progesteronrezeptor-Modulator): Die Substanz wirkt einerseits auf das Endometrium ein und stoppt die Blutungen. Andererseits wirkt Ulipristalacetat direkt auf die Myomzellen: Es hemmt deren Zellteilung mit

nachfolgendem Zelltod der Myomzellen und damit zu einer Verkleinerung des Myoms.
Allerdings wurde die Zulassung 2020 wegen schwerer Leberschädigungen gestoppt. Seit Januar 2021 ist das Medikament nur unter strengster Indikationsstellung zugelassen.
  - Es stehen interventionelle Therapien zur Verfügung, wenn konservative Therapien die Symptome nicht ausreichend verbessern.
- Myomembolisation
  - Gefäße, die das Myom versorgen, werden über einen Gefäßkatheter verschlossen. Diese Methode ist anwendbar bei Frauen in der Prämenopause und bei abgeschlossener Familienplanung.
  - MRT-gesteuerter fokussierter Ultraschall: Unter MRT-Kontrolle wird das Myomgewebe mit hochenergetischem Ultraschall erwärmt, wodurch das Myom denaturiert.
  - ultraschallgesteuerte (intrakavitäre) Radiofrequenzablation: Einbringen der Elektroden in die Gebärmutterhöhle, dadurch direkte thermische Denaturierung des Myoms unter Ultraschallsicht

COSIMA VIETH

6.3.17 Endometriose

Definition

Die Endometriose ist eine der häufigsten Erkrankungen menstruierender Frauen und Mädchen.

Das Endometrium ist die Gebärmutterschleimhaut, die im Zyklus durch Hormoneinfluss aufgebaut wird. Am Ende des Zyklus setzt die Menstruation ein und das Endometrium blutet ab.

Bei der Endometriose befinden sich endometriumartige Zellnester außerhalb der Gebärmutterhöhle, die unter der körpereigenen Östrogenproduktion proliferieren, teilweise zwar vom umgebenden Gewebe resorbiert werden können, letztlich aber als sich vergrößernde Herde im Gewebe verbleiben.

Als Folge des proliferierenden, entzündlichen Prozesses entstehen Verwachsungen der Becken- und Bauchorgane. Unfruchtbarkeit droht bei Verschluss der Eileiter. Eine Aussaat der Endometrioseherde in uterusferne Organe ist möglich.

Vorzugsweise finden sich Endometrioseherde im Peritoneum des Beckens, sie können aber auch im gesamten Bauchraum vorkommen, oberflächlich dem Peritoneum aufliegen oder tief ins Gewebe infiltrierend wachsen. Auch in den Ovarien können Endometriosezysten entstehen.

Man unterscheidet genitale und extragenitale Manifestationen.

Genitale Manifestation

Läsionen im Bereich des inneren weiblichen Genitale (Beckenperitoneum, Ligamenta sacrouterinae, Septum rektovaginale, Fornix vaginae und Parametrien). In den Ovarien bilden sich sog. Schokoladenzysten, die das Ovargewebe zerstören. Auch in der muskulären Schicht der Gebärmutter (Myometrium) ist die Ansiedlung von Endometrioseherden häufig (Adenomyosis uteri interna).

Extragenitale Manifestation

- Rektosigmoid
- Harnblase und Harnleiter
- Seltenere Manifestationsorte sind z. B. Appendix, Lunge, Leber und Nabel.

Die Ursachen für die Entstehung einer Endometriose sind noch nicht endgültig geklärt. Häufig entstehen auch Rezidive.

Erste Anzeichen

- primäre Dysmenorrhoe, d. h. Beginn der Regelschmerzen um die Menarche, häufig mit zunehmender Intensität
- Blasen- und Darmkrämpfe, Rückenschmerzen
- Fortschreiten der Erkrankung kann auch zu einem späteren Zeitpunkt eine dann sog. sekundäre Dysmenorrhoe auslösen.

Somatische Symptome

Das Leitsymptom ist die Dysmenorrhoe. Unspezifische Zyklus-assoziierte gastrointestinale und vegetative Symptome bis zu Ohnmachtsanfällen bei der Regel können hinzukommen.

Je nach Lokalisation der Herde: Blutungen aus Blase und Darm während der Menstruation, Dyspareunie oder Defäkationsschmerzen auch außerhalb der Menstruation.

Bei größeren Schokoladenzysten ist ein dauerhafter Unterbauchdruck oder Schmerz möglich. Dysmenorrhoe und Blutungsstörungen kommen bei der Adenomyosis uteri interna vor. Auch umfangreichere Verwachsungen im Becken- und Bauchraum mit Schmerzen entsprechend der Lokalisation sind zu beobachten. Langfristig können sich zyklusunabhängige Beschwerden entwickeln.

Die Symptomatik korreliert nicht immer mit dem Ausmaß der Endometriose.

Psychische Symptome

Betroffene Frauen haben Angst vor der nächsten Regel, da sie sich in ihrer Lebensqualität eingeschränkt fühlen. Fehltage in Schule, Ausbildung und Beruf sind stark belastend.

Dyspareunie bedeutet eine erhebliche Belastung für Sexualität und Beziehung. Rückzug und Einsamkeit sind häufige Folgen. Die Betroffenen haben Angst vor möglichen intensiven Therapien und Sterilität. Häufig leidet ein Großteil der Frauen mit fortgeschrittener Endometriose an klinisch relevanten Depressionen und Angststörungen.

Basisdiagnostik

Sorgfältige Anamneseerhebung, ggf. unter Zuhilfenahme eines Schmerztagebuches.

Die gynäkologische Untersuchung kann Hinweise auf ein Vorliegen von Endometriomen geben, wie z. B. sichtbare Herde im äußeren Genitale. Bei der Palpation können ein vergrößerter Uterus, vergrößerte Ovarien oder druckschmerzhafte Areale getastet werden.

Die Ultraschalluntersuchung detektiert größere Herde, Ovarendometriome und Hinweiszeichen auf eine Adenomyosis uteri interna.

Die Verwachsungen und deren Ausmaß sind durch diese Untersuchungsmethoden jedoch nicht erkennbar. Diagnosesicherheit bietet nur die Laparoskopie, denn nur sie erfasst das Ausmaß der Erkrankung. Bei dem Eingriff ist die Entnahme von Biopsien zur Diagnosesicherheit möglich, außerdem kann die Tubendurchgängigkeit geprüft werden.

»Fallstricke« der somatischen Diagnostik

Dysmenorrhoe ist ein sehr häufiges Symptom, das nicht nur bei einer Endometriose auftritt.

Unter hormoneller Kontrazeption bleibt die an Endometriose erkrankte Frau möglicherweise symptomfrei. Erst nach Absetzen der hormonellen Kontrazeption ist eine Dysmenorrhoe oder bei ausbleibender Konzeption eine Sterilität erkennbar. Vom ersten Auftreten der Symptome bis zur Diagnose vergehen durchschnittlich 10 Jahre.

Warum kann man das Krankheitsbild leicht übersehen?

Besonders in der Anfangsphase der Erkrankung kann die Symptomatik leicht als »Regelbeschwerden« verkannt werden, auch von der Patientin selbst. Seltene extragenitale Manifestationen lassen nicht an eine Endometriose denken.

Die Abgrenzung zu Unterbauchbeschwerden durch andere Erkrankungen kann schwierig sein, da die Symptome oft scheinbar »uncharakteristisch« sind. Erscheint die Patientin in irgendeiner Form »psychisch auffällig«, kann es leicht zur Fehlinterpretation »psychisch bedingt« kommen. Es besteht die Gefahr, bei einer zur Somatisierung neigenden depressiven Patientin, unspezifische Symptome nicht als Hinweiszeichen einer Endometriose zu erkennen.

Junge Patientinnen sind durch die Diagnose verunsichert. Es entstehen Ängste vor Organverlust und Einschränkung der Fertilität, vor der Aggressivität der Therapie und Rezidiven. Als Folge werden die Symptome dann eher defensiv oder verleugnend geschildert.

Umgekehrt kann die bekannte Diagnose einer Endometriose das Erkennen einer psychosozialen Problematik (sexuelle Gewalt, Beziehungskrisen) verhindern, indem ihre körperlichen Folgen (Unterbauchschmerzen, Dyspareunie mit Penetrationsangst) »auf die Endometriose geschoben« werden.

FALLBEISPIEL

Die 25-jährige Patientin hat als junges Mädchen wegen starker Dysmenorrhoe mit einer hormonellen Kontrazeption begonnen. Die Regelschmerzen seien darunter viel besser gewesen, aber sie war nicht völlig beschwerdefrei. Zu besonderen Anlässen mache sie keine Pillenpause, um die Regel zu vermeiden.

Vor einem Jahr Eintritt in das Berufsleben, was mit enormem Leistungsdruck verbunden sei.

Seit einigen Monaten zunehmend Schmerzen bei der morgendlichen Defäkation. Sie empfindet es als »Warnsignal« ihres Körpers, dass sie nicht zur Arbeit gehen sollte, da sie dort zu hohen Anforderungen ausgesetzt sei.

Bei der Laparoskopie fand sich ein ausgedehnter Endometriosebefall im Becken, u. a. mit tief infiltrierenden Herden im Septum rectovaginale, was den Defäkationsschmerz verursachte.

Therapeutische Optionen

Ziel: Schmerzreduktion, Organerhalt, Vermeidung Funktionseinbußen von Blase, Ureteren, Nieren und Darm; Fertilitätserhalt.

Operative Therapie

Chirurgische Entfernung aller Endometrioseherde und Lösen von Verwachsungen, vorzugsweise laparoskopisch.

- Ovarendometriose: laparoskopische Zystektomie, möglichst Erhalt des Restovars
- tief infiltrierende Herde um Ureteren, in Blasen- und Rektumwand: offen chirurgische interdisziplinäre Intervention häufig unumgänglich

Nach der operativen Sanierung muss zur Vermeidung von Rezidiven eine hormonelle Anschlussbehandlung erfolgen. Nach einigen Monaten oder bei Wiederauftreten von Beschwerden ist eine Second-look-Laparoskopie sinnvoll, da Rezidive häufig sind.

Medikamentöse Therapie

Ziel: Verhinderung von Blutungen in die Endometrioseherde, dadurch Schmerzminderung und Rezidivvermeidung.

Zur Verfügung stehen orale kontinuierlich einzunehmende Kontrazeptiva, vorzugsweise Dienogest-haltige.

- kontinuierliche Gabe eines Gestagens, z. B. 2 mg/die Dienogest (einziges Gestagen, das als Endometriosetherapeutikum zugelassen ist)
- gestagenhaltiges Intrauterinpessar

Suppression der Ovarfunktion durch ein GnRH-Analogum (Arzneistoff zur künstlichen Unterdrückung der Östrogenproduktion in den Ovarien) für höchstens 6 Monate, da bei längerer Therapie die Knochengesundheit im Sinne einer Osteoporose beeinträchtigt werden kann.

Die Therapie muss entsprechend der individuellen Situation der Frau gewählt werden!

Das Eintreten der Menopause verbessert die Symptome einer Endometriose.

Bewährt hat sich auch der Kontakt zur »Endometriose Vereinigung Deutschland«. Viele Patientinnen wählen auch eine Selbsthilfegruppe.

COSIMA VIETH

6.3.18 Erkrankungen der Vulva und der Vagina mit chronischen Beschwerden

Definition

Chronische Beschwerden im Genitalbereich wie Brennen, Juckreiz oder Schmerz bestehend über längere Zeit, die durch rezidivierende Infektionen, Dermatosen, Allergien, Atrophie oder Neoplasien verursacht werden, nicht jedoch durch eine akute Infektion.

Die Lokalisation der Symptome kann einen Hinweis auf die Art der Erkrankung geben.

Infektionen

Zu den Infektionen, die chronische Beschwerden der Vagina und Vulva verursachen, zählen die rezidivierende Candidainfektion und die Kolpitis/Vulvitis plasmacellularis.

Ein rezidivierender Herpes genitales ist im gesamten Genitalbereich möglich. Er kann entweder immer am gleichen Ort entstehen oder auch an verschiedenen.

Kondylome können an der Vulva, am Damm und perianal entstehen. Ein Mitbefall der Vagina ist selten.

Beim vulvären Vestibulitissyndrom ist das Vestibulum der Vulva schmerzhaft und berührungsempfindlich.

Dermatosen

- Lichen sclerosus: Betroffen sind symmetrisch die kleinen und großen Labien.
- Lichen planus: Er beginnt an den Innenseiten der kleinen Labien und breitet sich zwischen den kleinen und den großen Labien aus.
- Psoriasis: Zur gesunden Haut scharf abgegrenzte Areale auf dem Mons pubis, in den Leisten oder an den großen Labien.
- Kontaktallergie: Beschwerden im Bereich des Genitale, der mit dem Allergen in Kontakt gekommen ist. So kann bei Verwendung von Kondomen Beschwerden durcheine Latexallergie in der Vagina und im Vulvabereich geklagt werden.

Atrophie

Bei einer Atrophie ist die Haut der Vagina und der Vulva betroffen.

Vulvär intraepitheliale Neoplasien (VIN) und Vulvakarzinom

Eine maligne Vulvaerkrankung kann im gesamten Vulvabereich vorkommen.

Erste Anzeichen

Frauen klagen über Juckreiz oder Schmerzen beim oder nach dem Geschlechtsverkehr. Häufig wird eine Pilzinfektion vermutet und erfolglos behandelt.

Somatische Symptome

Bei den chronischen symptomatischen Vulvaerkrankungen kann es durch Kratzen zu weiteren Läsionen mit Superinfektionen kommen. Auch eine übermäßige Hygiene birgt die Gefahr der Austrocknung der geschädigten Haut, was eine Verschlechterung der Symptome bedeutet. Unbehandelt führen Dermatosen zu Hautatrophien. Die betroffenen Frauen sind geplagt von dem Juckreiz. Schmerzen beim Verkehr werden sehr häufig geklagt.

Psychische Symptome

Die Vermeidung von intimen Berührungen beeinträchtigen das Sexualleben. Häufig ist der Schmerz am schlimmsten bei oder nach dem Geschlechtsverkehr. Es entstehen Beziehungsprobleme, für die sich die Frau verantwortlich fühlt.

Auch der Rückzug aus der Öffentlichkeit kommt vor, da immer wieder Juck- und Schmerzattacken im Genitalbereich ablenken.

Die betroffene Frau empfindet sich benachteiligt, da vielfach bei den chronischen Formen der Erkrankung eine langjährige Behandlung notwendig ist.

Basisdiagnostik

Anamneseerhebung über Dauer, Lokalisation und Art der Symptome. Klinische Untersuchung, mikroskopische Untersuchung des Scheidensekretes. Vulvoskopie, ggf. mit Essigsäure.

Infektion

- rezidivierende Candidose: Myzel im Nativpräparat
- Kolpitis/Vulvitis plasmacellularis: Rötung der Mukosa und (gelblicher) Fluor über Monate und Jahre, im mikroskopischen Nativpräparat leukozytenreich, kein Keim nachweisbar
- rezidivierender Herpes genitalis: gruppenförmige Bläschen, Erosionen und oder Krusten

- vulväres Vestibulitissyndrom: diskrete Rötung im Vestibulum, berührungsempfindlich, kein Keimnachweis

Dermatose

- Lichen sclerosus: Weißfärbung der Vulvahaut, beginnend an den kleinen Labien. Kinder können ebenfalls betroffen sein.
- Lichen planus: beginnend mit Weißfärbung an den Innenseiten der kleinen Labien. Ohne Behandlung kann er übergehen in eine erosive Spätform. Vagina und Mundhöhle können betroffen sein.
- Psoriasis: Pruritus und flächige Rötung mit scharfer Begrenzung. Histologische Sicherung.

Atrophie

Der Östrogenmangel, z.B. nach den Wechseljahren, lässt die Vulva- und Vaginalhaut atrophieren. Dies ist ein physiologischer Vorgang.

Vulvär intraepitheliae Neoplasie (VIN)

Dysplastische Veränderungen des Plattenepithels, meist durch humane Papillomaviren (HPV) hervorgerufen. Nicht erkannt, ist der Übergang in ein Vulvakarzinom möglich. HPV-assoziierte Vulvakarzinomerkrankungen treten zunehmend bei jüngeren Frauen auf. Diagnostisch wird eine Vulvoskopie mit Essigsäure durchgeführt, bei Verdacht Probeentnahme.

Morbus Paget

Der *vulväre Morbus Paget* ist eine Sonderform der VIN. Es handelt sich um eine von den Schweißdrüsen ausgehende vulväre intraepitheliale Neoplasie. Auch hier steht der Juckreiz im Vordergrund. Man findet Hyperkeratosen und Rötungen. Zur Diagnosesicherung Probeentnahme.

»Fallstricke« der somatischen Diagnostik

Gerade zu Beginn der chronischen Erkrankungen sind Symptome häufig milde. Scham über z.B. Schmerzen beim Verkehr zu klagen, verhindert nicht selten eine frühzeitige Diagnosestellung. Bei jungen Frauen ist bei Pruritus auch eine Selbstmedikation mit einem lokalen Antimykotikum verbreitet, was die Diagnostik hinauszögert.

Warum kann man das Krankheitsbild leicht übersehen?

Symptome verstärken sich bei den meisten chronischen Vulvaerkrankungen nach dem Geschlechtsverkehr. Dadurch Zuordnung zu einer durch den Partner übertragenen Infektion. Bei sich wiederholenden angeblichen Pilzinfektionen unbedingt gynäkologische Untersuchung mit ausreichend Zeit für eine ausführliche Anamnese und Diagnostik vereinbaren.

FALLBEISPIEL

Die 30-jährige Patientin klagt seit einigen Monaten über Juckreiz im Vorhof an einer bestimmten Stelle. Sie habe seit ca. einem Jahr einen neuen Partner und meint, dass sie sexuell nicht zusammenpassen würden, denn vorher habe sie diese Probleme nicht gehabt. Bisher erfolgten mehrere Pilzbehandlungen, einschließlich einer systemischen Behandlung bei ihr und dem Partner mit Fluconazol. Bei der Untersuchung der Vulva mit Kolposkop und Essigprobe sieht man in der Mittellinie unterhalb der Klitoris einen suspekten Bezirk.

Die Histologie der Probeexzision bestätigt ein Vulvakarzinom auf dem Boden einer HPV-Infektion.

Therapeutische Optionen

- Candidainfektion: lokale Therapie der Vagina und Vulva, z. B. mit Clotrimazol, systemische Behandlung z. B. mit Fluconazol
- Rezidivierender Herpes simplex: sofortige systemische Gabe von Aciclovir zu Beginn der Symptomatik
- Kolpitis plasmacellularis (Erreger unbekannt): lokale Anwendung von Clindamycin
- vulväres Vestibulitissyndrom: Auftragen einer Kortikosteroidsalbe mit nachfolgender konsequenter Fettpflege
- Lichen sclerosus, Lichen planus und Psoriasis: wiederholte lokale Anwendung einer Kortikosteroidsalbe mit nachfolgender konsequenter regelmäßiger Fettpflege
- Atrophie mit Beschwerden: lokale Therapie mit Estriol, Fett- oder Feuchtcremepflege
- Neoplasien und ihre Vorstufen: Die klassische vulväre intraepitheliale Neoplasie (VIN) ist assoziiert mit einer HPV-Infektion, übertragen beim Geschlechtsverkehr. Die ständige Impfkommission (STIKO) empfiehlt eine HPV-Impfung für Kinder und Jugendliche.
- Bei vulvärer intraepithelialer Neoplasie erfolgt eine operative Sanierung.
- Das Vulvakarzinom wird gemäß seinem Stadium behandelt (Operation, Bestrahlung, Chemotherapie).

COSIMA VIETH

6.3.19 Emesis gravidarum/Hyperemesis gravidarum

Definition

Als Emesis gravidarum bezeichnet man eine schwangerschaftsbedingte Übelkeit mit Erbrechen ohne starke Beeinträchtigung, die einen Großteil aller Schwangeren betrifft. Sie kommt gehäuft und verstärkt bei Geminigraviditäten und Blasenmolen vor.

Meistens beschränkt sich die Symptomatik auf das 1. Trimenon der Gravidität, sie kann aber auch weit über diesen Zeitraum hinaus reichen.

Die Hyperemesis gravidarum kann zu einem bedrohlichen Krankheitsbild werden. Sie zeichnet sich durch mehr als fünfmal tägliches Erbrechen und eine erschwerte Nahrungs- und Flüssigkeitsaufnahme aus. Hieraus kann Gewichtsverlust, Azidose, Dehydratation und Störung des Elektrolythaushaltes resultieren.

Klinisch wird unterschieden eine leichte Hyperemesis gravidarum mit Krankheitsgefühl ohne Stoffwechselentgleisung von einer schweren Hyperemesis gravidarum mit Stoffwechselentgleisung.

Die Ätiologie der Hyperemesis gravidarum ist nicht geklärt. Es werden als Ursachen diskutiert:

- erhöhte Produktion von β-HCG und/oder Prostaglandin-E_2 (beide Hormone werden in der frühen Schwangerschaftsentwicklung physiologisch produziert)
- genetische Prädisposition
- schwangerschaftsbedingt ein relaxierter Ösophagussphinkter
- Vitamin-B-Mangel
- chronische *Helicobacter-pylori*-Infektion
- transienter Hyperthyreodismus, der in der Frühschwangerschaft durch Verminderung der TSH-Expression bis zur 18. SSW bestehen kann

Ein Zusammenhang zwischen einer psychosomatischen Störung und der Hyperemesis konnte bisher nicht belegt werden.

Erste Anzeichen

Morgendliche Übelkeit und Geruchsempfindlichkeit ab der ca. 6. Schwangerschaftswoche.

Somatische Symptome

Bei ca. 1,5 % aller Schwangeren entwickelt sich im Verlauf der Frühschwangerschaft das Vollbild einer Hyperemesis gravidarum. Die Symptomatik kann bis weit über die 20. SSW reichen: dauerhafte Übelkeit auch tagsüber mit intermittierendem Erbrechen. Erschwerte Nahrungs- und Flüssigkeitsaufnahme. Starkes Krankheitsgefühl und Kraftlosigkeit.

Psychische Symptome

Im Verlauf einer Hyperemesis gravidarum wird nicht selten durch die quälende Symptomatik und bei starkem Krankheitsgefühl die Freude auf das Kind getrübt.

Zweifel und Verunsicherung bezüglich der Mutterrolle und Ängste um das Kindeswohl. Depressive Episoden.

Basisdiagnostik

Hungerzustand: Gewichtsverlust >5 % des Ausgangsgewichtes und/oder Ketonkörper im Urin nachweisbar.

Stoffwechselentgleisung: Elektrolyte: Hyponatriämie, Hypokaliämie, hypochlorämische Alkalose (HCl-Verlust durch Erbrechen), Hämatokriterhöhung, Transaminasen: GOT- und/oder GPT-Erhöhung.

Schilddrüsendiagnostik: bei transientem Hyperthyreodismus der Hyperemesis gravidarum ist TSH supprimiert, fT_3 und fT_4 sind im Normbereich, kein Antikörpernachweis.

Ausschluss einer *Helicobacter-pylori*-Infektion.

»Fallstricke« der somatischen Diagnostik

Bei Schwangeren mit einer Essstörung in der Vorgeschichte ist eine Abgrenzung schwierig. Sie können möglicherweise nur schwer die Körperveränderungen akzeptieren und reduzieren die Nahrungsaufnahme. Die Folgen sind ähnlich wie bei Hyperemesis gravidarum.

Eine psychotherapeutische Begleitung ist unumgänglich.

Warum kann man das Krankheitsbild leicht übersehen?

Im Erleben der Schwangeren kann die schwere Hyperemesis eine Kränkung bedeuten. Die Schwangere hat Minderwertigkeitsgefühle, keine gesunde und glückliche Schwangere sein zu können. Es plagt sie die Sorge um die Gesundheit des Kindes, da sie es nicht ausreichend ernähren kann. Hinzu kommt Angst vor einer Medikamenteneinnahme in der Schwangerschaft. Die Symptome werden heruntergespielt, was den Therapiebeginn verzögern kann.

FALLBEISPIEL

Die 35-jährige Patientin erwartet ihr drittes Kind. In den beiden vorangegangenen Schwangerschaften litt sie jeweils unter einer Hyperemesis gravidarum, in der zweiten Schwangerschaft noch stärker als in der ersten und jeweils weit über die 20. SSW hinaus. In der jetzigen Schwangerschaft kommt es ab der 6. SSW wieder zu dauerhafter Übelkeit und häufigem Erbrechen. Sie wird sofort krankgeschrieben mit umgehendem Therapiebeginn. Die Patientin ist geschwächt und es zeichnet sich ab, dass sie ihre Kinder nicht mehr allein versorgen kann. Da keine Familienangehörigen zur Verfügung stehen, wird eine Haushaltshilfe angeordnet. Trotz aller Maßnahmen verschlechtert sich ihr Zustand. Sie verliert Gewicht und ihr Stoffwechsel entgleist. Sie leidet unter ihrer Kraftlosigkeit und beschreibt ihren Zustand so: »Ich fühle mich nicht mehr in meinem Körper und habe Angst, dass ich meinem ungeborenen Kind schade, weil ich so krank bin«. Wegen der Verschlechterung ihres Krankheitszustandes ist eine Krankenhauseinweisung unumgänglich. Das lehnt die

Patientin ab, da sie ihre Kinder nicht allein lassen möchte. Nach reiflichen Überlegungen entscheidet sie sich zu einem Schwangerschaftsabbruch in der 12. Schwangerschaftswoche. Zur Verarbeitung des Geschehenen begibt sie sich in psychotherapeutische Behandlung. Ein Jahr nach dem Schwangerschaftsabbruch beschreibt sie, dass sie noch traurig sei, sie würde sich aber genau so wieder entscheiden.

Therapeutische Optionen

Bei *Übelkeit, Emesis gravidarum* und *Hyperemesis ohne Stoffwechselentgleisung* ist eine Ernährungsumstellung angeraten mit täglich vielen kleinen kohlehydratreichen und fettarmen Mahlzeiten. Unangenehme Gerüche sollten vermieden werden.

Akupressur ist ebenfalls hilfreich: auf P6 (oder Nei-Kuan-Punkt), manuell alle 4 Stunden oder mittels Akupressurband. Ferner helfen Ingwer, z. B. als Tee, Vitamin B_6 (Pyridoxin) 20 mg 3 × tgl. oder Nausema (Vit. B_6, B_1, B_{12}) 3 × 1 Tbl./die.

Sollte keine Besserung eintreten, stehen sedierende Antihistaminika mit antiemetischer Komponente zur Verfügung (z. B. Doxylamin oder Dimenhydrinat). Seit 2019 ist zur symptomatischen Behandlung von Übelkeit und Erbrechen bei erwachsenen Schwangeren Doxylamin in Kombination mit Pyridoxin zugelassen.

Vor allem bei begleitendem gastroösophagealem Reflux im 2. Trimenon bewährt sich die Gabe von Metoclopramid. Bei sehr starkem Erbrechen kann mit einem Phenotiazin oder Serotoninantagonisten behandelt werden.

Hyperemesis mit Stoffwechselentgleisung bedarf einer stationären Behandlung.

Eine psychologische Mitbetreuung hat sich bewährt, da die Schwangeren durch ihre Erkrankung stark verunsichert bezüglich ihrer Mutterrolle sind.

6.4 Rücken

UWE KEHLER

6.4.1 Lumbaler Bandscheibenvorfall

Definition

Bandscheibenvorfälle treten durch Verschleiß und Flüssigkeitsverlust des Bandscheibengewebes auf. Dies ermöglicht ein Einreißen des Faserringes (Anulus fibrosus) mit Austritt des gallertartigen Bandscheibenkerns. Dieser kann seinerseits auf Nervenwurzeln drücken und zu einer Irritation (Schmerzen) bis hin zu einem mehr oder weniger kompletten Nervenwurzelausfall (Sensibilitätsstörungen, Lähmungen) führen. Jede Nervenwurzel hat ein typisches sensibles und motorisches Versorgungsgebiet, sodass anhand der Schmerzausbreitung, der Gefühlsstörungen und der Lähmungen genau auf die betroffene Nervenwurzel zurückgeschlossen werden kann.

Während die Prognose in »milden« Fällen oft auch ohne Therapie gut ist, stellen akute Fälle mit Lähmungen und/oder Blasenentleerungsstörungen einen absoluten Notfall dar: Wird verzögert reagiert, riskiert man bleibende Schäden.

Erste Anzeichen

Erstmalige Rücken- und Beinschmerzen treten häufig nach Belastungssituationen (z. B. Verhebetrauma), aber auch scheinbar spontan auf. In Ausnahmefällen treten Lähmungen und Gefühlsstörungen ohne Schmerzen auf.

Somatische Symptome

- **Lokale Symptomatik:** belastungsabhängige Rückenschmerzen mit Verhärtung der paravertebralen Muskulatur
- **Radikuläre Symptomatik:** Dem Versorgungsbereich der geschädigten Nervenwurzel entsprechende Schmerzen, Kribbelmissempfindungen und Gefühlsstörungen sowie Lähmungserscheinungen unterschiedlicher Ausprägung (von diskreter Schwäche bis zu kompletter Lähmung).

Bei großen, den gesamten Wirbelkanal ausfüllenden Bandscheibenvorfallen kommt es durch Kompression der Cauda equina zusätzlich zu Blasenentleerungsstörungen bis hin zur Inkontinenz, ggf. auch der Stuhlinkontinenz (sog. Cauda-Syndrom).

Psychische Symptome

Schmerzbedingte Reizbarkeit, Schlafstörung.

Diagnostik

- Anamnese (Wann und wie sind die Beschwerden aufgetreten? Wohin strahlt der Schmerz aus? Gefühlstörungen – wo? Schwäche? Belastungsabhängigkeit der Beschwerden? Blasen- und Mastdarmfunktion?) und genaue klinische neurologische Untersuchung: Sensibilität, Motorik, Reflexstatus, zusätzlich mit Gefäßstatus der Beine sowie Beweglichkeit der Wirbelsäule und Hüfte
- Bildgebung – nach Möglichkeit MRT, bei Kontraindikation auch CT

»Fallstricke« der somatischen Diagnostik

Eine Überlagerung mit anderen Erkrankungen (z. B. Koxarthrose, periphere arterielle Verschlusskrankheit) macht die Diagnose gelegentlich schwierig. Bei fehlender gründlicher neurologischer Untersuchung wird eine inkomplette Lähmung schnell übersehen. Die Interpretation der Bildgebung verlangt eine hohe neuroanatomische Expertise, um zu erkennen, ob ein Bandscheibenvorfall für die Symptomatik relevant ist. Die

Größe eines Bandscheibenvorfalles ist dabei irrelevant. Nicht selten werden Patienten mit Bandscheibenvorfällen zur Operation eingewiesen, obwohl diese die Symptomatik nicht erklären. Umgekehrt werden kleine oder extraforaminale Bandscheibenvorfälle leicht übersehen bzw. nicht als kausal für die Symptomatik erkannt.

Warum kann man das Krankheitsbild leicht übersehen?

Fehlende neurologische und neuroradiologische Expertise kann zu Fehleinschätzung sowohl der klinischen Symptomatik als auch der Bildgebung führen.

Schmerzbedingte Gereiztheit und ständige »schlechte Laune« bei fehlender Identifikation des Bandscheibenvorfalles als Ursache der Beschwerden lassen schnell an eine psychische Genese denken.

FALLBEISPIEL

Ein 57-jähriger Patient klagt seit 2 Jahren über belastungsabhängige Lumboischialgien rechts mit Ausstrahlung in die Beinaußenseite, den Fußrücken und die Großzehe. In diesem Bereich habe er eine Taubheit. Er sei mehrfach mit dem rechten Fuß umgeknickt. Wegen seiner Beschwerden sei er gehäuft krankgeschrieben, habe Probleme mit seinen Kollegen und auch zu Hause, weil er immer »schlecht gelaunt« sei. Die gesamte konservative Therapie habe bis auf kurzfristige Besserungen keinen Erfolg gezeigt. Die Untersuchung ergab eine leichte Fußheberparese rechts mit Gefühlstörungen des Fußrückens und der Zehen I und II rechts. Als Ursache fand sich in der Magnetresonanztomografie ein sehr kleiner, aber genau auf die Nervenwurzel L5 rechts drückender Bandscheibenvorfall in der Höhe L4/5. Nach der mikrochirurgischen Operation sistierten die Schmerzen rasch, die Lähmung besserte sich partiell. Die Familie bestätigte, dass der Patient ein »neuer Mensch« sei, dessen »Laune« sich schlagartig gebessert habe.

Therapeutische Optionen

Konservative Behandlung mit Analgetika (meistens oral, ggf. auch mit lokalen Injektionen) und bei tolerabler Schmerzsituation Physiotherapie. Aufklärung über rückenschonendes Verhalten (Rückenschule).

Bei therapieresistenten Schmerzen/Gefühlsstörungen oder bei Lähmungen: mikrochirurgische Bandscheibenoperation – bei akutem Cauda-Syndrom notfallmäßige OP! Voraussetzung ist, dass der Bandscheibenvorfall die Symptomatik hinreichend erklärt!

CAVE

Eine Verzögerung der Therapie begünstigt eine Chronifizierung des Schmerzes, die verzögerte Operation hat eine deutlich schlechtere Prognose.

UWE KEHLER

6.4.2 Spondylodiszitis

Definition

Die Spondylodiszitis ist eine Infektion des Bandscheibenfaches und der angrenzenden Wirbelkörper. Man unterscheidet eine »spezifische« (= tuberkulöse) und heute bei uns seltene Spondylodiszitis von einer aspezifischen Spondylodiszitis, die durch verschiedene andere Keime ausgelöst wird.

Ursache können eine hämatogene Streuung, z. B. bei einer Pneumonie oder einem sanierungsbedürftigen Gebiss, eine Bandscheiben-OP oder aber auch eine Injektion an die Wirbelsäule sein. Eine Immunsuppression bzw. Immunschwäche, wie z. B. bei Diabetes mellitus, Malignomerkrankung oder hohem Alter, stellt einen Risikofaktor da.

Die Brust- und Lendenwirbelsäule ist am häufigsten von Spondylodiszitiden betroffen.

Erste Anzeichen

Belastungsabhängige Rückenschmerzen.

Somatische Symptome

Neben den belastungsabhängigen Rückenschmerzen können auch Ischialgien mit radikulärer Schmerzausstrahlung, Sensibilitätsstörungen und Paresen auftreten. Durch die entzündlichen raumfordernden Gewebsveränderungen kann es zu Einengungen des Wirbelkanals mit einem Transversalsyndrom kommen (Querschnittssyndrom im zervikalen und thorakalen Bereich, Cauda-Syndrom im lumbalen Bereich).

Psychische Symptome

Schmerzbedingte Reizbarkeit, Schlafstörung und Stimmungslabilität.

Diagnostik

Basisdiagnostik: genaue Anamnese (vorherige Wirbelsäuleninjektionen, Bandscheibenoperation, Entzündungen). MRT der Wirbelsäule ohne und mit Kontrastmittel. CT-gestützte Punktion, um Gewebe zur mikrobiologischen Untersuchung zu gewinnen. Labor mit Blutbild, CRP und alkalischer Phosphatase (erhöht bei Knochenbeteiligung). Blutkultur bei Fieber.

»Fallstricke« der somatischen Diagnostik

Symptome sind von einem Bandscheibenvorfall bzw. degenerativen Wirbelsäulenveränderungen kaum zu unterscheiden. Gerade bei langer Vorgeschichte mit rezidivierenden Lumboischialgien wird spät an eine Spondylodiszitis gedacht. Entzündungsparameter sind nicht obligat erhöht.

Warum kann man das Krankheitsbild leicht übersehen?

Oft schleichende Entwicklung mit unspezifischen Symptomen. Lange Schmerzanamnesen lassen eher an degenerative Wirbelsäulenveränderung als Ursache denken. Auf normalen Röntgenaufnahmen ist im Anfangsstadium häufig keine Veränderung erkennbar. Selbst in der Magnetresonanztomografie ist die Unterscheidung zwischen einer Degeneration (aktivierte Spondylose) und einer Entzündung nicht einfach.

Fehlende oder niedrige Entzündungswerte (z. B. C-reaktives Protein) lassen nicht an eine schwere Entzündung denken.

FALLBEISPIEL

Ein 55-jähriger Patient stellt sich mit belastungsabhängigen Rückenschmerzen vor. Er habe schon seit Jahren wiederholt Spritzen in den Rücken bekommen. Jetzt sei alles viel schlimmer. Er sei nicht mehr so gelassen wie früher, brause schnell auf. Man habe ihm geraten, mehr Sport zu treiben, er solle ein Muskelaufbautraining machen. Das sei wegen der Schmerzen aber nicht möglich. Seit ein paar Wochen zögen die Schmerzen auch in die Beine.

Die verzögert durchgeführte Magnetresonanztomografie zeigte eine Spondylodiszitis mit intraspinalen und paraspinalen entzündlichen Veränderungen.

Therapeutische Optionen

Konservativ mit Vermeidung von Wirbelsäulenbelastung. Langfristige möglichst gezielte Antibiose (3 Monate) mit knochengängigen Antibiotika und ausreichender Schmerztherapie. Bei Entwicklung neurologischer Ausfälle, zunehmender Deformität (z. B. Entwicklung einer Kyphose) oder Therapieresistenz: operative Dekompression, Débridement und Stabilisierung (Spondylodese).

UWE KEHLER

6.4.3 Tethered Cord (gefesseltes Rückenmark)

Definition

Das »tethered cord« bezeichnet ein fixiertes Rückenmark, meist entstanden im Rahmen von Fehlbildungen mit einer Bogenschlussstörung der Wirbelsäule (Spina bifida). Das Rückenmark kann auch durch ein spinales Lipom oder Vernarbungen »gefesselt« sein. Durch die Fixierung kann das Rückenmark weder mit dem Wachstum im Wirbelkanal aufsteigen noch die Bewegungen der Wirbelsäule ausgleichen. Entsprechend kommt es zu Reizungen des Rückenmarks mit wechselhaften Schmerzen, Gefühlsstörungen bis hin zu Lähmungen und Inkontinenz.

Erste Anzeichen

Rücken und Rückenbeinschmerzen, evtl. auch belastungsabhängig. Die Beschwerden sind oft über Jahre nur leicht progredient und häufig vergesellschaftet mit schwer einzuordnenden Gefühlsstörungen der Beine und auch Blasen-/Mastdarmstörungen.

Somatische Symptome

Sehr unterschiedlich: Gefühlsstörungen, Temperaturmissempfindungen, Paresen der Beine und Inkontinenz.

Psychische Symptome

Durch die schwer objektivierbaren Symptome wird Patienten häufig nicht geglaubt, nicht selten werden sie zu Simulanten abgestempelt. Reaktiv kann es zu Reizbarkeit, depressiver Verstimmung und Stimmungslabilität kommen.

Diagnostik

Basisdiagnostik: Anamnese, genaue neurologische Untersuchung und MRT-Untersuchung der Wirbelsäule.

»Fallstricke« der somatischen Diagnostik

Vonseiten des Untersuchers ist große Erfahrung in der Interpretation der häufig diffus anmutenden Symptomatik notwendig. Bei der neurologischen Untersuchung sind oft nur diskrete Defizite – wenn überhaupt – zu finden. Mit einer CT werden die intraspinalen Weichteile nur ungenügend abgebildet und können übersehen werden. Dem Untersucher wird eine falsche Sicherheit vorgegaukelt.

Warum kann man das Krankheitsbild leicht übersehen?

Wegen der häufig schwierig einzuordnenden Symptome und der geringen oder sogar fehlenden objektivierbaren Ausfälle und des nicht sehr bekannten Krankheitsbildes wird es leicht verkannt. Die Patienten werden nicht ernst genommen oder gar als Simulanten abgestempelt.

Die Beschwerden werden gerne als degeneratives Rückenleiden abgetan.

CAVE

Bei unklarer Rücken-/Beinsymptomatik zumindest einmal mit einer MRT abklären!

FALLBEISPIEL

Eine 47-jährige Frau wurde bereits seit 20 Jahren von ihrem Hausarzt wegen Rückenschmerzen, die bis ins Bein ziehen, ohne nachweisbare neurologische Ausfälle mit Analgetika und Krankengymnastik behandelt. Die angebotene Psychotherapie wünsche die Patientin nicht. Als sie im Urlaub des Hausarztes wegen neuerlichen Beschwerden vorstellig wurde, regte der Vertreter eine computertomografische Untersuchung an. Diese zeigte diskrete Veränderungen, die auf eine Bogenschlussstörung der Lendenwirbelsäule hinwiesen. Die deshalb ergänzte Magnetresonanztomografie zeigte eine Doppelung des Rückenmarks (Diastematomyelie) mit Fixierung des Rückenmarks durch ein zwischen den Rückenmarksteilen hindurch laufendes Ligament. Eine mikrochirurgische Durchtrennung dieses Bandes löste die Rückenmarksfesselung und befreite die Patientin von ihren langanhaltenden diffusen Beschwerden.

Therapeutische Optionen

Die Therapie der Wahl ist eine operative mikrochirurgische Freilegung mit Lösung der Rückenmarksfesselung. Dieses Verfahren liefert eine sehr gute Erfolgsquote, geht aber auch mit dem Risiko einer neurologischen Verschlechterung einher – besonders bei voroperiertem Rückenmark, gleichzeitig vorliegenden Lipomen und bei mangelnder neurochirurgischer Expertise.

ULRICH SCHULTZ-VENRATH

6.4.4 Camptocormie

Definition

Unter Camptocormie versteht man einen chronischen Kreuzschmerz mit der bizarren Besonderheit einer steifen Verkrümmung und Vornüberneigung des Rückens im Wachzustand. Zentrales Kriterium ist, dass diese »Deformität« im Bett und im Schlaf bei Rückenlage aufgegeben werden kann (Hamlin 1943). Camptocormie (griech.: champtein = sich beugen, krümmen; lat.: campter = Biegung; griech.: chormos = der Rumpf) bezeichnet ein klinisches Bild, das auch als »functional bent back«, »hysterical bent back«, »hysterische Kyphose«, »Pithiatism« (Babinski & Fromment 1917) beschrieben wurde. Camptocormie zählte im Ersten und Zweiten Weltkrieg, bevorzugt in Frankreich und in den USA, zu einer der häufigsten Kriegsneurosen. Das epidemieartige Auftreten unter Soldaten trotzte den üblichen Behandlungen. Angesichts des Soldatenbildes mit männlich-kräftiger, aufrechter Körperhaltung und hervorgehobener Brust war das Bild einer Camptocormie eine unbewusste Groteske, fast eine Karikatur. Eine psychogene Camptocormie tritt heute nur noch selten und bevorzugt in ländlich abgelegenen Regionen auf. Sie ist jedoch von anderen Camptocormien abzugrenzen, wie sie insbesondere bei Parkinson-Syndromen zu beobachten ist (Margraf & Deuschl 2010). Insofern sollte die Camptocormie heutzutage als syndromaler Begriff verstanden werden, da sie sowohl bei psychosomatischen als auch psychiatrischen und neurologischen Erkrankungen gefunden werden kann.

Erste Anzeichen

Die Symptombildung kann je nach zugrunde liegender Ätiopathogenese akut oder schleichend verlaufen. Auslöser dieser schmerzhaften, oft mehrmonatigen bis jahrelang anhaltenden, embrosthonen Haltung sind in der Regel Bagatelltraumen – z. B. sich verheben –, in einem Drittel der Fälle eine Lumbalpunktion, die entweder als traumatisches Agens, als Deckerinnerung für die Aktivierung von Kastrationsfantasien oder homosexuellen Fantasien angesehen wird (Sandler 1947).

Somatische Symptome

Bei Patienten mit idiopathischem Parkinson-Syndrom steht häufig eine gravierende Einschränkung der Selbstständigkeit und Mobilität im Vordergrund. Zusätzlich leiden diese Patienten unter häufig einhergehenden Rückenschmerzen unterschiedlich starker Ausprägung. Zumeist sind Parkinson-Patienten mit akinetisch-rigider oder gemischter Unterform im fortgeschrittenen Erkrankungsstadium betroffen, in deren Vorgeschichte sich vermehrt Erkrankungen bzw. Verletzungen der Wirbelsäule finden. Als maßgeblicher pathophysiologischer Mechanismus wird eine fokale Myopathie der paravertebralen Muskulatur diskutiert, wobei die Ätiologie dieser Myopathie noch ungeklärt ist. Deutlich seltenere, aber wichtige konkurrierende Ätiologien sind die fokale Myositis der paravertebralen Muskulatur und eine Dystonie der rumpfflektierenden Muskulatur (→ Tab. 6-8).

Die Therapie ist gegenwärtig im Fall der zumeist zugrunde liegenden fokalen Myopathie der paravertebralen Muskulatur immer noch wenig befriedigend. In Fällen einer Myositis ist eine Kortisontherapie indiziert, bei den fokalen Dystonien kann zunächst eine Behandlung mit Botulinumtoxin versucht werden.

Ätiologien	Erkrankung
idiopathisch	
Parkinson-Syndrome	▪ idiopathisches Parkinson-Syndrom ▪ atypisches Parkinson-Syndrom wie Multisystematrophie und progressive supranukleäre Paralyse ▪ autosomal-rezessives juveniles Parkinson-Syndrom ▪ postenzephalitisches Parkinson-Syndrom
Dystomien	▪ primäre Dystonie (u. a. segmentale Dystonien) ▪ primäre Dystonie assoziiert mit Parkinsonismus
Myopathien	▪ Muskeldystrophien: myotone Dystrophie Typ I und II, faszio-skapulohumerale Muskeldystrophie, Gliedergürteldystrophien ▪ metabolische Dystrophien: Hypothyreose, Morbus Basedow ▪ Myositiden: Polymyositis, Dermatomyositis, fokale Myositis, Einschlusskörperchen-Myositis ▪ axiale Myopathien ▪ mitrochondriale Myopathien ▪ Nemaline-Myopathie
medikamenten-induziert	▪ Olanzapin, Valproinsäure, systemische Kortisongabe, Donepezil
Schlaganfall	▪ lentikuläre Läsionen und Läsionen des Putamens
psychiatrisch	▪ Konversionsstörung, manisch-depressive Störung
Verschiedene	▪ Myasthenia gravis ▪ Amyotrophe Lateralsklerose ▪ chronische inflammatorische demyelinisierende Polyradikuloneuropathie (CIPD) ▪ Demenz vom Alzheimer-Typ ▪ Gilles-de-la-Tourette-Syndrom ▪ Paraneoplasie

Tab. 6-8: Erkrankungen mit Camptocormie (modifiziert nach Margraf & Deuschl 2010)

Psychische Symptome

Unabhängig von der Ätiopathogenese löst die Körpersprache beim Untersucher wegen der hilflosen Haltung eher Mitleid aus, als wollte der Körper sagen: »Um Himmels willen, siehst Du nicht, dass ich ein Krüppel bin, dass ich ruiniert bin, dass ich nicht mehr angemessen funktionieren kann ...?« (Sandler 1947).

Übereinstimmend wird eine psychogene Camptocormie als Konversionssyndrom angesehen, das gleichzeitig Unterwerfung und Verweigerung gegenüber militärischen Autoritäten ausdrückte, verbunden mit einer hoch ambivalenten, z. T. homosexuellen Vaterbeziehung (Hamlin 1943, Simons 1964, Souques & Rosanoff-Saloff 1915). Sehr häufig ließen sich Impotenz oder sexuelles Desinteresse eruieren, zusätzlich fand sich in aller Regel eine erhöhte Stimmlage. Heute können aktuelle sexuelle Konflikte oder aber ein Rentenbegehren Ursache sein. In den beiden Weltkriegen vermutete man den aktuellen Konflikt und die Symptomwahl in dem Bild des Durchhaltens und »Seinen-Mann-stehen-müssen« bei gleichzeitig unentwickelter männlicher Identifizierung und Ich-Schwäche. Sandler (1947), der wahrscheinlich die meisten Fälle psychotherapiert hatte, vertrat die Auffassung, dass Camptocormie von allen Konversionssymptomen in der Medizin die offensichtlichste Manifestation des Umschlags eines seelischen Konflikts in ein Körpersymptom darstelle. Sein Interesse für diese spezielle Symptomatik sei besonders dadurch geweckt worden, dass er bei verschiedenen Gelegenheiten Zeuge explosivster aggressiver und feindschaftlicher Ausbrüche wurde, die sich bis zu einem paranoiden Verhalten entwickeln konnten. Da »hysterical bent back« als Sonderform einer Kriegsneurose galt, liegen nur vereinzelte Camptocormie-Kasuistiken von Frauen vor (Kosbab 1961).

»Fallstricke« der somatischen Diagnostik

Die Diagnostik zur Aufklärung der zugrunde liegenden Ätiologie sollten neben einer qualifizierten biografischen Anamnese Laboruntersuchungen, ein EMG und eine Muskel-MRT umfassen und ggf. auch eine Muskelbiopsie. Die klinische Abgrenzung gegenüber einer Camptocormie bei der Parkinson'schen Erkrankung mit einer eher leichten Rumpfvorbeugung kann u. a. daran erfolgen, dass diese nicht selten keine einfache Vorneigung des Rumpfes, sondern eher eine Seitvorneigung aufweisen. Die Fähigkeit, eine adäquate Diagnostik bezüglich der Ätiopathogenese einer Camptocormie zu stellen, hängt sowohl von der kommunikativen und psychosozialen als auch neurologischen Kompetenz des Arztes ab, Faktoren, die etwas mit der Mentalisierungsfähigkeit zu tun haben, die gleichzeitig sowohl körperliche wie psychische Phänomene angemessen berücksichtigt (Henningsen 2021, Schultz-Venrath 2025).

Warum kann man das Krankheitsbild leicht übersehen?

Dieses Krankheitsbild kann aufgrund seiner bildlichen Symptomatik nicht übersehen werden.

FALLBEISPIELE

Wir selbst konnten eine Patientin und einen Patienten mit einer psychogenen Camptocormie aus dem ländlichen Raum kennenlernen.

Fall 1

Die Frau, knapp 30 Jahre alt, konnte wegen ihrer ablehnenden Haltung gegenüber einem psychosomatischen Konsil in einer orthopädischen Universitätsklinik nur über eine paradoxe Intervention nach 3 Tagen ihr Symptom aufgeben (→ Abb. 6-7): *Therapeut stellt sich mit seinem Namen, aus der Psychosomatischen Uniklinik kommend, vor.*

Patientin: »Wo kommen Sie her?«
Therapeut (etwas stotternd): »Aus der psychosomatischen Abteilung!«
Patientin: »Dann will ich mit Ihnen kein Wort sprechen!«
Therapeut (etwas verblüfft): »Wie wollen Sie denn ohne uns gesund werden?«
Patientin: »Das werden Sie schon sehen!«
Über die orthopädische Oberärztin konnte eruiert werden, dass die Patientin in der Hochzeitsnacht vergewaltigt worden war und seit dem Morgen danach in dieser Körperhaltung aufgestanden sei.

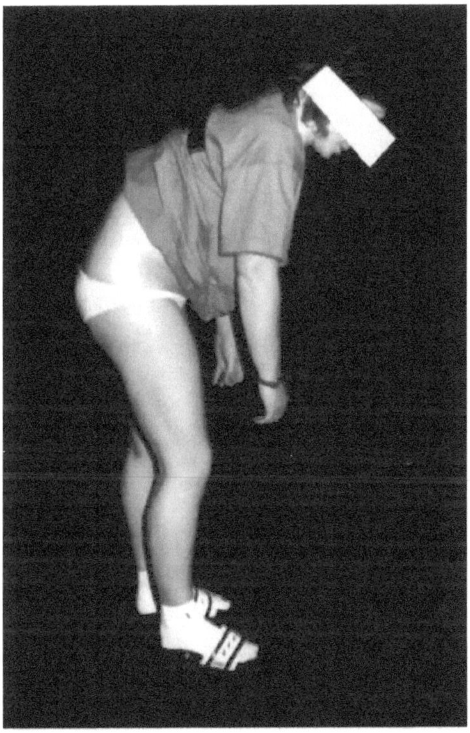

Abb. 6-7: Camptocormie als Konversionsstörung

Fall 2

Ein 20-jähriger Mann kommt zur Aufnahme in extremer Vornüberneigung des Rumpfes in fast rechtem Winkel und berichtet mit hoher Stimme, dass er vor etwas mehr als einem halben Jahr »allmählich heftiger werdende Rückenbeschwerden« verspürt habe. Am 6.1. (»Heilige Drei Könige«) sei es »beim Ausleeren eines Mülleimers zu einer plötzlichen Verschlechterung« gekommen, ein Aufrichten sei »nun überhaupt nicht mehr möglich« gewesen.
Bei der neurologischen Untersuchung findet sich neben einer extrem verspannten paravertebralen Muskulatur ein frequenzlabiler Tremor beider Hände als Ausdruck

seelischer Erregung. Ein HNO-Konsil ergibt eine Stimmbandhyperplasie und Stimmbandknötchen als Folge der zu hohen Stimmlage.

Als zweiter von vier Kindern wuchs der Patient – sein einziger Bruder ist 12 Jahre jünger – fast ausschließlich mit seiner Mutter und seinen Schwestern (die eine 2 Jahre älter, die andere 2 Jahre jünger) auf, weil sein Vater, ein Maurer und meist auf Montage, höchstens am Wochenende zuhause gewesen sei. Auch in seinem Dorf habe er, da gleichaltrige Jungen fehlten, nur Mädchen »als Spielkameraden« gehabt.

In der Pubertät vermag er sich nicht mit seiner neuen männlicher werdenden Stimme zu arrangieren und versucht, seine kindlich-hohe Stimme beizubehalten. Andererseits meint er darunter zu leiden, am Telefon immer mit seiner Mutter verwechselt zu werden. Bei gleichzeitig idealisierender Beziehung zu seinen Eltern und Geschwistern, räumt er ein, speziell zur Mutter eine besonders enge Beziehung gehabt zu haben.

Seine Mutter berichtet, dass ihr Sohn nach komplikationsloser Schwangerschaft und Geburt immer einen Entwicklungsrückstand aufgewiesen habe, der sich bis ins höhere Schulalter an Enuresis nocturna und Somnambulismus festgemacht habe. Schon im Alter von 5 Jahren sei von einer Kinderärztin ein »Hirnschaden« diagnostiziert worden. Nachdem er sich in der Schule nicht gegen seine Mitschüler habe durchsetzen können und zunehmend schlechte Leistungen geboten habe, sei er auf eine Sonderschule versetzt worden, die er ohne Abschluss nach 9 Schuljahren verlassen musste. Nach Berufsbildungsjahr und verschiedenen, meist ohne Arbeitsvertrag schlecht bezahlten Anstellungen in Hotels als »Mädchen für alles«, habe er sich, obwohl sich doch nach außen hin ständig »buckelnd unterordnend«, an seiner letzten Stelle »besonders ungerecht und schlecht behandelt« gefühlt, ohne dies, mit Ausnahme der Eltern, irgendjemanden genauer erzählen zu können. Nachdem sich dieser Zustand immer mehr zuspitzte – einer Angestellten, mit der er sich befreundet hatte, war bereits gekündigt worden –, sei er eines Tages, kurz vor der stationären Aufnahme, des Diebstahls bezichtigt worden. Diesen habe er einerseits abgestritten, andererseits aber durch die Unterschrift unter ein für ihn belastendes Dokument zugegeben, was ihm schließlich die Stelle kostete.

Ein daraufhin am nächsten Tag einsetzendes unaufhörliches Nasenbluten (selbst manipuliert?), das zunächst eine HNO-ärztliche Behandlung erforderlich machte, führte ihn wegen seiner chronisch-schmerzhaften Fehlhaltung in die neurologische Abteilung. Nach achtwöchiger physio- und psychotherapeutischer Behandlung konnte das Symptom dauerhaft aufgegeben werden.

Literatur

Babinski J, Fromment J. Hysteria, Pithiatism. Paris 1917.
Hamlin PG. Camptocormia: hysterical bent back of soldiers. Report of two cases. Mil Surgeon 1943; 92: 295–300.
Henningsen P. Allgemeine Psychosomatische Medizin. Krankheiten des verkörperten Selbst im 21. Jahrhundert. Heidelberg: Springer 2021.
Kosbab FP. Camptocormia – a rare case in the female. Am J Psychiatry 1961; 117: 839–840.
Margraf N, Deuschl G. Kamptokormie bei Morbus Parkinson. Aktuelle Neurologie 2010; 37(7): 319–326.
Sandler SA. Camptocormia, or the functional bent back. Psychosom Med 1947; 9: 197–204.
Schultz-Venrath U. Mentalisieren des Körpers. 2. überarb. Aufl. Stuttgart: Klett-Cotta 2025 [2021].
Simons RC. A case of camptocormia. Arch gen Psychiat 1964; 11: 277–281.
Souques MM, Rosanoff-Saloff X. La camptocormie. Incurvation du tronc, consécutive aux traumatismes du dos et des lombes. Considérations morphologiques. Rev Neurol 1915; 27: 937–939.

MATHIAS GELDERBLOM

6.5 Extremitäten

6.5.1 Myopathien

Definition

Unter Myopathien[2] (Muskelerkrankungen) wird eine Vielzahl heterogener Krankheitsbilder zusammengefasst, denen ursächlich Erkrankungen der Muskulatur zugrunde liegen.

Bei Myopathien wird grundsätzlich zwischen hereditären und erworbenen Erkrankungen der Muskulatur unterschieden. Leitsymptom ist neben der Muskelschwäche der Muskelschmerz. Von Muskelerkrankungen sind Erkrankungen des ersten und zweiten Motoneurons und Erkrankungen der neuromuskulären Übertragung abzugrenzen, die ebenfalls mit Muskelschwäche einhergehen.

Ätiologisch werden Myopathien nach dem in →Tabelle 6-9 beschriebenen Schema eingeteilt.

---

2 Anm. der Herausgeber: vgl. den Beitrag von Strenge über Myopathien (Kap. 6.1.14), wo auch die klinische Differenzialdiagnose zur Myositis behandelt wird.

Hereditäre Myopathien	Erworbene Myopathien
progressive Muskeldystrophien	Myositiden ▪ immunogen (z. B. Dermatomyositis, Einschlusskörperchenmyositis) ▪ erregerbedingt (z. B. Coxsackie-, Influenza-, Echo-Viren)
kongenitale Myopathien mit Strukturbesonderheiten	toxische Myopathien ▪ medikamentös (z. B. Statine, Amiodaron) ▪ andere Toxine (z. B. Alkohol, Heroin, Kokain)
metabolische Myopathien, Glykogenosen, Lipidmyopathien, mitochondriale Myopathien	Critical-Illness-Myopathien
Ionenkanalmyopathien	endokrine Myopathien bei ▪ Schilddrüsenfunktionsstörungen ▪ Nebennierenrindenfunktionsstörungen ▪ Hyperparathyreoidismus

Tab. 6-9: Einteilung der Myopathien nach ihrer Ätiologie (nach Leitlinien der DGN)

Erste Anzeichen

Das erste Anzeichen einer Myopathie stellt zumeist eine Muskelschwäche im Bereich der Extremitäten dar, die oft proximale Muskeln stärker einbezieht als distale. Die Ausprägung der Paresen kann bereits früh im Krankheitsverlauf so hochgradig sein, dass sie mit einer funktionellen Beeinträchtigung einhergeht (z. B. beim Treppensteigen/bei Überkopfarbeit), oder aber so leichtgradig, dass sie sich nur in differenzierten funktionellen Untersuchungen manifestiert (z. B. einbeiniges Steigen auf einen Stuhl). Neben der Extremitätenmuskulatur können schwerpunktmäßig die mimische (Facies myopathica), die extraokuläre (Ptosis, Einschränkung der okulären Bulbusmotilität), die oropharyngeale (Dysphagie/Dysarthrie), die axiale (Scapula alata/Hyperlordose/Skoliose) und die Atemhilfsmuskulatur (Hypoventilation) einbezogen sein, wobei sich – nach Verteilungsmuster – verschiedene Syndrome differenzieren lassen. Hierzu zählen z. B. neben dem Gliedergürtelsyndrom (Verteilungsmuster Schulter und Becken) das fazioskapulohumeroperoneale Syndrom (Verteilungsmuster Gesicht, Schulter, Oberarm, Wade). Neben der Lokalisation der Paresen und deren Schweregrad sind die zeitliche Dynamik des Auftretens und die weitere Ausbreitung wegweisend.

Muskelschmerzen (Myalgien) sind ein weiteres Merkmal von Myopathien, wobei es sich bei Myalgien grundsätzlich um ein unspezifisches Symptom handelt, das bei einer Vielzahl neurologischer und anderer Erkrankungen vorkommen kann. In der Mehrzahl der Fälle sind Myalgien nicht durch eine primäre Schädigung der Skelettmuskulatur selbst verursacht. Häufige Ursachen von Myalgien umfassen z. B. traumatische direkte Verletzungen der Muskulatur oder auch ungewohnte körperliche Belastung und sind damit benigne und selbstlimitierend. Ungeachtet ihrer fehlenden

Spezifität stellen Myalgien ein häufiges Symptom bei Myopathien im Erwachsenenalter dar, wobei besonders ein muskelkaterähnlicher, tief im Inneren der großen Extremitätenmuskeln empfundener Schmerz als hinweisend auf eine Myopathie gilt.

Somatische Symptome

Neben Paresen und Myalgien sind folgende Symptome hinweisend: trophische Störungen der Muskulatur (Atrophien, Hypertrophien, Pseudohypertrophien), Kontrakturen der Muskulatur, Skelettveränderungen, Braunverfärbung des Urins (Myoglobinurie bei Rabdomyolysen), myotone Phänomene im Sinne einer erhöhten Muskelsteifigkeit nach plötzlichen Bewegungen (Greifmyotonie/Augenschlussmyotonie/Perkussionsmyotonie), Muskelwogen, Faszikulationen sowie Muskelkrämpfe.

Zusätzlich kann es im Rahmen von Myopathien zu Mitbeteiligungen in weiteren Organsystemen kommen: u. a. am kardiovaskulären System, der Lunge, den endokrinen Drüsen, den Augen und dem ZNS.

Psychische Symptome

Im Falle endokrinologischer Erkrankungen als Ursache einer Myopathie sind insbesondere bei Hyper- und Hypothyreosen die hierfür typischen Symptome zu erfragen (Reizbarkeit, innere und äußere Unruhe, Schlafstörung, vermehrte Aggressivität, Ängstlichkeit bis manifeste Angst, Stimmungslabilität, Erschöpfbarkeit, Depressivität). Bei Beteiligung des ZNS können abhängig von der zugrunde liegenden Myopathie (z. B. Curschmann-Steinert-Syndrom, mitochondriale Myopathien) u. a. neuropsychologische Auffälligkeiten, kognitive Einschränkungen oder Epilepsien beobachtet werden.

Diagnostik

- ausführliche Eigenanamnese der Muskelschwäche und -schmerzen, Familienanamnese (viele Muskelerkrankungen sind hereditär), Medikamentenanamnese
- Labordiagnostik (u. a. CK, TSH, Kortisol, Calcium, Phosphat); autoimmunologische Diagnostik (Auto-Antikörper); Bestimmung von Enzymen und des Acyl-Carnitin-Spektrums
- klinische Elektrophysiologie (Elektromyo- und Neurografie), Humangenetik, Muskel-MRT, kardiale, pulmonale, endokrinologische und ophthalmologische Diagnostik, zerebrale MRT, Muskelbiopsie inkl. Myopathologie, Proteinanalysen und biochemischen Untersuchungen

»Fallstricke« der somatischen Diagnostik

Grundsätzlich ist der klinische Phänotyp von Myopathien oft nicht allein wegweisend für eine sichere Diagnosestellung, sodass in einer Vielzahl der Fälle myopathologische und humangenetische Verfahren gefordert sind.

Muskelerkrankungen können durch die Mitbeteiligung weiterer Organsysteme (z. B. kardial/pulmonal/zerebral) zu relevanten Komplikationen außerhalb der Muskulatur der Extremitäten führen. Bei entzündlichen Myopathien (Myositiden) kann eine verzögerte Diagnosestellung und Therapieeinleitung mit einer entscheidenden Verschlechterung des Krankheitsverlaufs einhergehen.

Warum kann man das Krankheitsbild leicht übersehen?

Myopathien mit milde ausgeprägten Paresen, im Vordergrund stehenden Schmerzen (z. B. proximale myotone Myopathie) und fehlenden weiteren wegweisenden Symptomen/neurologischen Auffälligkeiten können als funktionell oder unspezifisch fehlgedeutet werden. Eine besondere Herausforderung ist in diesem Kontext jedoch gleichzeitig, dass Muskelschmerzen und ein oft variabel ausgeprägtes Gefühl einer Muskelschwäche/Belastungsintoleranz häufig bei somatoformen Störungen zu beobachten sind.

FALLBEISPIEL

Eine 45-jährige berufstätige Reinigungskraft stellt sich bei ihrem Hausarzt mit bereits seit vielen Jahren bestehenden Myalgien der Oberschenkelmuskulatur, vermehrter Muskelsteifigkeit, die sich nach dem Aufwärmen bessert, und einem dezenten Schwächegefühl im Bereich der Beine vor. In der Prüfung der Kraft fallen keine höhergradigen Paresen auf, in der Labordiagnostik ist die CK (Muskelenzym) lediglich 2- bis 3-fach erhöht. Der weitere internistische und neurologische Befund imponiert unauffällig. Die Befunde werden zunächst auch aufgrund einer parallel bestehenden erheblichen psychosozialen Belastungssituation als unspezifisch gewertet. Der Patientin wird eine psychotherapeutische Vorstellung empfohlen. Aufgrund der Persistenz der Beschwerden kommt es im Verlauf zur neurologischen Vorstellung. Hier erfolgt aufgrund der Symptomkonstellation, bestehend aus Muskelsteifigkeit, dezenten proximalen Paresen und einer positiven Familienanamnese, eine humangenetische Abklärung. In diesem Rahmen können Befunde erhoben werden, die typisch für eine proximale myotone Myopathie sind.
Die richtungsweisenden Befunde waren neben der positiven Genetik die Muskelsteifigkeit (als Hinweis auf die Myotonie), die Myalgien und eine positive Familienanamnese.

Therapeutische Optionen

Spezifische, z. B. immunmodulatorische, Therapieansätze stehen für die autoimmun-entzündlichen Myopathien zu Verfügung. Bei toxischen Myopathien ist durch das Absetzen/Vermeiden des z. B. auslösenden Medikaments/Agens die Ursache zu beseitigen. Endokrine Myopathien sind durch den Ausgleich der zugrunde liegenden endokrinen Störung zu behandeln. Im Fall hereditärer Myopathien stehen konservative Maßnahmen und in einzelnen Fällen neue Gentherapien zur Verfügung. Zu wichtigen supportiven Maßnahmen zählen u. a. Physiotherapie, Logopädie, Ergotherapie, die Versorgung mit Hilfsmitteln und die multidisziplinäre ärztliche Betreuung. Aufgrund der zuletzt sehr dynamischen Entwicklung neuer Therapien sollten Patienten mit Myopathien generell in neuromuskulären Zentren vorgestellt werden, um z. B. den Einschluss in aktuelle Therapiestudien zu gewährleisten.

6.5.2 Nervenkompressionssyndrome (Engpass-Syndrome)

Definition

Im Rahmen von Nervenkompressionssyndromen kommt es zu chronischen Druckläsionen peripherer Nerven innerhalb anatomischer Engpässe bzw. fibroossärer Kanäle, die zu einer erheblichen funktionellen Beeinträchtigung führen können. Das häufigste Nervenkompressionssyndrom ist das Karpaltunnelsyndrom (CTS: N. medianus wird am Handgelenk eingeengt), gefolgt von der Ulnarisneuropathie am Ellenbogen (UNE) (N. ulnaris wird in seinem Verlauf am Ellenbogen komprimiert). Seltenere Engpass-Syndrome am Arm umfassen das Thoracic-outlet-Syndrom (Kompression von Anteilen des Plexus brachialis), das Supinatorlogen-Syndrom (Kompression des motorischen Endastes des N. radialis), das Pronator-teres-Syndrom (Schädigung des N. medianus am Unterarm), das Interosseus-anterior-Syndrom (Schädigung des N. interosseus anterior [Ast des N. medianus]) und das Loge-de-Guyon-Syndrom (Schädigung des N. ulnaris im Bereich des Handgelenks). Auch am Fuß sind entsprechende Syndrome möglich (z. B. Tarsaltunnelsyndrom). Die sog. Morton-Neuralgie geht auf eine Kompression der Plantarnerven zwischen den Köpfchen der Mittelfußknochen zurück. Ein besonderes, differenzialdiagnostisch wichtiges Syndrom stellt die Meralgia paraesthetica dar (Kompression des N. cutaneus femoris lateralis in der Leistenbeuge), die zu unangenehmen und schmerzhaften Empfindungsstörungen im Oberschenkel führt, was als psychogen verkannt werden kann.

Erste Anzeichen

Beim **Karpaltunnelsyndrom** sind die ersten Anzeichen das schmerzhafte »Einschlafen« der Hände, das zumeist nachts zu beobachten ist (Brachialgia paraesthetica nocturna). Die Schmerzen können allerdings nicht nur die Hand betreffen, sondern bis in den

Oberarm oder sogar zur Schulter hinziehen. Ein weiteres Fortschreiten kann zu einer Taubheit im Bereich des Daumens, des Zeige- und Mittelfingers führen und im weiteren Verlauf zu Atrophien im Bereich der Daumenballenmuskulatur. Begleitend können Feinmotorikstörungen der Hände auftreten.

Die **Ulnarisneuropathie am Ellenbogen** manifestiert sich mit einer Gefühlsstörung im Bereich des kleinen Fingers und der ulnaren Seite des Ringfingers. Zudem treten Hypästhesien im Bereich des ulnarseitigen Handrückens und des ulnarseitigen Muskelwulstes an der Innenfläche der Mittelhand (Hypothenar) auf. Als motorische Ausfälle können neben einer Schwäche der Spreizung der Finger eine Atrophie der ulnarisversorgten Handbinnenmuskulatur und eine Krallenstellung des IV. und V. Fingers auftreten. Besonders auffällig ist dabei die Atrophie im Spatium interosseum I.

Somatische Symptome

Neben oft unspezifisch imponierenden nächtlichen Schmerzen und Parästhesien, die sich nicht klar an die Versorgungsgebiete der betroffenen Nerven (N. medianus und N. ulnaris) halten müssen, finden sich Sensibilitätsstörungen, Paresen und Muskelatrophien. Allerdings sind die Untersuchungsbefunde im Frühstadium oft unauffällig, sodass die genaue Anamnese wegweisend ist.

Psychische Symptome

Durch die nächtlichen Schmerzen kann das Karpaltunnelsyndrom bereits früh im Krankheitsverlauf zu Schlafstörungen führen. Ansonsten stehen psychische Symptome bei Nervenkompressionssyndromen nicht im Vordergrund.

Diagnostik

Nach der gezielten Anamnese stellt die Basis der neurologische Befund dar. Untersucht wird auf die Frage hin, ob sich motorische oder sensible Defizite im Bereich der vom N. medianus bzw. N. ulnaris versorgten Muskeln bzw. sensiblen Areale finden lassen.

Der nächste diagnostische Schritt ist die klinische Elektrophysiologie, die beim Karpaltunnelsyndrom und der Ulnarisneuropathie am Ellenbogen jeweils wegweisende Befunde liefert.

Ergänzend können eine hochauflösende Ultraschalluntersuchung und in Einzelfällen eine MRT des Nervs erfolgen.

»Fallstricke« der somatischen Diagnostik

Wichtigste Differenzialdiagnose des Karpaltunnelsyndroms sind das C6/C7-Syndrom und die Polyneuropathie. Bei der Ulnarisneuropathie am Ellenbogen zählen zu den wichtigsten Differenzialdiagnosen die akute Druckschädigung des N. ulnaris im Bereich des Ellenbogens durch intensives Aufstützen/Auflegen des Ellenbogens und das radikuläre C8/Th1-Syndrom. Die gedankliche diagnostische Einengung auf ein Engpass-Syndrom sollte nicht zu schnell erfolgen, da auch seltene Erkrankungen vorliegen können, die ein solches nur vortäuschen (z. B. autoimmun-entzündliche Erkrankungen mit Beteiligung des peripheren Nervensystems, die zu akuten sensomotorischen Ausfällen und Schmerzen führen können).

Warum kann man das Krankheitsbild leicht übersehen?

Oft ist der neurologische Befund in der Frühphase der Erkrankung unauffällig. In diesen Fällen ist die Anamnese wegweisend.

FALLBEISPIEL

Eine ca. 30-jährige Frau bemerkte in der Schwangerschaft mit ihrem ersten Kind zunächst ein nächtliches Einschlafen der Finger. Nach der Geburt kommt es zu einer initial dezenten/intermittierenden und im Verlauf anhaltenden Taubheit der Finger I–IV beidseits, die von ihr zunächst auf die neue körperliche Belastung und den allgemeinen Stress zurückgeführt werden. Im Verlauf von wenigen Wochen entwickelt die Patientin dann Störungen der Feinmotorik und auch dezente Atrophien der Thenarmuskulatur beidseits. Bei der neurologischen Vorstellung stellt sich der typische Befund eines fortgeschrittenen Karpaltunnelsyndroms beidseits mit entsprechenden sensiblen und motorischen Defiziten dar. Nach Sicherung der Diagnose mittels Neurografie und hochauflösender Sonografie erfolgt zeitnah die beidseitige Operation des Karpaltunnelsyndroms. In der Folge der Operation kommt es zu einer raschen Besserung der Defizite einschließlich Regredienz der Atrophien.

Therapeutische Optionen

Beim **Karpaltunnelsyndrom** ist in der Frühphase der Erkrankung vor allem die nächtliche Schienung des Handgelenks zu empfehlen. Eine operative Therapie sollte niederschwellig vor dem Auftreten persistierender neurologischer Ausfälle durch erfahrene Operateure stattfinden. Indikationen für eine operative Therapie sind neben persistierenden Sensibilitätsstörungen/Paresen bereits therapieresistente nächtliche Schmerzen/Parästhesien mit Schlafstörungen.

Bei der **Ulnarisneuropathie am Ellenbogen** kann bei kurzer Anamnese zunächst eine konservative Therapie mit nächtlicher Druckentlastung mit einer Ellenbogengelenksschiene erfolgen. In Analogie zur Behandlung des Karpaltunnelsyndroms sollte die operative Behandlung durch erfahrene Operateure vor dem Auftreten von Muskelatrophien erfolgen.

Eine operative Indikation ist gegeben bei Vorliegen progredienter Beschwerden, sensomotorischen Ausfälle, ausbleibender klinischer Besserung oder einer Verschlechterung der Messwerte.

6.5.3 Subclavian-Steal-Syndrom (Perfusionsstörungen)

Definition

Beim sog. Subclavian-Steal-Syndrom kommt es zu einer pathologischen Flussumkehr in der A. vertebralis, bedingt durch eine hämodynamisch relevante Stenose in der ipsilateralen A. subclavia. Oft ist die Flussumkehr in der A. vertebralis asymptomatisch. Das Auftreten neurologischer Symptome im Bereich des Gehirns aufgrund einer insuffizienten Versorgung des vertebrobasilären Stromgebiets oder der oberen Extremitäten kennzeichnet das Subclavian-Steal-Syndrom.

Erste Anzeichen

Erste Symptome entstehen meist durch die mangelnde Blutversorgung im Arm, die sich trotz des Zuflusses über die A. vertebralis bemerkbar macht. Hierzu zählen bewegungsinduzierte Armschmerzen, Kälte, Parästhesien und auch Taubheitsempfindungen.

Seltener finden sich initial neurologische Symptome, die durch Hirnstammischämien bedingt sind.

Somatische Symptome

Neben den Symptomen im Bereich des Arms können sich besonders im Verlauf auch transiente oder permanente Symptome vonseiten des Hirnstamms entwickeln. Sie gehen auf eine Mangelversorgung mit Blut im Stromgebiet der A. vertebralis und A. basilaris zurück. Hierzu zählen u.a. Schwindel, Gleichgewichtsstörungen, Ataxie, Doppelbilder, Nystagmus, Sehstörungen, Sprechstörungen und Schluckstörungen.

Psychische Symptome

Schwindel sowie Gleichgewichtsstörungen. Spezifische psychische Symptome treten nicht auf.

Diagnostik

Seitendifferenz des Blutdrucks. Eine Gefäßdiagnostik ist wegweisend mittels folgender Methoden: vaskulärer Ultraschall, MRT inkl. MR-Angiografie, CT-Angiografie, digitale Substraktionsangiografie.

»Fallstricke« der somatischen Diagnostik

Die neurologischen Hirnstammsymptome, bedingt durch Perfusionsstörungen im Bereich des vertebrobasilären Stromgebiets, können bei unvollständiger Anamnese, insbesondere im Fall von Schwindel, als unspezifisch, z. B. auch als Angst- oder Depressionsäquivalente, fehlgedeutet werden.

Warum kann man das Krankheitsbild leicht übersehen?

Der neurologische Befund kann im Intervall unauffällig sein, da die Hirnstammsymptome oft nur transient auftreten.

FALLBEISPIEL

Ein 75-jähriger Patient stellt sich bei seinem Hausarzt aufgrund einer rezidivierenden belastungsabhängigen Schwäche und krampfartigen Schmerzen im Bereich des linken Arms vor. Zuletzt seien die Schmerzen bei der Gartenarbeit aufgetreten. Erstmals habe er kurz nach der Entwicklung der Armschmerzen auch einen bisher nicht bekannten Schwindel, eine Gangunsicherheit und Doppelbilder entwickelt, die sich nach ca. 30 Minuten wieder komplett zurückgebildet hätten. Als Vorerkrankungen waren eine periphere arterielle Verschlusskrankheit und eine koronare Herzkrankheit bekannt. Im Untersuchungsbefund stellt der Hausarzt eine Blutdruckdifferenz von 40 mmHg zuungunsten des betroffenen Arms fest. Aufgrund der transienten neurologischen Ausfälle erfolgte die neurologische Vorstellung, bei der in der Ultraschalldiagnostik die Flussumkehr in der A. vertebralis und eine Stenose der A. subclavia auf der betroffenen Seite diagnostiziert werden.

Therapeutische Optionen

Eine Stenose der A. subclavia ist zumeist Ausdruck einer generalisierten Atherosklerose, deren Behandlung durch Beeinflussung der jeweils bestehenden Gefäßrisikofaktoren erfolgen sollte. Bei einem Subclavian-Steal-Syndrom ist die interventionelle Therapie mittels perkutaner Angioplastie mit Stentversorgung bzw. gefäßchirurgisch möglich.

6.5.4 Erkrankungen des peripheren Nervs (radikuläre Störungen, Plexusläsion, Neuropathie)

Definition

Die Klassifikation peripherer Nervenläsionen beruht auf einer syndromatischen Zuordnung, die sich an folgenden Aspekten orientiert: 1. Lokalisation, 2. Pathologie, 3. betroffene Fasertypen, 4. Ätiologie.

Bei der Lokalisation wird unterschieden zwischen Neuronopathien, Radikulopathien, Plexopathien, Mononeuropathien und Polyneuropathie (PNP). Polyneuropathien wiederum werden eingeteilt in distal symmetrische Formen, die Mononeuropathia multiplex, Schwerpunkt PNP und PNP mit distaler oder distaler und proximaler Verteilung. Pathologisch wird differenziert zwischen axonalen, demyelinisierenden und gemischten Mustern. Zusätzlich wird differenziert, ob motorische, sensible (große Fasern bzw. kleine Fasern: C, Aδ) oder autonome Fasern betroffen sind, bzw. auch, ob eine Mischung verschiedener betroffener Fasertypen zu finden ist.

Ätiologisch stellen bei den »polytopen« Schädigungen des peripheren Nervensystems, den Polyneuropathien (→Tab. 6-10), der Diabetes mellitus, gefolgt von der alkoholtoxischen Polyneuropathie (PNP), die häufigsten Ursachen dar, die zusammen ca. 45 % der PNP ausmachen. Eine weitere große, und aus therapeutischer Sicht wichtige, Gruppe sind die entzündlichen Neuropathien (ca. 20 %). Entzündliche Neuropathien sind oft autoimmunologisch vermittelt und können schleichend und in der Lokalisation wechselnd oder aber auch akut auftreten und dabei große Teile des peripheren Nervensystems betreffen (Guillain-Barré-Syndrom [GBS]). Dies kann bis zu einer Lähmung der Atemmuskulatur gehen, sodass die Patienten zeitweilig bis zur Rückbildung der Symptome beatmet werden müssen.

Eine vermutlich unterdiagnostizierte Gruppe sind hereditäre Neuropathien. Darüber hinaus treten medikamentös-toxische und selten paraneoplastische Neuropathien auf. 3–4 % aller über 60-Jährigen leiden an einer peripheren Neuropathie, wobei nach initialer Abklärung ca. 20 % der PNP zunächst ätiologisch unklar bleiben und entsprechend einstweilen der Gruppe der idiopathischen PNP zugeordnet werden. Im Verlauf eines weiteren Jahres gelingt in diesen Fällen bei einem Drittel der Fälle eine Zuordnung, wobei häufige Ursachen vaskulitische PNP, PNP bei Vitamin-B_{12}-Mangel oder PNP bei Paraproteinämie einschließen.

Erste Anzeichen

Bei radikulären Syndromen (Kompression der Nervenwurzeln bei ihrem Austritt aus dem Rückenmark) sind ausstrahlende Schmerzen und segmentale motorische, sensible und autonome Ausfälle im Versorgungsgebiet der Nervenwurzel typisch.

Bei Plexusläsionen (Verletzungen der Nervengeflechte zwischen Nervenwurzel und peripheren Nerven) kommt es im Fall des Plexus cervicobrachialis oder lumbosacralis in Abhängigkeit von den betroffenen Strukturen (z. B. Primärstränge/Faszikel) zu ausgedehnteren motorischen, sensiblen und autonomen Defiziten.

Auch bei Polyneuropathien sind motorische, sensible und autonome Ausfallssymptome typisch, wobei zu Beginn oft z. T. schmerzhafte Parästhesien bzw. ein »Wattegefühl« der Füße und eine im Dunklen betonte Gangunsicherheit im Vordergrund stehen.

Wegweisend in der weiteren Diagnostik ist oft das Verteilungsmuster der Symptomatik. Ein beinbetonter, von distal nach proximal vorherrschender Gradient mit strumpf- und handschuhförmigen Symptomen ist der häufigste Verteilungstyp bei

Art der PNP	Ätiologie		
axonal[1]		sensomotorisch	rein sensibel
	hereditär	▪ CMT 2 ▪ Porphyrie ▪ Amyloidose	▪ HSAN I–IV ▪ spinozerebelläre Degeneration ▪ spinale Muskelatrophie Typ Kennedy
	erworben	▪ Diabetes mellitus ▪ toxisch (Alkohol, Arsen) ▪ Urämie ▪ axonaler Typ des GBS ▪ Vitamin-B_{12}-Mangel ▪ Amyloidose ▪ medikamentös (Bortezomib, Linezolid, Metronidazol)	▪ paraneoplastisch ▪ Sjögren-Syndrom ▪ idiopathische sensible PNP ▪ medikamentös (Nukleosidanaloga, Pyridoxin, Nitrate, Cisplatin, Thalidomid)
demyelinisierend[1]	hereditär	▪ CMT 1, 2, 4 ▪ CMT X ▪ HNPP	
	erworben	▪ GBS ▪ CIDP und CIDP-Varianten	
mit autonomer Beteiligung[1]	▪ akute Pandysautonomie ▪ diabetische PNP ▪ PNP bei Amyloidose ▪ GBS ▪ PNP bei Porphyrie ▪ HSAN Typ III ▪ HSAN Typ IV ▪ HIV-assoziierte PNP ▪ paraneoplastische PNP		
mit Schmerzen[2]	▪ idiopathische small fiber-neuropathy ▪ diabetische PNP ▪ PNP bei Amyloidose ▪ hereditäre Neuropathien ▪ Neuropathien bei Kollagenosen und Vaskulitiden ▪ HIV-assoziierte Neuropathie ▪ HSN ▪ paraproteinämische Neuropathien ▪ paraneoplastische PNP		

[1] modifiziert nach Leitlinien der DGN (Diagnostik bei Polyneuropathien)
[2] modifiziert nach Mendell und Sahenk (2003)
CIDP: chronisch inflammatorische demyelinisierende Polyneuropathie; CMT: hereditäre motorische und sensible Polyneuropathie; GBS: Guillain-Barré-Syndrom; HNPP: hereditäre Neuropathie mit Neigung zu Drucklähmungen; HSAN: hereditäre sensibel autonome Neuropathie; HSN: hereditäre sensorisch autonome Neuropathie

Tab. 6-10: Ausgewählte Ätiologien von Polyneuropathien (PNP)

der (von der Länge der Axone) längenabhängigen, distal-symmetrischen PNP. Die Arme sind in diesem Fall oft erst betroffen, wenn die Symptomatik an den Beinen das Knie erreicht. Die überwiegende Mehrheit der Symptome bei PNP ist symmetrisch, wobei eine Asymmetrie immer einen Schlüsselbefund darstellt. Sie kann auf eine entzündliche Genese (z. B. Mononeuropathia multiplex) oder eine überlagerte Radikulopathie hinweisen.

Somatische Symptome

Bei peripheren Nervenläsionen treten in Abhängigkeit von dem betroffenen Versorgungsgebiet der Wurzel, dem einbezogenen Anteil des Plexus bzw. des peripheren Nervs, motorische, sensible und autonome Defizite bzw. ausstrahlende Schmerzen und Reizsymptome auf. Folgende Befunde können wegweisend sein: Skelettdeformitäten (Pes cavus, Pes planus, Hammerzehen etc.), weitere Organbeteiligungen bei Systemerkrankungen (Sicca-Syndrom, Uveitis, Katarakt, Hörminderung etc.), Zeichen des ersten und zweiten Motoneurons (Reflexstatus und Muskeltrophik), Zeichen einer Einbeziehung von Hirnnerven, Beteiligung von sensiblen Fasern mit großem Durchmesser (strumpf- oder handschuhförmige Störungen der taktilen Ästhesie/Algesie, bei fortgeschrittener PNP oder sensorischer Neuronopathie auch der Bauchwand), Pallhypästhesie und Störung des Lageempfindens bei Hinterstrangstörungen, Thermhypästhesien und Hypalgesien bei Small-Fiber-Neuropathien sowie Zeichen einer autonomen afferenten/efferenten Denervierung (trophische und vasomotorische Störungen bei Beteiligung autonomer Fasern somatischer Nerven, kardiovaskuläre, gastrointestinale und urogenitale Symptome bei Beteiligung viszeraler autonomer Fasern).

Psychische Symptome

Durch ausgeprägte chronische neurogene Schmerzen und Gangstörungen kann es zu einer erheblichen psychischen Belastung mit entsprechenden Reaktionen kommen, insbesondere zu Depressionen und Ängsten, bei chronischen Wurzelreizsyndromen auch zu gereizter Aggressivität. Narzisstisch regulierte oder histrionisch überlagerte Verarbeitungsmodi der Schmerzen können das Bild komplizieren.

Diagnostik

Bei **Wurzel- und Plexusläsionen:** MRT-Bildgebung, CT-Myelografie, klinische Elektrophysiologie (EMG und Neurografie).

Bei **Polyneuropathien** ist eine Stufendiagnostik in Abhängigkeit von der klinischen Verdachtsdiagnose indiziert. Basisdiagnostik: BSG, CRP, Differenzialblutbild, Elektrolyte, Leber- und Nierenwerte, Immunfixation, Bence-Jones-Proteinurie (niedermolekulare nephrotoxische Paraproteine) und TSH. Bei Verdacht auf einen Diabetes mellitus: Nüchternblutzucker, oraler Glukosetoleranztest, Blutzuckertagesprofil und HbA_{1c}; bei Verdacht auf einen Alkoholmissbrauch: Transaminasen, MCV, Carbohydrat-defizientes Transferrin (CDT), Vitamine; bei Verdacht auf eine funikuläre Myelose: Vitamin B_{12}, Holo-Transcobalamin (Holo-TC), Methylmalonsäure. Die erweiterte laborchemische Diagnostik erfolgt gezielt in Abhängigkeit vom klinischen Syndrom und der elektrophysiologischen Diagnostik (→Tab. 6-11).

Verdachtsdiagnose	**Klinische Hinweise**	**Diagnostik**
Borreliose Bannwarth-Syndrom	Zeckenstich und/oder Erythema chronicum migrans, Radikuloneuritis	Serologie in Liquor und Serum, Liquordiagnostik (Pleozytose, Zytologie, Schrankenstörung)
erregerbedingte PNP	Anamnese	Serologie auf HIV, CMV, VZV, EBV, Mykoplasmen, Slit-skin-smear-Technik bei Lepra, Toxinnachweis bei C. diphteriae
Vitamin-B_{12}-Mangel-Neuropathie	Ataxie, Lagesinnstörung, pathologische SEP	Vitamin B_{12}, Methylmalonsäure, Holo-Transcobalamin, Parietal-Zell-AK, Intrinsic-Faktor-AK
Malresorption/-absorption	Gewichtsverlust	Xylose-Test, Vitamine B_1, B_6, B_{12} und E, Folsäure
Vaskulitis	Mononeuropathia multiplex, akute Schmerzen, Hinweise auf systemische Vaskulitis	Rheumafaktor, ANA (dsDNA, ENA), p-ANCA, c-ANCA, Kryoglobuline, CCP, C3, C4, Immunkomplexe, Eosinophilie, Hepatitisserologie
Paraproteinämie	chronische oder subakute PNP bei Multiplem Myelom, MGUS, Waldenström-Makroglobulinämie, Plasmozytom, POEMS, systemische AL-Amyloidose	Immunelektrophorese, Immunfixation, Bence-Jones-Proteine im 24-Stunden-Sammelurin, Anti-MAG-AK bei IgM-Paraproteinämie, Knochenmarkbiopsie, Röntgen
Sarkoidose	pulmonale Beteiligung	ACE im Serum
multifokal motorische Neuropathie	rein motorische Neuropathie, Leitungsblöcke	IgM-Anti-GM1-AK
Guillain-Barré-Syndrom	rasch progrediente, führend motorische Neuropathie	*Campylobacter-jejuni-*, CMV-, Gangliosid-AK, Liquordiagnostik (Zellzahl [< 10, bis 50 möglich], Eiweiß erhöht)

Verdachtsdiagnose	Klinische Hinweise	Diagnostik
chronisch inflammatorische demyelinisierende Polyneuropathie	subakut demyelinisierende Neuropathie	Immunelektrophorese, Liquordiagnostik (Zellzahl [< 10, bis 50 möglich], Eiweiß erhöht)
Malignom	sensible Neuropathie	Anti-Hu-, Anti-CV2-AK, Immunelektrophorese
Porphyrie	Schmerzen	δ-Aminolävulinsäure, Porphobilinogen
AK: Antikörper; HIV: human immunodeficiency virus; CMV: Zytomegalievirus; VZV: Varizella-Zoster-Virus; EBV: Epstein-Barr-Virus; MGUS: monoklonale Gammopathie unklarer Signifikanz; CMV: Zytomegalievirus; VZV: Varizella-Zoster-Virus; EBV: Epstein-Barr-Virus; ANA: antinukleäre Antikörper; ENA: extrahierbare nukleäre Antigene; ANCA: antineutrophile zytoplasmatische Antikörper; CCP: zyklisches citrulliniertes Peptid; MAG: Myelin-assoziiertes Glykoprotein; ACE: Angiotensin-Converting-Enzym; SEP: somatosensorisch evozierte Potenziale; POEMS-Syndrom (Akronym für Polyneuropathie, Organomegalie, Endokrinopathie, monoklonale Gammopathie und Hautveränderungen [Skin])		

Tab. 6-11: Ausgewählte erweiterte Diagnostik[3]

Weitere Diagnostik schließt die humangenetische Abklärung, die Elektrophysiologie, Nerven und Hautbiopsien und bildgebende Verfahren (MRT und hochauflösender Ultraschall) ein.

»Fallstricke« der somatischen Diagnostik

Aufgrund des variabel und unscharf ausgeprägten Musters von motorischen, sensiblen und autonomen Ausfällen bei inkompletten Läsionen von Wurzeln, des Plexus oder von peripheren Nerven ist die anatomische Zuordnung der neurologischen Ausfalls- bzw. Reizsyndrome unter Umständen schwierig. In Fällen von nicht eindeutig zuordenbaren neurologischen Defiziten kann die Fehlinterpretation hin zu funktionellen Ursachen erfolgen.

In diesen Fällen können die Elektrophysiologie und bildgebende Verfahren bei der Lokalisationsdiagnostik und dem Nachweis der Ursache wegweisend sein. Eine besondere Herausforderung stellen hierbei Small-Fiber-Neuropathien dar, bei denen selbst die »klassische« Elektrophysiologie mit unauffälligen Befunden verbleiben kann.

Warum kann man das Krankheitsbild leicht übersehen?

Ausschließlich subjektiv vorhandene und unscharf geschilderte Reizsymptome ohne wegweisende und klar objektivierbare sensible und motorische Defizite können die diagnostische Zuordnung der Beschwerden erschweren. Zusätzlich kann die Genauig-

3 modifiziert nach Leitlinien der DGN (Diagnostik bei Polyneuropathien)

keit der klinischen Untersuchung durch schmerzbedingte Minderinnervation eingeschränkt sein. Bestehende Paresen können unter diesen Umständen maskiert werden. Hat eine Polyneuropathie im vegetativen System ihren Störungsschwerpunkt, ergeben sich besondere Schwierigkeiten in der Differenzialdiagnostik zu psychischen und psychosomatischen Störungen.

FALLBEISPIELE

Fall 1

Ein ca. 30-jähriger Tischler berichtet, dass er am Vorabend beim Lernen für seine Meisterprüfung eingeschlafen sei. Er habe dann tief geschlafen, da er aufgrund der hohen Arbeitsbelastung als Geselle und der zusätzlich anstrengenden Prüfungsvorbereitung sehr erschöpft war. Beim Aufwachen in der Nacht habe er bemerkt, dass sein Buch unter dem rechten Oberarm gelegen habe. Am darauffolgenden Morgen habe er eine Schwäche der Handgelenks- und Fingerstrecker rechts bemerkt, die er jedoch zunächst auf den allgemeinen Stress zurückführte. Die Streckung im Ellenbogen habe mit voller Kraft funktioniert. Aufgrund der Persistenz der Symptome stellte er sich nach 3 Tagen dann doch bei seinem Hausarzt vor.
Hier imponieren nun mittelgradige Paresen der radialisversorgten Muskeln distal des M. triceps brachii mit Beteiligung des M. brachioradialis, der Handgelenks- und Fingerextensoren. Eine Hyposensibilität findet sich im Spatium interosseum I. Bei Verdacht auf eine Druckläsion des N. radialis am Oberarm erfolgt die elektrophysiologische Diagnostik, die einen inkompletten motorischen Leitungsblock des N. radialis rechts am Übergang des mittleren zum distalen Oberarm passend zu einer lokalen Druckschädigung zeigt. Es erfolgt eine konservative Therapie mittels Schonung, Physiotherapie und Schienenversorgung. Hierunter kommt es innerhalb von 2 Wochen zu einer kompletten Rückbildung der Defizite.

Fall 2

Ein 35-jähriger Mann entwickelte wenige Tage nach einer Durchfallerkrankung, die er auf einer anstrengenden Geschäftsreise erlitten hat, brennende Parästhesien der Beine distal beidseits. Die Symptome deutete der Patient zunächst als unspezifisch und führte sie auf den gastrointestinalen Infekt und den gleichzeitig bestehenden beruflichen Stress zurück. Der Patient beschloss daher zunächst, sich für einige Tage zu schonen. Am folgenden Morgen bemerkte der Patient eine deutliche Zunahme der Schmerzen im Bereich der dorsalen Oberschenkel beidseits und eine beginnende Schwäche, aufgrund derer er nicht mehr gut aus der Hocke aufstehen konnte. Nachdem der Patient einen weiteren Tag im Bett liegend verbrachte, entwickelte er am kommenden Tag deutliche Taubheitsgefühle der Beine und einen Progress der Paraparese, sodass er nicht mehr eigenständig gehen konnte.
Bei der Vorstellung in der Notaufnahme imponieren schließlich strumpfförmige Taubheitsgefühle der Beine distal der Knie, eine schlaffe mittelgradige Paraparese, leichtgradige Paresen der oberen Extremitäten und der Fazialis-innervierten Muskulatur sowie eine Areflexie. In der Zusatzdiagnostik stellen sich dann – passend zu

der Diagnose eines akuten Guillain-Barré-Syndroms (GBS) – eine Schrankenstörung im Liquor bei normaler Zellzahl und ausgefallene F-Wellen in der Neurografie dar. Bei einem GBS handelt es sich um eine akut oder subakut auftretende immunvermittelte entzündliche Neuropathie, in deren Rahmen Nervenwurzeln, der Plexus und periphere Nerven einbezogen werden.

Therapeutische Optionen

Im Fall von Wurzel- und Plexusläsionen sind die therapeutischen Optionen abhängig von der Ätiologie und dem Schweregrad der Ausfälle. Neben operativen neurochirurgischen Verfahren schließen sie konservative Verfahren (Schmerztherapie, Physiotherapie) ein.

Im Fall von Polyneuropathien sind die therapeutischen Optionen ebenfalls von der Ätiologie abhängig. Im Fall von autoimmun-entzündlichen Neuropathien stehen immunmodulatorische Therapieansätze im Vordergrund. Im Fall von toxischen Neuropathien ist in erster Linie eine Vermeidung der auslösenden Noxe anzustreben. Bei metabolischen Ursachen im Rahmen von Hypovitaminosen ist die entsprechende Substitution erforderlich.

Literatur

Deutsche Gesellschaft für Neurologie (DGN). Leitlinien für Diagnostik und Therapie in der Neurologie. Diagnostik bei Polyneuropathien. Stand: September 2012. Gültig bis: September 2017. Leitlinie wird zurzeit überarbeitet. AWMF-Registernummer: 030/067. Berlin: DGN 2012.

Mendell JR, Sahenk Z. Clinical practice. Painful sensory neuropathy. N Engl J Med 2003; 348: 1243–1255.

THOMAS HAALCK

6.6 Haut

6.6.1 Hyperhidrose

Definition

Der Begriff Hyperhidrose bezeichnet ein Übermaß an Schwitzen, welches über die Erfordernisse der Wärmeregulation hinausgeht. Unterschieden werden die primäre idiopathische und die sekundäre Hyperhidrose. Bei der **primären idiopathischen Hyperhidrose** liegen keine anderen Erkrankungen zugrunde, es kommt zu einer genuinen Überstimulation der ekkrinen Schweißdrüsen. Bei der **sekundären Hyperhidrose** ist das vermehrte Schwitzen ein Symptom einer Grunderkrankung. Hier sind z. B. Malignome, Infektionserkrankungen, hormonelle Erkrankungen (Hyperthyreose, Diabetes mellitus u. a.), Adipositas, Klimakterium, neurologische Erkrankungen (Sympathikusschädigung, gustatorisches Schwitzen, bei dem durch Geschmacksreize an umschriebenen Arealen vermehrtes Schwitzen ausgelöst wird) zu nennen. Auch unter Medikamenteneinnahme (Parasympathomimetika, Glukokortikosteroide, Antibiotika, Antidepressiva) und psychischen Belastungen (Schmerz-, Stress-, Panik- und Angstreaktionen u. a.) kommt es zu vermehrtem Schwitzen.

Erste Anzeichen

Erste Anzeichen von vermehrtem Schwitzen zeigen sich häufig schon im Kindes- und Jugendalter.

Somatische Symptome

Die Patienten berichten über übermäßiges Schwitzen mehr als ein Mal pro Woche an einer oder mehreren Prädilektionsstellen (axillär, palmar, plantar und an der Stirn) oder generalisiert. Dabei ist das Schwitzen so stark, dass es mit den üblichen Hygienemaßnahmen schwerer zu kupieren ist. Es ist nicht willentlich kontrollierbar und tritt unvorhersehbar und temperaturunabhängig, nicht aber während des Schlafes auf. In den Schweißarealen kann es zu Superinfektionen (Mykosen, bakterielle Superinfektion) kommen.

Psychische Symptome

Vermehrtes Schwitzen führt zu einer Stigmatisierung und zu beruflichen und sozialen Einschränkungen. Die Patienten ziehen sich zurück. Nicht selten kommen depressive Entwicklungen mit Beeinträchtigung des Selbstwerterlebens vor.

Diagnostik

Die Diagnostik beginnt mit der Anamnese. Hier muss zwischen primärer und sekundärer Hyperhidrose unterschieden werden. Besteht der Verdacht auf eine sekundäre Hyperhidrose, muss die Diagnostik auf die jeweilige Grunderkrankung ausgerichtet werden. Die Hyperhidrose kann semiquantitativ in drei Schweregrade eingeteilt, die Schweißmenge in einem definierten Zeitraum per Gravimetrie und das betroffene Areal mit dem Jod-Stärke-Test nach Minor bestimmt werden.

»Fallstricke« der somatischen Diagnostik

Wichtig ist der Ausschluss einer sekundären Hyperhidrose. Möglicherweise verschweigen Patienten aus Schamgefühl das Ausmaß der Symptomatik.

Warum kann man das Krankheitsbild leicht übersehen?

Vermehrtes Schwitzen tritt bei psychischer Belastung, z. B. bei Stress und Angst, symptomatisch auf. So wird pathologisches Schwitzen häufig als quasi »normales« Symptom, nicht aber als Hinweis auf eine körperliche Erkrankung angesehen.

FALLBEISPIEL

Eine 20-jährige Patientin stellt sich mit seit etwa 2 Jahren bestehender starker Schweißneigung axillär beidseitig vor. Schon initial sieht man große Schweißflecken axillär auf ihrer Kleidung. Herkömmliches Deodorant funktioniere nicht ausreichend, immer wieder käme es auch zu juckenden Hautveränderungen unter den Achseln. Gerade in Stresssituationen sei das Schwitzen so stark, dass sie die Kleidung wechseln müsse. Da sie demnächst eine Ausbildung im Einzelhandel beginnt, fürchte sie, durch ihr starkes Schwitzen stigmatisiert zu werden und im Umgang mit den Kunden nicht sicher auftreten zu können. Im Rahmen der Diagnostik kann die Hyperhidrose axillär mit dem Jod-Stärke-Test nach Minor verifiziert und Grunderkrankungen ausgeschlossen werden. Unter Versorgung mit 20 %igen Aluminiumchlorid-Hexahydrat-Gel, das anfänglich alle 2 Tage, später nur noch alle 2–3 Tage aufgetragen wird, kann die Schweißneigung deutlich reduziert werden, die Patientin fühlt sich insgesamt schnell besser und im Auftreten sicherer.

Therapeutische Optionen

Die Therapie besteht in der Anwendung von topischen Antiperspiranzien, der Leitungswasseriontophorese, der Therapie mit Radiofrequenz, Mikrowellen oder Ultraschall oder dem Einsatz von Botulinumtoxin. Axillär kann die operative Schweißdrüsenentfernung (Kürretage, Saugkürretage oder Exzision) erfolgen. Systemische Antihidrotika und Psychopharmaka sind möglich. Ultima Ratio bei generalisierter Hyperhidrose ist die thorakale Sympathektomie.

6.6.2 Chronischer Pruritus

Definition

Der Pruritus ist eine Juckempfindung, die das Bedürfnis, sich zu kratzen, nach sich zieht. Von chronischem Pruritus spricht man ab einer Dauer von mindestens 6 Wochen. Unterschieden werden der Pruritus auf primär entzündlicher Haut (bei Vorliegen einer Hauterkrankung), der Pruritus auf primär nichtentzündlicher Haut (kein Korrelat an der Haut) und der Pruritus mit chronischen Kratzläsionen (keine Einordnung in die beiden o. g. Kategorien). Auslösend sind neben dermatologischen Erkrankungen, wie z. B. dem atopischen Ekzem, systemische Erkrankungen (Infekte, Malignome, endokrinologische, metabolische, hämatologische und lymphoproliferative Erkrankungen

Medikamente, wie auch neurologische oder psychosomatisch/psychiatrische Erkrankungen. Die Ursache kann ebenfalls multifaktoriell oder nicht zu eruieren sein. Die Inzidenz in der Allgemeinbevölkerung liegt bei ca. 7 %/Jahr.

Erste Anzeichen

Pruritus kann zunächst nachts (getriggert durch die Bettwärme) auftreten und zu Klagen über Schlaflosigkeit führen.

Somatische Symptome

Das klinische Bild ist äußerst variabel. Der Pruritus kann lokalisiert und generalisiert auftreten. Es kann klinisch vollkommen unauffällige Haut vorliegen, es können sich aber auch Zeichen von Dermatosen und sekundären Kratzläsionen (Hämatome, Erosionen, Exkoriationen, Krusten) zeigen. Bei fortgeführtem Kratzen können vergröberte Hautareale (Lichenifikationen) entstehen. Häufig finden sich Hyper- oder Hypopigmentierungen in abgeheilten Bereichen. Polierte Nägel, bei denen durch häufiges Kratzen eine glatte und glänzende Nageloberfläche entsteht, und umschriebener Haarausfall der Augenbrauen kommen vor.

Psychische Symptome

Häufig kommt es durch den teils quälenden Pruritus zu Stimmungsverschlechterung und Schlafstörungen, die Müdigkeit am Tag und Konzentrationsstörungen nach sich ziehen. Die Patienten sind weniger belastbar, umso mehr, als der Pruritus die Selbstaufmerksamkeit auf sich zieht und so »immer schlimmer« wird. Chronischer Pruritus ist häufig mit Anpassungs- und Angststörungen verbunden, die Patienten ziehen sich beruflich und privat zurück. Es besteht die Gefahr depressiver Entwicklungen. Im Sinne eines körperlichen Gegenübertragungserlebens kann es auch beim Untersucher zu Pruritusempfindungen kommen.

Diagnostik

Die Diagnostik umfasst eine ausführliche Anamnese mit Bestimmung der Prurituscharakteristika (Lokalisation, Intensität, Zeitpunkt, Pruritusbekämpfung), die Frage nach psychischer Beeinträchtigung durch den Pruritus und die Frage nach weiteren Symptomen, Nebenerkrankungen (inkl. psychischer Vorerkrankungen) und Medikamenten. Es folgt eine allgemeine körperliche Untersuchung einschließlich Beurteilung von Haut, Haaren, Nägeln und Schleimhäuten. Sind Korrelate an der Haut zu finden, können bakteriologische, mykologische, allergologische oder autoimmunserologische Untersuchungsverfahren eingesetzt werden, auch eine Probebiopsie kann sinnvoll sein. Laboruntersuchungen umfassen Basisuntersuchungen mit BSG, CRP, Differenzialblutbild, Ferritin, Bilirubin, Transaminasen, GGT, AP, Kreatinin, Harnstoff, eGFR,

Elektrolyte, LDH, TSH sowie einen Urinstix und einen Test auf okkultes Blut im Stuhl. Weitere apparative Untersuchungen und Laboruntersuchungen richten sich nach der vermuteten Grunderkrankung und sollten im interdisziplinären Setting erfolgen.

»Fallstricke« der somatischen Diagnostik

Problematisch ist, dass eine Vielzahl von Erkrankungen und Medikamenten chronischen Pruritus auslösen können und sich häufig vor allem anfänglich auf der Haut keine Läsionen zeigen. Teilweise zeigt sich der Pruritus, bevor sich die Erkrankung mit anderen Symptomen bemerkbar macht. Zu solchen auslösenden Erkrankungen gehören z. B. Niereninsuffizienz, Hepatopathien mit Cholestase, Hypo- und Hyperthyreose, Eisenmangel, intrahepatische Schwangerschaftscholestase, Parasitosen, Lymphome, solide Malignome, postzosterische Neuralgie, Depressionen und Schizophrenie.

Warum kann man das Krankheitsbild leicht übersehen?

Pruritus auf primär nichtentzündlicher Haut wird häufig als Symptom nicht ernst genommen, da ein klinisches Korrelat fehlt. In der Tat findet man in einer Vielzahl von Fällen keine Erklärung für den Pruritus. Auf der anderen Seite kann aber z. B. eine gravierende okkulte Systemerkrankung, die sich anfänglich nur durch Pruritus äußert, übersehen werden.

FALLBEISPIEL

Eine 55-jährige Patientin stellt sich mit seit 3 Monaten bestehendem Juckreiz am gesamten Integument vor. Insbesondere nachts bestehe sehr starker Juckreiz, sie könne kaum schlafen. Das Kratzen führe kaum zur Linderung. Am Tag sei sie sehr müde und habe Konzentrationsstörungen. Ihre Arbeitsleistung als Architektin sei deutlich eingeschränkt, sie schaffe ihr tägliches Arbeitspensum nur mit Mühe. Auch müsse sie immer an den Juckreiz denken, das Ganze ließe ihr keine Ruhe. Sie sei deutlich mürrischer im Umgang mit Freunden und Arbeitskollegen. Bei vorherigen Untersuchungen habe sich keine Auffälligkeit an der Haut gezeigt, sodass man von einer psychosomatischen Ursache ausgegangen sei. Als Medikament nimmt sie seit 2 Jahren Metoprolol bei bekanntem arteriellen Hypertonus. Bei Inspektion der Haut zeigen sich einzelne Kratzexkoriationen, vor allem an den Oberarmen und am oberen Rücken, aber kein Hinweis auf eine spezifische Hauterkrankung, sodass die Diagnose chronischer Pruritus mit Kratzläsionen gestellt wird. Die Patientin wird symptomatisch mit Polidocanol-haltigen Cremes und H_1-Antihistaminika versorgt. Kurzfristig wird für 2 Wochen bei bestehenden Kratzläsionen ein lokales Glukokortikosteroid verwandt. Bei einer umfangreichen Diagnostik wird ein Diabetes mellitus nachgewiesen. Nach medikamentöser Behandlung und Einstellung des Blutzuckers sistiert der Pruritus schnell.

Therapeutische Optionen

Die Therapie ist aufgrund der Diversität und Komplexität der zugrunde liegenden Ursachen nicht einheitlich und sollte im interdisziplinären Kontext erfolgen. Grunderkrankungen müssen kausal behandelt, mögliche auslösende Medikamente abgesetzt und Folgesymptome, wie z.B. Schlafstörungen, behandelt werden. Nach Besserung der Grunderkrankung sistiert der Pruritus häufig schnell, kann sich aber im Einzelfall auch unabhängig von der Ursache weiter fortsetzen. Die symptomatisch antipruritische Therapie umfasst allgemeine Maßnahmen wie rückfettende Pflege, z.B. mit Menthol- und/oder Polidocanol-haltigen Externa, nichtsedierende H_1-Antihistaminika und topische Glukokortikosteroide. Eskaliert werden kann mit topischem Capsaicin, topischen Calcineurin-Inhibitoren, systemisch mit Gabapentin oder Pregabalin, Naltrexon, Aprepitant, Dupilumab, Serotonin-Wiederaufnahme-Hemmern oder systemischen Immunsuppressiva (z.B. Ciclosporin A, MTX oder Azathioprin). Auch UV-Therapien sind wirksam. Eine psychologisch-psychotherapeutische Mitbetreuung ist bei langem Verlauf angezeigt, bei automatisiertem, z.T. hoch selbstdestruktivem Kratzen kann eine gezielte Verhaltenstherapie sinnvoll sein.

6.6.3 Lupus erythematodes

Definition

Der Lupus erythematodes (LE) gehört zum Formenkreis der Kollagenosen und bezeichnet seinerseits eine Gruppe von Autoimmunerkrankungen, bei der humoral vermittelte Antikörperprozesse gegen verschiedene körpereigene Proteine zu Entzündungen in multiplen Organen des Körpers einschließlich der Haut führen. Man unterscheidet einen kutanen LE, bei dem die entzündlichen Prozesse auf die Haut beschränkt sind (Unterformen: akut kutaner, subakut kutaner, chronisch kutaner und intermittierend kutaner LE), von dem systemischen LE, bei dem es zu einem Befall der Haut und des Gefäßbindegewebes mit möglichem Befall zahlreicher Organe kommt.

Erste Anzeichen

Erste Anzeichen sind häufig unspezifisch und können fehlgedeutet werden. Hin und wieder bestehen unspezifische Hauterscheinungen oder Belastungseinschränkungen, die primär erst einmal nicht an eine Autoimmunerkrankung denken lassen.

Somatische Symptome

Das klinische Bild ist sehr vielgestaltig. Bei der kutanen Form treten neben anfänglich unspezifischen makulopapulösen Hautveränderungen später sog. diskoide, d.h. scheibenförmige rote, schuppende Herde, vor allem im Gesicht und an der Kopfhaut, auf.

Der systemische LE kann sich je nach Befall des Organsystems mit multiplen Symptomen zeigen: Zu den Symptomen zählen z.B. Fieber, Schwäche, Gewichtsverlust, Photosensibilität, Raynaud-Syndrom, Arthralgien und Gelenkschwellungen, Myalgien, thorakale Schmerzen und Dyspnoe bei Pleuritis und Perikarditis, Lymphknotenschwellungen, Gastritis und Kolitis und orale Ulzera. Bei ZNS-Beteiligung können Psychosen, hirnorganische Syndrome, eine transversale Myelitis, vaskuläre Ereignisse, periphere Neuropathien und Krampfanfälle auftreten. In 80% ist die Haut beteiligt, typisch sind hier die oben beschriebenen diskoiden Herde und das Schmetterlingserythem im Gesicht.

Psychische Symptome

Bei ZNS-Beteiligung (5–15%) können unspezifische Symptome wie Kopfschmerzen sowie kognitive Einschränkungen, Psychosen und Depressionen auftreten. Durch die häufig langjährige und teils auch schwerwiegende Erkrankung treten Hoffnungslosigkeit, das Gefühl bzw. Erleben, entstellt zu sein, sowie vermehrtes Schmerzempfinden auf. Konsekutive Angststörungen und Depressionen sind häufig.

Diagnostik

Bei Verdacht auf einen LE muss anamnestisch neben den aktuellen Beschwerden nach einer Raynaud-Symptomatik und UV-Empfindlichkeit gefragt werden. Eine Medikamentenanamnese kann helfen, auslösende Präparate zu identifizieren. Bei Vorhandensein von Hautveränderungen wird eine Probebiopsie inkl. direkter Immunfluoreszenz durchgeführt. Laboruntersuchungen enthalten neben einem Urinstatus ein Differenzialblutbild, BSG (hier muss keine ausgeprägte Erhöhung vorliegen), Leber- und Nierenwerte, TSH, CK gesamt, Elektrolyte, LDH, Autoantikörper (ANA und ENA-Profil inkl. dsDNS-AK), die Bestimmung der Komplemente C3, C4 und Kryoglobuline und den direkten Coombs-Test. Eine Lichttreppe (hier wird die Haut mit steigenden Dosen von UVA- und UVB-Licht bestrahlt, um die minimale Dosis zu bestimmen, ab der ein Sonnenbrand auftritt) zum Nachweis einer erhöhten Lichtempfindlichkeit der Haut und nachfolgende Probebiopsie sind möglich. Um eine systemische Beteiligung auszuschließen oder zu beweisen, müssen alle Organsysteme systematisch durchuntersucht werden. Die Diagnose des systemischen LE wird mittels der sog. EULAR/ACR-Kriterien oder mithilfe der SLICC-Kriterien gestellt.

»Fallstricke« der somatischen Diagnostik

Die Diagnosestellung ist aufgrund der Komplexität der Erkrankung mit oft schleichendem Beginn sehr schwierig. Antikörper müssen nicht zwingend nachzuweisen sein, und die Kriterien nach EULAR/ACR oder SLICC sind vor allem zu Beginn der Erkrankung nicht immer erfüllt.

Warum kann man das Krankheitsbild leicht übersehen?

Vor allem der uncharakteristische Beginn mit einzelnen, häufig auf den ersten Blick nicht in Einklang zu bringenden Symptomen macht die Diagnosefindung sehr schwierig, sodass Patienten oftmals schon viele Arztbesuche hinter sich haben, ohne dass die entsprechende Diagnose gestellt werden konnte. Eine solche Vorgeschichte bedeutet nicht selten eine »Einladung« in Richtung einer somatoformen Diagnosestellung.

FALLBEISPIEL

Ein 30-jähriger Patient fühlt sich seit Wochen abgeschlagen und nicht belastbar. Die Gelenke und Muskeln schmerzen immer wieder. Zusätzlich berichtet er von subfebrilen Temperaturen. Anfänglich wird an einen Infekt gedacht, als es aber keine deutliche Besserung der Gesamtsymptomatik gibt, wird auch eine psychische Ursache bei starker beruflicher Belastung in Betracht gezogen. Im Verlauf kommt es aber nach Sonnenexposition zu einem schmetterlingsförmigen Gesichtserythem. Bei genauerer Anamnese berichtet der Patient über ein schon länger bestehendes Raynaud-Syndrom. Es zeigen sich nun zusätzlich diskrete orale Ulzerationen. Die Laboruntersuchungen ergeben eine Leukopenie und Thrombopenie, ein CRP von 36 mg/dl, einen ANA-Titer von 1:1250, deutlich erhöhte Anti-SM- und dsDNS-Antikörper sowie eine Erniedrigung der Komplementfaktoren C3 und C4. Eine Probebiopsie untermauert die Verdachtsdiagnose eines systemischen Lupus erythematodes (SLE), die direkte Immunfluoreszenz zeigt das typische Lupusband. Eine Durchuntersuchung ergibt zusätzlich eine Nierenbeteiligung und eine milde Pleuritis, sodass die Kriterien für die Diagnosestellung eines SLE erfüllt sind. Der Patient wird anfänglich mit Prednisolon 1 mg/kg KG behandelt. Zusätzlich erhält er als Basismedikation Hydroxychloroquin. Unter der Therapie bessert sich die Symptomatik sehr schnell, sodass eine zügige Reduktion des Steroids möglich wird. Eine konsequenter UV-Schutz und eine engmaschige Kontrolle sowie regelmäßige Durchuntersuchungen werden empfohlen.

Therapeutische Optionen

Als Basismaßnahmen sind Rauchverbot, das Meiden auslösender Medikamente und konsequenter Lichtschutz unabdingbar (Präparate mit SPF 50+ UVB-/UVA-Filter). Der kutane LE kann bei lokalisiertem Auftreten mit externen Glukokortikosteroiden oder lokalen Calcineurin-Inhibitoren behandelt werden. Bei Nichtansprechen, disseminiertem Befall oder SLE werden als Basistherapeutikum Antimalariamittel (Chloroquin, Hydroxychloroquin) eingesetzt. Im Schub oder bei unzureichender Wirksamkeit werden systemisch Glukokortikosteroide verabreicht. Bei längerfristig erhöhter Krankheitsaktivität kommen z. B. Methothrexat, Azathioprin oder Mycophenolatmofetil zum Einsatz, bei hoher Krankheitsaktivität und/oder schwerer Nieren- oder ZNS-Beteiligung auch Cyclophosphamid, Belimumab, Anifrolumab, Rituximab, Plasmapherese, Immunadsorption oder die Gabe von IVIGs.

6.6.4 Dermatomyositis

Definition

Die Dermatomyositis (DM) ist eine seltene, systemische Autoimmunerkrankung, die zur Gruppe der idiopathischen inflammatorischen Myositiden gehört und bei der es zu einer progressiven symmetrischen Muskelschwäche sowie charakteristischen Hautveränderungen kommt. Unterteilt wird sie in die juvenile und die adulte DM, die paraneoplastische DM und die amyopathische DM (nur die Haut betreffend). Sie kann auch im Rahmen eines Overlap-Syndroms in Kombination mit anderen Kollagenosen auftreten. Es besteht eine genetische Prädisposition. Sonnenexposition, Infekte und Medikamente können Auslöser sein. Bei der paraneoplastischen Form liegt ein Tumor zugrunde, der sich vor dessen Diagnosestellung, aber ggf. auch erst im Verlauf zeigen kann.

Erste Anzeichen

Erste Anzeichen können Müdigkeit, subfebrile Temperaturen, Muskelschwäche und muskelkaterartige Beschwerden, aber auch Schluckstörungen oder Dyspnoe sein.

Somatische Symptome

Klinisch ist eine plötzliche Schwäche, vor allem im proximalen Schulter- und Beckenbereich, typisch. Kämmen und Treppensteigen sind erschwert. Auch Heiserkeit und häufiges Verschlucken bei Befall von Pharynx- und Larynxmuskulatur kommen vor. An der Haut finden sich eine Reihe von Symptomen, vor allem symmetrische rot- bis blauviolette Erytheme, meistens an den Oberlidern (heliotropes Erythem), oft begleitet von zentrofazialen fliederfarbenen Erythemen und Schwellungen, periorale Blässe, zervikale Erytheme, die wie ein ungebundener Schal imponieren (Shawl-Zeichen), ein livides Exanthem im Bereich des Thorax, Erytheme im Bereich der lateralen Oberschenkel und Hüften (Holster-Zeichen), sog. Gottron-Papeln (erhabene, rötliche oder livide Papeln an den Streckseiten der Finger), Hyperkeratosen und Rhagaden auf der palmaren und lateralen Seite der Finger (Mechanic Hands) sowie Teleangiektasien und Megakapillaren am Nagelfalz. Eine Calcinosis cutis, ggf. mit Ulzerationen sowie eine Raynaud-Symptomatik, können ebenfalls vorkommen. Auch eine Beteiligung von Skelettsystem (Arthralgien und Arthritis) und innerer Organe (vor allem Lunge, Niere, Herz, Gastrointestinaltrakt) ist möglich.

Psychische Symptome

Die Patientin oder der Patient machen einen müden Eindruck, der Händedruck ist häufig kraftlos, der Gang schleppend. Tägliche Arbeiten werden – bedingt durch die Muskelschwäche – für die Patienten und Patientinnen zu einer Herausforderung. Eine Teilnahme am Arbeitsleben oder sozialen Leben gelingt oft nur schwer. Depressive Entwicklungen und Angsterkrankungen sind die Folge.

Diagnostik

Bei Verdacht auf eine DM erfolgt neben einer genauen Untersuchung von Haut und Hautanhangsgebilden sowie der gezielten Frage nach Dysphagie und Muskelschwäche eine Biopsie aus Haut und Muskel. Ein Elektromyogramm zeigt kurze polyphasische Potenziale und Fibrillationen, eine Muskelsonografie oder eine MRT können schon helfen, subklinische Veränderungen darzustellen. Eine Mikroskopie der Nagelfalzkapillaren kann typische Veränderungen, wie z. B. Büschelkapillaren, Einblutungen und Ektasien, zeigen. Laboruntersuchungen zeigen eine Erhöhung von BSG, CRP, Aldolase, CK gesamt und CK-MM, LDH und der Transaminasen. Das Kreatinin kann ebenfalls erhöht sein, es können eine Proteinurie und eine Myoglobulinurie bestehen. Die Serumelektrophorese kann eine Vermehrung von α_2- und y -Globulin zeigen, ebenfalls kann eine Lymphopenie bestehen. ANA sind in ca. 30 % der Fälle erhöht, spezifische Antikörper können ebenfalls erhöht sein (z. B. Anti-Jo-1 in 20 % der Fälle, Anti-Mi-2 in 20–30 % der Fälle, Anti-TIF1-y, Anti-MDA5 u. a.). Ein Lungenfunktionstest und eine HR-CT-Thorax sollten erfolgen, da bei 30 % der Patienten eine interstitielle Lungenerkrankung vorliegt. Ebenfalls empfehlen sich ein EKG und eine Echokardiografie sowie eine apparative Dysphagiediagnostik. Bei allen DM-Patienten mit Ausnahme der juvenilen DM sollte alle 6–12 Monate für die ersten 2–5 Jahre nach Diagnosestellung ein Tumorscreening erfolgen (Differenzialblutbild, Eiweißelektophorese, Hautscreening, CT-Thorax und Abdomen, ÖGD, Koloskopie, gynäkologische Untersuchung bei Frauen, urologische Untersuchungen, bei Männern inkl. PSA).

»Fallstricke« der somatischen Diagnostik

Alle Laborparameter treten inkonstant auf, sodass die Diagnosesicherung oft schwierig ist. Häufig muss zunächst allein die Verdachtsdiagnose zu einer Therapie führen.

Warum kann man das Krankheitsbild leicht übersehen?

Die Muskelschwäche und ein häufig damit verbundener »weinerlicher« Gesichtsausdruck können die Symptomatik in Richtung Depression lenken und damit von der eigentlichen Grunderkrankung ablenken.

FALLBEISPIEL

Eine 50-jährige Patientin berichtet, dass sie sich seit Monaten zunehmend müder und kraftloser fühle. Sie schwitze viel und habe kaum Kraft, ihre täglichen Arbeiten zu erledigen. Sie ziehe sich immer mehr zurück. Hin und wieder fühle sie eine Art Muskelkater in den Oberarmen. Sie glaube, sie sei im »Burn-out«.

Schon initial fallen ein langsamer, gebückter Gang und ein weinerlicher Gesichtsausdruck auf. Im ersten Moment scheint es sich um ein rein psychisches Problem zu handeln. Auf genaues Nachfragen sind Treppensteigen und Kämmen der Haare seit einiger Zeit deutlich erschwert. Auch Schluckstörungen mit Globusgefühl bestehen.

Bei der klinischen Untersuchung findet sich ein livides Erythem im Gesichtsbereich und am oberen Thorax. An den Streckseiten der Hände zeigen sich kleine hyperkeratotische Papeln. Die Laboruntersuchung zeigt eine deutliche Erhöhung der CK gesamt, CK-MM, Aldolase, der Transaminasen, CRP, BSG und LDH. Der ANA-Titer ist 1 : 320, Anti-Jo ist deutlich erhöht.
Die Verdachtsdiagnose einer Dermatomyositis wird gestellt. Ein EMG sowie eine Probebiopsie aus Haut und Muskel bestätigen diese.
Eine Tumorsuche bleibt unauffällig. Die Patientin wird daraufhin mit Prednisolon, beginnend mit 1 mg/kg KG tgl. und überlappend mit Azathioprin 100 mg tgl. behandelt, das Prednisolon wird langsam ausgeschlichen. Zusätzlich erhält sie Krankengymnastik.
Unter der Therapie bessern sich die Symptome langsam, eine volle Belastungsfähigkeit wird aber nicht erreicht.
Nach ca. 8 Monaten verschlechtert sich der Befund deutlich mit zunehmender Muskelschwäche. Eine erneute Durchuntersuchung zeigt nun ein nichtkleinzelliges Bronchialkarzinom im rechten Lungenoberlappen im Frühstadium. Nach operativer Behandlung des Bronchialkarzinoms kommt es zu einer Remission der Dermatomyositis.

Therapeutische Optionen

Ein Tumorausschluss (insbesondere Ovar, Lunge, Pankreas, Magen-Darm-Trakt) muss mindestens einmal pro Jahr für die ersten 2–5 Jahre erfolgen. Bakterielle Foci müssen saniert werden. Krankengymnastik zur Verbesserung der Muskelfunktion ist sinnvoll. Ein ausreichender UV-Schutz ist notwendig. Systemisch werden Glukokortikosteroide eingesetzt, zur Einsparung dieser sollte eine frühzeitige Kombination mit Immunsuppressiva (Azathioprin, MTX, Mycophenolatmofetil) erfolgen. Bei fehlendem Ansprechen können Ciclosporin A, Tacrolimus, Cyclophosphamid, Rituximab oder eine IVIG-Therapie erwogen werden.

6.6.5 Neurodermitis (atopisches Ekzem/atopische Dermatitis)

Definition

Die Neurodermitis (atopisches Ekzem) ist eine chronische oder chronisch-rezidivierende, in ihrer Lokalisation und Morphologie altersabhängig unterschiedlich ausgeprägte, nichtkontagiöse Hauterkrankung, die sich auf Grundlage einer komplexen genetischen Disposition entwickelt. Sie ist charakterisiert durch eine TH_2-mediierte Entzündung, eine epidermale Barrierefunktionsstörung und eine kutane Dysbiose. Sie ist die häufigste chronische Erkrankung im Kindesalter. Die kumulative Inzidenz in Nordeuropa schwankt je nach Alter und Region zwischen 11 und 21 %. Typisch für die Neurodermitis ist der meist stark ausgeprägte Pruritus. Die Ausprägung kann leicht oder schwer sein und die Lebensqualität stark einschränken. Häufig kommt es zu bakteriellen Superinfektionen, viralen Infektionen oder Mykosen.

Es existieren zahlreiche Auslösefaktoren, wie z.B. allergenspezifische Immunantworten, aber auch psychosoziale Faktoren. Zum atopischen Formenkreis gehören ebenfalls die Rhinoconjunctivitis allergica und das allergische Asthma bronchiale.

Erste Anzeichen

Erste Hautveränderungen sind juckende Ekzeme, die schon im frühen Kindesalter (0–2 Jahre) auftreten können.

Somatische Symptome

Die klassische Morphe der Neurodermitis ist das Ekzem. Je nach Stadium (akut vs. chronisch) und Lebensalter zeigen sich die Hautveränderungen unterschiedlich ausgeprägt. Akute ekzematöse Hautveränderungen zeigen erythematöse Makulae und Bläschen, chronische eher schuppende Erytheme und vergröberte Hautareale, sog. Lichenifikationen. Im Kindesalter (0–2 Jahre) zeigen sich meist Ekzeme an den Streckseiten der Extremitäten, im Gesicht und an der Kopfhaut. Später finden sich dann eher Ekzeme in den Beugen. Im Erwachsenenalter können u.a. Handekzeme, eingerissene Fingerkuppen, die sog. Prurigoform (exkorierte Papeln und Knoten), eine Cheilitis mit Rissen und Krustenbildung an den Lippen, Mamillenekzeme u.a. Minimalvarianten auftreten. Die Haut erscheint bei chronischen Formen eher trocken, und es finden sich Kratzspuren. Klassisch ist der starke Pruritus. Häufig kommt es zu bakteriellen Superinfektionen (vor allem Impetiginisationen mit *Staphylococcus aureus*), aber auch viralen Infektionen oder Mykosen. Der Verlauf ist sehr unterschiedlich, sowohl was Dauer und Schwere der Schübe als auch Rezidivhäufigkeit angeht. 30% aller Kinder mit Neurodermitis entwickeln im Erwachsenenalter ebenfalls Ekzeme.

Psychische Symptome

Vor allem der Pruritus, der häufig abends als schwerer erträglich erlebt und beschrieben wird, führt zu Kratzattacken und Schlafstörungen. Die folgende Übermüdung führt zu einer psychischen Belastung sowie zur Einschränkung von Konzentration und Aufmerksamkeit. Vor allem eine frühkindliche atopische Dermatitis kann dabei das Risiko für eine spätere Aufmerksamkeitsdefizit-/Hyperaktivitätsstörung (ADHS) erhöhen. Ebenfalls führen auch die Chronizität der Erkrankung und die Stigmatisierung durch Auftreten der Ekzeme an sichtbaren Körperarealen wie dem Gesicht zu psychischer Belastung. Bei einer Verschlechterung der Erkrankung kommt es häufig zu Depressionen, Angststörungen und verstärktem Konflikterleben. Psychische Grenzen können oft nicht mehr gezogen werden.

Diagnostik

Die Diagnostik fußt auf Anamnese und klinischem Bild. Erhoben werden neben der aktuellen krankheitsspezifischen Anamnese die atopische Eigen- und Familienanamnese sowie die Berufsanamnese. Eruiert werden sollen Komorbiditäten wie die allergische Rhinokonjunktivitis und das allergische Asthma bronchiale, Nahrungsmittelallergien, ernährungsbedingte Auslöser, auslösende Umweltfaktoren (Stress, Hautirritanzien, Klimaeinflüsse), hormonelle und psychogene Auslöser. Danach soll das gesamte Integument inspiziert werden. Der Schweregrad kann mit Scores (z.B. SCORAD) bestimmt werden. Eine Probebiospie kann bei unklaren Fällen durchgeführt werden. Bei klinischem Verdacht kann eine Allergiediagnostik (Prick-Test, Gesamt IgE, spez. IgE, Epikutantest) sinnvoll sein.

»Fallstricke« der somatischen Diagnostik

Das Ekzem, als für die Neurodermitis typische Hautveränderung, kann auch bei anderen Hauterkrankungen auftreten. Daher müssen andere Ekzemerkrankungen, wie z.B. das seborrhoische Ekzem (vor allem im Säuglingsalter), das allergische oder irritativtoxische Kontaktekzem und das mikrobielle Ekzem abgegrenzt werden. Eine Skabies kann ein postskabiöses Ekzem nach sich ziehen. Auch andere Erkrankungen wie die Psoriasis vulgaris oder kutane T-Zell-Lymphome können sich ähnlich präsentieren.

Warum kann man das Krankheitsbild leicht übersehen?

Die Neurodermitis kann vor allem bei schwacher Ausprägung und negativer Eigen- oder Familienanamnese übersehen werden, wenn z.B. nur selten milde Schübe auftreten. Patienten mit nur wenigen Veränderungen auf ihrer Körperoberfläche können trotzdem einen starken Pruritus haben und werden dann mit ihren Beschwerden ggf. nicht ernst genommen.

FALLBEISPIEL

Ein 30-jähriger Patient stellt sich mit seit 2–3 Monaten bestehenden, stark juckenden Hautveränderungen im Gesicht und an den Armen vor. Immer wieder käme es zu solchen Hautveränderungen, vor allem im Winter verschlechtere sich die Haut. Er habe auch in der Kindheit und Jugend immer wieder Probleme mit der Haut gehabt. Der Juckreiz sei nachts stärker ausgeprägt, er müsse dann stark kratzen, schlafe schlecht und sei morgens häufig müde. Die Hautveränderungen im Gesicht seien kosmetisch störend. Er vermutet eine allergische Genese für die aktuelle Verschlechterung. Auf Nachfrage besteht eine Rhinoconjunctivitis allergica mit Typ-I-Allergie gegen Frühblüher, der Vater habe eine Neurodermitis. Bei genauer Anamnese lässt sich keine klare allergische Ursache für die Beschwerden an der Haut festmachen. In den Ellenbeugen bestehen lichenifizierte Ekzeme und im Gesicht schuppende erythematöse Makulae, vor allem perioral und periorbital. Die Augen-

brauen sind lateral rarifiziert, die Haut ist insgesamt trocken, es besteht eine Keratosis pilaris an den Oberarmen. Abstriche zeigen eine bakterielle Superinfektion der Ekzeme in den Ellenbeugen mit *Staphylococcus aureus*.
Aus den anamnestischen Angaben, dem Verlauf und den klinischen Angaben wird die Diagnose eines atopischen Ekzems gestellt. Der Patient wird mit topischen Glukokortikosteroiden anbehandelt, die im Verlauf auf topische Calcineurin-Inhibitoren umgestellt werden können, die dann nur noch bei Bedarf eingesetzt werden. Eine konsequente rückfettende Hautpflege wird empfohlen. Unter dieser Therapie bessert sich der Hautzustand deutlich.

Therapeutische Optionen

Therapeutisch kommt pharmakologisch ein Stufenschema zur Anwendung. Trockene Haut wird mit topischer Basispflege behandelt, bei milden Ekzemen kommen topische, niederpotente Glukokortikosteroide oder topische Calcineurin-Inhibitoren zur Anwendung, bei moderaten Ekzemen topische höherpotente Glukokortikosteroide oder topische Calcineurin-Inhibitoren. Bei schweren und therapieresistenten Ekzemen kann zusätzlich eine Systemtherapie, z. B. kurzfristig mit internen Glukokortikosteroiden, sinnvoll sein, für eine längerfristige Therapie stehen als monoklone Antikörper der IL4-α-Rezeptor-Antagonist Dupilumab und der IL13-Antikörper Tralokinumab, die JAK-Inhibitoren Baricitinib, Abrocitinib und Upadacitinib sowie Calcineurin-Inhibitoren (Ciclosporin A) als wirkungsvolle Therapeutika zur Verfügung. Eine UV-Therapie kann ab dem Stadium der therapieresistenten milden Ekzeme erwogen werden, sollte aber nicht mit Calcineurin-Inhibitoren kombiniert werden. Auch wenn es sich nicht um eine psychogene Erkrankung handelt, bestehen doch komplexe psychosomatische Wirkzusammenhänge (Stressabhängigkeit bezogen auf Manifestation und Schübe), die eine ambulante oder stationäre Psychotherapie sinnvoll machen können.

6.6.6 Urtikaria

Definition

Die Urtikaria ist eine der häufigsten Hauterkrankungen mit einer Lebenszeitprävalenz von ca. 20 %. Sie ist keine einheitliche Erkrankung, sondern steht für eine heterogene Gruppe von Erkrankungen, der ein bestimmtes Hautreaktionsmuster, nämlich die Ausbildung von Urticae (Quaddeln) und/oder die Ausprägung von Angioödemen gemeinsam ist. Typisch ist, dass die Quaddeln flüchtig sind, also innerhalb von 24 Stunden wieder abheilen. Generell geht die Urtikaria mit starkem Pruritus einher. Man unterteilt die Urtikaria nach dem Zeitverlauf in eine **akute** (< 6 Wochen anhaltend) und eine **chronische** (> 6 Wochen anhaltend) Urtikaria, nach der Rolle eines spezifischen definierten Auslösers in eine **spontane** Urtikaria (kein spezifischer definierter Auslöser vorhanden, Quaddeln treten spontan auf) und eine **induzierbare** Urtikaria (spezifischer definierter Auslöser vorhanden). Die **chronisch spontane** Urtikaria (CSU) wird in eine CSU mit bekannter und unbekannter Ursache unterteilt.

Die Auslöser sind vielgestaltig, bleiben aber häufig im Dunkeln. Medikamente, Nahrungsmittelunverträglichkeiten, Infekte, Tumoren und Autoimmunerkrankungen können Auslöser sein, psychischer Stress (starke Affekte) kann sowohl auslösend als auch verschlechternd wirken. Bei der induzierbaren Urtikaria führt das Einwirken eines spezifischen Reizes auf die Haut an der betroffenen Stelle zur Quaddelbildung. So zählt zu der chronisch induzierbaren Urtikaria die **physikalische** Urtikaria. Je nach auslösendem Reiz unterteilt sich diese in die verzögerte Druckurtikaria, die Kälte- und Wärmeurtikaria, den symptomatischen Dermografismus, bei dem Urticae bei mechanischen Reizen entstehen, das vibratorische Angioödem und die Lichturtikaria. Weitere Formen der chronisch induzierbaren Urtikaria sind die **aquagene** (Urticae bei Wasserkontakt), die **cholinerge** (Urticae bei körperlicher Anstrengung) und die **Kontakturtikaria** (Quaddelbildung nach Kontakt mit einer bestimmten Substanz). Dabei können Patientinnen und Patienten auch mehr als eine Form der Urtikaria haben.

Erste Anzeichen

Erstes Anzeichen kann ein plötzlich auftretender Pruritus sein.

Somatische Symptome

Die klassische Morphe der Urtikaria sind die Quaddeln, die nur flüchtig (< 24 Stunden bestehend) auftreten und mit starkem Pruritus einhergehen. Ebenfalls kommen tiefliegende Schwellungen an Händen und Füßen sowie Schwellungen der Lider, der Lippen oder Zunge (Angioödeme) vor, die zu Dyspnoe bis hin zur Gefahr des Erstickens führen können.

Psychische Symptome

Vor allem der Pruritus und das rezidivierende Auftreten, häufig ohne erkennbare Ursache, sind für die Patienten belastend. Der Pruritus führt ähnlich wie beim atopischen Ekzem zu Schlaf- und Konzentrationsstörungen. Die individuelle Belastungsfähigkeit ist reduziert. Vermehrt kommen Depressionen vor.

Diagnostik

Die Diagnostik umfasst eine gründliche Anamnese, um evtl. Auslöser zu eruieren und die Krankheitsaktivität zu bestimmen. Es folgen die körperliche Untersuchung mit Bestimmung des Dermografismus, bei dem durch mechanische Reizung eine umschriebene Reaktion, wie z. B. Quaddelbildung der Haut, ausgelöst werden kann, und Labordiagnostik zum Ausschluss systemischer Erkrankungen (CRP, BSG, Differenzialblutbild, Routinelabor, Gesamt-IgE, TSH, Schilddrüsenautoantikörper [TPO]). Weitere diagnostische Schritte sind von der Art der Urtikaria und dem vermuteten Auslöser abhängig. Hier kommen zum Einsatz: Laboruntersuchungen (funktionelle Antikörper, Mastzelltryptase, Autoantikörper), eine Fokussuche zum Ausschluss infektiöser Ursachen (vor allem *Helicobacter pylori*), Allergiediagnostik (Prick-Test, RAST, Provokationen), Nahrungsmittelexpositionstests, autologer Serumtest und physikalische Testungen (z. B. auf Druck, Kälte, Wärme etc.).

»Fallstricke« der somatischen Diagnostik

Die Ursache einer Urtikaria zu finden, kann schwierig, häufig auch frustran sein. Darüber hinaus kann es schwierig sein, andere Erkrankungen abzugrenzen. So können z. B. bei der Anaphylaxie Quaddeln als Symptom neben anderen auftreten. Bei Erkrankungen wie der Urtikariavaskulitis ist eine Gefäßentzündung grundlegend, und die Quaddeln bestehen länger als 24 Stunden am selben Ort. Beim nichthistaminergen Angioödem liegt ein hereditärer oder erworbener C1-Esterase-Mangel vor.

Warum kann man das Krankheitsbild leicht übersehen?

Das Problem der Urtikaria besteht darin, dass die Quaddeln und der Pruritus flüchtig sind. So ist bei der Vorstellung beim Arzt häufig an der Haut nichts zu sehen, und die Symptome werden z. B. als psychogen gedeutet. Insbesondere bei hohem Leidensdruck kann sich eine »psychogene Fehldeutung« aufdrängen.

FALLBEISPIEL

Ein 69-jähriger Patient berichtet über seit 12 Wochen immer wieder auftretenden Juckreiz und Kribbeln am ganzen Körper. Wie Wellen breite sich das Kribbeln aus. Es komme fast täglich zu unterschiedlichen Tageszeiten und bestehe dann etwa eine halbe Stunde bis Stunde. Er stelle sich dann unter die kalte Dusche, darunter werde die Symptomatik erträglich. Er habe seine Medikamente (ASS, Allopurinol) in Absprache mit seinem Hausarzt abgesetzt, der ACE-Hemmer Ramipril sei durch den β-Rezeptoren-Blocker Metoprolol ersetzt worden, das habe aber keine Veränderung erbracht. Er sei völlig verunsichert und könne das immer wieder auftretende Kribbeln kaum ertragen. Nachts könne er oft nicht schlafen. Bei Vorstellung bei diversen Ärzten sei immer nichts an der Haut zu sehen gewesen, zuletzt habe ihm auch keiner mehr so richtig geglaubt, ihm sei zuletzt eine psychosomatische Vorstellung empfohlen worden.
Bei der aktuellen Vorstellung in der Hautambulanz besteht gerade starker Pruritus, die Inspektion zeigt Quaddeln an den Armen und am Rumpf, sodass die Diagnose einer chronisch spontanen Urtikaria gestellt werden kann. Der Patient wird mit nichtsedierenden H_1-Antihistaminika in bis zu 4-facher Dosis versorgt, worunter die Quaddelbildung sistiert. Eine Fokussuche ergibt eine chronische Gastritis mit Nachweis von *Helicobacter pylori*. Nach Eradikation des Erregers kann das Antihistaminikum im Verlauf abgesetzt werden und es treten keine weiteren Quaddelschübe auf.

Therapeutische Optionen

Falls ein Auslöser eruiert wird, muss dieser gemieden werden. Medikamente, die als Auslöser gelten, müssen abgesetzt oder durch Medikamente anderer Klassen ersetzt werden. Verdächtige Nahrungsmittel und physikalische Auslöser müssen gemieden werden, in einigen Fällen (z. B. Licht-, Kälte- oder cholinerge Urtikaria) kann versucht werden, eine Toleranzentwicklung zu induzieren. Infektionen werden behandelt. Häufig muss aber eine symptomatische Behandlung erfolgen. Hier kommen die nichtsedierenden H_1-Antihistaminika bis zu einer 4-fachen Dosis zum Einsatz. Als Kombinationspartner kann bei Nichtansprechen der Anti-IgE-Antikörper Omalizumab eingesetzt werden. Bei weiterbestehendem Nichtansprechen kann Ciclosporin A in Kombination mit H_1-Antihistaminika angewendet werden. Bei kurzfristiger Exazerbation können systemische Glukokortikosteroide gegeben werden, ein langfristiger oder dauerhafter Einsatz von Glukokortikosteroiden kann aber nicht empfohlen werden.

6.6.7 Psoriasis (Schuppenflechte)

Definition

Die Psoriasis (Schuppenflechte) ist eine genetisch disponierte Erkrankung, die durch exogene und endogene Stimuli provozierbar und mit einer läsional gestörten Reifung der Epidermis vergesellschaftet ist. Exogene Stimuli sind z. B. Stress oder bestimmte Medikamente (z. B. β-Rezeptoren-Blocker, Lithium, Calciumkanalblocker, Steroide, Antimalariamittel etc.). In Deutschland sind 1–2 % der Bevölkerung betroffen. Die Psoriasis kann in jedem Lebensalter auftreten, meist manifestiert sie sich im 2.–3. Lebensjahrzehnt (**Typ I**), seltener im 5. Lebensjahrzent (**Typ II**). Man unterscheidet klinisch nach der Morphe und dem Manifestationsort die **Psoriasis vulgaris**, die **Psoriasis pustulosa** und die **Psoriasisarthritis**. 40–50 % aller Psoriasispatienten und -patientinnen zeigen zusätzlich einen Nagelbefall. Wichtig zu wissen ist, dass die Psoriasis mit einem erhöhten Risiko für die Entwicklung eines metabolischen Syndroms vergesellschaftet ist. Gehäuft kommt es ebenfalls zu kardiovaskulären Folgeerkrankungen (wie KHK und Apoplex), chronisch-entzündlichen Darmerkrankungen, einer rheumatoiden Arthritis sowie zur Ausprägung einer COPD.

Erste Anzeichen

Auftreten von typischen Hautveränderungen, vor allem an den Streckseiten (im Gegensatz zu den für eine Neurodermitis [→ Kap. 6.6.5] typischen Beugeseiten).

Somatische Symptome

Klassische Morphe der Psoriasis vulgaris ist der erythematöse Plaque, der mit silbrig-glänzenden Schuppen bedeckt ist. Die Prädilektionsstellen sind vor allem die Streckseiten der Extremitäten, auch Sakralbereich, Umbilikalregion und Capillitium. Häufig treten Rhagaden in der Rima ani auf. Ein rein palmoplantarer Befall ist möglich. Seltener sind nur die Intertrigines befallen. Nagelveränderungen treten in ca. 40–50 % der Fälle auf, bei Patientinnen und Patienten mit Psoriasisarthritis sogar in 80 % der Fälle Man unterscheidet vom Verlauf eine chronisch stationäre und eine akut exanthematische Form, die häufig durch Infekte getriggert wird. Die pustulöse Psoriasis kann generalisiert mit Auftreten von multiplen, teils konfluierenden Pusteln auf erythematöser, teils infiltrierter Haut am gesamten Integument auftreten oder sich lokalisiert palmar und plantar manifestieren. Bei 20 % der Patienten sind die Gelenke befallen, am häufigsten (ca. 60 %) zeigt sich eine symmetrische Polyarthritis mit Befall der kleinen Gelenke der Hände und Füße, seltener eine asymmetrische Oligoarthritis (ca. 30 %), eine distal interphalyngeale (DIP) Arthritis (ca. 5–10 %), eine mutilierende Arthritis (ca. 5 %) oder eine Wirbelsäulenbeteiligung mit Spondylitis und asymmetrischer Sakroiliitis (5–40 %).

Psychische Symptome

Die schwere Psoriasis bedeutet durch ihre Chronizität und Sichtbarkeit für Betroffene häufig eine jahrzehntelange Belastung durch ständigen therapeutischen und pflegerischen Aufwand, aber auch durch Einschränkung im sozialen Leben. Die sichtbaren Hautveränderungen führen zu einer Stigmatisierung, die Patienten ziehen sich häufig zurück und sind daher im sozialen wie auch im beruflichen Leben weniger engagiert. Angststörungen sind häufig, hier vor allem Angst vor der weiteren Entwicklung der Erkrankung, vor der Therapie und der sozialen Ausgrenzung und Ablehnung. Depressionen bis hin zu Suizidalität treten auf. Letztere können ihrerseits zu erhöhtem Nikotin- und Alkoholgenuss sowie verminderter körperlicher Aktivität führen. Es entsteht ein Teufelskreis mit der Gefahr des Auftretens oder der Verschlechterung von Komorbiditäten und der Psoriasis selbst. Psychische Faktoren wie Stress sind starke exogene Triggerfaktoren, die Psoriasisschübe auslösen oder die bestehende Psoriasis verschlechtern können.

Diagnostik

Bereits die klinische Morphe, das Verteilungsmuster der Plaques (Capillitium, streckseitige Verteilung, Isomorphie, Befall von Ellenbogen und Knie), der Nagelbefall und die Auslösbarkeit verschiedener »Psoriasisphänomene« innerhalb der Herde führen zur Diagnose. Zu diesen Psoriasiszeichen gehören das Kerzenfleckphänomen, bei dem durch Kratzen auf der läsionalen Haut eine lamelläre Schuppung wie beim Kratzen über getrocknetes Kerzenwachs entsteht. Weiterhin das Phänomen des letzten Häutchens, bei dem nach weiterem Kratzen nur noch eine dünne, feuchte Hautschicht zu erkennen ist, sowie das Auspitz-Phänomen, bei dem bei weiterem Kratzen auf der Läsion punktförmige Blutungen entstehen. Der Schweregrad der Psoriasis kann dabei z. B. mithilfe des Psoriasis Area and Severity Index (PASI) eingeschätzt werden. Zur Abgrenzung von anderen Erkrankungen (z. B. des nummulären Ekzems) kann eine Probebiopsie notwendig sein.

»Fallstricke« der somatischen Diagnostik

Die Diagnose kann erschwert sein, wenn die typische Morphologie der Hautveränderungen fehlt oder die Hautveränderungen nicht an den typischen Prädilektionsstellen auftreten. Abgegrenzt werden müssen Erkrankungen mit ähnlicher Morphologie, wie z. B. das mikrobielle Ekzem, das seborrhoische Ekzem, eine Tinea corporis, ein kutanes T-Zell-Lymphom sowie bei Minimalvarianten ein superfizielles Basalzellkarzinom oder ein Morbus Bowen, der ein Carcinoma in situ und somit eine Präkanzerose eines kutanen Plattenepithelkarzinoms darstellt.

Warum kann man das Krankheitsbild leicht übersehen?

Eine Psoriasis kann bei minimaler Ausprägung oder rein intertriginöser Ausprägung und bei reinem Gelenk- oder Nagelbefall übersehen werden. Eine »psychogene Fehldeutung« ist bei sichtbaren Hauteffloreszenzen kaum möglich.

FALLBEISPIEL

Ein 29-jähriger Patient berichtet, dass seit etwa 4 Jahren immer wieder Entzündungen in der Analfalte auftreten würden. Auch habe er am Ringfinger der rechten Hand eine gelbliche Veränderung mit Tüpfelung seines Fingernagels bemerkt. Bis dato seien die Entzündungen in der Analfalte als Analekzem abgetan worden.

Im Rahmen einer Tonsillitis kommt es plötzlich zu einem mäßig juckenden Exanthem mit Prädilektion des Rumpfes. Die Kopfhaut ist ebenfalls betroffen. Im Verlauf einiger Tage wandeln sich die Hautveränderungen in erythematosquamöse Plaques um. Gelenkbeschwerden bestehen nicht.

Es wird klinisch die Diagnose einer Psoriasis vulgaris gestellt. Nach antibiotischer Behandlung der Tonsillits und Einsatz von lokalen Glukokortikosteroiden und Calcipotriol-haltigen Externa sowie rückfettender Pflege zeigt sich keine deutliche Verbesserung der Hautveränderungen. Vor allem an den Ellenbogen, am Bauch und an den Knien haben sich nun teils konfluierende, landkartenartige erythematosquamöse Plaques gebildet. Die Hautveränderungen stören den Patienten sehr. Er berichtet, z. B. nicht mehr zu schwimmen, weil er sich ohne Kleidung schäme. Er fühle sich ausgegrenzt. Eine UV-Therapie wird diskutiert. Aufgrund der angespannten beruflichen Situation wird eine Therapie mit Fumarsäureester durchgeführt. Die Hautveränderungen gehen daraufhin deutlich zurück bis auf einzelne Plaques an den Ellenbogen und Knien. Die Lebensqualität des Patienten ist schnell verbessert.

Therapeutische Optionen

Es stehen zur Therapie sowohl externe Behandlungsmethoden wie auch potente Systemtherapeutika zur Verfügung. Lokale Externa, die vor allem bei leichter Ausprägung zum Einsatz kommen, sind Retinoide, Dithranol, Salicylsäure, Harnstoff, Teer, Calcineurin-Inhibitoren, Glukokortikosteroide und Vitamin-D_3-Analoga. Bei schwerer und mittelschwerer Psoriasis kann eine Bestrahlungstherapie mit selektiv ultravioletter Phototherapie (SUP), Balneo-Phototherapie und der PUVA-Therapie (UVA-Bestrahlung nach Applikation eines Sensibilisators, z. B. als Creme) oder eine Systemtherapie erwogen werden. Hier stehen die konventionellen Systemtherapeutika wie Fumarsäureester, Acitretin, Glukokortikosteroide (nur kurzzeitige Anwendung), Methotrexat, Ciclosporin A sowie eine Reihe von sog. Biologika zur Verfügung wie TNF-α-Antikörper (Adalimumab, Certolizumab, Etanercept, Infliximab), IL-17-Antikörper (Brodalumab, Ixekizumab, Secukinumab), IL-23-Antikörper (Guselkumab, Risankizumab, Tildrakizumab), der IL-12/23 Antikörper Ustekinumab sowie der Phosphodiesterase-4-Inhibitor Apremilast. Zusätzlich sollte auch die Behandlung der Komorbiditäten durch interdisziplinäre Zusammenarbeit erfolgen.

6.6.8 Nahrungsmittelunverträglichkeiten

Definition

Unverträglichkeit von Nahrungsmitteln mit klinisch sehr variabler Symptomatik, die in toxische (verdorbene Nahrungsmittel, Toxine) und nichttoxische Reaktionen unterschieden werden kann. Die nichttoxischen Reaktionen unterteilen sich in die Nahrungsmittelallergie, die IgE-vermittelt oder nicht-IgE-vermittelt (z. B. Immunkomplex-vermittelt) sein kann, und die nichtimmunologisch vermittelten Reaktionen (Pseudoallergie, enzymatische Intoleranz, pharmakologische Intoleranz, psychosomatische Reaktionen).

Erste Anzeichen

Erste Anzeichen können in einem Juck- oder Kratzgefühl im Rachen nach Genuss von Nahrungsmitteln bestehen.

Somatische Symptome

Die Reaktionen treten meist innerhalb 1 Stunde auf, seltener nach 4–6 Stunden. Sie umfassen: Hautreaktionen (Urtikaria, Verschlechterung von Ekzemen, Exanthem, Flush), Reaktionen am Oropharynx (Schwellung von Lippen, Zunge, Gaumen und pharyngealer Pruritus), Reaktionen der Augen (Konjunktivitis, Tränenfluss, periorbitales Ödem), respiratorische Symptome (Rhinitis, Larynxödem, Stridor, Husten, Dyspnoe,

Zyanose), gastrointestinale Symptome (Bauchschmerzen, Durchfälle, Übelkeit, Erbrechen) und anaphylaktoide Reaktionen (Blutdruckabfall, Schock, Tachykardie, Synkopen).

Psychische Symptome

Angst, Schwindel und übermäßiges Schwitzen können die Reaktion des Körpers begleiten. Belastend für die Patienten ist, wenn kein Auslöser für die Allergien gefunden wird.

Diagnostik

Sie fußt auf einer genauen Anamnese zur Identifizierung möglicher Allergene, ggf. nach Auswertung eines »Ernährungs-/Symptomtagebuches«, Sensibilisierungstestungen (Prick-Test, Prick-zu-Prick-Test, Scratch-Test, Intrakutantest) sowie Bestimmung des spezifischen IgE (RAST). Bei der Auswertung der Testverfahren muss die klinische Relevanz der erhobenen Befunde beurteilt werden. Ggf. können sich eine Eliminationsdiät mit Weglassen der verdächtigten Nahrungsmittel und im Verlauf eine orale Provokation anschließen.

»Fallstricke« der somatischen Diagnostik

Die Suche nach dem auslösenden Allergen ist bei nicht zielführender Anamnese häufig schwierig. Allergene können z. B. thermolabil sein, sodass das gekochte Nahrungsmittel vertragen wird, nicht aber das rohe. Noch dazu schließt z. B. ein negativer Prick-Test (Hauttest mit 15–20 Testlösungen) eine Nahrungsmittelunverträglichkeit nicht aus. Wichtig ist auch, die klinische Relevanz zu bestimmen. Ein Prick-Test kann auf ein Nahrungsmittel positiv ausfallen, trotzdem kann das Nahrungsmittel vertragen werden. Daher müssen die jeweiligen Beschwerden mit den klinisch erhobenen Befunden korreliert werden.

Warum kann man das Krankheitsbild leicht übersehen?

Nicht immer ist ein Zusammenhang einer Unverträglichkeitsreaktion zu einem Nahrungsmittel auf den ersten Blick erkennbar. Schon kleinste Mengen eines Allergens (versteckte Allergene wie Soja in Schokolade, Fischallergene in Hühnerei) können auslösend wirken. Häufig helfen sog. Symptomtagebücher, Ursachen aufzudecken. Bei Metallallergien, z. B. Nickelallergie, kann das Allergen so verbreitet auftreten, dass es nahezu unmöglich ist, es zu vermeiden. Das dann quasi scheinbar ungeregelte Auftreten kann wiederum als psychogenes Verdachtsmoment gewertet werden.

FALLBEISPIEL

Eine 40-jährige Patientin stellt sich vor, nachdem sie am Vortag juckenden Ausschlag am gesamten Integument gehabt habe, begleitet von Kribbeln im Rachen, Globusgefühl sowie Schwindel und Schweißausbruch. Sie habe sich hinlegen müssen, danach sei die Symptomatik besser geworden, nach 2 Stunden habe sie sich nur noch müde gefühlt. Ähnliches sei ihr in den letzten Monaten häufiger vorgekommen. Medikamente nehme sie nicht.
Es besteht keine atopische Diathese, insbesondere ist keine Rhinoconjunctivitis allergica bekannt. Routinekontrollen inkl. Laboruntersuchungen und Blutdruckkontrollen beim Hausarzt waren unauffällig.
Zuletzt hätte sie die ganze Symptomatik auf Stress geschoben. Gestern habe sie ein Handyfoto vom Ausschlag gemacht, hier zeigt sich ein urtikarielles Exanthem. Besondere Auffälligkeiten seien ihr an dem Tag nicht erinnerlich. Sie habe nichts für sie Ungewöhnliches gegessen, getrunken oder getan, keine Medikamente eingenommen, lediglich etwa 1 Stunde vor der Episode Schokolade mit Nüssen gegessen. Im Verlauf der Anamnese lassen sich immer wiederkehrende gleichartige Reaktionsmuster im zeitlichen Zusammenhang zum Genuss von Nüssen und nusshaltigen Nahrungsmitteln festmachen. Andere Nahrungsmittel, insbesondere Kernobst, werden vertragen. Es wird der Verdacht auf eine Nahrungsmittelallergie gegen Nüsse gestellt.
Der Patientin wird ein Notfallset, bestehend aus einem Antihistaminikum, einem flüssigem Kortikosteroid und einem Adrenalin-Pen, verschrieben. Es wird ein Prick-Test durchgeführt, der eine starke Lokalreaktion auf Nuss zeigt. Der RAST (Nachweis von IgE-Antikörpern) bestätigt die Diagnose. Nüsse und nusshaltige Nahrungsmittel müssen ab jetzt gemieden werden.

Therapeutische Optionen

Falls möglich, sollte eine Allergenkarenz erfolgen (auch auf versteckte Allergene achten). Kreuzallergene müssen beachtet werden (bei Kreuzallergien reagieren durch Sensibilisierung gegen ein bestimmtes Allergen gebildete IgE-Antikörper mit strukturell ähnlichen Allergenen und lösen eine allergische Reaktion aus). Ein Notfallset, bestehend aus einem H_1-Antihistaminikum, einem oralen Kortikosteroid und einem Adrenalin-Pen, kann dem Patienten verschrieben werden. Bei pollenassoziierten Nahrungsmittelallergien kann ggf. eine spezifische Hyposensibilisierungsbehandlung mit Pollenextrakten angeboten werden.

STEFAN SCHMIEDEL, JULIAN SCHULZE ZUR WIESCH

6.7 Infektionskrankheiten

Viele Infektionskrankheiten sind nur schwer zu erkennen, weil sie nur geringe oder sogar überhaupt keine fassbaren körperlichen Symptome zeigen. Selbst Erkrankungen, die üblicherweise mit einem typischen, krankheitsbeweisenden Krankheitsbild einhergehen, wie z.B. Masern, die durch ein typisches Enanthem mit Koplik-Flecken, Konjunktivitis, Rhinitis, Katarrh, hinter den Ohren beginnendem makulopapulösem Hautauschlag, Kopfschmerzen und Fieber leicht diagnostizierbar sind, können eine nur gering oder gar nicht vorhandene körperliche Symptomatik hervorrufen oder sich nur durch Abgeschlagenheit, Erschöpfung und Schlafbedürfnis manifestieren.

Deshalb bedarf auch ein unspezifischer Abgeschlagenheits- und Erschöpfungsstatus einer ausführlichen Evaluierung, insbesondere wenn der Beginn akut oder subakut festzumachen ist. Gefahrenzeichen und Warnsignale sind dabei aber insbesondere die Angabe körperlicher Warnsignale wie Fieber, Gewichtsverlust, Schweißneigung (B-Symptomatik) oder lokalisierbarer Schmerz.

Zum Screening auf Infektionskrankheiten gehört neben Anamnese und körperlicher Untersuchung auch ein *Laborscreening:* Viele Infektionen gehen mit Veränderungen im Blutbild oder von Inflammationsparametern (C-reaktives Protein, Blutsenkung, Fibrinogen) oder Serumenzymen (GOT, GPT, LDH) einher.

STEFAN SCHMIEDEL

6.7.1 HIV-Infektion/AIDS

Definition

Infektion mit dem humanen Immundefizienz-Virus Typ 1 oder Typ 2 (HIV 1/2) nach parenteraler, sexueller oder vertikaler Mutter-Kind-Übertragung. Die Infektion führt durch Vermehrung in Lymphozyten zu einer Stimulation des Wachstums des Lymphgewebes, besonders der T-Helferzellen. Durch die Überstimulation kommt es zu einer Erschöpfung des T-Helferzellreservoirs und zu einem schweren Immundefekt. Es gibt in Deutschland (2015) etwa 80000 HIV-Infizierte, jedes Jahr kommt es zu etwa 3000 Neuinfektionen; etwa 20% der Infizierten (USA 50%) wissen nicht von ihrer Infektion. In Deutschland gehören zu den wesentlichen Risikogruppen Männer, die Sexualkontakte zu Männern unterhalten (MSM), i.v.-Drogenbenutzer und Menschen aus HIV-Hochprävalenzländern.

Erste Anzeichen

Die HIV-Infektion kann über viele Jahre vollständig asymptomatisch verlaufen oder nur mit völlig unspezifischen Symptomen wie Gewichtsverlust oder subfebrilen Temperaturen einhergehen.

Viele Patienten haben einige Tage bis Wochen nach Infektion ein unspezifisches grippales Krankheitsbild, das mit Fieber, Hautausschlag, Rachenrötung, Lymphknotenschwellung und Kopfschmerzen einhergeht (akutes retrovirales Syndrom).

Klinische Zeichen

Die frühe Infektion verläuft oft unter dem Bild des akuten retroviralen Syndroms. Anschließend bleibt die Infektion meist viele Jahre asymptomatisch oder oligosymptomatisch, oder es treten unspezifische vegetative Symptome, Gewichtsverlust, subfebrile Temperaturen, Appetitlosigkeit, generalisierte Schwäche, Konzentrationsstörungen, Ängste und Depression auf. Nach einiger Zeit kommt es zu Komplikationen durch das nicht mehr funktionierende Immunsystem. Es treten eine Reihe von sekundären Infektionskrankheiten wie Malignome und konstitutive Syndrome (HIV-Enzephalopathie, HIV-Demenz, HIV-assoziierter Gewichtsverlust [»wasting«], chronische Diarrhoen) auf.

Psychische Symptome

Neben erheblichen vegetativen und unspezifischen Symptomen kommt es zu Leistungsknick, Konzentrationsstörungen, Ängsten, Depression und demenzieller Entwicklung.

Diagnostik

Anamnese, körperliche Untersuchung und Labordiagnostik (→Routinelabor, s. oben) können selbst in späten Krankheitsstadien völlig unauffällig sein. Der Nachweis der Infektion erfolgt mit einem Antikörpertest (ELISA), der spätestens 6 Wochen nach Infektion positiv wird. Bestätigt wird ein solcher Befund mit molekularbiologischen Methoden (Polymerasekettenreaktion [PCR]), mit der sich HIV sogar noch früher nachweisen lässt.

»Fallstricke« der somatischen Diagnostik

Die frühe HIV-Infektion kann der serologischen und molekularbiologischen Diagnostik entgehen. Sonstige Diagnostik ergibt oft völlig unauffällige Befunde.

Warum kann man das Krankheitsbild leicht übersehen bzw. psychogen fehldeuten?

Viele HIV-assoziierte Symptome ähneln denen einer psychogenen Erschöpfung oder depressiven Entwicklung.

FALLBEISPIEL

Eine 54-jährige ehemalige Hotelkauffrau wird in unserer Klinik mit einer neu diagnostizierten, weit fortgeschrittenen HIV-Infektion und einer schweren Pilzpneumonie aufgenommen.

Auch nachdem sich der körperliche Zustand stabilisiert hat, ist die Patientin weiter depressiv und vom Rapport und in der Auffassungsgabe deutlich gemindert. Sie berichtet, seit einem Autounfall vor 7 Jahren wegen einer »Posttraumatischen Belastungsstörung« zunächst arbeitsunfähig, später berentet worden zu sein. Seither habe sich ihre körperliche und seelische Leistungsfähigkeit so weit verschlechtert, dass sie sich – trotz mehrerer ambulanter und stationärer Psychotherapien – immer mehr zurückgezogen und alle Sozialkontakte und Hobbys aufgegeben habe. Sie könne sich auf nichts mehr konzentrieren, sei ständig geschwächt, leide unter innerer Unruhe, Schlafstörungen und ständigen Körpermissempfindungen.

Nach Einleitung einer antiretroviralen Therapie stabilisiert sich ihre körperliche und seelische Situation allmählich. Eine neuropsychologische Testung und neuropsychiatrische Reevaluierung ergeben, dass bei der Patientin am ehesten ein seit vielen Jahren bestehendes HIV-assoziiertes neuropsychiatrisches Defizit (HAND) Ursache für die seit Jahren bestehenden psychischen Auffälligkeiten ist.

Eine HIV-Testung war bei der Patientin nie zuvor erfolgt, da kein Risikoereignis eruiert werden konnte und neben der »Belastungsstörung« auch keine weiteren Hinweise auf das Vorliegen einer HIV-Infektion bestanden.

Therapeutische Optionen

Unter einer spezifischen antiretroviralen medikamentösen Kombinationstherapie ist die HIV-Infektion dauerhaft bei geringen Nebenwirkungen behandelbar. Regelrecht behandelte HIV-Infizierte haben eine nahezu normale Lebenserwartung und können ein Leben ohne HIV-assoziierte Beschwerden und mit nur geringen krankheitsbedingten Einschränkungen führen.

STEFAN SCHMIEDEL, JULIAN SCHULZE ZUR WIESCH

6.7.2 Post- und Long-COVID-Syndrom – Langzeitfolgen von COVID-19

Definition

Nach einer Erkrankung an COVID-19 (Coronavirus disease 2019) können gesundheitliche Beschwerden bestehen oder neu auftreten. Die Leitlinienempfehlung des britischen National Institute for Health and Care Excellence (NICE) definiert **»Long COVID«** als gesundheitliche Beschwerden, die jenseits der akuten Krankheitsphase einer SARS-CoV-2-Infektion von 4 Wochen fortbestehen oder neu auftreten. Als **Post-COVID-Syndrom** werden Beschwerden bezeichnet, die noch mehr als 12 Wochen nach Beginn der SARS-CoV-2-Infektion vorhanden sind und nicht anderweitig erklärt werden können. Beide Begriffe werden aber oftmals synonym benutzt.

Die gesundheitlichen Langzeitfolgen einer Infektion mit dem Coronavirus SARS-CoV-2 umfassen Beeinträchtigungen der körperlichen, geistigen und psychischen Gesundheit, welche messbar beeinträchtigte Organfunktion(en) umfassen können, und oftmals das Funktionieren im Alltag und die Lebensqualität in verschiedenem Ausmaß einschränken. Die in der Literatur beschriebenen Symptome sind sehr heterogen. Sie können einzeln oder in Kombination auftreten und unterschiedlich langanhaltend andauern oder wiederkehren. Ein einheitliches Krankheitsbild »Long COVID« gibt es nicht. Oftmals berichten betroffene Menschen mit Long COVID über starke Abgeschlagenheit, anhaltende Schwäche und schnelle Erschöpfbarkeit (Fatigue). Weitere körperliche und psychische Beschwerden wie Kurzatmigkeit, Konzentrations- und Gedächtnisprobleme, Schlafstörungen, Kopfschmerzen, Tachykardien und Palpationen, Muskelschwäche und Muskelschmerzen, Schwindel, Störungen von Geschmack und Geruch sind möglich.

Die Häufigkeit dieser anhaltenden gesundheitlichen Folgen von COVID-19 wird in verschiedenen Studien je nach Definition und untersuchtem Kollektiv und Zeitraum bei 1–20 % der Betroffenen angegeben.

Langzeitfolgen können bei allen auftreten, die sich mit dem Coronavirus SARS-CoV-2 angesteckt haben, unabhängig vom Schweregrad der Erkrankung, aber häufiger bei Patienten mit schwerem Verlauf, Frauen sind häufiger von Long COVID betroffen als Männer. Bei Erwachsenen tritt Long COVID am häufigsten im jüngeren und mittleren Erwachsenenalter auf. Darüber hinaus scheinen eine Reihe von vorbestehenden Erkrankungen und Gesundheitsrisiken das Risiko für Langzeitfolgen von COVID-19 zu erhöhen, möglichweise ist auch die Krankheitsschwere mit der Häufigkeit des Auftretens assoziiert. Ein ausreichend vorhandener COVID-19-Impfschutz oder eine durchgemachte Infektion schützen zumindest partiell vor einem schweren Krankheitsverlauf und auch vor einem Post- oder Long-COVID-Syndrom. Es wird wissenschaftlich diskutiert, ob eine frühe antivirale Therapie auch das Auftreten eines Post-COVID-Syndroms verhindern kann.

Die Pathogenese des in sich noch relativ unscharf definierten Long-/Post-COVID-

Syndroms ist noch nicht abschließend geklärt, sie ist multifaktoriell und nicht bei allen Patienten gleich bzw. könnte aus verschiedenen Entitäten bestehen. Mögliche Mechanismen sind persistierende Gewebeschäden, insbesondere des autonomen Nervensystems, persistierende Viren oder Virusbestandteile, chronische (Hyper-)Inflammation, endokrine Dysregulation und Autoimmunphänomene.

Erste Anzeichen

Die SARS-CoV-2-Infektion (COVID-19) kann nach Ansteckung wenig symptomatisch verlaufen, mit völlig unspezifischen Symptomen eines grippalen respiratorischen Infektes oder auch als schwere Krankheit mit Lungen- und Multiorganversagen auftreten.

Typischerweise erholen sich Patienten, wenn sie die Erkrankung überstehen, je nach Krankheitsschwere innerhalb von Tagen bis etwa 4 Wochen danach. Beim Post-COVID-Syndrom treten Beschwerden entweder bereits in der akuten Erkrankungsphase auf und bleiben längerfristig bestehen, oder sie treten im Verlauf von Wochen und Monaten nach der Infektion auf. Dabei wird über sehr unterschiedliche Symptome berichtet, die allein oder auch in Kombination auftreten und von sehr unterschiedlicher Dauer sein können.

Klinische Zeichen

Es treten eine Reihe von Symptomkomplexen auf, darunter Erschöpfung und eingeschränkte Belastbarkeit (Fatigue), kognitive Probleme, Konzentrations- und Gedächtnisstörungen (»brain fog«), anhaltende respiratorische Beschwerden (Kurzatmigkeit, Husten), Schlafstörungen, Kreislaufdysregulation und Schmerzen. Symptome können einzeln oder in Kombination auftreten und gehen mit einer Beeinträchtigung der Lebensqualität einher.

Psychische Symptome

Neben erheblichen vegetativen und unspezifischen Symptomen kommt es zu Leistungsknick, Konzentrationsstörungen, Ängsten, Depression, Schlafstörungen, Erschöpfung und eingeschränkter Belastbarkeit. Bei einem Teil der Personen entwickelt sich ein Symptomkomplex, der Ähnlichkeit mit dem chronischen Erschöpfungssyndrom (Myalgische Enzephalomyelitis/Chronic Fatigue Syndrom, ME/CFS) aufweist. Schwere chronische Beeinträchtigungen der körperlichen und psychischen Funktionsfähigkeit und eine ausgeprägte Verschlechterung nach leichter körperlicher Belastung sind charakteristisch für das Krankheitsbild einer ME/CFS.

Diagnostik

Wenn Symptome oder Beschwerden nach einer überstandenen SARS-CoV-2-Infektion den Verdacht auf ein Long-/Post-COVID-Syndrom lenken, sind immer internistische, neurologische und Differenzialdiagnosen anderer Fachdisziplinen zu bedenken und ggf. auszuschließen. Dabei können diese Diagnosen parallel bestehen, bestehende Erkrankungen aggraviert werden oder bei bestimmten Dispositionen durch die COVID-19-Erkrankung angestoßen werden (Rheumatoide Arthritis, Diabetes mellitus, Morbus Basedow). Die Diagnose eines Long-/Post-COVID-Syndroms kann nicht allein durch Laborwerte oder apparative Diagnostik gestellt bzw. ausgeschlossen werden.

»Fallstricke« der somatischen Diagnostik

Anamnese, körperliche Untersuchung und Labordiagnostik (→ Routinelabor, s. S. 507) und auch technische Untersuchungen (Röntgen, CT, Lungenfunktionstests) können völlig unauffällig sein – auf der anderen Seite sind bei der oftmals auswärtig breit angelegten Diagnostik einzelne Laborauffälligkeiten schwer zu bewerten.

Warum kann man das Krankheitsbild leicht übersehen bzw. psychogen fehldeuten?

Viele der Symptome beim Long-/Post-COVID-Syndrom ähneln denen einer psychogenen Erschöpfung oder Somatisierungsstörung.

Betroffene Patienten und Patientinnen bedürfen neben einer psychotherapeutischen Behandlung auch einer spezialisierten rehabilitativen Betreuung.

FALLBEISPIEL

Eine 58-jährige Medizinische Fachangestellte wird in unserer Klinik in der Notaufnahme 3 Monate nach einer COVID-19-Infektion gesehen. Bekannte generalisierte Angststörung seit ca. 20 Jahren, wobei die letzten Panikattacken Jahre zurückliegen. In der Anamnese ist ein Nikotinabusus und ein allergisches Asthma zu eruieren. Ambulant behandelte, leichte COVID-19-Infektion nach Grundimmunisierung (zwei Impfungen) im Dezember 2022. Patientin fühlt sich komplett kraftlos und kann ihren Tagesablauf nicht mehr selber gestalten und ist bei ihrer Schwester eingezogen. Sie liegt den Großteil des Tages im Bett. Nach kurzen Spaziergängen oder einem Arztbesuch muss sie sich »für Tage« erholen. Nach dem Aufsetzen bestehe ein Schwankschwindel. In der Zwischenzeit berichtet die Patienten über vermehrte Infekte, verstärktes Schwitzen ohne Fieber und erneutes Auftreten von Panikattacken, Einschlafstörungen (und neue Medikation mit Doxepin). Aus neurologischer Sicht besteht ein orthostatischer Schwindel. Es wird das klinische Bild des Chronic Fatigue Syndroms, wie bei Post-COVID-Fallberichten beschrieben, diagnostiziert. Internistisch in der körperlichen Untersuchung vollkommen unauffällig, laborchemisch zeigt sich, bei breiter diagnostischer Testung, nur IgE bei bekanntem Asthma erhöht.

Weiterer Verlauf: Auch über 2 Jahre nach der Erstvorstellung ist die Patientin weiter nicht arbeitsfähig, Insgesamt berichtet die Patientin über eine langsame Verbesserung nach stationärer Reha-Maßnahme und dem Erlernen des »Pacing«, dabei aber immer wieder Rückschläge. Zwischenzeitlich mehrere kurze Krankenhausaufenthalte (schwerer Harnwegsinfekt, Pneumonie) und neu aufgetretenes Vorhofflimmern und Hypertonus.

Therapeutische Optionen

Es wird eine Vielzahl von medikamentösen und anderen, nichtmedikamentösen gezielten therapeutischen Verfahren (Immunabsorption, Lipidapherese, hyperbare Sauerstofftherapie) derzeit in klinischen Studien überprüft. Aktuell erscheinen rehabilitative Therapien in spezialisierten Einrichtungen die besten Erfolge zu erzielen. Neben dem sog. Erlernen des »Pacing« (Umgang mit der Erkrankung, bei dem man versucht, unterhalb der vorgegebenen Belastungsgrenzen zu bleiben), dem Angebot von ambulanter Physio- und Ergotherapie sowie stützender Psychotherapie (»radikale Akzeptanz«), können symptomorientiert medikamentöse Therapien im Einzelfall helfen, bestimmte Symptomkomplexe zu therapieren. Dabei hat sich ein multidisziplinäres Herangehen an den Patienten mit dem Krankheitsbild »Long COVID« bewährt (Neurologie, Psychosomatik, Psychiatrie, Pulmologie, Innere, Kardiologie, Rheumatologie und andere Disziplinen).

STEFAN SCHMIEDEL

6.7.3 Andere chronische Virusinfektionen

Definition

Neben der HIV-Infektion können auch eine Reihe weiterer generalisierter Virusinfektionen subakut und oligosymptomatisch mit nur unspezifischer Symptomatik verlaufen oder nach einer akuten Krankheitsphase in einen z. T. viele Monate anhaltenden Zustand der Abgeschlagenheit, Erschöpfung, Leistungsminderung und Depressivität münden. Zum Teil treten dabei auch diffuse Schmerzen, subfebrile Temperaturen (< 38,3 °C), vegetative Symptome wie Herzrasen oder vermehrtes Schwitzen auf. Typischerweise hierfür verantwortlich sind Epstein-Barr-Virus (EBV), Zytomegalievirus (CMV), verschiedene Herpesviren (HSV-1, HSV-2, HHV-6, HHV-8) sowie verschiedene tropische Viren (Chihungunya, HTLV-1).

Erste Anzeichen

Meist beginnt die Symptomatik mit grippalen Symptomen und subfebrilen Temperaturen oder Fieber (> 38,3 °C). Häufig bestehen auch vorübergehend Haut- oder Schleimhautveränderungen sowie Lymphknotenschwellungen.

Somatische Symptome

Häufig grippale Symptomatik, respiratorische Symptome, diffuse Schmerzen, subfebrile oder febrile Temperaturen, Herzrasen, Hypotonie, vermehrtes Schwitzen, Gewichtsverlust.

Psychische Symptome

Abgeschlagenheit, Erschöpfung, Leistungsminderung, Depressivität, diffuse Schmerzen ohne eindeutige Organzuordnung, häufig auch wechselnder Lokalisation.

Diagnostik

Die akute Infektion kann meist durch den Nachweis von IgM- und IgG-Antikörpern diagnostiziert werden. Häufig sind zu Beginn der Symptomatik noch keine Antikörper nachweisbar, dann ist der Anstieg der Antikörper nach 2–3 Wochen beweisend (mind. 2–3 Titerstufen). Bei der chronischen Infektion sind immer spezifische Antikörper nachweisbar. Für einige dieser Infektionen stehen auch molekularbiologische Nachweismethoden (PCR, Nukleinsäure-Amplifikationstechniken [NAT]) zur Verfügung.

Häufig finden sich bei der Bestimmung der »Routinelaborparameter« Auffälligkeiten im Blutbild, Differenzialblutbild, bei Leberenzymen oder Inflammationsmarkern.

»Fallstricke« der somatischen Diagnostik

Häufig sind zu Beginn der Symptomatik noch keine Antikörper nachweisbar. Auch mit molekularbiologischen Nachweismethoden (PCR, NAT) sind nicht immer und nicht in allen Krankheitsphasen Erreger nachweisbar.

Der Nachweis von IgG- und IgM-Antikörpern alleine erlaubt oft keine Einschätzung, ob eine aktive oder eine abgelaufene, schon ausgeheilte Infektion (Seronarbe) vorliegt.

Warum kann man das Krankheitsbild leicht übersehen?

Die Symptomatik von chronisch aktiven Virusinfektionen oder langanhaltenden postinfektiösen Genesungszuständen ist meist völlig unspezifisch.

Therapeutische Optionen und Gefahren

Bei den o.g. chronisch verlaufenden Virusinfektionen gibt es keine spezifischen antiviralen Therapiemöglichkeiten. Die Infektionen sind für Immungesunde auch in der Regel nicht gefährlich. Gefahren bestehen allenfalls durch eine nicht indizierte Übertherapie und Psychologisierung einer körperlich bedingten Symptomatik.

STEFAN SCHMIEDEL

6.7.4 Pilzerkrankungen (Systemmykosen)

Definition

An Pilzerkrankungen treten in Europa im Wesentlichen Infektionen der Haut- und Schleimhäute mit *Candida albicans* (Soor) auf, selten auch Infektionen innerer Organe und Blutstrominfektionen (Sepsis). Bei Immunsupprimierten kommen auch invasive Infektionen mit Aspergillen (Schimmelpilzen) und Kryptokokken vor.

In Lateinamerika, Afrika und Asien kommen auch bei Immungesunden invasive Pilzinfektionen (Histoplasmose, Blastomykose, Chromblastomykose, Coccidioidomykose, Paracoccidioidomykose) vor, die ebenfalls zu Organinfektionen führen können.

Erste Anzeichen

Soorinfektionen auf Haut und Schleimhaut sind meist eine Blickdiagnose. Invasive Pilzinfektionen haben oft nur eine geringe Symptomatik mit subfebrilen Temperaturen (< 38,3 °C). Das Beschwerdebild hängt bei den invasiven Infektionen vom Organbefall (Lunge, ZNS, Weichteile, andere Organe) ab.

Somatische Symptome

Invasive Pilzinfektionen weisen oft nur eine geringe Symptomatik mit subfebrilen Temperaturen (< 38,3 °C) auf. Das Beschwerdebild erklärt sich bei den invasiven Infektionen je nach Organbefall (Lunge, ZNS, Weichteile, Haut, Schleimhäute, andere Organe).

Grippale Symptomatik, respiratorische Symptome, subfebrile oder febrile Temperaturen, vermehrtes Schwitzen sowie Gewichtsverlust kommen vor.

Soorbesiedlung des Magen-Darm-Traktes ist beim Immungesunden in aller Regel physiologisch und macht keine Beschwerden.

Psychische Symptome

Abgeschlagenheit, Erschöpfung, Leistungsminderung durch chronische Entzündung können vorkommen. Bei ZNS-Befall besteht außerdem eine Reihe neurologischer und psychiatrischer Symptome. Das Spektrum von Symptomen reicht von Verwirrtheit, Vigilanzminderung und mnestischen Störungen bis hin zu Lähmungen, Halbseitensymptomatik sowie Sehstörungen bis zur völligen Erblindung (Kryptokokkose bei Alkoholismus).

Diagnostik

Infektionen müssen durch direkten Erregernachweis der befallenen Körperregionen diagnostiziert werden. Hierfür eignen sich Mikroskopie, Histologie, Kultur, Antigentests und molekularbiologische Methoden. Serologien sind meist wenig hilfreich. Für einige dieser Infektionen stehen in Speziallaboren auch molekularbiologische Nachweismethoden (PCR, NAT) zur Verfügung, auch hier sind aber nicht immer und nicht in allen Krankheitsphasen Erreger nachweisbar.

Häufig finden sich bei der Bestimmung der »Routinelaborparameter« Auffälligkeiten im Blutbild, Differenzialblutbild, bei Leberenzymen oder Inflammationsmarkern. Bei neurologischen Symptomen muss frühzeitig eine zerebrale Bildgebung erfolgen!

»Fallstricke« der somatischen Diagnostik

Häufig sind zu Beginn der Symptomatik noch keine Antikörper nachweisbar. Auch mit molekularbiologischen Nachweismethoden (PCR, NAT) sind nicht immer und nicht in allen Krankheitsphasen Erreger nachweisbar.

Der Nachweis von Erregern alleine erlaubt oft keine Einschätzung, ob eine aktive Infektion vorliegt oder ob eine ausschließliche Besiedlung mit ubiquitären Pilzen (*Candida, Aspergillus*) vorliegt.

Bei Nachweis einer Pilzinfektion muss immer nach einem zugrunde liegenden Immundefekt gesucht werden!

Warum kann man das Krankheitsbild leicht übersehen?

Die Symptomatik von Pilzinfektionen ist meist völlig unspezifisch. Oftmals ist nicht leicht zu bestimmen, ob eine krankmachende Infektion oder eine reine Besiedlung vorliegt.

FALLBEISPIEL

Ein 54-jähriger Patient wird mit einem seit einigen Tagen bestehenden Verwirrtheitszustand, Desorientiertheit, vermehrter Müdigkeit und Tagesschläfrigkeit ins Krankenhaus eingeliefert. Alle Vitalparameter sind stabil, ebenso die in der Kran-

kenhausnotaufnahme bestimmten Routinelaborparameter inkl. Alkohol- und Drogenscreening.
Er leidet seit Langem unter einer Alkoholabhängigkeit, seit mindestens 5 Jahren besteht auch eine Leberzirrhose, die in der Vergangenheit bereits mehrfach hydrop mit Aszites und massiven peripheren Ödemen und enzephalopathischen Komplikationen dekompensiert war. Die letzten 18 Monate war der Patient aber unter Alkoholkarenz, durch regelmäßige Teilnahme an einer Selbsthilfegruppe, Ernährungstherapie und niedrigdosierter Diuretikatherapie gut stabilisiert und weitgehend beschwerdefrei. Er konnte auch wieder einer beruflichen Tätigkeit als Pförtner nachgehen. Patient und begleitende Ehefrau beteuern, er habe auch nicht erneut Alkohol getrunken.
Ein hinzugezogener Neurologe und Psychiater diagnostiziert ein Delir, eine Delirtherapie (Pflege, Benzodiazepine) wird noch am Aufnahmetag begonnen. Klinisch bleibt die Situation über 5 Tage unverändert. Am Abend des 5. Tages wird der Patient zunehmend agitiert und aggressiv und erhält daraufhin zusätzlich Haloperidol. In derselben Nacht wird der Patient, nachdem er zunächst mehrfach bei Kontrollgängen ruhig schlief, dann tot im Bett liegend aufgefunden. Die daraufhin durchgeführte Obduktion zeigt eine ausgeprägte Kryptokokkenmeningitis und Enzephalitis.

Therapeutische Optionen und Gefahren

Für Pilzinfektionen stehen spezifische antimykotische medikamentöse Therapiemöglichkeiten zur Verfügung. Allerdings müssen die Pilze zuvor genau identifiziert und ihre pathogene Wirkung nachgewiesen werden. Viele Pilzinfektionen verlaufen selbstlimitierend und weisen auf eine gestörte Körperhomöostase oder einen mehr oder weniger ausgeprägten Immundefekt hin. Unbehandelt oder unterbehandelt können systemische Pilzinfektion zu schweren, komplikativen (Verlust des Augenlichts, organisches Psychosyndrom, septischer Schock) oder auch tödlichen Verläufen führen.

STEFAN SCHMIEDEL

6.7.5 Borreliose

Definition

Die Borreliose (Lyme-Borreliose, Lyme-Krankheit) wird durch Bakterien der Art *Borrelia burgdorferi* verursacht. Diese werden durch Zeckenstiche auf den Menschen übertragen. Die Krankheit betrifft verschiedene Organsysteme, insbesondere die Haut, das Nervensystem und die Gelenke.

Erste Anzeichen

Meist beginnt die Symptomatik mit grippalen Symptomen und subfebrilen Temperaturen oder Fieber (> 38,3 °C). Häufig bestehen auch vorübergehend Hautveränderungen, Gelenkschwellungen sowie Lymphknotenschwellungen.

Somatische Symptome

Es gibt keinen typischen Krankheitsverlauf. Zahlreiche Symptome in verschiedenen Organen können einzeln oder in unterschiedlichen Kombinationen auftreten. Viele dieser Symptome sind unspezifisch.

Ein charakteristischer Hinweis auf eine beginnende Lyme-Borreliose (**Stadium I**) ist die sog. Wanderröte (Erythema migrans). Fieber, Muskel- und Kopfschmerzen, Müdigkeit können hinzukommen.

Im **Stadium II**, das meist innerhalb von Monaten nach Infektion beginnt, tritt die akute Neuroborelliose (Nervenschmerzen, Hirnnervenlähmungen, Taubheitsgefühle, Seh-, Hörstörungen) auf, auch kann es zu einer Entzündung des Herzens (Rhythmusstörungen) und zu Arthritiden kommen.

Als **Stadium III** (Spätform) treten Monate bis Jahre nach Infektion eine Arthritis (Gelenkentzündung) und die Acrodermatica chronica athropicans (chronische Hautentzündung an Armen, Beinen und Akren) auf, sehr selten auch die chronische Neuroborreliose.

Die Stadieneinteilung wird in der klinischen Klassifizierung zunehmend durch die Einteilung in Frühmanifestationen (Wanderröte und z. B. akute Neuroborreliose) und Spätmanifestationen (Arthritis, Acrodermatitis und chronische Neuroborreliose) ersetzt.

Psychische Symptome

Abgeschlagenheit, Erschöpfung, Leistungsminderung, Depressivität, diffuse Schmerzen ohne eindeutige Organzuordnung treten bei unbehandelter Borreliose sowohl bei Früh- als auch bei Spätmanifestation auf.

Diagnostik

Die akute Infektion wird meist durch den Nachweis von IgM- und IgG-Antikörpern diagnostiziert. Häufig sind zu Beginn der Symptomatik noch keine Antikörper nachweisbar.

Ein negativer Antikörpertest (IgG, IgM) schließt deshalb eine frühe Infektion nicht aus.

Ein positiver Test ist nicht immer auf eine akute Infektion mit Borrelien zurückzuführen. Hohe Antikörper-Werte (IgG und IgM) nach einer früheren, möglicherweise unbemerkten Infektion können über Jahre erhalten bleiben. Ein positiver Antikörpertest kann nur unter Berücksichtigung der klinischen Symptome des Patienten interpretiert werden. In späteren Krankheitsstadien sind immer Antikörper vorhanden. Die Antikörperbefunde der unspezifischen, sehr sensitiven ELISA-Serologie, müssen durch einen Nachweis spezifischerer Antikörper in einem Immunoblot bestätigt werden.

»Fallstricke« der somatischen Diagnostik

Häufig sind zu Beginn der Symptomatik noch keine Antikörper nachweisbar. Auch mit molekularbiologischen Nachweismethoden (PCR, NAT) sind nicht immer und nicht in allen Krankheitsphasen Erreger nachweisbar.

Der Nachweis von IgG- und IgM-Antikörpern alleine erlaubt oft keine Einschätzung, ob eine aktive oder eine abgelaufene, schon ausgeheilte Infektion (Seronarbe) vorliegt. Ein positiver Antikörpertest kann nur unter Berücksichtigung der klinischen Symptome des Patienten interpretiert werden. Positive Borrelien-Serologien finden sich bei bis zu 25 % in gesunden Populationen, der Nachweis von Antikörpern korreliert nicht mit Krankheitsaktivität.

Warum kann man das Krankheitsbild leicht übersehen?

Die Symptomatik der frühen Borreliose ist meist völlig unspezifisch. Deshalb ist es unter Umständen schwierig, eine Borreliose zu diagnostizieren. Gerade im Zuge immer wieder geführter Diskussionen, ob hinter der Verdachtsdiagnose einer Borreliose nicht eine somatisierte Depression stehen könnte, kann es im Einzelfall zu diagnostischen Versäumnissen durch vorschnelle psychogene Attribuierung kommen.

Die Annahme eines chronisch-unspezifischen »Post-Borreliose-Syndroms« oder einer »chronischen Neuroborreliose« ohne Erregernachweis, die mit Abgeschlagenheit und einer Vielzahl von neuropsychiatrischen Symptomen einhergehen können, wird in der neueren wissenschaftlichen Literatur abgelehnt.

FALLBEISPIEL

Eine 49-jährige Ärztin erleidet öfter Zeckenstiche, wenn sie mit ihrem Hund täglich durch Wälder und Wiesen streift. Nach den Spaziergängen sucht sie regelmäßig ihre Haut ab und entfernt daran heftende Zecken sofort. Entzündungen um Zeckenstiche herum oder an anderen Hautstellen hat sie niemals bemerkt.

Im Jahr 2010 entwickelt sie ein ausgeprägtes Abgeschlagenheitssyndrom, Schlaf- und Konzentrationsstörungen sowie wiederholte, mehrstündige Episoden von »Verschwommensehen«. Umfängliche hausärztliche und neurologische Diagnostik (Labor, EEG, Liquordiagnostik, MRT Schädel mit Kontrastmittel) bleiben unauffällig. Lediglich eine Borrelien-Serologie zeigt einen positiven Befund (positiver ELISA-Suchtest, positiver Westernblot-Bestätigungstest für IgG-Antikörper, IgM-Antikörper sind jeweils negativ), der als Durchseuchungstiter interpretiert wird. Sicherheitshalber erhält die Patientin dennoch eine antibiotische Borrelientherapie mit Doxycyclin über 2 Wochen, hierunter tritt fraglich zeitweilig eine Besserung der Beschwerden auf.

Insgesamt persistiert das Beschwerdebild über mehr als 2 Jahre und führt zu Arbeitsunfähigkeit und sozialem Rückzug. Durch den involvierten Neuropsychiater wird eine »neurotische Depression« diagnostiziert, es erfolgen eine tiefenpsychologische Psychotherapie und eine Medikation mit dem Neuroleptikum Fluspirilen. Da die Patientin auch unter psychotherapeutischer Behandlung weiterhin ausgeprägte Beschwerden hat und Besserung ausbleibt, wendet sie sich an ein Universitätsklinikum mit spezieller neuroimmunologischer Expertise. Bei einer erneuten Kontrastmittel-MRT des Schädels zeigen sich jetzt dezente entzündliche Veränderungen. Bei einer Liquorpunktion lässt sich im ansonsten völlig unauffälligen Liquor auch Borrelien-DNA feststellen. Eine antibiotische Therapie mit Ceftriaxon und begleitende Steroidmedikation über einige Wochen lässt alle Beschwerden verschwinden. Die Patientin ist rasch wieder arbeitsfähig und im Alltag gut belastbar und zufrieden.

Therapeutische Optionen und Gefahren

Nur ein sehr kleiner Teil der Borrelien-Infizierten, rund 1%, entwickelt Krankheitssymptome. Bei diesen hilft eine stadienorientierte antibiotische Therapie in aller Regel, die Infektion auszuheilen; gelegentlich besteht eine Resistenz gegen ein Antibiotikum, sodass eine Zweittherapie mit einem anderen Antibiotikum erfolgen muss. Wenn in späteren Erkrankungsstadien bereits organische Defekte aufgetreten sind (kardiale Reizleitungsstörung, Hautatrophie, Hirnnervenlähmung), sind diese gelegentlich auch nach mikrobiologischer Heilung nicht (vollständig) reversibel.

STEFAN SCHMIEDEL

6.7.6 Slow-Virus- und Prionen-Erkrankungen

Definition

Slow-Virus-Infektionen sind (sehr seltene) Infektionen des zentralen Nervensystems (Gehirn, Rückenmark), die eine lange Inkubationszeit vor Ausbruch der Erkrankung haben.

Grundlage dieser Viruserkrankungen ist der Einbau von Virus-Genen in eine Zelle des Körpers. Eine Slow-Virus-Infektion kann vom Immunsystem besonders schwer bekämpft werden. Meist verlaufen Slow-Virus-Infektionen tödlich. »Slow-Virus-Infektion« war dabei eine früher gebräuchliche zusammenfassende Bezeichnung für zunächst meist nicht näher bekannte, übertragbare Erreger, welche progressive, degenerative und stets tödlich verlaufende Erkrankungen des ZNS verursachten. Bei einigen Slow-Virus-Erkrankungen wurden die Erreger dann tatsächlich als Viren identifiziert (z. B. Paramyxo-[Masern-], Polyoma-[JC-], Retro-, Parvoviren).

Zum Teil werden diese progressiven, degenerativen ZNS-Erkrankungen durch Prionen (proteinartige infektiöse Partikel = *proteinaceous infectious particles*) verursacht. Bekannteste Prionen-Infektion ist die Creutzfeldt-Jakob-Krankheit.

Erste Anzeichen

Häufig sehr schleichender Beginn, unspezifische neuropsychiatrische Symptomatik, Leistungsknick, demenzielle Entwicklung, Verwirrtheitszustände, psychotische Symptomatik.

Somatische Symptome

Selten subfebrile Temperaturen und vegetative Symptome, gelegentliche neurologische Ausfälle.

Psychische Symptome

Unspezifische neuropsychiatrische Symptomatik, Gehirnfunktionsstörungen, Lähmungen, epileptische Anfälle, Gedächtnisstörungen, Persönlichkeitsveränderungen.

Diagnostik

Zerebrale MRT-Bildgebung und zytologisch-chemische Liquordiagnostik. Häufig zusätzlich molekularbiologische und proteinologische Liquoruntersuchungen sowie histopathologische Untersuchungen, um die Diagnose stellen zu können.

»Fallstricke« der somatischen Diagnostik

Sehr seltene Erkrankungen, die in der Differenzialdiagnose oft einer aufwendigen neurologischen und infektiologischen Aufarbeitung bedürfen.

Warum kann man das Krankheitsbild leicht übersehen?

Schleichender Beginn, unspezifische Symptome, umfängliche technische Diagnostik erforderlich.

FALLBEISPIEL

Oliver Sacks, Arzt, Seelenforscher und Erzähler, beschreibt in seiner Erzählung »Awakenings – Zeit des Erwachens« (New York 1991) anschaulich die Klinik einer Slow-Virus-Infektion, vermutet wird eine Persistenz und Reaktivierung eines Influenzavirus. Zwischen 1916 und 1927 grassierte weltweit eine Epidemie der sog. Europäischen Schlafkrankheit (Economo-Enzephalitis), einer Gehirnerkrankung, die unzählige Tote und schwergeschädigte Menschen hinterließ.

Therapeutische Optionen

Es gibt keine therapeutischen Möglichkeiten, die Erkrankungen dieses Formenkreises führen immer in Wochen bis einigen Monaten zum Tod.

STEFAN SCHMIEDEL

6.7.7 Hepatitis

Definition

Als Hepatitis wird eine Entzündung der Leber bezeichnet, zahlreiche Infektionen und andere Schädigungen (Toxine, Alkohol, Medikamente) können ursächlich sein. Eine chronische Hepatitis liegt vor, wenn diese nach 6 Monaten nicht ausgeheilt ist. Ursächliche Infektionen sind meist eine Hepatitis-B- oder -C-Virusinfektion, sehr selten andere Infektionen wie Brucellose, Tuberkulose, Bartonellose, Syphilis.

Erste Anzeichen

Leberwerterhöhungen, Ikterus, Leistungsknick, Abgeschlagenheit, Appetitmangel, Übelkeit.

Somatische Symptome

Ikterus, Verfärbung von Haut, Schleimhaut, Urin und Stuhl, Leber-, Milzvergrößerung, Bauchschmerz, bei lange bestehender Infektion Leberhautzeichen, Aszites, Ösophagusvarizen, Gewichtsverlust, Ödeme, subfebrile Temperaturen. Häufig auch oligo- oder asymptomatische Infektionen.

Psychische Symptome

Leistungsknick, Abgeschlagenheit, Appetitmangel, Schlafstörungen.

Diagnostik

Serologische Untersuchungen, direkter Erregernachweis (im Lebergewebe), Leberhistologie.

»Fallstricke« der somatischen Diagnostik

Bei Nachweis einer chronischen Hepatitis ist immer auch eine Diagnostik erforderlich, um das Ausmaß der bereits eingetreten Organschädigung (Syntheseausfall, portale Hypertension, Malignomentstehung) zu ermitteln.

Warum kann man das Krankheitsbild leicht übersehen?

Häufig asymptomatische Verläufe oder nur völlig unspezifische, psychogen imponierende Symptome.

FALLBEISPIEL

Bei dem 37-jährigen, aus Ägypten stammenden Patienten bestehen starke familiäre Konflikte sowie ausgeprägte Konflikte bei der Arbeitsvermittlung. Mehrere Arbeitsstellen hat der Patient wegen ständigen Abwesenheiten bei Abgeschlagenheit und unspezifischen Beschwerden bereits verloren. In der Familie gilt der Patient als faul und unwillig. Bis vor 5 Jahren, als der Patient mit seiner Familie nach Deutschland zog, sei er völlig gesund gewesen. Bei dem Patienten wird eine schwere Anpassungsstörung diagnostiziert und eine ambulante Psycho- und Sozialtherapie eingeleitet. Zwei Jahre später wird nach einem Hausarztwechsel bei einem Screening eine Hepatitis-C-Infektion diagnostiziert. Nach einer dreimonatigen antiviralen Therapie ist die Hepatitis C ausgeheilt. Schon unter der Hepatitis-Therapie ist die Belastbarkeit deutlich gebessert, die Abgeschlagenheit ist vollständig rückläufig; ebenso bestehen keine sonstigen Beschwerden. Auch in diesem Fall bestanden bis auf die psychischen Beschwerden keine sonstigen Anzeichen einer Infektionskrankheit.

Therapeutische Optionen

Hepatitis C und die seltenen bakteriellen und pilzverursachten Leberinfektionen lassen sich durch eine gezielte antimikrobielle Therapie meist heilen. Die Hepatitis B lässt sich durch eine antivirale Therapie meist so gut kontrollieren, dass Komplikationen (Leberzirrhose, Malignomentstehung) nicht auftreten.

STEFAN SCHMIEDEL

6.7.8 Syphilis

Definition

Syphilis (auch: Lues, harter Schanker, Franzosenkrankheit) ist in Deutschland eine seltene Infektionskrankheit, der Erreger der Syphilis ist *Treponema pallidum*. Die Syphilis wird hauptsächlich durch sexuelle Schleimhautkontakte übertragen.

Das Erscheinungsbild der Krankheit ist vielfältig. Bei einem Teil der Infizierten kommt es zu einem chronischen Verlauf, der durch vielfältigen Haut- und Organbefall gekennzeichnet ist. Im Endstadium kommt es zur Zerstörung des zentralen Nervensystems. Die Diagnose wird hauptsächlich durch den Nachweis von Antikörpern gestellt.

Erste Anzeichen

Typisch ist ein Beginn mit schmerzlosen Schleimhautgeschwüren und Lymphknotenschwellungen, sehr häufig verläuft die Infektion jedoch auch völlig asymptomatisch.

Somatische Symptome

Nur etwa die Hälfte aller Infektionen mit *Treponema pallidum* führt zu einem symptomatischen Verlauf. Die akute Infektion kann in einen chronischen Prozess übergehen, der in mehreren Stadien verschiedene Organsysteme betreffen kann. Die Erkrankung wird eingeteilt in die Frühsyphilis (bis 1 Jahr nach Infektion) und die Spätsyphilis (> 1 Jahr nach Infektion). Die Frühsyphilis umfasst die primäre Syphilis (Lues I), in der die Krankheitsmanifestationen am Ort des Eindringens lokalisiert sind, und die sekundäre Syphilis (Lues II) mit generalisierten Krankheitserscheinungen.

Psychische Symptome

Unspezifische neuropsychiatrische Symptomatik, Gehirnfunktionsstörungen, Lähmungen, epileptische Anfälle, Gedächtnisstörungen, Persönlichkeitsveränderungen.

Diagnostik

Serologische Untersuchung mit *Treponema-pallidum*-Hämagglutinations-Assaytest (TPHA), VDRL (Veneral Disease Research Laboratory), IgG-, IgM-Immunoblots u. a.

»Fallstricke« der somatischen Diagnostik

Bei Nachweis von Antikörpern im TPHA und VDRL bzw. Immunoblot ist gelegentlich schwierig zu entscheiden, ob eine floride behandlungsbedürftige Infektion oder eine »Seronarbe« vorliegt. Bei Nachweis einer Infektion und Verdacht auf Bestehen einer neurologischen und/oder psychiatrischen Symptomatik muss eine Liquorpunktion erfolgen, um eine Neuro-Lues zu erkennen oder auszuschließen. Wenn eine sexuell übertragbare Erkrankung diagnostiziert wird, muss auch immer nach weiteren sexuell übertragbaren Infektionen (Gonorrhoe, Chlamydien, Trichomonaden, HIV, HBV, HCV u. a.) gesucht werden.

Warum kann man das Krankheitsbild leicht übersehen?

Häufig oligo- oder asymptomatisch. Gelegentlich ausschließlich psychiatrische Symptomatik bei Neuro-Lues.

FALLBEISPIEL

Natasha K. kam mit 90 Jahren zu Oliver Sacks. Seit 2 Jahren entrüsteten sich ihre Bekannten über sie, denn sie war plötzlich mannstoll geworden. Der Neurologe stellte fest, dass sie an einer Neurosyphilis litt und bestätigte damit ihren Verdacht, dass dies die Ursache ihrer Persönlichkeitsveränderung sein könnte. Tatsächlich hatte sie sich vor fast 70 Jahren in einem Bordell in Saloniki mit Syphilis (»Amors Pfeil«) infiziert. Natasha befürchtete, dass ihr Verhalten immer auffälliger werden könnte und suchte deshalb den Arzt auf. Andererseits wollte sie aber auch nicht, dass ihre Euphorie wieder ganz verschwinde. (aus: Oliver Sacks: Der Mann, der seine Frau mit einem Hut verwechselte. Hamburg 1990)

Therapeutische Optionen und Gefahren

Mit einer stadiengerechten antibiotischen Therapie (Penicilline, Cephalosporine) kann eine Syphilis immer ausgeheilt werden. Selten sind Defektheilungen nach chronisch nicht behandelten Verläufen oder bei angeborener Syphilis (Sattelnase).

STEFAN SCHMIEDEL

6.7.9 Subphrenische und andere chronische Abszesse

Definition

Ein Abszess ist eine umkapselte Eiteransammlung in einer nicht präformierten Körperhöhle, die durch entzündliche Gewebseinschmelzung entsteht. Der subphrenische Abszess (unter dem Zwerchfell), der perityphlitische Abszess (neben dem Blinddarm) und der Douglasabszess (im Unterbauch) sind aber eigentlich keine Abszesse, sondern abgekapselte Empyeme (Eiteransammlungen) in der Bauchhöhle. Unerkannte chronisch-entzündliche Prozesse wie Leberabszesse, Pleuraempyeme, Osteomyelitiden, Abszesse im Bauchraum (subphrenisch), nach Operation oder Organperforation können bei untypischer oder nur gering ausgeprägter Symptomatik längere Zeit undiagnostiziert bleiben. Gelegentlich fehlen hinweisende Symptome wie Fieber oder Schmerzen und es bestehen nur eine Verschlechterung des Allgemeinzustandes, Abgeschlagenheit, Schweißneigung sowie Gewichtsverlust.

Erste Anzeichen

Typischerweise bestehen von der Lokalisation abhängiger Schmerz, Spannungsgefühl, Schüttelfrost und Fieber. Selten kann alles das aber auch fehlen.

Somatische Symptome

Von der Lokalisation abhängiger Schmerz, z.T. auch unter dem Bild eines akuten Abdomens, Spannungsgefühl, gelegentlich Rötung (wenn oberflächlich) und Fieber.

Psychische Symptome

Diffuse Verschlechterung des Allgemeinzustandes, Abgeschlagenheit, Schweißneigung, Abneigung gegen Nahrungsaufnahme, Gewichtsverlust.

Diagnostik

Die Laboruntersuchung weist auf systemische Inflammation hin (Erhöhung von Leukozyten, neutrophilen Granulozyten, BSG, CRP). Mit Bildgebung (Sonografie, Röntgen, Computertomografie, Magnetresonanztomografie), Entnahme von Blutkulturen und diagnostischer Abszesspunktion muss dann der Erreger identifiziert und der Ort der Entzündung lokalisiert werden.

»Fallstricke« der somatischen Diagnostik

Bei atypischer Manifestation und Beschwerden, wenn nur subakut oder chronischer Schmerz besteht, insbesondere wenn dieser dann nur gering ausgeprägt ist oder wenn eine diffuse Schmerzausstrahlung vorliegt, erfolgt gelegentlich keine zeitnahe und sachgerechte Diagnostik.

Warum kann man das Krankheitsbild leicht übersehen?

Dies kann bei atypischer Manifestation und oligosymptomatischen Verläufen vorkommen und ist wegen der möglichen schweren Komplikationen wie Sepsis, Peritonitis oder Organperforation für die Patienten sehr gefährlich.

FALLBEISPIEL

Ein bisher völlig gesunder 68-jähriger Patient klagt seit Monaten immer wieder über diffuse, rechtsseitige Oberbauchschmerzen, die insbesondere tagsüber bestehen und manchmal wochenlang mehr oder weniger ausgeprägt vorhanden sind. An Vorerkrankungen besteht eine Depression, welche mehrfach über viele Monate medikamentös behandelt wurde, seit Jahren aber ohne Medikation gut kontrolliert erscheint. Wegen der Bauchschmerzen wird umfängliche Diagnostik, Gastroskopie,

Koloskopie, mehrfach abdominaler Ultraschall, urologische Untersuchung, Echokardiografie und Belastungs-EKG betrieben. Die Untersuchungsergebnisse sind jeweils altersgemäß unauffällig. Lediglich im hausärztlichen Laborbefund zeigen sich geringe Entzündungszeichen (Leukozyten 11 900/l (4000–10 000), CRP 38 mg/dl (< 5). Bei dem Patienten wird von mehreren in den Abklärungsprozess involvierten Ärzten eine »larvierte Depression« diagnostiziert und empfohlen, sich zur weiteren Therapie an einen Psychiater zu wenden.
Mehrfach sucht der Patient aber wegen akuter Verschlechterungen Krankenhausnotaufnahmen auf. Nach mehr als achtmonatiger Odyssee wird während einer dieser Vorstellungen ein Abdomen-CT angefertigt, hier ergibt sich der Verdacht auf einen entzündlichen subhepatischen Prozess. Bei der dann durchgeführten Laparoskopie zeigt sich ein unter die Leber hochgeschlagenes Coecum mit einer gedeckt perforierten Appendizitis. Nach Appendektomie ist der Patient dann völlig beschwerdefrei.

Therapeutische Optionen und Gefahren

Ein subphrenischer Abszess muss, wie die meisten Abszesse, sofort eröffnet, drainiert und mit Antibiotika behandelt werden, da sonst schwere Komplikationen wie eine Peritonitis oder eine Sepsis auftreten können. Eine chronische Osteomyelitis muss ebenfalls antibiotisch therapiert und meist chirurgisch versorgt werden.

CHRISTOF IKING-KONERT

6.8 Entzündliche rheumatische Erkrankungen

»Was man nicht erklären kann, sieht man als Rheumatismus an«, soll Wilhelm Busch einmal gesagt haben. Ursprünglich stammt der Begriff »Rheuma« von dem griechischen Wort »rheo« ab (»ich fließe«), angesichts wechselnder, über den ganzen Körper verteilten »fließenden« Symptomen. Obwohl der Begriff »Rheuma« in der Umgangssprache oft verwendet wird, ist seine Definition unscharf: Unter »Rheuma« versteht man alle Beschwerdebilder und Krankheiten mit chronischen (> 6 Wochen andauernden) Beschwerden des Bewegungsapparates. Ebenfalls relativ weit und umfassend bezeichnet die europäische Vereinigung EULAR (European League against Rheumatism) die Rheumatologie als die »Medizin des Bewegungssystems«. Hierzu gehören nicht nur alle Erkrankungen der Gelenke, sondern auch der Knochen, Sehnen, Muskeln und der Wirbelsäule. Zum Fachgebiet der Rheumatologie zählen somit schätzungsweise weit mehr als 200 verschiedene Erkrankungen.

Die Rheumatologie ist aber für viele Patienten mit komplexen und unklaren Beschwerdebildern und »bunten klinischen Bildern« oft auch die letzte diagnostische Instanz. Diese Patienten werden im Laufe ihrer Leidensgeschichte teils zu früh als

»rein psychosomatisch« angesehen. Wichtig ist aber vor allem, die entzündlichen rheumatischen Erkrankungen rasch herauszufiltern und angemessen wirksam zu behandeln, da eine Verzögerung der Behandlung zu bleibenden Schäden führen kann.

Grundsätzlich unterscheidet man entzündliche und nichtentzündliche rheumatische Erkrankungen:

- **entzündliche** rheumatische Erkrankungen:
  - Autoimmunerkrankungen wie Rheumatoide Arthritis (RA), Spondarthritiden (SpA), Psoriasarthritis (PsoA), Kollagenosen und Vaskulitiden
  - Autoinflammationssyndrome und/oder genetische Fiebersyndrome (z. B. familiäres Mittelmeerfieber, Still-Syndrom des Erwachsenen u. a.)
- **nichtentzündliche** rheumatische Erkrankungen:
  - degenerative rheumatische Erkrankungen wie Arthrosen der peripheren Gelenke oder Spondylarthrose
  - Osteoporose
  - Stoffwechselstörungen mit Leitsymptomen am Bewegungsapparat, wie z. B. Arthritis urica (»Gicht«), Pseudogicht (CPPD), Hämochromatose oder Folgen eines Diabetes mellitus (»Jaccoud-Arthropathie«)
  - pararheumatische Erkrankungen mit Leitsymptomen am Bewegungsapparat, u. a. bei Tumoren (»paraneoplastische Rheumatoide«) oder Infektionen (z. B. bei Hepatitis B und C sowie HIV)
  - chronische Schmerzkrankheiten (»Weichteilrheumatismus«) wie das Fibromyalgiesyndrom (FMS)

Häufige Fehleinschätzungen bezüglich rheumatologischer Erkrankungen sind:

- **»Rheuma ist doch selten und betrifft mich nicht«:** Hierbei handelt es sich um eine krasse Fehleinschätzung. Muskuloskelettale Erkrankungen gelten als die häufigste Ursache von anhaltenden Schmerzzuständen und Funktionseinschränkungen. Für die Entwicklung einer entzündlich-rheumatischen Erkrankung wird das Lebenszeitrisiko auf ca. 8 % für Frauen und 5 % für Männer geschätzt (Crowson et al. 2011).
- Für Deutschland gilt (Deutsche Gesellschaft für Rheumatologie e. V. 2024):
  - degenerative und stoffwechselbedingte Erkrankungen sowie Schmerzsyndrome der Bewegungsorgane (Zink & Albrecht 2016)
    - Ca. 6 Millionen Erwachsene haben schwere, zu Behinderung führende chronische Rückenschmerzen.
    - Mindestens 5 Millionen Erwachsen haben symptomatische Arthrosen.
    - Mindestens 4 Millionen Erwachsene leiden an einer klinisch symptomatischen Osteoporose.
    - Ca. 950 000 Erwachsene leiden an Gicht.
    - Ca. 1,5 Millionen Erwachsene leiden an Fibromyalgie.
  - entzündlich-rheumatische Erkrankungen (Albrecht et al. 2024)
    - Etwa 2,6 % der erwachsenen Bevölkerung in Deutschland hat eine entzündlich-rheumatische Erkrankung. Dies entspricht ca. 1,8 Millionen Betroffenen.

- Die häufigsten Formen sind die Rheumatoide Arthritis und Spondyloarthritiden.
- Sicher seltener sind Kollagenosen und Vaskulitiden (ca. 250 000 Betroffene insgesamt in Deutschland).
- Etwa 20 000 Kinder und Jugendliche haben eine chronische entzündlich-rheumatische Erkrankung.

- **»Für Rheuma sind Sie viel zu jung«:** Ein häufiges Vorurteil, das zu langen Leidenswegen und verzögerter Therapie führen kann. Viele Erkrankungen manifestieren sich typischerweise in jungen oder jüngeren Lebensjahren, wie z. B. der systemische Lupus erythematodes (SLE), die juvenil-idiopatische Arthritis (JiA) oder auch die Spondarthritiden (SpA).
- **»Ohne Rheuma im Blut kein Rheuma«:** MERKE: Eine entzündlich-rheumatische Erkrankung darf als Diagnose nicht verworfen werden, nur weil die Laborwerte (Entzündungsmarker, Autoimmunserologie oder Genetik) normal sind. Auf der anderen Seite ist der Nachweis dieser Veränderungen (fast) nie beweisend für das Vorliegen einer rheumatischen Erkrankung.
  Etwas detaillierter: Entzündlich-rheumatische Erkrankungen wie die Rheumatoide Arthritis, die Spondarthritiden, die Kollagenosen oder auch die Vaskulitiden gehen häufig, aber keinesfalls immer, mit erhöhten Werten für C-reaktives Protein (CRP) oder der Blutsenkungsgeschwindigkeit einher. Bei der Rheumatoiden Arthritis ist der Wert für das CRP initial bei ca. 17 % der Patienten, bei der ankylosierenden Spondylitis bei ca. 38 % und bei der Psoriasisarthritis sogar bei ca. 50 % im Normbereich. Selbst bei der RA sind die spezifischen serologischen Tests Rheumafaktor und Anti-CCP-Antikörper initial bei ca. 31 % bzw. 33 % der Patienten negativ (= »seronegative RA«). Andere rheumatische Erkrankungen wie die Psoriasisarthritis oder die Polymyalgia rheumatica (PMR) haben gar keinen spezifischen Labormarker. Eine entzündlich-rheumatische Erkrankung kann also auch bei normalen Laborwerten vorliegen.
- **»Bei normalen radiologischen Befunden ist Rheuma ausgeschlossen«:** Heute wird zum Screening auf entzündlich-rheumatische Erkrankungen oft noch die konventionelle Bildgebung angewendet. Viele (veraltete) Kriterien fordern radiologische Veränderungen (z. B. bei RA oder Spondarthritis). Diese treten aber erst spät im Krankheitsverlauf auf und sind somit dann zwar sehr spezifisch, aber nicht sehr sensitiv. Bei Verdacht auf eine entzündlich-rheumatische Erkrankung müssen also früh-sensitive Verfahren wie die Arthrosonografie und/oder die MRT angewendet werden.
- **»Gegen Rheuma kann man doch sowieso nichts machen«:** Dieser therapeutische Nihilismus führt bei vielen Patienten immer noch zu einer verzögerten Diagnose und einer verspäteten adäquaten Therapie. Kaum ein anderes Fach in der Inneren Medizin hat aber in den letzten Jahren so viele therapeutische Fortschritte erleben dürfen. Bei einem Großteil der Patienten ist somit auch die Remission (das Fehlen von Symptomen) das therapeutische Ziel (s. unten).

Chronisch, periphere (Poly-) Arthritiden	▪ Rheumatoide Arthritis – seropositiv (Nachweis von Rheumafaktor und/oder ACPA) – seronegativ (ohne Nachweis von Antikörpern) ▪ Psoriasisarthritis (peripher) ▪ Kristallarthropathien (u. a. A. urica = Gicht und Calcium-Pyrophosphat Erkrankung = Pseudogicht)) ▪ infektiöse und postinfektiöse Arthritiden (z. B. bei Hepatitis)
Entzündliche Wirbelsäulenerkrankungen = Spondarthritiden (häufig HLAB27-assoziiert und »seronegativ«; kein Nachweis von Autoantikörpern)	▪ ankylosierende Spondylitis (AS, bekannt als »Morbus Bechterew«) ▪ non-radiografische SpA (ohne typische Röntgenveränderungen wie bei AS) ▪ Spondarthritis bei chronisch-entzündlichen Darmerkrankungen (CED) (→ Kap. 6.3.10) ▪ reaktive (meist Oligoarthritis nach Infekten (typisch sind Harnwegs- und/oder gastrointestinale Erkrankungen) ▪ Psoriasis-Arthritis (axial) ▪ undifferenzierte axSpA
Kollagenosen (i. d. R. assoziiert mit antinukleären Antikörpern [ANA])	▪ SLE (»Lupus«) ▪ systemische Sklerose (SSc, früher »Sklerodermie«) ▪ Sjögren-Syndrom ▪ Poly- und Dermatomyositis ▪ Overlap-Syndrom (Mixed Connective Tissue Diesase, MCTD)

Primäre Vaskulitiden	▪ Großgefäßvaskulitis
	– Riesenzellarteriitis (RZA)
	– Takayasu-Arteriitis (TA)
	▪ Mittelgefäßvaskulitis
	– Polyarteriitis nodosa (PAN)
	▪ Kleingefäßvaskulitis, z. B.
	– ANCA-assoziierte Vaskulitiden (AAV)
	  – Granulomatose mit Polyangiitis (GPA)
	  – mikroskopische Polyangiitis (MPA)
	  – eosinophile Granulomatose mit Polyangiitis (EGPA)
	▪ Non-ANCA-Vaskulitis: z. B. Behçet-Syndrom, IgA-Vaskulitis, kryoglobulinämische Vaskulitis

Sonstige (Beispiele)	▪ genetische Fiebersyndrome (z. B. fam. Mittelmeerfieber) ▪ Autoinflammationssyndrome (z. B. Still-Syndrom des Erwachsenen (AOSD) ▪ Sarkoidose (→ Kap. 6.2.4) ▪ IgG_4-assoziierte Erkrankungen ▪ Immundefizienzsyndrome ▪ u. a.
Abkürzungen: ACPA: Antikörper gegen zyklisch citrullinierte Peptide, SLE: systemischer Lupus erythematodes, AOSD: Adult-onset Still's disease	

Tab. 6-12: Einteilung entzündlich-rheumatischer Erkrankungen

Leitsymptome bei rheumatischen Erkrankungen sind Schmerzen *und* Funktionseinschränkungen des Bewegungsapparates. Daneben manifestieren sich systemische rheumatische Erkrankungen regelhaft an verschiedenen Organen wie der Haut, den Nieren, den Augen, der Lunge, dem Herzen, dem Magen-Darm-Trakt sowie dem peripheren und zentralen Nervensystem. Eine allgemeine Entzündungsreaktion mit z.B. Fieber stellt ein weiteres Leitsymptom bei entzündlichen Verlaufsformen dar.

Häufig leiden die Patienten an *unspezifischen Beschwerden* wie Gewichtsverlust, Depression, Fatigue- oder generalisierten Schmerzsyndromen, was Anlass zu psychosomatischen bzw. psychiatrischen Konsultationen geben kann.

Im Folgenden wird auf spezielle rheumatologische Krankheitsbilder eingegangen, die mit einer *Entzündung* einhergehen. Der Schwerpunkt liegt dabei auf Erkrankungen, die wegen ihrer initial unspezifischen Beschwerden häufig übersehen werden. Dieses Kapitel will und kann kein rheumatologisches Lehrbuch ersetzen. Es wird bewusst vieles ausgelassen und sich auf »Fallstricke« in der täglichen Praxis fokussiert.

Entzündlich-rheumatische Erkrankungen lassen sich in verschiedene *Krankheitsbilder* einteilen (→Tab. 6-12).

6.8.1 Rheumatoide Arthritis

Definition

Die Rheumatoide Arthritis (RA, altes Synonym: chronische Polyarthritis [cP]) stellt die häufigste chronisch-entzündliche Erkrankung dar: Circa 0,8–1,2% der deutschen erwachsenen Bevölkerung leiden an einer RA, das sind bis zu 700000 Betroffene. Man rechnet mit einer Zahl an Neuerkrankten von ca. 20–40 je 100000 Einwohner/Jahr. Es handelt sich um eine chronische (> 6 Wochen andauernde) Polyarthritis (mit > 5 betroffenen Gelenken), die unbehandelt zur Zerstörung von Knorpel, Knochen und Gelenken und damit zur Behinderung führt.

Erste Anzeichen

Initial bestehen multiple Gelenkschmerzen (Polyarthralgien), oft noch ohne sichtbare Schwellungen (»frühe« oder »early RA«) mit einer verlängerten Morgensteifigkeit der Finger.

Somatische Symptome

Im Verlauf entwickeln sich sichtbare Schwellungen und Rötungen (Synovitis). Betroffen sind meist die kleinen Finger-, Hand- und Fußgelenke, aber auch alle größeren Gelenke. Im Vollbild findet man oft einen symmetrischen Befall der Gelenke, der anfangs fehlen kann. Im Verlauf zunehmende Deformitäten der Gelenke mit Funktionsverlust. Extraartikuläre Manifestationen an Haut, Augen, Lungen, Herz, Nieren oder Nerven (Polyneuropathie) in der Regel im Spätstadium, sehr selten als initiales Symptom.

Psychische Symptome

Chronische Schmerzen, Depression, Fatigue, sozialer Rückzug, Angst vor alltäglichen Funktionseinschränkungen und/oder Arbeitsunfähigkeit.

Diagnostik

Im »klassischen Fall« ist die Verdachtsdiagnose durch einen erfahrenen Arzt einfach zu stellen und wird klinisch und serologisch (→Labor) gesichert. Frühe oder atypische Verläufe können aber eine diagnostische Herausforderung sein. Empfehlung: unbedingt Zuweisung zum Spezialisten!

Labor: CRP und/oder BSG sind meist, aber eben nicht immer erhöht. Zum sicheren Ausschluss einer RA eignen sich diese also nicht, wenn sie normal sind. Circa 70 % der Patienten mit RA haben Autoantikörper (= seropositiv, ein Begriff, der manchmal auf den Nachweis von Rheumafaktoren beschränkt ist), wobei die Rheumafaktoren (RF) eine schlechtere Spezifität (ca. 75 %) als Antikörper gegen zyklisch citrullinierte Peptide (ACPA oder CCP, > 90 % Spezifität) haben. Häufig finden sich niedrig-titrige ANA (→Kap. 5.8.3).

Bildgebung: Beweisend ist der Nachweis erosiver Veränderungen im konventionellen Röntgen. Da diese jedoch erst spät im Verlauf auftreten, müssen bei Verdacht auf eine entzündliche Gelenkerkrankung eine Arthrosonografie oder eine MRT durchgeführt werden. Neben der früheren Detektion von Erosionen eignen sich die Methoden auch zur Aktivitätsabschätzung und Verlaufsmessung unter einer Therapie. Die Skelettszintigrafie hat heute fast keinen Stellenwert mehr.

»Fallstricke« der somatischen Diagnostik

Die hochfloride Erkrankung wird die meisten Ärzte und Patienten zur Vorstellung beim Spezialisten (internistischer oder orthopädischer Rheumatologe) veranlassen. Spezifische Autoantikörper (vor allem CCP) und spezifische Röntgenbefunde (**Cave:** erst spät im Verlauf) erleichtern die Diagnose RA. Sind diese aber nicht nachweisbar (»seronegative RA«), werden Patienten diagnostisch oft falsch eingeschätzt. Chronische Schmerzen, gepaart mit Symptomen wie Fatigue und affektiven Verstimmungen, führen dann häufig zur Fehleinschätzung, z. B. einer somatoformen Störung, ggf. sogar einer psychischen Erkrankung wie einer Depression mit Somatisierung.

Warum kann man das Krankheitsbild leicht übersehen?

Uncharakteristische Frühformen – insbesondere beim Fehlen typischer Laborwerte – können in die Irre führen, auch eine Kombination mit nichtentzündlichen, degenerativen Veränderungen. Auch ggf. problematisch: die Überlagerung durch »psychogen« anmutende, merkwürdige Bewegungsmuster zur Schmerzvermeidung oder das erstmalige Auftreten einer RA im höheren Lebensalter.

Therapeutische Optionen

Die Prognose von RA-Patienten wurde in den letzten Jahren durch die Einführung neuer Substanzen (vor allem der sog. Biologika und im Verlauf der »small moleculs«) dramatisch verbessert. Führte die RA früher fast unweigerlich zu Behinderung, Arbeitsunfähigkeit und einer erhöhten Mortalität, ist das Therapieziel heute die »Remission«. Dies bezeichnet das Fehlen von Symptomen und das Aufhalten des Fortschreitens der RA und stellt heute für sehr viele Patienten ein realistisches Ziel dar. Für die Behandlung der RA existieren zahlreiche Leitlinien. Alle plädieren für den frühen Einsatz von »disease modifying anti-rheumatic drugs« (DMARDs, »Basistherapie«) bereits bei Diagnosestellung. Meist kommt – bei Fehlen von Kontraindikationen – Methotrexat zum Einsatz. Steroide sollten niedrig- bis mitteldosiert zur Überbrückung bis zur vollen Wirksamkeit der DMARDs oder bei Schüben Anwendung finden (in der Regel reichen zu Beginn 10–20 mg Prednisolonäquivalent/Tag, Dosis ausschleichen auf idealerweise 0 mg binnen ca. 3 Monaten). Die Krankheitsaktivität muss nach evaluierten Scores gemessen werden. Nach einem »Treat-to-target«-Ansatz wird die Therapie entsprechend der Aktivität der Erkrankung bis zum Ziel (idealerweise die Remission) eskaliert. Hierfür stehen heute eine Reihe zugelassener Biologika (bDMARD) und seit 2017 mittlerweile vier sog. orale JAK-Inhibitoren (targeted synthetic (ts)DMARD) zur Verfügung, die vom Rheumatologen indiziert werden sollten.

6.8.2 Spondarthritiden (entzündliche Wirbelsäulenerkrankungen)

Definition

Chronische Rückenschmerzen sind einer der häufigsten Gründe für Arztkonsultationen und Krankschreibungen in Deutschland. Geschätzt leiden 6 Millionen Menschen an chronischen Dorsalgien. Die Ursachen sind mannigfaltig, meist sind Rückenschmerzen unspezifisch und haben eine gute Tendenz zur Heilung. Insbesondere aber bei chronischen Schmerzen spielen psychosoziale Faktoren eine wichtige Rolle. Patienten werden deshalb häufig psychosomatisch mitbetreut.

Circa 0,5–1 % der Bevölkerung leiden an einer Erkrankung aus dem Formenkreis der entzündlichen Wirbelsäulenerkrankungen = Spond(ylo)arthritiden (SpA), → Tab. 6-12).

Wichtig: Im Gegensatz zu alten Lehrmeinungen weiß man heute, dass die Erkrankung bei Frauen und Männern gleich häufig auftritt.

Erste Anzeichen

Stumpfe Schmerzen im Gesäß und an der Lende; morgendliche Steifheit, die sich durch Bewegung bessert.

Somatische Symptome

Im Gegensatz zur RA ist der Rückenschmerz meist das vorwiegende somatische Symptom. Wenn es zu Arthritiden kommt (die auch das initiale Symptom sein können), sind klassischerweise die großen Gelenke der unteren Extremitäten betroffen (asymmetrische Oligoarthritis). Eine Uveitis (Entzündung der Aderhaut des Auges, oft einseitig), Enthesopathien (Entzündungen der Sehnenansätze) u. a. am Oberschenkel und Beckenkamm, Entzündungen der Achillessehne und der großflächigen Sehnen an der Fußsohle sind häufig weitere Leitsymptome. Häufig liegt auch komorbid eine Psoriasis und/oder eine chronisch-entzündliche Darmerkrankung vor (s. unten).

Psychische Symptome

Depressivität durch Schmerzen und Bewegungseinschränkung. Verzweiflung, »chronisch krank« zu sein. Angst vor genetischer Weitergabe an die eigenen Nachkommen.

Diagnostik

Folgende Patienten erfüllen die **klinischen Kriterien** für den sog. entzündlichen Rückenschmerz:

- junge Patienten mit Erstsymptom vor dem 40. Lebensjahr
- chronische Beschwerden kumulativ > 3 Monate/Jahr, oft mit wechselnder Lokalisation
- tiefsitzender Schmerz mit alternierendem Gesäßschmerz (= Beteiligung der Iliosakralgelenke) und lang andauernder Morgensteifigkeit im Rücken
- typischerweise gutes Ansprechen auf NSAR
- typischerweise Schmerzmaximum in Ruhe (in den frühen Morgenstunden) und Besserung bei Bewegung

Zur **Sicherung der Diagnose** sollten weitere wichtige assoziierte Beschwerden erfragt werden:

- Familienanamnese für SpA (alter und oft besser bekannter Begriff: »Morbus Bechterew«)
- Eigen- oder Familienanamnese positiv für Psoriasis vulgaris (→ Kap. 6.6.7) oder eine

chronisch-entzündliche Darmerkrankung (Morbus Crohn oder Colitis ulcerosa, → Kap. 6.3.10)
- anamnestische Angabe einer Augenentzündung (Uveitis)
- Arthritis in der Vorgeschichte: meist im Sinne einer Mono- oder Oligoarthritis (bis zu vier Gelenke), typischerweise der großen Gelenke der unteren Extremitäten, häufig asymmetrisch
- weiteres typisches Befallsmuster ist eine sog. Daktylitis (»Wurstfinger«), d.h. die Beteiligung aller Gelenke eines Fingers oder eines Zehs im Strahl
- anamnestische Angabe einer Sehnen- oder Sehnenansatzentzündung (Enthesitis oder Tendinitis), z.B. der Achillessehne

Bei Vorliegen von mindestens zwei dieser Kriterien ist die Diagnose »SpA« bereits sehr wahrscheinlich. Gesichert werden sollte diese durch einen internistischen oder orthopädischen Rheumatologen mittels Bildgebung (früh: MRT, spät: Röntgen) und Serologie (CRP/BSG nur fakultativ erhöht, HLAB27 bei ca. 80 % der Patienten positiv).

Ein Diagnosetest kann im Internet, z.B. auf der Seite der Schweizer Vereinigung für Morbus Bechterew, durchgeführt werden (www.bechterew.ch/diagnosetest/).

CAVE ZUR LABORDIAGNOSTIK

Ca. 8 % der Bevölkerung sind auch HLAB27-positiv.

Autoantikörper als diagnostischer Marker, wie man sie bei der RA findet, fehlen noch.

»Fallstricke« der somatischen Diagnostik

- Stigmatisierung der meist jungen Patienten als »Simulanten«: »Für Rheuma sind Sie zu jung!«
- Bei Fehlen von erhöhtem CRP und/oder HLAB27-Nachweis wird dies gern als »Ausschluss Rheuma« interpretiert. Häufig haben aber gerade SpA-Patienten keine oder sehr geringe systemische Entzündungszeichen und der Nachweis des HLAB27-Gens ist für die Diagnose nicht obligat.
- Ebenso können fehlende pathologische radiologische Befunde fälschlicherweise als Ausschlusskriterium interpretiert werden; die frühe Diagnose einer SpA gelingt heute am besten mittels MRT, da konventionell-radiologische Veränderungen wie eine Ankylose der Wirbelsäule sich erst spät zeigen.
- Deshalb auch häufig noch Versäumen der Diagnose bei Frauen, da bei ihnen die knöchernen Veränderungen (wenn überhaupt) erst sehr spät konventionell-radiologisch nachweisbar sind.

Warum kann man das Krankheitsbild leicht übersehen?

Unspezifität der Beschwerden zu Beginn, fehlende Familienanamnese, fehlende pathologische Laborwerte oder radiologische Befunde. Gerade bei jungen Menschen denkt man nicht an eine chronische Erkrankung. Der Patient legt am Anfang die Diagnose einer »Bandscheibe« oder eines »Hexenschusses« nahe. Eine Fehlattribution zu Belastungen aller Art und Lebenskrisen liegt nahe. »Historisch« Unterdiagnose insbesondere bei jungen Frauen.

FALLBEISPIEL

Wenn der Rücken immer zwickt: Wann ist es »Rheuma«?

Der 32-jährige Herr H. wird vom Orthopäden mit der Diagnose »Somatoforme Schmerzstörung« in eine schmerztherapeutisch und psychotherapeutisch orientierte Praxis überwiesen.

Der Patient schildert seit 10 Jahren anhaltende chronische Rückenschmerzen, die ihn bereits seit seinem Studium plagten. Diese seien anfangs nach ein paar Tagen immer wieder verschwunden, aber nun sei er »quasi nie mehr schmerzfrei«. »Ibuprofen hilft schon, aber eben nur für ein paar Stunden«. Auch hätte ihm früher »Krankengymnastik gutgetan«, diese könnte aber leider nicht mehr verordnet werden. Aktuell sei es wieder so schlimm, dass er morgens von den Schmerzen aufwache, der Rücken fühle sich »richtig steif an«. Die Beschwerden würden dann im Laufe des Tages etwas besser werden. Der Orthopäde habe bereits auf »Rückenrheuma« getippt, da aber Laborbefunde wie das CRP und Röntgenbefunde keine Auffälligkeiten zeigten, habe er dies ausgeschlossen. Sein Onkel habe aber auch »immer mit dem Rücken zu tun«. Mittlerweile würden ihn auch die Fersen schmerzen, sodass er selber schon denke, dass er »spinne«.

Angesichts des offenkundig nicht sicheren Ausschlusses einer Erkrankung aus dem rheumatischen Formenkreis wird der Patient zum Rheumatologen überwiesen. Es wird im Folgenden mittels MRT eine typische beidseitige Sakroiliitis und eine Tendinitis an der Ferse dargestellt und damit die Diagnose einer Spondyloarthritis – HLAB27-negativ – gestellt.

Therapeutische Optionen

Auch für die Therapie der SpA existieren nationale (3) und internationale Leitlinien (https://register.awmf.org/de/leitlinien/detail/060-003), die ständig aktualisiert werden. Die Therapie muss nach den führenden klinischen Beschwerden gewählt werden: axiale Beteiligung, periphere Arthritis, Enthesitis (Entzündung am Übergang von Sehnen auf Knochen) oder extraartikuläre Manifestation wie Uveitis oder Psoriasis vulgaris.

Mittel der ersten Wahl bei der axialen (das Achsenskelett betreffenden) Form und der Enthesitis sind NASR, in ausreichender Dosierung und im Schub über 2–4 Wochen gegeben. Bei längerer Anwendung nur unter Magenschutz (z. B. mit einem Protonenpumpenhemmer). Sind diese nicht ausreichend wirksam oder wegen Nebenwirkungen nicht geeignet oder kontraindiziert, werden dann bereits Biologika (in der Regel ein TNF-Inhibitor) empfohlen. Auch andere Biologika (Anti-IL-17 und Anti-IL-23) und JAK-Inhibitoren) haben inzwischen Zulassungen für verschiedene Verlaufsformen der SpA bzw. für die Psoriasis-Arthritis. Systemische Steroide haben bei beiden Manifestationen keine Bedeutung.

Beim Vorliegen einer peripheren Arthritis kommen in der Regel zunächst konventionelle Basistherapeutika wie Methotrexat oder Sulfasalazin zur Anwendung. Steroide können bei Arthritiden systematisch oder intraartikulär angewendet werden. Sind diese Therapien nicht ausreichend wirksam, sind auch hier häufig Biologika oder JAK-Inhibitoren indiziert.

6.8.3 Kollagenosen

Definition

Kollagenosen sind klinisch heterogene und insgesamt seltene Systemerkrankungen, die immunologisch durch den Nachweis von ANA (antinukleäre Faktoren = Antikörper gegen Zellkernmaterial) gekennzeichnet sind. Zu den Kollagenosen zählen im engeren Sinne:

- systemischer Lupus erythematodes (SLE, → Kap. 6.6.3)
- Sjögren-Syndrom (SjS)
- systemische Sklerose (SSc)
- Poly- und Dermatomyositis (PM und DM → Kap. 6.6.4)
- undifferenzierte Kollagenose (UCTD)
- Mischkollagenosen (MCTD) beim Vorliegen von zwei definierten Erkrankungen

Erste Anzeichen

Häufig sind die Beschwerden initial nur diskret und der Progress langsam, sodass sich viele Patienten an den Zustand »gewöhnen«. Die Symptome können unspezifisch und für den konsultierten Arzt zunächst »unspektakulär« sein: Im Vordergrund können anfangs z. B. Müdigkeit, kalte Akren, Haarausfall, Hautexantheme, Muskel- und Gelenkschmerzen, trockene Augen oder ein trockener Mund (Sicca-Syndrom), subfebrile Temperaturen, Gewichtsverlust sowie allgemeine Schwäche stehen. Die Erkrankungen sind teilweise sehr selten und viele Ärzte werden diese Erkrankungen nicht im aktiven diagnostischen Repertoire haben. Die Wahrscheinlichkeit, dass eine solch seltene Erkrankung erst spät diagnostiziert wird, ist leider sehr hoch.

Somatische Symptome

Neben den unspezifischen Symptomen (s. oben) kommt es – häufig im Verlauf, aber auch initial – zu diversen Organmanifestationen, die typische **Leitsymptome** verursachen:

- Dyspnoe u. a. durch Myokarditis, Perikarditis, Pleuraergüsse, pulmonale Hypertonie (PAH), Alveolitis und Lungenfibrose
- Arthralgien oder manifeste Arthritis (meist als Polyarthritis)
- unterschiedliche Manifestationen an Haut oder den Schleimhäuten (→ Kap. 6.6.3)
- anamnestisch thromboembolische Ereignisse oder (Früh-)Aborte beim Anti-Phospholipid-Antikörper-Syndrom
- arterielle Hypertonie durch Nierenbeteiligung, dabei dann nephritisches Sediment (Erythrozyturie und mittlere Proteinurie) oder nephrotisches Syndrom (große Proteinurie und Ödeme)
- Muskelschwäche und Myalgien, u. a. durch eine Myositis
- diverse neurologische Störungen, u. a. durch ZNS-Vaskulitis oder Polyneuropathie
- seltener erhöhte Leberwerte durch Autoimmunhepatitis oder abdominale Beschwerden (u. a. Autoimmunpankreatitis)

Psychische Symptome

Leichte depressiv-ängstliche Reaktionen im Zuge eher unspezifischer körperlicher Einschränkungen.

Diagnostik

Einmal an die Erkrankung gedacht, ist die Diagnose meist nicht mehr schwierig, da so gut wie alle Kollagenosen typische und teilweise sehr spezifische Autoantikörper aus der Gruppe der ANA aufweisen. Diese eignen sich auch zum Screening bei klinischem Verdacht auf eine Kollagenose. Bei positiven ANA muss dieser dann auf spezifische Antikörper erweitert werden (im sog. ENA-Test). Auch finden sich typische histologische Veränderungen, z. B. an Haut, Niere oder Muskel.

»Fallstricke« der somatischen Diagnostik

Obwohl ein positiver ANA für die Diagnose gefordert wird, können bei einigen Autoantikörpern (z. B. SS-A oder Jo-1) je nach Testverfahren und Labor ANA auch übersehen werden. Bei konkretem klinischem Verdacht sollte ein Spezialist konsultiert werden und bei der Laboranforderung gezielt nach den ANA (in der Regel im sog. ENA-Test) gefahndet werden.

Warum kann man das Krankheitsbild leicht übersehen?

Es handelt sich um relativ seltene Erkrankungen. Denkt der Arzt nicht von sich aus an die Möglichkeit einer solchen Erkrankung, besteht die Gefahr, dass die Symptome schnell z. B. einer somatoformen Störung zugeordnet werden. Seltsame Symptome sollten auch an seltene Erkrankungen denken lassen!

FALLBEISPIEL

Die Frau mit der Maske im Gesicht

Die Konsilanforderung aus der psychiatrischen Klinik lautet: »Wir bitten um Mitbeurteilung bei Patientin mit Wahn und Zwangshandlungen und deutlich erhöhter Kreatinkinase (CK) von 6500 trotz Pausieren sämtlicher i.m. Medikation und fehlendem Anhalt auf Trauma«.

Die Patientin, eine 38-jährige Krankenschwester, wird wegen möglicher Wahnvorstellungen sowie des Verdachtes auf einen Waschzwang stationär behandelt. Sie habe in den letzten Monaten das Gefühl geäußert, dass ihre Gesichtshaut »spannen« würde. Zunächst habe sie sich gefreut, dass ihre »Falten im Gesicht weggegangen sind durch die straffere Haut«, dann habe es sich aber angefühlt, als würde ihr jemand »eine Maske aufs Gesicht setzen«. Auch die Finger würden sich anfühlen, als habe sie »zu enge Handschuhe« an. Auf Nachfragen berichtet sie, dass sie sich schon seit Monaten nicht gesund fühle. Sie habe eine allgemeine Schwäche und Müdigkeit. Man habe durch den Hausarzt verschiedene Untersuchungen durchgeführt, aber keine Erklärung gefunden und sie nun wegen Wahn und Zwängen psychiatrisch vorgestellt. Die Frage, ob sich ihre Hände bei Kälte weißlich und bläulich verfärben, bejaht sie. Das kenne sie schon seit ca. 20 Jahren. »Das haben viele junge Frauen«, habe man sie immer beruhigt. Ein paar Monate bevor die »allgemeine Schwäche« so schlimm wurde, sei die Haut an den Händen trocken und rissig geworden. »Das liegt am vielen Händewaschen bei der Arbeit«, ist ihre eigene Erklärung.

Rheumatologisch wird anhand der typischen Anamnese und der klinischen Präsentation die Verdachtsdiagnose einer Kollagenose im Sinne einer Polymyositis (CK-Erhöhung und Muskelschwäche) mit Overlap-Syndrom zu einer systemischen Sklerose (SSc; Raynaud-Syndrom und Hautverhärtung) gestellt. Die Diagnose wird mittels spezifischer Autoantikörper gesichert. Es fanden sich typische hochtitrige antinukleäre Autoantikörper (ANA) mit nukleärer Fluoreszenz und Nachweis von sog. PM-Scl-Antikörpern in der ENA-Differenzierung.

Therapeutische Optionen

Die Therapie richtet sich nach dem Ausmaß der Erkrankung und sollte in der Hand von Experten liegen. Es muss zwischen einer aktiven Erkrankung, die durch Immunsuppression behandelbar ist, und einem eingetretenen Schaden (Damage) unterschieden werden. Leichte Verläufe können symptomatisch mit NSAR, Low-dose-Steroiden oder einer milden Immunmodulation mit Hydroxychloroquin (HCQ) behandelt werden. Mittelschwere Verläufe werden mit mittelpotenten Immunsuppressiva (z. B. Azathioprin oder MTX) behandelt, die auch zur Remissionserhaltung eingesetzt werden. Schwere Erkrankungen mit bedrohlicher Organmanifestation (z. B. Niere oder ZNS) sollten durch eine Induktionstherapie in Remission gebracht werden (z. B. Cyclophosphamid), um dann auf eine (meist weniger intensive) Remissionserhaltungstherapie deeskaliert zu werden. Immer mehr Biologika (z. B. Belimumab, Anifrolumab oder Rituximab) stehen heute auch für die Behandlung von Kollagenosen, zunehmend auch schon früher in der Krankengeschichte, zur Verfügung. Für refraktäre oder schwerkranke Patienten sind eine Reihe von noch experimentellen Therapien wie der Car-T-Zell Therapie in Erprobung.

6.8.4 Vaskulitiden

Definition

Vaskulitiden sind – ähnlich wie Kollagenosen – seltene bis sehr seltene Erkrankungen. Sie zählen ebenfalls zu den klassischen Systemerkrankungen, da sie sich an allen Organen manifestieren können. Unterschieden werden **primäre** von **sekundären** Vaskulitiden (z. B. im Rahmen anderer Autoimmunerkrankungen wie der RA). Je nach dem betroffenen Gefäßabschnitt der Entzündung resultiert ein typisches klinisches Bild. Deswegen hat es sich aus klinischer Sicht bewährt, primäre Vaskulitiden nach dem betroffenen Gefäß einzuteilen in (→Tab. 6-12):

- Großgefäßvaskulitiden (**large vessel vasculitis**, LVV) bei Beteiligung der Aorta und der aortennahen Abgänge (z. B. Riesenzellarteriitis, RZA)
- Mittelgefäßvaskulitiden (**medium vessel vasculitis**, MVV) bei Beteiligung mittelgroßer Gefäße, wie z. B. der mesenterialen Arterien, Koronarien oder muskelversorgenden Gefäße (z. B. Polyarteriitis nodosa, PAN)
- Kleingefäßvaskulitiden (**small vessel vasculitis**, SVV) mit Beteiligung der kleinen Arterien und Arteriolen sowie Kapillaren (z. B. ANCA-assoziierte Vaskulitiden [AAV])
- Vaskulitiden mit variabler Beteiligung (z. B. Behçet-Syndrom, IgG_4-Erkrankung)

Großgefäßvaskulitis

Die Riesenzellarteriitis (RZA, →Kap. 6.1.22) ist die häufigste Großgefäßvaskulitis. Im typischen Fall ist die Temporalarterie betroffen, was der Erkrankung den (alten) Namen »Arteriitis temporalis« gegeben hat. Der Name ist irreführend, da die RZA auch viele andere Gefäßabschnitte am Kopf betreffen kann und bei einem isolierten Befall ohne Beteiligung der Aa. temporales dann auch oft übersehen wird. Klinische Manifestationen können – je nach betroffenem Gefäß – neben temporalen Kopfschmerzen und Sehstörungen sein: Hinterhaupt-, Nacken-, Kau-, Zungen- oder Halsschmerz. Bei isoliertem

Befall des Aortenbogens imponiert eine (symmetrische) Polymyalgie des Schultergürtels, bei einer reinen Aortitis kann ein Thoraxschmerz z. B. eine Angina pectoris vortäuschen. Wichtig: Klinische Symptome können aber auch komplett fehlen!

Die RZA ist die häufigste Vaskulitis im höheren Alter. Die Beteiligung der Augengefäße führt im schlimmsten Fall zu einer (meist irreversiblen) Erblindung. Eine RZA ist deshalb ein Notfall, und eine Therapie mit Steroiden (ca. 50–80 mg, bei Sehstörungen mind. 250 mg i. v. über 3 Tage) sollte nicht durch die anstehende Diagnostik verzögert werden. Bei konkretem klinischem Verdacht sollte unverzüglich mit einer Steroidtherapie begonnen werden. Die definitive Diagnose wird heute mittels Gefäßultraschall bzw. MRT oder PET-CT sowie bei unklaren bildgebenden Befunden mit einer Temporalis-Biopsie gestellt.

Die Zuweisung zum Spezialisten (Rheumatologen) ist obligat.

FALLBEISPIEL

»Kopfhautkatarrh und Kopfkissenschmerz«

Die 68 Jahre alte, bisher immer gesunde Dame stellt sich wegen allgemeiner Schwäche und Antriebslosigkeit sowie eines Gewichtsverlustes von 8 kg in der psychotherapeutischen Praxis mit Verdacht auf eine »mittelgradige Depression« vor. Sie habe seit Wochen leicht erhöhte Temperatur und eine beschleunigte Blutsenkung, aber es sei keine Ursache gefunden worden. Es sei ein Tumor vermutet worden, der aber zum Glück ausgeschlossen werden konnte. Trotzdem sei sie »frustriert«, dass man keine Ursache finde. Auf die Frage nach weiteren Symptomen berichtet sie über nächtliche Kopfschmerzen am Hinterkopf beim Liegen auf dem Kissen. Hiermit sei sie bereits beim Orthopäden gewesen, aber eine MRT der HWS sei »normal«. Seit Wochen täte ihr auch die Kopfhaut, z. B. beim Haarewaschen, sehr weh. Ab und an hätte sie Kieferschmerzen beim Essen, aber auch der Zahnarzt finde nichts. Bei der Verabschiedung fällt auf, dass sie nur mühsam aus dem Sessel aufsteht.

Zwei Wochen später kommt sie zur nächsten Sitzung und berichtet, dass sie wegen Sehstörungen notfallmäßig in der Augenklinik gewesen sei. Dort habe man eine »Gefäßentzündung« vermutet und ihr Kortison gegeben. Dies habe »Wunder bewirkt« und es gehe ihr seitdem sehr gut, die Beschwerden seien alle »wie verflogen«.

Die Verdachtsdiagnose einer RZA wurde anhand der typischen Anamnese gestellt: Alter der Patientin, Nachweis der systemischen Entzündung, der initialen Kopf- und Kauschmerzen mit im Verlauf auftretenden polymyalgischen Schmerzen der Arme und Beine. Die Sehstörungen ließen den Verdacht ganz akut werden. Die Sicherung der Diagnose erfolgte mittels Sonografie und MRT der Gefäße, eine Biopsie der A. temporalis war bei eindeutigen Befunden in der Bildgebung verzichtbar. Der Fall zeigt auch gut, dass die Diagnose bei Fehlen von Beschwerden an den Schläfen initial verfehlt werden kann (s. oben).

Mittelgefäßvaskulitis

Die Polyarteriitis nodosa (PAN) ist eine sehr seltene Erkrankung, wird aber möglicherweise wegen des Fehlens eines spezifischen Seromarkers häufig übersehen. Leitsymptome sind neben der systemischen Entzündung abdominale Schmerzen, Muskelschmerzen, Hypertonie und Niereninsuffizienz, typische Hautveränderungen (z. B. Livido) oder neurologische Symptome wie eine Mononeuritis multiplex. Oftmals sind die Leberwerte erhöht.

Kleingefäßvaskulitiden

Diese sind klinisch durch die Endorganschäden der betroffenen Organe gekennzeichnet. Typische Leitbefunde sind u. a. ein nephritisches Sediment und eine Niereninsuffizienz, Hautvaskulitis, PNP, Alveolitis, Epi-/Skleritis, Arthritis, Myalgien oder Karditis.

Somatische Symptome

Patienten mit Vaskulitiden zeigen regelhaft Zeichen einer systemischen Entzündung wie Fieber, Nachtschweiß, Gewichtsverlust oder allgemeine Schwäche. Daneben präsentiert sich der Patient mit typischen Leitsymptomen bei unterschiedlichen Fachärzten. Da Vaskulitiden selten sind, ist die erste diagnostische Herausforderung, an diese Erkrankungen überhaupt zu denken und ggf. einen Experten zu konsultieren.

Psychische Symptome

Zu den psychischen Symptomen gehören: allgemeine Schwäche, Müdigkeit und Aktivitätsverlust.

Diagnostik

Serologisch gehen Vaskulitiden so gut wie immer mit einer Erhöhung systematischer Entzündungszeichen einher. Diese sind aber unspezifisch. Für einige Vaskulitiden existieren gute serologische Marker, wie z. B. der Nachweis von Autoantikörpern bei den ANCA-assoziierten Vaskulitiden oder der Nachweis von Kryoglobulinen bei den kryoglobulinämischen Vaskulitiden.

Der Goldstandard für die meisten Vaskulitiden bleibt jedoch die Histologie. Diese ist aber je nach betroffenem Gefäß nicht immer verfügbar (z. B. Aortitis bei der RZA oder eine abdominale Beteiligung bei der PAN). Deshalb spielt seit Jahren die Bildgebung eine immer wichtigere Rolle in der Diagnostik von Vaskulitiden. Die Sonografie dient z. B. dem Nachweis des typischen Halos durch die entzündliche Gefäßwand bei der RZA und hat eine hohe Sensitivität und Spezifität. Spezielle MRT-Sequenzen können die Sonografie sinnvoll ergänzen oder in schwierig zu schallenden Gefäßabschnitten ersetzen (z. B. Aorta). Zunehmend kann insbesondere im Rahmen spezialisierter ASV-Zentren heute auch die sehr sensitive PET/CT angeboten werden.

Therapeutische Optionen

Die Grundzüge der Therapie von Vaskulitiden sind im Wesentlichen dieselben wie bei den Kollagenosen (→Kap. 6.8.3). Auch für diese Erkrankungen existieren europäische und deutsche Leitlinien (z. B. www.eular.org).

- Steroide zur Remissionsinduktion je nach Stadium und Schwere der Erkrankung zwischen z. B. 0,5 mg/kg/KG oder 250–500 mg i. v./Tag über 3 Tage, gefolgt von 60 mg oral
- Steroide so kurz wie möglich, Osteoporose-Prophylaxe mit Vitamin D_3 und PcP-Prophylaxe mit Cotrim 3 × 1/Woche, solange Steroide > 15 mg

Keine längerfristige Glukokortikoidtherapie in einer Dosis von mehr als 5 mg/Tag Prednisonäquivalent! Bei höherem Bedarf ist in der Regel eine Anpassung der Basistherapie nötig.

- Einsatz von steroidsparenden Substanzen je nach Ausmaß und Manifestation der Erkrankung sowie der Komorbidität des Patienten mit z. B. MTX, Azathioprin oder Cyclophosphamid
- Viele Patienten werden heute auch schon früher mit Biologika behandelt (z. B. Rituximab bei GPA/MPA, Mepolizumb bei EGPA oder Tocilizumab bei RZA).
- Eine Remissionserhaltung folgt auf eine Remissionsinduktion.
- Nur die aktive Erkrankung ist durch Immunsuppression zu behandeln.
- Alle Patienten mit Immunsuppression sollten geimpft werden nach Empfehlungen der STIKO.

Literatur

Albrecht K, Binder S, Minden K et al. Systematic review to estimate the prevalence of inflammatory rheumatic diseases in Germany. Zeitschrift Rheumatol 2024; 83(Suppl 1): 20–30.

Crowson CS, Matteson EL, Myasoedova E et al. The lifetime risk of adult-onset rheumatoid arthritis and other inflammatory autoimmune rheumatic diseases. Arthritis Rheum 2011; 63: 633–639.

Deutsche Gesellschaft für Rheumatologie e. V. Rheuma in Zahlen – Betroffene Menschen in Deutschland. Stand: 10/2023. https://dgrh.de/dam/jcr:29cb645e-2839-4f89-a456-882e728f75b4/Rheuma%20in%20Zahlen.pdf (zuletzt aufgerufen am 29. 10. 2024).

S3-Leitlinie Axiale Spondyloarthritis inklusive Morbus Bechterew und Frühformen. Stand: 09. 11. 2018. AWMF-Leitlinien Register Nummer: 060/003, Entwicklungsstufe: S3 Version: 2019. https://register.awmf.org/de/leitlinien/detail/060-003 (zuletzt aufgerufen am 29. 10. 2024).

Zink A, Albrecht K. [How frequent are musculoskeletal diseases in Germany?] Z Rheumatol 2016; 75(4): 346–353.

EBERHARD WINDLER

6.9 Stoffwechselerkrankungen

6.9.1 Diabetes mellitus

Definition

Diabetes mellitus (Erhöhung des Blutzuckers) ist zur häufigsten Stoffwechselerkrankung geworden. Jeder Fünfte muss mit einer der verschiedenen Erkrankungsformen rechnen. Die diagnostische Grenze liegt für den Nüchternblutzucker bei ≥ 126 mg/dl, für den postprandialen Blutzuckerspiegel bei 140 mg/dl bzw. einfacher bei einem HbA_{1c} > 6,4%. Diabetes mellitus kann pathogenetisch durch eine Vielzahl von Defekten entstehen. Zwei Gruppen treten aufgrund ihrer Häufigkeit ganz in den Vordergrund: Der **Typ-1-Diabetes** beruht auf einem Insulinmangel aufgrund von Autoimmun-Antikörpern gegen Insulin selbst oder Bestandteile der insulinproduzierenden Inselzellen im Pankreas. Diese Form des Diabetes betrifft vornehmlich Kinder und junge Erwachsene, kann aber bis ins höhere Alter auftreten. Der **Typ-2-Diabetes** beruht auf einer verminderten Wirksamkeit des Insulins in den Körperzellen (Insulinresistenz) und einer verlangsamten Insulinsekretion. Diese Form des Diabetes entwickelt sich meistens mit zunehmendem Körpergewicht und Alter.

Laborchemisch ist der Typ-1-Diabetes durch niedrige Insulinspiegel und Antikörper gegen Inselzellen und Inselzellbestandteile charakterisiert, beim Typ-2-Diabetes werden bis zum Versagen der Bauchspeicheldrüse über Jahre reaktiv steigende, weil unwirksame Insulinspiegel gemessen, bevor es im Verlauf zum Erliegen der Insulinproduktion kommt.

Erste Anzeichen

Der Beginn der Erkrankung ist bei beiden Typen die Phase der häufigsten Fehlinterpretationen, da die Symptome relativ unspezifisch und schleichend auftreten. Die initialen Symptome beruhen überwiegend auf dem Flüssigkeitsverlust, den die hohen Blutzuckerspiegel durch Glukoseverlust über die Niere induzieren: Schwäche, Abgeschlagenheit, Leistungsverlust – übliche Klagen aus vielerlei Gründen, bei denen aber immer auch an einen beginnenden Diabetes gedacht werden muss.

Somatische Symptome

Die erste und meist zielführende Frage ist immer die nach häufigem Wasserlassen, kombiniert mit vermehrtem Durstgefühl. Weitere anamnestische Angaben sind weniger spezifisch und können auch fehlleitend sein. Typ-1-Diabetiker haben aufgrund der Unterversorgung der Zellen mit Glukose meist an Gewicht verloren, im Extremfall entwickelt sich eine Ketoazidose, während Typ-2-Diabetiker zugenommen haben und dadurch die Insulinresistenz provoziert haben. Diese Zusammenhänge sind aber nicht durchgängig offensichtlich. Folgeerkrankungen wie Infektanfälligkeit, koronare Herzkrankheit, Schlaganfall, Niereninsuffizienz, Polyneuropathie und Gangrän sind Symptome des Spätstadiums, wenn der Diabetes in der Regel bekannt ist. In diesen Stadien der Erkrankung erheben sich vor allem Fragen der Einstellung des Diabetes wie schlechte Blutzuckereinstellung, z. B. durch fehlende Therapietreue oder angesichts zunehmender Insulinresistenz bei abnehmender Insulinsynthese durch Versagen der Bauchspeicheldrüse.

Psychische Symptome

Im Anfangsstadium und bei Verschlechterungen stehen die allgemeine Leistungsminderung und zunehmende kognitive Einschränkungen ganz im Vordergrund. Beim älteren Patienten wird in diesem Zusammenhang häufig das hyperosmolare Coma diabeticum fehlgedeutet, das durch extrem hohe Blutzuckerspiegel und Flüssigkeitsverlust gekennzeichnet ist. Bei länger bestehendem Diabetes, besonders wenn dieser mit einem arteriellen Bluthochdruck verbunden ist, machen sich ernste Spätsymptome bemerkbar. Sie beruhen auf einer Mikroangiopathie (Schaden der kleinen Blutgefäße) mit konsekutiver Beeinträchtigung der Nerven im Sinne einer Polyneuropathie. Im Gehirn führt die sich entwickelnde subkortikale arteriosklerotische Enzephalopathie (SAE) zu allmählich einsetzender intellektueller und affektiver Verflachung mit sozialem Rückzug als Frühsymptom und kann in einer vaskulären subkortikalen Demenz mit dem typischen Spektrum der Verhaltensstörungen münden, die mit Gang- und Blasenstörungen einhergehen. Für den Ausfall umschriebener Hirnareale charakteristische Symptome (z. B. Sprachstörungen, Lähmungen) treten erst durch die Spätkomplikation des Schlaganfalls als Ausdruck einer Makroangiopathie in den Vordergrund.

Diagnostik

Die entscheidende Diagnostik ist die Messung des Blutzuckers und die Urinuntersuchung auf Glukose und Ketonkörper, bei Nachweis von Ketonkörpern auch die venöse Blutgasanalyse. Für die Einschätzung der Hyperglykämie ist die Bestimmung von HbA_{1c} sinnvoll, die Messungen von Insulin (oder C-Peptid) und spezifischer Antikörper dienen dem Nachweis eines Diabetes Typ 1.

»Fallstricke« der somatischen Diagnostik

Die Manifestation des Typ-2-Diabetes ist nicht zwangsläufig mit der Entwicklung von äußerlich wahrnehmbarer Adipositas verbunden. Schon die geringe Zunahme des abdominalen Fettgewebes im Bereich eines normalen Körpergewichts kann zur Entwicklung eines Typ-2-Diabetes führen. Typ-1-Diabetiker sind in der Regel eher schlank, da der Mangel an Insulin zu verminderter Energieaufnahme in die Zellen führt, wobei Übergewicht jedoch einen Typ-1-Diabetes nicht ausschließt. Autoantikörper gegen Insulin oder Bestandteile der Inselzellen mit geringer Aktivität können einen Typ-1-Diabetes auslösen, der so leichtgradig ist, dass er über Jahre nicht diagnostiziert wird. Diese Form des Diabetes findet sich insbesondere bei Erwachsenen, sog. LADA (Latent Autoimmune Diabetes in Adults). MODY-Diabetes (Maturity Onset Diabetes of the Young), auch Typ-3-Diabetes genannt, ist ebenfalls eine leichte Form der Blutzuckererhöhung aufgrund einer von mindestens 15 verschiedenen Mutationen im Zuckerstoffwechsel.

Warum kann man das Krankheitsbild leicht übersehen?

Diabetes Typ 2 entwickelt sich langsam über Jahre. Erst in einem sehr fortgeschrittenen Stadium des Untergangs der Inselzellen des Pankreas entwickelt sich schleichend eine Leistungsminderung des Patienten. Erst durch Polyurie und vermehrtes Durstgefühl werden Laie und Arzt auf die Möglichkeit eines Diabetes aufmerksam, ein Stadium möglicherweise kurz vor der Entwicklung eines diabetischen Komas. Aber schon in den Jahren des Prädiabetes und des frühen Diabetes können sich latent Spätschäden aufgrund einer Mikro- oder Makroangiopathie entwickeln wie koronare Herzkrankheit bzw. Polyneuropathie, Retinopathie oder Mikroenzephalopathie einschließlich ihrer psychopathologischen Konsequenzen. Aber auch bei lange bestehendem, bekanntem Diabetes mellitus kann es zu einer Verschlechterung der Blutzuckereinstellung kommen, die nicht nur lebensbedrohlich sein kann, sondern auch mit psychischen Auffälligkeiten einhergehen kann, die fehlgedeutet werden.

FALLBEISPIEL

Eine 74-jährige Frau hatte bei Übergewicht einen Typ-2-Diabetes entwickelt, der über Jahre mit Sulfonylharnstoffen befriedigend eingestellt werden konnte. Der HbA_{1c} maß um 7–7,5 % und die meist postprandial gemessenen Blutzuckerwerte lagen zwischen 150 und 200 mg/dl. Medizinisch stand eine bipolare Störung im Mittelpunkt, die sowohl mit ausgeprägten manischen, aber auch depressiven Phasen einherging. Möglicherweise altersbedingt entwickelte sich eine leichtgradige Demenz, sodass sie den Entschluss fasste, in ein Pflegeheim überzusiedeln. Dort entwickelte sich eine ausgeprägte depressive Phase, während der sie 8 kg Gewicht verlor, was auch an eine andere Erkrankung denken ließ. Daher wurde sie in einem Krankenhaus durchuntersucht, was aber ohne Befund blieb. Es kam aufgrund des Gewichtsverlustes zu einer Besserung des Diabetes, sodass die Antidiabetika abgesetzt werden konnten.

Nach einem halben Jahr gesundheitlicher Stabilität schien sie erneut in eine depressive Phase zu rutschen, die intensiv von einer Gerontopsychiaterin medikamentös behandelt wurde. Dennoch erholte sie sich nicht, die Demenz schien zuzunehmen und die Vigilanz nahm ab. Eine Blutuntersuchung zeigte zwar einen akzeptablen HbA_{1c}-Wert von 7,1 %, der postprandiale Blutzucker lag jedoch bei nahe 300 mg/dl. Die Rückkehr des Diabetes war klinisch zunächst nicht aufgefallen und nicht bedacht worden. Die Patientin hatte zwar über einen trockenen Mund geklagt, dies verwunderte aber nicht, da sie nicht mehr selbstständig trinken konnte. Als sich ihr Zustand weiter verschlechterte, wurde sie stationär aufgenommen und ein hyperosmolares Koma diagnostiziert. Nach Ausgleich des Elektrolyt- und Wasserhaushalts konnte sie auf Insulin eingestellt wieder in vorbestehendem stabilem Zustand in das Heim verlegt werden, ohne dass depressive Symptome erkennbar waren.

Therapeutische Optionen und Gefahren

Die Gefahr des Komas besteht bei beiden Typen des Diabetes, was die zeitnahe Verifikation einer Verdachtsdiagnose umso wichtiger macht.

Beim **Typ-1-Diabetes** kommt nur der Insulinersatz bei strenger Kontrolle der Nahrungsaufnahme infrage. Mangelnde Adhärenz, typisch für Patienten in der Pubertät, die die ständige Kontrolle abstreifen und endlich wie ihre Kameraden »leben« wollen, erhöhen die Gefahr des diabetischen Komas mit Ketoazidose. Es handelt sich um eine bedrohliche Komplikation, die mit rascher Minderung der körperlichen und kognitiven Leistung einhergeht. Parasuizidal damit zu spielen, kann Lust bereiten und Autarkiewünsche in Szene setzen. Für den **Typ-2-Diabetiker** ist Gewichtsabnahme und Bewegung die kausale Therapie. Die Motivation dazu ist aber in der Regel niedrig. Deshalb wird der Typ-2-Diabetes mit blutzuckerkontrollierenden Medikamenten behandelt. Unterversorgung und mangelnde Adhärenz an die Therapie kann zum Flüssigkeitsverlust, der durch Verlust des überschüssigen Zuckers über die Niere induziert wird, und letztlich zum hyperosmolaren Koma führen. Fehlattribuierungen als »Stresserscheinung« oder »Erschöpfung« sind möglich und verhindern die rechtzeitige Diagnostik. Die Gefahren bei Überlagerung der Symptomatik mit psychischen Erkrankungen macht das obige Fallbeispiel anschaulich.

6.9.2 Adipositas

Definition

Adipositas steht als Begriff für eine klar definierte krankhafte Gewichtsstufe, jedoch werden in der medizinischen Umgangssprache damit auch Menschen charakterisiert, die aus der subjektiven Sicht eines Betrachters ein zu hohes Körpergewicht haben. In der Klassifizierung des BMI (Body-Mass-Index) spricht man von Adipositas ab einem Gewicht von 30 kg/m^2. Adipositas ist somit ein Begriff, der sowohl ein vorliegendes Körpergewicht objektiv einordnet als auch eine subjektive Komponente beinhalten kann. Je nach kulturellem Hintergrund kann die in diesem Begriff mitschwingende Wertung eine mehr oder minder verletzende Komponente haben.

Erste Anzeichen

Meist entwickelt sich eine Adipositas aufgrund einer genetischen Disposition unter alimentärem Einfluss, seltener durch eine spezifische, dann meist behandelbare zugrunde liegende Erkrankung. Daher ist meist schon in der Kindheit oder Jugend eine

Entwicklung zum Übergewicht zu erkennen. Im Gegensatz dazu entwickelt sich eine Adipositas aufgrund einer definierten Störung erst zum Zeitpunkt des Ausbruchs der Krankheit.

Somatische Symptome

Aufgrund der Fettverteilung kann die Genese der Adipositas vermutet werden. Die anlagebedingte Adipositas betrifft meist nicht nur das Abdomen, sondern auch die Extremitäten, den Hüftbereich sowie Kopf und Hals. Diese Verteilung ist meist schon in der Kindheit und Jugend erkennbar. Allerdings kann sich die Adipositas von Jugendlichen, oft bevorzugt während der Pubertät, vollkommen zurückentwickeln, denn nur 50% der übergewichtigen Kinder und Jugendlichen sind auch im Erwachsenenalter übergewichtig bzw. adipös. Andererseits kann sich auch eine anlagebedingte Adipositas erst im Erwachsenenalter entwickeln.

Heutzutage steht allerdings nicht die allgemeine, sondern die zentrale Adipositas bei den Erwachsenen im Vordergrund. Die Fettverteilung betrifft dann ausgesprochen den Bauchbereich, während die Extremitäten nicht betroffen sind, sondern sogar aufgrund eines Rückganges der Muskulatur ausgesprochen zierlich sein können. Weder die allgemeine noch die zentrale Adipositas ist durch besondere Zeichen der Haut bis auf die mögliche Ausbildung von Striae distensae gekennzeichnet. Das klinische Bild von Patienten mit Adipositas und Hormonstörungen ist durch die zugrunde liegende Hormonstörung geprägt: Beim männlichen Hypogonadismus zeigen sich zentrale Adipositas, verminderte Muskelmasse und reduzierte Sekundärbehaarung, bei länger bestehender Hypothyreose allgemeine Adipositas mit teigigen Schwellungen, besonders periorbital. Die Adipositas bei Hyperkortisolismus (iatrogen bei Kortisontherapie, kortisolsezernierendem Nebennierenadenom oder Karzinom, ACTH-produzierendem Adenom der Hypophyse oder ektoper ACTH-Produktion) ist ausgesprochen zentral mit Muskelatrophie, zur Unterscheidung von Adipositas bei metabolischem Syndrom finden sich Osteoporose, Hautfaltenatrophie und Hauteinblutungen.

Psychische Symptome

Zum Psychosyndrom des Hyperkortisolismus gehören depressive Symptome. Bei jedem Zehnten treten sogar Selbstmordgedanken auf. Nahezu alle Patienten mit Hyperkortisolismus leiden unter Gedächtnisstörungen, Gereiztheit, Aggressivität oder inadäquaten Gefühlsausbrüchen, seltener auch unter manifesten Psychosen. Die Schilddrüsenunterfunktion führt zur Verlangsamung aller Stoffwechselvorgänge, so auch kognitiver Funktionen. Das bedingt wiederum Antriebsarmut und wirkt zunächst leicht depressiv, kann aber in einer Manifestation enden, die von einer endogenen Depression schwer oder nicht zu unterscheiden ist.

Diagnostik

Die Diagnostik der Adipositas ist banal, wobei die Differenzialdiagnose der zentralen gegenüber der allgemeinen Adipositas neben dem BMI die Messung des Taillenumfangs und ggf. des Taille-Hüft-Quotienten erfordert. Als Grenzwerte für den Taillenumfang sind 80 cm für Frauen und 94 cm für Männer allgemein anerkannt und für den Taille-Hüft-Quotienten 0,85 für Frauen und 1,0 für Männer.

Zum Ausschluss einer sekundären Adipositas wird meistens nur die Schilddrüsenfunktion geprüft; der verlässlichste Parameter ist ein erhöhtes TSH über 4,5 mU/l in Kombination mit niedrigem FT_4. Bei normalem oder niedrigem TSH und niedrigem FT_4 kommt auch eine zentrale Hypothyreose in Betracht.

Sollten aber klinische Zeichen eines Hyperkortisolismus bestehen (Osteoporose, reduzierte Hautfaltendicke, Hauteinblutungen) muss der laborchemische Beweis eines Hyperkortisolismus geführt werden (→Kap. 6.10.5).

»Fallstricke« der somatischen Diagnostik

Der wesentliche »Fallstrick« bei der Erkennung der vergleichsweise seltenen hormonbedingten Adipositas ist deren langsame Entwicklung und das häufige Vorkommen von Adipositas ohne erkennbare krankhafte Ursache. Behandelt werden dann die ebenso häufigen Folgen der Adipositas, der Diabetes Typ 2 und die Hypertonie und im Falle des Hyperkortisolismus die Osteoporose. In unserer Zeit der Spezialisierung, in der schon Hypertonus und Diabetes häufig von unterschiedlichen Ärzten behandelt werden, kann die Entwicklung des Gesamtbildes aus dem Auge verloren werden. Das trifft insbesondere zu, wenn die Adipositas mit psychischen Problemen einhergeht oder eine völlig andere Arztgruppe die Behandlung übernimmt. Deshalb sollte sich jeder behandelnde Arzt aufgerufen fühlen, sich die Frage zu stellen, ob nicht scheinbar unterschiedliche Krankheitsmanifestationen, wie sie bei einer Adipositas auftreten, eine gemeinsame Ursache haben.

Warum kann man das Krankheitsbild leicht übersehen?

Adipositas ist schwer zu übersehen, sekundäre Ursachen aber doch. Die konsekutiven Komplikationen einer Adipositas wie Hypertonus und Diabetes sind so häufig, dass eine besonders zu behandelnde gemeinsame hormonelle Genese zahlenmäßig keine Rolle spielt und daher nicht regelhaft in die Differenzialdiagnose einbezogen wird. Das gilt insbesondere für den Hyperkortisolismus, der für die alltägliche Routine zu selten und dessen Diagnostik zu aufwendig ist. Bei der häufigeren Hypothyreose entwickeln sich die Symptome weniger dramatisch. Die Entwicklung geht schleichend über Jahre, sodass häufig die Zunahme des Körpergewichts in Verbindung mit einem Nachlassen des Antriebs und der Vitalität auf das zunehmende Alter mit »Depressionen« oder »Essen aus Abwehrgründen wegen Einsamkeit« geschoben wird.

FALLBEISPIEL

Eine 50-jährige Frau hat in ihrer frühen Postmenopause einen Hypertonus entwickelt, der sich bei Übergewicht zunehmend schwieriger einstellen ließ. Deshalb hat der Hausarzt sie zu einer internistischen Kollegin geschickt, die den Blutdruck mit einer Dreifachkombination befriedigend einstellen konnte. Zwei Jahre später wurde wegen Rückenschmerzen ein Bandscheibenvorfall operiert. Dabei fiel neben einer beginnenden Osteoporose ein leicht erhöhter Blutzucker auf. Vor dem Hintergrund der Adipositas und eines Diabetes der Mutter und ihrer Schwester wurde ein Diabetes mellitus Typ 2 diagnostiziert. Nach einer Diabetes-Schulung ließ sich der Blutzucker zunächst diätetisch wie auch später medikamentös über viele Jahre ausreichend einstellen. Allerdings machte eine gewisse Depressivität eine Psychotherapie notwendig. Nach 7 Jahren wurde der Typ-2-Diabetes insulinpflichtig. Nach einem weiteren Jahr trat allerdings eine akute Psychose mit Halluzinationen auf. Es folgte eine Reihe von Aufenthalten in verschiedenen psychiatrischen Krankenanstalten, da sich die medikamentöse Einstellung zunächst mit Risperidon, dann mit Olanzapin schwierig gestaltete.

Die Patientin musste ihren Beruf als Pädagogin aufgeben und wurde sogar pflegebedürftig. Wegen zunehmendem Therapieversagens bezüglich aller drei Probleme, dem Hypertonus, dem Diabetes und der psychiatrischen Erkrankung, kam die Idee auf, Kortisol zu messen. Die Werte lagen von morgens bis in den Abend gleichbleibend sehr hoch. Fast 20 Jahre nach der Erstdiagnose des Hypertonus konnte ein ACTH-produzierendes Mikroadenom der Hypophyse identifiziert und operiert werden. Die psychotischen Symptome verschwanden vollständig, Hypertonus und Diabetes waren deutlich besser einstellbar und die Patientin konnte wieder selbstständig ihr Leben führen.

Therapeutische Optionen und Gefahren

Unbehandelt sind sowohl die Hypothyreose als auch der Morbus Cushing und besonders das Cushing-Syndrom eine schwere und ggf. tödliche Erkrankung. Beide leisten Herz-Kreislauf-Erkrankungen Vorschub, indem sich aufgrund der Adipositas ein metabolisches Syndrom ausbilden kann. Seine Facetten sind Diabetes, Hypertonus und eine komplexe Fettstoffwechselstörung. Diese Trias führt unumgänglich zu schwerer Atherosklerose und vermittelt daher ein sehr hohes Risiko für einen Schlaganfall oder einen Herzinfarkt. Bei Hyperkortisolismus droht außerdem eine schwere Osteoporose, die nicht selten erstmals den Blick auf die Möglichkeit eines Cushing lenkt. Hinsichtlich der psychologischen Folgen birgt ein Hyperkortisolismus ein deutlich höheres Risiko als die Hypothyreose. Es kann zu psychotischen bzw. depressiven Episoden kommen, die in einem Suizid enden können.

Im Vergleich ist die Therapie einer hormonell bedingten Adipositas leichter und erfolgreicher als die einer physiologischen, evtl. auch psychogen begünstigten Adipositas. Die Schwierigkeit einer Gewichtsabnahme durch Ernährungsumstellung und Bewegung illustriert der weltweite Anstieg des Körpergewichts und der Rate der Adipösen. Demgegenüber lässt sich Übergewicht bei Schilddrüsenunterfunktion durch die Gabe des natürlichen Schilddrüsenhormons leicht normalisieren. Etwas komplexer ist die Behandlung des Hyperkortisolismus. Der Morbus Cushing bedarf der Exstirpation der Nebenniere, das Cushing-Syndrom der des Mikroadenoms der Hypophyse. Dieser neurochirurgische Eingriff gelingt nicht immer, was eine komplexe medikamentöse Therapie erfordert.

6.9.3 Organisch bedingte Differenzialdiagnosen der Anorexia nervosa

Definition

Anorexie bedeutet zunächst lediglich Appetitlosigkeit. Klassisch und mit dem Terminus Anorexie nervosa bezeichnet ist die meist in der Pubertät oder Adoleszenz auftretende Magersucht. Krankhaftes Untergewicht kann vom äußeren Erscheinungsbild dem einer Anorexie nervosa gleichen, aber eine organische Ursache haben. Hier können eine Schluckstörung, eine Obstruktion, eine Resorptionsstörung, eine Verwertungsstörung, eine Unverträglichkeit oder ein krankhaft erhöhter Energieumsatz zugrunde liegen. Die wesentlichen Erkrankungen mit erhöhtem Energieumsatz, die zur raschen Abmagerung führen, sind die Hyperthyreose, Malignome – in erster Linie Karzinome des Magens und der Bauchspeicheldrüse – und inapparente Infektionen wie HIV. Auch eine Tumorerkrankung im Bereich des Hypothalamus kann ein der Anorexia nervosa ähnliches Bild hervorrufen.

Erste Anzeichen

Organische Erkrankungen, die zu dem für eine Anorexia nervosa typischen Erscheinungsbild führen, gehen frühzeitig mit Gewichtsverlust einher. Schon vor dem sichtbaren Gewichtsverlust kann die Anamnese Hinweise auf die organische Genese einer verminderten Nahrungsaufnahme oder -verwertung zeigen wie Beschwerden beim Schlucken oder Hinweise auf Störungen des Gastrointestinaltraktes, wie z. B. Durchfälle.

Somatische Symptome

Allerdings muss die Frage nach organischen Beschwerden nicht notwendigerweise zielführend sein und kann schon gar nicht eine organische Ursache sicher ausschließen. Manchmal tarnt eine Patientin ihr Abmagerungsmotiv mit der Angabe organischer Hemmnisse beim Schlucken: Sie könne ihr Essen nicht gleich schlucken. Die Abgrenzung zu organisch bedingten Schluckstörungen ist vergleichsweise einfach: Bei organisch Kranken werden die Beschwerden beim Schluckakt in sich konsistent, physiologisch richtig und zuverlässig angegeben. Die Bewertung von **Erbrechen** ist schwierig. Diesem kann ja selten eine Obstruktion, z.B. durch eine Achalasie oder Regurgitation bei einem großen Ösophagusdivertikel, zugrunde liegen. Grundsätzlich wird Erbrechen von Patienten mit einer Anorexia nervosa meist nicht angegeben und eher vertuscht. Auch Patientinnen mit einer Bulimie versuchen oft, ihre Ess-Brech-Anfälle zu verheimlichen. **Bauchschmerzen** sind schwierig zu bewerten. Blähbauch, zeitweilige Zunahme des Leibesumfangs oder Druck und leichte Schmerzen können rein funktionell sein oder ihre Wahrnehmung subjektiv gefärbt sein: Reizdarm ist hier das Stichwort. Organische Differenzialdiagnosen sind hier schwere Erkrankungen der Bauchorgane wie chronisch-entzündliche Darmerkrankungen oder Sprue. Über lange Zeit asymptomatisch, aber mit erheblichem Gewichtsverlust einhergehend können sich Malignome des Magens und der Bauchspeicheldrüse entwickeln und als »psychische Appetitlosigkeit unter Belastung« fehlgedeutet werden.

Bei der **Hyperthyreose** kommt es oft zu Durchfällen, während bei der Anorexia nervosa in der Regel eine Obstipation vorliegt. Die Hyperthyreose-Patienten haben einen schnellen Puls, die Anorektiker einen langsamen, es sei denn, sie haben einen Perikarderguss. **Nahrungsmittelunverträglichkeiten oder -allergien** sind schwierig zu objektivieren. Insbesondere bei Kindern führen sie unbewusst zu einer Abneigung gegen bestimmte Speisen, was oft als Trotz gedeutet wird. Ein typisches Beispiel ist die *Laktoseintoleranz*, die ohne vom Kind benennbare und für die Eltern ersichtliche Symptome dazu führt, dass Milchprodukte intuitiv vermieden werden. Im Gegensatz dazu bleibt die *Sprue*, eine Allergie gegen Kleberproteine (Gluten), häufig unerkannt und undiagnostiziert ohne Auswirkungen auf die Lebensmittelauswahl und kann so zu lebensbedrohlichen Mangelerscheinungen führen.

Eine besondere Klasse von Störungen stellen **organische Folgeerscheinungen** dar, die im Zusammenhang mit einer Anorexia nervosa auftreten: Folgen eines heimlichen Laxanzienabusus, Vitaminmangelzustände, Elektrolytstörungen (Kalium!). Schleichende Übergänge zu artifiziellen Störungen (Essen von Glasscherben, Spritzen von Insulin oder Luft) dürfen nicht übersehen werden. Bei Abgemagerten ist die Krampfschwelle grundsätzlich erniedrigt und es kann zu epileptischen Erscheinungen kommen, die nicht berichtet werden und sich so der Diagnostik entziehen.

Refeeding-Syndrom: Unter Hungerbedingungen schaltet der Körper auf die Lipolyse (Fettverbrennung) zur Energiegewinnung. Wird bei massiv Abgemagerten nun parenteral oder durch Auffütterung wieder rasch Nahrung zugeführt, ist der Organismus (z.B. Insulinproduktion) überfordert. So kann ein relativer Phosphatmangel in der Zelle zu einem Zusammenbruch der nun wieder in Gang gekommenen Glykogenolyse führen und schwere Zellschäden verursachen. Es besteht die Gefahr weiterer Elektrolytstörungen (Natrium, Kalium, Magnesium) und der Manifestation eines bislang unerkannten Vitamin-B_1-Mangels unter den Zeichen einer Wernicke-Enzephalopathie. All diese Phänomene dürfen nicht als Zeichen einer psychisch bedingten Verschlechterung interpretiert werden.

Psychische Symptome

Psychische Auffälligkeiten, die Anlass zur Verwechslung mit einer Anorexia nervosa geben könnten, betreffen überwiegend Kinder und Jugendliche. Im Willen und der Meinung, den Eltern gefallen zu wollen und müssen oder sich vor weiterer Nahrungsaufnahme zu schützen, wird häufig, wenn nicht regelhaft, eine normale bis zu deutlich überschätzte Nahrungsaufnahme angegeben. Allerdings wird man bei organischen Ursachen eines Gewichtsverlustes in der Regel nicht die für die Anorexia nervosa typische Aktivität hinsichtlich der Zubereitung und der Sorge um Nahrungsmittel finden. Das zentrale Anliegen der Anorexia-nervosa-Patientin ist der Wunsch abzunehmen bzw. die Angst vor der Gewichtszunahme. Dennoch können die innere Unruhe und die Umtriebigkeit zu einer Verwechslung mit einer floriden Hyperthyreose führen, einem autonomen Adenom oder dem für Frauen typischen Morbus Basedow.

Depressionen mit Suizidgedanken, die im Einzelfall auch umgesetzt werden, können die Folge einer langen Leidensgeschichte bei organischer Ursache des Gewichtsverlustes sein, z. B. bei chronisch-entzündlichen Darmerkrankungen mit wiederholten Krankenhausaufenthalten und Operationen, sind aber nicht typisch für ein Frühstadium dieser Erkrankungen, in denen es zu Verwechslungen mit einer Anorexia nervosa kommen kann.

Diagnostik

Bei den geringsten Zweifeln an der Diagnose Anorexia nervosa sollte eine Abklärung organischer Ursachen durchgeführt werden, auch wenn dies aufwendig sein kann. Das trifft insbesondere zu, wenn keine weiteren Symptome oder Beschwerden angegeben werden können, wobei die Anamnese mit spezifischen Fragen nach möglichen Ursachen und ihren Symptomen ein wichtiger Baustein ist. Die einfachste weiterführende Maßnahme ist die Messung des TSH bei geringstem Verdacht auf Hyperthyreose, besser noch als Routine. Ähnlich einfach ist der Ausschluss einer HIV-Infektion. Schluckstörungen und Passagehindernisse können in der Regel zuverlässig erfasst werden, fallen aber im Zweifel in die Kompetenz des Hals-Nasen-Ohrenarztes, Neurologen und des Gastroenterologen. Dieser ist auch Ansprechpartner für den Ausschluss von gastrointestinalen Erkrankungen und Nahrungsmittelunverträglichkeiten. Auch für den Ausschluss eines okkulten Neoplasmas ist der Gastroenterologe an erster Stelle gefordert, da die Tumoren mit dem schnellsten Gewichtsverlust typischerweise das Magenkarzinom und das Pankreaskarzinom sind. Selbstverständlich sind Tumorsuche und Behandlung interdisziplinäre Aufgaben.

»Fallstricke« in der somatischen Diagnostik

Die Schwierigkeit des Ausschlusses einer organischen Ursache für einen Gewichtsverlust, der dem Erscheinungsbild bei Anorexia nervosa entspricht, liegt in der Vielzahl der möglichen Erkrankungen einerseits, und den schillernden Persönlichkeitsstörungen anorektischer Patienten andererseits, die als Normvarianten in Ansätzen auch bei psychisch gesunden Personen zu finden sind. Gerade auch Mischbilder aus modebewusstem Wunsch nach schlanker Figur und eine noch inapparenten Erkrankung wie einer Hyperthyreose können im Frühstadium zu einer Fehleinschätzung führen. Deshalb kann es sinnvoll sein, nach gewisser Zeit erneut die organische Gesundheit zu überprüfen. Das kann zunächst einfache Laboruntersuchungen wie TSH, Blutsenkung, Blutbild und Leberwerte zusammen mit einer erneuten Anamnese umfassen.

Warum kann man das Krankheitsbild leicht übersehen?

Im Anfangsstadium und als abortive Form kann die Anorexia nervosa unerkannt bleiben oder mit einem modediktierten Wunsch nach Schlankheit verwechselt und abgetan werden. Fortgeschrittene Formen sind in ihrem Krankheitswert nicht zu übersehen. Für den Außenstehenden kann allerdings das in der Regel unproportioniert gut erhaltene Gesicht auch ausgeprägt anorektischer Patienten über das Ausmaß der Mangelernährung hinwegtäuschen.

Dem Übersehen einer organischen Ursache eines Gewichtsverlustes kann durch den Wunsch nach niedrigerem Körpergewicht Vorschub geleistet werden. Einem Gewichtsverlust ohne wesentliche Anstrengungen sollte immer skeptisch begegnet werden. Zu viele Ursachen wie chronische Infektionen und Malignome entwickeln sich lange Zeit inapparent, bis sie manifest und häufig nicht mehr heilbar sind. Besonders die Diagnose einer Anorexia nervosa im mittleren oder gar höheren Lebensalter und bei Männern ist kritisch zu hinterfragen. Hier ist besondere Vorsicht angebracht. Die Anorexie bei depressiven Störungen oder in der Trauer (anorektische Reaktion) zeigt sich meist unter dem Bild des »Nichtessenkönnens«, nicht aber der phobischen Angst vor der Gewichtszunahme. Schwere psychische Erkrankungen, wie etwa eine Schizophrenie, können ebenfalls unter dem Bild einer anorektischen Störung beginnen, auch kann das Nichtessen Ausdruck einer paranoiden Angst vor Vergiftung sein.

FALLBEISPIELE

Der typische Fall einer verzögerten Diagnose einer Anorexia nervosa ist die heranwachsende oder junge Frau, die normgerecht entsprechend unserer Kultur sich bemüht, schlank zu bleiben oder es zu werden. Das geht parallel mit den persönlichen Problemen in dieser Entwicklungsphase, die einer Anorexia nervosa Vorschub leisten können. In diesen Fällen ist es schwierig, gesundheitlich noch hinnehmbares Gewichtsverhalten von psychischer Aberration mit Krankheitswert zu unterscheiden.

In höherem Alter scheinen die Erkrankungen besser unterscheidbar. Dennoch kann es schwierig sein, die Diagnose im fortgeschrittenen Alter zu stellen, insbesondere bei Männern, da sie seltener betroffen sind.

Fall 1

Ein 74-jähriger Herr kam untergewichtig mit 52 kg in die Medizinische Poliklinik und beklagte seinen körperlichen Verfall und reduzierten Allgemeinzustand. Altersentsprechend wurde ein okkultes Neoplasma als wahrscheinlichste Ursache angenommen und er mit allen zur Verfügung stehenden technischen Mitteln durchuntersucht, ohne dass ein Befund erhoben werden konnte. Wegen seiner Verzweiflung und der Ratlosigkeit der Internisten wurde ein Psychiater konsultiert, der eine Spätmanifestation einer klassischen Anorexia nervosa diagnostizierte und im Verlauf erfolgreich therapierte.

Fall 2

Auch eine durchaus erwünschte Gewichtsabnahme kann Symptom einer schweren Erkrankung sein: Ein 35-jähriger Mann mit deutlichem Übergewicht entwickelte einen Typ-2-Diabetes. Ärztlicher Rat und Ernährungsberatung führten zu einer deutlichen Gewichtsabnahme von nahezu 10 kg, die den Diabetes heilte. Die behandelnde Ärztin gratulierte ihm zu diesem Erfolg. Leider manifestierte sich im Verlauf ein Magenkarzinom, an dem er verstarb.

Therapeutische Optionen und Gefahren

Sowohl die Anorexia nervosa wie auch viele der sonstigen Erkrankungen, die zu einem erheblichen Gewichtsverlust führen, sind prinzipiell lebensgefährlich. Deshalb sind die frühe Diagnose und Differenzialdiagnose unabdingbar. Während verhaltenstherapeutische und psychodynamische Ansätze bei Anorexia nervosa helfen oder sie sogar heilen können, ist eine Heilung, insbesondere bei den infrage kommenden Malignomen, nicht immer, im Falle des Magenkarzinoms und des Pankreaskarzinoms nahezu nie möglich. Die Aktivität anderer Erkrankungen kann zumindest beherrscht werden, z. B. bei chronisch-entzündlichen Darmerkrankungen oder HIV. Manche Störungen wie die Achalasie sind gut interventionell korrigierbar. Nahrungsmittelallergien und -unverträglichkeiten sprechen auf Vermeiden bestimmter Lebensmittel an. Laktoseintoleranz führt in der Regel zur intuitiven Vermeidung von Milchprodukten, während die Sprue unerkannt lebensbedrohend sein kann.

6.9.4 Primäre und sekundäre Nahrungsmittelunverträglichkeiten

Definition

Unter dem Begriff Nahrungsmittelunverträglichkeiten verbirgt sich eine Vielzahl von Entitäten unterschiedlicher Ursache, die aufgrund individueller Prädisposition zu unerwünschten Symptomen nach Aufnahme bestimmter Nahrungsmittel führen. Reaktionen auf grundsätzlich toxische Stoffe gehören nicht in diese Kategorie. Im Einzelnen lassen sich unterscheiden:

- Spezifische Immunglobulin-E-Antikörper, z. B. gegen Bestandteile von Nüssen, Erdbeeren oder Fisch und Schalentiere, die typische Allergien auslösen können.
- Immunglobuline A und G können durch Reaktion mit Nahrungs- und Darmbestandteilen die Resorption einschränken. Paradebeispiel ist die Sprue (Zöliakie), bei der Antikörper gegen Gluten (Kleberproteine) einerseits und gegen Gewebe-Transglutaminase (Anti-Endomysium- oder spezifischer Anti-Gewebe-Transglutaminase-Antikörper) zu einer Entzündung der Darmschleimhaut mit Schädigung und Verschwinden der Darmzotten und konsekutiver Resorptionsstörung führen.
- Erblich bedingte Enzymanomalien der Darmschleimhaut (z. B. Laktase, Maltase, Saccharase-Isomaltase) vermindern die Aufspaltung von Zweifachzuckern und führen zu Intoleranzen gegenüber Laktose, Maltose, Saccharose oder Isomaltose durch gestörten intestinalen Transport. Diese Zweifachzucker werden nicht oder vermindert resorbiert und stattdessen von Darmbakterien unter Gasbildung aufgespalten und wirken im Darm hygroskopisch. In Deutschland selten, in südlichen und östlichen Ländern häufig ist der Laktasemangel, der zur Laktoseintoleranz führt.
- Extrem selten und im Säuglingsalter diagnostiziert sind einige potenziell tödliche Stoffwechselstörungen wie die hereditäre Fruktoseintoleranz, Galaktosämie und weitere Anomalien des Katabolismus langkettiger Fettsäuren.
- Sekundär können schwere Darmerkrankungen wie chronisch-entzündliche Darmerkrankungen, die Sprue, ein Kurzdarmsyndrom nach Resektionen oder bakterielle Überwucherung nach Antibiotikatherapie durch Verminderung der Resorptionsfläche oder aufgrund funktioneller Störungen, u. a. durch Enzymschädigung, zu Resorptionsstörungen führen. Es kann das Bild einer Nahrungsmittelunverträglichkeit, z. B. als Laktose- oder Fruktoseintoleranz, entstehen.
- Relative Intoleranzen können sich auch ohne erkennbaren Defekt aufgrund eines zu hohen Angebots im Vergleich zur Resorptionskapazität oder zur Abbaurate manifestieren. Eine nicht seltene Form ist die intestinale Fruktoseintoleranz aufgrund des hohen Fruktoseangebots in modernen Lebensmittelprodukten. Fragliche Formen sind zumindest subjektiv empfundene Intoleranzen gegenüber Histamin, Glutamat sowie biogenen Aminen wie Tyramin oder Serotonin.
- Einige gebräuchliche Substanzen können eine pseudoallergische Reaktion durch Induktion einer Mastzellausschüttung hervorrufen, u. a. Sulfide und Lektine, z. B. in Bohnen; Salicylate, z. B. in Äpfeln und Medikamenten; Konservierungsstoffe wie Benzoesäure, Zitronensäure; Farbstoffe wie Tartrazin oder Emulgatoren wie Lecithin.

Somatische Symptome

Immunologisch bedingte Allergien, z. B. gegen Bestandteile von Nüssen, Erdbeeren oder Fisch und Schalentiere, können akut leichte bis ausgeprägte Hauterscheinungen wie Rötung (Nesselfieber) mit Juckreiz, Blasenbildung (Urtikaria), Schwellung, insbesondere des Mundbereiches bis zum Kehlkopf, mit Erstickungsgefahr (orales Allergiesyndrom), auslösen. Eine Neurodermitis des Kleinkindes kann in den Ellen- und Kniebeugen, seltener im Gesicht reaktiviert werden.

Kardiovaskulär können Tachykardie und Blutdruckabfall bis zum anaphylaktischen Schock auftreten.

Gastrointestinal können Übelkeit, Erbrechen, Bauchschmerzen, auch kolikartig, und Durchfälle beobachtet werden, die mit schwersten und potenziell lebensbedrohlichen Asthmaanfällen einhergehen.

Resorptionsstörungen durch einen Stoffwechseldefekt wie bei Laktoseintoleranz verursachen durch den Katabolismus der Darmbakterien Blähungen und durch die hygroskopische Wirkung der Kohlenhydrate Bauchschmerzen und Diarrhöen.

Selten bewirken Allergien schwerste strukturelle Darmveränderungen mit Resorptionsstörungen, wie dies aber bei der Sprue (Glutenintoleranz) der Fall ist. Sie geht ebenfalls mit den vorgenannten Symptomen einher und kann darüber hinaus langfristig zu schwersten Mangelerscheinungen von Mineralien und Vitaminen mit Gewichtsverlust und Osteomalazie führen. Aufgrund der intestinalen Grunderkrankung können sich sekundäre Nahrungsmittelunverträglichkeiten manifestieren.

Psychische Symptome

Psychische Symptome bei Nahrungsmittelunverträglichkeit sind in der Regel sekundärer Natur. Die Einengung auf bestimmte Nahrungsmittel ist belastend, besonders für Kinder, die einer Diät bedürfen. Das ist bekannt von Kindern mit Typ-1-Diabetes, aber kann genauso Kinder mit Sprue und Neurodermitis betreffen. Im Fall von Sprue ist die Versorgung Betroffener allerdings durch ein reiches Angebot glutenfreier Nahrungsmittel sehr viel unproblematischer geworden.

Schwierig ist die symptomatologische Abgrenzung zu Klagen bei somatoformen Störungen des Abdomens. Umso mehr stellt sich bei bekannter Nahrungsmittelunverträglichkeit fast regelhaft die Frage nach emotionalen Verstärkern der Symptomatik wie auch der Zuordnung der Beschwerden insgesamt. Nicht zuletzt kann die Selbstdiagnose »Nahrungsmittelunverträglichkeit« im affektiven Erleben verankerte Somatisierungen im Bereich des Darmes relativieren und für den Betroffenen in seinem Selbsterleben erträglicher sein.

Diagnostik

Die erblichen schweren Stoffwechselstörungen mit Manifestation im Kleinkindesalter werden durch Speziallabore der Pädiatrie diagnostiziert.

Laktoseintoleranz und Sprue werden allerdings häufig viele Jahre nicht erkannt. Bei der Laktoseintoleranz liegt dies in der Regel daran, dass die Kinder intuitiv Milchprodukte vermeiden und sich so selbst schützen. Als Folge kann die verminderte Aufnahme von Calcium allerdings zu verringertem Mineralsalzgehalt der Knochen führen, also zu Osteopenie und Osteomalazie. Der Gentest für Laktoseintoleranz ist heute ein einfaches Mittel, die klinische Diagnose zu sichern. Ein H_2-Atemtest weist zwar auch eine Laktoseintoleranz nach, kann aber nicht zwischen primärer und sekundärer Ursache unterscheiden.

Leichte Formen der Sprue können lange Zeit unerkannt bleiben, obgleich routinemäßig bestimmbare Antikörpertests auf einfache Weise einen diagnostischen Hinweis geben würden. Im Falle eines positiven Tests erlaubt die Endoskopie durch Entnahme von Proben die histologische Bestätigung einer klinisch relevanten Erkrankung. Die Besserung der Symptome wie abdominale Beschwerden und Durchfälle sowie die Gewichtszunahme unter einer glutenfreien Diät bestätigen dann die Relevanz der Diagnose.

Belastungstests, H_2-Atemtests und Auslassversuche geben grundsätzlich Hinweise auf Störungen der Assimilation und Resorption.

Für sekundäre Ursachen einer Nahrungsmittelunverträglichkeit bzw. Malabsorption kann die Anamnese einer längeren Antibiotikagabe oder einer Darmerkrankung wegweisend sein.

Nahrungsmittelallergien können durch kutane Testung und laborchemischen Antikörpernachweis wahrscheinlich gemacht werden. Der Auslassversuch durch Vermeidung ist oft schon durch den Betroffenen selbst durchgeführt, kann aber auch systematisch angelegt zur Identifikation auslösender Lebensmittel hilfreich sein.

»Fallstricke« der somatischen Diagnostik

Die Diagnostik von Nahrungsmittelunverträglichkeiten ist problematisch: Millionen von Molekülen kommen für eine Unverträglichkeit, sei es aufgrund eines Stoffwechseldefekts oder einer Allergie, infrage. Die Identifizierung ist aufwendig und nicht alle Defekte sind bekannt oder identifizierbar. Selbst die Identifikation sagt noch nicht notwendigerweise etwas über den Grad und die Relevanz der klinischen Manifestation aus. Zudem schließt sie eine parallel bestehende oder vom somatischen Befund induzierte psychische Störung nicht aus, genauso wenig wie eine psychische Störung ohne somatische Ursache nicht eine zeitgleiche somatische Störung ausschließt.

Warum kann man das Krankheitsbild leicht übersehen?

Das wohl größte Hindernis für die Diagnosestellung ist einerseits die Häufigkeit und Vielfältigkeit abdominaler Symptome und andererseits die Neigung zur Projektion der Ursachen psychischer Belastungen in das Abdomen. Schätzungen zufolge nehmen 10–20 % der Bevölkerung bei sich eine Nahrungsmittelunverträglichkeit an, die aber nur bei 1–2 % objektiviert werden kann. Die Schwierigkeit ist, dass man weder für den Durchschnitt und schon gar nicht im Einzelfall eine Nahrungsmittelunverträglichkeit mit letzter Sicherheit ausschließen kann. Dadurch kann einerseits der somatisch arbeitende Arzt seelische Gründe für abdominale Beschwerden übersehen, andererseits der Psychotherapeut somatisch bedingte Beschwerden als psychisch begründet fehldeuten. Besonders schwierig sind die Einschätzung und Beratung bei psychischen Problemen und einer gewissen Intoleranz von Nahrungsmitteln wie Laktose oder Fruktose, die in der Wahrnehmung der Symptome einander verstärken.

FALLBEISPIELE

Fall 1

Einer 42-jährigen Frau war eine Haselnussallergie bekannt, die aber symptomlos war, da sie sehr sorgfältig darauf achtete, Lebensmittel mit Haselnuss zu meiden. Eines Tages erwischte sie doch einen Keks, auf dessen Verpackung vermerkt war, dass er Spuren von Haselnuss enthalten könne. In Anwesenheit der Mutter und des Ehemanns entwickelte sie augenblicklich einen Asthmaanfall, der sofort Anlass gab, einen Notarzt zu rufen. Trotz Eintreffens innerhalb kurzer Zeit konnte nur noch der Tod festgestellt werden. Reanimationsversuche blieben ohne Erfolg.

Fall 2

Eine 38-jährige Ärztin kommt beim ersten Probelauf ihres neuen Osteodensitometers zu dem Schluss, dass das Gerät nicht funktioniert. Es zeigt sich aber, dass die Messung korrekt war und sie unerkannt seit Jahren eine Osteomalazie hat, hinter der sich eine Laktoseintoleranz verbarg. Wie Schuppen fällt es ihr von den Augen, dass sich damit ihre Abneigung gegen Milchprodukte einschließlich Joghurt und Vanillepudding schon im Kleinkindesalter erklärt, aber auch die zahlreichen Frakturen, die sie beim Spielen, Reiten und Skifahren erlitten hat.

Fall 3

Eine Internistin sucht psychotherapeutischen Rat, weil ihr wenige Monate alter Säugling nach zunächst unauffälliger Entwicklung nicht mehr gedeiht. Insbesondere stört sie, dass das Baby sie vermeintlich ablehnt, sodass sich eine psychische Ursache aufdrängt. Die Untersuchungen des Pädiaters legen allerdings eine Störung im Metabolismus langkettiger Fettsäuren nahe. Der konkrete Defekt entspricht allerdings keinem der bekannten und kann bis zum Tode des Kindes im 2. Lebensjahr nicht aufgeklärt werden. Die Mutter bedarf noch lange über die Geburt eines weiteren Kindes hinaus der psychotherapeutischen Begleitung.

Therapeutische Optionen und Gefahren

Die vorrangige therapeutische Option besteht in der Vermeidung der unverträglichen Nahrungsmittel. Im Einzelfall kann schon eine geringe Kontamination eines Lebensmittels mit dem Allergen oder z. B. bei Fischallergie allein der aerogene Kontakt zu schwersten Anaphylaxien führen. Andererseits kann bei zugrunde liegenden Stoffwechsel- oder Resorptionsstörungen meist eine gewisse Menge der nicht tolerierten Substanz wie Zweifachzucker symptomfrei zu sich genommen werden, bei Laktoseintoleranz meist ca. 250 ml Vollmilchprodukte. Glutenfreie Getreidearten und Lebensmittel sind heute weit verbreitet; neuerdings eröffnen Spezialgeschäfte. Bei vielen Allergien können Hyposensibilisierungen hilfreich sein und sogar dauerhaft Symptomfreiheit bewirken.

Gefahren bestehen in einer psychologischen Fixierung, aber auch in einer unangemessenen Schamreaktion und Verleugnung. Therapeutisch scheint es wichtig, sowohl die somatische als auch die psychische Seite in jedem Fall ernst zu nehmen. Es kann möglich sein, dass die sichere somatische Diagnose Ängste nimmt und ein mögliches Problem löst. Genauso ist es aber auch möglich, dass die somatische Diagnose psychische Probleme aufwirft. In jedem Fall ist es leichtfertig, selbst bei überzeugender psychopathologischer Diagnose einen somatischen Hintergrund oder eine parallel existierende somatische Störung auszuschließen und wegweisenden Beschwerden nicht nachzugehen.

Falsch wäre es, die psychologische Belastung, z. B. durch eine Sprue, mit Verweis auf die somatische Ursache und ihre Bewältigung zu übergehen. Bezüglich der heute vielfach verbreiteten Laktoseintoleranz wird angenommen, dass sich ursprünglich das Enzym Laktase nach dem Abstillen zurückgebildet hat, sodass es physiologisch nur im Säuglings- bis Kleinkindesalter möglich war, Milchprodukte zu verdauen. Möglicherweise hat die Mutation der Laktase zu einem dauerhaft vorhandenen Enzym zu einem phylogenetischen Vorteil geführt, der es ermöglichte, mit Beginn der Viehhaltung von Pflanzen unabhängiger im Winter von Milchprodukten zu leben und die Migration in die nördliche Hemisphäre ermöglichte. Dies erklärt, warum in diesen Ländern Laktosetoleranz verbreitet ist und als normal gilt bzw. Laktoseintoleranz als Störung empfunden wird.

6.10 Endokrine Störungen

ULRICH LAMPARTER, HANS ULRICH SCHMIDT, CHRISTOPHER WIRTZ

6.10.1 Hyperthyreose

Definition

Die Hyperthyreose ist eine krankhafte Überfunktion der Schilddrüse. Dabei führen vermehrt produzierte Schilddrüsenhormone (fT_3, fT_4) zu einer überstarken Aktivierung des Stoffwechsels und der Körperfunktionen (z. B. Anstieg von Blutdruck, Herzfrequenz, Temperatur, verbunden mit Gewichtsabnahme).

Die häufigste Ursache ist der Morbus Basedow, eine Autoimmunerkrankung der Schilddrüse, die mit Kropfbildung (Struma) und einer endokrinen Orbitopathie einhergehen kann, dies aber nicht muss. Weitere Ursachen sind andere Autoimmunerkrankungen (z. B. die Hashimoto-Thyreoiditis), die Thyreoiditis de Quervain, Schilddrüsenadenome bzw. -karzinome, ein Iodmangel oder auch medikamentöse Auslöser. In sehr seltenen Fällen kann eine Störung der Hypophyse (sekundäre Hyperthyreose) oder im Hypothalamus (tertiäre Hyperthyreose) zugrunde liegen.

Das laborchemische Kennzeichen der Hyperthyreose ist ein erniedrigter TSH-Wert (die Stimulation der Schilddrüse durch die Hypophyse ist aufgrund des Überangebots an Schilddrüsenhormonen gedrosselt). Die Hyperthyreose wird in eine latente (TSH erniedrigt, fT_3, fT_4 normal) und eine manifeste Überfunktion (TSH erniedrigt, fT_3, fT_4 erhöht) eingeteilt.

In seltenen Fällen kann im Extremfall bei zu hohen Schilddrüsenhormonspiegeln eine thyreotoxische Krise auftreten, die lebensgefährlich ist und einer intensivmedizinischen Behandlung bedarf.

Erste Anzeichen

Unruhe, Reizbarkeit, Kurzatmigkeit, Nervosität, leichte Erschöpfbarkeit sowie Ein- und Durchschlafstörungen.

Somatische Symptome

Struma (70–90 % der Patienten), endokrine Augensymptome, »prätibiales Myxödem« (40 % der Patienten mit immunogener Hyperthyreose), Sinustachykardie in Ruhe, Herzrhythmusstörungen (Extrasystolen, Vorhofflimmern), gesteigerte Blutdruckamplitude, Blutdruckanstieg, leichter Anstieg der Körpertemperatur, Gewichtsverlust trotz Heißhungers, Hyperglykämien, Tremor sowie warme, feuchte Haut sind Zeichen der Hyperthyreose, ferner weiches, dünnes Haar, Wärmeintoleranz (Schweißausbrüche, evtl. subfebrile Temperaturen), gesteigerte Stuhlfrequenz, evtl. Durchfälle (Obstipation schließt Hyperthyreose jedoch nicht aus), Muskelschwäche, Adynamie und Menstruationsstörungen.

Psychische Symptome

Reizbarkeit, innere und äußere Unruhe, Schlafstörung, vermehrte Aggressivität, Ängstlichkeit bis manifeste Angst, Stimmungslabilität, Erschöpfbarkeit sowie Depressivität. Bei thyreotoxischer Krise Desorientierung. Stupor, Somnolenz, psychotische Symptome können ebenfalls beobachtet werden.

Diagnostik

- Anamnese mit Erfragen der Medikamentenanamnese wegen möglicher iodhaltiger Medikamente (Amiodaron, Kontrastmittelexposition) oder vorbestehender Einnahme von Schilddrüsenhormonpräparaten (Überdosierung, Einsatz der Medikamente zur Gewichtsreduktion)
- Erhebung der Vitalparameter
- klinische Untersuchung mit Palpation (Struma?) und Auskultation (ggf. Schwirren bei starker Hypervaskularisation im Rahmen einer Hyperthyreose). Endokrine Orbitopathie?
- Ruhe-12-Kanal-EKG
- Bestimmung von TSH, fT_3, fT_4, evtl. zusätzliche Antikörperuntersuchungen: erhöhter TRAK-Wert (TSH-Rezeptor-Antikörper) beweisend für Morbus Basedow, erhöh-

ter TPO-AK- (Thyroidperoxidase-Antikörper) und Tg-AK-Wert (Thyreoglobulin-Antikörper) beweisend für Hashimoto-Thyreoiditis
- im Rahmen weiterer Diagnostik Schilddrüsensonografie mit Frage nach sonomorphologischen Kriterien einer Thyreoiditis und nach Knoten bzw. Malignitätshinweisen; je nach Befund ggf. Feinnadelaspirationszytologie
- keine kontrastmittelgestützte CT-Untersuchung (Iodgabe kann ggf. zu thyreotoxischer Krise [s. oben] führen und nimmt für Wochen die Möglichkeit einer Radioiodtherapie bei Hyperthyreose)

»Fallstricke« der somatischen Diagnostik

Eine Schilddrüsenfunktionsstörung kann schon im Hintergrund klinisch relevant sein, ohne dass manifeste typische Symptome vorliegen müssen. Bei Grunderkrankungen, die von einer euthyreoten Stoffwechsellage profitieren (z. B. Herzinsuffizienz, Herzrhythmusstörungen, aber auch psychiatrischen Krankheitsbildern), sollte eine großzügige Bestimmung der Schilddrüsenwerte erfolgen.

Im Falle einer Erhöhung der Schilddrüsenwerte sind neben organischen Ursachen auch eine evtl. nicht angegebene Substitutionsbehandlung oder eine Hyperthyreosis factitia (exogene Zufuhr zur Gewichtsabnahme bei Anorexia nervosa) zu bedenken.

Warum kann man das Krankheitsbild leicht übersehen?

Die Patienten sind häufig zuerst »psychisch auffällig«, wodurch erste Symptome schnell auf Stress, Lifestyle oder soziale Belastungssituationen zurückgeführt werden. Die oft schleichende, unmerkliche Entwicklung mit letztlich unspezifischen Symptomen macht die Erkennung der Krankheit schwer, da man sich an den Zustand »gewöhnt«. Die Fehldeutung als unspezifische Erschöpfung oder als Depression liegt nahe, besonders eine Thyreoiditis nach einer Schwangerschaft (jede 10. Schwangere entwickelt eine Entzündung) wird häufig nicht erkannt; nicht selten kommt es zu einer »Verschleppung« einer gezielten Ausschlussdiagnostik, da die Symptome nur als »unspezifisch« gewertet werden.

FALLBEISPIEL

Eine 39-jährige Patientin stellt sich mit Symptomen einer »depressiven Erschöpfung« vor. Im Hintergrund wird eine Ehekrise deutlich: Sie könne ihrem Mann nichts mehr rechtmachen, er reagiere gereizt und ausfahrend und habe sich getrennt. Er habe sie »nicht mehr ausgehalten, weil sie immer erschöpfter gewesen sei, ebenfalls aggressiver als gewohnt«. Sie sei nun ganz verzweifelt. Vom ganzen »Stress« schlafe sie schlecht und habe deswegen auch 10 kg an Gewicht verloren. Vor Kurzem habe sie überdies einen Infekt gehabt, nun sei sie auch noch kurzatmig und »komme die Treppen schlecht hoch«. Sie brauche nun eine Psychotherapie, damit sie ihren »Stress abbauen« könne und die Trennung besser bewältige. Die klinische

Untersuchung zeigt eine Ruhetachykardie von 96 Schlägen pro Minute und einen feinschlägigen Tremor. Im Labor wird eine manifeste Hyperthyreose nachgewiesen.

Therapeutische Optionen

Eine latente Hyperthyreose sollte nur dann behandelt werden, wenn eine Grunderkrankung vorliegt, die von einer Euthyreose profitiert (Depressionen, Psychosen, internistische Systemerkrankungen). Fast immer wird eine manifeste Hyperthyreose therapiert: Neben einer thyreostatischen Behandlung (z. B. Carbimazol) erfolgt eine Radioiodtherapie und ggf. eine Schilddrüsen-OP. In manchen Fällen (z. B. Hashimoto-Thyreoiditis oder Thyreoiditis de Quervain) muss die Hyperthyreose nicht zwingend behandelt werden.

HANNO SCHERF

6.10.2 Hypothyreose

Definition

Die Hypothyreose ist ein krankhafter Mangel an Schilddrüsenhormonen, der eine Vielzahl von unterschiedlichen Symptomen und klinischen Befunden bedingen kann. Am häufigsten ist die Autoimmunentzündung, die Hashimoto-Thyreoiditis. Sie befällt vor allem Frauen.

Weitere Ursachen sind fehlende oder ungenügende Schilddrüsenhormonsubstitution nach operativen Eingriffen an der Schilddrüse (Teil- oder Totalresektion wegen Struma, Hyperthyreose, Knoten oder Malignität), Amiodaron- oder Radioiodtherapie, Bestrahlungen im Halsbereich oder falsch hohe Dosis bei der Therapie einer Hyperthyreose.

Selten kommt es, transient, zur Hypothyreose nach einer Schwangerschaft, bei Lithiumtherapie oder nach einem Iodexzess.

Neben der seltenen angeborenen Hypothyreose (bei 1:3000 Lebendgeburten) durch Agenesie, Dystopie, Dysplasie oder Iodfehlverwertung sind Raritäten die sekundäre Form bei Insuffizienz des Hypophysenvorderlappens und die tertiäre Form bei Erkrankungen des Hypothalamus.

Laborchemisches Kennzeichen der Hypothyreose sind der erhöhte TSH-Wert und entsprechend dem Schweregrad erniedrigte Werte für nur fT_4 oder fT_3 und fT_4.

Bei der Hashimoto-Thyreoiditis finden sich in > 90 % Antikörper gegen TPO (Thyreoperoxidase).

Erste Anzeichen

Die Symptome der Hypothyreose sind vieldeutig und entwickeln sich bei schleichendem Verlauf langsam, sie werden anfangs kaum bemerkt. Es gibt keine typische Erstmanifestation. Lebensalter und Begleiterkrankungen prägen oder überlagern die Symptome.

Somatische Symptome

Bradykardie, meist Hypotonie, auch Hypertonie, selten Herzinsuffizienz. Trockene Haut, Blässe, Ödemneigung, Haarausfall, Nagelbrüchigkeit. Vitiligo bei assoziierter Hashimoto-Thyreoiditis.

Zyklusstörungen, unerfüllter Kinderwunsch bei Frauen, Libido- und Potenzprobleme bei Männern.

Gewichtszunahme, Kälteempfindlichkeit, Obstipation, Inappetenz, Muskelatrophie und verlangsamtes Wachstum, selten auch Gelenkbeschwerden.

Psychische Symptome

Müdigkeit, vermehrtes Schlafbedürfnis, Antriebsarmut, Lustlosigkeit, Konzentrationsschwäche, Gedächtnisschwäche, depressive Verstimmung, Schwerhörigkeit, Anzeichen einer scheinbaren Demenz.

Diagnostik

- Anamnese, Medikamentenanamnese (präzise Dosis der Schilddrüsenhormonsubstitution, Thyreostatika, Lithium, Amiodaron), körperliche Untersuchung von »Kopf bis Fuß«
- Bestimmung von TSH, falls grenzwertig oder erhöht von fT_3, fT_4, TPO-AK, ggf. Tg-AK und TSH-R-AK
- 12-Kanal-Ruhe-EKG, Blutbild, Blutfette (Cholesterin!), TRH-Test bei grenzwertig-zweifelhaften Befunden, Schilddrüsensonografie (fast ausnahmslos diffus verminderte Echogenität, Volumen meist vermindert)

»Fallstricke« der somatischen Diagnostik

Der wesentliche »Fallstrick« besteht in der Unterlassung der TSH-Untersuchung.

Warum kann man das Krankheitsbild leicht übersehen?

Es gibt kein »typisches Bild« der Hypothyreose. Der Patient sieht »normal« aus. Jedes der Symptome kann allein auftreten, die »Monosymptomatik« lässt nicht an eine Hypothyreose denken. Die Symptome werden auf andere, bereits bekannte Krankheiten (z. B. Herzinsuffizienz, Depression) zurückgeführt. Durch deren mehr ins Auge springenden Symptome kann die »Schilddrüsenproblematik« überlagert werden. Eine zu geringe Medikamenteneinnahme nach Schilddrüsenresektion wird nicht in Betracht gezogen. Der psychotherapeutische Behandler geht davon aus, dass der Patient seine Schilddrüsentabletten in der richtigen Dosierung einnimmt, wenn er berichtet, »wegen der Schilddrüse« Thyroxin einzunehmen.

Angesichts der oft schleichenden Entwicklung der Symptome ist die Abgrenzung zur »Erschöpfungsdepression« schwierig, besonders wenn über vermehrte Belastung oder »Dauerstress« berichtet wird. Bei der Hypothyreose kommt es jedoch nicht zu einer Entwicklung von inadäquaten Schuldgefühlen, was zur Abgrenzung hilfreich sein kann. Weitere wichtige Differenzialdiagnosen bei Müdigkeit sind Schlafapnoesyndrom, Eisenmangel, latente Infekte und okkulte Tumoren.

FALLBEISPIEL

Der viel geforderte, immer gesunde, nur 6 Jahre zuvor wegen einer großen Struma teilresezierte 57-jährige Manager steigt morgens aus dem Flugzeug und ihn schwindelt plötzlich. Beim Einsteigen ins Auto muss er sich festhalten, so schwankt ihm der Boden unter den Füßen. Nach kurzer Fahrt erbricht er sich mehrfach in vollem Schwall, dann unbezwingbares Schlafbedürfnis. Er will im Auto kurz schlafen, erwacht nach 5 Stunden. Erneutes Erbrechen bei weiterem Schlafbedürfnis. Per Taxi zum Internisten, der Infarkt ausschließt und ihn per RTW in die Uniklinik schickt. Dort fällt bei unauffälligem CCT eine Bradykardie zwischen 30 und 40 Schlägen/min auf. Auf der Intensivstation wird Schrittmacherversorgung zum Schreck des Patienten erwogen, eine ausführliche Anamnese unterbleibt anfangs. Ein mit »Schnelltest« bestimmter Schilddrüsenwert spricht für eine Überfunktion, dem Patienten unplausibel. Er habe nach Strumaresektion seine Schilddrüsenhormone regelmäßig genommen, aber seit Monaten selbst abgesetzt. Der vom Patienten zu Rate gezogene Internist rät zu sofortiger Schilddrüsenhormontherapie in hoher Dosis für wenige Tage und zum Verlassen der Klinik gegen Revers. Bradykardie, Brechneigung, Müdigkeit, eingeschränktes Denkvermögen verschwinden umgehend. Seither betreibt er wieder regelmäßige Substitution mit Schilddrüsenhormonen. Rarität einer fast »perakuten« Hypothyreose.

Therapeutische Optionen

Dauerhafte Substitution mit dem Schilddrüsenhormon Thyroxin, dessen Dosis den TSH-Wert normalisiert.

FRANK-ULRICH BEIL

6.10.3 Hypophysenadenom

Definition

Hypophysenadenome sind Raumforderungen der Hypophyse, die direkt oder indirekt alle Hormonachsen beeinflussen. Sie sind die häufigste Hypophysenraumforderung, andere sind Kraniopharygeome, Meningiome, Rathke'sche Zysten und Metastasen. Hypophysenadenome werden nach funktionellen und histologischen Kriterien unterschieden, die Prävalenz liegt in einer aktuellen Studie aus England deutlich höher als bisher angenommen: Prolaktinome 44, hormoninaktive Adenome 22, somatotrophe Adenome (Akromegalie) 9 und kortikotrophe Adenome (Morbus Cushing) 1 jeweils pro 100 000 Einwohnern.

Die klinischen Symptome sind sehr heterogen und können bedingt sein durch die raumfordernde Wirkung des Adenoms mit Einschränkung des Gesichtsfeldes und Kopfschmerz. Hormonell bedingte Störungen können sich entwickeln durch:

- **fehlende Stimulation der endokrinen Organe (Hypophyseninsuffizienz):** Zyklusstörungen bei der Frau und Hypogonadismus, Zeichen der Hypothyreose, des Kortisonmangels, Wachstumsstörungen und bei Insuffizienz des Hypophysenhinterlappens ein Diabetes insipidus.
  Die Symptome einer Hypophyseninsuffizienz können sich auch nach einer **Hypophysitis** oder **Postpartum-Hypophysitis** oder einem **Sheehan-Syndrom** entwickeln.
- **Hormonüberproduktion:** Hyperprolaktinämie mit Hypogonadismus, Wachstumshormonexzess mit Zeichen einer Akromegalie, Hyperkortisolismus (Morbus Cushing) und sehr selten Hyperthyreose (TSH-produzierendes Adenom)
- **somatische Symptome (allgemein)**
- **Hypophyseninsuffzienz:** Die klinischen Zeichen von Hypothyreose, Hypogonadismus und Hypokortisolismus kommen isoliert oder in Kombination vor und gleichen den Insuffizienzen der zugehörigen peripheren Drüsen; ein Mangel an Wachstumshormon führt im Kindes- bzw. Jugendalter zum Minderwuchs, im Erwachsenenalter im Wesentlichen zu Leistungsschwäche.
- **Hormonüberproduktion** einzelner Adenome führt zu distinkten klinischen Zeichen bei Hyperkortisolismus (Morbus Cushing), Hyperprolaktinämie (Zyklusstörungen bei der Frau, Hypogonadismus und Impotenz beim Mann), Hyperthyreose (TSH-produzierendes Adenom) und Diabetes mellitus bei Exzess von Wachstumshormon.

Diagnostik (allgemein)

Labor: Bestimmung von Tropin/peripherem Hormon: ACTH und Kortisol, LH, FSH und Östrogen, Testosteron, TSH und FT_4, Prolaktin, Wachstumshormon und IGF-1

Bildgebung: MRT der Hypophyse

FALLBEISPIEL

Eine 42-jährige Lehrerin stellt sich nach 6-wöchiger stationärer Behandlung in einer neurologischen Rehabilitationsklinik zur endokrinologischen Diagnostik vor. Die Symptome einer »kognitiven Unschärfe«, eine »etwas verwaschene Artikulation« und »Erschöpfung« hätten sich nicht verbessert, ursächlich seien aus ihrer Sicht die berufliche Überlastung in ihrem eigentlichen Traumberuf der Betreuung »sozial benachteiligter und lernbehinderter« Kinder. Die Regelblutung sei seit einigen Monaten ausgeblieben, ihr Körpergewicht weniger geworden.

Bei der körperlichen Untersuchung finden sich ein seit langem bekannter niedriger Blutdruck sowie eine deutlich verwaschene Sprache.

Im internistischen Routinelabor fallen ein niedriger Natriumspiegel (124 mmol/L) und Kaliumspiegel auf, im endokrinologischen Labor eine Insuffizienz der gonadotropen, kortikotropen und thyreotropen Achse. Die Hyponatriämie ist als Folge einer vermehrten ADH-Sekretion zu deuten bei Kortisolmangel und hauptsächlich für die Symptomatik verantwortlich. Nach adäquater Kortison-Substitution fühlt sich die Patientin wie neugeboren und geht nun seit ca. 6 Jahren wieder mit Freude ihrem Beruf nach. Eine MRT der Hypophyse zeigt eine geschrumpfte Hypophyse ohne Adenom, sodass eine abgelaufene Hypophysitis als ursächlich angenommen werden muss.

Hypophysenadenom – Akromegalie

Definition

Ursache einer Akromegalie ist ein Mikroadenom (< 1 cm) oder häufiger ein Makroadenom (> 1 cm) der Hypophyse mit vermehrter Produktion von Wachstumshormon.

Somatische Symptome

Die Zeitdauer zwischen dem Auftreten der ersten Symptome und der Diagnosestellung beträgt meistens mehr als 10 Jahre. Hauptsymptome sind starke Kopfschmerzen und Einschränkungen des Gesichtsfeldes, Auffälligkeiten der Akren durch Wachstum und Gewebsschwellungen, prominent im Kiefer-Stirn-Bereich, der Nase, der Hände und Füße. Beschwerden durch eine hypertrophe Arthropathie an Knien, Hüften, der Wirbelsäule und Sprunggelenken sind häufig, eine Makroglossie trägt zum obstruktiven Schlafapnoesyndrom bei. Bei der Echokardiografie zeigen sich linksventrikuläre Hypertrophie und Kardiomyopathie, wahrscheinlich besteht auch ein erhöhtes Neoplasierisiko. Eine Glukoseintoleranz bzw. ein Diabetes mellitus bestehen bei der Hälfte der Patienten.

Psychische Symptome

Unerklärliche Müdigkeit und Schwäche (wahrscheinlich bedingt durch die Kombination von Schlafapnoe, Herzinsuffizienz, Hypogonadismus und Kopfschmerzen) über mehr als 10 Jahre sind für den Patienten belastend. Doppelt so häufig wie bei anderen chronischen Erkrankungen werden Depression, Angststörungen, Persönlichkeitsstörungen und Stimmungsschwankungen beobachtet.

Diagnostik

Die klinische Untersuchung (Blickdiagnose des erfahrenen Endokrinologen, Erinnerung des jungen Arztes an den Akromegalie-Patienten in der Universitätsklinik) und Anamnese der Symptome und Vorbefunde (Zahnarzt bei weiter Zahnstellung, Dauerbehandlung in orthopädischer Praxis, Behandlung wegen Diabetes mellitus und Schlafapnoe) führen zur Verdachtsdiagnose.

Labor: Wachstumshormon HGH und IGF-1 sowie Prolaktin (Kosekretion bei 30 % der Patienten).

»Fallstricke« der somatischen Diagnostik

Die sich sehr langsam entwickelnden, primär unspezifischen Symptome lassen zunächst an andere häufigere Erkrankungen wie Diabetes mellitus, Polyarthrose, Kardiomyopathien anderer Genese denken, bei Diagnosestellung fällt es dem Arzt wie Schuppen von den Augen, die Patienten sind bei der großen Latenz häufig sehr nachtragend.

Warum kann man das Krankheitsbild leicht übersehen bzw. psychogen fehldeuten?

Das somatische Bild ist abhängig von Ausmaß und Dauer des erhöhten Wachstumshormons, das klinische Bild entwickelt sich sehr langsam, die äußeren Veränderungen werden vom Patienten selbst meist nicht bemerkt bzw. als Alterungsprozess gedeutet.

> FALLBEISPIEL
>
> Ein 70-jähriger Patient stellt sich als »neuer Patient« in Begleitung der Tochter nach einem Wohnortwechsel in einem Medizinischen Versorgungszentrum zur Kontrolle der »Atemmaske« bei lange bekanntem obstruktiven Schlafapnoesyndrom vor, gleichzeitig ist ein Termin im neurologisch/psychiatrischen Fachbereich zur Verlaufskontrolle einer beginnenden Demenz sowie »depressiver Episoden« anberaumt. Im Anamnesebogen sind Operationen wegen beidseitigem Karpaltunnelsyndrom, aufwendige Zahn- und Kieferbehandlungen, versteifende Wirbelsäulenoperationen sowie ein Diabetes mellitus aufgeführt. An speziellen Beschwerden werden unerklärtes Schwitzen und Kopfschmerzen angegeben. Im Rahmen der Erstdiagnostik fallen sonografisch Schilddrüsenknoten > 2,5 cm auf. Die zur Konsultation gebetene Endokrinologin fragt nach einem kurzen Blick auf den Patienten, wie lange denn die »Akromegalie bekannt« sei. Die Erstdiagnose ist durch die Kombination aus Anamnese und klinischem Blick gestellt: stark betonte Akren, »Spatenhände«, muskulärer Körperbau für das Alter, »teigiges« Gewebe.
>
> Die Bestimmung von IGF-1 und Wachstumshormon im Labor bestätigen die Blickdiagnose, eine MRT der Hypophyse zeigt ursächlich ein Makroadenom.

Therapeutische Optionen

Der sonst so zögerliche Patient hat sich zur Überraschung der Familienangehörigen nach ausführlicher Aufklärung über die Diagnose und den Zusammenhang mit den jahrelangen Beschwerden für eine Operation entschieden. Der Tumor konnte über einen transnasalen Zugang komplett entfernt werden mit raschem Rückgang der klinischen Symptomatik. Dem Patienten war als Alternative zur Operation eine medikamentöse Therapie mit einem Somatostatinanalogon (monatliche Injektion) zur Normalisierung von Wachstumshormon und IGF-1 angeboten worden, damit kann meistens auch ein Schrumpfen des Hypophysentumors erreicht werden. In jedem Fall ist diese medikamentöse Therapie zu empfehlen, wenn eine komplette Entfernung des Tumors nicht möglich war.

FRANK-ULRICH BEIL

6.10.4 Primärer Hyperparathyreoidismus

Definition

Ein primärer Hyperparathyreoidismus ist definiert durch einen erhöhten Parathormonspiegel bei gleichzeitig hohem oder erhöhtem Calciumspiegel. Die häufigste Ursache ist ein isoliertes Nebenschilddrüsenadenom, bei syndromaler Manifestation (z.B. MEN 2) ist auch eine Mehrdrüsenbeteiligung möglich. Die Diagnose wird bei ca. 80 % der Patienten zufällig anlässlich einer Laboruntersuchung gestellt (Hyperkalzämie) oder bei der Ursachenklärung einer Osteoporose. Eine Hyperkalzämie bei Tumorerkrankungen führt zu einen niedrigen Parathormonspiegel im Rahmen einer physiologischen Regulation (hohes Calcium – niedriges Parathormon), ursächlich für die Hyperkalzämie kann die Wirkung von PTH-related Peptid sein.

Erste Anzeichen

Die Symptomatik ist wesentlich durch die Hyperkalzämie bedingt. Die meisten Patienten sind über lange Zeit asymptomatisch, vor allem Patienten mit nur geringer Erhöhung des Calciumspiegels (< 0,25 mmol/l über der oberen Norm). Bei genauer Untersuchung und Nachfrage zeigen sich aber Schwäche, Müdigkeit, leichte Depression und kognitive Defizite sowie neuromuskuläre Symptome.

Somatische Symptome

Die klinischen Symptome sind abhängig vom Ausmaß und der Dauer der Hyperkalzämie, die oben angeführten Symptome sind nun ausgeprägter und die klassischen Zeichen wie Osteoporose, Nephrokalzinose, Niereninsuffizienz und Nephrolithiasis sind präsent.

Die eindrücklichste Manifestation ist eine hyperkalzämische Krise (Calciumspiegel > 3,5 mmol/l), häufig ausgelöst durch einen Infekt, mit verändertem Mentalstatus, Verwirrung und Koma bei jeweils 20 % der Patienten, seltener auch abdominale Beschwerden (Ulkus, Pankreatitis).

Auch wird eine Assoziation mit vaskulären Kalzifikationen, arterieller Hypertonie, linksventrikulärer Hypertrophie, Herzrhythmusstörungen und Herzklappenverkalkungen beschrieben.

Psychische Symptome

Symptome wie Lethargie, depressive Stimmungen, reduzierte Sozialkontakte, kognitive Dysfunktion und Psychosen sind in der Literatur schon lange beschrieben, die exakte Prävalenz ist aber immer noch nicht bekannt.

Diagnostik

Die häufigste Ursache für die Einleitung einer weiteren Diagnostik ist ein zufällig entdeckter erhöhter Calciumspiegel oder eine klinische Manifestation wie Osteoporose und Nephrolithiasis. Die Medikamentenanamnese umfasst Hydrochlorothiazid (Hyperkalzämie) und Lithium (primärer Hyperparathyreoidismus mit Hyperkalzämie).

Labor: In der Regel ist die Bestimmung des Gesamt-Calciumspiegels im Serum ausreichend, bei erhöhtem Proteinspiegel (Plasmozytom) sollte auch das freie ionisierte Calcium bestimmt werden. Danach Messung von Parathormon, Vitamin D_3, Kreatinin und Phosphat, häufig sind primärer und sekundärer Hyperparathyreoidismus bei Vitamin-D-Mangel koexistent.

Bildgebung nur bei bestätigtem primärem Hyperparathyreoidismus:

- Sonografie der Schilddrüsen-Nebenschilddrüsen-Region (atypische Lage eines Nebenschilddrüsenadenoms möglich)
- Sonografie der Nieren und ableitenden Harnwege (Nephrokalzinose, Nephrolithiasis)
- Knochendichtemessung – Osteoporosediagnostik
- nach Rücksprache mit chirurgischem Zentrum auch Nebenschilddrüsenszintigrafie und CT

»Fallstricke« der somatischen Diagnostik

Die Interpretation eines »Calciumspiegels im oberen Normbereich« lässt leicht die Möglichkeit eines normokalzämischen primären Hyperparathyreoidismus außer Acht (Kombination von sehr häufigem sekundären Hyperparathyreoidismus bei Vitamin-D_3-Mangel und niedrigem Calciumspiegel mit seltenem primären Hyperparathyreoidismus und Hyperkalzämie).

Warum kann man das Krankheitsbild leicht übersehen bzw. psychogen fehldeuten?

Der Befund einer deutlichen Hyperkalzämie wird selten mit neuropsychiatrischen Symptomen in Zusammenhang gebracht, da die psychischen Symptome initial eher unspezifisch sind.

FALLBEISPIEL

Eine 75-jährige Patientin wird wegen zunehmender Verwirrung und Konfabulationen in die Notaufnahme einer Klinik gebracht. Sie ist alleinstehend und bis vor Kurzem selbstständig unternehmerisch tätig gewesen, sie hat in der Woche zuvor unter dubiosen Umständen ihre Firma verkauft. Die erste Konsiliarärztin ist Psychiaterin, sie empfiehlt eine weitere internistische Diagnostik und Therapie bei gleichzeitig bestehendem Infekt der oberen Luftwege.
Im Labor fällt ein Calciumspiegel von 3,5 mmol/l auf, in der Sonografie ein großes isoliertes Nebenschilddrüsenadenom bei massiv erhöhtem Parathormonspiegel. Unter Rehydrierung und Bisphosphonat-Therapie ist ein Abfall des Caciumspiegels auf 3 mmol/l zu sehen mit Besserung der neuropsychiatrischen Symptome, ein inzwischen gesetzlich bestellter Betreuer stimmt der operativen Entfernung des Adenoms zu. Die Patientin erholt sich bestens, die unternehmerischen Entscheidungen der letzten Monate können nach Gerichtsbeschluss rückgängig gemacht werden.

Therapeutische Optionen

Die primäre Therapie besteht in der chirurgischen Entfernung des Nebenschilddrüsenadenoms, bei Kontraindikationen oder fehlendem Operationswunsch des Patienten ist auch eine medikamentöse Therapie zur Senkung des Caciumspiegels möglich.

FRANK-ULRICH BEIL

6.10.5 Cushing-Syndrom (Hyperkortisolismus)

Definition

Ein Cushing-Syndrom ist bedingt und definiert durch einen chronischen Exzess von Glukokortikoiden. Die häufigste Ursache ist der therapeutische Einsatz von Glukokortikoiden bei Patienten mit rheumatischen Erkrankungen, Lungenerkrankungen, chronisch-entzündlichen Darmerkrankungen, Transplantationen und Autoimmunerkrankungen. Die Häufigkeit dieses iatrogenen Cushing-Syndroms wird in den USA auf 5 % der Bevölkerung geschätzt. Die zweithäufigste Ursache ist ein ektopes ACTH-Syndrom bei Patienten mit einem kleinzelligen Bronchialkarzinom. Der eigentliche Morbus Cushing ist durch einen ACTH-produzierenden Hypophysentumor bedingt (Inzidenz etwa 1 Patient pro Million pro Jahr), noch seltener ein Cushing-Syndrom durch einen kortisolbildenden Tumor der Nebenniere, der auch maligne sein kann.

Erste Anzeichen

Die ersten Symptome eines Überschusses an Kortisol sind unspezifisch und können auch bei vielen anderen Erkrankungen wie Adipositas, Glukoseintoleranz und Diabetes mellitus Typ 2 und arterielle Hypertonie gesehen werden.

Klinische Zeichen

Die klinischen Symptome sind abhängig vom Ausmaß und der Dauer des Hyperkortisolismus. Ein klassisches Zeichen ist die zentrale stammbetonte Adipositas (Vollmondgesicht, Fettakkumulation im Nackenbereich und supraclaviculär) mit eher dünnen Extremitäten und proximaler Muskelschwäche mit Atrophie. Krankheitstypisch sind auch die Hautveränderungen mit Atrophie, Einblutungen und Striae rubrae. Eine ausgeprägte Osteoporose (auch mit Wirbelkörperfrakturen) wird in der Mehrzahl der Patienten mit Cushing-Syndrom beobachtet, bei Frauen auch häufig ein Hirsutismus.

Es besteht ein deutliches erhöhtes Risiko für kardiovaskuläre Erkrankungen (Herzinfarkte, Schlaganfall) und Thromboembolien.

Psychische Symptome

Bei etwa der Hälfte der Patienten werden Symptome einer psychiatrischen Erkrankung beobachtet: Reizbarbarkeit, Panikattacken, Depression mit Suizidalität, milde Paranoia, emotionale Instabilität, Angstzustände, bei anderen stehen anfangs euphorische und manische Phasen im Vordergrund. Bei vielen Patienten sind die psychischen Symptome führend.

Diagnostik

Die Medikamentenanamnese deckt die iatrogene Ursache des Cushing-Syndroms auf, eine weitere Labordiagnostik ist in diesem Fall nicht indiziert.

Labor:

- Der erste Schritt besteht im Nachweis eines Hyperkortisolismus:
  - Bestimmung von Kortisol im Serum (tagsüber) und im Speichel (spätabends) oder/und
  - Kortisolausscheidung im Urin über 24 Stunden
- Bestätigt sich der Verdacht auf einen Hyperkortisolismus:
  - simultane Bestimmung von ACTH und Kortisol im Serum und
  - Dexamethason-Hemmtest (1 mg Dexamethason oral abends 23:00 Uhr, Bestimmung von Kortisol im Serum am nächsten Morgen)

Bildgebung nur bei bestätigtem Hyperkortisolismus:
- bei normalem bis mäßig erhöhtem ACTH: MRT der Hypophyse
- bei massiv erhöhtem ACTH: CT-Thorax und -Abdomen
- bei niedrigem oder supprimiertem ACTH: CT oder MRT der Nebennieren

»Fallstricke« der somatischen Diagnostik

Die primär unspezifischen Symptome lassen zunächst an andere häufigere Erkrankungen wie Diabetes mellitus denken, bei Frauen auch an ein metabolisches Syndrom bei Hyperandrogenämie (stammbetontes Übergewicht). Bei Östrogentherapie (z.B. Antikonzeptiva) werden hohe Gesamt-Kortisolspiegel gemessen wobei das freie Kortisol (biologisch wirksam) normal ist.

Warum kann man das Krankheitsbild leicht übersehen bzw. psychogen fehldeuten?

Das somatische Bild ist abhängig vom Ausmaß und von der Dauer des Hyperkortisolismus und nur im Vollbild klinisch leicht erkennbar; die Entwicklung dahin aber meistens sehr langsam mit initial nur wenig typischen Zeichen eines Hyperkortisolismus.

FALLBEISPIEL

Eine 35-jährige Patientin wird von der Familie im Rollstuhl in die Praxis gebracht. Die Patientin hat in den letzten 3 Jahren mehr als 30 kg an Gewicht zugenommen mit Manifestation eines Diabetes mellitus Typ 2. Die sich »innerlich zurückziehende Patientin« ist wenig leistungsfähig, eine Konsultation eines Psychologen wird aus religiösen Gründen abgelehnt. Die Familie engagiert sich auch bei der Diabetikerschulung. Da Treppensteigen nicht mehr möglich ist, wird eine Muskelbiopsie veranlasst ohne Hinweis auf eine spezielle Ätiologie der Myopathie, auch wird an eine Inaktivitätsatrophie (Rollstuhlfahrerin) gedacht. Erst die Frage eines Kollegen aus der Osteologie (Konsultation wegen mehrerer Wirbelkörperfrakturen) nach dem Grund für die »vermeintliche Kortisontherapie« führt zur richtigen Diagnose eines endogenen Cushing-Syndroms. Ursächlich wird ein Morbus Cushing diagnostiziert.

Therapeutische Optionen

Bei einem iatrogenen Cushing-Syndrom sollte die Notwendigkeit der Kortisonmedikation überprüft werden bzw. eine möglichst niedrige Dosis gewählt werden. Ansonsten ist die Therapie primär chirurgisch (Hypophyse, Nebenniere, Lunge bei neuroendokrinem Karzinoidtumor mit ACTH-Produktion), ansonsten Chemotherapie bei kleinzelligem Bronchialkarzinom. Bei persistierendem Hyperkortisolismus ist auch eine partielle medikamentöse Hemmung der Kortisolsynthese möglich.

FRANK-ULRICH BEIL

6.10.6 Morbus Addison (primäre Nebenniereninsuffizienz)

Definition

Die primäre Nebenniereninsuffizienz ist definiert durch verminderte Hormonproduktion in den drei Zonen der Nebennierenrinde, also von Glukokortikoiden, Mineralokortikoiden und adrenalen Androgenen.

Sie ist eine seltene Erkrankung und betrifft in westlichen Ländern etwa 50 Personen pro 1 Million Einwohnern; die häufigste Ursache war zur Zeit des Erstbeschreibers Thomas Addison eine Tuberkulose, heute besteht bei 80–90 % der Patienten eine Autoimmunadrenalitis mit langsam progredienter Zerstörung der Nebennierenrinde, seltener eine beidseitige Infektion (Tuberkulose, HIV) oder ein Tumorbefall (Bronchialkarzinom, Lymphom).

Erste Anzeichen

Die ersten Symptome einer chronischen primären Nebenniereninsuffizienz sind unspezifisch wie Müdigkeit, Gleichgültigkeit, leichtere Ermüdbarkeit bei gewöhnlichen Tätigkeiten. Psychische Symptome wie Depression und psychotische Symptome gehen häufig somatischen Symptomen voraus.

Somatische Symptome

Die sich langsam entwickelnden Symptome sind vieldeutig wie Unwohlsein, Abgeschlagenheit, körperliche Schwäche schon bei geringer Belastung, im Verlauf generalisierte Schwäche, Appetitverlust, Salzhunger und Gewichtsverlust, bei längerem Verlauf bis 15 kg.

Das auffälligste Zeichen ist die Hyperpigmentation (anhaltende Sommerbräune) mit Hyperpigmentation aller Schleimhäute, der Haare, Fingernägel und von Narben, vermehrt dunklere Sommersprossen.

Es finden sich ein niedriger Blutdruck sowie unspezifische abdominale Beschwerden, Myalgien und Arthralgien. Die häufig durchgeführte sonografische und endoskopische Diagnostik ergibt keine speziellen Befunde.

Durch schwere Infektionen, Diarrhoen und andere große Stresssituationen kann eine lebensbedrohende Nebennierenkrise ausgelöst werden mit hypotensivem Schock, abdominalen Beschwerden und Fieber.

Psychische Symptome

Symptome einer Depression (Apathie, Gedankenarmut, Antriebslosigkeit) bei 20–40 % der Patienten, psychotische Symptome wie sozialer Rückzug, Reizbarkeit, Agitation, Halluzinationen, paranoide Gedanken bei 20–40 % der Betroffenen. Gedächtnisverlust, Verwirrung sind häufig und treten teilweise schon früh vor somatischen Symptomen auf und können daher schlecht eingeordnet werden.

Diagnostik

Die Anamnese, auch Familienanamese (Disposition für autoimmunbedingte Hormonstörungen wie Autoimmunthyreopathien, Diabetes mellitus Typ 1), und die klinischen Untersuchungen mit Messung des Blutdrucks, der Herzfrequenz, der Inspektion der Haut und Schleimhäute sind wichtige primäre diagnostische Schritte.

Labor: Die ersten Auffälligkeiten zeigen sich in der Insuffizienz der mineralokortikoiden Achse, die auch für die klinisch wichtigste Symptomatik verantwortlich ist:

- erhöhter Reninspiegel bei erniedrigtem Aldosteronspiegel im Serum mit Hyponatriämie und Hyperkaliämie im Verlauf
- erhöhter ACTH-Spiegel bei erniedrigtem Kortisolspiegel mit relativer Hypoglykämie
- niedriger DHEAS-Spiegel, klinisch relevant nur für Frauen

Die weiteren Hormonachsen sollten ebenfalls überprüft werden, da ein polyglanduläres Autoimmunsyndrom möglich ist.

Bildgebung: Die Nebennieren sollten bildmorphologisch dargestellt werden (Sonografie, MRT oder CT), um einen Tumorbefall oder eine beidseitige Infektion der Nebennieren als ursächlich auszuschließen.

»Fallstricke« der somatischen Diagnostik

Die primär unspezifischen Symptome lassen zunächst nicht an einen Morbus Addison denken, die Diagnostik ist meistens fokussiert auf eine Anämie bei Frauen, Schilddrüsenfunktionsstörungen oder eine gastrointestinale Diagnostik. Häufig wird bei Verdacht auf Morbus Addison nur der Kortisolspiegel bestimmt, der bei Frauen bei Einnahme von Kontrazeptiva initial im Normbereich liegen wird (Gesamt-Kortisolspiegel sind bei Östrogengabe höher).

Die somatischen Symptome einer sekundären (hypophysär-hypothalamische Genese) oder tertiären Nebenniereninsuffizienz (Beenden einer Glukokortikoidtherapie) sind noch schwieriger einzuordnen, da folgende Befunde fehlen:

- keine Hyperpigmentation bei niedrigem ACTH-Spiegel
- keine Mineralokortikoidinsuffizienz, also normale Aldosteronwerte

Niedrige Natrium- und Kaliumwerte sind bei ausgeprägter Glukokortikoidinsuffizienz durch ADH-Sekretion möglich.

Warum kann man das Krankheitsbild leicht übersehen bzw. psychogen fehldeuten?

Die meisten somatischen Symptome sind anfänglich unspezifisch und wenig ausgeprägt, während psychische Symptome häufig schon früh auftreten und daher erst im Nachhinein fehlgedeutet sind.

FALLBEISPIEL

Eine 21-jährige Studentin der Pädagogik berichtet über nachlassende Leistungsfähigkeit. Die im Studium anfallenden Prüfungen können trotz stetigen Lernens nur noch teilweise absolviert werden. Die Psychologische Beratungsstelle der Universität empfiehlt eine ambulante begleitende psychologische Therapie, um den Erfolgsdruck abzubauen und Aussetzung des folgenden Semesters. Die psychologische Beratung erfolgt regelmäßig über ein weiteres Jahr.

Bei unveränderter reduzierter Leistungsfähigkeit und generalisierter körperlicher Schwäche veranlassen die Eltern eine breit gefächerte internistische Diagnostik ohne spezielle Befunde, außer einem etwas niedrigen Blutdruck (RR 70/50 mmHg wird bei einer jungen Frau als normal bewertet). Die relative Bräune der Haut wird ohne Nachfrage als regelmäßiger Besuch im Sonnenstudio gedeutet.

Die Tochter besucht zum Jahresende ihre Eltern, es kommt dort zum »Zusammenbruch« mit beginnendem Koma; eine hochdosierte Kortison-Injektion ex iuvantibus führt zur klinischen Besserung und letztlich zur Diagnose Morbus Addison.

Therapeutische Optionen

Die medikamentöse Therapie besteht aus einer Substitution der mineralokortikoiden Achse (Aldosteronäquivalent) sowie der glukokortikoiden Achse. Ein erhöhter Substitutionsbedarf besteht bei großer körperlicher Belastung (z.B. Langstreckenlauf, großen Operationen, schweren Infekten, Entbindung). Die Patienten sollten einen Notfallausweis bei sich tragen.

Bei sekundärer Nebenniereninsuffizienz ist nur eine Substitution der glukokortikoiden Achse erforderlich.

FRANK-ULRICH BEIL

6.10.7 Phäochromozytom

Definition

Phäochromozytome entstehen aus den chromaffinen Zellen des Nebennierenmarks und der Parasympatikusganglien (extraadrenale Phäochromozytome – Paragangliome). Diese beiden Entitäten werden auch unter dem Oberbegriff Phäochromozytom zusammengefasst. Phäochromozytome werden am häufigsten im Alter zwischen 40 und 60 Jahren beobachtet bei gleicher Geschlechtsverteilung, das Neuauftreten wird auf 1 pro 100 000 Personen/Jahr geschätzt, bei Patienten mit erhöhtem Blutdruck wird die Häufigkeit auf 1 Phäochromozytom bei 500 Patienten geschätzt.

Erste Anzeichen

Die Symptome sind häufig Kopfschmerzen wie bei Bluthochdruck oder unvermittelt auftretendes Schwitzen, eine schwere Blutdruckkrise kann bei jungen Menschen zur Diagnose führen.

Somatische Symptome

Die klassische Trias besteht aus **hypertensiven Krisen**, **Kopfschmerzen** und **Schwitzattacken**. Ein anhaltend oder paroxysmal erhöhter Blutdruck wird dabei bei 90 % der Patienten beobachtet. Die übrigen Patienten haben einen normalen Blutdruck, häufig beobachtet bei Phäochromozytomen im Rahmen eines familiären Syndroms. Kopfschmerzen in milder bis sehr schwerer Form werden ebenfalls bei 90 % der Patienten beobachtet, bei extremen Blutdruckwerten auch neurologische Symptome (TIA, Krampfanfälle) und akutes Herzversagen, ein generalisiertes Schwitzen (überwiegend kalter Schweiß) bei 60–70 % der symptomatischen Patienten.

Psychische Symptome

Neben erheblichen vegetativen Symptomen wie Palpitationen, Zittern, Blässe, Luftnot, generalisierter Schwäche werden **Panikattacken**, häufig bei Noradrenalin-produzierenden Tumoren, beobachtet, daneben auch weitere Angststörungen und Depressionen.

Diagnostik

Die Erstmanifestation von Bluthochdruck bei einem jungen Patienten oder die klassische Phäochromozytom-Trias führen zur Ursachenabklärung; hormonelle Ursachen für arterielle Hypertonie können Schilddrüsenfunktionsstörungen, Hyperaldosteronismus (Conn-Syndrom), Hyperkortisolismus (Cushing-Syndrom, → Kap. 6.10.5) oder ein Phäochromozytom sein. Ein Cushing-Syndrom lässt sich meistens bereits durch die klinische Untersuchung ausschließen oder beweisen, differenzialdiagnostisch ist am ehesten an ein Conn-Syndrom zu denken.

Labor: Für das Phäochromozytom geht es um den Nachweis einer erhöhten Katecholaminproduktion (Adrenalin und Noradrenalin). Der Nachweis erhöhter Metaboliten der Katecholamine (überwiegend bereits im Tumor gebildete Meta- und Normetanephrine) ist der bevorzugte erste diagnostische Schritt.

- Bestimmung der freien Metanephrine (Meta- und Normetanephrine) im Plasma. Dieser Test hat eine diagnostische Sensitivität von 99 % bei einer Spezifität von 89 %.

- Zur Bestätigung bei positivem oder negativem Befund und anhaltend suggestiver Klinik wird empfohlen: Bestimmung der fraktionierten Metanephrine im 24-Stunden-Urin (Metanephrine, Normmetanephrine und Dopamin).

Bildgebung: Häufig findet sich bei Ultraschalluntersuchung der Bauchorgane bereits eine große Raumforderung in einer Nebennierenloge. Phäochromozytome imponieren häufig als große (> 4 cm) Tumoren im Bereich der Nebenniere mit einem typischen Befund (inhomogene Struktur, Kalzifizierungen, zystischer Zerfall) in der CT. Die CT der Blasenregion bis zur Schädelbasis dient dem Nachweis extraadrenaler Phäochromozytome bzw. von Paragangliomen.

»Fallstricke« der somatischen Diagnostik

Durch die Bestimmung der freien Metanephrine (Meta- und Normetanephrine) im Plasma ist die Diagnostik erheblich vereinfacht worden, die Fehldiagnostik durch »nicht angesäuerten Urin« entfällt im ersten diagnostischen Schritt. Falsch positive Befunde werden u. a. bei folgender Komedikation gesehen: trizyklische Antidepressiva, MAO-Inhibitoren, Sympathomimetika, Kokain.

Warum kann man das Krankheitsbild leicht übersehen bzw. psychogen fehldeuten?

Die meisten Symptome ähneln denen einer mittel- bis schwergradigen arteriellen Hypertonie, in der Praxis wird bei der Häufigkeit einer arteriellen Hypertonie in den meisten Fällen auf eine endokrinologische Abklärung verzichtet. Ein anfallsweise auftretender Bluthochdruck wird auch bei primärem Hyperaldosteronismus und bei älteren Patienten mit Bluthochdruckkrisen gesehen. Die Symptomatik von Blutdruckkrisen kann Panikattacken und Angststörungen ähneln.

FALLBEISPIEL

Eine 55-jährige Patientin berichtet über anfallsweise auftretenden Bluthochdruck (RR bis 200/110 mmHg) mit Schwitzattacken. Die Diagnostik fokussiert sich zunächst auf eine typische Postmenopausensymptomatik. Die Patientin erhält eine Hormonersatztherapie ohne Nachlassen der Symptomatik. Als die Patientin über zusätzliches Druckgefühl im rechten Oberbauch berichtet, wird eine Oberbauchsonografie veranlasst, hier findet sich eine »große Gallenblase«. Ihre Hinweise auf einen Zusammenhang der Symptomatik mit »Beugung des Oberkörpers« bei der Gartenarbeit auf Mallorca werden nun als »psychogen« abgetan. Die Patientin initiiert daraufhin eine weitere Diagnostik mit Nachweis eines großen rechtsseitigen Phäochromozytoms, das auch bei äußerer Kompression Blutdruckkrisen auslösen ließ.

Therapeutische Optionen

Die chirurgische Therapie ist die Therapie der Wahl nach entsprechender Vorbereitung der Patienten unter stationären Bedingungen für etwa 1 Woche (Versuch der kompletten α-Rezeptoren-Blockade durch Medikamente zur Vermeidung hypertensiver Krisen während der Operation).

EBERHARD WINDLER

6.11 Genetisch bedingte Erkrankungen am Beispiel des Marfan-Syndroms und des Morbus Wilson

6.11.1 Marfan-Syndrom

Definition

Das Marfan-Syndrom beruht auf einer der möglichen Mutationen im Gen für Fibrillin-1 (*FBN1*). Fibrillin-1 ist eine Hauptkomponente der extrazellulären Mikrofibrillen, die zusammen mit Elastin die elastischen Fasern in Geweben bilden. Diese Mutationen haben eine Minderwertigkeit des elastischen Gewebes zur Folge, was vor allem in großen Gefäßen, der Aortenklappe, Ligamenten (Gelenkbändern), Knorpel und Periost sowie bei der Linsenverankerung zum Tragen kommt. Etwa einer von 10 000 Menschen, vielleicht auch von 5000 Menschen, ist betroffen. Der Erbgang ist meist autosomal-dominant. Bei 30 % der Betroffenen liegt eine Spontanmutation vor.

Somatische Symptome

Die genetisch bedingte Bindegewebsschwäche äußert sich in einer zunehmenden Erweiterung der Aortenwurzel (Sinus Valsalvae und Aorta ascendens) mit Aortenklappeninsuffizienz und dem Risiko einer akuten Aortendissektion, die oft tödlich endet. Charakteristisch sind auch Arrhythmien aufgrund eines Mitralklappenprolapses.

Eine Reihe von Skelettauffälligkeiten fallen teils ins Auge wie Hochwuchs, Trichter- oder Hühnerbrust, Skoliose, Kyphose, Protrusion der Hüftgelenke, überstreckbare Gelenke (z. B. Genua recurvata) mit Neigung zu Distorsionen und Luxationen, Plattfüße, Arachnodaktylie (Spinnenfinger und Madonnenhände).

Die Muskeln sind hypoplastisch und hypoton, die Haut samtartig weich ohne wesentliches subkutanes Fettgewebe, manchmal mit Striae distensae. Leistenbrüche, Nabelbruch, Emphysem, Neigung zu Spontanpneumothorax sind weitere Hinweise auf die Bindegewebsschwäche. Sehr charakteristisch, aber asymptomatisch sind eine lumbosakrale Duralektasie und eine Erweiterung der Cisterna magna zwischen Kleinhirn und Hirnstamm.

Betroffene charakterisiert ein schmaler, länglicher Kopf (Dolichozephalie) mit tiefen Augenhöhlen, gotischem Gaumen, Zahnfehlstellungen und Prognathie. Bezeichnend sind die Ectopia lentis (Linsenluxation, »Linsenschlottern«) sowie Kurzsichtigkeit und Neigung zu Glaukom ab Kindesalter und Netzhautablösung sowie -blutungen mit der Gefahr der Erblindung. Weitere Merkmale sind blaue Skleren, Arcus senilis, Megalokornea und Keratokonus sowie eine Kataraktneigung.

Psychische Symptome

Die genetischen Varianten führen per se zu keinen psychischen Symptomen. Aber die Probleme können vielschichtig sein. Bei starker Ausprägung kann der Phänotyp belastend für den Betroffenen sein, sodass psychische Hilfe geboten ist. Wird die Diagnose gestellt, kann die Gewissheit eines genetischen Fehlers stigmatisierend wirken. Daraus ergibt sich notgedrungen eine lebenslange Belastung einerseits hinsichtlich der Reproduktion, andererseits der immerwährenden Gefahr potenziell stark beeinträchtigender oder sogar tödlicher kardiovaskulärer Komplikationen.

Diagnostik

Zur Diagnose sollten anhand der Richtlinien der sog. Gent-Nosologie zwei Hauptmerkmale aus vier Kriteriengruppen nachzuweisen sein: Skelett, Augen, Herz-Kreislauf und Familiengeschichte. Das Verhältnis von Armspanne zu Körperlänge beträgt im typischen Fall mehr als 1,05. Der charakteristische Phänotyp zeichnet sich durch Hochwuchs, Trichterbrust, Skoliose, Arachnodaktylie (Spinnenfingerigkeit) und starke Kurzsichtigkeit und Linsenschlottern aus.

Weiterführende Diagnostik kann eine Reihe der möglichen Manifestationen zeigen wie Mitralklappenprolaps und eine beginnende Erweiterung der aufsteigenden Aorta. Gewissheit bringt die molekulargenetische Diagnose.

»Fallstricke« der somatischen Diagnostik

Nicht der typische Fall mit charakteristischem Phänotyp bietet diagnostische Schwierigkeiten, sondern der sehr viel häufigere Fall mit gering ausgeprägtem Phänotyp, wobei einzelne Symptome zu sehr unterschiedlicher Zeit manifest werden können. Trotz des eindeutigen genetischen Einflusses ist sie nur eingeschränkt wegweisend. Aufgrund der inkompletten Penetranz kann eine Generation übersprungen werden und zwischen den verschiedenen Mutationen und der Ausprägung des Syndroms gibt es keine Beziehungen. Viele der Manifestationen sind nicht spezifisch und überlappen mit zahlreichen Differenzialdiagnosen wie Klinefelter-Syndrom, Fragiles-X-Syndrom, Mosaik-Trisomie-8-Syndrom, Ehlers-Danlos-Syndrom, Osteogenesis imperfecta, Achard-Syndrom, Weil-Marchesani-Syndrom, Shprintzen-Goldberg-Syndrom, Homozystinurie und isolierte Linsenektopie. Allein 28 Syndrome gehen mit Arachnodaktylie einher, u. a. das Stickler-Syndrom (Arthrophthalmopathie) und die kontrakturale Arachnodaktylie Beals-Hecht (*FBN2*-Gen auf Chromosom 5q25–31).

Warum kann man das Krankheitsbild leicht übersehen?

Ein Phänotyp, durch den sich die Diagnose aufdrängt, ist eher die Ausnahme. Typischer ist das Eintreten einer Manifestation, die fachspezifisch behandelt wird. Dabei kann der Zusammenhang mit weiteren, noch nicht in Erscheinung getretenen Symptomen unerkannt bleiben. Gerade die quo ad vitam bedeutsamen Komponenten wie Herzfehler oder die Neigung zur Aortendissektion treten klinisch über lange Zeit nicht in Erscheinung.

FALLBEISPIEL

Ein Junge war schon immer der größte in der Klasse, kam aber sehr gut mit. Er war auffallend schlank, was noch durch eine leichte Trichterbrust betont wurde. Mit 16 Jahren meinte er zeitweilig Unregelmäßigkeiten des Herzschlags, insbesondere beim Sport, zu verspüren, der ihm keinen Spaß machte, weil er ihm schwerfiel. Der Hausarzt ließ wegen eines Herzgeräusches ein Herzecho durchführen. Es wurde ein leichter Mitralsegelprolaps mit einer geringgradigen Mitralinsuffizienz festgestellt. Sein Vater bat um weitere Untersuchungen, da er sich daran erinnerte, dass sein Vater an einem Riss in der Aorta plötzlich verstorben war und er selbst damals als Jugendlicher unter dem Verdacht einer erblichen Erkrankung untersucht wurde, die sich bei ihm aber nicht bestätigte. In der Tat wurden in einer Spezialsprechstunde des nächsten Universitätsklinikums weitere Symptome eines Marfan-Syndroms gefunden, u. a. ein beginnendes Glaukom und ein Verhältnis von Armspanne zu Körpergröße von 1,1. Eine molekulargenetische Untersuchung bestätigte die Diagnose. Der Junge und seine Eltern wurden über die Prognose und die notwendigen kardiologischen und ophthalmologischen Kontrolluntersuchungen sowie die Verhaltensregeln aufgeklärt. Der Junge entwickelte eine erhebliche Angststörung, sodass eine Verhaltenstherapie mit langzeitiger Begleitung notwendig wurde.

Therapeutische Optionen und Gefahren

Aufgrund der genetischen Genese ist die Therapie zwangsläufig symptomatisch. In jedem Alter, vor allem nach der Pubertät, kann es zu tödlichen kardiovaskulären Komplikationen kommen. Die mittlere Lebenserwartung liegt bei 30 bis 50 Jahren, kann aber durch angepassten Lebensstil, vorbeugende Kontrollen und Maßnahmen wie Operationen verbessert werden.

Hormonell kann das Wachstum begrenzt werden. Ophthalmologische Kontrollen können die Gefahren eines Glaukoms, einer Netzhautablösung oder die Folgen eines Katarakts begrenzen. Bei ausgeprägten ophthalmologischen Veränderungen besteht die Gefahr der Erblindung. Mittels β-Rezeptoren-Blocker soll die Ausbildung von Aortenaneurysmen verlangsamt werden. Gegebenenfalls sind gefäß- und herzchirurgische Eingriffe nötig: vorbeugend ein Ersatz der Aortenklappe und der Aorta, z. B. durch Homocraft-Transplantat. Es besteht ein erhöhtes Endokarditisrisiko und damit die Notwendigkeit einer rechtzeitigen Antibiotikaprophylaxe. Die Lebensweise muss angepasst werden. Körperliche Anstrengung und Belastung sind wegen der Gefahr einer Gefäßruptur zu meiden. Das schließt kompetitive Sportarten und Mannschaftssport aus. In der Schwangerschaft ist das Risiko für kardiovaskuläre Komplikationen besonders hoch. Grundsätzlich kann ein Patient mit Marfan-Syndrom auch an psychischen Problemen leiden, die einer Psychotherapie bedürfen. Die somatische Diagnose ist kein Grund, diese nicht zur Verfügung zu stellen.

6.11.2 Morbus Wilson (Kupferspeicherkrankheit)

Definition

Morbus Wilson bezeichnet ein Krankheitsbild mit hepatischen, hämatologischen, neurologischen und psychischen Symptomen durch Speicherung von Kupfer, insbesondere in der Leber, im ZNS und den Augen aufgrund einer der etwa 370 Mutationen jeweils in beiden Allelen des Gens *ATP7B* des Kupfertransporters in den Gallencanaliculae.

Erste Anzeichen

Leberwerterhöhung, Fettleber, hämolytische Anämie sind erste Hinweise auf die Erkrankung, nach dem 10. Lebensjahr vielgestaltige neurologische Symptome: »flapping tremor«, parkinsonähnliche (Rigor) oder auch choreaartige Symptome, Störungen der Feinmotorik, zerebelläre Symptome, Nystagmus. Psychopathologische Erscheinungsbilder sind sehr selten das Initialsymptom.

Als episodische Frühmanifestationen treten hämolytische und hepatisch-ikterische Schübe sowie eine unklare Anämie, Leukopenie oder Thrombozytopenie auf (Stremmel et al. 1990). Frühsymptome seitens des ZNS sind psychische Auffälligkeiten und passagere neurologische Symptome wie Tremor, Schreib-, Schluck- und Sprechstörungen.

Jede unklare nichtinfektiöse Lebersymptomatik und jede unklare extrapyramidale Bewegungsstörung, insbesondere bis zum 45. Lebensjahr, sollten zum differenzialdiagnostischen Ausschluss eines Morbus Wilson veranlassen.

Somatische Symptome

Symptome einer Leberschädigung stehen häufig im Vordergrund, da die Leberzelle der primäre Ort der Kupferspeicherung ist und daher als erste von den Folgen der Kupferüberladung betroffen ist. Das Ausmaß des Leberschadens ist jedoch sehr variabel. Das Spektrum reicht von einer asymptomatischen Erhöhung der Transaminasen oder einer Hepatomegalie bis zu einer fulminanten Hepatitis mit lebensbedrohlichem Verlauf. Der klassische Verlauf ist allerdings chronisch: Es entwickelt sich unbehandelt über eine Leberverfettung eine Leberzirrhose, die schließlich zum Organversagen führt. Morbus Wilson geht jedoch nicht mit einem erhöhten Risiko für ein Leberzellkarzinom einher.

Das typische Bild der Lehrbücher, der Kayser-Fleischer-Kornealring, ist fast immer mit neurologischen Symptomen vergesellschaftet.

Psychische Symptome

Psychopathologische Manifestationen treten bei etwa 10 % der Patienten auf. Sie gehen in der Regel mit einer neurologischen Symptomatik einher, nicht aber mit einer vornehmlich hepatischen Verlaufsform. Wesentliches Merkmal ist die Beeinträchtigung der Kognition bis zu einer subkortikalen Demenz mit Reduktion des sozialen Umgangs und fehlender Affekt- und Impulskontrolle. Die wichtigsten psychiatrischen Symptome sind Persönlichkeitsveränderungen wie erhöhte Reizbarkeit, aggressiver oder gefühlsbetonter Umgang oder Wutanfälle. Damit geht eine Abnahme der Leistungsfähigkeit in der Schule oder im Beruf einher. Manche Betroffene neigen zu Depressionen, manisch-depressiver Symptomatik, Exhibitionismus, Neurosen oder Psychosen.

Diagnostik

Die klinischen Symptome und Laborwerte sind sehr uneinheitlich und erlauben nur den Verdacht, der sich mittels eines Scores oder der Symptome quantifizieren lässt (Modell der 8. Internationalen Morbus-Wilson-Konferenz). Am ehesten stützt ein erhöhter Kupferspiegel im Urin bei erniedrigtem Coeruloplasmin im Plasma die Diagnose. Der Nachweis eines Kayser-Fleischer-Kornealrings mittels Spaltlampe ist pathognomonisch, aber nicht immer manifest. Die Leberbiopsie gilt als klassischer Goldstandard, während die Molekulargenetik den Nachweis der zugrunde liegenden Mutationen bietet.

»Fallstricke« der somatischen Diagnostik

Mit seinen vielfältigen Symptomen in unterschiedlicher Ausprägung kann das Krankheitsbild primär als Lebererkrankung oder als neurologische oder psychiatrische Erkrankung in Erscheinung treten.

Warum kann man das Krankheitsbild leicht übersehen?

Schleichender bis chronischer Verlauf mit unterschiedlichem Beginn vom Kleinkindesalter bis ins hohe Erwachsenenalter an mit schillerndem, unspezifischem Symptomenkomplex aller Arten der Lebererkrankungen, der neurologischen Erkrankungen, der psychologischen Normvarianten bis psychiatrischen Diagnosen geben ein vollkommen uneinheitliches Bild und die Möglichkeit hunderter Differenzialdiagnosen. Bei Jugendlichen auftretende Stimmungsschwankungen und Apathie werden leicht altersentsprechend der Entwicklungsphase zugeschrieben.

FALLBEISPIEL

Ein 42 Jahre alter Herr wendet sich zusammen mit seiner Ehefrau an eine psychotherapeutische Beratungsstelle. Die Ehefrau beginnt das Gespräch und klagt über abnehmende Belastbarkeit ihres Mannes. Sie habe das Gefühl, dass er manchmal sogar depressiv wirke. Der Hausarzt hat ihn untersucht und die mitgebrachten Laborwerte weisen lediglich leicht erhöhte Leberwerte einschließlich Bilirubin aus. Daraufhin sei ihm Zurückhaltung beim Alkoholkonsum angeraten worden. Er gibt an, dass er nur am Wochenende mäßig Bier zu sich nehme und sich deshalb die Leberwerte aus diesem Grunde nicht erklären könne. Auf die Frage, ob er im Urlaub etwas zu reichlich gelebt habe, gibt er an, zuletzt vor einem Jahr im Urlaub gewesen zu sein.

Die psychotherapeutische Evaluation legt eine gewisse Depressivität nahe. Die gesamte Konstellation erinnert den Psychotherapeuten an einen ähnlichen Fall vor einigen Jahren, sodass er zu einem fachärztlichen Ausschluss eines Morbus Wilson rät. In der Tat ist bei dem nun konsultierten Gastroenterologen das Kupfer im Urin des Patienten erhöht und das Coeruloplasmin im Plasma erniedrigt. Der Augenarzt kann zwar keinen Kayser-Fleischer-Ring feststellen, aber der Neurologe findet eine deutliche Minderung der Feinmotorik. Ein diskreter Tremor und eine gewisse Rigidität lässt ihn auch einen beginnenden Morbus Parkinson differenzialdiagnostisch erwägen. Eine Leberbiopsie sowie eine genetische Untersuchung bestätigen aber letztendlich die Diagnose eines Morbus Wilson. Unter Chelat-Therapie bessert sich der Zustand des Patienten und ist unter einer Zinkmonotherapie seit Jahren stabil.

Therapeutische Optionen und Gefahren

Eine kupferarme Ernährung hat nur begrenzten Erfolg. Zinkpräparate hemmen die Kupferaufnahme und sind schon im asymptomatischen Stadium indiziert, um die Aufsättigung mit Kupfer zu vermeiden. Penicillamin oder besser verträglich Trientin entleeren als Chelatkomplexbildner die Kupferspeicher, insbesondere Penicillamin kann allerdings bei Therapiebeginn eine neurologische Symptomatik verschlechtern. Lebertransplantation, insbesondere als Ultima Ratio bei Leberversagen, korrigiert den Gendefekt und heilt die Erkrankung.

Literatur

Stremmel W, Niederau C, Strohmeyer G. Genetisch determinierte Lebererkrankungen, Teil II: Morbus Wilson. DIA-GM 1990; 10: 953–957.

6.12 Medikamentöse Ursachen einer psychischen Störung

KLAUS WIEDEMANN, DANIEL SCHÖTTLE

6.12.1 Ausgewählte Pharmaka

Die pharmakologische Behandlung sehr vieler Krankheiten umfasst unterschiedliche Substanzgruppen, wie sie z. B. in der »Roten Liste« aufgeführt sind. Seit Jahren ist die Anzahl der Substanzklassen und der Präparate immer weiter angewachsen und wird auch künftig weiter ansteigen. Bei allen pharmakologischen Wirkstoffen sind verschiedene Einflussebenen zu diskutieren, die mit der Pharmakokinetik (Aufnahme, Verteilung und Elimination) einerseits und den erwünschten und unerwünschten pharmakodynamischen Auswirkungen andererseits zusammenhängen. Hierzu gehört die Abfolge der verschiedenen Phasen der

- Eindosierung mit Dosissteigerung oder -anpassung,
- der Fortführung der Erhaltungsbehandlung mit adaptiven Vorgängen der Verstoffwechselung, Toleranzentwicklung, Tachyphylaxie, Interaktionen bei Polypharmazie und Ernährungseinflüssen u. a. und
- das Absetzen bzw. die Beendigung der Therapie.

Darüber hinaus gehören hier zusätzlich Einflüsse geläufiger psychotroper Substanzen, wie Raucherverhalten (s. unten) und Alkohol, sowie die Einflüsse von Benzodiazepinen, Opiaten u. a.

Die Gesamtheit aller Möglichkeiten ist nicht in einem kurzen Überblick zu erläutern, daher soll versucht werden, einzelne, häufig eingesetzte Pharmakagruppen und deren Besonderheiten bezüglich psychischer Symptome darzustellen.

Antipsychotika

Substanzen, Wirkungen und Indikationen

Antipsychotika werden heute in verschiedenen Indikationen gegeben als Wirkstoffe gegen

- psychotisches Erleben ganz allgemein (Psychosen, Delirien, Aggression),
- als Stimmungsstabilisierer und
- als Sedativa.

Alle Antipsychotika wirken bei Wahn, Halluzinationen und Ich-Erlebensstörungen. Sie umfassen eine heterogene Gruppe von Substanzen, die sich grob in zwei Hauptdomänen unterteilen lassen: »typische« und »atypische« Antipsychotika.

Als typische Antipsychotika werden die Substanzen der ersten Generation bezeichnet, die seit Anfang der 1960er Jahre eingesetzt werden. Eine Gruppierung innerhalb der typischen Antipsychotika unterscheidet die »hochpotenten« Antipsychotika, die ausgeprägter antipsychotisch wirken und deutlichere extrapyramidalmotorische Nebenwirkungen haben, von den »niederpotenten«, die mehr sedierend wirken.

Atypische Antipsychotika umfassen eine chemisch heterogene und pharmakologisch stärker differierende Gruppe, die in der Regel schwächere motorische Nebenwirkungen haben und vor allem die Auffassungsfähigkeit, Kognition und Aktivität weniger beeinträchtigen. Weiterhin sollen sie besser bei affektiven und Negativsymptomen der Schizophrenie wie Desorganisation, Verlangsamung und Antriebsstörungen wirken.

Gemeinsam ist aber allen Pharmaka dieser Gruppe eine mehr oder weniger starke antagonistische Wirkung am Dopamin-2-Rezeptor. Hieraus werden ein Teil der Nebenwirkungen und Symptomkonstellationen bereits ableitbar: Typische Antipsychotika verursachen häufiger Dyskinesien (meist schon sehr früh in der Behandlung), Parkinson-Symptome (in den ersten Wochen) und Spätdyskinesien (nach Monaten bis Jahren, z. T. irreversibel). Motorische Phänomene, wie ein neu aufgetretenes Parkinson-Syndrom, müssen daher immer auch nach möglicher Verursachung durch typische, aber auch atypische Antipsychotika abgeklärt werden.

Müdigkeit und Apathie treten bei beiden Gruppen auf, insbesondere bei den typischen trizyklischen und bei den Clozapin-ähnlichen Antipsychotika. Das gleiche gilt auch für metabolische Risiken mit Gewichtszunahme und metabolem Syndrom. Aufgrund des Eingriffs in dopaminerge und serotonerge Systeme sind auch sexuelle Funktionsstörungen sehr häufig, was als häufiger Absetzgrund zwar genannt wird, die jedoch zu selten in der Behandlung thematisiert werden.

Ein besonderes Phänomen bei psychotischen Störungen sind katatone Symptome, die durch starke Agitation und Bewegungsstürme oder entgegengesetzt durch Stupor und Mutismus – z. T. im Wechsel auftretend – gekennzeichnet sind. Einzelbeobachtungen von Katatonien an der Universitätsklinik Heidelberg wurden von Prof. Dr. W. Janzarik in den 1970er Jahren warnend unter dem Begriff der »Hysterokatatonie« in der Vorlesung beschrieben, weil sie theatralisch affektiert wirken, aber eine schizophrene Störung zugrunde liegt. Bei dem malignen Neuroleptika-(Antipsychotika-)Syndrom treten katatone Symptome in Verbindung mit starkem Rigor der Muskulatur, Fieber und Laborveränderungen auf. Phänomenologisch ist das maligne Neuroleptika-(Antipsychotika-)Syndrom zum Verwechseln ähnlich mit der Katatonie, es ist aber pathogenetisch eine Nebenwirkung von meist typischen Antipsychotika.

CAVE

Abruptes Absetzen von Antipsychotika mit Gefahr des Rebounds der psychotischen Symptomatik oder Verstärkung von bereits aufgetretenen Spätdyskinesien bis hin zu cholinergen und deliranten sowie somatischen Symptomen.

»Fallstricke« bei der Diagnostik somatischer Nebenwirkungen

Ein Teil der Symptomatik, wie z. B. Dyskinesien, kann auch der zugrunde liegenden und für die Pharmakotherapie indizierten Störung geschuldet sein: So können auch bei Antipsychotika-naiven Patienten mit Schizophrenie Dyskinesien im Verlauf der

Erkrankung auftreten, die auf die zugrunde liegende Störung der Transmitter-Balance hinweisen. Parkinson-Symptome können auch durch eine Vielzahl von Ursachen im somatischen Sinne (idiopathisch, genetisch, umweltbedingt, traumatisch) auftreten. Dies erfordert für die Gruppe der Antipsychotika immer eine genaue Anamnese der Verordnung.

Warum kann man somatische Nebenwirkungen des Medikaments leicht übersehen?
Entscheidend ist die Nachfrage nach vorherigen Behandlungen (»Hausapotheke sichten«), die z.T. auch bereits beendet sein können. So können im Falle von Antipsychotika-Gaben Parkinsonoide/Akathisien z.T. nach Absetzen noch mehrere Wochen, im Falle der Spätdyskinesien sogar noch nach Jahren auftreten. Hier ist es wichtig, auch länger in der Anamnese nachzusuchen, und alle Indikationen, bei denen Antipsychotika verabreicht wurden, z.B. als Schlafhilfe, Sedierung, Delir-Bekämpfung etc., zu prüfen.

FALLBEISPIELE

Parkinsonoid/Spätdyskinesie

Ein 65-jähriger Patient – vor mehr als 40 Jahren mit den Symptomen einer paranoid-halluzinatorischen Psychose diagnostiziert – wurde bei zwei stationären Aufenthalten zunächst mit Haloperidol und Perazin therapiert. Hierunter war eine gute Remission zu verzeichnen, sodass der Patient sein Studium abschließen konnte. Nach Dosisreduktion und Absetzen zeigte sich jeweils eine erneute Exazerbation. Im Alter von etwa 40 Jahren beobachtete die Familie erstmals eine periorale Bewegungsunruhe, die mit Lippen- und Zungenbewegungen in Ruhe einherging und zunächst vom Patienten selbst nicht bemerkt wurde. Im Verlauf der Jahre Umstellung auf atypische Antipsychotika, die diese Symptomatik nicht beeinflussten, psychopathologisch war der Patient stabil. Bei erneutem Absetzen deutliche Verstärkung der Dyskinesien. Daher letztlich Umstellung auf Clozapin, worunter die Psychose weiter remittierte und eine leidliche Kontrolle der Dyskinesien eintrat.

Merke: Spätdyskinesien zeigen keine klassischen Parkinson-Symptome, sondern schleichende motorische Auffälligkeiten: orale Dyskinesien, Torsionsdystonien, athetotische Bewegungen vor allem der Arme und weitere. Allerdings gibt es auch andere Gründe wie Enzephalopathien, Infarkte von Stammganglien etc., die dieses Bild hervorrufen können.

Gewichtszunahme

Eine 40-jährige Patientin mit chronisch paranoider Schizophrenie wurde seit ca. 20 Jahren vorwiegend mit Clozapin und zusätzlich mit Valproinsäure behandelt, wobei Therapieversuche mit anderen Antipsychotika eher von kurzer Dauer und ohne stabilisierenden Effekt waren. Vor der Behandlung lag der BMI mit 25 im Normalbereich, unter Clozapin stieg dieser auf 39, hierbei vor allem deutliche Zunahme des abdominellen Fettgewebes, metaboles Syndrom und zusätzlich Hypertonie. Eine Umstellung auf ein neueres atypisches Antipsychotikum sowie eine zusätzliche Therapie mit Ernährungsberatung und aktivierenden Maßnahmen führten bei psychopathologischer Stabilität zu einem mäßigen Gewichtsrückgang.

Antidepressiva

Substanzen, Wirkungen und Indikationen

Diese Gruppe umfasst eine große Zahl von Substanzklassen mit verschiedenen Wirkmechanismen, die aber immer am Monoamin-Stoffwechsel eingreifen und meistens die Wiederaufnahme von Noradrenalin, Serotonin und Dopamin hemmen. Diese Medikamente stellen überwiegend spezifische und nichtspezifische Monoamin-Transmitter-Inhibitoren dar:

- TZA (trizyklische Antidepressiva)
- SSRI (selektive Serotonin-Wiederaufnahme-Inhibitoren)
- DARI (selektive Dopamin-Wiederaufnahme-Inhibitoren)
- SSNRI (selektive Serotonin- und Noradrenalin-Wiederaufnahme-Inhibitoren
- α_2-Rezeptor-Antagonisten (Mirtazepin)
- Ketamin (Glutamat-Rezeptor-Antagonist am NMDA-Rezeptor)
- Quetiapin (atypisches Antipsychotikum)

Zusätzlich:

- MAO (Monoamin-Oxidase-Inhibitoren)
- Melatonin-Rezeptor-Agonisten (Agomelatin)

»Fallstricke« bei der Diagnostik somatischer Nebenwirkungen

Aus der Medikamentenanamnese ergeben sich zum einen **Ansetzphänomene** mit ihren Nebenwirkungen und zum anderen **Absetzphänomene**, die sich z. T. additiv auf die vorhandenen Grundsymptome aufsetzen und eine Differenzialdiagnose erschweren: Grundsymptome bei Depression können z. B. sein:

- Energiemangel
- Konzentrationsschwierigkeiten
- Reizbarkeit
- Angst
- Apathie
- Dysphorie
- Schlafstörungen
- Appetitlosigkeit und Gewichtsabnahme
- vermindertes sexuelles Interesse

Diese Symptome aggravieren manchmal bei Therapiebeginn und finden sich oft mit weiteren »vegetativen« Auffälligkeiten, die bei der Therapie mit Antidepressiva auftreten können:

- Blutdruckerhöhung/-senkung
- Schwitzen

- Tachykardie
- Tremor

In der Eingewöhnungsphase an Antidepressiva, ebenso beim Absetzen treten häufig diese somatischen Symptomverstärkungen auf, ohne dass diese eine Exazerbation bzw. Wiederauftreten der Depression bedeuten müssen. Es ist daher vor allem auf die zeitliche Ausdehnung dieser kritischen Phasen (Einschleich- und Absetzphase) zu achten, um auszuschließen, dass es sich nicht um eine Exazerbation bzw. um ein Wiederauftreten der Depression handelt.

Warum kann man somatische Nebenwirkungen des Medikaments leicht übersehen?
Psychische Nebenwirkungen und vegetative Beschwerden lassen sich oft nicht quantifizieren, außer durch Ratingskalen, die aber im klinischen Alltag kaum Verwendung finden, und unterliegen immer der subjektiven Bewertung. Daher muss differenziert werden zwischen Symptomen, die vor der Behandlung bereits mehr oder weniger vorhanden waren und sich somit zeitlich in den Behandlungsplan einordnen lassen. Hier ist auch die Beachtung von Erwartungsphänomenen wichtig: Da jede Behandlung positive (Placebo-) und negative (Nocebo-) Erwartungen beim Patienten hervorruft, sind diese mit in Erwägung zu ziehen, wobei dies naturgemäß nur in der individuellen Behandlungskonstellation zu identifizieren ist. Placebo-Effekte sind positive Reaktionen des Individuums, die auf eine Behandlung auch ohne einen Wirkstoff oder ein Wirkprinzip hervorgerufen werden können. Im Allgemeinen kann man so auch Wirkungen von Behandlungen, die zwar keine Scheinbehandlungen darstellen, aber trotzdem eine Wirkung hervorrufen, bezeichnen. Zum Beispiel rufen Vitamin-Behandlungen positive Effekte bei Menschen hervor, deren zuvor beklagte Müdigkeit, Vergesslichkeit etc. gar nicht auf einem Vitamin-Mangelzustand beruht. Das Gegenstück zum Placebo-Effekt ist der Nocebo-Effekt. Dies sind unerwünschte Wirkungen, die bei Behandlungen auftreten, ohne dass diese einer spezifischen Wirkung des Therapieagens zugrunde liegen oder zugeordnet werden können.

FALLBEISPIELE

Gewichtszunahme

Gerade ältere Antidepressiva vom Trizyklika-Typus können zu einer Vielzahl vegetativer Störungen führen. Eine 32-jährige Patientin erkrankt an ersten Symptomen einer schweren wahnhaften Depression nach sowohl beruflichen wie familiären Belastungen. Unter zwei Antidepressiva-Behandlungen neuerer Substanzen mit begleitender Verhaltenstherapie kommt es zu keiner Besserung, sodass eine Umstellung auf Amitriptylin und Quetiapin erfolgt. Hierunter zeigt sich innerhalb von 6 Wochen eine deutliche psychopathologische Besserung, die nihilistischen Gedanken sind verschwunden, die Patientin distanziert sich von Suizidalität und ist sehr erleichtert. Nachteilig ist eine deutliche Gewichtszunahme mit Entwicklung eines metabolischen Syndroms. Die Patientin möchte unter keinen Umständen die erfolgreiche Therapie abbrechen, daher vorsichtige Umstellung der Medikation, da beide

Präparate zu einer Gewichtszunahme führen. Ansatzpunkt ist ein Ausschleichen des Quetiapin und eine vorsichtige Umsetzung des Amitryptilin über Monate auf Venlafaxin. Hierunter kommt es mithilfe diätetischer Beratung zu einer mäßigen Gewichtsreduktion und Besserung vegetativer Beschwerden. Psychopathologisch bleibt die Remission erhalten.

Gewichtsabnahme und sexuelle Funktionsstörungen
Ein 45-jähriger Patient mit seit Wochen bestehenden Antriebsstörungen, vegetativen und depressiven Symptomen wird mit einer typischen Depression diagnostiziert. Aufgrund seiner beruflichen Situation wird eine ambulante Therapie mit einem SSRI begonnen, hier Paroxetin. Hierunter kommt es zunächst zu einer deutlichen Verschlechterung des Appetits gepaart mit Übelkeit und Gewichtsabnahme, was den Betroffenen stark ängstigt. Unter verlangsamter Aufdosierung und höherfrequenten Gesprächsterminen legt sich nach ca. 6 Wochen die Übelkeit, der Patient wird psychisch aufgehellt und profitiert in allen Bereichen von der Therapie. Nach ca. 6 Monaten treten aber andere Beschwerden auf, es kommt zu Klagen über sexuelle Dysfunktionen. Daher wird ein Wechsel auf ein anderes Antidepressivum, wie Bupropion, empfohlen. Typisch ist hier der phasenweise Verlauf der Nebenwirkungen, die alle dem gleichen Wirkstoff und in Einschränkung der Wirkstoffgruppe zugeordnet werden können.

Lithium

Substanzen, Wirkungen und Indikationen

Lithium ist eines der ältesten Pharmaka, die schon in den 1950er Jahren eingesetzt wurden. Seine klinische Wirksamkeit ist in den letzten Jahren immer wieder überprüft worden, sodass man von einer gesicherten Indikation bei bipolaren Störungen ausgeht. Lithium selbst wird als Ion nicht verstoffwechselt und ausschließlich über die Niere ausgeschieden: Das macht die Einstellung des Patienten zu einer Herausforderung, da die therapeutische Breite sehr begrenzt ist.

»Fallstricke« bei der Diagnostik somatischer Nebenwirkungen

Zwischen therapeutischer Wirksamkeit und toxischen bis tödlichen Nebenwirkungen erstreckt sich der Plasmaspiegelbereich nur um den Faktor 2 bis 3. Häufige Nebenwirkungen sind Tremor, der vor allem feinmotorische Funktionen erschwert, Beeinträchtigungen der Nierenfunktion und thyreostatische Effekte. Bei Überdosierungen und Intoxikationen können leicht- bis schwergradige Ataxien, Dysarthrien, Gedächtnisstörungen und delirante Symptome auftreten, die bei längerer Exposition auch irreversibel sein können.

Warum kann man somatische Nebenwirkungen des Medikaments leicht übersehen?
In der Therapie mit Lithium sind interkurrente Infektionen, Fieber und Operationen immer erhebliche Risikofaktoren. Dehydrationen, auch nach Sport, mit allen Folgen sind daher genau zu beachten. Die psychischen und neurologischen Beschwerden können auch nach Korrektur der Plasmaspiegel z.T. wochenlang anhalten, da sich zwischen intrazellulär angereichertem Lithium und dem extrazellulär gemessenen eine z.T. längere Ausgleichsphase anschließt. Hier können somatische Folgewirkungen einer Intoxikation auch Wochen nach Beendigung der Therapie noch erscheinen. In der Langzeitanwendung sind zudem die Nierenfunktion und die Schilddrüsenfunktion die wichtigsten möglichen Nebenwirkungen, die beachtet werden müssen: Es kann zu einer irreversiblen Nierenschädigung im Sinne eines Diabetes insipidus renalis führen, der weder auf Vasopressin, Thiaziddiuretika noch auf Absetzen des Lithiums reagiert. Die Wassermengen, die ausgeschieden werden, können sechs und mehr Liter/Tag betragen. Noch versteckter ist häufig der thyreostatische Effekt von Lithium: Unter der Therapie kann eine schleichende Hypothyreose auftreten, die alle typischen Symptome aufweisen kann: Verlangsamung, Ermüdbarkeit, Kälteempfindlichkeit, Kreislaufdepression etc.; hierbei ist der normale Lithiumspiegel nicht hinweisend auf den Endokrinstatus.

FALLBEISPIEL

Hyperthyreose

Interessanterweise treten bei der Grunderkrankung der bipolaren Störung häufiger Antikörper gegen Schilddrüsengewebe auf. In der indizierten Therapie mit Lithium führt die Behandlung nicht nur zu einer erniedrigten Sekretion von Schilddrüsenhormonen, es können zusätzlich die Antikörper die endokrine Lage massiv im Sinne auch einer Enzephalopathie verschlechtern. Beide Faktoren verstärken die Hypothyreose mit all ihren Symptomen. Wenn dann wie im Falle einer 56-jährigen Patientin mit jahrzehntelanger Lithiumtherapie das Lithium abrupt abgesetzt und ein jodhaltiges Kontrastmittel verabreicht wird, kann es zu einer thyreotoxischen Krise (= plötzliche extreme Schilddrüsenüberfunktion) kommen. Diese speist sich dann aus dem Wegfall des thyreostatischen Lithiums und dem Überangebot an Iod und verlief bei der Patientin sehr dramatisch. Eine gesunde Schilddrüse verträgt hohe Iodmengen. Aber bei plötzlichem Überangebot an Iod, mit einem »Iodexzess«, produziert die Schilddrüse übermäßig viele Hormone. Symptome dieser Hormonvergiftung sind ein extrem hoher Puls, Herzrhythmusstörungen, Fieber, Zittern, Ruhelosigkeit, starke Durchfälle, Verwirrung und Bewusstseinsbeschwerden. In Extremfällen kann diese Krise bis zum Koma führen und sogar tödlich enden. Sollten Patienten entsprechende – auch abgeschwächte – Symptome, die auch noch Wochen nach der Kontrastmittelgabe auftreten können, verspüren, gilt es umgehend einen Internisten oder Radiologen aufzusuchen.

Benzodiazepine

Substanzen, Wirkungen und Indikationen

Benzodiazepine gehören zu den mit am häufigsten verabreichten Psychopharmaka, wobei die Verschreibung überwiegend durch Nichtpsychiater erfolgt. Benzodiazepine haben

- anxiolytische,
- transient antidepressive,
- beruhigend-sedierende,
- krampflösende,
- begrenzt antidelirante und
- muskelrelaxierende Wirkungen.

Diese Wirkungen werden über den $GABA_A$-Rezeptor vermittelt, der eine Reihe von Untereinheiten hat, die diese differenten Wirkungen erklären können. Alle $GABA_A$-Rezeptoren sind an einen Chloridkanal gekoppelt, dessen Öffnungsfrequenz moduliert wird. An diesem Rezeptor wirken auch Alkohol, Distraneurin und Barbiturate und können sich wechselseitig ersetzen. Daher ist auch über diese Wirkung das gemeinsame Abhängigkeitspotenzial erklärbar: Benzodiazepine sind je nach Substanz mehr oder weniger abhängigkeitserzeugend mit all ihren Folgen:

- Toleranzentwicklung
- körperliches Entzugssyndrom
- starker Konsumwunsch
- verminderte Kontrollfähigkeit

Diese Entwicklung führt in Zusammenhang mit psychischen und somatischen Folgesymptomen zu psychopathologischen Bildern, die im Querschnitt zunächst nicht eindeutig zu differenzieren sind.

Besonders häufig tritt eine Benzodiazepinabhängigkeit bei Angsterkrankungen, Depressionen, Alkoholabhängigkeit (als Substitution) und anderen Suchtkrankheiten, bei Schlafstörungen und Muskelverspannungen/Gelenkbeschwerden auf. Aus den genannten Anwendungsgebieten leiten sich auch die möglichen Gefahren ab.

Durch die in der Regel längere Einnahme über Wochen oder Monate kommt es zu einer psychischen und dann somatischen Abhängigkeit. Das Abhängigkeitssyndrom ist häufig durch Verlangsamung, Konzentrationsschwäche, Schwerbesinnlichkeit, Wortfindungsstörungen bis hin zu Dysarthrien verstellt, sodass bei diesen Symptomen, die bei einer Vielzahl psychischer Störungen wie Psychosen, Depressionen oder Demenzen auftreten können, die Medikamentenanamnese sehr wichtig ist. Ferner können bei Unkenntnis einer Benzodiazepinabhängigkeit und dann z.B. fehlender Einnahme dieser während eines stationären Aufenthalts Symptome wie Schlafstörungen, Ängste, epileptische Anfälle bis hin zu deliranten Zuständen auftreten, die dann falsch zugeordnet werden.

»Fallstricke« bei der Diagnostik somatischer Nebenwirkungen

Häufig wird bei einer Pharmakotherapie von Angsterkrankungen, Depressionen, Alkoholabhängigkeit (als Substitution) und anderen Suchtkrankheiten, bei Schlafstörungen und Muskelverspannungen/Gelenkbeschwerden die gleichzeitige Verabreichung von Benzodiazepinen nicht immer in ihrer zeitlichen Dauer beachtet. Die Verordnung geht nach längerem Gebrauch irgendwann »unter«, und fällt erst dann auf, wenn die Symptome wie Verlangsamung und Konzentrationsschwäche sich deutlich verstärken oder ein Entzug auffällt.

Warum kann man somatische Nebenwirkungen des Medikaments leicht übersehen?

Gerade bei Angsterkrankungen, Depressionen, Alkoholabhängigkeit (als Substitution) und anderen Suchtkrankheiten sowie bei Schlafstörungen wird aufgrund der zunächst überraschend guten Wirksamkeit übersehen, dass es bei Angsterkrankungen und bei Depressionen zusätzlich zu einer Art Tachyphylaxie kommen kann. Tachyphylaxie ist eine schnelle Toleranzentwicklung gegenüber bestimmten Arzneistoffen, d. h. es setzt ein rascher Wirkverlust bezüglich der Zielsymptomatik ein, dem oft mit Dosissteigerungen begegnet wird. Bei Alkoholabhängigkeit und anderen Suchtkrankheiten als Substitution und vor allem bei Schlafstörungen kommt es zu einer langsameren Gewöhnung. Dies resultiert dann in einer erheblichen Ausweitung der Beschwerden, da neben den ursprünglichen Zielsymptomen neue Folgesymptome auftreten.

FALLBEISPIEL

Niedrig-Dosis-Abhängigkeit

Eine ältere Dame wird mit einem komplexen neurologisch-psychiatrischen Bild, das sich somatisch nicht eingrenzen lässt, stationär aufgenommen: Es treten Angst und Agitationszustände verbunden mit Muskelkrämpfen und Dystonie-ähnlichen Symptomen auf, die seit vielen Jahren bestehen sollen. Auffällig sind Wortfindungsstörungen, weiterhin eine Dysarthrie und tageszeitliche Verlangsamung bei nächtlichen Durchschlafstörungen. Die Patientin kommt zur Abklärung einer kognitiven Einschränkung, für die es diagnostisch keine Hinweise gibt (Testbatterie, Labor, MRT etc.). Auffällig in der Medikamentenanamnese ist die über 20-jährige Verordnung von diversen Benzodiazepin-Präparaten, die gegen die Angstattacken, Dystonie-Zustände und Schlafstörungen verordnet wurden. Diese chronische Gabe erklärt die Dysarthrie, Wortfindungsstörungen und Verlangsamung, nicht aber die Angst- und Agitationszustände, die vor Jahrzehnten auftraten und eine psychische Ursache haben dürften.

Antihistaminika

Substanzen, Wirkungen und Indikationen

Antihistaminika werden als Antagonisten am Histamin-1(H_1)- und Histamin-2(H_2)-Rezeptor eingesetzt, daneben gibt es weitere Rezeptoren, die an den Wirkungen beteiligt sein können, wie H_3- und H_4-Rezeptoren. Grundsätzlich wirken Antagonisten am

H_2-Rezeptor als Hemmstoffe der Säuresekretion im Magen, Antagonisten am H_1-Rezeptor, die die Bluthirnschranke überwinden, werden häufig rezeptfrei als Schlafmittel eingesetzt. Hier ist in der Anamnese zu eruieren, inwieweit spezifische Indikationen bestehen. Medikamente, die z.B. Doxylamin oder Diphenhydramin enthalten, sind rezeptfrei zu erhalten und verursachen neben der gewünschten schlafanstoßenden Wirkung häufig einen »Hangover« mit Tagesmüdigkeit und Benommenheit, was von der Halbwertszeit und Dosis abhängt.

»Fallstricke« bei der Diagnostik somatischer Nebenwirkungen

Oft werden Arzneistoffe, wenn sie rezeptfrei erhältlich sind, nicht in der Medikamentenanamnese angegeben. Nebenwirkungen zeigen sich bei längerer oder höherer Dosierung in Müdigkeit, Benommenheit und Schwerbesinnlichkeit. Diese häufig eingenommen Präparate sind aber nicht nur am H_1-Rezeptor aktiv, sondern haben auch deutliche anticholinerge Effekte an muskarinischen Acetylcholin-Rezeptoren, was bei Intoxikationen ausgeprägte Delirien zur Folge haben kann.

Warum kann man somatische Nebenwirkungen des Medikaments leicht übersehen?

Diese Präparate werden häufig als sichere Schlafhilfe beworben und aufgrund einer fehlenden somatischen Abhängigkeitsentwicklung als »sicher« bewertet. Dazu sind sie z.T. auch in Kombination mit Schmerzmitteln formuliert. Dies ist zumindest kritisch einzustufen, da es zu einer psychischen Gewöhnung an die Medikation kommen kann, die Tagesmüdigkeit wird häufig nicht mit dem Medikament in Verbindung gebracht und die Einnahme daher auch nicht spontan angegeben. Zu den häufigsten unspezifischen Beschwerden zählen Benommenheit, Schwindel, Kopfschmerzen und ein trockener Mund. In einigen Fällen beklagen Betroffene zudem, dass sie häufiger unter einer anhaltenden Müdigkeit leiden.

FALLBEISPIEL

Delir nach Intoxikation

Ein etwa 35-jähriger Mann wird nach einem Suizidversuch mit einer hohen Doxylamindosis aufgefunden und in einem soporösen Zustand auf eine Intensivstation gebracht. Unter der Überwachung klingt der Sopor zügig ab, der Patient ist rasch wacher, ansprechbar, von Suizid distanziert, bei Überwachung über Nacht fällt am nächsten Tag ein schreckhaftes, misstrauisches Verhalten auf, das sich bei genauerer Exploration als delirante Symptomatik darstellt, mit akustischen und visuellen Fehlwahrnehmungen. Bemerkenswert ist, dass sich diese Symptome scheinbar zeitversetzt entwickelt haben, es muss aber angenommen werden, dass die durch die anticholinergen Wirkungen ausgelöste delirante Symptomatik von der initialen Sedierung überdeckt wurden. Daher sind in einem solchen Verlauf Nachbeobachtungen von 2 bis 3 Tagen anzuraten.

Kortikoide und Schmerzmittel

Substanzen, Wirkungen und Indikationen
Glukokortikoide sind bezüglich ihrer psychotropen Effekte besonders zu bewerten: Kurzfristige Therapien können in den ersten Tagen euphorisch Stimmungsaufhellungen verursachen, es können jedoch auch delirante Bilder auftreten. Die langfristige Behandlung über Wochen führt zu z. T. ausgeprägten depressiven Zustandsbildern. Diese ähneln sehr dem Verlauf von psychopathologischen Veränderungen bei den verschiedenen Formen von Cushing-Erkrankungen.

»Fallstricke« bei der Diagnostik somatischer Nebenwirkungen
Ein wesentlicher Grund für eine fehlende Zuordnung zur Medikation ist das zeitversetzte Auftreten gegensätzlicher psychopathologischer Veränderungen. So können während einer notwendigen Steroid-Therapie mit Glukokortikoiden beide Zustandsbilder auftreten, was im Verlauf der Behandlung der Grunderkrankung aus dem Blick gerät. Auch hier ist die Dauer, die Dosishöhe der Medikation nach dem Risiko bei psychischen Vorerkrankungen und zuvor geäußerten Beschwerden abzugleichen, um diesen Zusammenhang zu identifizieren.

Warum kann man somatische Nebenwirkungen des Medikaments leicht übersehen?
Gerade weil es zu zeitlich versetzten und sich gegensätzlich in der Phänomenologie darstellenden Symptomen kommt, ist ein Zusammenhang nicht immer offensichtlich. Bei lang dauernden Therapien kommt es zu schleichenden Veränderungen, die zu Beginn eher mit der Erklärung einer Belastung durch die Grunderkrankung erklärt werden. Hierbei kann es zu biografisch-anamnestisch plausibel erscheinenden Bewertungen kommen, die den Zusammenhang mit der Pharmakotherapie überdecken, gerade weil eine erhöhte Vulnerabilität durch Glukokortikoide für depressive Verstimmungen vom Pathomechanismus der Depression ableitbar ist. Seit langem sind Befunde über Fehlregulierungen des Hypothalamus-Hypophysen-Nebennierenrinden-Systems mit einer Entzügelung der Glukokortikoid-Sekretion aus der Nebenniere beschrieben. Diese Änderungen laufen meist der Psychopathologie voraus, sodass eine Besserung dieser endokrinen Änderungen von einer psychopathologischen Besserung gefolgt ist. Dies hat in den letzten Jahrzehnten auch zur Formulierung einer Stress-Hypothese der Depression geführt. Hierzu gehören:
- Hyperkortisolismus,
- fehlende Suppression des körpereigenen Kortisols durch exogene Steroide,
- Entzügelung des Regulationssystems durch das hypothalamische Steuerhormon Kortikotropin-Releasing-Hormon,
- und weitere Veränderungen.

Diese »Stress-Indikatoren« sind autochthone Veränderungen des Körpers und werden heute in Zusammenhang mit der Entwicklung depressiver Störungen gebracht. Eine exogene Steroid-Behandlung greift direkt in dieses Steuersystem ein.

FALLBEISPIEL

Steroid-induzierte Manie

Ein 50-jähriger Patient wird zur Behandlung einer entzündlichen Arthritis mit einem Glukokortikoid, hier Prednisolon, behandelt. Schon im Vorfeld der Behandlung sind zwar immer wieder Stimmungsschwankungen nach höher dosierter Steroid-Dosis aufgetreten. Aktuell kommt es nach ca. 5 Tagen zu einer deutlich gewandelten Grundstimmung. Der Patient ist zunächst über den somatischen Therapieerfolg euphorisch gestimmt, allerdings steigert sich dieses Bild in den Folgetagen weiter bis hin zu grenzüberschreitendem Verhalten mit Enthemmung, er gibt vermehrt Geld aus und gerät zunehmend in Streit. Nach 10 Tagen erscheint die Psychopathologie eher dysphor-gereizt. Der Patient verdächtigt andere, etwas gegen ihn zu haben, sodass eine Vorstellung bei einem Psychiater veranlasst wird: Dort zeigt der Patient ein verworren-manisches Bild mit überwertigen Ideen. Er besteht zunächst auf weiterer Einnahme der Steroide, die in Abstimmung mit dem behandelnden Kollegen aber reduziert werden, zusätzlich Einnahme eines atypischen Antipsychotikums mit stimmungsstabilisierenden Eigenschaften. Hierunter ist eine allmähliche Reduktion des maniformen Verhaltens zu beobachten.

Antibiotika

Substanzen, Wirkungen und Indikationen

Hier sind vor allem delirant-psychotische Bilder zu nennen, die im Querschnitt nicht von einer akuten polymorphen Psychose zu unterscheiden sind und sich lediglich durch die Akuität und den anamnestischen Zusammenhang mit der Medikation erklären. Da das Bild oftmals ohne jeden Zusammenhang zur bisherigen Lebensgeschichte des Patienten ist, ist neben den üblichen Differenzialerwägungen auch nach Vorerkrankungen zu suchen, die die Medikation erfordert hatten. Bestimmte Antibiotika wie Ciprofloxacin sind, wenn auch selten, dafür bekannt, akute »exogene« Psychosen auszulösen, im Einzelfall können aber psychische Störungsbilder auftreten.

»Fallstricke« bei der Diagnostik somatischer Nebenwirkungen

Die Fehlannahme führt oft zu einer Verzögerung der Identifizierung des Auslösers: Meist wird von anderen Delir-Ursachen wie Intoxikationen (Alkohol), Drogenmissbrauch (Cannabis, Amphetamine etc.) oder Entzugssymptomen (Alkohol und/oder Benzodiazepine) ausgegangen, die den Behandlungsprozess verzögern.

Warum kann man somatische Nebenwirkungen des Medikaments leicht übersehen?

Die plötzlich auftretenden Veränderungen in der Psychopathologie verleiten dazu, andere Ursachen als die Behandlung eines Infektes mit einzubeziehen. Es erscheint bei grundsätzlichen Veränderungen naheliegend, die üblichen Erklärungen zu suchen und so werden häufig lebensgeschichtliche Einflüsse, Familienanamnese für psychische Erkrankungen, Lebensstil und Verhaltensweisen ins Zentrum der Ursachenforschung gestellt.

FALLBEISPIEL

Delirantes Syndrom

Eine 38-jährige Frau wird zur Notaufnahme gebracht, nachdem Nachbarn den Rettungsdienst gerufen hatten. Diese hatten ein sehr auffälliges Verhalten der ansonsten als ruhig und besonnen geltenden Frau bemerkt. Sie schrie aus dem Fenster heraus, kam unvollständig bekleidet ins Treppenhaus, wirkte vollkommen »verwirrt«, ein geordnetes Gespräch war nicht möglich. In der Notaufnahme ist sie vollkommen desorganisiert, rennt nahezu unbekleidet in die Krankenwagenzufahrt und kann nur mit Mühe wieder in die Klinik begleitet werden. Da keine Angehörigen verfügbar, wurde ein Entzugsdelir angenommen, wobei die Labor- und Vitalparameter eher nicht dafür sprachen. Erst nach Kontakt mit dem Hausarzt stellte sich heraus, dass 4 Tage zuvor ein Harnwegsinfekt mit Ciprofloxacin behandelt wurde, der dieses Bild erklären konnte. Nach Umsetzen des Antibiotikums und Gabe eines Antipsychotikums innerhalb von 3 Tagen stellte sich eine Remission der Psychopathologie ein. Eine Erklärung für dieses Auftreten psychotischer Symptome ist nicht eindeutig, Chinolone wie Ciprofloxacin können am $GABA_A$-Rezeptor binden und hierdurch evtl. zu einem Wegfall der inhibitorischen Kontrolle im Dopamin-System führen, was die akute psychotische Symptomatik erklären könnte, dieser Effekt ist aber recht selten.

Abschließende Bemerkung

Aufgrund der Diversität psychotroper Nebenwirkungen können bei der Vielzahl von Medikationen und Substanzgruppen nur beispielhaft Zusammenhänge zwischen psychischen Symptomen und ihren Auslösern dargestellt werden. Ein Hauptproblem bleibt die eindeutige ursächliche Zuordnung, da Zusammenhänge häufig nicht monokausal sind. Psychopathologische Veränderungen sind zudem naturgemäß individuell sehr unterschiedlich ausgestaltet durch die

- subjektive Schilderung sowie durch
- Placebo- und Nocebo-Effekte.

Literatur

Zwei Literaturstellen, die Nebenwirkungen und Absetzeffekte von Psychopharmaka zusätzlich beleuchten, sind z. B.:

Grunze A, Mago R, Grunze H. Nebenwirkungen von Psychopharmaka: Tipps für die Praxis. Dtsch Med Wochenschr 2017; 142: 1690–1700.

Paulzen M, Schreckenbach T, Kirchner M. Absetzen von Psychopharmaka. PPT 2021; 28: 155–166.

EBERHARD WINDLER

6.12.2 Beispiel Lithiumintoxikation

Definition

Als Kriterium für eine Lithiumintoxikation müssen alle unerwünschten somatischen, aber insbesondere neurologischen und psychischen Nebenwirkungen einer Lithiumbehandlung angesehen werden. Die therapeutische Dosis liegt bei ca. 0,5–0,8 mmol/l, aber schon bei Werten von 1,5 mmol/l können deutliche Intoxikationszeichen auftreten, die bei Werten über 3,5 mmol/l letal sein können. Die therapeutische Breite ist also gering.

Erste Anzeichen

Als typische Frühzeichen einer Lithiumintoxikation werden Gangunsicherheit und Tremor angesehen. Die Vielzahl der möglichen Symptome macht allerdings die spezifische Zuordnung schwierig. Vor dem Hintergrund der geringen therapeutischen Breite sollte bei Auftreten eines ungewöhnlichen Symptoms unter Lithiumtherapie der Spiegel gemessen werden, wobei genauso wie bei anderen Medikationen immer die Möglichkeit einer unerwünschten Wirkung erwogen werden sollte.

Somatische Symptome

Die somatischen Zeichen einer Lithiumintoxikation sind eher fehlleitend als hilfreich. Bauchschmerzen, Übelkeit, Erbrechen und Diarrhoen mit Durstgefühl durch Dehydratation werden verständlicherweise zunächst als Zeichen einer gastroenterologischen Erkrankung gedeutet. Auffallender und typischer, wenn auch nicht spezifisch, sind Muskelschmerzen.

Psychische Symptome

Wegweisend sind die neurologischen und psychopathologischen Symptome. Müdigkeit, Schläfrigkeit, Trägheit, Verlangsamung könnten evtl. noch als Symptome einer zu behandelnden depressiven Grundkrankheit gedeutet werden. Bewusstseinsstörungen und verwaschene Sprache und Dysarthrie müssen aber zwangsläufig in eine andere Richtung denken lassen. Gangstörungen, Ataxie, Muskelschwäche, Rigor, Muskelzuckungen und Tremor sind nicht mehr mit einer depressiven Störung in Einklang zu bringen. Spätestens bei Krampfanfällen sollte in alle Richtungen gedacht werden.

Diagnostik

Die Diagnose ist durch die Bestimmung des Lithiumspiegels leicht zu stellen, während die klinische Symptomatik wenig spezifisch ist. Dennoch gelten Händezittern, verwaschene Sprache und Gangunsicherheit als sehr typisch.

»Fallstricke« der somatischen Diagnostik

Aufgrund der geringen therapeutischen Breite und der schwerwiegenden Intoxikationserscheinungen sind eine Lithiumtherapie und die frühen Anzeichen einer Überdosierung dem Patienten detailliert zu erklären. Wünschenswert ist es, dass der Patient selbst die mögliche Verbindung zwischen Lithiumeinnahme und neu auftretenden Symptomen erkennt. In jedem Fall muss die Notwendigkeit der Mitteilung einer Lithiumtherapie gegenüber jedem behandelnden Arzt dem Patienten bewusst sein.

Warum kann man das Krankheitsbild leicht übersehen?

Die Lithiumintoxikation kann mit vollkommen unspezifischen Symptomen wie Übelkeit beginnen, denen verständlicherweise zunächst keine wesentliche Bedeutung sowohl seitens des Patienten wie auch des Arztes beigemessen werden kann. Zunehmende Trägheit unterstützt diese Haltung, sodass zu lange kein Arzt konsultiert wird. Ein Notarzt wird in der Regel die entscheidende Frage nach einer Lithiumtherapie nicht stellen, zumal ihre Indikation klinisch nicht zu erkennen und nicht aufdringlich häufig ist.

FALLBEISPIEL

Eine 69-jährige Patientin ist langzeitig wegen einer bipolaren Störung auf Lithium eingestellt. Ein ausgedehntes disseziierendes Aortenaneurysma macht den Ersatz der Bauchaorta und des Aortenbogens notwendig. Zwei Tage nach Entlassung in die häusliche Umgebung stürzt die Patientin. Bei Ankunft der Notärztin scheint sie desorientiert mit verwaschener Sprache und ist nicht imstande, zu gehen. Sie wirkt exsikkiert, was der Sturz zwanglos zu erklären scheint, zumal die Notärztin die Patientin nicht kennt und ihr die Lithiumtherapie nicht mitgeteilt wurde. Aber bei der weiteren Untersuchung fällt ein starker Tremor auf, der die Nahrungsaufnahme erschwert und das Trinken sogar unmöglich macht. Der Zustand führt zur erneuten stationären Aufnahme.

Die routinemäßige Kontrolle des Lithiumspiegels erklärt die Symptomatik, da der Spiegel bei 1,8 mmol/l liegt. Offenbar ist die Patientin bei Entlassung nicht in einem Zustand, der ihr die akkurate Einnahme der kritischen Dosierung des Lithiums als eine Komponente einer multiplen Medikation erlaubt. Supportive Behandlung mit Flüssigkeits- und Elektrolytausgleich korrigiert die Lithiumintoxikation und bringt die Symptomatik innerhalb weniger Tage zum Verschwinden.

Therapeutische Optionen und Gefahren

Je nach Ausprägung der Intoxikationssymptomatik sind unterschiedlich intensive therapeutische Maßnahmen zu ergreifen. Grundsätzlich gilt, dass Lithium sofort abgesetzt und ein Ausgleich des Wasser- und Elektrolythaushalts angestrebt werden muss. Darüber hinaus müssen potenziell lebensgefährliche Intoxikationen intensivmedizinisch behandelt werden mit Maßnahmen wie z. B. forcierte Diurese und Hämodialyse. Bei ausgeprägter Symptomatik ist also eine Einweisung zur stationären Behandlung unabdingbar.

6.12.3 Beispiel depressive Verstimmung unter Pharmaka

Definition

Bei sehr vielen gebräuchlichen Pharmaka kann eine depressive Verstimmung als unerwünschte Wirkung auftreten. Dies setzt keine Überdosierung voraus, ist also nicht Folge einer Intoxikation. Die Liste der infrage kommenden Medikamente ist sehr lang, sodass im Einzelfall die Möglichkeit der Auslösung einer Depression, z. B. anhand der Roten Liste, geprüft werden muss.

Somatische Symptome

Es gibt keine somatischen Symptome, die auf die Entwicklung einer depressiven Verstimmung hinweisen könnten.

Psychische Symptome

Die psychischen Symptome entsprechen den bekannten Kriterien der Diagnostik einer depressiven Verstimmung oder Depression.

Diagnostik

Der wesentliche Punkt ist, daran zu denken, dass ein an sich unbedenkliches Medikament zu depressiver Verstimmung führen kann. Der entscheidende Schritt ist der Blick auf die Gebrauchsanweisung des verdächtigten Medikaments, die heute einfach im Internet abrufbar ist. Bei akuter kurzzeitiger Medikation geben das Absetzen und Umsetzen auf eine pharmakologisch nicht verwandte Substanz einen Hinweis auf einen Zusammenhang der Depression mit der Medikation. Bei chronischer Medikation kann der Auslassversuch mit Besserung und Wiederauftreten mit dem Neubeginn der Medikation einen kausalen Zusammenhang zwischen Medikation und Depression mit hoher Sicherheit belegen.

»Fallstricke« der somatischen Diagnostik

Die Abwesenheit körperlicher Symptome als Hinweise auf die unerwünschte Wirkung des Medikaments macht es für den behandelnden somatisch orientierten, nicht psychiatrisch arbeitenden Arzt schwer, die Entwicklung einer Depression ausreichend früh zu erkennen.

Warum kann man das Krankheitsbild leicht übersehen?

Eine Depression wird im Allgemeinen von Fachleuten nicht übersehen, wohl aber von fachfremden Medizinern und Laien oft nicht wahrgenommen. Der spezielle Fall einer Depression als Folge einer Medikation kann allerdings leicht auch von psychologisch Geschulten nicht realisiert werden. Das liegt insbesondere daran, dass es sich um allgemein gebräuchliche Pharmaka handelt, die in üblicher Dosierung angewendet werden. Zudem brauchen keine weiteren Symptome einer Unverträglichkeit aufzutreten.

FALLBEISPIELE

Fall 1

Einer erfahrenen Gynäkologin fällt die Arbeit in ihrer etablierten und gut gehenden Praxis zunehmend schwer. Sie bemerkt, dass sie häufiger grübelt und den Sinn ihrer Tätigkeit kritisch betrachtet. Bei langen Spaziergängen kommen ihr Zweifel an allem Bisherigen. Sie spricht mit ihren Freundinnen, dass sie nicht mehr mit dem für sie so charakteristischen Optimismus in die Zukunft blickt. Sie kürzt die Sprechzeiten und fasst den Beschluss, ihre Praxis aufzugeben. Anders als bisher und für ihre Umgebung überraschend hat sie keine Reisepläne mehr. Da erinnert sich eine Freundin und Kollegin, dass sie doch noch vor einigen Wochen in Afrika war und fragt, ob sie – wie es der Vorschrift entspricht – ihre Malariaprophylaxe mit Mefloquin noch nimmt. Da kommt ihr der Gedanke, dass der Sinneswandel allein von diesem Medikament induziert sein könnte. Nach Absetzen von Mefloquin erblüht die Kollegin innerhalb von Tagen und hat inzwischen weitere Jahre mit Elan ihre Praxis geführt und die Welt bereist.

Fall 2

Einem 62-jährigem Patient werden erfolgreich die Aortenklappe ersetzt und gleichzeitig koronare Bypässe wegen schwerer koronarer Herzkrankheit gelegt. Er kann regelhaft postoperativ nach wenigen Tagen von der Intensivstation auf eine Normalstation verlegt werden. Wegen geringer Entzündungszeichen wird mehr prophylaktisch als durch einen Keimnachweis indiziert das hoch wirksame, aber im Allgemeinen gut verträgliche Antibiotikum Ciprofloxacin gegeben. Damit kann er auch problemlos in die kardiologische Rehabilitation verlegt werden. Im Routinebetrieb der Klinik nimmt er an den Maßnahmen teil, ohne zunächst auffällig zu werden, fehlt dann aber einige Male, bis er sich für alle Beteiligten überraschend in suizidaler Absicht aus dem Fenster stürzt und tödlich verunglückt.

Rückblickend gab es keinen Hinweis auf eine depressive Erkrankung oder eine diesbezügliche Disposition. Als wahrscheinlichster Auslöser der Kurzschlussreaktion wurde der in seltenen Fällen beschriebene Zusammenhang zwischen der Antibiotikatherapie und der Entwicklung einer Depression angenommen.

Therapeutische Optionen und Gefahren

Da Depression bei einer Reihe von nichtpsychiatrischen Medikamenten eine meist seltene, aber mögliche Gefahr ist, sollte dieser Zusammenhang immer in Betracht gezogen werden. Absetzen bzw. ein Auslassversuch bei unklarem Zusammenhang und der Notwendigkeit einer längerfristigen Therapie ist zwingend und hat gleichzeitig diagnostische Bedeutung. Eine Gefahr liegt in der fälschlichen Annahme eines Zusammenhangs und damit der fehlenden Besserung bzw. weiteren ungünstigen Entwicklung der Depression trotz Änderung der Therapie. Grundsätzlich sind Antidepressiva auch bei diesen sekundären Depressionen wirksam.

NATALIE UHLENBUSCH

6.13 Seltene Erkrankungen bei Erwachsenen

6.13.1 Definition

Seltene Erkrankungen sind eine heterogene Gruppe komplexer Erkrankungsbilder, die in den meisten Fällen genetisch bedingt sind und jedes Organsystem betreffen können. In Europa gilt eine Erkrankung dann als selten, wenn nicht mehr als fünf von 10 000 Menschen von ihr betroffen sind. Schätzungen zufolge gibt es weltweit 6000–7000 verschiedene seltene Erkrankungen. Trotz der Seltenheit einzelner Diagnosen sind daher alleine in Deutschland mehr als 4 Millionen Menschen von einer seltenen Erkrankung betroffen. Dieser Umstand wird oft als »Paradoxon der Seltenheit« (engl. *paradox of rarity*) bezeichnet.

Die meisten seltenen Erkrankungen sind nicht heilbar und führen zu einer verringerten Lebenserwartung und einer reduzierten Lebensqualität. Zusätzlich mangelt es oft an Wissen über die Erkrankungen, da die Forschung aufgrund der Seltenheit einzelner Diagnosen und der geografischen Verstreuung der betroffenen Personen enorm herausfordernd ist. Dementsprechend lange kann es dauern, bis eine korrekte Diagnose gestellt wird, und auch der Zugang zu adäquater Versorgung ist deutlich erschwert.

Versorgungsstruktur in Deutschland

In den vergangenen Jahren gab es zahlreiche Bestrebungen, die Versorgungssituation für Menschen mit seltenen Erkrankungen zu verbessern. Auf Initiative des Bundesministeriums für Gesundheit wurde im Jahr 2010 gemeinsam mit dem Bundesministerium für Bildung und Forschung und der Allianz chronischer seltener Erkrankungen (ACHSE e.V.) das Nationale Aktionsbündnis für Menschen mit seltenen Erkrankungen (NAMSE) gegründet. Im Jahr 2013 formulierte das Gremium einen 52 Maßnahmen umfassenden nationalen Aktionsplan, in dessen Rahmen verschiedene Projekte entstanden sind. Eine zentrale Maßnahme war die Errichtung von Zentren für seltene Erkrankungen. Diese werden in drei Stufen unterteilt: *Typ-A-Zentren* sind in der Regel Referenzzentren, die an Universitätskliniken angesiedelt sind, und oftmals als erster Anlaufpunkt für Betroffene mit unklarer Diagnose fungieren. Bei bekannter Diagnose oder dringendem Verdacht auf eine bestimmte seltene Erkrankung bieten die *Typ-B-Zentren*, auch Fachzentren genannt, eine interdisziplinäre und multiprofessionelle Betreuung im ambulanten und stationären Bereich. *Typ-C-Zentren* oder Kooperationszentren sind an Praxen oder Kliniken angesiedelt und bieten eine heimatnahe Versorgung für bestimmte Erkrankungsbilder. Zwischen den verschiedenen Typen besteht eine enge Kooperation. In der Regel werden Betroffene durch Primärversorgende an die Zentren verwiesen.

6.13.2 »Fallstricke« im Zusammenhang mit seltenen Erkrankungen

Eine vollständige Darstellung möglicher Fehler in der Diagnostik und Behandlung seltener Erkrankungen würde nicht nur den Rahmen dieses Kapitels sprengen, sondern ist aufgrund der Vielzahl und Heterogenität verschiedener seltener Erkrankungen grundsätzlich kaum realisierbar. Die Seltenheit geht jedoch über alle seltenen Erkrankungen hinweg mit besonderen Herausforderungen einher. Diese werden im Folgenden ausführlicher erläutert und hierbei exemplarisch einzelne Erkrankungen dargestellt.

Es gibt wenig Wissen über die Erkrankungen

Die geringen Fallzahlen bei der gleichzeitig sehr hohen Anzahl verschiedener seltener Erkrankungen erschweren die Forschung enorm, weshalb es einen systematischen Mangel an Wissen über seltene Erkrankungen gibt. Auch Behandelnde fühlen sich häufig nicht gut über seltene Erkrankungen informiert. So haben in einer Studie mit Primärversorgenden in Deutschland nur rund 12% der Befragten angegeben, sich sicher im Umgang mit Betroffenen seltener Erkrankungen zu fühlen (Druschke et al. 2021). Aufgrund des geringen Wissens über seltene Erkrankungen ist meist eine der größten

Herausforderungen, überhaupt eine korrekte Diagnose zu stellen. Rein statistisch gesehen ist es unwahrscheinlich, dass die Beschwerden, mit denen ein Patient sich vorstellt, auf eine seltene Erkrankung zurückzuführen sind. Oftmals gibt es Erklärungen, die naheliegender sind.

Beispiel akute intermittierende Porphyrie

Die akute intermittierende Porphyrie (Prävalenz 5–10 pro 100 000 Personen) ist eine angeborene Störung der Hämsynthese. Sofern sie symptomatisch auftritt, manifestiert sich die Erkrankung in Form von kolikartigen Bauchschmerzen sowie teilweise auch psychiatrischen oder neurologischen Symptomen. Ein solch akuter Anfall kann durch verschiedene Umwelteinflüsse ausgelöst werden, darunter Stress, Alkohol, Medikamente oder Infektionen. Dass Bauchschmerzen oftmals das erste und manchmal auch einzige Symptom der Erkrankung sind und psychosoziale Faktoren beim Auslösen des Anfalls eine Rolle spielen, birgt die Gefahr von Fehlinterpretationen.

FALLBEISPIEL 1

von Christina Weiler-Normann

Die 18-jährige Kirsti K. aus Helsinki fährt nach dem bestandenen Abitur mit drei Freundinnen nach Hamburg, um die bestandene Prüfung zu feiern. Am Sonntagmorgen finden ihre Freundinnen sie apathisch und schmerzgeplagt vor, sie fahren gemeinsam in die Klinik. Dort fällt neben starken abdominellen Schmerzen (kennt sie so schon aus anderen Stressphasen) insbesondere eine Streckschwäche der linken Hand auf. Die behandelnden Ärzte in der Notaufnahme finden keine Laborauffälligkeiten, eine Sonografie ist unauffällig. Die Streckschwäche der Hand deuten sie als »Parkbankparese« nach übermäßigem Alkoholgenuss am Vorabend. Kirsti geht mit ihren Freundinnen ins Hotel zurück. Am Nachmittag kommt es zu einem generalisierten Krampfanfall – es folgt eine notärztliche Krankenhauseinweisung. Im Rahmen der Therapie fällt dann sehr dunkler Urin auf – und konsekutiv wird nach entsprechender Diagnostik die Diagnose einer akuten intermittierenden Porphyrie gestellt.

Wie schwierig die Diagnosestellung ist, spiegelt sich in den langen Diagnosewegen Betroffener wider, die in vielen Fällen nicht in einer gesicherten Diagnose resultieren. Im Rahmen einer multizentrischen Studie (Rillig et al. 2022) an verschiedenen Zentren für seltene Erkrankungen in Deutschland erhielten nur rund 26 % der Betroffenen nach Abschluss des diagnostischen Prozesses eine geklärte Diagnose. Von diesen waren 60 % seltene Erkrankungen, 23 % häufige körperliche Erkrankungen und 17 % erhielten eine »psychosomatische« Diagnose. Für die restlichen 74 % der Betroffenen blieb die Ursache ihrer komplexen körperlichen Beschwerden unklar.

Betroffene stellen sich häufig mit unspezifischen Symptomen vor

In einer aktuellen Studie am Martin Zeitz Centrum für Seltene Erkrankungen am Universitätsklinikum Hamburg-Eppendorf (UKE) (Mund et al. 2023) äußerten Personen, die sich am Zentrum vorstellen, im Mittel 17 verschiedene Symptome. Die am häufigsten genannten Symptome waren unspezifische Beschwerden wie Schmerz, allgemeine Erschöpfung oder Kurzatmigkeit. Die heterogenen, komplexen und oft unspezifischen Körperbeschwerden erschweren die diagnostische Einordnung.

Beispiel paroxysmale nächtliche Hämoglobinurie (PNH)
Die paroxysmale nächtliche Hämoglobinurie (Prävalenz ca. 16:1000000) ist eine sehr seltene Erkrankung des Blutes, die durch einen erworbenen Gendefekt hervorgerufen wird. Aufgrund einer Störung im Komplementsystem kommt es zu einer Zerstörung vor allem der roten Blutkörperchen. Unbehandelt ist die Krankheit in vielen Fällen tödlich. Zu typischen Symptomen zählen neben einer Anämie eine Reihe eher unspezifischer Symptome wie Erschöpfung, Kurzatmigkeit, Kopf- und Bauchschmerzen.

FALLBEISPIEL 2

von Christina Weiler-Normann

Die 27-jährige Psychologiestudentin Marta P. stellt sich beim Hausarzt mit Abgeschlagenheit, Kopfschmerzen und Belastungsdyspnoe vor. Der aufmerksame Hausarzt diagnostiziert eine Anämie und es erfolgt eine gynäkologische und gastroenterologische Diagnostik ohne wegweisenden Befund. In den Folgewochen stehen starke wiederkehrende Kopfschmerzen im Vordergrund – der Hausarzt empfiehlt eine psychologische Begleitung bei Stressreaktion. Schließlich entwickelt Marta P. in der Statistikvorlesung erhebliches Unwohlsein, thorakale Schmerzen und plötzlich einsetzende Luftnot. Sie verliert das Bewusstsein. Nach notärztlicher Krankenhauseinweisung wird eine fulminante Lungenembolie diagnostiziert. Im weiteren klinischen Work-up erfolgt aufgrund der Blutbildauffälligkeiten eine weitere Diagnostik – es wird die Diagnose einer paroxysmalen nächtlichen Hämoglobinurie gestellt.

Die differenzialdiagnostische Abgrenzung von psychogenen Störungen ist bei seltenen Erkrankungen besonders schwierig

Das diagnostische Konzept der somatischen Belastungsstörung (engl. *Somatic Symptom Disorder*) oder *Bodily Distress Disorder* löste in der ICD-11 (und zuvor im DSM-5) die somatoformen Störungen ab. Zuvor wurden die sog. somatoformen Störungen in der ICD-10 im Sinne einer Ausschlussdiagnostik klassifiziert, also immer dann, wenn keine organische Erklärung für die körperlichen Beschwerden vorlag. Doch kann im Falle einer seltenen Erkrankung der Umstand, dass kein organisches Korrelat gefunden wurde, welches die Beschwerden hinreichend erklärt, daran liegen, dass sie schlichtweg nicht bekannt ist.

Hinzu kommt, dass Menschen mit lange ungeklärten Körpersymptomen oft bestimmte Charakteristika aufweisen, die unabhängig davon auftreten, ob letztlich eine körperliche Ursache für die Körperbeschwerden gefunden werden kann oder nicht. Menschen mit seltenen Erkrankungen durchlaufen, genau wie auch Betroffene von somatoformen Erkrankungen, oftmals einen langen diagnostischen Weg durch verschiedene Fachdisziplinen. In der oben beschriebenen Studie am Martin Zeitz Centrum für Seltene Erkrankungen in Hamburg betrug die durchschnittliche Zeit zwischen Symptombeginn und Zeitpunkt der Vorstellung rund 9 Jahre. Der lange und oft erfolglose Weg durch das Versorgungssystem, der in vielen Fällen nicht zu einer gesicherten Diagnose führt, kann eine große Belastung für Betroffene darstellen. Viele Erkrankte berichten von Frustration, Verunsicherung und Misstrauen gegenüber dem Gesundheitssystem. Viele fühlen sich mit ihren Beschwerden nicht ernst genommen und äußern Sorgen darüber, dass ihre Beschwerden aufgrund des fehlenden diagnostischen Erfolgs als psychisch bedingt »abgestempelt« werden. Es ist denkbar, dass diese Belastungen zu einer Verstärkung der Symptome beitragen und sie immer mehr als »psychisch bedingt« erscheinen lässt.

Die Interpretation körperlicher Beschwerden als psychogen geschieht möglicherweise auch dann eher, wenn Betroffene (zusätzlich) psychische Belastungen aufweisen. Psychische Auffälligkeiten würden dann fälschlicherweise als ursächlich und nicht als komorbid eingestuft werden. Sowohl Personen, die sich neu an Zentren für seltene Erkrankungen vorstellen, als auch Personen mit bereits diagnostizierten seltenen Erkrankungen weisen hohe Raten komorbider psychischer Erkrankungen auf. Für letztere betrug der Prozentsatz für die Lebenszeitdiagnose einer affektiven Störung in einer Meta-Analyse rund 46 %, die Lebenszeitdiagnose einer Angststörung lag bei 44 % (Uhlenbusch et al. 2021). Bei Personen, die sich am Martin Zeitz Centrum für Seltene Erkrankungen am UKE vorstellen, erfüllten im Querschnitt rund 40 % die Kriterien einer depressiven Störung, rund 28 % die einer Angststörung und 45 % einer somatischen Belastungsstörung (Mund et al. 2023). Zwischen somatischen Belastungsstörungen, Depressionen und Angststörungen gibt es zudem eine hohe Überlappung. Die hohe psychische Belastung trägt weiter zur Komplexität dieser Betroffenengruppe bei und erschwert die Abgrenzung von psychogenen Beschwerden zu körperlich bedingten Erkrankungen zusätzlich.

FALLBEISPIEL 3

Der 37-jährige IT-Berater Peter H. stellt sich aufgrund von Abgeschlagenheit, Kopfschmerzen und Zucken der Armmuskulatur beim Hausarzt vor. Laborchemisch ergeben sich keine Auffälligkeiten, die weitere Anamnese ergibt aber eine akute psychosoziale Belastungssituation – es erfolgt eine Überweisung zum Psychotherapeuten sowie eine pharmakologische Behandlung bei depressiver Verstimmung. Trotz intensiver Psychotherapie verbessert sich die Situation im Verlauf nicht – im Gegenteil – es entwickelt sich eine zunehmende körperliche Schwäche. Dies hat zunächst eine psychiatrische Einweisung mit dem Verdacht einer Konversionsstörung zur Folge. Die aufmerksame PJlerin bemerkt bei der klinischen Untersuchung dann eine deutliche Kraftminderung in der Armmuskulatur – daraufhin erfolgt eine neurologische Mitbeurteilung. In der Folge konnte die Diagnose einer Amyotrophen Lateralsklerose gestellt werden.

Eine dualistische Betrachtung ist im Kontext seltener Erkrankungen besonders problematisch

In der Tradition des in den einleitenden Kapiteln dieses Buches ausführlich erläuterten Dualismus ist die Ursache für auf den Körper bezogene Beschwerden *entweder* psychisch *oder* somatisch. Die Einstufung als psychisch bedingt erfolgt hierbei oftmals nicht nach klar definierten Kriterien, sondern im Sinne einer Ausschlussdiagnostik, wenn keine organische Ursache gefunden werden kann. Bei seltenen Erkrankungen ist dies aufgrund des geringen Wissens über viele Erkrankungen viel wahrscheinlicher als bei häufigen Erkrankungen. Insbesondere wenn die Symptome eher unspezifisch sind, wie im →Fallbeispiel 2 oder zusätzlich eine psychosoziale Belastung vorliegt, wie in →Fallbeispiel 3, kann dies leicht dazu verleiten, Symptome fälschlicherweise als psychogen einzuordnen und die somatische Diagnostik zu minimieren oder sogar zu beenden. Dies ist übrigens wahrscheinlicher bei Personen weiblichen Geschlechts (Hamberg 2008, Patrick-Smith & Bull 2024).

Gleichzeitig birgt eine streng dualistische Herangehensweise auch die Gefahr, psychische Beschwerden zu übersehen. In der Logik des Dualismus führt eine somatische Erklärung für die Beschwerden zu der Schlussfolgerung, dass sie nicht psychisch bedingt sind. Wenn die Psyche nicht mehr als ursächlich angesehen wird, kann das dazu verleiten, sie gänzlich außer Acht zu lassen. Betroffene erhalten in diesem Fall zwar (sofern verfügbar) eine adäquate Behandlung für ihre somatische Erkrankung, nicht aber Unterstützung für ihre psychischen Beschwerden. Dies ist vor dem Hintergrund der hohen Wahrscheinlichkeit von psychischer Belastung bei dieser Betroffenengruppe und der damit verbundenen negativen Auswirkungen auf die Lebensqualität sowie auch auf die körperliche Gesundheit enorm problematisch.

FALLBEISPIEL 4

Der 20-jährige Tom P. berichtet seiner Hausärztin von brennenden Schmerzen in Händen und Füßen, starker Abgeschlagenheit und Erschöpfung, Schlafproblemen sowie Appetitlosigkeit. Sie vermutet einen Morbus Fabry und wendet sich an das nächstgelegene Zentrum für seltene Erkrankungen. Die Blutuntersuchung ergibt eine geringe Aktivität des Enzyms α-Galactosidase A. Die anschließende genetische Testung bestätigt die Verdachtsdiagnose. Tom beginnt eine Enzymersatztherapie. Diese schlägt allerdings nicht an wie erwartet. Zwar bessern sich die Schmerzen, aber der Patient berichtet weiterhin von stark eingeschränkter Lebensqualität, insbesondere durch starke Erschöpfungszustände und Schlafstörungen. Im Rahmen eines Forschungsprojekts, an dem er teilnimmt, fällt durch Zufall auf, dass er eine stark ausgeprägte depressive Symptomatik hat. Daraufhin stellt er sich in der Psychosomatik vor. Es wird eine schwere depressive Störung diagnostiziert und er beginnt eine Psychotherapie, woraufhin sich der Gesamtzustand des Patienten deutlich verbessert.

Eine rein dualistische Herangehensweise wird somit der Komplexität vieler Erkrankungen nicht gerecht. Sie scheitert daran, die komplexen Interaktionen zwischen biologischen, psychischen und sozialen Prozessen zu berücksichtigen. Dies kann wiederum zu diagnostischen Fehleinschätzungen führen, sowohl im Hinblick auf körperliche als auch auf psychische Erkrankungen. Für Betroffene geht der Dualismus oftmals mit einer Stigmatisierung einher und die Sorge, dass die körperlichen Beschwerden nicht ernst genommen werden, kann dazu führen, dass psychische Probleme gar nicht erst geäußert werden.

6.13.3 Wie erkennt man seltene Erkrankungen?

Klare objektivierbare Faktoren, mithilfe derer sich leicht schlussfolgern lässt, ob es sich um eine seltene Erkrankung handelt, gibt es nicht. Ein Hinweis kann sein, wenn anhaltende Auffälligkeiten in verschiedenen Organsystemen gleichzeitig bestehen, auch äußere Auffälligkeiten vorliegen oder wenn sich in der Familienanamnese ähnliche Beschwerden zeigen. Internetseiten wie Orpha.net können helfen, sich über bestimmte seltene Erkrankungen zu informieren, auf FindZebra.com erhält man verschiedene mögliche Diagnosen für bestimmte Symptomkonstellationen. Aufgrund der Heterogenität und Komplexität der Beschwerden ist für die Diagnostik seltener Erkrankungen letztlich aber fast immer ein umfassendes Wissen über verschiedene Organsysteme notwendig. Dies kann am besten durch ein hohes Maß an interdisziplinärer Expertise und Zusammenarbeit gewährleistet werden. Zentren für seltene Erkrankungen sind genau zu diesem Zweck als Anlaufstelle geschaffen worden. Oftmals fehlt jedoch unter Behandelnden das Wissen, dass es diese Zentren überhaupt gibt oder wie Kontakt hergestellt werden kann, wie eine Studie im hausärztlichen Setting zeigte (Druschke et al. 2021).

Nicht nur die korrekte Einordnung der körperlichen Beschwerden ist von Bedeutung, sondern auch ein fundiertes psychosomatisches Wissen ist notwendig, um Betroffene adäquat versorgen zu können. Für die Früherkennung psychischer Begleiterkrankungen gibt es zahlreiche validierte Screening-Instrumente, die zusätzlich eingesetzt werden können. Die Diagnostik psychischer Erkrankungen sollte grundsätzlich nicht im Sinne einer Ausschlussdiagnostik erfolgen (»Wir finden keine somatische Erklärung, daher muss es psychisch sein«), sondern immer nach klar definierten Kriterien. Die diagnostische Konzeption der somatischen Belastungsstörung kann in diesem Zusammenhang als deutlicher Fortschritt gesehen werden. Während die Vorgängerdiagnose der somatoformen Störungen nach dem Prinzip der oben beschriebenen Ausschlussdiagnostik vergeben wurde, kann die somatische Belastungsstörung immer dann vergeben werden, wenn zusätzlich zu anhaltenden Körperbeschwerden eine psychische Belastung durch diese vorliegt, völlig unabhängig davon, ob es ein organisches Korrelat für die Körperbeschwerden gibt.

Insgesamt gilt besonders für die seltenen Erkrankungen, dass ein Wandel weg von einer dualistischen Betrachtung und hin zu einer biopsychosozialen Interpretation von Symptomen wünschenswert ist, auch wenn es bei der Diagnostik natürlich auch darum geht, die seltene Krankheit zu entdecken und krankheitsadäquate Hilfsangebote zur Verfügung zu stellen. Denn generell sind die wenigsten Beschwerden rein psychisch oder rein körperlich bedingt, sondern entstehen unter Beteiligung und komplexer Interaktion körperlicher und psychosozialer Prozesse. Wenn wir aufhören, uns als erstes die Frage zu stellen, ob Beschwerden psychisch *oder* körperlich bedingt sind, und stattdessen parallel eine sorgfältige somatische und psychische Diagnostik durchführen, geht dies nicht nur mit weniger möglicher Stigmatisierung für die Betroffenen einher, sondern ermöglicht auch eine umfassendere und adäquatere Versorgung.

Literatur

Druschke D, Krause F, Müller G et al. Potentials and current shortcomings in the cooperation between German centers for rare diseases and primary care physicians: results from the project TRANSLATE-NAMSE. Orphanet J Rare Dis 2021; 16(1): 494.

Hamberg K. Gender bias in medicine. Women's health 2008; 4(3): 237–243.

Mund M, Uhlenbusch N, Rillig F et al. Psychological distress of adult patients consulting a center for rare and undiagnosed diseases: a cross-sectional study. Orphanet J Rare Dis 2023; 18(1): 82.

Patrick-Smith M, Bull S. Medical student perceptions of gender and pain: a systematic review of the literature. BMC Med 2024; 22: 434.

Rillig F, Grüters A, Bäumer T, Hoffmann GF, Choukair D, Berner R et al. The interdisciplinary diagnosis of rare diseases – results of the Translate-NAMSE project. Dtsch Arztebl Int 2022; 119: 469–475.

Uhlenbusch N, Swaydan J, Höller A et al. Affective and anxiety disorders in patients with different rare chronic diseases: a systematic review and meta-analysis. Psychol Med 2021; 51(16): 1–11.

OLIVER FRICKE

6.14 Seltene Erkrankungen bei Kindern und Jugendlichen

6.14.1 Definition

Seltene Erkrankungen treten per definitionem mit einer Prävalenz geringer als 1:2000 nach Definition in Europa auf. Bei seltenen Erkrankungen handelt es sich um eine heterogene Gruppe von Erkrankungen, die in ihrer Ätiologie und Pathophysiologie genetische, aber auch erworbene, wie z. B. immunologisch-entzündliche Ursachen und Mechanismen, haben. Zahlreiche seltene Erkrankungen gehen mit einer Manifestation der Symptome im Bereich des Nervensystems und der Muskulatur einher, sodass eine Abgrenzung von primär psychischen Störungen und anderen häufiger auftretenden Erkrankungen anderer Genese notwendig ist. Diese Notwendigkeit entwickelt sich insbesondere daraus, dass im Zuge des biowissenschaftlichen Fortschritts in der Medizin bereits zahlreiche Therapien zur erfolgreichen Behandlung seltener Erkrankungen bestehen und die Anzahl der therapeutischen Möglichkeiten mit zunehmendem Tempo des Erkennens molekularer Pathomechanismen seltener Ursachen von Erkrankungen, wie z.B. für die Autismus-Spektrum-Störungen (Miyake et al. 2023), stetig zunimmt. Mit der Entwicklung therapeutischer Optionen hat die Fehldiagnose eine für den Patienten tragische Komponente erhalten, da verpasste richtige Diagnosen mögliche therapeutische Optionen für den Patienten (Nia 2014) versäumen lassen.

6.14.2 Diagnostische Strategien

Eine klinische Diagnostik, die sich an einem Konzept der Schulmedizin orientiert, folgt in der Regel den aufeinander aufbauenden Einzelschritten, beginnend mit Anamnese und klinischem Untersuchungsbefund, der im somatischen Teil der Untersuchung einen körperlichen Untersuchungsgang und in der psychiatrischen Diagnostik die Verhaltensbeobachtung und Exploration des Patienten umfasst. Aus den Ergebnissen dieser ersten Schritte ergibt sich die Konstruktion eines klinischen Syndroms und daraus abgeleiteter diagnostischen Hypothesen mit der Entwicklung einer Verdachtsdiagnose und der damit verbundenen Abgrenzung von Differenzialdiagnosen. Nicht selten ermöglicht das klinische Syndrom bereits die Entwicklung einer Diagnose, die mit einer ausreichenden Plausibilität bereits die Symptomatik erklärt, sodass keine weiterführende apparative Diagnostik, Laboruntersuchungen oder auf psychologischen Tests gestützte standardisierte Diagnostik notwendig sind. Wenn eine weiterführende Diagnostik durchgeführt wird, so liegt ihr Sinn in einer Bestätigung der Verdachtsdiagnose bzw. nach Verwerfen dieser in der Bestätigung einer der alternativen Differenzialdiagnosen durch einen passenden Befund in der weiterführenden Diagnostik. Obgleich das oben dargestellte Vorgehen ein etablierter Ansatz im klinischen Alltag ist, werden bei der Diagnostik von somatoformen, funktionellen und dissoziativen Störungen häufig Konzepte der apparativen und laborgestützten Diagnostik im Ausschlussverfahren eingesetzt, um die primär psychogene Ursache psychischer Störungen und ggf. assoziierter körperlicher Symptomatik durch den Ausschluss anderer Erkrankungen als bestätigt anzusehen. Dieses Vorgehen erweist sich aber gerade bei seltenen Erkrankungen mit Manifestationen etwa im ZNS als fatal, da diese Erkrankungen ggf. im Frühstadium häufig keine charakteristischen Befunde in apparativen Verfahren zur Darstellung kommen lassen. Zudem erhält die Präzision des eingesetzten diagnostischen Verfahrens eine besondere Bedeutung, da die Vortestwahrscheinlichkeit von der Präzision des eingesetzten Untersuchungsverfahrens und der Prävalenz der im Fokus stehenden Erkrankung abhängig ist und letztere nach der Definition einer seltenen Erkrankung niedrig ist. Die *Präzision einer Untersuchung* ist vom Ziel des diagnostischen Verfahrens abhängig, und da dieses bei der Ausschlussdiagnostik nicht bekannt ist, entspricht es dem Zufall, ob ein eingesetztes Verfahren im Rahmen einer Ausschlussdiagnostik eine seltene Erkrankung ausreichend präzise erkennen lässt. Aus diesen Überlegungen heraus ist es ratsam, dass der Untersuchungsgang auch bei somatoformen, funktionellen und dissoziativen Störungen hypothesengestützt erfolgt und die Entwicklung der Verdachts- und Differenzialdiagnosen sich auch an Charakteristika seltener Erkrankungen mit Manifestation am Nervensystem im Kindes- und Jugendalter orientiert. Die Kenntnisse von typischen Leitsymptomen, die sich ggf. methodisch präzise in der Diagnostik darstellen lassen, und insbesondere das Nachvollziehen der typischen Entwicklungstrajektorien, der Veränderung spezifischer Eigenschaften des Individuums über den Verlauf der Entwicklung, können die Vortestwahrscheinlichkeit in der Diagnostik seltener Erkrankungen erhöhen.

Exemplarisch soll dies anhand von diagnostischen Überlegungen in der Differenzialdiagnose einer Aufmerksamkeitsstörung, die eher ein wenig spezifisches kognitives Symptom im Schulkindesalter darstellt, nachvollzogen werden. Der Einbezug von Kenntnissen zu typischen Entwicklungsverläufen der im Kindesalter eher häufigeren Syndrome mit dem Leitsymptom einer Aufmerksamkeitsstörung (ADS), wie z. B. die Aufmerksamkeitsdefizit-/Hyperaktivitätsstörung (ADHS), kann helfen, häufigere Syndrome in den differenzialdiagnostischen Überlegungen als eher unwahrscheinlich zur Erklärung der Symptomatik anzusehen, wenn die aus der Entwicklung zu entnehmenden Daten dies als nicht schlüssig erscheinen lassen.

6.14.3 Klinische Beispiele

FALLBEISPIEL 1

Ein 12 Jahre altes Mädchen wird in einer entwicklungsneurologischen Sprechstunde vorgestellt. Sie besucht die 6. Klasse eines Gymnasiums. Es wird von einer altersgemäßen Entwicklung bis zum Beginn der weiterführenden Schule berichtet. Die Sprechstunde erfolgte aufgrund zunehmender Schwierigkeiten in den Schulleistungen und einem sozialen Rückzug. In der psychologischen Leistungsdiagnostik zeigte sich ein unterdurchschnittlicher IQ mit relativen Schwächen im Arbeitsgedächtnis und der Verarbeitungsgeschwindigkeit. Unter der Vorstellung einer ADHS vom primär unaufmerksamen Typ (ADS) wurde eine Therapie mit Methylphenidat begonnen, worunter es zunächst zu einer diskreten Stabilisierung der Schulleistungen kam. Nach 2 Jahren wurde erneut eine Leistungsdiagnostik im Rahmen der Sprechstunde durchgeführt und dabei ein weiterer Abfall der kognitiven Leistungen nachgewiesen. Unter der Vorstellung einer neurodegenerativen Erkrankung wurden eine bildgebende Diagnostik mit cMRT und konsekutiv biochemische und genetische Untersuchungen durchgeführt, welche die Verdachtsdiagnose auf das Vorliegen einer metachromatischen Leukodystrophie im cMRT bestätigten.

Kritische Würdigung des diagnostischen Untersuchungsgangs Die überwiegende Mehrzahl der Kinder- und Jugendlichen mit einer ADHS zeigen bereits Entwicklungsauffälligkeiten, wie z. B. Varianten der statomotorischen Entwicklung und Regulationsstörungen im 1. Lebensjahr sowie hyperkinetisch-impulsive Wesenszüge mit deutlicherer Ausprägung als bei Gleichaltrigen im Vorschulalter. Nicht selten sind die typischen Komorbiditäten wie Insomnien, inkonsequent phonologische Sprachentwicklungsstörungen und umschriebene Entwicklungsstörungen der motorischen Funktionen (Grobmotorik) oder in der schulischen Entwicklung (Lese- und/oder Rechtschreibstörung) zu finden. Auch wenn der testpsychologische Untersuchungsbefund in der psychologischen Leistungsdiagnostik mit einer Aufmerksamkeitsstörung vereinbar war, stellte sich der Verlauf auf der Entwicklungstrajektorie mit dem Auftreten der Symptomatik in der Präadoleszenz als untypisch dar und hätte durchaus eine weiterführende differenzialdiagnostische Aufarbeitung anderer Ursachen als ADHS zur Begründung der Symptomatik rechtfertigen können. Die Abweichung der Entwicklung der Patientin von der typischen Entwicklungstrajektorie einer Patientin mit ADHS im Jugendalter hätte bereits zum Zeitpunkt der primären Diagnostik den Verdacht auf eine andere Erkrankung als ADHS für die Ursache der Aufmerksamkeitsstörung lenken können.

FALLBEISPIEL 2

Vorstellung eines jüngeren männlichen Jugendlichen in der neuropädiatrischen Sprechstunde wegen einer zunehmenden Gangunsicherheit. Bereits im 2. Lebensjahr »tollpatschiges Bewegungsmuster« ohne mittelfristige Progredienz der Symptomatik. Aufgrund eines Zitterns (Tremor?) im Kleinkindalter Vorstellung in einem Sozialpädiatrischen Zentrum und einer kinderneurologischen Sprechstunde einer Universitätsklinik. Die im Weiteren durchgeführte Diagnostik (u. a. cMRT und Liquordiagnostik) blieb ohne einen pathologischen Befund. Ein Therapieversuch mit Lamotrigin unter der Vorstellung einer symptomatischen Therapie war ohne durchschlagende Wirkung auf die Auffälligkeiten in der Motorik. In der 2. Klasse wurde bei einer Blutuntersuchung als Zufallsbefund eine dezente Erhöhung der Transaminasen GOT und GPT festgestellt. Es erfolgte eine Vorstellung in einer Sprechstunde für Kindergastroenterologie (Bewegungsstörung wurde nicht thematisiert), die ohne Aufklärung der Ursache der Transaminasenerhöhung blieb. In der Grundschule treten im Verlauf Schulprobleme wegen Konzentrationsarmut und geringer Merkfähigkeit auf. Es zeigt sich eine hohe Persistenz bei Tätigkeiten, keine hyperkinetische Symptomatik und sehr gute Handfeinmotorik (Bauen mit Lego). Nun kommt es zu zunehmenden Verhaltensauffälligkeiten mit dem Auftreten von Wutanfällen, insbesondere bei Frustrationserlebnissen. Eine aus diesem Grund durchgeführte Vorstellung in einer Sprechstunde für Kinder- und Jugendpsychiatrie führte, unter der Vorstellung einer Aufmerksamkeitsdefizit-/Hyperaktivitätsstörung, zum Beginn einer Therapie mit Methylphenidat, welche ohne einen durchschlagenden Erfolg auf die Symptomatik blieb. Die zunehmende Gangataxie führte dann zu einer erneuten Vorstellung in einer neuropädiatrischen Sprechstunde. Aufgrund der bereits relativ breit durchgeführten Vordiagnostik wurde eine genetische Diagnostik (Trio-Exom-Sequenzierung) durchgeführt, die einen Befund ergab, der mit einer Erkrankung in der Prozessierung intrazellulären Cholesterins vereinbar war (Morbus Niemann-Pick Typ C). Eine im Anschluss nochmals durchgeführte klinische Untersuchung konnte nun eine supranukleäre vertikale Blickparese darstellen, welche in Kombination mit der oben beschriebenen Klinik ein pathognomonischer Befund für diese Erkrankung ist und ggf. schon in der Diagnostik vor der breit angelegten genetischen Diagnostik einen konkreten Verdacht auf den Morbus Niemann-Pick Typ C (NPC) als Ursache der Symptomatik gelenkt hätte.

Kritische Würdigung des diagnostischen Untersuchungsgangs Auch in der Kinder- und Jugendmedizin ist nicht unüblich, dass in die Diagnostik organspezifisch arbeitender Spezialisten die Befunde aus der Diagnostik anderer Organsysteme a priori nicht zwangsläufig einbezogen werden bzw. ihnen diese nicht zur Verfügung stehen und damit eine Vernetzung der Symptome unterschiedlicher Organsysteme in die Konstruktion eines Syndroms unter Einbezug unterschiedlicher Organe unterbleibt. Seltene Erkrankungen sind häufig Systemerkrankungen und damit anfällig dafür, dass sie übersehen werden, wenn Einzelbefunde unterschiedlicher Organe nicht in einer übergeordneten Perspektive in den differenzialdiagnostischen Untersuchungsgang einbezogen werden, zumal wenn keine Ursachen für einen oder mehrere Befunde in der vorausgehenden Diagnostik gefunden werden konnten. Die Kenntnis über eine nicht in der Ursache aufgeklärte Ataxie zum Zeitpunkt der differenzialdiagnostischen Überlegungen zur Erklärung erhöhter Transaminasen hätte ggf. zu differenzialdiagnostischen Überlegungen geführt, die ein früheres Erkennen der zugrunde liegenden genetische bedingten Stoffwechselerkrankung möglich gemacht hätte und damit eine frühere Einleitung der spezifischen Therapie, in diesem o. g. Fall mit einem Iminozucker (Miglustat), hätte gewährleisten können.

6.14.4 Diagnostische Präzision als Schlüssel zur gelungenen Differenzialdiagnostik

Häufig führt ein aktuell im Alltag relevantes Symptom Eltern mit ihrem Kind in eine medizinische Sprechstunde. Wie bereits oben in zwei Beispielen zur Differenzialdiagnostik dargestellt, sind es nicht selten Symptome für das Lebensalter typischer Erkrankungen, wie z. B. Aufmerksamkeitsstörungen, hinter denen sich seltene Erkrankungen verbergen können. Der Abgleich der aus dem aktuell relevanten Symptom abgeleiteten wahrscheinlichen Diagnose mit dem für sie typischen Entwicklungsgang kann dabei die Präzision der Diagnostik entscheidend erhöhen und vor Fehldiagnosen schützen.

MERKE
Stellt sich die Verdachtsdiagnose aufgrund eines klinischen Syndroms nicht passend zum Entwicklungsverlauf beim Patienten dar, sollte differenzialdiagnostisch an eine seltene Erkrankung gedacht werden.

Zum anderen treten bei seltenen Erkrankungen häufig pathognomonische Befunde auf, die aber ggf. nur mit einer präzisen Diagnostik zu erkennen sind. Beispielhaft wurde das Auftreten einer supranukleären vertikalen Blickparese bei Morbus Niemann-Pick Typ C (NPC) genannt, welche nahezu alle Patienten im Verlauf der Erkrankung entwickeln. Aus der Erfahrung heraus ist das Erkennen dieser Blickstörung prima vista selbst für geübte Neurologen nicht einfach. Das Einführen von Screening-Instrumenten zum automatisierten Erkennen dieser Symptomatik in Spezialsprechstunden für bestimmte Erkrankungen, wie z. B. automatisierte Diagnostik der Augenmotilität in ADHS-Ambulanzen, könnte den differenzialdiagnostischen Untersuchungsgang für das Erkennen einer seltenen Erkrankung, wie z. B. NPC, technisch erheblich unterstützen und damit präziser und sicherer machen.

MERKE
Treten für eine seltene Erkrankung, die in ihrer Symptomatik von einer häufiger auftretenden Erkrankung mit ähnlicher Symptomatik abzugrenzen ist, pathognomonische Befund auf, so können diese ggf. mit einem apparativ unterstützen Screening im Untersuchungsgang aufgrund der höheren Präzision der Diagnostik sicherer erkannt werden.

6.14.5 Zusammenfassung

Seltene Erkrankungen bei Kindern und Jugendlichen sind aufgrund ihrer per definitionem niedrigen Prävalenz als einzelne diagnostische Entitäten selten im klinischen Alltag anzutreffen, aber in ihrer Summe eine relevante Ursache zur Erklärung einer psychischen Symptomatik. Nicht der Untersuchungsgang einer Ausschlussdiagnostik, sondern die Präzision einer auf Hypothesen gestützten Differenzialdiagnostik ist entscheidend für den diagnostischen Erfolg, eine seltene Erkrankung in der Abklärung einer Symptomatik erkennen zu können. Der Vergleich des für eine Erkrankung typischen zeitlichen Entwicklungspfades mit dem individuellen Entwicklungsverlauf kann dabei einen entscheidenden Anhalt geben, ob die Verdachtsdiagnose durch eine hohe Vortestwahrscheinlichkeit im weiteren diagnostischen Untersuchungsgang oder klinischen Verlauf voraussichtlich bestätigt werden wird. Gegebenenfalls können im Screening eingesetzte standardisierte und ggf. apparativ gestützte Verfahren pathognomonische Befunde für einzelne seltene Erkrankungen erkennen lassen und damit die Präzision der Diagnostik weiter verbessern.

Literatur

Miyake N, Tsurusaki Y, Fukai R et al. Molecular diagnosis of 405 individuals with autism spectrum disorder. Eur J Hum Genet 2023.
Nia S. Psychiatric signs and symptoms in treatable inborn errors of metabolism. J Neurol 2014; 261 Suppl 2(Suppl 2): S559–568.

MATTHIAS JANNECK

6.15 Sphinxen der Diagnostik

6.15.1 Morbus Whipple

Definition

Der Morbus Whipple ist eine sehr seltene chronische Infektionserkrankung durch das Bakterium *Tropheryma whipplei.* Es handelt sich um ein ubiquitär vorkommendes Bakterium, das den menschlichen Darm besiedeln kann, auch ohne dass es zu Erkrankungszeichen kommt. Arbeiter, die mit Abwässern zu tun haben, sind z. B. zu ca. 20 % besiedelt.

Unklar ist, welche Faktoren zu einer manifesten Erkrankung führen, eine Immunschwäche begünstigt in jedem Fall die Erkrankung. Die Erreger dringen wohl zunächst in die Darmschleimhaut, dann in verschiedene Organe ein und führen erst sehr spät zu einer schwachen Entzündungsreaktion und mannigfaltigen Allgemein- und Organsymptomen. Der Krankheitsverlauf geht in der Regel über Jahre, multiple Fehldiagnosen sind die Regel.

Erste Anzeichen

Typische Erstmanifestation sind wandernde Gelenkschmerzen der großen Gelenke, die den anderen Symptomen um Jahre vorausgehen können. Im Verlauf treten meist Durchfälle und ein progressiver Gewichtsverlust auf.

Somatische Symptome

Das Spektrum der somatischen Symptome ist sehr breit. Neben Gelenkbeschwerden und wässriger Diarrhoe beklagen die Patienten kolikartige Bauchschmerzen, Müdigkeit und Abgeschlagenheit, teilweise bedingt durch Anämie und Mangelernährung. Gefürchtete Komplikationen sind Endokarditis und eine ZNS-Beteiligung, im Vordergrund stehen hier Gedächtnisstörungen und eine progressive demenzielle Entwicklung.

Psychische Symptome

Neben der direkten ZNS-Beteiligung mit demenzieller Entwicklung ist der jahrelange, verzehrende Krankheitsverlauf mit zahllosen Arztbesuchen und meist auch Krankenhausaufenthalten für die Patienten extrem belastend. Müdigkeit, reaktive Depressionen, Suizidgedanken und Selbstzweifel bezüglich der somatischen Ursache der Beschwerden sind die Folge.

Diagnostik

Nach Ausschluss häufigerer Ursachen sollte die Diagnose bei Patienten erwogen werden, die das Muster Arthralgien, Gewichtsverlust, Durchfall und Bauchschmerzen zeigen.

Die Diagnose wird gestellt durch einen biotischen Nachweis von *Tropheryma whipplei* (Histologie, PCR) im Gewebe, in der Regel zunächst durch eine tiefe Duodenalbiopsie. Gegebenenfalls muss eine Probeentnahme auch aus anderen betroffenen Geweben (Synovia, Liquor, Lymphknoten) erfolgen. Möglicherweise ist eine PCR aus dem Urin ein wertvoller diagnostischer Test.

»Fallstricke« der somatischen Diagnostik

Eine negative Duodenalbiopsie macht die Erkrankung zwar unwahrscheinlich, ist aber bei weiter bestehendem klinischen Verdacht kein Ausschlusskriterium.

Warum kann man das Krankheitsbild leicht übersehen?

Eine verzögerte Diagnose ist beim Morbus Whipple durch die unspezifischen Symptome die Regel. Meist werden zunächst Malignome, andere gastrointestinale Erkrankungen oder rheumatische Erkrankungen, insbesondere eine seronegative Rheumatische Arthritis, vermutet. Eine in letzterer Indikation eingeleitete immunsuppressive Therapie kann hier das Krankheitsbild verschlimmern.

FALLBEISPIEL

Ein 65-jähriger Hobbymusiker leidet unter zunehmender Abgeschlagenheit und Schwäche. Belastend sind besonders wandernde Gelenkschmerzen. Immer wieder sind die Entzündungswerte erhöht, ohne dass eine Diagnose gefunden wird oder Antibiotika eine durchgreifende Besserung zeigen. Aufenthalte in Universitätskliniken bleiben ohne befriedigendes Ergebnis.

Unter der Verdachtsdiagnose einer seronegativen Rheumatoiden Arthritis wird eine immunsuppressive Therapie mit Steroiden, Methotrexat und im Verlauf mit TNF-Blockern eingeleitet, die die Symptome nur kurzfristig bessert. Zudem fällt dem Umfeld eine demenzielle Entwicklung auf. Der Patient nimmt massiv an Gewicht ab und zieht sich aus dem gesellschaftlichen Leben komplett zurück. Erst in einem präfinalen Stadium wird eher durch Zufall aus einer Nierenbiopsie die Diagnose eines Morbus Whipple gestellt. Eine 12-monatige Antibiotikatherapie führt dann zu einer fast vollständigen Restitution.

Therapeutische Optionen

Die Therapie besteht zunächst in einer intravenösen Antibiotikatherapie, z. B. Ceftriaxon i. v. über 2 Wochen, gefolgt von einer oralen Therapie mit Cotrimoxazol über ca. 1 Jahr.

6.15.2 Chronische Hyponatriämie

Definition

Die Hyponatriämie ist die häufigste Elektrolytstörung. Sie ist primär nicht gleichzusetzen mit einem Mangel an Natrium, sondern reflektiert einen Überschuss von Wasser im Verhältnis zu Natrium, also eine Störung der Osmoregulation. Neben akuten Formen im Rahmen von passageren Erkrankungen sind chronische Hyponatriämien häufig, insbesondere bei älteren und multimorbiden Patienten. Die Einteilung erfolgt zunächst nach dem Volumenstatus in eine euvoläme, hypovoläme oder hypervoläme Form (letztere mit Ödemen). Die Ursachen sind vielfältig. Meist liegt eine gestörte Sekretion des Antidiuretischen Hormons (ADH) mit Rückresorption von freiem Wasser vor, entweder als physiologische Antwort auf einen niedrigen Blutdruck, durch Medikamenteneffekte oder durch eine bedarfsunabhängige Produktion von ADH durch einen Tumor oder nach Erkrankungen des ZNS (Syndrom der inadäquaten ADH-Sekretion, SIADH). Zudem können Hypophysen- und Nebennierenerkrankungen, z. B. ein Morbus Addison, mit einer Hyponatriämie einhergehen.

Erste Anzeichen

Typische Frühzeichen sind Sehstörungen, Schwindel, Gangunsicherheit und Synkopen.

Somatische Symptome

Das Spektrum der somatischen Symptome ist sehr breit. Unterschieden werden muss zwischen den Symptomen der Hyponatriämie selbst und den Symptomen der zugrunde liegenden Erkrankung (z. B. Herzinsuffizienz oder Hirntumor). Neben o. g. Frühsymptomen tritt insbesondere bei älteren Patienten ein zunehmender Verlust der Selbstständigkeit auf. Der Knochenstoffwechsel wird ungünstig beeinflusst, sodass gerade im Zusammenhang mit der Sturzneigung Frakturen häufig sind.

Psychische Symptome

Die Patienten leiden unter Vergesslichkeit, Gangunsicherheit, Müdigkeit, Antriebsminderung und Schlafstörungen. Die Unselbstständigkeit im Alltag und die Angst vor Pflegebedürftigkeit können reaktive Depressionen auslösen. Gerade bei älteren Menschen ist eine Verwechslung mit einer demenziellen Entwicklung und einer Depression möglich.

Diagnostik

Die Diagnostik ist teils komplex. Zunächst sollten typische Medikamente abgesetzt bzw. umgesetzt werden. Häufigster Auslöser ist das Diuretikum Hydrochlorothiazid, gefolgt von Antidepressiva vom SSRI-Typ und Antiepileptika (z.B. Carbamazepin). Zudem können alle Zustände mit niedrigem Blutdruck eine Neigung zur Hyponatriämie begünstigen (Volumenmangel, Herzinsuffizienz, Leberzirrhose). Patienten mit auffälligem Trinkverhalten (primäre Polydipsie) können anamnestisch und an einer sehr großen Menge unkonzentrierten Urins (Urinstix/Osmolarität) erkannt werden.

Vor allem bei Rauchern sollte eine Suche nach einem Bronchialkarzinom als Quelle einer paraneoplastischen ADH-Sekretion erfolgen. Essenziell ist zudem die Bestimmung des Kortisols, um eine Nebenniereninsuffizienz nicht zu übersehen. Findet sich hier keine Ursache, kann eine MRT des Gehirns und speziell der Hypophyse erfolgen, um hier z.B. ein Hypophysenadenom zu erkennen.

»Fallstricke« der somatischen Diagnostik

Die somatische Diagnostik ist komplex und nur mit einer genauen Anamnese und klinischen Untersuchung aussagekräftig. Häufig werden aus einzelnen Laborwerten, z.B. Natrium im Urin, voreilige Schlüsse gezogen. Auch ist das Syndrom der inadäquaten ADH-Sekretion (SIADH) noch keine Diagnose, sondern sollte eine weitere Abklärung (Tumor? ACTH-Mangel? etc.) nach sich ziehen.

Warum kann man das Krankheitsbild leicht übersehen?

Eine Hyponatriämie wird im Routinelabor zwar häufig registriert, aber die Verbindung zu somatischen und psychischen Erkrankungen nicht hergestellt. Fehldiagnosen und -therapien wie »chronischer Salzmangel« und die Verordnung von Salztabletten verhindern eine effektive Diagnostik.

FALLBEISPIEL

Eine rüstige ältere Dame wird immer vergesslicher und gangunsicherer. Das Lösen von Kreuzworträtseln ist plötzlich unmöglich. Die Kinder der Patientin bemühen sich um einen Platz im Pflegeheim, nachdem der Hausarzt außer einem »Natriummangel« keine ernsthafte Erkrankung feststellen konnte und die Gabe von Salztabletten ohne Effekt blieb. Eine demenzielle Entwicklung wird postuliert. Der Natriumwert liegt chronisch bei ca. 125–128 mmol/l. Erst nach einem Sturz mit Hüftfraktur wird im Zuge eines Krankenhausaufenthalts die Diagnose eines idiopathischen SIADH gestellt und die Patientin mit Tolvaptan (ADH-Rezeptor-Blocker) behandelt. Hierauf bessert sich über einige Wochen der Zustand bis zur völligen Wiedererlangung der Selbstständigkeit.

Therapeutische Optionen

Die Therapie der Hyponatriämie richtet sich nach den vielfältigen Ursachen. Grundpfeiler ist die kritische Durchsicht der Medikation und das Absetzen potenziell auslösender Medikamente (s. oben). Eine eventuelle Tumorerkrankung muss erkannt und therapiert werden. Eine Nebenniereninsuffizienz verlangt die sofortige Gabe von Kortisol. Das SIADH wird zunächst mit einer Trinkmengenrestriktion behandelt, bei schwerer Hyponatriämie können Tolvaptan (Vasopressin-Rezeptor-Antagonist) oder Harnstoff (osmotisches Diuretikum) gegeben werden, um den Überschuss an freiem Wasser auszuscheiden.

6.15.3 Takayasu-Arteriitis

Definition

Die Takayasu-Arteriitis ist eine seltene Großgefäßvaskulitis unbekannter Ätiologie. Ganz überwiegend sind Mädchen und Frauen im Alter zwischen 10 und 40 Jahren betroffen. Die Erkrankung manifestiert sich definitionsgemäß an der Aorta und ihren primären Ästen, zunächst meist im Bereich der Aa. subclaviae beidseits. Durch Infiltration der Gefäßwand mit Entzündungszellen kommt es zu Gefäßverengungen, aneurysmatischen Erweiterungen und auch Verschlüssen sowie zu einer systemischen Entzündungsreaktion. Im Krankheitsverlauf kann eine Vielzahl von großen Arterien betroffen sein, die abdominale Aorta und ihre Äste sind in ca. 50 % entzündlich verändert.

Erste Anzeichen

Die Erkrankung beginnt mit Müdigkeit, Gewichtsverlust und leichtem Fieber. Typisch erfolgen in dieser Phase mehrfache erfolglose antibiotische Behandlungen.

Somatische Symptome

Die Symptome betreffen neben der allgemeinen Entzündungsreaktion die Versorgungsgebiete der betroffenen Gefäße. Bei Befall der A. subclavia kommt es zu kühlen Extremitäten, Spontanschmerzen oder Schmerzen bei Belastung (Claudicatio). In einigen Fällen kommt es zur Strömungsumkehr in der A. vertebralis mit Schwindel, Synkopen und komplexen neurologischen Ausfällen. Bei Befall der Bauchaorta mit ihren Ästen können nahrungsabhängige Bauchschmerzen (Angina abdominalis) und andere gastrointestinale Symptome auftreten. Daneben können die A. carotis, die Beinarterien, die Koronararterien und die Pulmonalarterien mit entsprechenden Symptomen befallen sein. Zudem treten bei etwa der Hälfte der Patienten Gelenk- und Muskelschmerzen auf.

Psychische Symptome

Primär bewirkt die Erkrankung psychisch nur ein Fatigue-Syndrom. Zudem können durch den Befall der hirnversorgenden Arterien eine Vielzahl von neuro-psychiatrischen Symptomen ausgelöst werden. Die häufigen Fehldiagnosen und der jahrelange Verlauf können zu einer reaktiven Depression führen.

Diagnostik

Die Diagnose sollte erwogen werden bei Patienten mit persistierender Entzündungsreaktion (Blutsenkung, C-reaktives Protein) trotz mehrfacher Antibiotikatherapie und nach Ausschluss anderer Ursachen, wie z. B. Endokarditis, Tuberkulose, Lymphom und andere inflammatorische Autoimmunerkrankungen. Die Gefäßveränderungen sind entweder Zufallsbefund in einer Bildgebung (CT, MRT) oder müssen bei Symptomen oder Verdacht aktiv gesucht werden durch eine sehr genaue körperliche Untersuchung, angiografische Darstellung, MRT oder PET/CT. Ein bioptischer Nachweis ist in der Regel nicht möglich.

»Fallstricke« der somatischen Diagnostik

Großgefäßvaskulitiden entgehen meist der konventionellen Diagnostik (Röntgen, Sonografie). Zudem wird die Entzündungsreaktion (erhöhtes CRP) häufig mit einer (bakteriellen) Infektion gleichgesetzt und mehrfache Antibiotikatherapien erfolgen. Ein spezifischer Antikörpernachweis wie bei Kollagenosen und einigen Kleingefäßvaskulitiden ist nicht verfügbar.

Warum kann man das Krankheitsbild leicht übersehen?

Durch die Vielzahl von möglichen betroffenen Gefäßen und den teils jahrelangen Verlauf können verschiedenste Fehldiagnosen gestellt werden (Fibromyalgie, Anorexie, seronegative Rheumatoide Arthritis, Depression). Da zunächst kein spezifischer Test möglich ist, gelten die Patienten zu früh als »ausdiagnostiziert«.

FALLBEISPIEL

Ein 13-jähriges Mädchen entwickelt Bauchschmerzen nach jeder Nahrungsaufnahme und nimmt immer weiter an Gewicht ab. Eine chronisch-entzündliche Darmerkrankung wird bei erhöhten Entzündungszeichen in einer Uniklinik ausgeschlossen. Die Symptome persistieren und es erfolgt zweimalig der Versuch einer Einweisung in die Psychosomatik bei Verdacht auf Anorexia nervosa. Die Patientin lehnt dies jeweils mit dem Hinweis auf den somatischen Charakter ihrer Beschwerden ab. Eher durch Zufall wird eine Erweiterung der aszendierenden Aorta gefunden und die Fehldiagnose eines Marfan-Syndroms gestellt. Im Verlauf wird dann eine operative Raffung der Aorta nötig, aus dem Gefäßresektat wird nach 5 Jahren die Diagnose Takayasu-Arteriitis gestellt. Das über die gesamte Zeit in allen Blutabnahmen erhöhte CRP wurde nie ausreichend gewürdigt.

Therapeutische Optionen

Die Therapie besteht im Wesentlichen aus zunächst hochdosierten Steroiden, die im Verlauf über Wochen reduziert werden und bei hohem Steroidbedarf oder Nebenwirkungen ggf. durch andere Immunsuppressiva ergänzt werden.

HANNO SCHERF

6.16 Ausgewählte Krankengeschichten

6.16.1 Angstkrankheit, Depression, Schmerzkrankheit, Burn-out, Hypochondrie oder?

In meiner Praxis berichtet der 49-jährige drahtige Patient, Exportkaufmann, von Depressionen seit 4 Jahren. Er hätte 10–12 Stunden täglich gearbeitet. Ständig hätte er gefroren, in Nicaragua bei 40 °C, bei halbstündigem Training auf dem Ergometer. Schulterschmerzen seien aufgetreten. Seine behandelnden Ärzte hätten alles auf die Psyche zurückgeführt. Er hätte sich als Hypochonder oder Spinner abgestempelt gefühlt. Eine Kur wegen Burn-outs wurde bewilligt. Dort trieb er übermäßig Sport.

Es traten zunehmend Muskelschmerzen im ganzen Körper auf. Zuletzt mochte er nicht mehr aufstehen, »da mein Körper schmerzte und wie gelähmt war«. »Für mich begannen die Hölle und ein Ärztemarathon, vor jeder Nacht hatte ich Angst vor den Schmerzen im ganzen Körper«.

Auf mich war er über das Magazin »STERN« gestoßen. Dort hatte ich in der Rubrik »Die Diagnose« meine Kasuistik einer diagnostizierten und geheilten Muskelsarkoidose publiziert.

Berichte über Voruntersuchungen brachte er mit. Der Arztbrief von einem Rheumatologikum beschreibt die Anamnese des Privatpatienten so: 4 Monate bestünden progredient nach vermehrt sportlicher Belastung im Rahmen einer Rehabilitationsmaßnahme bei Burn-out-Schmerzen im Oberschenkel- und Schulterbereich. Breitest gefächerte Labordiagnostik ergibt Normalbefunde.

Für eine entzündlich-rheumatische Erkrankung wird kein ausreichender Anhalt gefunden.

Vorstellung in einem Universitätsklinikum erfolgte 2 Wochen später. Der Arztbrief spricht von seronegativer Arthritis unklarer Genese. Kein Anhalt auf stattgehabte Dengue- oder Chikungunya-Infektion. (2 Jahre zuvor war der Patient wiederholt in mehreren Staaten Mittelamerikas). Erwähnt werden Schmerzen im Oberschenkelbereich und in den Schultern. Hochheben der Arme sei nur schwierig möglich, internistisch-rheumatologische Weiterbetreuung indiziert.

Die innere Abteilung eines Kreiskrankenhauses fasst zusammen: Ganzkörperschmerz, stattgehabter Burn-out, Impingementsyndrom der Schultern nach exzessiver körperlicher Belastung. Ausschluss von Polymyalgia rheumatica und Fibromyalgie. Medikamentennebenwirkung nach Einnahme von Metamizol und Tramadol. Es wird weiter erwähnt Übelkeit, starkes Schwitzen, Schwindel und neu aufgetretene schmerzhafte Schwellung des Knöchels links. Die MRT des Neurocraniums und der HWS zum Ausschluss einer Nervenerkrankung ohne Taubheitsgefühl oder Dysästhesie beschreibt degenerative Bandscheibenveränderungen.

Ich überflog die Befunde beim Redeschwall des Patienten, der durch dramatisch geschilderte Schmerzen und Angst wie unter Strom stand. Chronifizierter Schmerz, Hypochondrie, Depression, Überforderung oder Burn-out konnten vorliegen. Ich fühlte mich als Internist nicht zuständig, forderte ihn nur auf, einmal schnell in die Hocke zu gehen und zügig den Pullover über den Kopf zu ziehen. Er tat das verlangsamt, die Bewegung schmerzte offensichtlich. Ich sagte daraufhin, nur eine Erkrankung könnte ich mir vorstellen, die Sonderform einer Polymyalgia rheumatica ohne Erhöhung von BSG oder CRP. Er solle versuchsweise 3 Tage hoch dosiert Kortison nehmen und telefonisch vom Verlauf berichten. Würden die Schmerzen binnen Stunden verschwinden, wäre das Rätsel gelöst, läge diese Krankheit vor und erfordere Behandlung mit Steroiden in langfristig zu reduzierender Dosis.

»Das war der Hammer, nach 4 Stunden war ich schmerzfrei, kann mich wieder normal bewegen«, so sein Satz beim Rückruf. Es lagen weder Angst-, chronifizierte Schmerzkrankheit, Depression, Überforderung, Hypochondrie noch Burn-out vor, sondern die gut zu behandelnde Sonderform einer Polymyalgia rheumatica, woran die Voruntersucher nicht gedacht hatten, ja sie z.T. explizit ausgeschlossen hatten, da keine Erhöhung von BSG und CRP vorlag.

6.16.2 Psychogenes Erbrechen?

Ein 19-jähriger schmächtiger Mann wurde mir als Konsiliar auf einer urologischen Abteilung vorgestellt. Pathologischer Befund war erhöhtes Kreatinin (1,4 mg/dl) und Hypotonie.

Aus der Anamnese stellt sich sein Problem so dar: Er wollte Berufssoldat werden, wurde aber als untergewichtiger Astheniker für nicht tauglich befunden, ausgemustert.

Er arbeitete frustriert im Großraumbüro, fühlte sich als abgewiesener Berufssoldat und Schwächling gehänselt. Nach Büroschluss musste er sich immer zu Hause übergeben, nicht am Wochenende.

Ein psychosomatisches Leiden, lehrbuchmäßig? Sagt man nicht treffend: »Es ist zum Kotzen.«?

Mit dieser Diagnose stellte ich den Patienten Studenten vor. Beiläufig erwähnte ich, dass Nebennierenrindeninsuffizienz seltene Ursache für rezidivierendes Erbrechen ist. Mehr aus didaktischen Gründen führte ich den ACTH-Kurztest durch.

Zur Überraschung war der Plasmakortisolspiegel kaum messbar.

Idiopathische Nebennierenrindeninsuffizienz oder Autoimmunadrenalitis lag vor. Sie ist häufigste Ursache des Morbus Addison. Sie war Ursache der Kreatininerhöhung und des abendlichen Erbrechens. Die beschränkten Nebennierenrinden-Hormonreserven reichten für den verminderten Bedarf bei relativer Ruhe am Wochenende aus, nicht jedoch im Alltagsstress.

Stresshormon fehlte bei Mehrbedarf, abendliches Erbrechen war die Folge.

Was psychosomatisch erschien, war somatisch, heilbar durch Hormonsubstitution. Führende klinische Zeichen des Morbus Addison wie Hauthyperpigmentierung und Gewichtsverlust fehlten. Hypotonie wurde zu Unrecht auf den asthenischen Habitus bezogen.

6.16.3 Kopfschmerzen, Übelkeit, Sehstörungen, Herzstolpern, Schwitzen?

Ein 23-jähriger Iraner suchte 1988 meine Praxis auf. Er lebte seit 2 Jahren in Hamburg, handelte mit Teppichen. Hinter ihm lag durch den damaligen Golfkrieg eine alles andere als sorgenfreie Zeit. Er entzog sich dem Militärdienst und schaffte es, mit einer abenteuerlichen Flucht über die verschneiten Grenzgebirge in die Türkei zu gelangen. Mit Goldmünzen alimentiert und von wechselnden Schleusern geleitet, musste er über Tage befürchten, dass sein letztes Stündlein geschlagen hätte. Nach aufregenden Wochen schaffte er es, zu dem in Hamburg lebenden älteren Bruder zu gelangen. Es überfiel ihn aber ein so heftiges Heimweh, dass er, ungeachtet des weiter tobenden Krieges, in den Iran zurückkehrte. Dort gelang es dem einflussreichen Vater, ihn beim iranischen Pendant des »Roten Kreuzes« unterzubringen. Er war aber nicht zufrieden, befürchtete, doch zur Front zu müssen, und schaffte es unter erneut erschwerten Umständen wieder nach Hamburg, wo er Mühe hatte, sich einzuleben.

Er klagte seit 3 Jahren über Kopfschmerzen, Palpitationen, Schwitzen, Übelkeit und Sehstörungen, die anfallsweise aufträten. In Hamburg hatte er erfolglos mehrere Ärzte aufgesucht und sich einer stationären Diagnostik unterzogen.

Psychosomatische Beschwerden wurden angenommen, plausibel durch erwähnte Erlebnisse, Fluchttrauma und Unzufriedenheit mit der neuen, ungewohnten Situation.

Die körperliche Untersuchung ergab nichts Krankhaftes, er war normalgewichtig, normoton.

Im Labor fielen nur eine erhöhte BSG und eine mäßige Leukozytose auf bei Normalverteilung im Differenzialblutbild. Normalbefunde ergaben Röntgenbilder des Thorax, EKG, Ergometrie und Gastroskopie. Als überraschenden Befund sah ich bei der Bauchsonografie eine echokomplexe Raumforderung der rechten Nebenniere von 5 cm Durchmesser. Ein hormonaktiver Nebennierentumor war anzunehmen, ein Phäochromozytom mit anfallsweiser Hormonausschüttung, der die vermeintlich psychosomatischen Beschwerden plausibel erklärt.

Noradrenalin war im Plasma um das Dreifache erhöht, die Vanillinmandelsäure im 24-Stunden-Sammelurin um das Doppelte. Bei der Angiografie, die den Nebennierentumor bestätigte (CT und MRT waren damals noch nicht verfügbar), kam es zu einer Bluthochdruckkrise mit Tachykardie, intraoperativ erneut. Nach der Operation war er beschwerdefrei, BSG und Leukozytenzahl normal.

Damit war seine Krankheitsgeschichte nicht abgeschlossen. Drei Jahre später traten bei der 60-jährigen Mutter in Teheran ähnliche Beschwerden auf. Sie brauchte bei neu aufgetretener Gangunsicherheit einen Rollstuhl. Ich konnte erneut ein Phäochromozytom diagnostizieren, ein »familiäres«. Sie wurde in Hamburg erfolgreich operiert, die Gangstörung verschwand. Dankbar unternahm sie »postoperativ« eine Pilgerfahrt nach Mekka.

Bei »familiärem« Phäochromozytom gilt es, ein medulläres Schilddrüsenkarzinom (C-Zell-Karzinom) im Rahmen einer multiplen endokrinen Neoplasie Typ 2 (MEN 2 A) auszuschließen oder zu entdecken. Sechs Jahre später war bei meinem Patienten der jährlich gemessene Calcitoninwert erhöht. Der Calcitonin-Stimulationstest als »Pentagastrin-Test« war pathologisch. Bei der indizierten totalen Thyreoidektomie des beschwerdefreien Patienten fand sich ein 0,5 cm großes medulläres Schilddrüsenkarzinom.

Zwei Jahre später war es möglich, den Heterozygotenstatus für diese Mutation genetisch nachzuweisen.

Anschriften

Die Herausgeber

Prof. Dr. med. Dipl.-Psych. Ulrich Lamparter
Rothenbaumchaussee 71
20148 Hamburg
ulamparter@t-online.de

Prof. Dr. med. Hans Ulrich Schmidt
Fachbereich Psychosomatische Medizin und Psychotherapie
Ambulanzzentrum
Universitätsklinikum Hamburg-Eppendorf
Martinistraße 52
20246 Hamburg
uschmidt@uke.de

Die Autorinnen und Autoren

Priv.-Doz. Dr. med. Marcus Oliver Ahlers
CMD-Centrum Hamburg-Eppendorf
Falkenried 88
20251 Hamburg
Oliver.Ahlers@CMD-Centrum.de

Prof. Dr. med. Christian Arning
Neurologie und Neuro-Ultraschall
Moorhof 2 d
22399 Hamburg
arning@neuro-ultraschall.de

Prof. Dr. med. Frank-Ulrich Beil
Universitätsklinikum Hamburg-Eppendorf
Ambulanzzentrum Endokrinologie
Martinistraße 52
20246 Hamburg
beil@uke.de

Dr. med. Alexandra Bussopulos-Orpin
Klinik für Psychiatrie und Psychotherapie
Agaplesion Klinikum Bergedorf
Glindersweg 80
21029 Hamburg
Bussopulos@bkb.info

Dr. med. Uta Fendel
Charité – Universitätsmedizin Berlin
Campus Benjamin Franklin
Medizinische Klinik mit Schwerpunkt Psychosomatik
Hindenburgdamm 30
12203 Berlin
uta.fendel@charite.de

Prof. Dr. med. Oliver Fricke
Department Humanmedizin
Fakultät für Gesundheit
Universität Witten/Herdecke
oliver.fricke@uni-wh.de

Klinik für Kinder- und Jugendpsychiatrie und Psychotherapie
Zentrum für Seelische Gesundheit
Zentrum für Kinder- und Jugendmedizin/Olgahospital
Klinikum Stuttgart
Prießnitzweg 24
70374 Stuttgart

PD Dr. med. Mathias Gelderblom
Kopf- und Neurozentrum, Klinik und Poliklinik für Neurologie
Universitätsklinikum Hamburg-Eppendorf
Martinistraße 52
20246 Hamburg
m.gelderblom@uke.de

Thomas Haalck
Ambulanzzentrum, Fachbereich Dermatologie
Universitätsklinikum Hamburg-Eppendorf
Martinistraße 52
20246 Hamburg
t.haalck@uke.de

Prof. Dr. med. Hans-Christian Hansen
Universität Hamburg und
Neuropraxis Kuhberg 5a–7
24534 Neumünster
hansen@uke.de & www.hchansen.de

Prof. Dr. med. Sigrid Harendza (MME Bern)
III. Medizinische Klinik, Sektion Ausbildungsforschung
Universitätsklinikum Hamburg-Eppendorf
Martinistraße 52
20246 Hamburg
harendza@uke.de

Priv.-Doz. Dr. med. Michael Hölzer
Sonnenberg Klinik GmbH
Fachklinik für analytische Psychotherapie
Christian-Belser-Straße 79
70597 Stuttgart
hoelzermichael@sonnenbergklinik.de

Dr. med. Matthias Janneck
Klinik für Allgemeine Innere Medizin und Nephrologie
Albertinen-Krankenhaus
Süntelstraße 11a
22457 Hamburg
matthias.janneck@albertinen.de

Priv.-Doz. Dr. med. Christof Iking-Konert
Abteilung für Rheumatologie
Stadtspital Zürich
Birmensdorferstrasse 497
8063 Zürich
Schweiz
christof.iking-konert@stadtspital.ch

Prof. Dr. med. Dr. phil. Horst Kächele†

Dr. med. Thomas Kahlert
Theodor-Storm-Straße 7
25355 Barmstedt
th-kahlert02@web.de

Prof. Dr. med. Uwe Kehler
Klinik für Neurochirurgie
Asklepios-Klinik Altona
Paul-Ehrlich-Straße 1
22763 Hamburg
u.kehler@asklepios.com

Dr. med. Andreas Klinge
Diabetes Schwerpunktpraxis Eidelstedt
Lohkampstraße 11
22523 Hamburg
klinge@diabetes-eidelstedt.de

PD Dr. med. Hans Klose
Onkologisches Zentrum
Sektion Pneumonologie
Universitätsklinikum Hamburg-Eppendorf
Martinistraße 52
20246 Hamburg
klose@uke.de

Dr. med. Ingo Krenz
Praxis für Innere Medizin und Nephrologie
Blankeneser Bahnhofstraße 21–23
22587 Hamburg
ik@dr-ingo-krenz.de

Dr. med. univ. Thomas Marte
Praxis für Psychosomatische Medizin und Psychotherapie
Gritznerstraße 67
12163 Berlin
post@praxis-marte.de

Dr. med. Tomas Müller-Thomsen
Eilenau 35
22089 Hamburg
praxis-dr-tmt@gmx.de

Dr. med. Fritz Reinecke
Hartungstraße 15
20146 Hamburg
fritz.reinecke@googlemail.com

Prof. Dr. med. Matthias Rose
Charité – Universitätsmedizin Berlin
Hauptstandort mit Hochschulambulanz und Station 34
Hindenburgdamm 30
12200 Berlin
matthias.rose@charite.de

Dr. med. Andreas Sadjiroen
Gryphiusstr. 1
22299 Hamburg
praxis@sadjiroen.de

Dr. med. Helmut Schaaf
Tinnitus-Klinik Dr. Hesse am Krankenhaus Bad Arolsen
Große Allee 50
34454 Bad Arolsen
www.drhschaaf.de

Dr. med. Hanno Scherf
Söbendieken 20
22609 Hamburg
hanno.scherf@web.de

Dr. med. Stefan Schmiedel
Zentrum für Innere Medizin
I. Medizinische Klinik und Poliklinik
Universitätsklinikum Hamburg-Eppendorf
Martinistraße 52
20246 Hamburg
sschmiedel@bni-hamburg.de

Priv.-Doz. Dr. med. Daniel Schöttle
Zentrum für seelische Gesundheit
Klinik für Psychiatrie, Psychotherapie und Psychosomatik
Asklepios Klinikum Harburg
Eißendorfer Pferdeweg 52
21075 Hamburg
d.schoettle@asklepios.com

Prof. Dr. med. Julian Schulze zur Wiesch
Universitätsklinikum Hamburg-Eppendorf
Zentrum für Innere Medizin
I. Medizinische Klinik und Poliklinik
(Gastroenterologie mit Sektionen Infektiologie und Tropenmedizin)
Martinistraße 52
20246 Hamburg

Prof. Dr. med. Ulrich Schultz-Venrath
Institut für Gruppenanalyse und Mentalisieren in Gruppen (IGAM e.V.)
Praxis für Psychosomatische Medizin und Psychotherapie
Johannes Müller Straße 61
50735 Köln
schultzvenrath@freenet.de

Prof. Dr. med. Carsten Spitzer
Klinik und Poliklinik für Psychosomatische Medizin und Psychotherapie
der Universitätsmedizin Rostock
Gehlsheimer Straße 20
18147 Rostock
carsten.spitzer@med.uni-rostock.de

Priv.-Doz. Dr. med. Hans Strenge
Blücherplatz 16
24105 Kiel
hstrenge@gmx.de

Priv.-Doz. Dr. med. Henrik Suttmann
Urologicum Hamburg
Standort Eppendorf
Eppendorfer Landstraße 55
20249 Hamburg
suttmann@me.com

Prof. Dr. med. Karsten Sydow
Klinik für Kardiologie, Herz- und Gefäßzentrum
Albertinen-Krankenhaus
Süntelstraße 11a
22457 Hamburg
karsten.sydow@albertinen.de

Dr. rer. biol. M. Sc. Psychologie Natalie Uhlenbusch
Klinik und Poliklinik für Psychosomatische Medizin und Psychotherapie
Universitätsklinikum Hamburg-Eppendorf
Martinistraße 52
20246 Hamburg
n.uhlenbusch@uke.de

Cosima Vieth
Hallerstraße 8
20146 Hamburg
cosima@viethworld.net

Prof. Dr. med. Andreas De Weerth
Klinik für Innere Medizin, Darmzentrum
Agaplesion Diakonieklinikum Hamburg
Hohe Weide 17
20259 Hamburg
deweerth@adew.de

Prof. Dr. med. Klaus Wiedemann
Klinik für Psychiatrie und Psychotherapie
Universitätsklinikum Hamburg-Eppendorf
Martinistraße 52
20246 Hamburg
kbwiedemann@gmx.de

Prof. Dr. med. Eberhard Windler
Institut für Versorgungsforschung in der Dermatologie und bei Pflegeberufen (IVDP)
Universitätsklinikum Hamburg-Eppendorf
Martinistraße 52 – W38
20246 Hamburg
windler@uke.de

Dr. med. Christopher Wirtz
Gastroenterologie Praxis Altona
Ottenser Hauptstraße 5
22765 Hamburg
christopher_wirtz@web.de

Abkürzungsverzeichnis

AAV	ANCA-assoziierte Vaskulitis
ACE	Angiotensin-konvertierendes Enzym
ACHSE	Allianz chronischer seltener Erkrankungen
ACSA	Anamestic Comparative Self Assessment
AChR	Acetylcholinrezeptor
ACOS	Asthma-COPD-Overlap-Syndrom
ACPA	Antikörper gegen zyklisch citrullinierte Peptide
ACR	American College of Rheumatology
ACTH	adrenokortikotropes Hormon
AD	Alzheimer-Krankheit
ADH	antidiuretisches Hormon
ADHS	Aufmerksamkeitsdefizit-/Hyperaktivitätsstörung
ADS	Aufmerksamkeitsdefizitstörung
AGEP	akute generalisierte exanthematische Pustulose
AK	Antikörper
ALS	Amyotrophe Lateralsklerose
ANA	antinukleärer Antikörper
ANOCA	Angina pectoris ohne Koronarstenosen (angina with non-obstructive coronary arteries)
AOSD	Adult-onset Still's disease
AP	alkalische Phosphatase
ARNI	Angiotensin-Rezeptor-/Neprilysin-Inhibitoren
AS	ankylosierende Spondylitis
ASM	anfallssupprimierende Medikamente
ASS	Acetylsalicylsäure
ASV	ambulante spezialfachärztliche Versorgung
AV	arteriovenös
AVNRT	AV-Knoten-Reentry-Tachykardie
BGA	Blutgasanalyse
BNP	B-Typ-natriuretisches Peptid
BPLS	benigner paroxysmaler Lagerungsschwindel
BSG	Blutsenkungsgeschwindigkeit
CAST	Cellular-Antigen-Stimulationstest
CBSS	chronische Prostatitis und chronisches Beckenschmerzsyndrom
CCP	zyklisch citrulliniertes Peptid

CCT	craniale Computertomografie
CDT	Carbohydrat-defizientes Transferrin
CED	chronisch-entzündliche Darmerkrankung
CFS	Chronic Fatigue Syndrome
CI	Cochlea-Implantat
CIP	Critical-Illness-Polyneuropathie
CIPD	chronische inflammatorische demyelinisierende Polyradikuloneuropathie
CIRS	Critical Incident Reporting System
CK	Clusterkopfschmerz
CK	Kreatinkinase
CK-MM	Kreatinkinase, muskulärer Typ
CMD	craniomandibuläre Dysfunktion
cMRT	craniale Magnetresonanztomografie
CMS	craniomandibuläres System
CMT	hereditäre motorische und sensible Polyneuropathie
COPD	chronisch obstruktive Lungenerkrankung
COVID	Coronavirus disease
CMV	Zytomegalie-Virus
cP	chronische Polyarthritis
CPPD	Pseudogicht
CRH	Corticotropin-Releasing-Hormon
CROS	Contralateral Routing of Signals
CRP	c-reaktives Protein
CT	Computertomografie
CTS	Karpaltunnelsyndrom
DD	Differenzialdiagnose
DM	Dermatomyositis
DMARD	disease modifying anti-rheumatic drugs
DGN	Deutsche Gesellschaft für Neurologie
DHEAS	Dehydroepiandrosteron-Sulfat
DIP	distal interphalyngeal
DM	Dermatomyositis
DNA	Desoxyribonukleinsäure
DRESS	drug reaction with eosinophilia and systemic symptoms
DRG	diagnosebezogene Fallgruppen
DRU	digitorektale Untersuchung
DSM	Diagnostic and Statistical Manual of Mental Disorders
DTL	Deutsche Tinnitus Liga e. V.
EBV	Epstein-Barr-Virus
ECL	enterochromaffin-ähnlich
EEG	Elektroenzephalografie
EGF	epidermaler Wachstumsfaktor

eGFR	geschätzte glomeruläre Filtrationsrate
EGPA	eosinophile Granulomatose mit Polyangiitis
EKG	Elektrokardiografie
ELISA	Enzyme-linked Immunosorbent Assay
EMG	Elektromyografie
ENA	extrahierbares nukleäres Antigen
EPU	elektrophysiologische Untersuchung
ERCP	endoskopisch retrograde Cholangio-Pankreatikografie
ESC	European Society of Cardiology
EULAR	European Alliance of Associations for Rheumatology
FGM	Female Genital Mutilation
fHb	fetales Hämoglobin
FMS	Fibromyalgiesyndrom
FSH	follikelstimulierendes Hormon
FUS	fused in sarkoma
fT	freies Thyroxin
FTD	frontotemporale Demenz
FUO	Fieber unklarer Genese
GBS	Guillain-Barré-Syndrom
GGT	Gamma-Glutamyltransferase
GH	Growth Hormone
GHRH	Growth Hormone Releasing Hormone
GIST	gastrointestinale Stromatumoren
GOT	Glutamat-Oxalacetat-Transaminase
GPA	Granulomatose mit Polyangiitis
GPI	Globus pallidus internus
GPT	Glutamat-Pyruvat-Transaminase
HAND	HIV-assoziiertes neuropsychiatrisches Defizit
Hb	Hämoglobin
HBV	Hepatitis-B-Virus
HCQ	Hydroxychloroquin
HCV	Hepatitis-C-Virus
HFmrEF	heart failure with mid-range ejection fraction
HFpEF	heart failure with preserved ejection fraction
HFrEF	heart failure with reduced ejection fraction
HGH	Wachstumshormon (Human Growth Hormone)
HHV	humanes Herpesvirus
HiPPO	highest paid person's opinion
HIV	humanes Immundefizienz-Virus
HMSN	hereditäre motorische und sensible Neuropathie
HNPP	hereditäre Neuropathie mit Neigung zu Drucklähmungen
HPV	humanes Papillomvirus
HR-CT	hochauflösendes CT

HSAN	hereditäre sensibel autonome Neuropathie
HSV	Herpes-simplex-Virusinfektion
HTLV	humanes T-lymphotropes Virus
ICB	intrazerebralen Blutung
ICD	Internationale Klassifikation der Krankheiten
ICD	implantierbarer Kardioverter-Defibrillator
IGF	Insulin-like growth factor
IgE	Immunglobulin E
IHS	Internationale Klassifikation von Kopfschmerzerkrankungen
IL	Interleukin
INOCA	Ischämie ohne Koronarstenosen (ischemia with non-obstructive coronary arteries)
INR	International Normalized Ratio
IOM	Institute of Medicine
IPSS	International Prostate Symptom Score
IQ	Intelligenzquotient
IRIS	Immunrekonstitutionssyndrom
IVIG	intravenöse Immunglobuline
JAK	Januskinase
JC	John Cunningham
JiA	juvenil-idiopatische Arthritis
KHK	koronare Herzkrankheit
KIMM	Kontakte und Informationen für Morbus Menière
KM	Kontrastmittel
LABA	langwirksame Bronchodilatatoren
LADA	Latent Autoimmune Diabetes in Adults
LASH	laparoskopisch assistierte suprazervikale Hysterektomie
LAVH	laparoskopisch assistierte vaginale Hysterektomie
LAVI	left atrial volume index
LDH	Laktatdehydrogenase
LE	Lupus erythematodes
LH	luteinisierendes Hormon
LKD	Demenz mit Lewy-Körpern
LTOT	Sauerstofflangzeittherapie
LVMI	left ventricular mass index
LVV	large vessel vasculitis
MALT	mucosa associated lymphoid tissue
MCH	mittlerer korpuskulärer Hämoglobingehalt
MCHC	mittlere korpuskuläre Hämoglobinkonzentration
MCTD	Mixed Connective Tissue Diesase, Mischkollagenose
MCV	mittleres korpuskuläres Hämoglobinvolumen
ME	myalgische Enzephalomyelitis
MELAS	Mitochondriopathie mit Enzephalomyopathie

MEN	multiple endokrine Neoplasie
MG	Myasthenia gravis
MINOCA	Myokardinfarkt ohne Koronarstenosen (myocardial infarction with non-obstructive coronary arteries)
M&M	Morbiditäts- und Mortalitätskonferenzen
MMSE	Mini Mental Status Examination
MMST	Mini-Mental-Status Test
MNGIE	mitochondriale neurogastrointestinale Enzephalopathie
MODY	Maturity Onset Diabetes of the Young
MP	Morbus Parkinson
MPA	mikroskopische Polyangiitis
mpMRT	multiparametrische MRT
MR	Magnetresonanz
MRT	Magnetresonanztomografie
MS	Multiple Sklerose
MSM	Männer, die Sex mit Männern haben
MTX	Methotrexat
MVV	medium vessel vasculitis
NAMSE	Nationales Aktionsbündnis für Menschen mit seltenen Erkrankungen
NAT	Nukleinsäure-Amplifikationstechnik
NERD	non erosive reflux disease
NICE	Institute for Health and Care Excellence
NMDA	N-Methyl-D-Aspartat-Antagonist
NMOSD	Neuromyelitis-optica-Spektrum-Erkrankung
NPC	Morbus Niemann-Pick Typ C
NPH	Normaldruckhydrozephalus
NSCLC	nichtkleinzelliges Lungenkarzinom
NRS	numerische Rating-Skala
NSAR	nichtsteroidales Antirheumatikum
NT-proBNP	N-terminales pro-brain natriuretisches Peptid
OAB	Overactive Bladder
ÖGD	Ösophago-Gastro-Duodenoskopie
OP	Operation
ÖGGH	Österreichische Gesellschaft für Gastroenterologie und Hepatologie
OPS	Operationen- und Prozedurenschlüssel
PAH	pulmonale Hypertonie
PAN	Polyarteriitis nodosa
PASI	Psoriasis Area and Severity Index
PCR	Polymerasekettenreaktion
PDE	Phosphodiesterase
PEG	perkutane endoskopische Gastrostomie
PET	Positronenemissionstomografie
PIG	Phosphatidylinositol-Glycan

PJ	Praktisches Jahr
PM	Polymyositis
PMR	Polymyalgia rheumatica
PNH	paroxysmale nächtliche Hämoglobinurie
PNP	Polyneuropathie
PS	Parkinson-Syndrom
PSA	prostataspezifisches Antigen
PsoA	Psoriasisarthritis
PTBS	posttraumatische Belastungsstörung
PTH	Parathormon
PUVA	Psoralenen mit UVA
RA	Rheumatoide Arthritis
RAST	Radio-Allergo-Sorbent-Test
REM	rapid eye movement
REMSV	REM-Schlaf-Verhaltensstörung
RF	Rheumafaktoren
RR	Blutdruck (Riva-Rocci)
RZA	Riesenzellarteriitis
SAB	Subarachnoidalblutung
SABA	kurzwirksame Bronchodilatatoren
SAE	subkortikale arteriosklerotische Enzephalopathie
SARS-CoV	Severe acute respiratory syndrome coronavirus
SCLC	kleinzelliges Lungenkarzinom
SCORAD	Scoring Atopic Dermatitis
SE	Status epilepticus
SIADH	Syndrom der inadäquaten ADH-Sekretion
SJS	Stevens-Johnson-Syndrom
SLE	systemischer Lupus erythematodes
SLICC	Systemic Lupus International Collaborating Centers
SpA	Spondarthritis
SPECT	Single-Photon-Emissionscomputertomografie
SPF	Sun Protecting Factor
SSc	systemische Sklerose
SSW	Schwangerschaftswoche
STD	sexuell übertragbare Erkrankungen
STIKO	Ständige Impfkommission
SUP	selektiv ultravioletter Phototherapie
SVT	Sinusvenenthrombose
SVV	small vessel vasculitis
TA	Takayasu-Arteriitis
Tbc	Tuberkulose
TC	Transcobalamin
TEN	toxische epidermale Nekrolyse

Tg	Thyreoglobulin
TIA	transitorische ischämische Attacke
TPHA	Treponema-pallidum-Hämagglutinations-Assaytest
TPO	Thyreoperoxidase
TRH	Thyreotropin-Releasing-Hormon
TRUS	transrektale Sonografie
TRV	tricuspid regurgitation velocity
TSH	Thyreoidea-stimulierendes Hormon
UCTD	undifferenzierte Kollagenose
UNE	Ulnarisneuropathie am Ellenbogen
VAD	implantierbares kardiales Unterstützungssystem
VDRL	Veneral Disease Research Laboratory
VIN	vulväre intraepitheliale Neoplasie
VOR	vestibulookulärer Reflex
ZNS	Zentralnervensystem

Nachwort

Liebe Leserin, lieber Leser unseres »Fehlerbuchs«!

Wir freuen uns, dass Sie unser Buch und das Thema interessieren. Wie Sie sicherlich gemerkt haben, lebt es nicht zuletzt von Fallgeschichten, ohne die ja die gesamte Psychotherapie ohnehin ärmer wäre. Schon die zweite Auflage wurde um viele neue Fallgeschichten erweitert. Vielleicht geht es Ihnen ja wie uns: Erinnerte Fallgeschichten tragen in hohem Maße dazu bei, Psychotherapie zu leben, zu erleben!

Wir würden Sie gern einladen, uns – natürlich entsprechend anonymisiert – solche Fallgeschichten zukommen zu lassen, die Ihnen passend zu unserem Thema erscheinen! Wo ist zu Beginn einer Psychotherapie eine – vielleicht sogar typische – somatische Erkrankung übersehen worden? Wie ist es dazu gekommen? Wie wurde es entdeckt? Wie war der weitere Verlauf? Auch für andere Gedanken und Erfahrungsberichte zum Thema sind wir dankbar, insbesondere für Hinweise auf Erkrankungen, die aus Ihrer Sicht in dem Buch fehlen.

Nicht zuletzt für die zukünftige Entwicklung der ärztlichen Psychotherapie erscheint es uns wichtig, das Thema weiterzuverfolgen, am liebsten mithilfe von Ihnen! Vielleicht passt Ihre Geschichte gut in eine zukünftige dritte Auflage. Oder anders ausgedrückt: Mit Ihrer Reaktion lassen Sie das Thema weiterleben.

Wir freuen uns, wenn Sie unter unseren E-Mail-Adressen (ulamparter@t-online.de; uschmidt@uke.de) entsprechende Fallskizzen oder Ihre Gedanken zukommen lassen. Wir könnten dann im Austausch mit Ihnen gemeinsam entscheiden, ob und in welcher Form diese in eine nächste Auflage dieses Buchs Eingang finden können.

Die Herausgeber

Ulrich Lamparter
Hans Ulrich Schmidt